Charles D. Forbes
William F. Jackson

Die Medizin im klinischen Bild

Atlas und Text

ULLSTEIN MOSBY

Charles D. Forbes, DSc, MD, FRCP, FRSE
Professor of Medicine
Ninewells Hospital and Medical School
Dundee, Scotland

William F. Jackson, MA, MB, BChir, MRCP
Medical Writer and Television Producer
Formerly Honorary Consultant
Department of Medicine
Guy's Hospital
London, England

Übersetzer: Sabine von Knobloch, Oldenburg
Dr. Kai-Uwe Birth, Köln
Dipl.-Med. Torsten Nitschke, Berlin
Eva Jungmann, Gelsenkirchen
Dr. Yvette Zwick, München

Die Deutsche Bibliothek - CIP-Einheitsaufnahme

Forbes, Charles D.:
Die Medizin im klinischen Bild : Atlas und Text /
Charles D. Forbes ; William F. Jackson. [Übers.: Sabine von Knobloch ...]. -
Berlin : Ullstein Mosby, 1993
(Wolfe-Coloratlas)
Einheitssacht.: A colour atlas and text of clinical medicine <dt.>
ISBN 3-86126-029-8
NE: Jackson, William F.:

Das vorliegende Buch ist die Übersetzung aus dem Englischen des Werkes:
"A Colour Atlas and Text of Clinical Medicine" von Charles D. Forbes und William F. Jackson

Printed in England

ISBN 3-86126-029-8

Vorwort

Lehrbücher der Inneren Medizin gibt es reichlich, auch zahlreiche Farbatlanten zu speziellen Themen. Doch hat - soweit wir wissen - noch niemand den Versuch gewagt, die Gesamtheit der Inneren Medizin in einem Atlas darzustellen. Dabei liegt die Nützlichkeit eines derartigen Buches auf der Hand. Visuelle Eindrücke bestimmen in großem Umfang die Klinische Medizin. Ärzte lernen von den ersten Studientagen an, eine Vielzahl optischer Eindrücke bei der Untersuchung von Patienten zu interpretieren, und sie mit Befunden spezifischer Untersuchungen in Einklang zu bringen. Bei den medizinischen Examina wird daher auf die "Blickdiagnostik", die rasche Interpretation visueller Eindrücke, besonderer Wert gelegt.

Fast überall in der Welt wird es für Studenten in den klinischen Semestern und in der postgraduellen Weiterbildung der Ärzte immer schwieriger, unmittelbar das gesamte Spektrum von Normabweichungen und typischen pathologischen Befunden in natura kennenzulernen. Krankheiten können in früheren Stadien diagnostiziert und behandelt werden, die Therapie vieler Erkrankungen ist im Vergleich zu früheren Jahren effektiver geworden und wesentlich weniger Patienten mit medizinischen Funktionsstörungen werden in ein Krankenhaus eingewiesen- der traditionell wichtigste Ausbildungsort für Studenten. Werden Patienten stationär eingewiesen, ist ihr Krankenhausaufenthalt oft von nur kurzer Dauer. Die Folge: Studenten beenden oftmals ihre Ausbildung, ohne jemals Patienten mit den vielen seltenen Krankheiten tatsächlich gesehen zu haben.

In diesem Buch wollten wir die Vorzüge eines Farbatlas und eines medizinischen Lehrbuches kombinieren. Wir haben eine große Anzahl von aussagefähigen Abbildungen zusammengestellt, um die typischen Erscheinungen und Veränderungen der wichtigsten Erkrankungen zu demonstrieren. Und wir haben diese visuellen Befunde mit eindeutigen radiologischen, sonographischen, endoskopischen und anderen Bildern untermauert, wann immer es dem Anliegen des Buches und seiner Nutzbarkeit für die Klinik als zweckmäßig erschien. Um das Buch handlich zu halten, haben wir keine pathologisch-anatomischen Spezialabbildungen aufgenommen. Histopathologische und andere mikroskopische Bilder wurden lediglich dort eingefügt, wo sie für die Klassifikation und die Diagnostik unverzichtbar schienen, z.B. bei vielen Nieren- und Blutkrankheiten.

Jedes Kapitel ist nach einer ähnlichen Struktur gegliedert: Wir beginnen mit einem illustrierten Leitfaden der Symptome, Befunde und Untersuchungen und setzen das Kapitel mit einer systematischen Übersicht über häufige und seltenere Erkrankungen fort. Ausführliche Querverweise sollen die effektive Nutzung der Abbildungen erleichtern.

Unser Anliegen bei der Zusammenstellung des Textmaterials war es, der Gründlichkeit eines kürzeren medizinischen Lehrbuches gerecht zu werden, so daß dieses Buch sowohl als Einführung in die Klinische Medizin wie auch als Repetitorium genutzt werden kann. Gleichermaßen kann es als Ergänzungsliteratur für die gängigen medizinischen Lehrbücher gelten. Unter diesem Aspekt wurden generelle Übersichten über visuelle Befunde und Leitsysteme zusammengestellt. Dieses Buch ist für eine weitgefächerte Lesergruppe konzipiert. Sie schließt die Studenten der klinischen Semester ein, umfaßt aber auch die postgraduale Weiterbildung der Facharztkandidaten und der künftigen Mitglieder von Fachgesellschaften. Natürlich hoffen wir, daß das Buch auch für die medizinischen und paramedizinischen Mitarbeiter anderer klinischer Disziplinen nützlich sein wird.

Unser Dank gilt den vielen Kollegen, die zu dem Entstehen des Buches beigetragen haben. So wurden viele Textseiten von Kollegen in Dundee vorbereitet. Wir mußten zwar weite Passagen neu fassen, um sie dem Konzept des Buches anzupassen und Textstellen mit den entsprechenden Abbildungen in Einklang zu bringen, aber ohne die Unterstützung dieser Kollegen wäre uns unsere Aufgabe als nahezu unlösbar erschienen. Sie werden auf Seite 6 genannt.

Einige der Bilder in diesem Buch sind aus unserer eigenen Sammlung, allerdings ist es für zwei Personen allein unmöglich, derartig viel Bildmaterial aus erster Hand zu besitzen, wie es für die Darstellung der großen Bandbreite "Klinische Medizin" notwendig ist. Wir sind vielen Kollegen zu Dank verpflichtet, die mit ihrer Mithilfe die Vielfalt des Bildmaterials ermöglichen. Unsere umfangreichste Quelle war die Dia-Sammlung des Guy's Hospital, London und Dundee, und wir danken dem Dekan, UMDS, des Guy's Campus, sowie den vielen Kollegen in Dundee für die Einwilligung, diese Materialien für das Buch zu nutzen. Ebenso gilt unser Dank den ehemaligen und jetzigen Ärzten, sowie medizinischen Photographen in diesen Zentren, denen die hohe Qualität der Bilder zu verdanken ist. Viele andere Kollegen halfen uns bei der Suche nach passenden Abbildungen, insbesondere Dr. Jill Belch, Dr. Leslie Winter, Dr. Mary Kerr, Dr. Alex Paton und Dr. John Winter. Weitere Bilder wurden uns von den AutorInnen mehrerer bekannter Wolfe-Atlanten überlassen. Wir danken diesen Kollegen für ihre Hilfe und Unterstützung. Eine vollständige Liste unserer Mitarbeiter erscheint auf Seite 7.

Die lektoratsmäßige Bearbeitung erfolgte gemeinsam mit den Partnern innerhalb von Mosby YearBook Europa in London, von denen wir ständige und unermüdliche Unterstützung erfuhren. Schließlich haben wir unseren Familien zu danken, die unsere häufige Abwesenheit zugunsten dieses Buches geduldig hingenommen haben.

Charles Forbes
William Jackson

Inhalt

Textbeiträge

Jill JF Belch MD, FRCP (Edin, Glas),
Reader in Medicine,
University of Dundee,
Ninewells Hospital,
Dundee, UK

Allen B Bridges MB ChB, MRCP,
Research Fellow (Cardiology),
University of Dundee,
Ninewells Hospital,
Dundee, UK

Duncan LW Davidson BSc, MB ChB, FRCP (Edin),
Consultant Neurologist,
Dundee Royal Infirmary,
Dundee, UK

Charles D Forbes DSc, MD, FRCP (Glas, Edin, Lond), FRSE,
Professor of Medicine,
University of Dundee,
Ninewells Hospital,
Dundee, UK

Jennifer L Hanslip MB ChB, MRCP,
Lecturer in Ageing and Health,
University of Dundee,
Ninewells Hospital,
Dundee, UK

Iain S Henderson MB ChB, FRCP (Glas),
Consultant Nephrologist,
Ninewells Hospital,
Dundee, UK

William F Jackson MA, M, BChir, MRCP,
Medical Writer and Television Producer,
Harwell, Oxford, UK
(Formerly Honorary Consultant,
Department of Medicine,
Guy´s Hospital,
London, UK)

Paul Jennings MD, MRCP,
Consultant Physician (Diabetes),
York District Hospital,
York, UK
(Formerly Lecturer in Medicin,
University of Dundee,
Ninewells Hospital,
Dundee, UK)

Mary R Kerr MB ChB, FRCP (Edin).
Consultant Physician in Infectious Diseases,
King´s Cross Hospital,
Dundee, UK

Chak Lau MD, MRCP,
Lecturer in Medicine,
Queen Mary Hospital,
Hong Kong
(Formerly Research Fellow in Rheumatology,
Ninewells Hospital,
Dundee, UK)

Marion ET McMurdo MD, MRCP,
Senior Lecturer in Ageing and Health,
University of Dundee,
Ninewells Hospital,
Dundee, UK

Graeme P McNeill PhD, MB ChB, FRCP (Edin),
Consultant Cardiologist,
Ninewells Hospital,
Dundee, UK

Robert A McTier MD, MRCP,
Consultant Nephrologist,
Glasgow Royal Infirmary,
Glasgow, UK
(Formerly Senior Registrar in Nephrology,
Ninewells Hospital,
Dundee, UK

Susan M Morley MD, MRCP, FRACP,
Research Fellow in Dermatology,
University of Dundee,
Ninewells Hospital,
Dundee, UK

John Pears MB ChB, MRCP,
Research Fellow (Endocrinology and Diabetes),
University of Dundee,
Ninewells Hospital,
Dundee, UK

Christopher R Pennington BSc, MD, FRCP (Edin),
Consultant Physician and Gastroenterologist,
Ninewells Hospital,
Dundee, UK

Martin J Pippard BSc, MB ChB, MRCPath, FRCP (Lond),
Professor of Haematology,
University of Dundee,
Ninewells Hospital,
Dundee, UK

Richard C Roberts MA, DPhil, BM, BCh, MRCP,
Senior Lecturer in Neurology,
University of Dundee,
Dundee Royal Infirmary,
Dundee, UK

William K Stewart PhD, MD, FRCP (Edin),
Formerly Reader in Medicine,
University of Dundee,
Ninewells Hospital,
Dundee, UK

John H Winter BSc, MD, MRCP,
Consultant Physician in Respiratory Medicine,
King´s Cross Hospital,
Dundee, UK

Danksagung

Wir sind all den unten aufgeführten Kollegen und Institutionen für ihre Großzügigkeit, uns Bildmaterial zu leihen, zu Dank verpflichtet. Die endgültige Verantwortung für die Art und Weise der Bildverwertung lag in jedem Fall bei uns. In der folgenden Auflistung sind auch mehrere Personen aufgeführt, die uns bei der Manuskriptüberarbeitung halfen.

CDF und WFJ

The estate of the late CWM Adams, London, UK
MC Allison, Glasgow, UK
J Anderson, Frostrup, Denmark
MA Ansary, Rochdale, UK
BM Ansell, Harrow, UK
E Asbrink, Stockholm, Sweden
J Baillie, Durham, NC, USA
Bailliere Tindall (7 tables modified from Kumar, PJ and Clark, ML (eds): *Clinical Medicine* 2nd edn, London, 1990)
M Baraitser, London, UK
G Barr, Safat, Kuwait
NR Barratt, Richmond, UK
AC Bayley, Lusaka, Zambia
DW Beaven, Christchurch, New Zealand
MA Bedford, London, UK
JS Beck, Dundee, UK
JF Belch, Dundee, UK
M Berger, Sydney, Australia
CM Black, London, UK
A Bloom, London, UK
SL Bloom, Oxford, UK
D Borislow, Durham, NC, USA
BJ Boucher, London, UK
U Boundy, London, UK
AC Boyle, London, UK
AB Bridges, Dundee, UK
RL Broadhead, Liverpool, UK
JC Brocklehurst, Manchester, UK
SE Brooks, Christchurch, New Zealand
SE Brown, London, UK
A Bryceson, London, UK
TR Bull, London, UK
JF Calder, Glasgow, UK
Sir Roy Calne, Cambridge, UK
C Campbell, Dundee, UK
R Capildeo, Romford, UK
R Cerio, London, UK
Charing Cross and Westminster Medical School Department of Medical Illustration, London, UK
GSJ Chessell, Aberdeen, UK
C Chintu, Lusaka, Zambia
RA Chole, Davis, California, USA
GM Cochrane, London, UK
WB Conolly, Sydney, Australia
N Conway, Southampton, UK
RA Cooke, Brisbane, Australia
P Cotton, Durham, NC, USA
A Cuschieri, Dundee, UK
DR Davis, London, UK
J Dequeker, Leuven, Belgium
V Dubowitz, London, UK
Dudley Road Hospital, Birmingham, UK
K Duguid, Aberdeen, UK
M Dynski-Klein, London, UK
DL Easty, Bristol, UK
P Ell, London, UK
A El-Rooby, Cairo, Egypt
CF Farthing, New York, USA
DC Ferlic, Denver, Colorado, USA
RJ Flemans, Cambridge, UK
H Fuglsang, Copenhagen, Denmark
NRJ George, Manchester, UK
HM Gilles, Liverpool, UK
JD Gillett, Bourne End, UK
JG Gow, Liverpool, UK
HW Gray, Glasgow, UK
BM Greenwood, Banjul, Gambia
W Guthrie, Dundee, UK
KH Harinasuta, Bangkok, Thailand
IA Harper, Perth, UK
CA Hart, Liverpool, UK
AR Harvey, Leeds, UK
FGJ Hayhoe, Cambridge, UK
IS Henderson, Dundee, UK
R Hendrickse, Liverpool, UK
SM Herber, Sheffield, UK
SK Hira, Lusaka, Zambia
GJ Hunter, London, UK
KA Hussein, Dundee, UK
MP Hutchinson, Carhampton, UK
The estate of the late J Ireland, Glasgow, UK
FL Jackson, Edmonton, Alberta, Canada
LK Jackson, Swindon, UK
MJ Jamieson, Aberdeen, UK

W Jamieson, Dundee, UK
P Jennings, York, UK
D Johnstone, Dundee, UK
RT Jung, Dundee, UK
A Kamal, Lincoln, UK
S Karimjee, London, UK
N Kennedy, Dundee, UK
MR Kerr, Dundee, UK
The estate of the late L Kessel, London, UK
S Kitamura, Tochigi, Japan
EE Kritzinger, Birmingham, UK
JM Lancer, Sheffield, UK
RE Latchaw (illustrations from: *MR and CT Imaging of the Head, Neck and Spine* 2nd edn, Mosby–Year Book Inc, St. Louis, 1991)
C Lau, Hong Kong
M Lavelle-Jones, Dundee, UK
MH Lessof, London, UK
RW Lloyd-Davies,London, UK
P Lomax, Dundee, UK
GD Lowe, Glasgow, UK
JG Lowe, Dundee, UK
S Lucas, London, UK
JSP Lumley, London, UK
CJ McEwan, Dundee, UK
DS McLaren, London, UK
GP McNeill, Dundee, UK
M Miles, London, UK
KLG Mills, Aberdeen, UK
RDG Milner, Sheffield, UK
MJ Monaghan, London, UK
NJM Mortensen, Oxford, UK
R Morton, Chelmsford, UK
M Muhleman, St. Helier, Jersey
JL Munro, Southampton, UK
R Newton, Dundee, UK
M Nimmo, Dundee, UK
SL Nyaywa, Lusaka, Zambia
B Ochoa, Medellin, Colombia
The estate of the late RK Olds, Rome, Italy
R Owen, West Kirby, UK
G Page, Aberdeen, UK
JM Parkins, London, UK
D Parratt, Dundee, UK
M Parsons, Leeds, UK
V Parsons, London, UK
A Paton, Oxford, UK
DHL Patterson, London, UK
FM Paul, Singapore
CR Pennington, Dundee, UK
PL Perine, Seattle, Washigton, USA
B Peters, London, UK
W Peters, London, UK
JC Petrie, Aberdeen, UK
MJ Pippard, Dundee, UK
A Radford, Adelaide, Australia
NK Ragge, Los Angeles, USA
PJ Rees, London, UK
IS Ross, Aberdeen, UK
MB Rubens, London, UK
P Rudge, London, UK
S Rudge, London, UK
MA Samebrook, Manchester, UK
JD Schaller, Boston, USA
KFR Schiller, Chertsey, UK
C Schmitt, Durham, NC, USA
RA Sharp, Glasgow, UK
JD Shaw, Sheffield, UK
MF Shiu, Coventry, UK
G Shore, Southampton, UK
DIH Simpson, Belfast, UK
DJ Sinclair, Dundee, UK
R Siwek, Aberdeen, UK
L Spitz, London, UK
RCD Staughton, London, UK
GM Steiner, Sheffield, UK
WK Stewart, Dundee, UK
Y Suzuki, Gumna-Ken, Japan
P Sweny, London, UK
R Swingler, Dundee, UK
J Taylor, Dundee, UK
W Taylor, London, UK
A Thomas, London, UK
JA Thomson, Glasgow, UK
A Todd, Dundee, UK
HMA Towler, Aberdeen, UK
WR Tyldesley, Liverpool, UK
SR Underwood, London, UK
United Medical and Dental Schools, Guy´s Campus, London UK (by courtesy of the Dean)
Z Varghese, London, UK
D Veale, Dundee, UK
WF Walker, Dundee, UK
S Walton, Aberdeen, UK
DA Warrell, Oxford, UK
Wellcome Institute Library, London, UK
G Williams, Manchester, UK
J Wilson, Kirkcaldy, UK
JH Winter, Dundee, UK
RM Winter, Harrow, UK
A Wisdom, London, UK
BE Wright, New York, USA
V Wright, Leeds, UK
T Yamaguchi, Hirosaki, Japan
RB Zachary, Sheffield, UK

1 Infektionen

1.1 Einleitung

Infektionen sind weltweit die häufigste Morbiditäts- und wichtige Mortalitätsursache. Am weitesten verbreitet sind international Durchfallerkrankungen, Atemwegsinfektionen, Malaria, Masern, Hepatitis, Schistosomiasis, Keuchhusten und der Tetanus neonatorum. Verlauf und Schwere einer Infektion hängen von verschiedenen Faktoren ab: der Virulenz des Infektionserregers, der Resistenz der Bevölkerung bzw. des Individuums, die durch Hunger oder interkurrente Erkrankungen vermindert sein kann **(Tabelle 1.1)** – von sozialen Faktoren wie schlechten Sanitär- und Wohnbedingungen, kontaminiertem Wasser und anderen Umwelteinflüssen sowie von der Qualität der medizinischen Versorgung.

In den letzten 30 Jahren hat u.a. das zunehmende Angebot billiger Flugreisen zum unerwarteten Auftauchen „neuer" Krankheiten in neuen Regionen geführt. Das bekannteste Beispiel ist die HIV-Infektion (AIDS), die durch Menschen (homosexuelle und heterosexuelle Träger) und Blutprodukte, vor allem Faktor VIII für die Behandlung der Hämophilie, rasch internationale Grenzen überwand. Aus diesem Grunde werden in diesem Kapitel auch in Europa (noch) selten auftretende Infektionskrankheiten dargestellt.

Viele (aber keineswegs alle) in diesem Kapitel besprochenen Infektionskrankheiten gehen mit Fieber als wichtigem Symptom einher. Die Untersuchung eines Patienten mit Fieber unklarer Genese erfordert daher eine sorgfältige Anamnese sowie genaue und systematische klinische Untersuchungen.

Eine detaillierte Anamnese erleichtert das Erkennen des Erregerreservoirs und des potentiellen Übertragungsweges.

Reservoire sind die Infektionsquellen, in denen die Erreger sich vermehren und von wo aus sie sich verbreiten können.

Tierische Reservoire sind besonders wichtig, da sie oft eliminiert werden können. Gesundheitsgesetzgebung und hygienische Vorschriften tragen dazu bei, eine Verbreitung in der Bevölkerung zu unterbinden. **Tierische Reservoire** sind beispielsweise:

- **Viren:** Tollwut in infizierten Haus-und Wildtieren
- **Bakterien:** Salmonellen in kontaminierten Eiern und Geflügel
- **Pilze:** *Histoplasma capsulatum* in infizierten Vögeln und Fledermauskot
- **Protozoen:** *Leishmania*arten in infizierten Nagetieren
- **Würmer:** Toxocariasis in Hunden und Katzen

Menschen als Infektionsquelle und Erregerreservoire sind ebenfalls wichtig, besonders bei Virusinfektionen. Beispiele sind:

- **Viren:** Virusinfektionen der oberen Atemwege (1.1) und HIV
- **Bakterien:** akute Streptokokkenpharyngitis (1.2) und Geschlechtskrankheiten wie Gonorrhoe und Syphilis
- **Pilze:** Candidose und Dermatophyteninfektionen (1.3)
- **Protozoen:** *Trichomonas vaginalis* (sexuell übertragbar)
- **Würmer:** *Enterobius vermicularis* (Madenwurm)

Natürliche Reservoire sind Boden, Wasser und Vegetation. In der Natur gibt es viele Infektionserreger, einige infizieren den Menschen über Zwischenwirte. Beispiele:

- **Viren:** Hepatitis A in fäkalienkontaminiertem Wasser (1.4)
- **Bakterien:** Cholera in fäkalienkontaminiertem Wasser (1.4)
- **Pilze:** *Aspergillus*sporen sind häufig in Boden und Vegetation und werden oft bei der Zerstörung alter Gebäude freigesetzt.
- **Protozoen:** Amöben können in verkapselter Form über Wochen und Monate überleben.
- **Würmer:** Schistosomen verbringen Teile ihres Lebenszyklus in einem Zwischenwirt (Wasserschnecke).

Tabelle 1.1 Faktoren, die den Infektionsverlauf beeinflussen

Immunstörungen	*Prothetische Vorrichtungen und Verfahren*
HIV-Infektion	Blasendauerkatheter
Fixen	Arterien- und Venenkanülen
Immunsuppression mit Steroiden, Zytostatika	Künstliche Klappen
Immunschwäche - Hypogammaglobulinämie und Neutropenie	Gelenkprothesen
Leukämien und Lymphome	Gefäßtransplantate
Verschiedene Krebsarten	Chronische ambulante peritoneale Dialyse
Mangelernährung	Intrakraniale Shunts
Alkoholismus und chronische Lebererkrankungen	
Diabetes mellitus	
Post-Splenektomie	

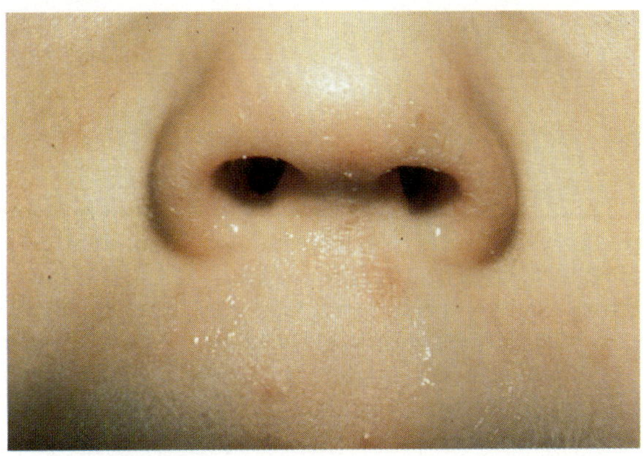

1.1

Abb. 1.1 Bei einer banalen "Erkältung" (Akute respiratorische Erkrankung=ARE, common cold) ist die Nase Infektionsreservoir. Der serös schleimige Nasenausfluß (Schnupfen) enthält Viren, die durch Tröpfcheninfektion beim Niesen oder in direktem Kontakt verbreitet werden.

1.2

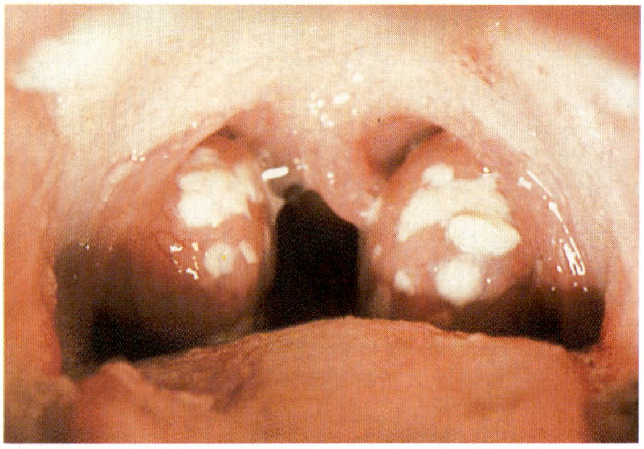

Abb. 1.2 Akute Streptokokkenpharyngitis. Man erkennt Eiter in den Mandelkrypten und kleine Schleimhautblutungen am Gaumen. Dieser Patient stellt ein Reservoir für den *Streptococcus pyogenes* dar: die Erreger vermehren sich im Pharynx und werden durch Husten, Niesen oder direkten Kontakt mit Schleim und Speichel verbreitet.

1.3

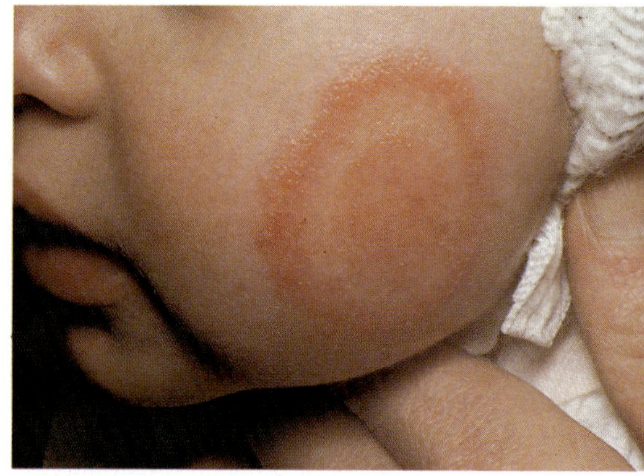

Abb. 1.3 Tinea (Ringelflechte). Patienten mit Dermatophyteninfektionen sind Reservoire, wobei die Ringelflechte auch durch Kontakt mit Tieren übertragen werden kann. Diese Rötung stammt von einer Infektion mit *Microsporum canis.*

1.4

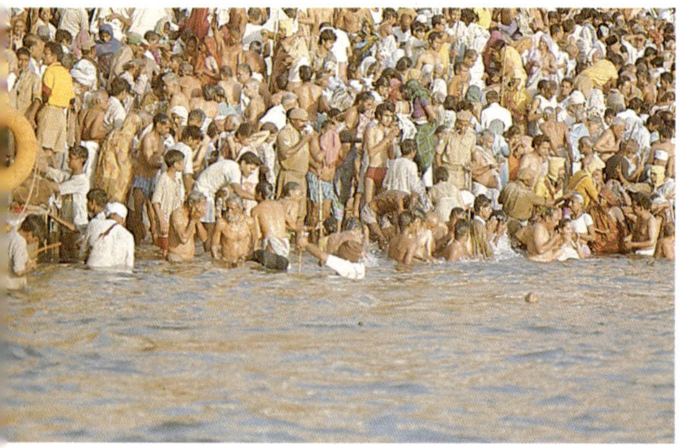

Abb. 1.4 Der Ganges - ein altes Epizentrum der Cholera. Religiöse Massenbäder führen zu einem konstanten Risiko fäkaler/oraler Übertragung von Hepatitis, Cholera und anderen Infektionen. Patienten mit leichten, asymptomatischen Infektionen sind wichtig für die Verbreitung der Cholera.

1.5

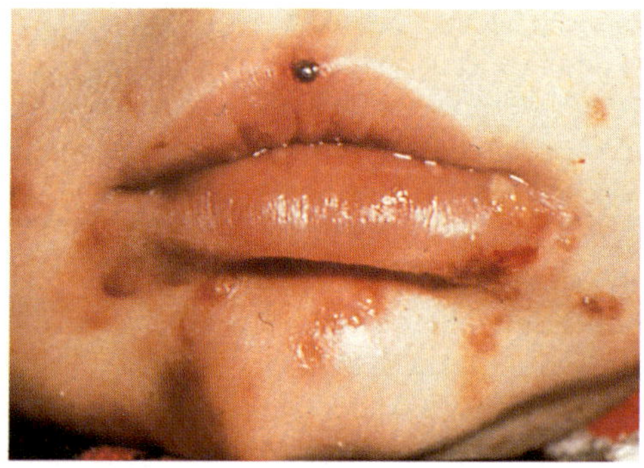

Abb. 1.5 Primärer Herpes simplex im und um den Mund. Die Infektion wird gewöhnlich von Geschwistern oder Eltern erworben und ist leicht übertragbar. Sie bleibt meist latent, aber Sekundärläsionen nach Reaktivierung (*siehe* S. 28) sind eine häufige Infektionsquelle.

1.6

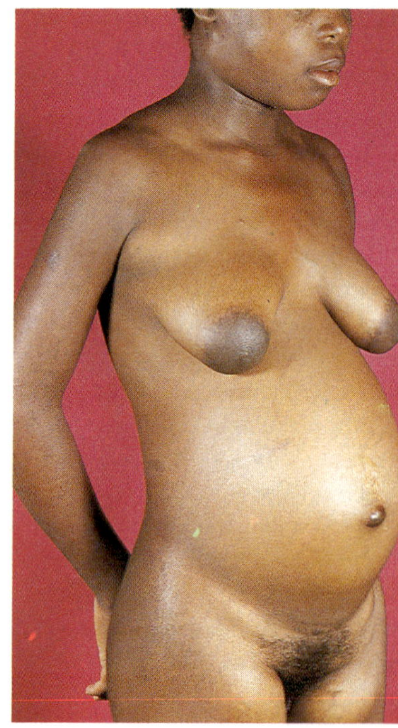

Abb. 1.6 Mutter-Kind-Übertragung spielt bei vielen Infektionen eine Rolle. Diese Afrikanerin hatte AIDS mit Kaposisarkom im Gesicht und generalisierter Lymphadenopathie. Hätte ihr Kind überlebt, hätte es sicher eine HIV-Infektion gehabt. Es starb jedoch bei der Geburt. Sie selbst starb ein paar Tage später.

Eine Infektionsübertragung kann auf viele Weisen stattfinden. Die Kenntnis dieser Abläufe ist für effektive hygienische Maßnahmen zur Unterbrechung von Infektionsketten unerläßlich. Wichtige Infektionswege sind:

- **Kontakt:** Mensch-zu-Mensch: Geschlechtskrankheiten, Herpes simplex **(1.5)**, Windpocken, Impetigo, etc.
  von Tieren: Anthrax, Orf-Virus, etc.
  von Trägern (Bücher, Geschirr, Handtücher etc.): viele Bakterien, vor allem Tuberkulose, Yaws, etc.
- **Eltern-Kind-Übertragung:** Röteln, Syphilis, Toxoplasmose, Hepatitis B, HIV-Infektion **(1.6)**, etc.
- **Aerosole:** aus menschlichen Reservoiren: banale Erkältung (ARE), Influenza, Streptokokken- und Meningokokkeninfektionen, Tuberkulose; aus der Umwelt: *Legionella, Aspergillus*, etc.; von Tieren oder ihren Exkrementen: Histoplasmose, Psittakose, etc.
- **Fäkal/oral:** infektiöse Darmerkrankungen, Hepatitis A, Typhus, Amöbiasis, Giardiasis.
- **Über einen Überträger:** Malaria **(1.7)**, Leishmaniase, Pest, Virus-Enzephalitis, Lyme-Borreliose, Trypanosomiasis, etc.
- **Direkte Übertragung:** durch intakte Haut: Leptospirose, Schistosomiasis
  durch Bisse: Tollwut
  durch Transfusion: Hepatitis B, Zytomegalievirus, HIV, Malaria, Leishmaniasis, Syphilis, etc. **(1.8)**
  durch Nahrungsaufnahme: Salmonellen, Listerien, Hydatiden, Bandwürmer
  Infektionen nach Traumen und Operationen.

1.7

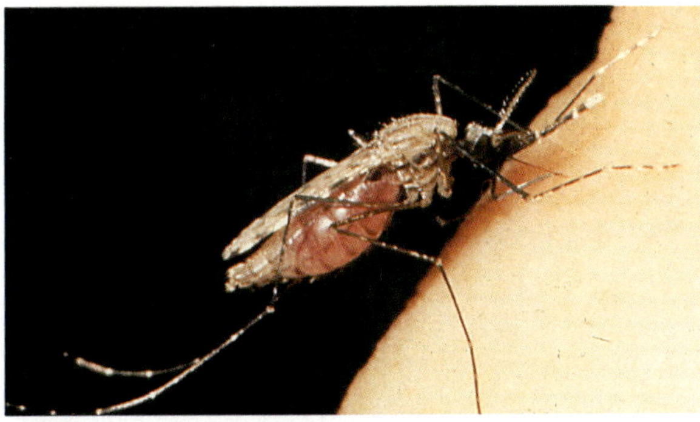

Abb. 1.7 Malaria wird von der weiblichen Anopheles-mücke übertragen. Insekten als Vektoren spielen auch bei einigen anderen Infektionen eine Rolle.

1.8

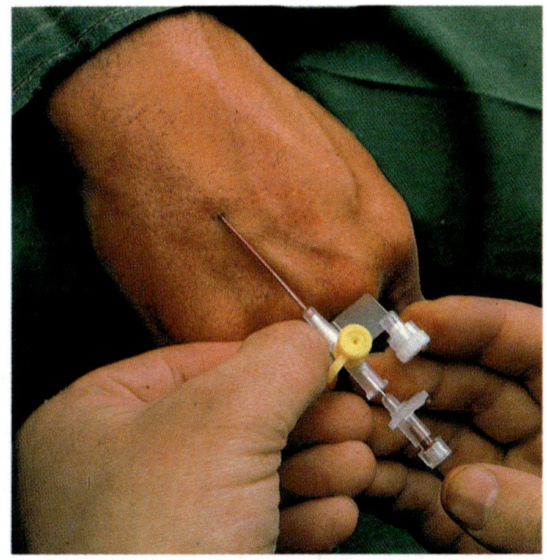

Abb. 1.8 Die intravenöse Infusion ist eine wichtige Eintrittspforte bei der direkten Erregerübertagung, besonders bei der Transfusion von Blut und -bestandteilen. Hämatogene Infektionen können durch einen medizinischen Eingriff oder bei i.v.-Drogenabhängigen entstehen. Die Gefahr lokaler Infektionen besteht bei allen Hautpunktionen, wenn die Asepsis nicht sorgfältig beachtet wird.

Anamnese

Durch eine sorgfältige Anamnese ist oftmals die Lokalisation einer Infektion möglich, außerdem läßt sich deren Ursache feststellen. Virale Infekte sind weltweit am häufigsten. Sie treten epidemisch, meist bei Schulkindern beginnend, auf und werden dann auf Erwachsene übertragen. Es überwiegen Infekte der oberen Luftwege und Durchfallerkrankungen. Folgende Angaben sind sind wichtig:

- Kontakt zu Infizierten.
- Durchgemachte Infektionskrankheiten.
- Impfstatus. Berufliche Tätigkeit, Hobbies.
- Tierkontakt (Haus- oder Wildtiere).
- Auslandsaufenthalte (Jeweilige epidemiologische Situation).
- Herkunft (Einwanderer).
- Ernährungsgewohnheiten, besonders Art und Beschaffenheit von Nahrung und Trinkwasser.
- Insektenstiche.
- Frühere Operationen/Unfälle, Endoprothesen (**1.9**).
- Drogenabusus (**1.10**).
- Sexualpraktiken und -aktivitäten.
- Tätowierungen.
- Transfusionen, Injektionen.
- Medikamentenanamnese - besonders natürliche Heilmittel und Inhaltsstoffe ausländischer oder bereits in Verruf geratener Arzneimittel.

1.9

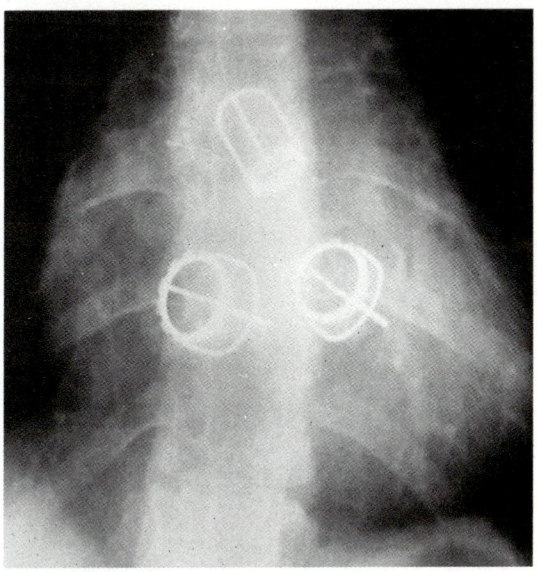

Abb. 1.9 Endoprothesen sind mit einem erhöhten Risiko für lokale oder systemische Infektionen verbunden. Dieser Patient erhielt einen dreifachen Klappenersatz mit Starr-Edwards-Klappen, es besteht – wie bei allen Patienten nach Herzklappenoperationen – ein höheres Endokarditisrisiko. Die Gefahr systemischer oder lokaler Infektionen ist ebenso bei Gelenksendoprothesen und anderen Implantaten größer.

Abb. 1.10 I.v.Drogenmißbrauch führt zu diesen typischen Erscheinungen, welche aus rezidivierenden oberflächlichen Thrombophlebitiden der erreichbaren Arm- oder anderer Venen resultieren. Das sog. „needle-sharing“ und die mehrfache Verwendung von Spritzen und Kanülen, in Kombination mit den schlechten hygienischen Bedingungen, setzt diese Patienten dem speziellen Risiko einer ganzen Reihe von Infektionen, einschließlich der bakteriellen Septikämie (z.T. mit ungewöhnlichen Erregern), Hepatitis B und HIV, aus.

1.10

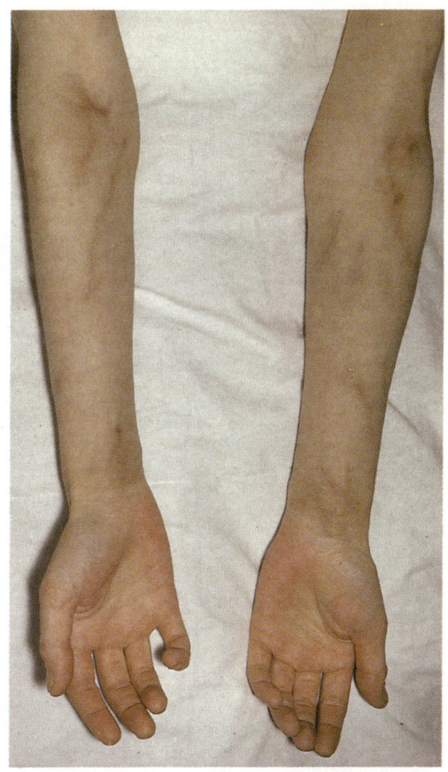

Klinische Untersuchung

Hinweise auf Ätiologie und Lokalisation einer Infektionskrankheit ergibt meist schon eine sorgfältige und gründliche klinische Untersuchung. Speziell auf Veränderungen an Haut (Knoten, Exanthem, Bißspuren), Augen, Lymphknoten (lokale oder generalisierte Schwellung), Leber und Milz ist zu achten. Bei Verdacht auf eine Geschlechtskrankheit ist die Untersuchung von Genitalien, Damm, Anus und Mund besonders wichtig. Eine gründliche Untersuchung auf mögliche Infektionen umfaßt:

- Körpertemperatur/Fieber: Messen und Dokumentation (**1.11**)
- Allgemeinuntersuchung: Ikterus, Ödeme, Anämie, Dehydration, Gewichtsverlust, Ernährungszustand?
- Mund und Rachen: Ulzera, Membranen?
- Konjunktiven und Retina: Blutungen, Entzündung, Choriodea-Ablagerungen (**1.12**)?
- Trommelfell: Mittelohrentzündung (**1.13**)?
- Haut: Ausschlag, Knoten, Ulzera, Kratzspuren (**1.14**)?
- Lymphknoten (**1.15**) und Milz (**1.16**): Druckschmerz?
- Leber: Vergrößerung, begrenzt oder generalisiert, schmerzhaft oder indolent?
- Herz: Hinweise auf Endokarditis, Herzinsuffizienz?
- Genitalien: Geschwüre, eitriger Ausfluß?
- Lunge: Auswurf, Dämpfung, Kavernen?
- ZNS: Menigismus, Bewußtseinstrübung, fokale Ausfälle?
- Urin: Infektionszeichen, Blutungbeimengung?

1.1

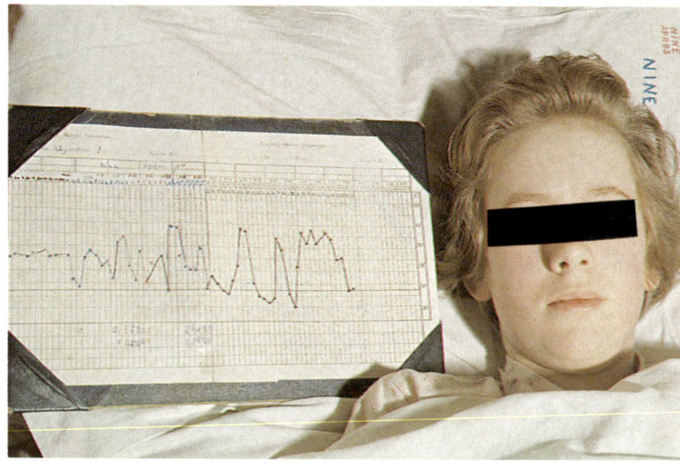

Abb. 1.11 Hohes intermittierendes Fieber bei einer Patientin mit der Erstdiagnose „Fieber unklarer Genese". In Blutkulturen konnte *Brucella abortus* nachgewiesen werden. Sie war erst kürzlich von einem Griechenlandurlaub zurückgekehrt.

1.1

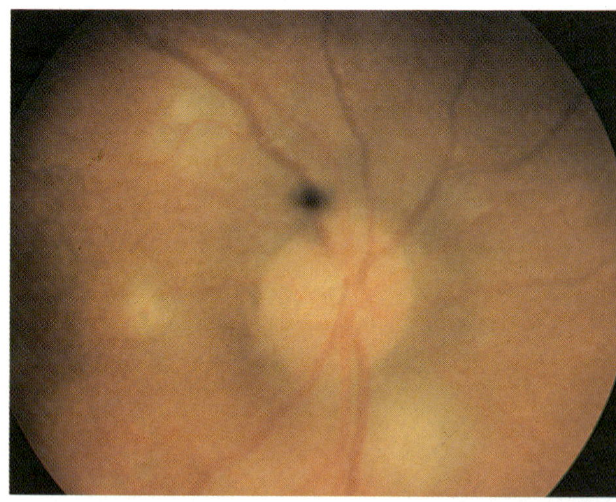

Abb. 1.12 Choriodeatuberkel, ein pathognomischer Befund bei akuter Miliartuberkulose. Der Augenhintergrund sollte bei geringstem Verdacht gespiegelt werden.

1.13

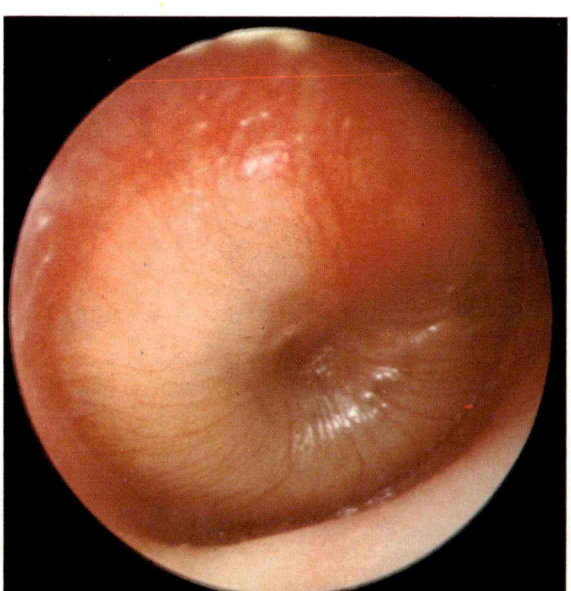

Abb. 1.13 Akute Mittelohrentzündung: Hyperämie und Vorwölbung des Trommelfells durch eitriges Exsudat im Mittelohr. Obwohl eine Mittelohrentzündung meist typische Beschwerden verursacht, sind genaue Angaben bei einem kleinen Kind oft schwierig zu erheben. Eine Ohrspiegelung ist deswegen unerläßlich.

1.1

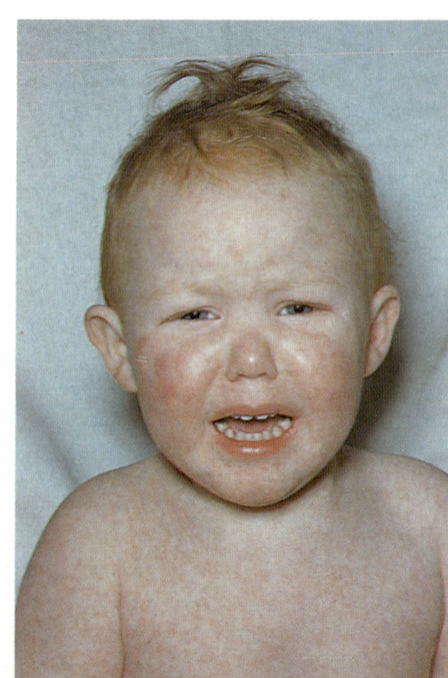

Abb. 1.14 Masern: Ausschläge bei Infektionskrankheiten nehmen die unterschiedlichsten Ausprägungen und Verteilungsmuster an. Dieses Kind zeigt die typischen Masernsymptome: leichte Konjunktivitis und ein hellrotes makulopapulöses Exanthem. Leider ist nicht jeder Ausschlag diagnostisch so wegweisend.

1.15

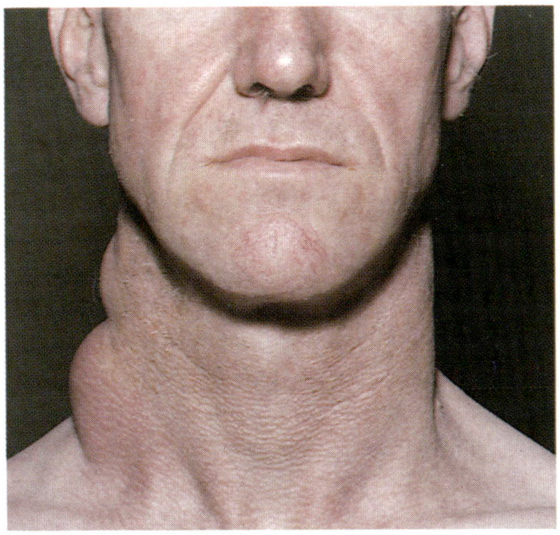

Abb. 1.15 Vergrößerte Lymphknoten im hinteren Halsdreieck. Die Lymphadenopathie ist kennzeichnend für viele Infektionen. Eine Aspirationsbiopsie der vergrößerten Lymphknoten erleichtert die Differentialdiagnose. Dieser Patient hatte keine weiteren Symptome, aber histologisch wurden verkäste tuberkulöse Herde nachgewiesen (*siehe* S. 16).

1.16

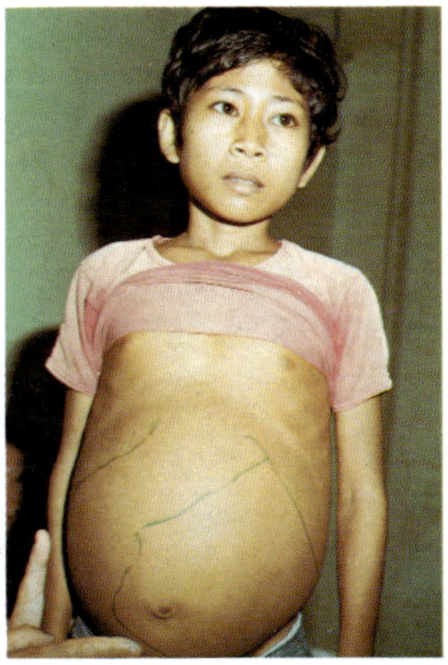

Abb. 1.16 Ausgeprägte Splenomegalie eines Filipinojungen mit Schistosomiasis.

Untersuchungen

Verschiedene Untersuchungen dienen zur Klärung von Ursache, Organbefall und Schwere der Erkrankung, sowie zur Kontrolle ihres Fortschreitens oder der Therapieeffekte. Zweckmäßige allgemeine Laboruntersuchungen sind z.B.:

- Großes Blutbild mit Differentialblutbild. Eosinophilie: parasitäre Infektionen (**1.17**); Lymphozytose: Virusinfektionen
- Blutkörperchensenkung (BKS): Beobachtung des Krankheitsverlaufs
- Hängender Tropfen: Malaria (**1.187**), Trypanosomiasis (**1.18**) und Filariosen (**1.198**)
- Mikroskopie: gefärbter Ausstrich (**1.19**), Dunkelfelduntersuchung, Fluoreszenz-Treponemen-Antikörpertest
- Urinanalyse: Blut, Gallenfarbstoffe, Eiweiß, Leukozyten, Bakterien, Schistosomeneier
- Stuhluntersuchung: Amöben, Finnen (**1.20**), Eier und Parasiten
- Nieren- und Leberfunktionstests
- Lumbalpunktion und Untersuchung des Liquors bei Verdacht auf Meningitis (**1.21**)
- Blut-, Urin-, Stuhl-, Rachenabstrich-, Liquor- und Eiterkulturen: Viren, Bakterien, Pilze
- Immunglobulinwerte
- Serologische Untersuchung auf spezifische Infektionen
- Röntgenuntersuchung von Thorax und Abdomen

Tomographie, Ultraschall, Szintigraphie, Computertomographie (CT) und Kernspintomographie (KST) sind weitere Methoden zur Lokalisation einer Infektion (**1.22**).

Eine Gewebsuntersuchung erfolgt nach einer Biopsie. Gewebe aus Lunge und Verdauungstrakt erhält man durch Endoskopie. Eine Laparoskopie ermöglicht die direkte Inspektion und gezielte Biopsie der Abdominalorgane.

1.17

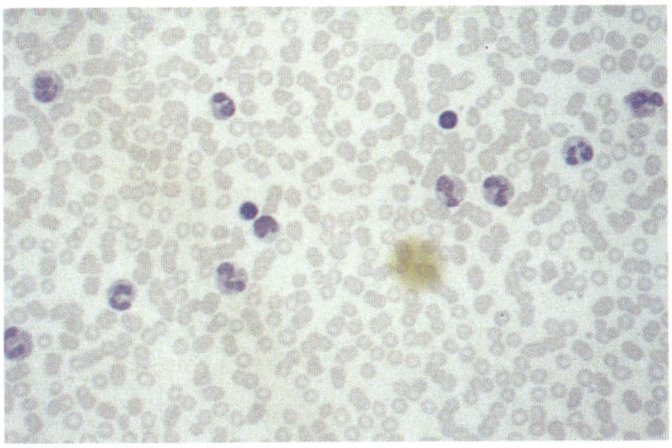

Abb. 1.17 Eosinophilie ist ein häufiger, relevanter Befund bei parasitären Wurmerkrankungen, seltener und weniger ausgeprägt bei Allergien oder als Medikamentenreaktion. Dieser Befund sollte daher immer den Verdacht auf Parasitenbefall nahelegen.

1.18

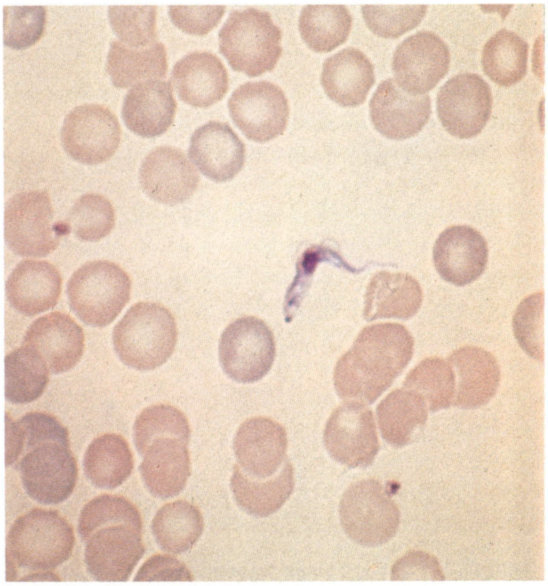

Abb. 1.18 Blutausstrich mit *Tryposoma brucei*, einer der Erreger der afrikanischen Trypanosomiasis (Schlafkrankheit), ein pathognomonischer Befund.

Diagnostisch relevantes Gewebe:

- Knochenmark: Zytologie und Kultur
- Haut: frische Präparate und Histologie
- Leber: Histologie und Abszeßaspiration
- Lunge: transbronchiale Biopsie (**1.23**) oder Bronchiallavage
- Lymphknoten oder Milz
- Kolon- und Dünndarm-Schleimhaut

Oft können Ursache oder Art einer Infektion nicht festgestellt werden, so daß die erfolgversprechendste Medikation eingesetzt wird. Tatsächlich sollte bei schwer Erkrankten die Therapie sofort mit unterstützenden Maßnahmen und unspezifischer Medikation eingeleitet und fortgesetzt werden, bis neue Befunde eine Änderung des Therapiekonzeptes notwendig machen.

Multiple Infektionen sind möglich. Zum Beispiel folgt der viralen Primärinfektion häufig eine bakterielle Sekundärinfektion. Bei ausgeprägter Immunschwäche, wie bei AIDS, können mehrere Infektionen gleichzeitig bestehen.

Die weitere Gliederung dieses Kapitels richtet sich nach der Art der Infektionserreger. Einige Infektionen sind stark organspezifisch, sie werden in anderen Kapiteln behandelt. Die Tabellen am Anfang jedes Abschnitts erleichtern das schnelle Auffinden der entsprechenden Seiten und dienen als Gedächtnisstütze für den Leser hinsichtlich Klassifikation und Korrelation der Erreger.

1.19

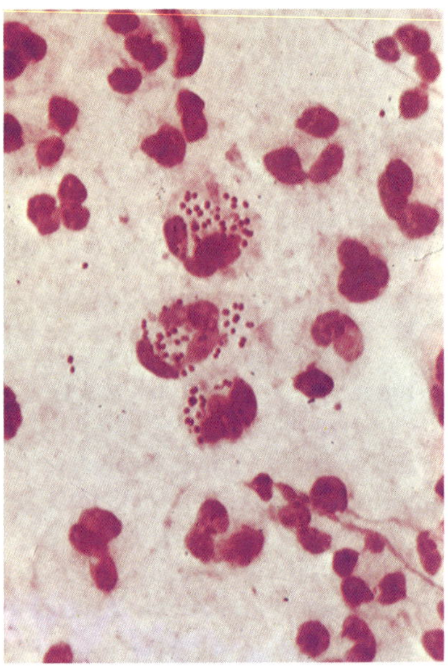

Abb. 1.19 Intrazelluläre Gonokokken in einem Ausflußausstrich, starkes Indiz für eine Gonorrhoe. Für die endgültige Diagnose bedarf es einer Kultur und der Identifizierung des Erregers.

1.20

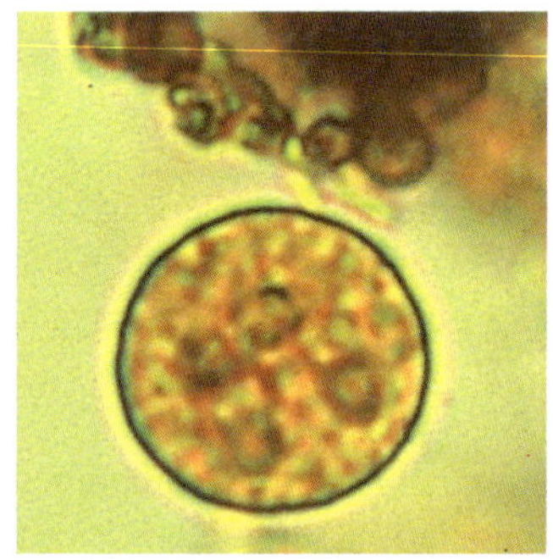

1.21

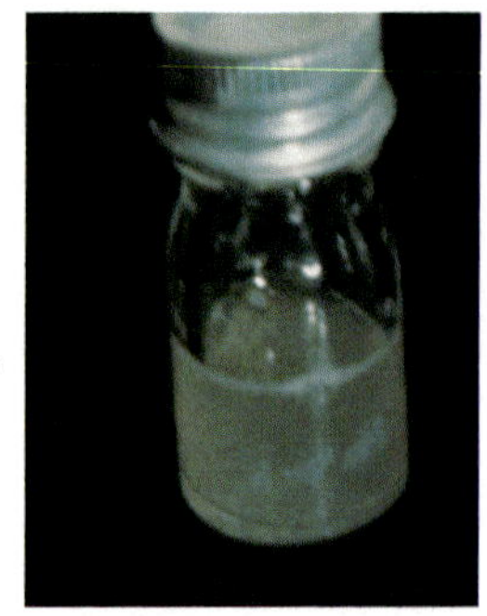

Abb. 1.20 Reife Zyste einer *Entamoebia histolytica* mit den typischen vier Nuklei; Stuhlmikroskopie (*Jod x 1800*).

Abb. 1.21 Eitriger zerebrospinaler Liquor, wahrscheinlich eitrige Meningitis. Dieser Befund, im Zusammenhang mit einem plötzlich auftretenden Meningismus bei einem Jugendlichen oder mit einem Exanthem weist auf eine bakterielle Meningitis durch *M. meningitides, H. influenzae* oder *S.pneumoniae* hin. Eine Bakterienkultur ist dennoch unerläßlich (*siehe* S.479, 492).

1.22

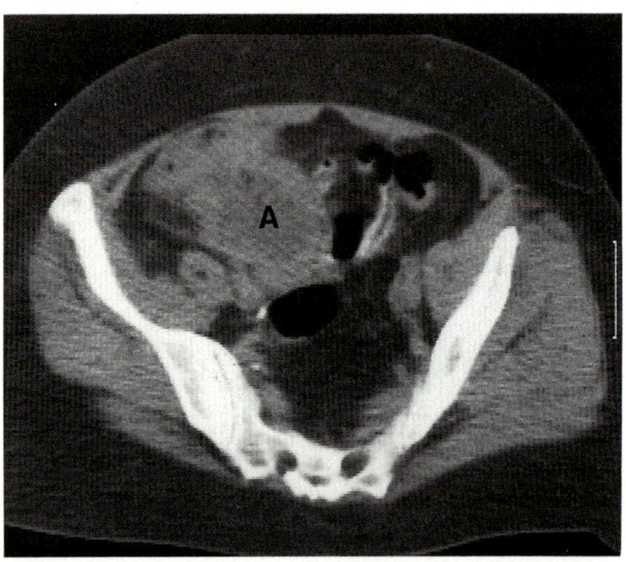

Abb. 1.22 CT-Scan einer Appendizitis (A) bei einem Patienten mit Fieber unklarer Genese und unbestimmtem abdominalem Schmerz. Moderne Darstellungstechniken sind wichtig für die Lokalisierung von Abszessen und das Konzept für die Infektionsbehandlung.

1.2

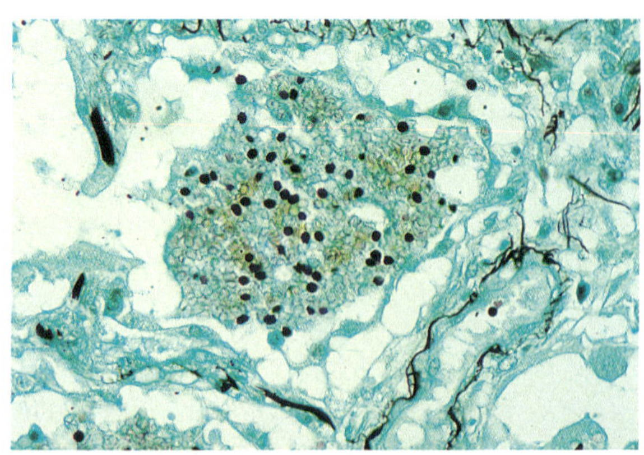

Abb. 1.23 *Pneumocystis carinii*, mit der Grocott-Methode dunkel gefärbt, in einem transbronchialen Lungenbioptat. Wenn Erreger schwer oder gar nicht zu kultivieren sind, ist eine Biopsie notwendig, so bei einigen AIDS-Sekundärinfektionen, bei Protozoeninfektionen oder Wurmbefall.

1.2 Virusinfektionen

Familie	*Wichtige humanpathogene Viren*	*Wesentliche menschliche Infektionskrankheiten*	*Seite*
RNA-Viren			
Retroviridae	Human immune deficiency virus (HIV I und II)	Acquired immune deficiency syndrome (AIDS)	16
		Lymphome/Leukämien(Leukosen)	444, 451
	Humanes T-Zell-Leukämie-Virus I und II (HTLV I und II)		
Picornaviridae	Rhinoviren	Erkältung, Akute respiratorische Erkrankungen (ARE)	20
	Enteroviren		
	Poliovirus	Poliomyelitis	21
	Echo- und Coxsackieviren	Herpangina, Effloreszenzen, Perikarditis, Maul-und Klauenseuche, Myokarditis, Pleurodynie, aseptische Meningitis	21
	Hepatitis A-Virus	Hepatitis	398
Reoviridae	Orbivirus	Coloradozeckenfieber, etc.	
	Rotavirus	Gastroenteritis	379
Togaviridae	Rötelnvirus	Röteln	22
	Encephalitisviren	Enzephalitis	23, 493
Flaviviridae	Gelbfiebervirus	Gelbfieber	23
	Denguefieber-Virus	Denguefieber	23
	Encephalitisviren	Enzephalitis	23, 493
Paramyxoviridae	Masernvirus	Masern	24
	Mumpsvirus	Mumps	25
	RS-Viren	Atemwegsinfektionen	174, 186
	Parainfluenzaviren	Atemwegsinfektionen	174, 186
Orthomyxoviridae	Influenzavirus A, B und C	Influenza	25
Rhabdoviridae	Tollwutvirus	Tollwut	26
Arenaviridae	Lassa-Fieber-Virus	Lassa-Fieber	26
	Lymphocytic choriomeningitis-Virus	Meningitis	492
Filoviridae	Marburgvirus	Hämorrhagisches Fieber	27
Coronaviridae	Coronavirus	Atemwegsinfektionen	174
Bunyaviridae	Bunyavirus	Hämorrhagisches Fieber	27
Caliciviridae	Norwalkvirus	Gastroenteritis (Winter vomiting)	379
DNA-Viren			
Parvoviridae	Parvovirus (B19)	Erythema infectiosum	27
Papovaviridae	Papillomavirus	Warzen	81, 98
Hepadnaviridae	Hepatitis B-Virus	Hepatitis	398
Adenoviridae	Adenoviren	Atemwegsinfektionen, Diarrhöe	174, 379
Herpesviridae	Herpes simplex-Virus	Herpes labialis, Herpes genitalis	28, 493
	Herpes zoster-Virus	Windpocken, Herpes zoster	29, 30
	Cytomegalievirus	Generalisierte Infektionen	31
	Eppstein-Barr-Virus	Mononucleosis infectiosa	32
		Burkitt-Lymphom	33
		Nasopharyngealkarzinom	
	Herpes 6-Virus	Roseola infantum	33
Poxviridae	Pockenvirus	Pocken (ausgerottet)	
	Kuhpocken- und Orfvirus	Melkerknötchen, Stomatitis pustulosa	33
	Molluscum contagiosum-Virus	Hautpapeln	98

HIV-Infektion und AIDS

AIDS ist das Endresultat einer Infektion mit dem human immune deficiency virus (HIV). Die Übertragung des Virus erfolgt von Mensch zu Mensch durch Geschlechtsverkehr (homosexuell und heterosexuell), durch Inokulation infizierten Blutes oder Blutprodukte, über kontaminierte Spritzen (Fixer) und vertikal von der Mutter auf das Kind (**1.6**). Das Virus infiziert und zerstört die T4- Lymphozyten und schwächt so das Immunsystem. Die Folge ist Anfälligkeit für pathogene und opportunistische Infektionserreger sowie Prädisposition für bestimmte Tumoren. Weltweit sind Millionen Menschen infiziert, und die Todesfälle durch AIDS steigen weiterhin stark an.

Tabelle 1.24 zeigt den gewöhnlich unerbittlichen Verlauf der HIV-Infektion. Die Inkubationszeit liegt meist zwischen ein und drei Monaten. Danach ist der Antikörperstatus positiv. Oft ist der Patient zu diesem Zeitpunkt noch beschwerdefrei, doch kann es zu einer vorübergehenden Drüsenschwellung mit Unwohlsein, Fieber, rauher Kehle, Effloreszenzen (**1.25**), generalisierter Lymphadenitis und gelegentlich zu aseptischer Meningitis und Enzephalopathie kommen.

Es folgt zumeist eine asymptomatische (aber dennoch ansteckende!) Latenzperiode von 8 Jahren.

Die Verschlechterung beginnt gewöhnlich mit einer **andauernden generalisierten Lymphadenopathie** mit schmerzloser Lymphknotenschwellung (**1.26**), vergrößerten Tonsillen (**1.27**), leichtem Fieber, manchmal allgemeinem Unwohlsein, Schweißausbrüchen und Gewichtsverlust.

1.24

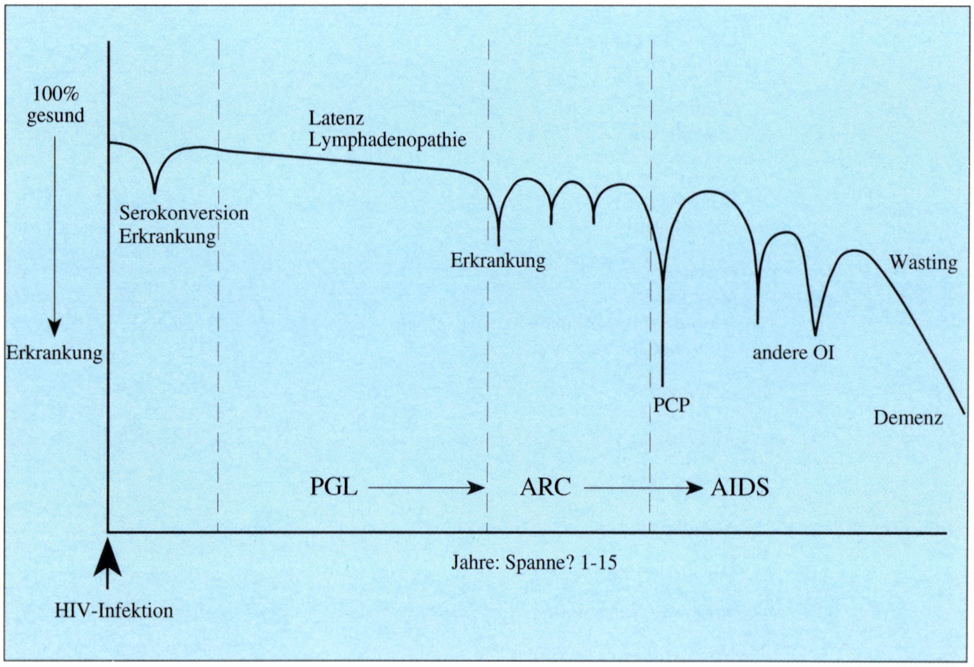

Abb. 1.24 AIDS ist mehr ein „Risikozustand“ als eine definierte einzelne Erkrankung. Schwere Infektionen wechseln mit Phasen des Wohlbefindens. Die ersten - latenten - Jahre verlaufen meistens asymptomatisch. Es folgen eine andauernde generalisierte Lymphadenopathi (persistent generalised lymphadenopathy=PGL), und der AIDS-related complex (ARC), eingeleitet von einem Herpes zoster. Mehrere leichte Infektionen können folgen, dann die ersten schweren Manifestationen von AIDS, meist mit einer *Pneumocystis-carinii*-Pneumonie (PCP). Überlebt der Patient, kommt es zu weiteren opportunistischen Infektionen (OI) und letztendlich zum Tode durch das Wasting-Syndrom oder eine HIV-Enzephalopathie. Die Zeitspanne des kompletten Krankheitsverlaufs kann 1 bis 15 oder mehr Jahre dauern.

1.25

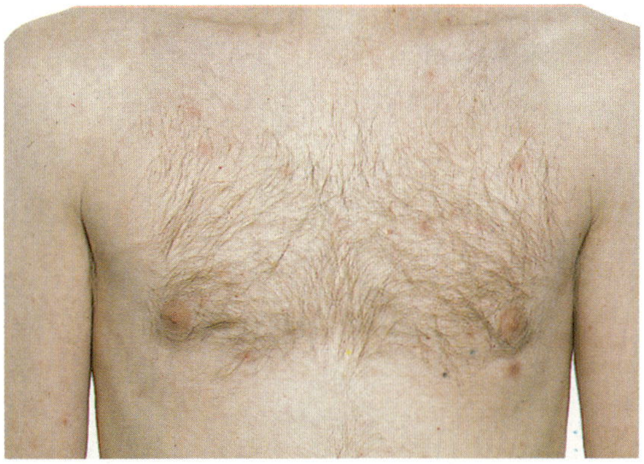

Abb. 1.25 HIV-assoziierte Effloreszenz bei 22jährigem Mann. Weitere Symptome waren Fieber, rauhe Kehle und Kopfschmerzen. Der HIV-Test war zu diesem Zeitpunkt noch negativ, doch 5 Wochen später zeigten sich erste Serokonversionen.

1.26

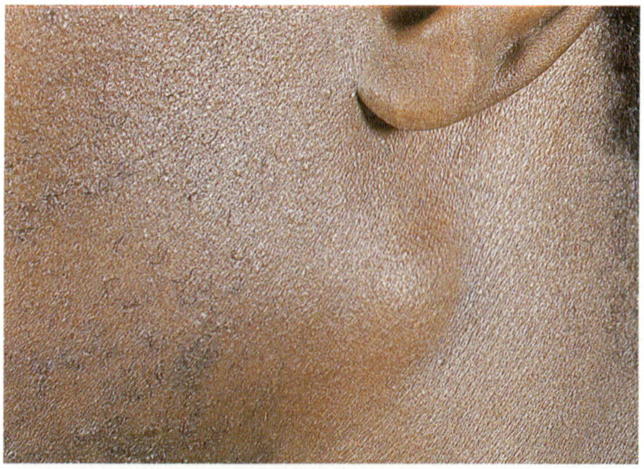

Abb. 1.26 Schmerzlose Lymphknotenschwellung im PGL-Stadium bei einem AIDS-infizierten Patienten.

Tabelle 1.2 Hautmanifestationen bei HIV-Infektion*

• Seborrhoische Dermatitis	• Medikamentenausschläge
• Folliculitis	• Urtikaria
• Acne vulgaris	• Vasculitis
• Xerodermie	• Alopezie
• Pilzinfektionen	• Schwere Psoriasis
• Herpes simplex	• Granuloma anulare
• Impetigo	• Gelbe-Fingernägel-Syndrom

* Man beachte, daß die meisten dieser Erkrankungen auch ohne HIV-Infektion häufig auftreten und dann gutartig sind!

Das nächste Stadium ist der **AIDS-related complex (ARC)** mit starkem Unwohlsein, Fieber, Adenitis und hochgradigem Gewichtsverlust. Verschiedenartige Hautläsionen (**Tabelle 1.2**) sind typisch. Besonders häufig ist eine seborrhoische Dermatitis (**2.30,2.31**). Sekundärinfektionen in diesem Stadium sind orale Candidose (**1.28**), Haarleukoplakie (**1.29**), Herpes simplex (**1.30**), Herpes zoster (**1.31,2.43**) und andere. Die Zahl der T4-Lymphozyten im peripheren Blut nimmt ab, das T4/T8- Verhältnis fällt unter 1.0. Weitere Befunde sind Anämie, Thrombozytopenie, Leukopenie und erhöhte Serumglobuline. Patienten mit ARC bekommen fast unvermeidlich AIDS.

1.27

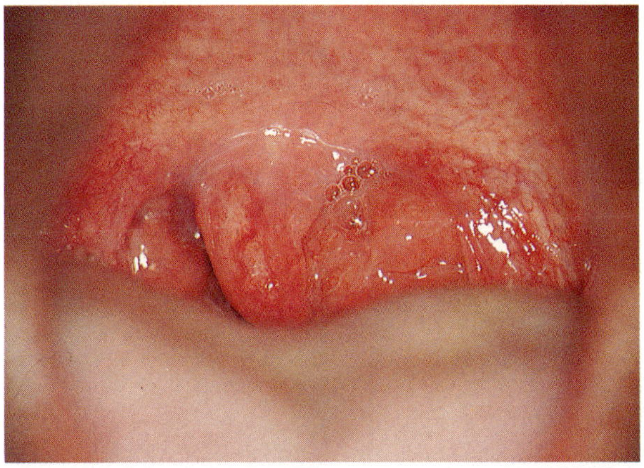

Abb. 1.27 Starke Tonsillenhypertrophie bei einem HIV-Infizierten im PGL-Stadium.

1.28

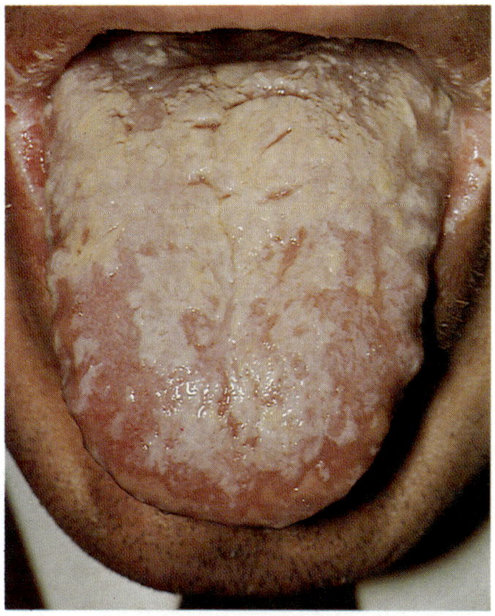

Abb. 1.28 Ausgeprägte Oralinfektion mit *Candida albicans* im ARC-Stadium der HIV-Infektion. Auffallend sind die starken Zungenveränderungen und die Mundwinkelentzündung.

.29

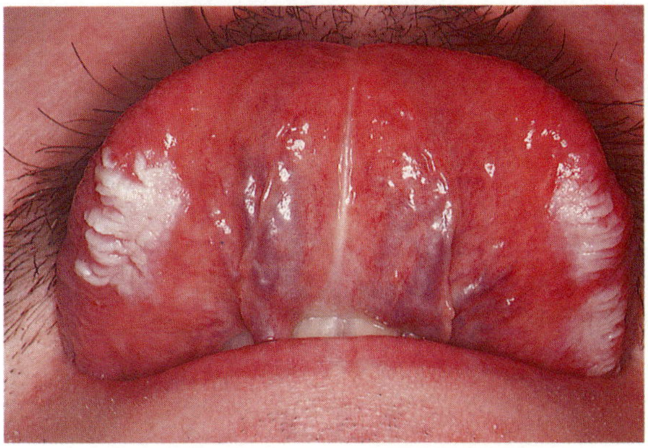

Abb. 1.29 Haarleukoplakie im ARC-Stadium. Man beachte die weiß-gerippten Zungenränder. Der Terminus „Haar-“ bezieht sich auf die histopathologische Erscheinungsform. Ursache scheint eine Proliferation des Epstein-Barr-Virus in den oberen Schichten des Plattenepithels der Zunge zu sein.

1.30

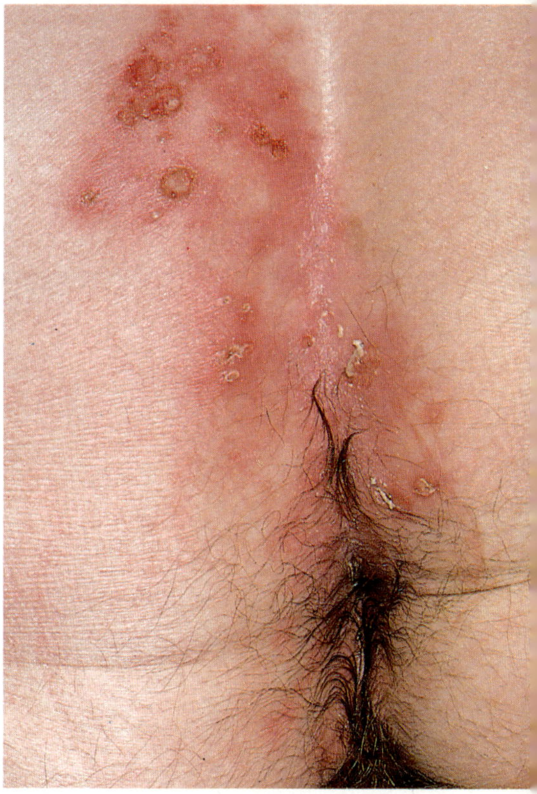

Abb. 1.30 Schwerer perianaler Herpes simplex – ein verbreitetes Problem bei homosexuellen Patienten mit ARC bzw. AIDS. Er ist sehr unangenehm, spricht aber oft auf orale Medikation mit dem Virostatikum Acyclovir an.

.31

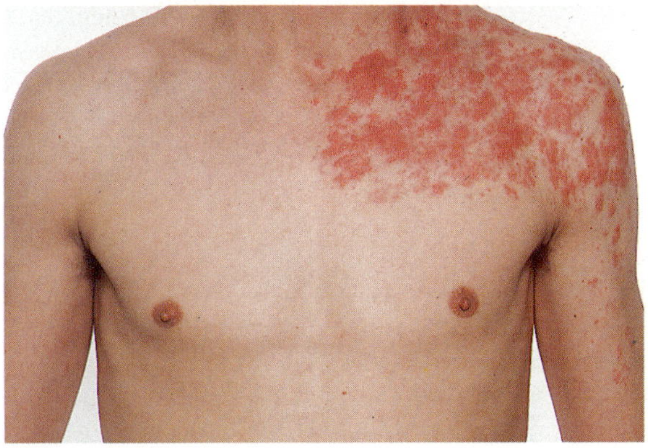

Abb. 1.31 Herpes zoster, meist erste Manifestation der Immunschwäche bei HIV-Erkrankung. Herpes zoster kommt häufig auch isoliert vor (*siehe* S.99). Bei diesem Patienten ist das C4-Dermatom betroffen.

Die Diagnose „AIDS" basiert auf der Entwicklung einer oder mehrerer schwerer Infektionen bzw. bestimmter maligner Erkrankungen ohne (andere) erkennbare Ursachen. In diesem Stadium ist das Immunsystem fast völlig zerstört und opportunistische Infektionen werden lebensbedrohlich. Die Pneumocystis carinii-Pneumonie (**1.32,4.80**) ist am weitesten verbreitet, aber auch andere Erreger mit anderen Zielorganen sind eine Gefahr. Zum Beispiel:

- Lungen: *Pneumocystis carinii*, Cytomegalievirus (CMV *siehe* **1.83**), atypische Mykobakterien
- ZNS: *Cryptococcus neoformans* (**1.167**), *Toxoplasma gondii* (**1.33**), CMV
- Darm: *Cryptosporidium, Isospora belli*, CMV, *Candida albicans* (**1.34**)
- Augen: CMF (**1.35**), *Toxoplasma gondii*

Viele opportunistische Infektionen sind mit einer gezielten Therapie zu beeinflussen, aber zur Vermeidung von Rückfällen und Rekrudeszenz ist faktisch lebenslange Dauerbehandlung notwendig.

Tabelle 1.3 HIV-assoziierte Sekundärinfektionen im ARC-Stadium

- Oralcandidose, vor allem bei Männern
- Seborrhoische Dermatitis
- Follikulitis und/oder Papeln
- Herpes zoster
- Herpes simplex, vor allem im Analbereich
- Molluscum contagiosum
- Impetigo contagiosa
- Cellulitis

1.32

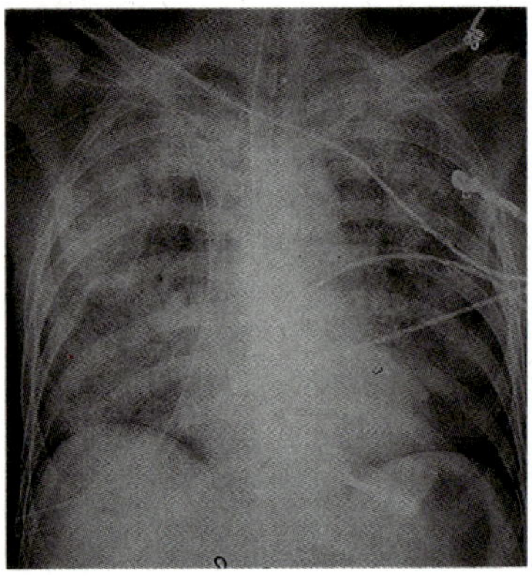

Abb. 1.32 Die ***Pneumocystis-Pneumonie*** ist die häufigste lebensbedrohliche opportunistische Infektion bei AIDS und anderen Immundefekten. Zwanzig Prozent der AIDS-Patienten sterben im ersten Schub, aber sorgfältige Betreuung und angemessene Chemotherapie können zu einer völligen Abheilung der Pneumonie führen.

1.33

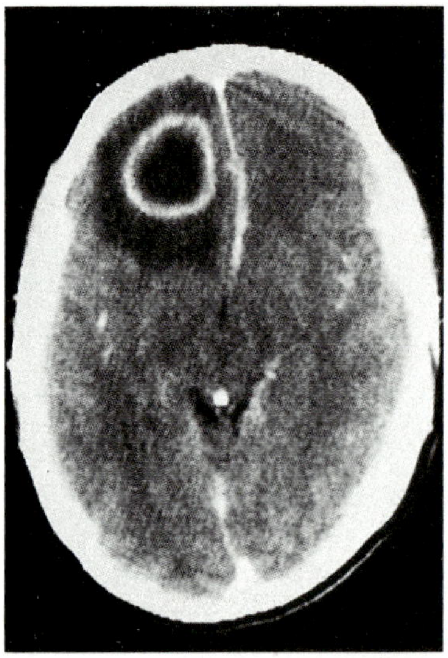

Abb. 1.33 CT-Aufnahme eines Zerebralabszesses in der linken vorderen Hirnregion. Bei AIDS-Patienten ist die Ursache meist *Toxoplasma gondii* (Toxoplasmose) mit multiplen Abszessen.

1.34

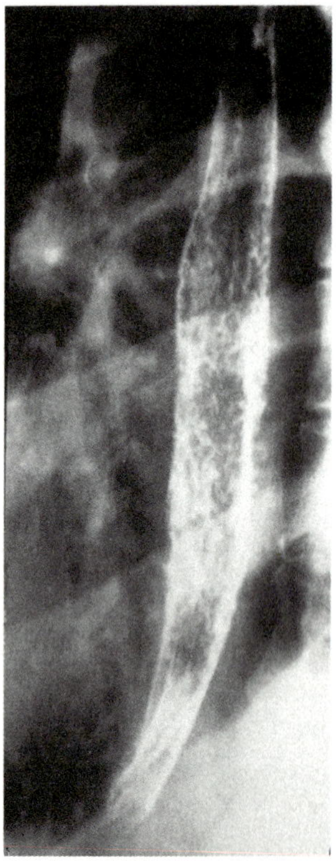

Abb. 1.34 Ösophaguscandidose bei AIDS, sichtbar im Röntgenbild durch Bariumbrei. Die Flecken werden durch die Candidose auf der Ösophagusschleimhaut hervorgerufen.

1.35

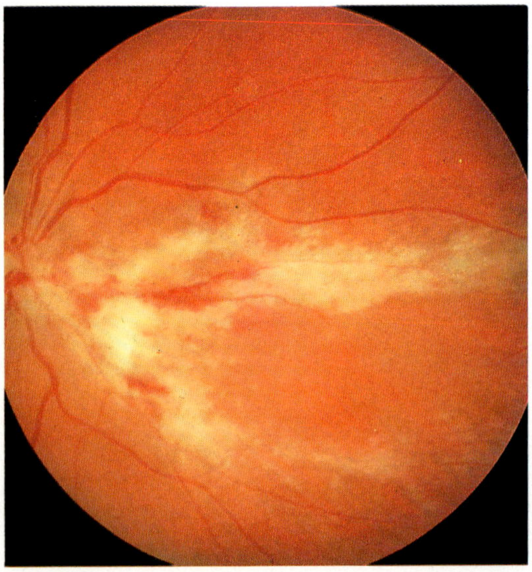

Abb. 1.35 Retinitis durch das Cytomegalievirus (CMV) bei einem AIDS-Patienten. Diese schwere opportunistische Infektion kann schnell zu irreversibler Erblindung führen. CMV verursacht eine Vaskulitis der Retina mit kleinen Infarkten.

Häufige Malignome bei AIDS sind das Kaposi-Sarkom (**1.36-1.41**) der Haut, Schleimhaut oder inneren Organe, sowie Non-Hodgkin-Lymphome im Bereich von Drüsen, inneren Organen (**1.42**) oder des Gehirns. Direkter Befall des ZNS bei HIV verursacht Demenz (**1.43**), Enzephalopathie und Myelopathie.

Hauptsymptome einer in Ost- und Zentralafrika aufgetretenen AIDS-Variante sind schwere Diarrhoe (bedingt durch Protozoeninfektionen), starker Verfall (**1.44**) und oft ein juckender Ausschlag. Diese sogenannte **Slim disease** führt, auch ohne weitere Komplikationen, schnell zum Tode.

Die Feststellung von Antikörpern im Serum und Antigenen in T-Zellen sichert die Diagnose der HIV-Infektion oder von AIDS. HIV-Tests sollten stets von ausführlicher Beratung begleitet werden und die Möglichkeit einschließen, bei positivem Befund dem infizierten Patienten jede Unterstützung zu gewähren. Besteht Verdacht auf begleitende opportunistische Infektionen oder Malignome, ist eine exakte Differentialdiagnose zu stellen und die Therapie durchzuführen.

Eine spezifische virostatische Therapie kann den Krankheitsverlauf verlangsamen, vor allem, wenn sie in einem frühen Stadium eingesetzt wird. Sie hat aber zur Zeit noch starke Nebenwirkungen: allgemeines Unwohlsein, Magen-Darmstörungen, Exantheme, Anämie, Muskelschwäche, gelegentliche Krämpfe. Opportunistische Infektionen benötigen eine zusätzliche Behandlung. Wichtig ist die volle medizinische, soziale und psychologische Unterstützung, auch von Familie und Freunden.

Vorbeugende Maßnahmen gegen die Verbreitung der HIV-Infektion sind: Screening von Blutspendern, Sexualaufklärung, Bekämpfung des Drogenmißbrauchs, Einrichtung von Zentren zum Eintausch gebrauchter Spritzen und Kanülen. Man hofft auf die Entwicklung eines sicheren, effektiven Impfstoffs zur Vorbeugung.

1.36

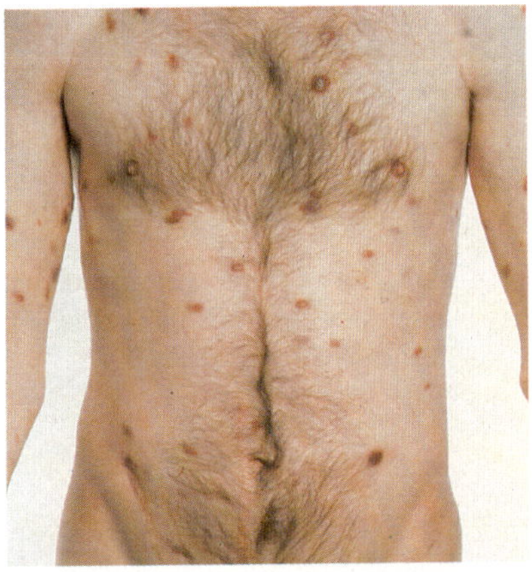

1.37

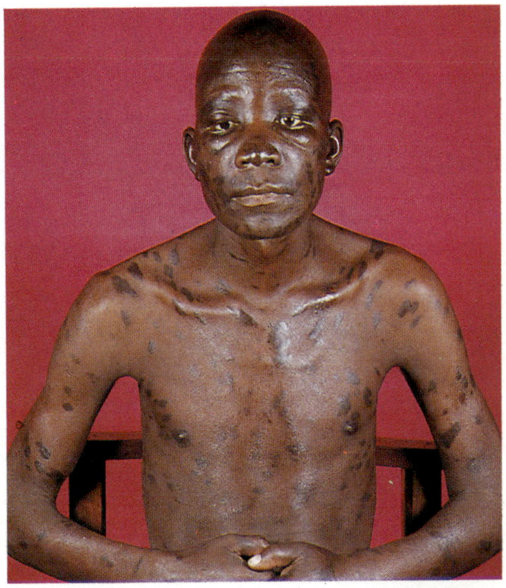

1.38

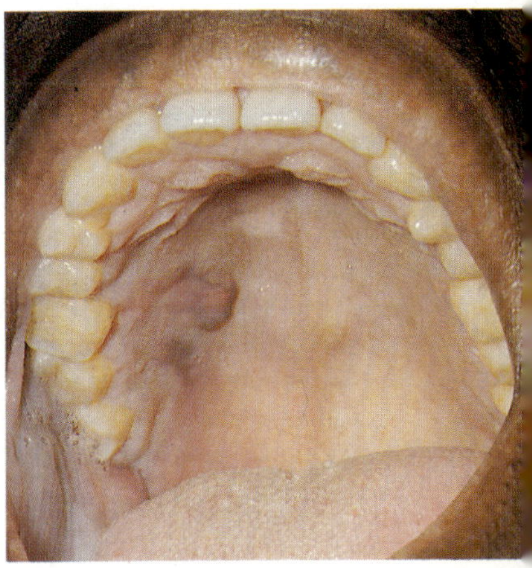

1.39

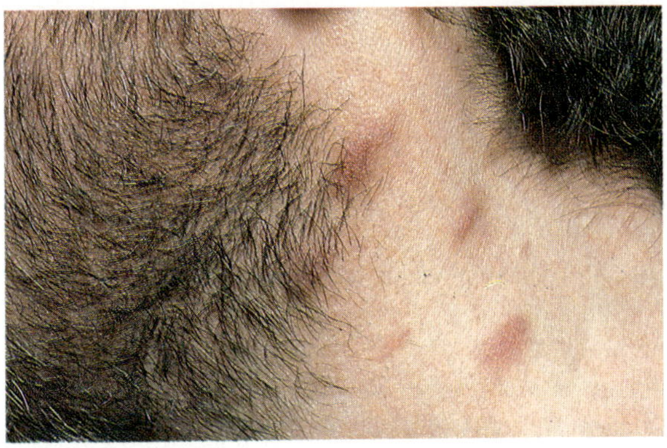

1.41

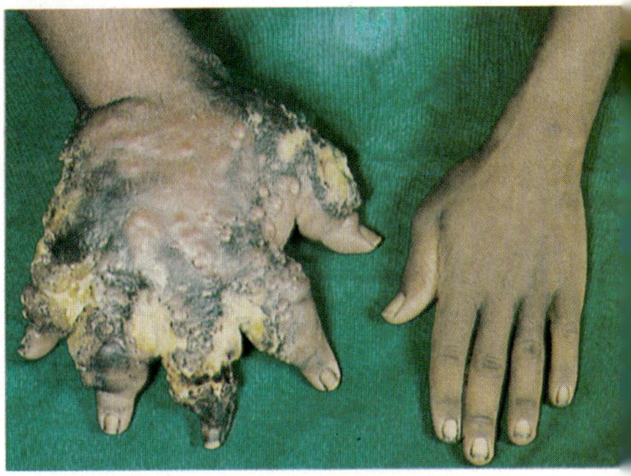

1.40

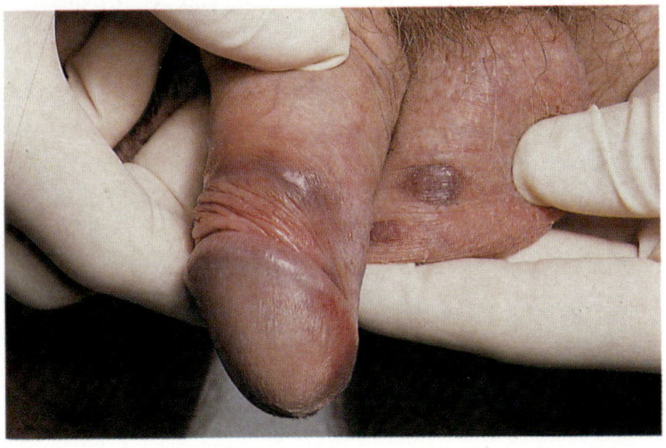

Abb. 1.36-1.41 Das Kaposi-Sarkom ist eine verbreitete Komplikation bei AIDS, vor allem nach Übertragung durch Geschlechtsverkehr. Man beachte die generalisierten Läsionen auf **Abb. 1.36**, viele mit peripheren Hämatomen. **Abb. 1.37** zeigt gleiche Symptome bei einem Schwarzafrikaner. Das Kaposi-Sarkom kann auch die Schleimhäute befallen, wie **Abb. 1.38** zeigt, wo man zwei Kaposiflecken auf dem Gaumen erkennen kann. Die Läsionen sind oft in Hautfalten angeordnet, wie im Nacken des Patienten auf **Abb.1.39**. Kaposiflecken können am ganzen Körper, einschließlich Penis und Skrotum, erscheinen (**Abb. 1.40**). Manchmal kommt es zu ausgeprägter, schneller Infiltration, wie die Hand des Afrikaners auf **Abb. 1.41** beweist.

1.42

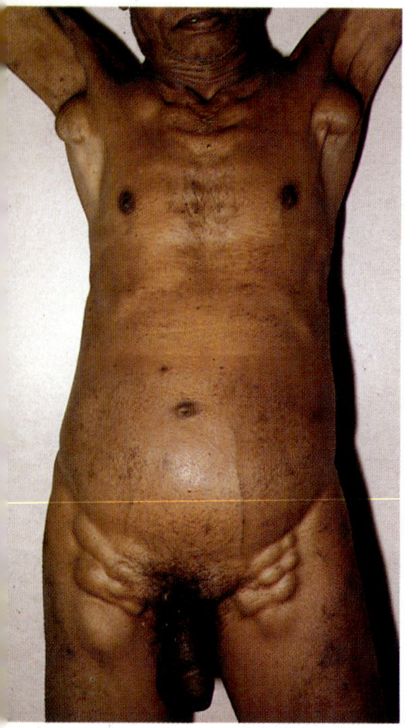

Abb. 1.42 Non-Hodgkin-Lymphom bei AIDS mit massiver axillärer und inguinaler Lymphadenopathie. Außerdem bestand eine deutliche Hepatosplenomegalie und Aszites.

1.43

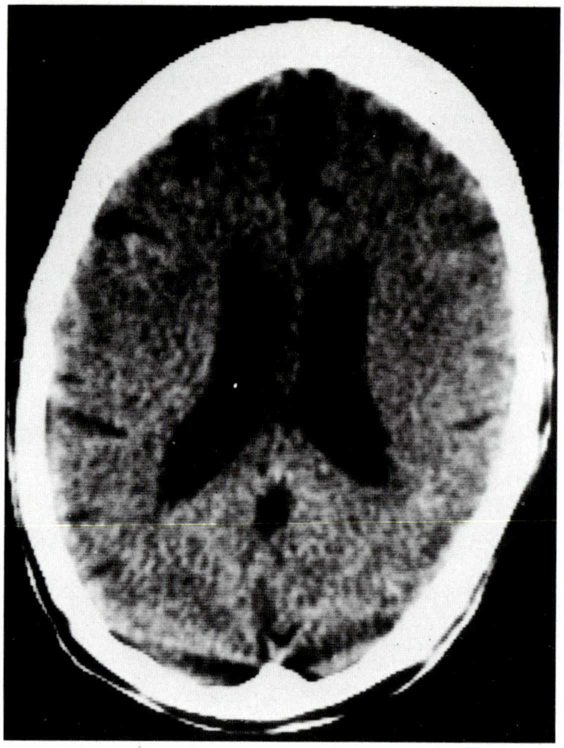

Abb. 1.43 AIDS-Demenz. Die Computertomographie zeigt eine zerebrale Atrophie mit vergrößerten lateralen Ventrikeln.

1.44

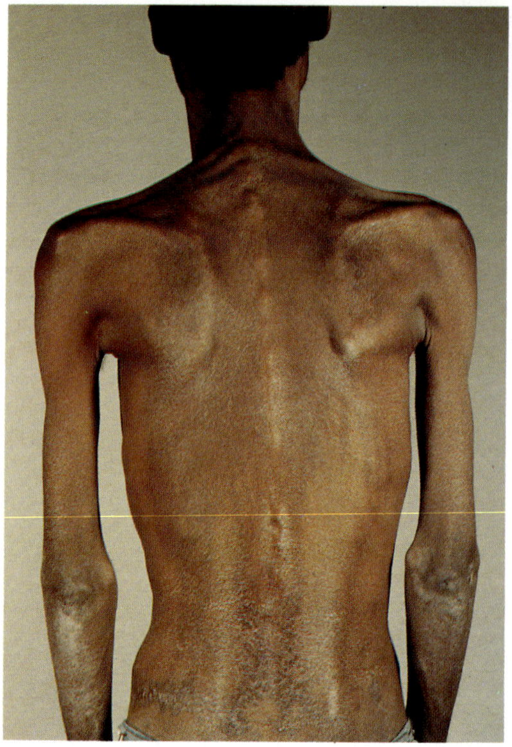

Abb. 1.44 Slim disease, bei der chronische Diarrhoe begleitet wird von starkem Gewichtsverlust und juckendem Hautausschlag.

Die banale Erkältung (Akute respiratorische Erkrankung, common cold, Coryza)

1.45

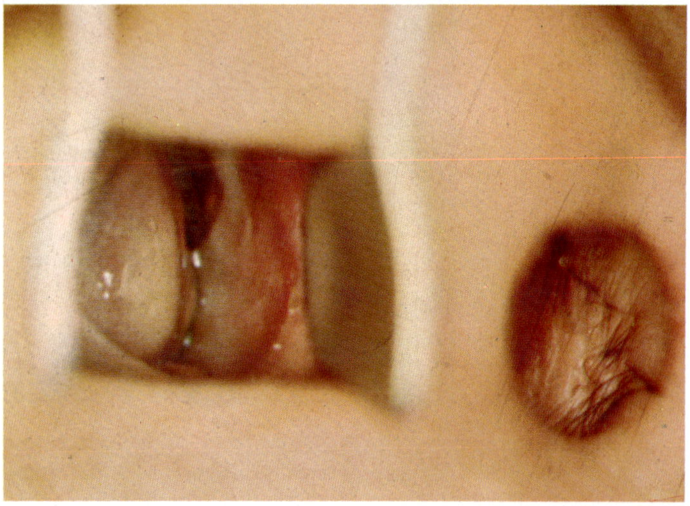

Die sogenannte banale Erkältung ist die häufigste Infektionskrankheit der westlichen Welt und auch häufigste Manifestation einer Infektion des oberen Respirationstraktes. Ursachen sind verschiedene Viren wie Rhinoviren, Respiratory syntetical virus, Parainfluenza-, Corona- und Adenoviren.

Symptome sind „Verstopfung" der Nase (**1.45**), wäßriger, manchmal auch eitrig-schleimiger Nasenausfluß (**1.1**) und oft eine rauhe Kehle, die meist von selbst zurückgehen. Manchmal führen bakterielle Sekundärinfektionen zu Komplikationen wie Sinusitis, Mittelohrentzündung und Infektionen des unteren Respirationstraktes.

Abb. 1.45 Akute Rhinitis bei einer banalen Erkältung. Durch die ödematös geschwollene Nasenschleimhaut stößt die untere Nasenmuschel gegen das Septum und verursacht eine Behinderung der Nasenatmung („Verstopfung" der Nase).

Enterovirusinfektionen

Es gibt drei Hauptgruppen von Enteroviren: Polioviren, Coxsackie-Viren und ECHO-Viren (Hepatitis A, S. 398, wird auch durch Enteroviren verursacht). Sie werden fäkal/oral übertragen. Die erste Virusreplikation findet in der Darmschleimhaut statt, es folgt die Ausscheidung mit dem Stuhl. Bei reduzierter Immunabwehr des Organismus dringt das Virus in den Blutkreislauf ein und erreicht so Zielorgane wie Meningen, Nervensystem, Herz und Haut.

Die Poliomyelitis hat eine Inkubationszeit von 14 Tagen und beginnt mit einer grippeartigen Erkrankung. Bei verringerten Abwehrkräften folgt eine aseptische Meningitis. Der Befall des Nervensystems, vor allem der Vorderhornzellen, verursacht asymmetrische, schlaffe, gewöhnlich permanente Paresen der Extremitätenmuskulatur (**1.46, 1.47**). In schweren Fällen können Schluck- und Atemmuskulatur betroffen sein.

Die Behandlung ist symptomatisch. Paralytische Poliomyelitis erfordert gute Physiotherapie, eventuell langdauernde künstliche Beatmung und später orthopädische Stützapparate und/oder korrigierende chirurgische Eingriffe.

Man kann mit injizierbarem inaktiviertem Impfstoff nach Salk oder oral mit verdünnter Lebendvakzine vorbeugen. In der westlichen Welt ist die Krankheit heute selten, in den Entwicklungsländern aber nach wie vor ein großes Problem.

Coxsackie-Viren (Gruppe A & B) und ECHO-Viren verursachen nach kurzer, variabler Inkubationszeit verschiedene klinische Syndrome, darunter unspezifische fiebrige Erkrankungen, Exantheme (**1.48**), Myokarditis, Perikarditis, Meningitis, Meningoenzephalitis und, selten, Lähmungen. **Herpangina** (Ulzerationen an Gaumen und Rachen) und Maul-und Klauenseuche (**1.49, 1.50**) werden vom Coxsackie-Virus der Gruppe A verursacht.

Myalgia epidemica (Bornholmer Krankheit) wird durch das Coxsackie-Virus der Gruppe B verursacht. ECHO- und Coxsackie-Viren können bei Neugeborenen zu schweren generalisierten Infektionen und sogar zum Zusammenbruch der gesamten Immunabwehr (Erschöpfungssyndrom) führen.

Enteroviren können aus Stuhl, Rachenabstrich, Liquor, perikardialer Flüssigkeit, und, bei schweren Neonatalinfektionen, auch aus Blut isoliert werden. Komplementbindende Antikörper erlauben die Differenzierung der verschiedenen spezifischen Enteroviren. Die Behandlung ist symptomatisch.

1.46

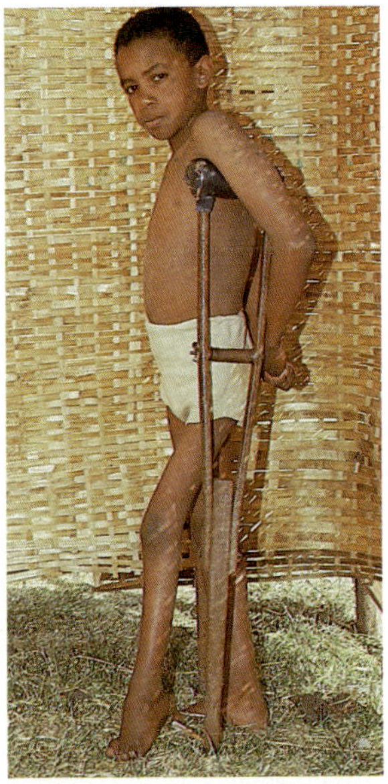

Abb. 1.46 Paralyse des linken Beins nach Poliomyelitis, die in Entwicklungsländern immer noch ein großes Problem ist.

1.47

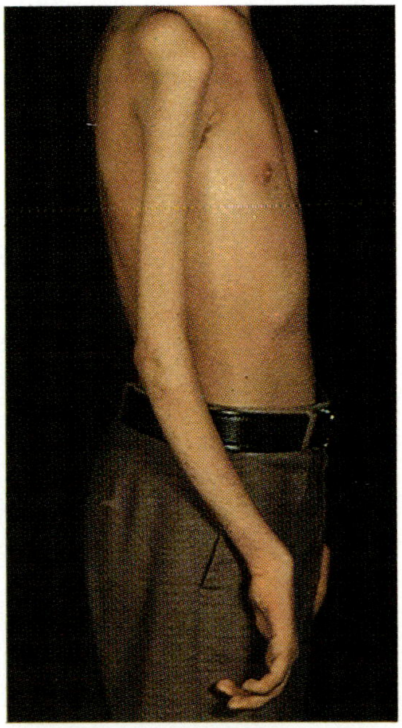

Abb. 1.47 „Dreschflegelarm" nach Poliomyelitis in der Kindheit.

1.48

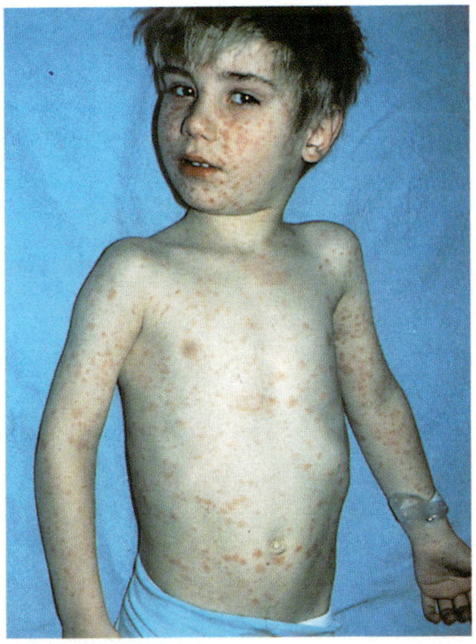

Abb. 1.48 Makulopapulöses Exanthem, durch Infektion mit ECHO-Viren Typ 19. Ist schwer von Röteln zu unterscheiden (*siehe* S. 22). Antikörperbestimmungen können für die Diagnose nötig sein.

1.49

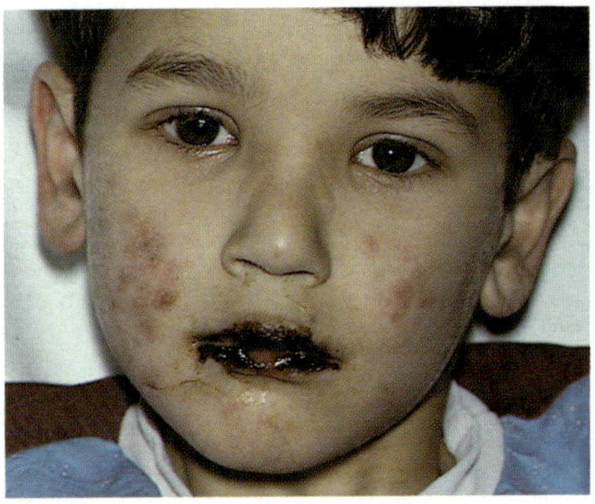

Abb. 1.49 Maul- und Klauenseuche mit den typischen hellroten Flecken und kleinen Bläschen auf erythematösem Grund auf beiden Wangen und den Lippen. Gleiche Läsionen befinden sich im Mund. Dieser Patient wurde äußerlich mit Gentianaviolett behandelt.

1.50

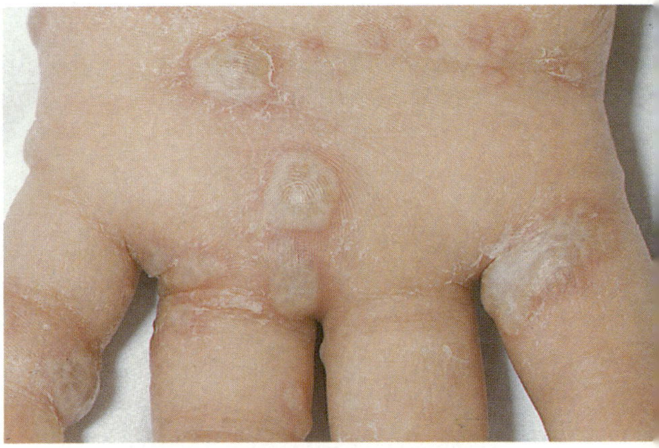

Abb. 1.50 Maul- und Klauenseuche. Viele Läsionen finden sich an den lateralen Seiten der Finger. Bei diesem jungen Patienten war aber auch die Handfläche befallen.

Röteln

Verursacher ist ein Togavirus, das nach Tröpfcheninfektion eine leichte Erkrankung hervorruft. Die Inkubationszeit beträgt 18-19 Tage. Am zweiten Tag erscheint ein rosarotes, am Körper konfluierendes, scharlach-ähnliches, makulopapulöses Exanthem (**1.51, 1.52**). Es kommt zu leichter Entzündung der oberen Atemwege und zu schmerzhafter Schwellung der hinteren zervikalen Lymphknoten. Das Exanthem geht nach ungefähr 48 Stunden zurück, eine, zumal bei Kindern, schnelle Genesung setzt ein. Komplikationen sind Arthralgien (häufiger bei Erwachsenen), Thrombozytopenie und, sehr selten, Enzephalitis.

Erhöhte IgM-Antikörpertiter im Serum bestätigen die Diagnose. Eine Behandlung ist gewöhnlich überflüssig, doch sollten bei Arthralgien die Schmerzen gelindert werden.

Röteln sind eine an sich harmlose Erkrankung, können aber bei einer Infektion während der Schwangerschaft dem Fetus, vor allem im ersten Schwangerschaftsdrittel, schwerste Schäden zufügen. Folgen sind Infektionssymptome bei der Geburt (**1.53**), Mikrozephalie, Taubheit, Blindheit (**1.54**) und kongenitale Herzmißbildungen (*siehe* S. 234).

Verdacht auf Röteln in der Frühschwangerschaft muß sofort serologisch geklärt werden. Die Eltern müssen über die Risiken aufgeklärt werden und bei gesicherter Infektion die Möglichkeit zum Schwangerschaftsabbruch bekommen (unterschiedliche gesetzliche Regelungen in den einzelnen Staaten!). Nach Kontakt mit Röteln in der Frühschwangerschaft muß so früh wie möglich der Antikörperstatus der Schwangeren überprüft werden. Ist dieser negativ, sollte bei Ausbruch der Infektion entweder ein Schwangerschaftsabbruch erwogen (Rechtslage!) oder Hyper-Immunglobulin, das in 40% der Fälle Folgen verhindert, gegeben werden.

Schutz bietet eine Impfung mit abgeschwächten aktiven Viren, allein oder gemeinsam mit Masern- und Mumpsimpfstoff, allerdings nicht während der Schwangerschaft.

1.51

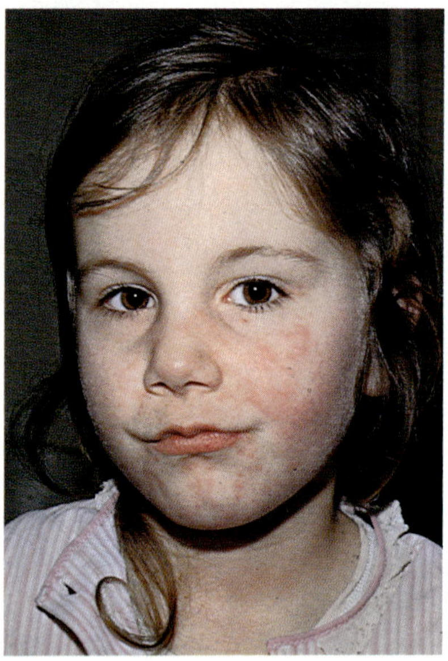

Abb. 1.51 Röteln im frühen Stadium mit Exanthem im Gesicht. Es gibt, im Unterschied zu Masern, keine Anzeichen für Katarrh oder Bindehautreizung.

Abb. 1.52 Rötelnexanthem am Körper. Die anfänglich vereinzelten, zarten Bläschen können später, so wie hier, ineinander übergehen. Das Exanthem kann von unterschiedlicher Ausprägung sein und mitunter sogar ganz fehlen.

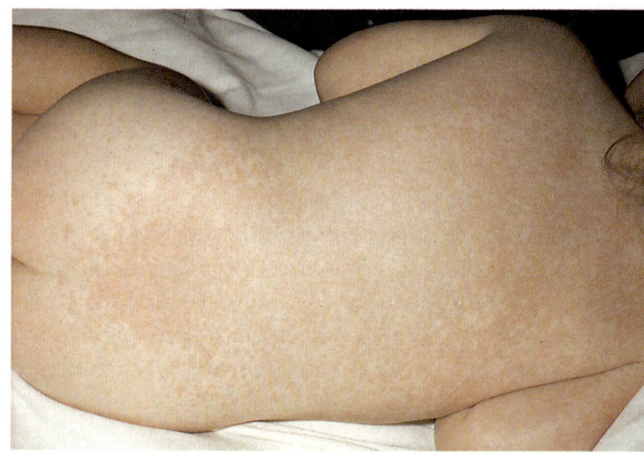

1.

1.53

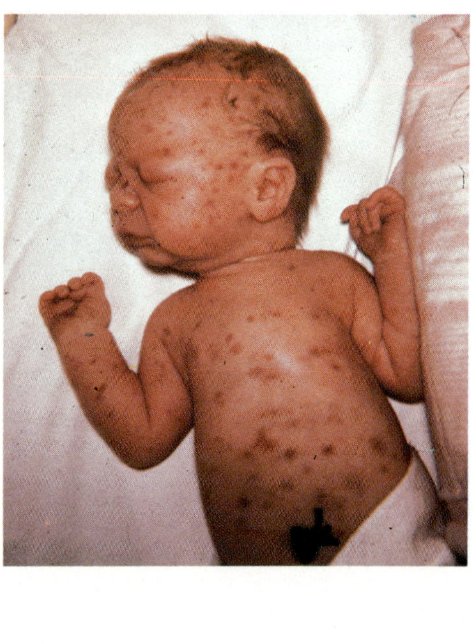

Abb. 1.53 Kongenitale Röteln. Das Baby ist sehr klein und hat ein purpura-ähnliches Exanthem wegen einer Thrombozytopenie. Kinder, die mit Röteln geboren werden, sind eine Infektionsquelle. Gefährdete Kontaktpersonen müssen vor Ansteckung geschützt werden.

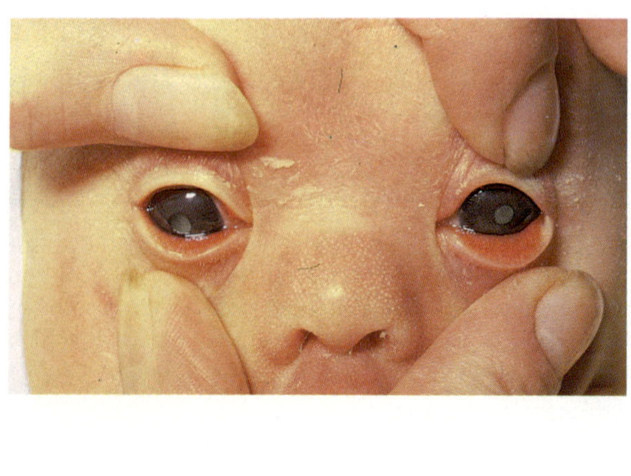

1.

Abb. 1.54 Blindheitsverursachende Katarakte bei einem Neugeborenen mit kongenitalen Röteln.

Gelbfieber

Dies ist eine akute, durch Moskitos übertragene Flaviviren-Infektion mit Fieber, Leber- und Nierenbeteiligung und Verbrauchskoagulopathie (disseminierter intravasaler Gerinnung DIC - *siehe* S. 463). Sie kommt in Afrika und Zentral/Südamerika, aber nicht in Asien, in einem engen Gürtel um den Äquator in zwei wichtigen Übertragungszyklen vor: über das Moskito (Aedes) von Mensch zu Mensch (urbaner Typ) oder von Affe zu Mensch über Aedes in Afrika, bzw. Hämagogus in Amerika (rurales oder Dschungelfieber).

Es gibt leichte, vorübergehende, fieberhafte Erkrankungen oder foudroyante, manchmal tödliche Formen. Die Inkubationszeit beträgt 4-6 Tage. Symptome sind (meist leichte) Gelbsucht, Proteinurie und hämorrhagische Diathese, oft erst in der Haut. Zeichen für eine infauste Prognose ist Auftreten von Hämatemesis (**1.55**). Bei foudroyanter Erkrankung führt fortschreitende Leber- und Niereninsuffizienz zu Koma und Tod. In schweren Fällen liegt die Letalität bei 40%.

Die Therapie ist symptomatisch, in schweren Fällen allgemeine unterstützende Maßnahmen. Die Immunität nach der Impfung hält bis zu 10 Jahren an.

1.55

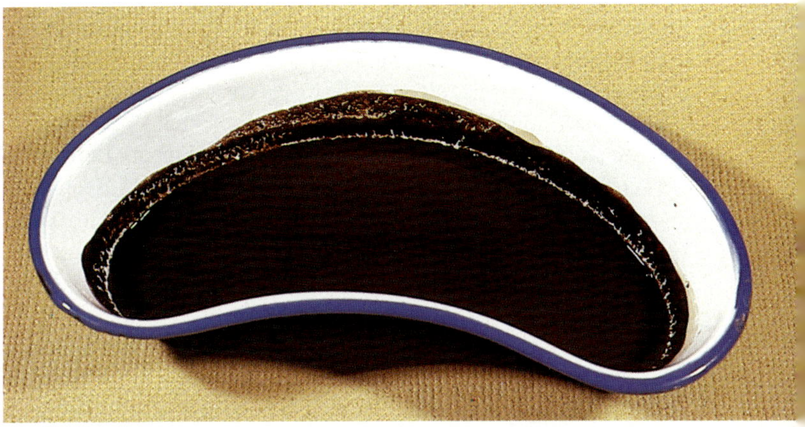

Abb. 1.55 „Kaffeesatz"-Erbrochenes bei Gelbfieber hat eine schwerwiegende Bedeutung. Wie bei anderen Erkrankungen signalisiert es starke Blutungen im oberen Gastrointestinaltrakt.

Hämorrhagisches Denguefieber

Das Denguefieber ist eine der gefürchteten hämorrhagischen Fiebererkrankungen in Afrika, Südostasien und Indien. Übertragen wird es durch *Aedes aegyptii*, wobei das Moskito selbst mit dem Denguevirus (bzw. einem von sechs Untergruppen) infiziert ist. Die Inkubationszeit beträgt 1-2 Tage mit abrupter klinischer Präsentation: extreme Übelkeit, Erbrechen, Fieber. Am zweiten oder dritten Tag kommt es zu Purpura bei Verbrauchskoagulopathie mit Blutungen an verschiedenen Stellen (**1.56**, S.463). Virämie und Blutverlust führen zu schwerem Schock.

Es gibt keine spezielle Behandlung, aber Sauerstoff und Plasmavolumenexpander sind hilfreich. Trotzdem kann in schweren Fällen die Letalität bei bis zu 50% liegen. Öffentliche Maßnahmen zur Moskitokontrolle sind wichtig. Die Schwere der Erkrankung steht im Zusammenhang mit der sequentiellen Infektion durch zwei Untertypen des Virus.

Das klassische Denguefieber ist weniger schwer und hat eine geringere Sterblichkeitsrate.

1.56

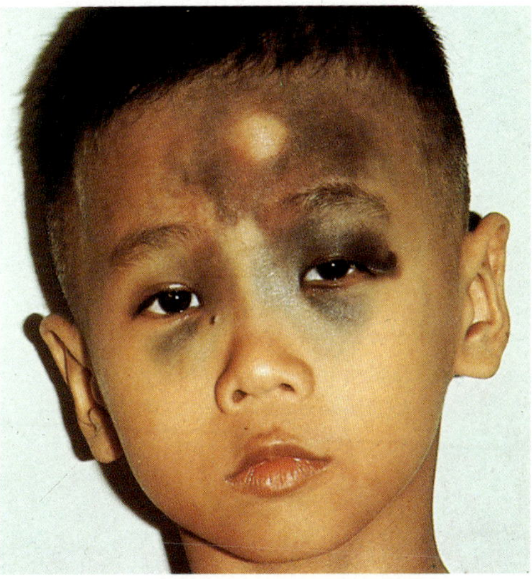

Abb. 1.56 Hämorrhagisches Denguefieber mit ausgeprägter Ekchymose (Verbrauchskoagulopathie) bei einem infizierten 8jährigen Vietnamesen.

Epidemische Enzephalitis

In weiten Teilen der Erde verursachen verschiedene Flavi- und Togaviren die vor allem durch Moskitos übertragene Enzephalitis: verschiedene Formen der Pferdeenzephalitis auf dem amerikanischen Kontinent, japanische (**1.57**) und kalifornische Enzephalitis, die durch Zecken übertragene Russian spring-summer encephalitis, die Powassan encephalitis u.a.m. Es kommt zum schnellen Krankheitsausbruch mit Fieber, Schüttelfrost und oft schnellem mentalem Verfall (*siehe* S. 493). Die Letalität liegt bei bis zu 40%, bei den Überlebenden ist bis zu 30% mit bleibenden neurologischen Schäden zu rechnen. Es gibt keine Therapie. Mittlerweile gibt es einen Impfstoff gegen die japanische B-Enzephalitis u.a.

1.57

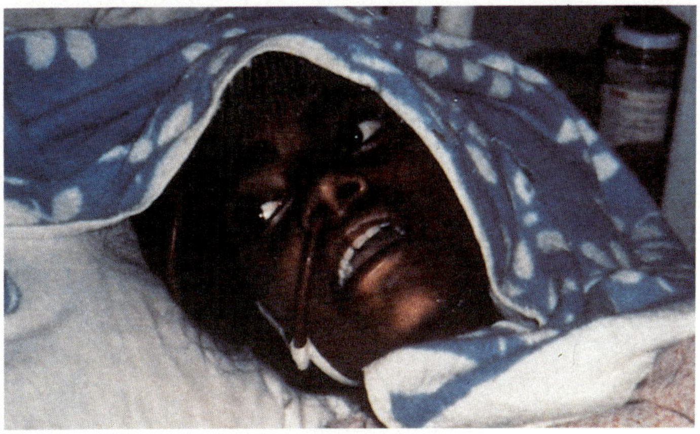

Abb. 1.57 Die Japanische B-Enzephalitis kann so schwere Folgen wie geistige Behinderung haben. Gleiches gilt für andere Enzephalitiden.

Masern

Verursacher der hochinfektiösen Krankheit, die durch Tröpfcheninfektion übertragen wird und vor allem Kinder im Vorschulalter befällt, ist ein Paramyxovirus.

Einer Inkubationszeit von 10-11 Tagen folgen Fieber und Erkältungssymptome. Am zweiten Tag zeigen sich kleine, weiße Flecken (Koplik-Flecken) auf der Wangenschleimhaut (**1.58**). Am vierten Tag beginnt ein rotes, fleckiges, makulopapuläres Exanthem im Nacken, das sich auf Gesicht, Körper und Extremitäten ausbreitet (**1.59**). Nach Rückgang des Exanthems kann es zu einer temporären, dunkelroten hämorrhagischen Färbung der Haut kommen.

Pneumonie, Krupp, Mittelohrentzündung, Gastroenteritis und, selten, Enzephalitis sind Komplikationen, die in Entwicklungsländern zu hoher Mortalität und Morbidität vor allem bei unterernährten Kindern führen (**1.60, 1.61**).

Neben den Symptomen können Virusisolation oder serologische Untersuchungen diagnostisch bedeutsam sein. Die Behandlung ist im allgemeinen symptomatisch, bei bakteriellen Komplikationen wie Pneumonie, Mittelohrentzündung u.ä. sind Antibiotika indiziert.

Die Aktivimmunisierung sollte, eventuell zusammen mit Mumps- und Röteln-Schutzimpfung (MMR), bei allen Kindern zwischen 1 und 2 Jahren stattfinden. Passivimmunisierung mit Immunglobulinen im frühen Inkubationsstadium kann die Erkrankung verhüten, hält aber nicht lange an.

1.58

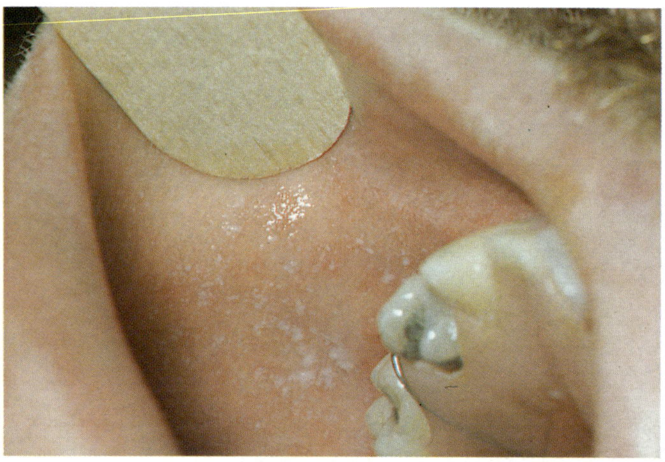

Abb. 1.58 Koplik-Flecken bei Masern treten häufig bereits vor dem typischen Exanthem gegenüber den Molaren in der Schleimhaut von Wangen und Lippen auf.

1.

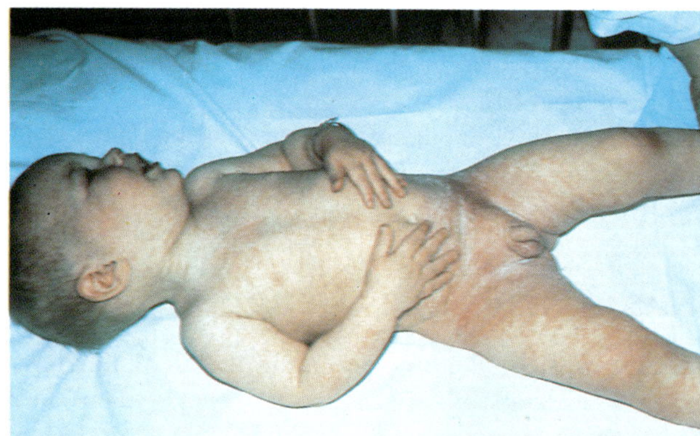

Abb. 1.59 Masern. Das typische makulopapuläre Exanthem beginnt an Nacken und Gesicht und dehnt sich über Körper und Extremitäten aus. Diese Kind leidet auch unter typischem Katarrh und Konjunktivitis.

1.60

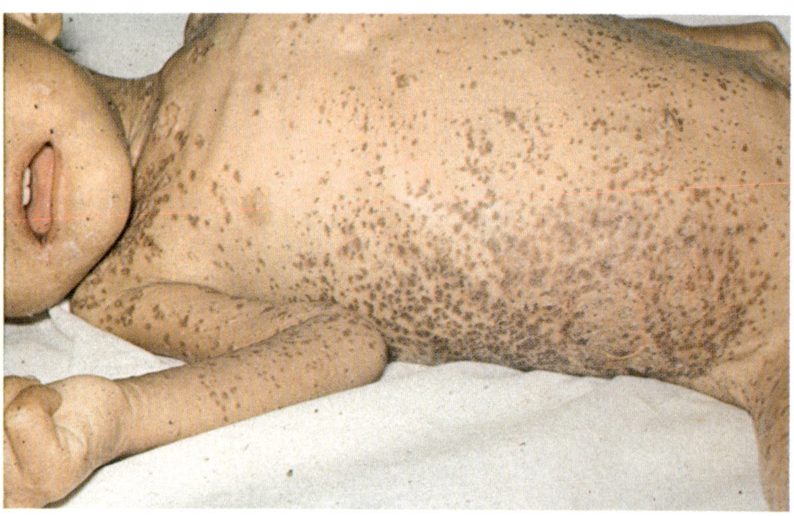

Abb. 1.60 Masern bei einem unterernährten Kind in Guatemala mit floridem Exanthem, das auf schwere Komplikationen wie die Entwicklung eines Kwashiorkor hindeutet (*siehe* S. 343).

1.

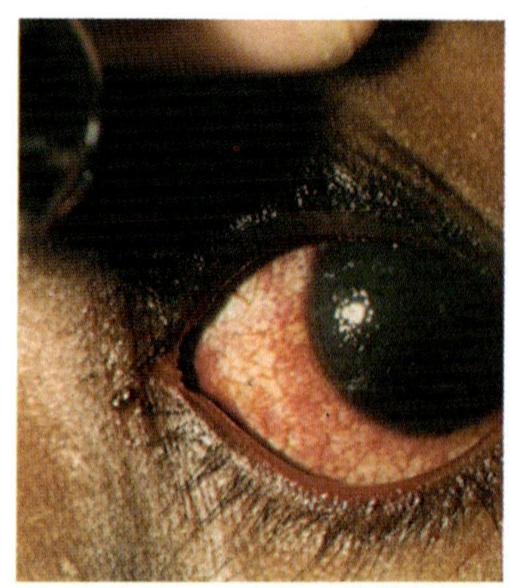

Abb. 1.61 Masernkeratokonjunktivitis und Xerophthalmie sind gängige Komplikationen der Infektion bei unterernährten Kindern. Der korneale Lichtreflex ist verzerrt und der Tränenfilm fehlt.

Mumps

Verursacher ist ein Paramyxovirus, das durch Tröpfcheninfektion und Speichel übertragen wird. Die Inkubationszeit beträgt 18-21 Tage. Fast immer sind die Speicheldrüsen betroffen (**1.62**), manchmal aber auch andere Drüsen, z.B. Pankreas, Keimdrüsen (bei Erwachsenen) und die Schilddrüse. Es kann zu Meningitis oder Enzephalitis kommen. Vorübergehende Taubheit ist möglich, aber bleibende Schwerhörigkeit eine seltene Komplikation.

Die Speicheldrüsenschwellung verschwindet innerhalb von zwei Wochen. Ungefähr 10-15% der erwachsenen Männer entwickeln eine uni- oder bilaterale Orchitis (**1.63**). Bei Frauen sind in seltenen Fällen Brust und Ovarien befallen.

Wenn nötig, kann die Diagnose durch Isolation des Virus oder serologische Untersuchungen bestätigt werden, vor allem bei Patienten ohne Speicheldrüsenbefall.

Es gibt keine spezifische Therapie. Speicheldrüsenbefall: gute Oralhygiene, Flüssigkeitszufuhr, milde Speisen; Orchitis: kurze Steroidtherapie lindert Schmerz und Schwellung; Pankreatitis: Antiemetika, intravenöse Flüssigkeitszufuhr; (benigne) Mumpsmeningitis: Bettruhe und symptomatische Behandlung sind ausreichend.

Die Aktivimmunisierung (allein oder kombiniert) sollte bei allen Kindern oder noch nicht erkrankten Erwachsenen vorgenommen werden.

.62

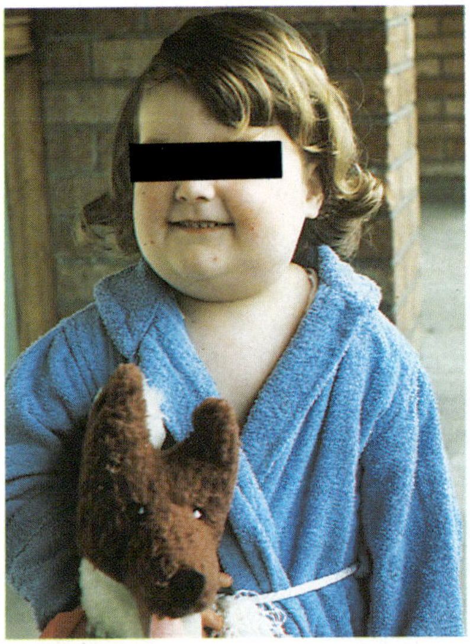

Abb. 1.62 Mumps. Beide Ohrspeicheldrüsen, meist druckempfindlich, sind merklich vergrößert und mit einem generalisierten Gesichtsödem verbunden. Das Mädchen war bereits rekonvaleszent.

1.63

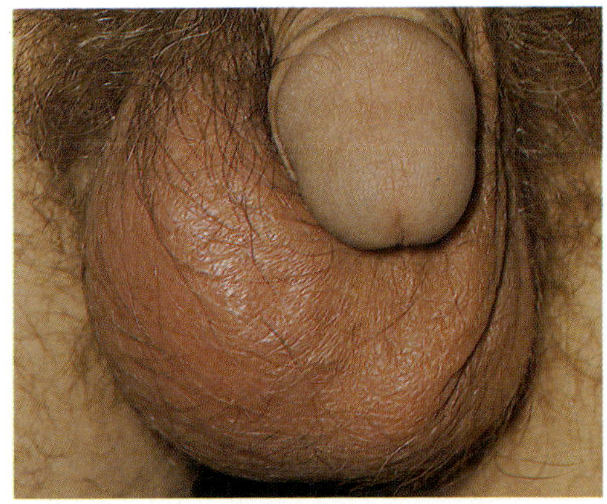

Abb. 1.63 Mumpsorchitis ist eine schwere Komplikation bei Erwachsenen, obwohl der Hoden vor der Pubertät gewöhnlich nicht geschädigt wird. Sie kann uni- oder bilateral sein und ist gewöhnlich schmerzhaft.

Influenza

Diese akute Virusinfektion wird durch Tröpfcheninfektion von Mensch zu Mensch übertragen. Drei Gruppen verschiedener Myxoviren verursachen Fieber, Schwächegefühl, Myalgie, Kopfschmerzen und Anorexie. Die Influenzaviren sind genetisch sehr variabel, entwickeln keine Kreuzimmunität und verursachen Epidemien oder Pandemien. In diesem Jahrhundert gab es fünf Pandemien mit hoher Mortalität. 1918 starben zum Beispiel bis zu 20 Millionen Menschen, noch mehr erlitten respiratorische und neurologische Folgeschäden (postenzephalitischer Parkinson, S.502).

Die Symptome variieren von leichtem Fieber mit spontaner Heilung bis zu schweren Infektionen mit Myalgie, Kopfschmerzen, Fieber, wunder Kehle, akuter Tracheobronchitis und sogar Pleuritis. Vor allem bei älteren Menschen kann es zu Enzephalitis, Myositis und Myokarditis kommen. Bakterielle Superinfektionen, oft mit *Staphylococcus aureus*, *Hämophilus influenzae* und *Streptococcus pneumoniae*, sind verbreitete Komplikationen bei geschwächten älteren Patienten (**1.64**, S. 186). Impfung sorgt für eine partielle Immunität, aber nur gegen den jeweiligen antigenen Typ des Virus. Die Behandlung ist symptomatisch.

1.64

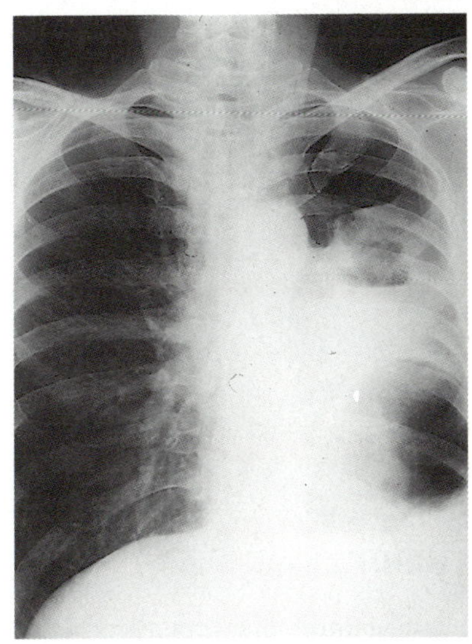

Abb. 1.64 Sekundäre bakterielle intrathorakale Infektionen sind die häufigste schwere Komplikation der Influenza. Der Patient hat eine Pneumonie mit Kavernenbildung im linken Mittelfeld (beachte Flüssigkeitsspiegel in der Pleurahöhle), links, einen begleitenden Pleuraerguß. Verursacher war *Streptococcus aureus*.

Tollwut

Verursacher ist ein RNA-Virus der Rhabdoviridae. Ansteckung erfolgt durch Bisse von tollwütigen Tieren (1.65). Die Inkubationszeit kann von zwei Wochen bis zu einem Jahr dauern. Einmal im Körper, gelangt das Virus über die peripheren Nerven ins ZNS und führt zu einer Enzephalomyelitis, die faktisch immer tödlich endet.

Anfängliche Symptome sind Schmerzen, Brennen an der Bißstelle, extreme Unruhe, gefolgt von schweren Spasmen von Larynx und Pharynx bei Schluckversuchen, der „Hydrophobie“ (**1.66**). Später entwickelt sich eine schlaffe Lähmung (**1.67**), und der Patient fällt ins Koma. Manchmal, vor allem nach Bissen von Vampirfledermäusen, kommt es sofort zur Paralyse, die im gebissenen Körperteil beginnt, aber schnell generalisiert.

Wenn möglich, sollte eine histopathologische Untersuchung des Gehirns des Tieres vorgenommen werden. Beim Menschen kann das Virus durch Immunfluoreszenz auf Abklatschpräparaten von Haut oder Kornea oder durch eine Gehirnbiopsie nachgewiesen werden. Eine serologische Analyse ist möglich, aber nach postexpositioneller Impfung schwer auszuwerten.

Die Patienten gehören auf eine Intensivstation. Starke Sedierung und Druckventilation sind nötig. Obwohl die Krankheit gewöhnlich tödlich ist, wurde von einigen Überlebenden berichtet.

Zur Prophylaxe gehören regelmäßige Impfung von Haustieren in endemischen Regionen und präexpositionelle Immunisierung von Personen mit erhöhtem Risiko.

Postexpositionelle Maßnahmen: sorgfältige Reinigung der Bißwunde, Passivimmunisierung mit menschlichem Rabieshyperimmunglobulin, Aktivimmunisierung (Diploidzell-Vakzine).

1.65

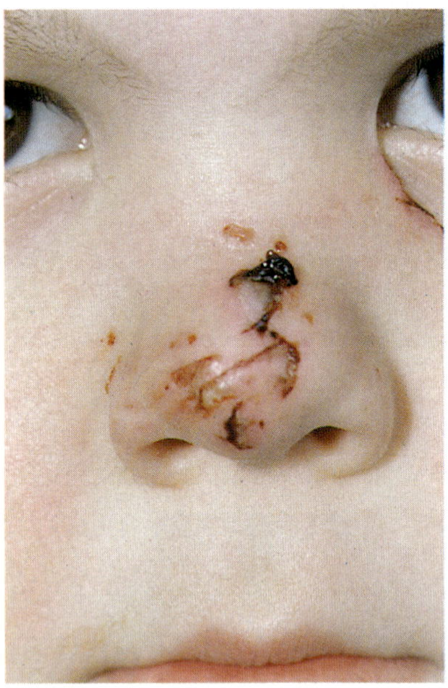

Abb. 1.65 Der Biß eines infizierten Hundes ist die häufigste Ursache für eine Tollwutinfektion. Sogar in einer tollwutfreien Region sollte die Möglichkeit des plötzlichen Auftretens tollwütiger Tiere (auch als Folge illegaler Tierimporte) stets in Betracht gezogen werden.

1.6

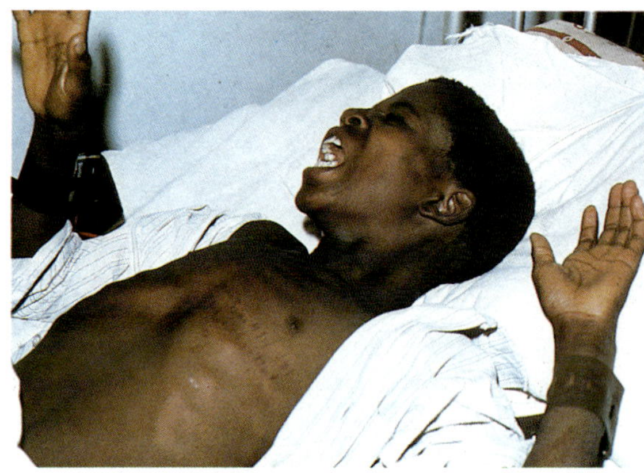

Abb. 1.66 „Wilde Wut“ mit Hydrophobie bei einem 14jährigen nigerianischen Jungen. Spontan oder durch den Anblick von Wasser kommt es zu inspiratorischen Spasmen.

1.6

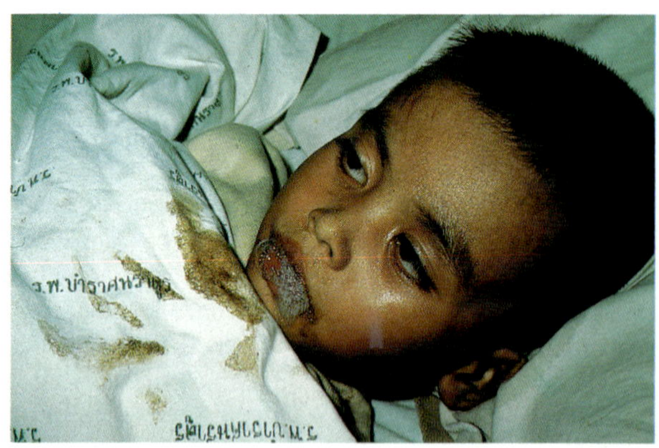

Abb. 1.67 Schlaffe Paralyse folgt bei Tollwut dem „wilden“ Stadium und wird, wie bei diesem Thai-Jungen, oft von autonomen Störungen wie Hypersalivation begleitet.

Lassa-Fieber

Die Infektion wird durch ein Arenavirus (Lassa-Fiebervirus) verursacht und kommt hauptsächlich in Westafrika vor. Ähnliche Viren verursachen das argentinische und das bolivianische hämorrhagische Fieber in Südamerika. Vektor ist das Nagetier, *Mastomys natalensis*.

Die Krankheit beginnt schleichend mit Fieber, Kopfschmerzen und Myalgie, besonders in den Beinen. Weitere Symptome: Konjunktivitis, aphthöse Ulzeration des Mundes, ein feines, generalisiertes punktförmiges Exanthem und Gesichtsödeme (**1.68**). Mit sinkender Thrombozytenzahl kommt es an unterschiedlichen Stellen zu Blutungen. Virämie und Hämorrhagie führen zum Schock, eventuell begleitet von Symptomen einer parainfektiösen Myokarditis. Es kann zu Enzephalitis und permanenter Schädigung der Hirnnerven kommen. In schweren Fällen liegt die Letalität bei bis zu 20%.

Es gibt noch keine spezifische Therapie, aber einige

neuentwickelte Virostatika (z.B. Ribavirin) sind vielversprechend. Wichtig ist die Kontrolle von Blutung und Schock. Öffentliche Maßnahmen (Hygienevorschriften etc.) müssen Kontakte mit Nagetieren und deren infizierten Exkrementen unterbinden, um die Infektionsverbreitung zu vermeiden. Blut und Exkremente der Patienten müssen mit der angemessenen Umsicht behandelt werden.

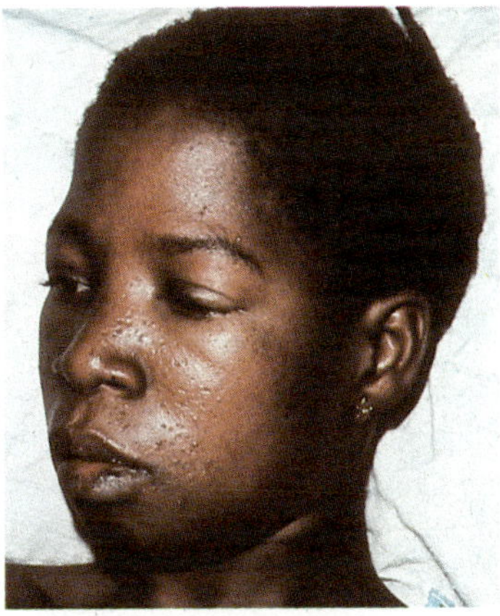

1.68

Abb. 1.68 Gesichtsödeme bei Lassa-Fieber deuten auf schwere Erkrankung und dementsprechend schlechte Prognose hin.

Afrikanisches hämorrhagisches Fieber

Dies ist ein plötzlich einsetzendes Fieber mit papulärem Exanthem (**1.69**), Proteinurie, Pankreatitis, Hepatitis und Blutungen. Verursacher ist entweder das Marburg- oder das Ebolavirus. Das Marburg-Fieber trat erstmalig bei Menschen mit Kontakt zu Grünen Meerkatzen (Cercopithecus aethiops) aus Uganda auf, später durch Spritzen oder von Mensch zu Mensch. Beide Viren verursachen akute disseminierte intravasale Koagulation (DIC). Todesursache sind starke Blutungen. Es gibt keine spezifische Behandlung, doch ist intensive Kreislaufunterstützung und Kontrolle der DIC mit Heparin nötig. Plasma mit Virusantikörpern kann nützlich sein. Intensive Vorsichtsmaßnahmen können die Verbreitung der Infektion verhindern.

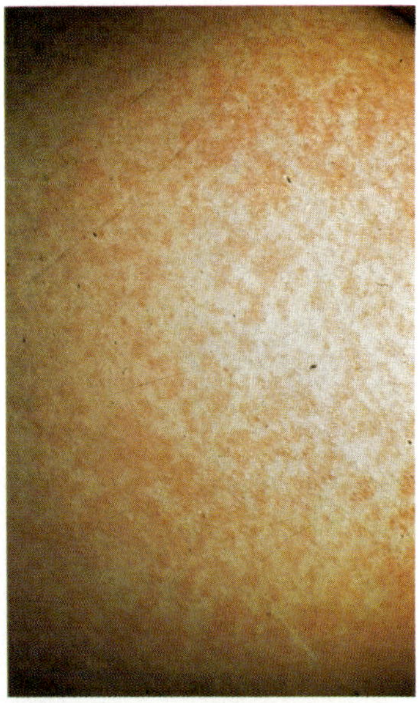

1.69

Abb. 1.69 Afrikanisches hämorrhagisches Fieber wird oft begleitet von einem ausgedehnten papulären Exanthem, das sich zu Petechien und Hämorrhagie verschlechtern kann.

Erythema infectiosum

Diese akute, spontan heilende Erkrankung, auch unter dem Namen Ringelröteln oder „Ohrfeigenkrankheit" bekannt, wird von dem humanen Parvovirus B19 verursacht. Sie erscheint schubartig, meist im Frühjahr oder Sommer, und befällt vorwiegend Kinder. Es kommt zu leichtem Fieber, gefolgt von einem ausgeprägten Erythema der Wangen und einem rosaroten makulopapulären, manchmal konfluenten, Exanthem (**1.70**) vor allem an den Extremitäten. Es kann, mit wechselnder Intensität, 2-3 Wochen anhalten und nimmt bei seinem Verschwinden ein girlandenförmiges Aussehen an. Adenopathie, Arthralgie und Arthritis sind, zumal bei Erwachsenen, häufig. Am meisten betroffen sind Handgelenke und Knie. Länger anhaltende Arthritis kann mit rheumatischen Erkrankungen verwechselt werden. Es kann zu vorübergehendem Knochenmarkschwund (Panmyelophthise) oder, mit kongenitaler hämolytischer Anämie, zu einer aplastischen Krise kommen (*siehe* S. 433).

Spezifische IgM-Antikörper im Serum sind kennzeichnend.

Kinder benötigen keine Therapie. Analgetika oder entzündungshemmende Mittel lindern die Gelenkschmerzen bei Erwachsenen. Bei einer aplastischen Krise ist eine Bluttransfusion indiziert. Es gibt keinen Impfstoff.

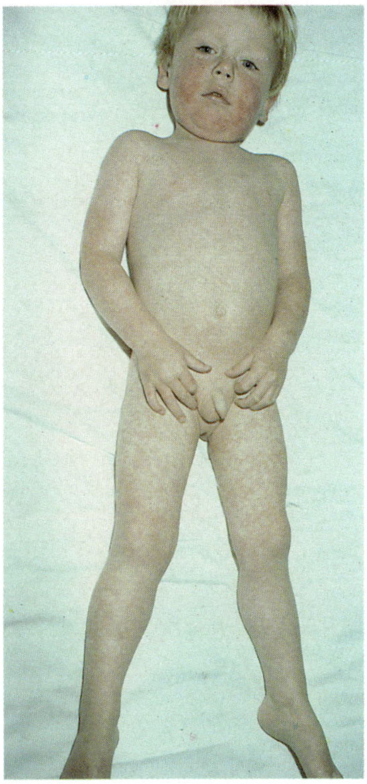

1.70

Abb. 1.70 Erythema infectiosum. 24 Stunden nach Ausbruch der Krankheit mit leichtem Fieber und rauher Kehle kam es bei diesem Jungen zu einem erythematösen Exanthem. Man beachte das „geohrfeigte" Aussehen der Wangen.

Herpes simplex

Verursacher sind die Herpes simplex-Viren Typ I und Typ II. Typ II verursacht den durch Geschlechtsverkehr übertragenen Herpes genitalis, Typ I die meisten anderen Formen. Nach der Primärinfektion bleibt das Virus latent im Gewebe und kann später Rezidive verursachen.

Die Erstinfektion mit dem Typ I-Virus findet meist schon im Kindesalter in Form einer akuten Gingivostomatitis mit multiplen, schmerzhaften, flachen Ulzera auf Zunge, bukkaler Schleimhaut und Lippen (**1.5, 1.71**) statt. Weitere Manifestationen können an Fingern (Herpes-Nagelgeschwür) und Kornea (dendritisches Ulkus, **1.73**) auftauchen. Bei Herpes genitalis befinden sie sich auf Vulva, Vagina, Zervix oder Penis (**1.72**). Die Läsionen heilen spontan nach ungefähr 10 Tagen ab. Es kann zu Fieber, Unwohlsein, und, bei Kindern, zur Verweigerung von Essen und Trinken kommen. Selten, aber ernst ist die Herpesenzephalitis. Die Infektion des Neugeborenen ist lebensbedrohlich. Patienten mit Ekzemen können unter ausgedehnten Läsionen in der ekzematösen Region leiden (Ekzema herpeticum Kaposi, S. 93).

Rezidive eines latenten Herpes simplex erscheinen meist nahe der Primärinfektion (**1.74**). Das reaktivierte Virus kann bei immungeschwächten Patienten schwere, lokale Läsionen (**1.30**) mit generalisierter Virämie und Enzephalitis hervorrufen.

Das Virus kann aus Bläscheninhalt oder Tupferabstrichen von Genital- oder Mundulzera kultiviert oder elektronenmikroskopisch identifiziert werden. Bei Primärinfektionen kann der Antikörper-Titer erhöht sein.

Da es meist zur Spontanheilung kommt, ist eine spezielle Behandlung gewöhnlich nicht notwendig. Sehr früh angewendet, können Idoxuridintinktur oder Acyclovirsalbe die Bläschenentwicklung unterdrücken. Intravenöses Acyclovir ist indiziert bei Herpesenzephalitis, schweren Infektionen bei Immunschwäche oder bei Neugeborenen. Bei Augenbefall sollte der Augenarzt konsultiert werden.

1.71

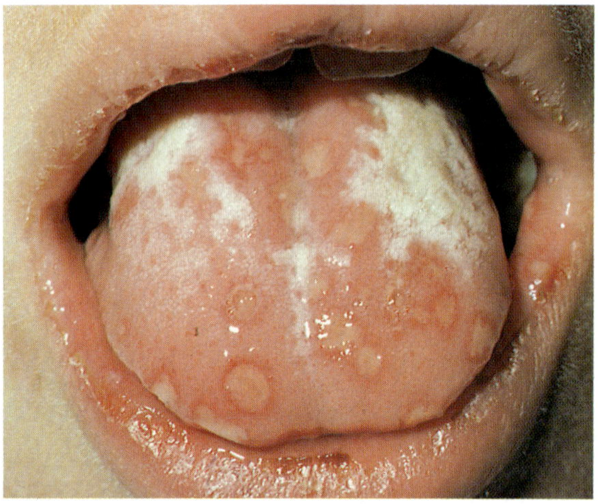

Abb. 1.71 Schwere Gingivostoatitis herpetica. Dieses kleine Kind hatte hohes Fieber und multiple Bläschen auf Zunge, Lippen und bukkaler Schleimhaut. Bei Erwachsenen äußert sich die Stomatitis herpetica meist mit Herpes labialis, gewöhnlich ein Rezidiv.

1.72

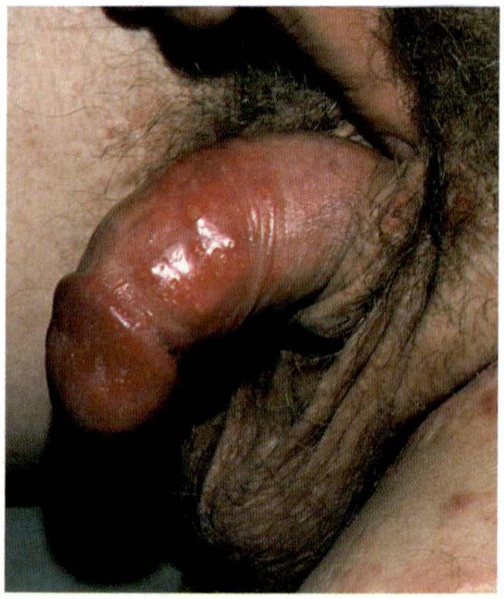

Abb. 1.72 Primärer Herpes genitalis. Man beachte die Vielzahl von Läsionen und die Reaktion des Gewebes.

1.73

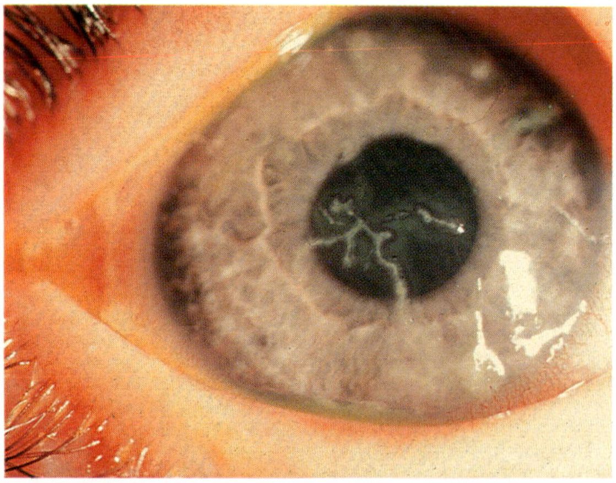

Abb. 1.73 Primäres herpetisches dendritisches Ulkus, gefärbt mit Fluoreszin. Das Herpes simplex-Virus vermehrt sich im Epithelium der Kornea. Schnellste Behandlung mit virostatischen Tropfen oder Salben ist angezeigt.

1.74

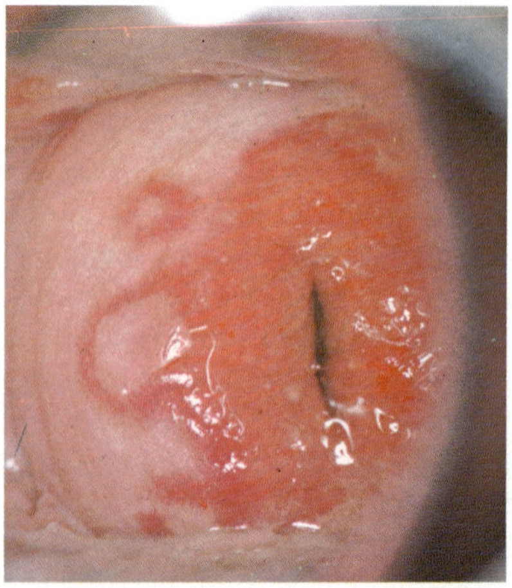

Abb. 1.74 Herpes simplex-Rezidiv auf der Zervix, einer bevorzugten Region für genitale Erstinfektionen. Weitere Lokalisationen sind äußere Genitalien und Lippen.

Herpes zoster

Varicella zoster verursacht zwei verschiedene Erkrankungen: Windpocken (Varicella) und Gürtelrose (Herpes zoster).

Windpocken

Diese hochinfektiöse Erkrankung wird durch das Herpes zoster-Virus verursacht. Bei Kindern harmlos, kann sie für Erwachsene oder immungeschwächte Patienten schwer verlaufen. Die Inkubationszeit beträgt 14-15 Tage. Vor allem bei Erwachsenen kann es vor dem Ausbruch der Krankheit zu einer kurzen, fieberhaften Erkrankung mit Kopfschmerzen und einem erythematösen Exanthem kommen. Das eigentliche Exanthem besteht aus elliptischen Bläschen, die sich einige Tage lang schubweise vorwiegend am Stamm (**1.75**) entwickeln. Die Schleimhäute können auch betroffen sein (**1.77**). Die meisten der schnell gebildeten Krusten fallen innerhalb von 10-14 Tagen ab. Komplikationen sind: Sekundärinfektionen der Haut mit *Staphylococcus aureus* oder *Streptococcus pyogenes* (vor allem bei Kindern); Varizellenpneumonie (bei Erwachsenen und Immunschwächen, **1.78, 10.63**); Enzephalitis und hämorrhagische Windpocken (selten).

Die klinische Manifestation ist zur Diagnosestellung gewöhnlich ausreichend, aber Elektronenmikroskopie, Kulturen oder serologische Untersuchungen können nötig sein.

Eine spezielle Therapie ist gewöhnlich unnötig. Kinder sollten am Aufkratzen der Bläschen gehindert werden. In schweren Fällen, vor allem bei Immunschwäche, empfiehlt sich Acyclovir oral oder parenteral.

Es gibt keine aktive Immunisierung. *Varicella zoster*-Immunglobulin innerhalb von 48 Stunden nach Kontakt kann eine Erkrankung verhindern oder erleichtern. Acyclovir kann bei immungeschwächten Patienten, die Kontakt hatten, prophylaktisch gegeben werden.

1.75

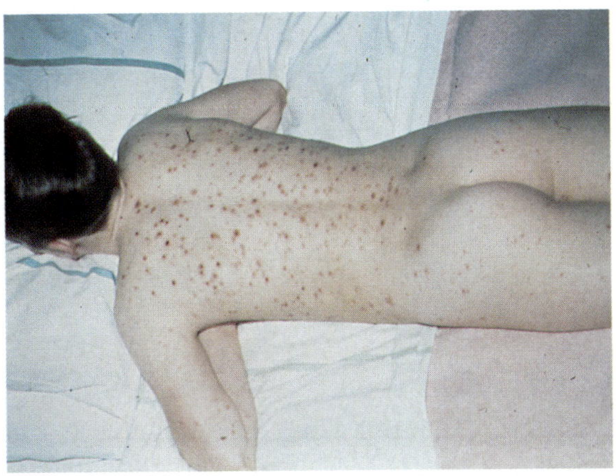

Abb. 1.75 Windpocken bei einem Kind mit dem Exanthem vorwiegend am Körper (früher eine wichtige Unterscheidung zu den heute ausgerotteten Pocken, wo das Exanthem vorwiegend an den Extremitäten auftritt).

1.76

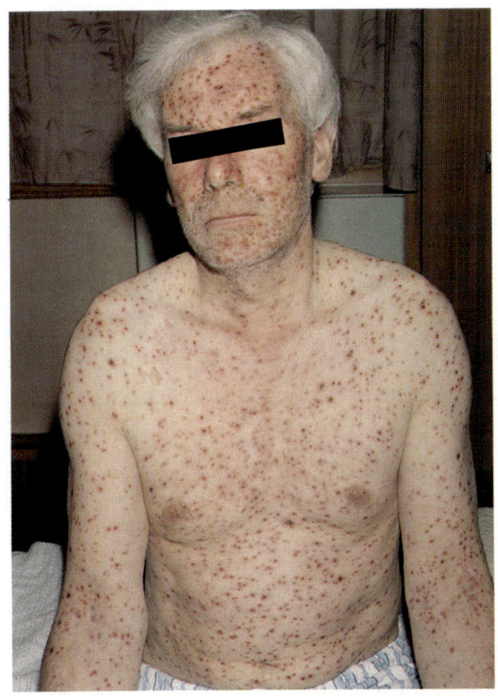

Abb. 1.76 Vor allem bei Erwachsenen können Windpocken eine schwere Erkrankung sein. Durch die schubweise Entwicklung erscheint das Exanthem nach mehreren Tagen pleomorph. Dieser Patient hat Bläschen in verschieden Entwicklungsstadien.

77

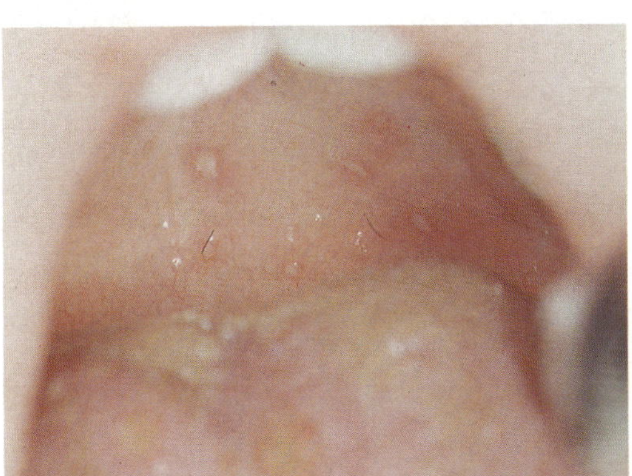

Abb. 1.77 Bläschen am Gaumen bei Windpocken sind sehr unangenehm. Sie mazerieren und ulzerieren nach kurzer Zeit, heilen aber ohne Narbenbildung.

1.78

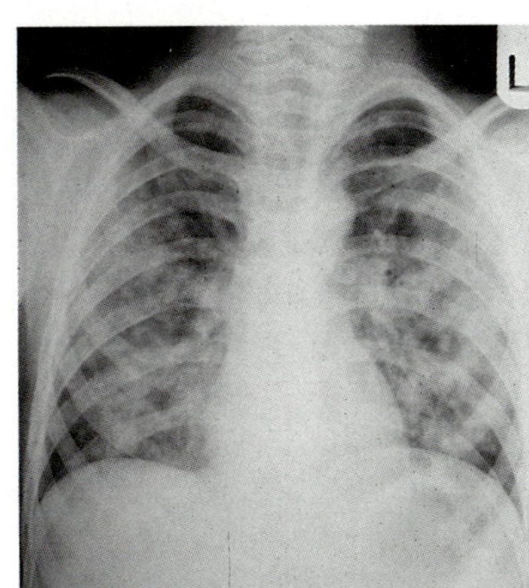

Abb. 1.78 Windpockenpneumonie ist eine leichte bis lebensbedrohliche Komplikation vorwiegend bei Erwachsenen mit den typischen Symptomen akuter, entzündlicher Lungenödeme. Die Röntgenaufnahme zeigt verschwommene knotige Schatten in beiden Lungenflügeln.

Gürtelrose

Verursacher sind reaktivierte, latente Varicellaviren in sensorischen Spinalganglien nach einer vorangegangenen Windpockeninfektion, verbreitet bei älteren oder immungeschwächten Patienten (**1.31**). Das Exanthem, vesikulär auf erythematöser Basis, erscheint unilateral entlang eines bis zweier Dermatome (**1.79, 2.43**). Zoster ophtalmicus (**1.80**), vor allem bei Befall des Nervus nasociliaris, führt zu Kornealulzeration (wie bei Herpes simplex, **1.73**) und Iridozyklitis. Hornhautvernarbung (**1.81**) und andere schwere Komplikationen sind die Folge. Dissemination des Virus im Blutkreislauf ruft einzelne, verstreute Windpocken am Körper hervor. Immunschwäche kann zu schwerer Virämie führen. Zum Teil heftige Schmerzen können dem Exanthem vorausgehen oder noch längere Zeit danach anhalten, vor allem bei älteren Menschen (Post-Zoster-Neuritis).

Komplikationen sind: bakterielle Sekundärinfektion der Hautläsionen; gelegentlich Befall der motorischen Nerven wie beim Ramsey Hunt-Syndrom, wo es zur Parese des Nervus facialis kommt (**1.82**); Meningoenzephalitis.

Acyclovir oral oder, in schweren Fällen, intravenös zusammen mit lokaler Acyclovirsalbe kann die Heilung beschleunigen und die Ausbreitung des Virus beschränken, beeinflußt die Postzosterneuritis aber wahrscheinlich nicht. Analgetika sind fast immer nötig. Bei Befall des Auges ist ein Augenarzt zu konsultieren.

1.79

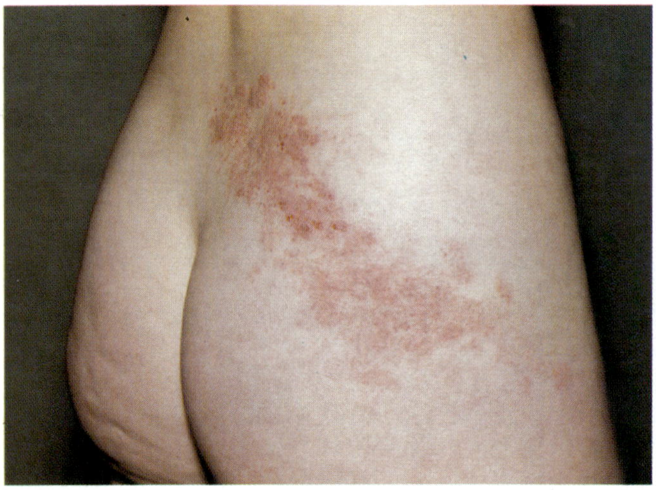

Abb. 1.79 Herpes zoster am L5-Dermatom. Der Ausschlag hat die typische Gürtelform, beginnend in der Körpermitte, wo sich einige Bläschen befinden.

1.8

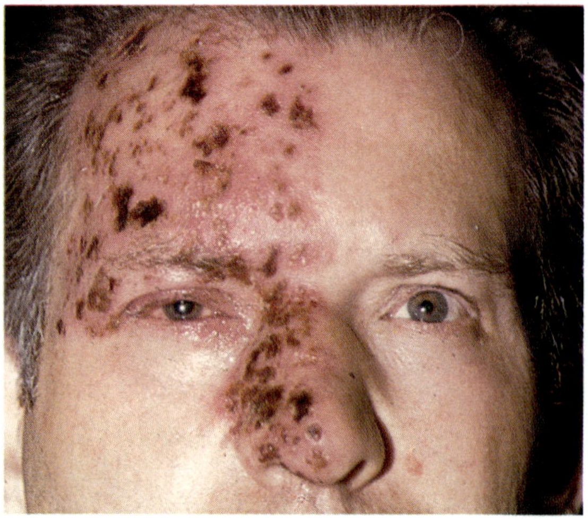

Abb. 1.80 Zoster ophthalmicus. Die vesikulären Ausschläge befinden sich im Versorgungsbereich des Nervus ophthalmicus. Schwere Augenkomplikationen sind eine echte Bedrohung, vor allem, wenn die Nasenspitze befallen ist (was bedeutet, daß der Nasoziliar-Ast, der die Kornea versorgt, betroffen ist).

1.81

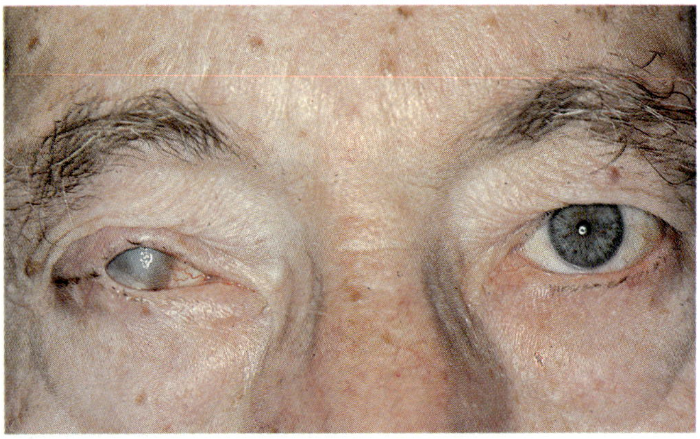

Abb. 1.81 Hornhautvernarbung, eine Spätfolge des Zoster ophthalmicus wegen Anästhasie der Kornea. An diesem Patienten wurde eine protektive laterale Tasorrhaphie vorgenommen.

1.8

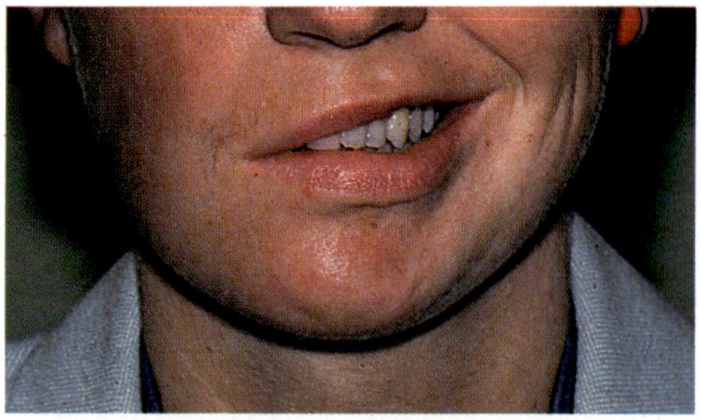

Abb. 1.82 Ramsey Hunt-Syndrom mit Parese des rechten Nervus facialis. In ungefähr 50% aller Fälle kommt es zur völligen Wiederherstellung.

Zytomegalovirus (CMV)

Wie andere Herpesviren verweilt auch CMV nach der Primärinfektion latent im Körper und wird durch Stress oder Immunsuppression reaktiviert. Die Übertragung erfolgt durch Atemwegssekrete, Geschlechtsverkehr, Bluttransfusion oder Organtransplantation, auch von der Mutter über die Plazenta oder perinatal.

Die meisten Infektionen verlaufen inapparent, manchmal kommt es zu einer drüsenfieberähnlichen Erkrankung mit Fieber, generalisierter Lymphadenopathie, abnormen Leberfunktionstests und atypischen mononukleären Zellen im Blut. Primärinfektion und Reaktivierung können bei Immunschwäche schwere Erkrankungen verursachen: Pneumonie (**1.83**), Chorioretinitis (**1.35**), Gastroenteritis, ZNS-Befall, hämolytische Anämie und Thrombopenie. Intrauterine Infektionen können tödlich sein. Schwere neonatale CMV-Infektionen verursachen Gelbsucht, Hepatosplenomegalie (**1.84**), Purpura, neurologische Schäden und Chorioretinitis. Das infizierte Kind kann bei der Geburt gesund erscheinen und erst später Symptome entwickeln.

Spezielle IgM-Antikörper im Serum sind pathognomonisch. Virusisolation aus Urin oder Sputum weist manchmal nur auf verlängerte Ausscheidung nach einer früheren Infektion hin.

CMV-Einschlußkörper in Biopsieproben aus Lunge oder Gastrointestinaltrakt sind pathognomonisch, also eine sichere Diagnosemöglichkeit bei immungeschwächten Patienten.

Die meisten erworbenen Infektionen heilen spontan, doch sollten schwere Erkrankungen wie bei Immunschwäche mit intravenösem Virustatika-Gaben behandelt werden. Die Rückfallgefahr verlangt eine ausreichend lange Erhaltungstherapie.

3

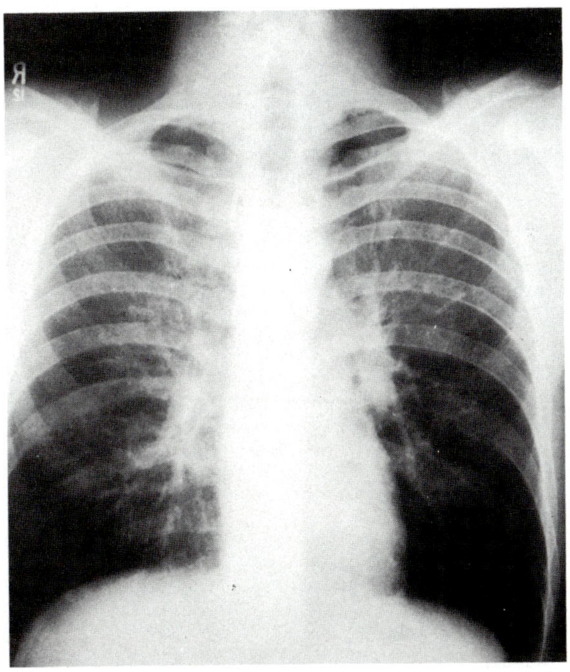

Abb. 1.83 CMV-Pneumonie. Da es sich um eine generalisierte Infektion handelt und die Verdichtung auf dem Röntgenbild nicht immer erkennbar ist, wird sie auch als Pneumonitis bezeichnet. Nach *Pneumocystis* ist CMV der Haupterreger von Lungenerkrankungen bei AIDS-Patienten. Neben klinischer Manifestation oder Röntgenaufnahme sollten weitere Untersuchungen durchgeführt werden.

1.84

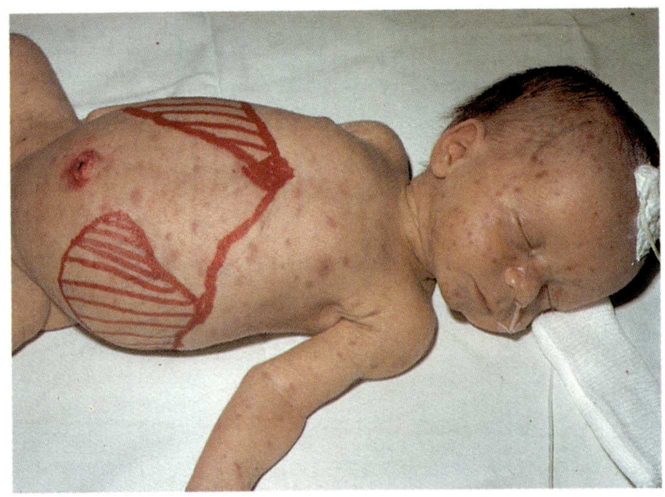

Abb. 1.84 Kongenitale CMV-Infektion mit massiver Splenomegalie, Hepatomegalie und einem purpura-artigen Exanthem. Pränatale Infektionen rufen das gleiche Krankheitsbild hervor.

Infektionen mit dem Epstein-Barr-Virus (EBV)

Mononucleosis infectiosa

Das Epstein-Barr-Virus (EBV) ist der Erreger der Mononucleosis infectiosa (MI). Die Primärinfektion verläuft oft, vor allem bei Kleinkindern, inapparent. Ältere Kinder und Jugendliche zeigen Symptome eines Drüsenfiebers.

Die häufigste Form der Erkrankung äußert sich durch Schwellung der Drüsen im vorderen und hinteren Halsdreieck, in Achsel- und Leistengegend. Rachen und Gaumen werden entzündlich und ödematös. Es kann zu Schleimhautblutungen am Gaumen und weißlich-gelben Belägen auf den Mandeln kommen (**1.85**). Gewöhnlich besteht ausgeprägte Nasopharyngitis, das Gesicht ist oft geschwollen.

Bei der generalisierten Form ist der Befall des Rachens weniger ausgeprägt. Symptome sind Fieber, generalisierte Adenitis, Splenomegalie und gelegentlich Gelbsucht. An Körper und Extremitäten kann ein hellrotes, makulopapuläres Exanthem entstehen (**1.86**), meist bei Patienten, die Ampicillin oder ähnliche Medikamente erhalten haben (**1.87**).

Komplikationen sind Myokarditis, autoimmun-hämolytische Anämie, Thrombozytopenie und Meningoenzephalitis. Milzrupturen sind selten. Es kann zu einem post-viralen Erschöpfungssyndrom kommen.

Atypische mononukleäre Zellen im peripheren Blut (**1.88**) erleichtern die Diagnose. In der zweiten oder dritten Woche der Infektion ist der Paul-Bunnell-Test auf heterophile Antikörper meist positiv, nicht so bei Kindern unter 7 Jahren, bei denen serologische Untersuchungen durchgeführt werden sollten.

Die Behandlung ist symptomatisch. Antibiotika sind nicht angezeigt, Ampicillin und ähnliche Medikamente sollten wegen des Allergierisikos nicht gegeben werden. Steroide können bei Obstruktion der Atemwege oder Autoimmunreaktionen indiziert sein.

1.85

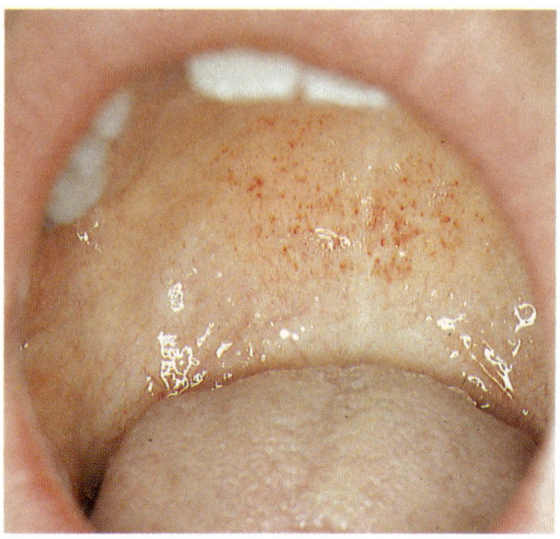

Abb. 1.85 Mononucleosis infectiosa mit multiplen punktförmigen Schleimhautblutungen am harten Gaumen. Eine Tonsillitis ist häufig und nicht zu unterscheiden von den Mandelveränderungen bei einer akuten Streptokokkenpharyngitis (**1.2**).

Abb. 1.86 Das Exanthem bei Mononucleosis infectiosa kann, wie hier, von der Infektion selbst verursacht werden. Der makulopapuläre Ausschlag entsteht während der zweiten Woche und ähnelt dem Rötelnexanthem (**1.52**)

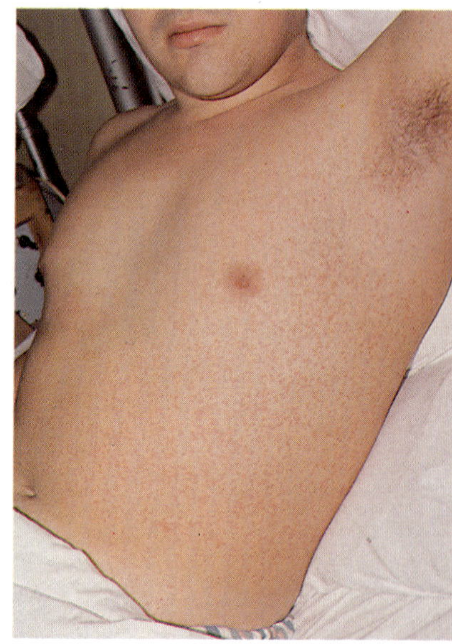

1

1.87

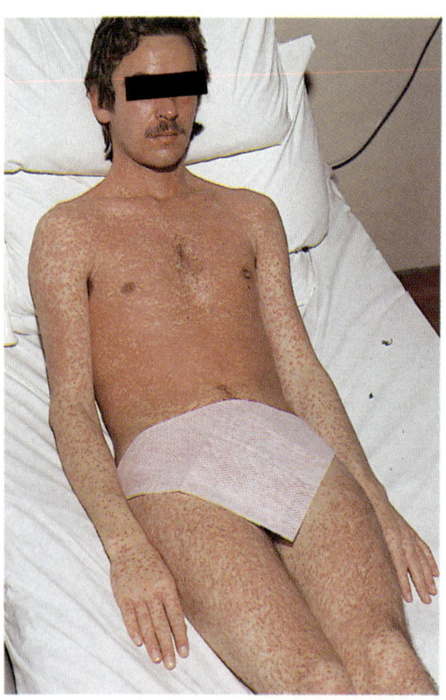

Abb. 1.87 Exantheme bei Mononucleosis infectiosa werden meist durch die Gabe von Ampicillin oder ähnlicher Penicilline (die im frühen Krankheitsstadium oft gegeben werden, weil eine bakterielle Pharyngitis vermutet wird) verursacht. Das Ampicillinexanthem erscheint bei Patienten mit Mononucleosis infectiosa häufiger als sonst, weswegen der Ausschlag gemeinsam mit typischen Symptomen die entsprechende Diagnose nahelegen sollte.

Abb. 1.88 Blutausstrich bei Mononucleosis infectiosa mit großen Zahlen untypischer mononukleärer Zellen, verschieden in Größe und Form, von gesteigerter mitotischer Aktivität, aber strukturell nicht grundlegend verändert.

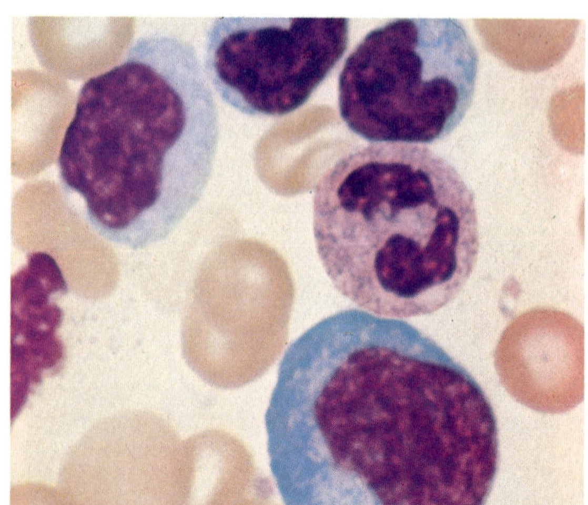

1.

Burkitt-Lymphom und Nasopharyngealkarzinome

In der Ätiologie des Burkitt-Lymphoms, einem übertragbaren neoplastischen Tumor vor allem an Kopf und Hals (**1.89**), der im tropischen Afrika vorkommt, spielt wahrscheinlich das EBV eine Rolle. Die Erkrankung ist ähnlich verbreitet wie Malaria, und es wird vermutet, daß das Virus von Moskitos übertragen wird.

EBV spielt wahrscheinlich auch in der Genese einiger Nasopharygealkarzinome, der Haarleukoplakie (**1.29**) sowie einiger anderer prämaligner und maligner Erkrankungen eine Rolle.

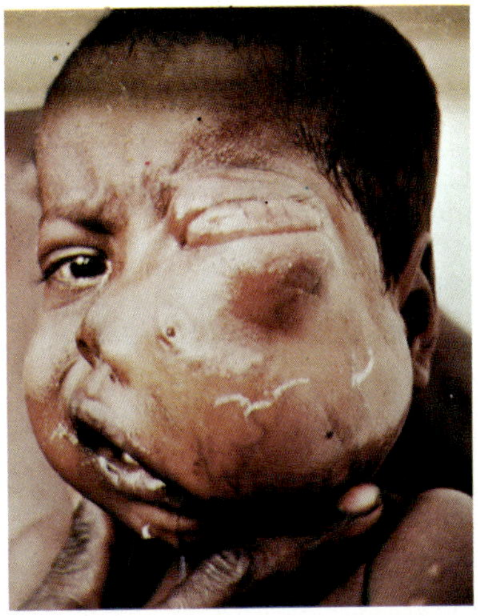

1.89

Abb. 1.89 Burkitt-Lymphom mit Ursprung in der Maxilla und starker Gesichtsschwellung bei einem afrikanischen Kind.

Roseola

Roseola infantum ist eine verbreitete, benigne exanthematöse Erkrankung bei Kleinkindern. Nach plötzlich einsetzendem hohem Fieber, das nach einigen Tagen verschwindet, erscheint für 24-48 Stunden ein generalisiertes, rötelnähnliches Exanthem (**1.90**). Gewöhnlich kommt es zur völligen, unproblematischen Genesung („Dreitagefieber").
Erreger ist das Herpesvirus 6.

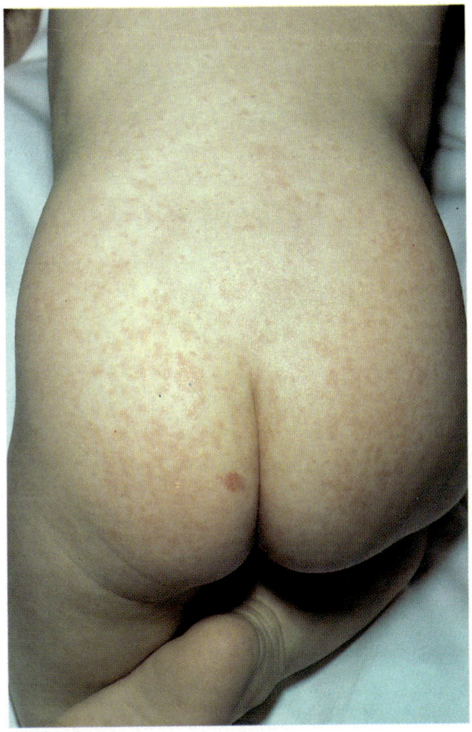

1.90

Abb. 1.90 Roseola infantum. Es erscheint ein erythematöses makuläres oder rötelnähnliches Exanthem. Besonders ausgeprägt ist es am Gesäß und verschwindet innerhalb von 2 Tagen. Sind wegen des Fiebers Antibiotika gegeben worden, kann der Ausschlag als Medikamentenunverträglichkeit fehlinterpretiert werden.

Orf

Orf (Ecthyma contagiosum) ist eine Pockenvirusinfektion von Schafen und Ziegen, die auf den Lippen der Tiere einen Ausschlag verursacht. Bei der Arbeit mit diesen Tieren kann es zu Ansteckung kommen. Beim Menschen entwickelt sich meist eine einzige Papel auf der Haut der Hand, die sich von einer flachen Läsion zu einer großen hämorrhagischen Blase (Bulla) (**1.91**) entwickelt. Gewöhnlich heilt sie spontan ab, kann aber Auslöser für ein Erythema multiforme sein. Melkerknoten sind ähnliche Läsionen, verursacht durch das Kuhpockenvirus, übertragen von Rindern.

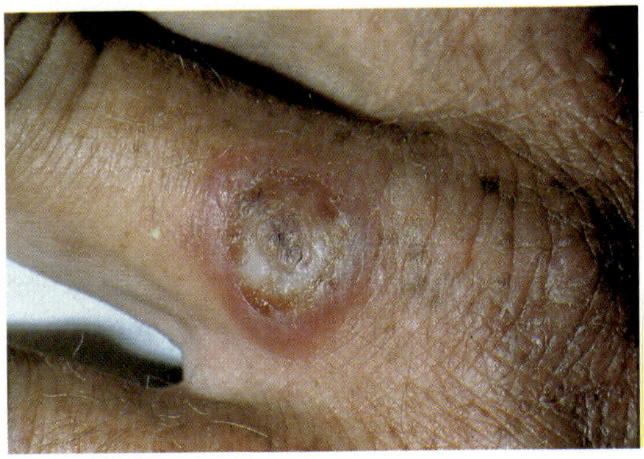

1.91

Abb. 1.91 Orf. Drei bis sieben Tage nach Ansteckung von Schaf oder Ziege erscheint eine feste, schmerzlose, dunkle Papel auf Finger oder Hand, die sich zu einer Pustel entwickelt. Sie heilt spontan, gewöhnlich innerhalb von 4-8 Wochen.

1.3 Bakterielle Infektionskrankheiten

Familie	*Genus und Spezies*		*Wichtige menschliche Erkrankungen*	*Seitenzahl*
Coccus: Grampositiv				
Mikrococcaceae	*Staphylococcus:*	*S.aureus* *S. epidermidis*	Hautinfektionen, Abszesse, Toxischer Schock, Lebensmittelvergiftung, Epidermolysis acuta toxica Septikämie, Pneumonie, Osteomyelitis Arthritis, Meningitis, etc.	36, 97, 137, 158, 186, 242, 330, 379, 492
Streptococcaceae	*Streptococcus:*	*S. pyogenes* *S. pneumoniae* *S. viridans*	Hautinfektionen, Pharyngitis, Pneumonie, Otitis media, Sinusitis, Septikämie, rheumatisches Fieber	38, 97, 186 229, 242
	Enterococcus:	*E. faecalis*	Glomerulonephritis, Meningitis, Sepsis post partum, Harnwegsinfektion, Zahnkaries, etc.	279, 297, 492
Coccus: Gramnegativ				
Neisseriacae	*Neisseria meningitidis*		Meningitis, Pneumonie, Septikämie, Arthritis	40, 137, 186 463, 492
	N. gonorrhoeae		Urethritis, Zervizitis, Proktitis, Harnwegsinfektion, Septikämie, Arthritis, Ophthalmitis, Unterleibsentzündung	81, 137
	Branhamella catarrhalis		Infektion der Atemwege, Konjunktivitis, Otitis media	186
Bacilli: Grampositiv				
Bacillaceae	*Bacillus:*	*B. anthracis*	Anthrax	41
		B. cereus	Gastroenteritis, Panophthalmitis	379
	Clostridium:	*(C. perfringens, C. welchii)*	Bakterämie, Gasbrand, Lebensmittelvergiftung nekrotisierende Enteritis	42
		C. tetani	Tetanus	43
		C. botulinum	Botulismus	44
		C. difficile	Colitis pseudomembranacea	379
		C. species	Myonekrose, Weichteilinfektionen	42
Corynebacteriaceae	*Corynebacterium diphteriae*		Diphtherie	44
Propionibacteriaceae	*Propionibacterium acnes*		Akne	105
Actinomycetaceae	*Actinomyces israelii*		Aktinomykose	45
Nocardiaceae	*Nocardia*		Nokardiosen, Pneumonie	46, 186
Mycobacteriaceae	*Mycobacterium:*	*M. tuberculosis*	Tuberkulose	46, 97, 137 158, 188, 249 298, 313, 379 492
	Atypische Mykobakterien		Verschiedene Infektionen bei immunsuppressiven Patienten	49
	M. leprae		Lepra	49
Unklassifiziert	*Listeria monocytogenes*		neonatale Listeriose, septischer Abort, Meningitis, Septikämie	51
	Erysipelothrix rhusiopathiae		Erysipel, Septikämie	39

Familie	Genus und Spezies		Wichtige menschliche Erkrankungen	Seitenzahl
Bacilli: gramnegativ				
Enterobacteraceae	*Escherichia:*	*E. coli*	Multiple Organinfektionen	180, 186, 297, 379
	Salmonella:	*S. typhi*	Typhus	51
		S. paratyphi		
		S. enteritidis		379
	Shigella		Gastroenteritis/bakterielle Dysenterie	379
	Klebsiella		Pneumonie, Harnwegsinfektion, Septikämie	186, 297
	Proteus		Harnwegsinfektion	297
	Yersina:	*Y. pestis*	Pest	52
	Yersina enterocolitica		Gastroenteritis, Arthritis, Septikämie	137, 379
Vibrionaceae	*Vibrio:*	*V. cholerae*	Akute Gastroenteritis	52
Spirillaceae	*Campylobacter*		Akute Gastroenteritis	379
	Helicobacter pylori		Gastritis, evtl. peptische Ulzera	362, 366
Pseudomonadaceae	*Pseudomonas*		Atemwegsinfektionen	186
			Harnwegsinfektionen	297
Pasteurellaceae	*Haemophilus:*	*H. influenzae*	Atemwegsinfektion	180, 186
		H. parainfluenzae	Meningitis, Harnwegsinfektion	297, 492
		H. ducreyi	weicher Schanker	82
Legionellaceae	*Legionella:*	*L. pneumophila*	Pontiacfieber, Legionärskrankheit	53, 187
Bacteroidaceae	*Bacteroides*		Multiple Organinfektionen	54
	Fusobacterium			
Verschiedene	*Brucella:*	*B. abortus*	Septikämie, Arthritis, Osteomyelitis, Hepatitis	54
		B. mellitensis		
		B. suis		
	Bordetella:	*B. pertussis*	Keuchhusten	55
	Francisella:	*F. tularensis*	Tularämie	56
	Calymmatobacterium		Granuloma venereum pudendi	83
Verschiedene Bakterien				
Spirochaetaceae	*Treponema:*	*T. pallidum*	Syphilis	83
		T. pertenue	Frambösie	56
		T. carateum	Pinta	56
			Bejel	57
	Borrelia:	*B. vincentii*	Cancrum oris	57
		B. recurrentis	epidemisches Rückfallfieber	
		B. burgdorferi	Lyme-Borreliose	58
	Leptospira:	*L. interrogans*		
	(d.h. L. icterohaemorrhagiae)		Leptospirose	58
		L. canicola	Meningitis, Leber- und Niereninsuffizienz	
		L. pomona		
Chlamydiaceae	*Chlamydia:*	*C. trachomatis*	Trachom, Konjunktivitis, Blindheit	59
			Unspezifische Urethritis (non gonorrhoica)	86
			Reiter-Syndrom	135
			Lymphogranuloma venereum	86
		C. psittaci	Psittakose	60
Mycoplasmataceae	*Mycoplasma:*	*M. pneumoniae*	Pneumonie, Pharyngitis	60, 187
		M. hominis	Urogenitalinfektion	86
	Ureaplasma:	*urealyticum*	unspezifische Urethritis	86
Rickettsiaceae	*Rickettsia*		Typhus	61
			Q-Fieber	61
			Rocky-Mountain-Fieber	61
			Ricksettsienpocken	61

Staphylokokkeninfektionen

Staphylococcus aureus, ein grampositiver Kokkenstamm, verursacht eine Vielzahl direkt erworbener und nosokomialer Infektionen. Die Entwicklung verschiedener Stämme mit multipler Resistenz gegen Antibiotika führt zu großen Problemen bei Behandlung und Infektionskontrolle. Staphylokokken besiedeln bestimmte Körperregionen wie die Nasenschleimhaut, die Haut von Achseln, Leisten und Perineum, und dringen unter für sie günstigen Bedingungen in Haut und subkutanes Gewebe ein. Gewebezerfall und Abszeßbildung sind typisch für Staphylokokkenläsionen (**1.92**). Bei Eindringen in den Blutkreislaufs kommt es zum Befall weiterer Organe wie Knochen (S.158), Gelenke, Lungen (**1.64, 1.93, 4.31, 4.32**), Herzklappen (S.242), Hirn oder Meningen.

Staphylococcus aureus verursacht nicht nur lokale Eiterung, sondern produziert auch verschiedene Toxine. Das Exfoliatin z.B.ist Verursacher der **Epidermolysis acuta toxica** (Lyell-Syndrom). Hierbei kommt es zu plötzlichem Fieber und einem ausgeprägten generalisierten Erythem der Haut, gefolgt vom Verlust großer Teile der Epidermis, ähnlich einer schweren Verbrühung. Betroffen sind vor allem Kinder (**1.94**). Die Ritter-Krankheit ist die neonatale Form.

Der **Toxische (Septische) Schock**, ein seltenes, lebensbedrohliches Syndrom, findet sich vornehmlich bei jungen Frauen, die Tampons benutzen. Auslöser ist das von S. aureus in der Vagina produzierte Exotoxin. Symptome sind Fieber, Blutdruckabfall, akute Myalgie, profuse Diarrhoe und ein helles, erythematöses, scharlachähnliches Exanthem (**1.98**). Die Produktion von erythrogenem Toxin durch Staphylokokken an anderen Lokalisationen führt zu gleicher Symptomatik.

Die meisten S.-aureus-Organismen sind penicillin- und ampicillinresistent, Mittel der Wahl sind also penicillinasefeste Antibiotika. Schwere Infektionen können beispielsweise mit Flucloxacillin kombiniert mit Fucidinsäure behandelt werden. Ist eine Allergie gegen Penicilline gegeben, vor allem bei multipler Antibiotikaresistenz des Erregers, muß die Wahl der notwendigen Antibiotika nach Antibiogramm und Allergieztestung erfolgen. Enge Zusammenarbeit mit Mikrobiologen ist also notwendig. Staphylokokkenabszesse sollten drainiert werden (**1.95, 1.96**). Bei der Behandlung schwerer Infektionen einschließlich der Epidermolysis acuta toxica und des Toxischen Schocks müssen alle therapeutischen Möglichkeiten ausgeschöpft werden.

Staphylococcus epidermidis und die anderen koagulasenegativen Staphylokokken sind wichtige Verursacher von Infektionen bei Patienten mit prothetischen Hilfsmitteln (Herzklappen (**1.9**), Gelenke, Shunts, Gefäßprothesen) und Dialysepatienten. Sitz einer Infektion können auch rheumatisch oder kongenital deformierte Herzklappen sein (S.242).

1.92

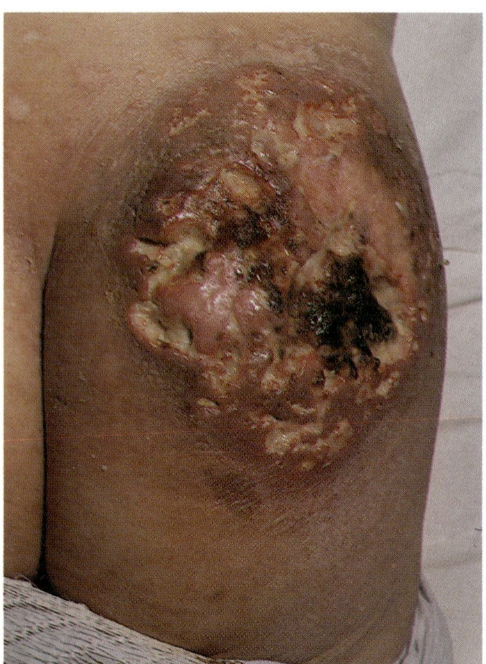

Abb. 1.92 Staphylokokkenkarbunkel, in dem die Infektion zu Gewebezerfall und multiplen, untereinander verbundenen Abszessen geführt hat. Derartige Läsionen finden sich häufig bei Diabetikern.

1.93

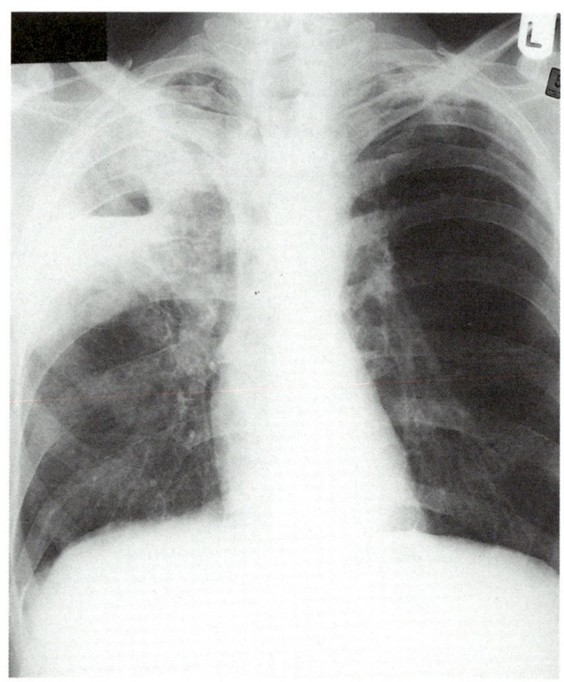

Abb. 1.93 Staphylokokkenpneumonie bei einem 20jährigen Fixer. Die Erreger wurden mit einer kontaminierten Spritze injiziert. Zum gleichen Krankheitsbild kann aber auch bei allgemeiner Schwäche oder bei einer Immunschwäche als Folge einer Staphylokokkeninfektion der Haut kommen. Man beachte die große Kavität (septischer Infarkt) in der rechten oberen Zone.

Abb. 1.94 Epidermolysis acuta toxica (Syndrom der verbrühten Haut): Die Haut schmerzt, große Flecken nekrotischer Epidermis lösen sich bei dem leichtesten Druck und hinterlassen ausgedehnte, rohe Hautflächen. Sie tritt vorwiegend bei Kindern auf, kann aber als Folge einer Überempfindlichkeit gegenüber Medikamenten in jedem Alter auftreten (**2.125**).

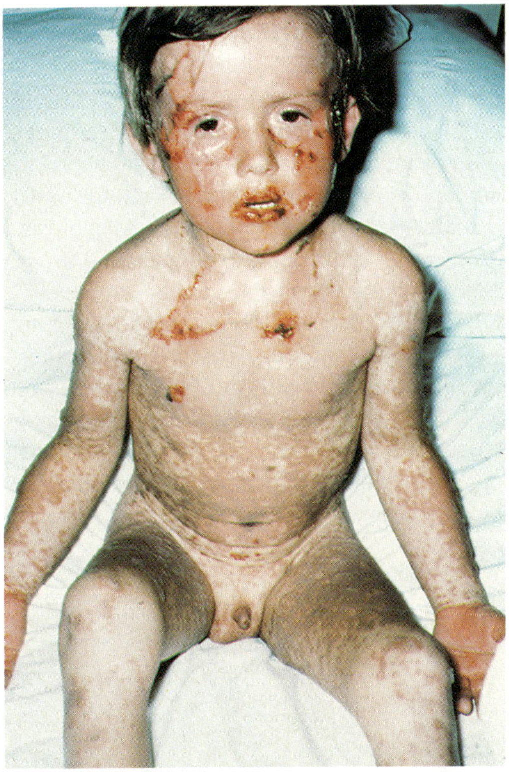

1.94

1.95

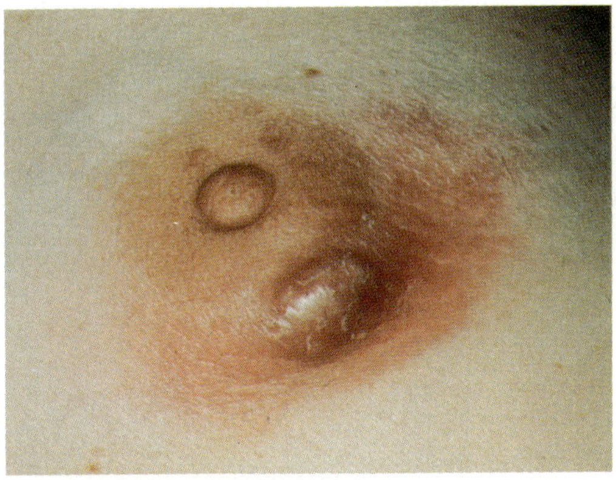

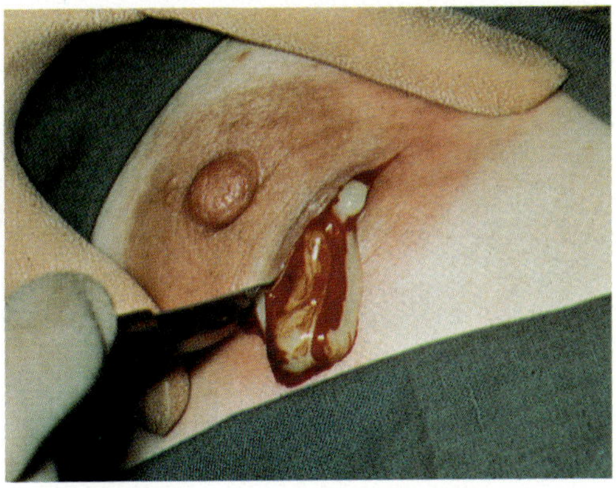

1.96

Abb. 1.95, 1.96 Staphylokokkenabszesse sollten drainiert werden, da sie auf antibiotische Behandlung allein selten ansprechen. Oberflächlich schien dieser Brustabszess nicht groß, doch wurde bei Inzision eine große Menge Eiter freigesetzt. Nach Entfernung des Eiters sollte die Wunde verbunden, aber nicht genäht werden.

Streptokokkeninfektionen

Streptococcus pyogenes verursacht beim Menschen Infektionen wie Tonsillitis, Scharlach, Hautläsionen (Impetigo, Erysipel, Zellulitis), Puerperalsepsis und Septikämie. Die Erreger werden durch direkten Kontakt, Tröpfcheninfektion oder indirekt durch Nahrungsmittel, Staub oder infiziertes Material übertragen. Folgekrankheiten sind akutes rheumatisches Fieber, akute Glomerunephritis, Purpura Schoenlein-Henoch und Erythema nodosum.

Streptokokken-Tonsillitis (Angina) ist eine akute Erkrankung mit Fieber, starkem Unwohlsein und Schluckbeschwerden. Gaumen und Rachen sind entzündet und ödematös mit fleckigem Exsudat auf den Mandeln (**1.11, 1.97**). Die vorderen zervikalen sind Lymphknoten geschwollen und druckempfindlich. Lokale Komplikationen sind Otitis media, Streptokokkenrhinitis, Sinusitis und Peritonsillarabszesse. Wie bei allen Streptokokkeninfektionen kann es nach ungefähr 10 Tagen zu Folgeerkrankungen kommen, vor allem, wenn keine Antibiotika gegeben wurden. Der Rachenabstrich bestätigt die Diagnose. Im peripheren Blut finden sich polymorphkernigee Leukozyten. Ein erhöhter Antistreptolysin-0-Titer (ASOT) kann die Diagnose retrospektiv bestätigen.

Scharlach ist verbunden mit einem typischen Erythem. Befallen sind meist Kinder, die empfänglich für erythrogenes Toxin sind. Scharlach entsteht meist nach einer Streptokokkentonsillitis, kann aber auch Folge infizierter Wunden oder Verbrennungen (Wundscharlach) sein. Der Ausschlag ist ein generalisiertes, kleinfleckiges Erythem an Körper und Gliedmaßen. Mit seinem Verschwinden kann es zu Schuppung der Haut kommen. Weitere Symptome sind zirkumorale Blässe (**1.98**) und eine „weiße" Himbeerzunge (**1.99**), Komplikationen wie bei Streptokokkentonsillitis.

1.97

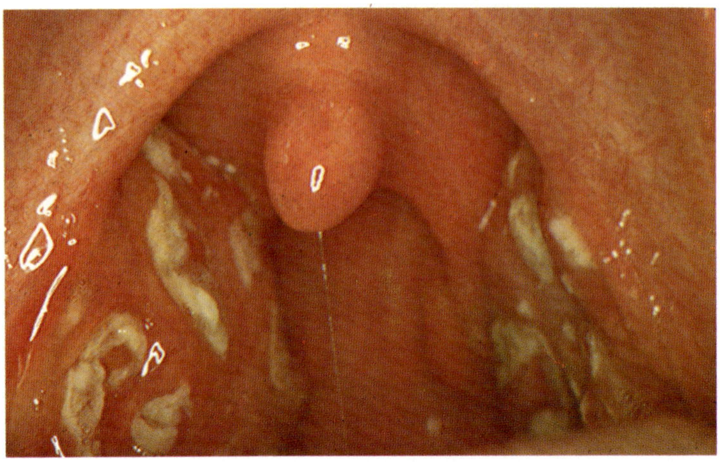

1.9

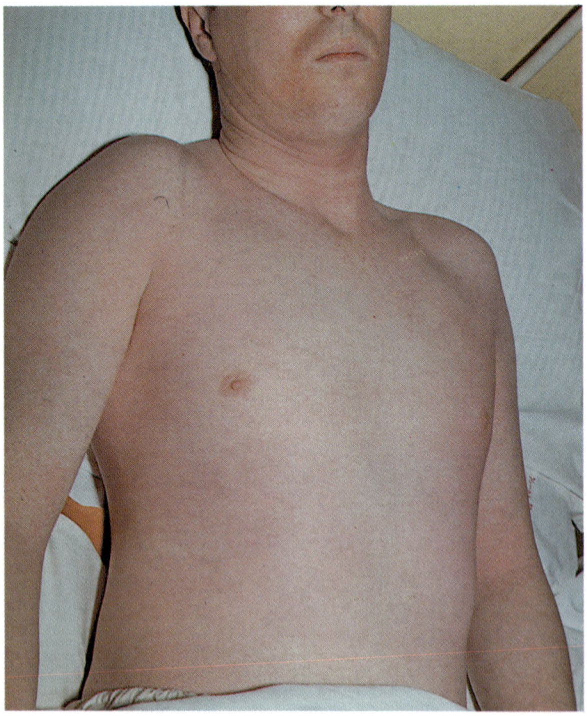

Abb. 1.97 Akute Tonsillitis (Angina). Das Erscheinungsbild variiert von einer Tonsillenhyperämie bis zu einem diffusen Exsudat ähnlich dem bei Mononucleosis infectiosa (**1.85**). Die hier erkennbare „Stippchen-Form" (Angina lacunaris oder follicularis) ist für eine Streptokokkentonsillitis kennzeichnend. Penicillin ist das Mittel der Wahl. Verursachen jedoch Ampicillin und verwandte Präparate ein zusätzliches Arzneimittelexanthem, sollte man vorrangig Mononucleosis infectiosa vermuten (**1.87**).

Abb. 1.98 Scharlach mit dem typischen erythematösen Exanthem am Körper, der auffallenden Blässe um den Mund und leichten Gesichtsödemen.

1.99

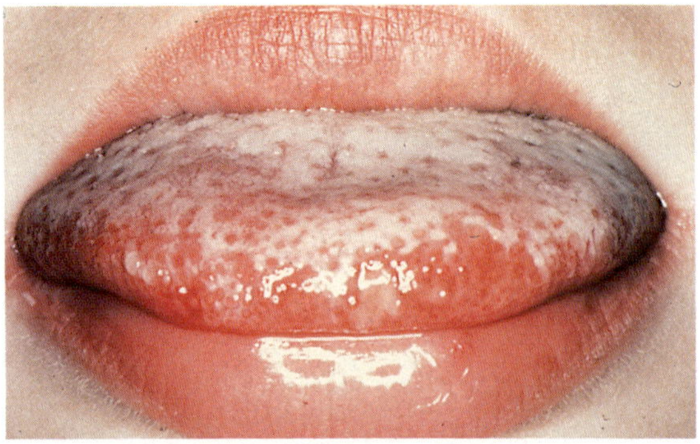

Abb. 1.99 „Weiße" Himbeerzunge bei Scharlach. Die ödematösen roten Papillen treten durch einen dicken, weißen, pelzigen Belag. Dieses Bild ist typisch für die ersten zwei Tage, der Belag stößt sich dann ab und hinterläßt eine tiefrote Himbeerzunge (auch als „Erdbeerzunge" bezeichnet)..

Streptokokkeninfektionen von Haut und Gewebe

Erysipel und **Zellulitis** sind Haut- und Gewebeinfektionen mit *Streptococcus pyogenes* vor allem bei älteren Patienten. Vorwiegend betroffen sind Gesicht (**1.100**), Beine, Hände und Arme (**1.101**). Allgemeine Symptome sind Fieber, Unwohlsein, Schüttelfrost und manchmal Delirium. Lokale Läsionen bestehen aus einem sich ausdehnenden, scharf abgrenzbarem Erythem. Die regionalen Lymphknoten sind vergrößert und druckempfindlich. Das Erysipel tendiert zu Rezidivbildung in bereits vorher einmal befallenen Regionen.

Erysipelothrix rhusiopathiae verursacht ein ähnliches klinisches Bild, das Erysipeloid (**1.102**), doch sind Allgemeinsymptome selten. Es handelt sich um eine berufsbedingte Infektion bei Landwirten, Tierärzten, fisch- und fleischverarbeitenden Berufen.

Die **Impetigo** ist eine Oberflächeninfektion der Haut vorwiegend bei Kindern, verursacht von *Streptococcus pyogenes* oder *Staphylococcus aureus*. Sie tritt erstmals oder als Sekundärinfektion in Ekzemregionen oder bei Pedikulose der Kopfhaut auf. Es entwickeln sich dünnwandige Bläschen, oft im Gesicht. Nach dem Platzen bilden sich gelbliche Krusten (**1.103**). Kratzen führt häufig zur Ausbreitung.

Bei Infektionen mit *S. pyogenes* ist Penicillin das Mittel der Wahl. Die Antibiotikatherapie sollte mindestens 10 Tage dauern, um das Risiko eines rheumatischen Fiebers zu vermindern. Bei Penicillinallergie empfiehlt sich Erythromycin. Impetigo spricht gewöhnlich auf äußerliche Antibiotika-Applikation an.

1.100

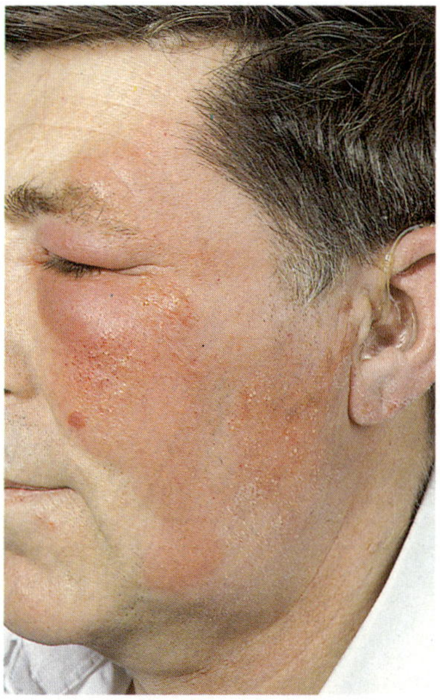

Abb. 1.100 Gesichtserysipel. Im akuten Stadium können die Augenlider so anschwellen, daß sie nicht geöffnet werden können. Das Erythem, begleitet von Spannungsgefühl und Brennen, kann das ganze Gesicht befallen.

1.101

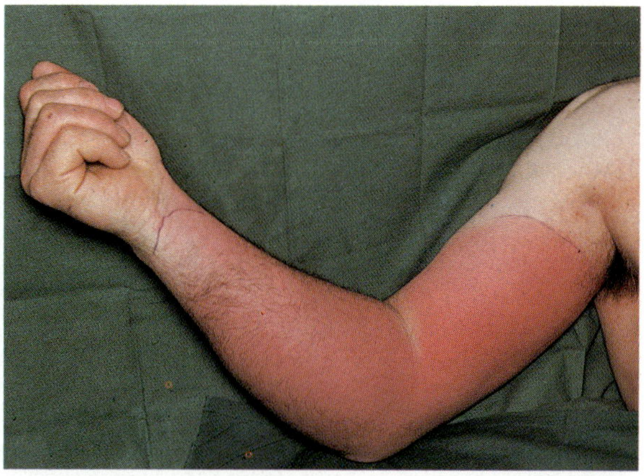

Abb. 1.101 Streptokokkenzellulitis nach einer scheinbar harmlosen Knöchelverletzung. Andere Eintrittsstellen für die Bakterien sind Ekzeme und Fissuren bei Fußpilz.

1.102

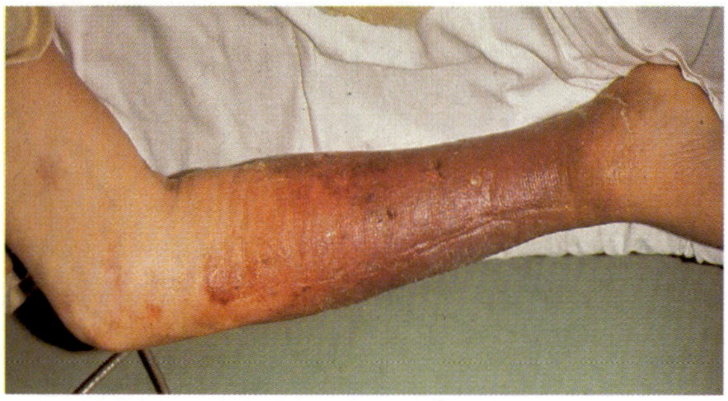

Abb. 1.102 Das Erysipeloid (Schweinerotlauf; Fischhändlerkrankheit) ähnelt dem Erysipel, allerdings mit gewöhnlich schwächerer Allgemeinreaktion.

1.103

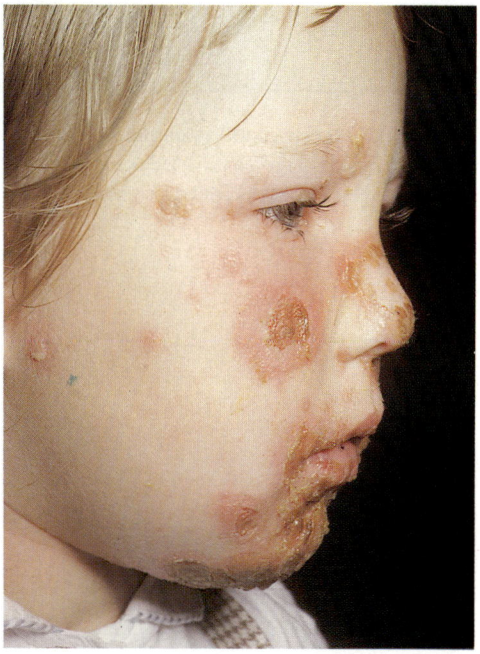

Abb. 1.103 Gesichtsimpetigo. Der Oberflächenbefall und die honigfarbenen, serösen Krusten sind typisch.

Meningokokkeninfektionen

Verursacher ist *Neisseria meningitidis*, ein gramnegativer Diplokokkus mit verschiedenen Untergruppen, übertragen durch Tröpfcheninfektion. Meningokokken besiedeln den Pharynx und schaffen so gesunde Keimträger, können sich aber auf Blut und Meninges ausbreiten. Alle Altersgruppen sind betroffen, vorwiegend aber Kinder und Jugendliche in geschlossener Umgebung wie Schulen oder Ferienlager.

Die Inkubationszeit beträgt weniger als eine Woche. Die Erkrankung variiert von einer fulminanten Septikämie, die in wenigen Stunden tödlich sein kann, bis zu einer subakuten Erkrankung mit intermittierendem Fieber und einem Flohstichähnlichen Exanthem. Am häufigsten ist die **Meningitis** (*siehe* S. 492) mit oder ohne Septikämie, hohem Fieber, starken Kopfschmerzen, Anzeichen akuter Hirnhautreizung, oft einer Purpura und rapidem Bewußtseinsverlust (**1.104**). Die fulminante Septikämie (Waterhouse-Friderichsen-Syndrom) ist eine sehr schwere Krankheit mit starken Hautblutungen (**1.105, 1.106**), Verbrauchskoagulopathie (= disseminierter intravasaler Koagulation **10.103, 10.106**) und Kreislaufversagen durch Nebennierenblutungen. Wegen des kurzen Verlaufs entwickeln sich meist keine Meningitissymptome.

Meningokokken können aus Blut, Pharynx, Hautläsionen und Liquor kultiviert werden. Der Liquor ist eitrig (**1.21**) mit ausgeprägter polymorpher Leukozytose. Die Lumbalpunktion kann allerdings wegen einer lebensbedrohlichen Kompression des Hirnstamms gefährlich sein. Steht die klinische Diagnose außer Zweifel, kann die Therapie ohne Liqoruntersuchung begonnen werden.

Die Antibiotikatherapie sollte sofort begonnen werden. Mittel der Wahl ist intravenöses Benzylpenicillin für 5-7 Tage. Intensivpflege ist nötig, vor allem bei Septikämie.

Eine prophylaktische Therapie nach engen Kontakten mit dem Infizierten ist angezeigt, normalerweise mit Rifampizin oder Ciprofloxacin. Vakzine gibt es gegen die Meningokokken A und C, nicht gegen die der Gruppe B.

1.104

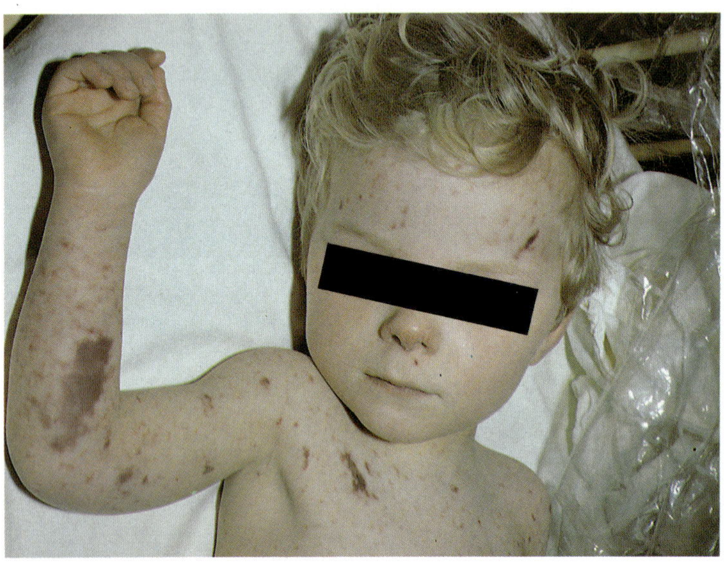

Abb. 1.104 Meningokokkenmeningitis und -septikämie. Dies Kind ist bewußtlos und hat augedehnte Petechien und Ekchymosen. Gleiche Symptome finden sich bei Meningitis anderer Ursachen.

1.105

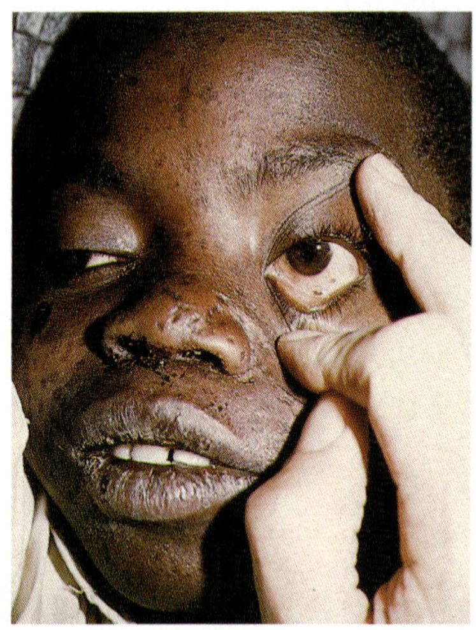

Abb. 1.105 Meningokokkenseptikämie bei einem nigerianischen Jungen mit Meningitis, wiederholtem Nasenbluten und petechialen Blutungen in Konjunktiven und Haut.

Abb. 1.106 **Die fulminante Meningokokkenseptikämie** ist gekennzeichnet durch ausgedehnte Purpura, hohes Fieber, Schock und Anzeichen von disseminierter intravasaler Koagulation (*siehe* S. 463).

1.106

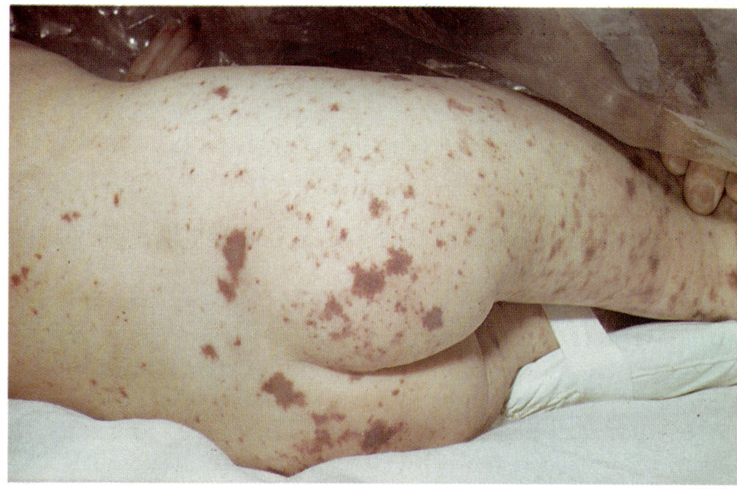

Anthrax (Milzbrand)

1.107

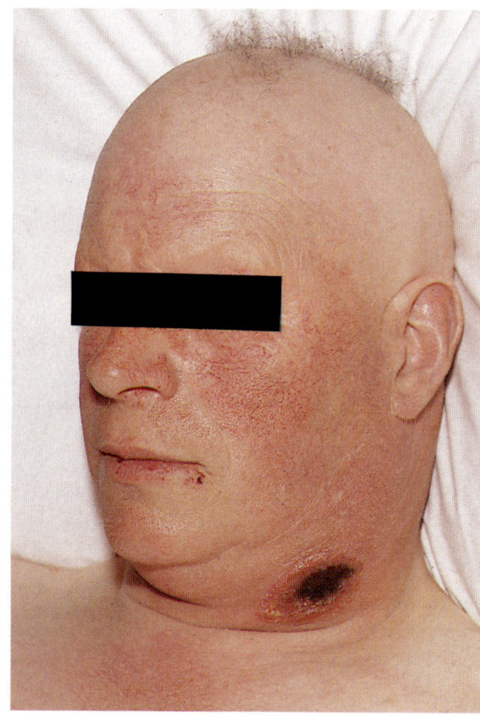

Abb. 1.107 Anthrax. Eine einzelne typische Pustula maligna am Hals. Der Patient war Träger, der Tierhäute auf seinen Schultern trug.

Verursacher ist *Bacillus anthracis*, ein sporenbildender Erreger. Die Ansteckung erfolgt durch Tiere oder tierische Produkte wie Häute, Wolle oder Knochen, die meisten Fälle erscheinen also unter Landwirten, Veterinären oder in Schlachthäusern. Anthrax hat eine unselige Bedeutung als biologische Waffe erlangt. Anthraxsporen können in einer infizierten Umgebung Jahre überleben.

Die Hautläsionen treten vereinzelt an exponierten Regionen wie Händen, Armen, Kopf oder Hals auf. Klassisch ist die Pustula maligna (**1.107**). Sie beginnt als eine rote Papel, vesikuliert, nekrotisiert in der Mitte und trocknet zu einem dicken, schwärzlichen Schorf, der sich erst nach Wochen löst. Die umgebenden Gewebe zeigen Erytheme und Ödeme. Fieber, Kopfschmerzen und Unwohlsein begleiten die meisten Läsionen. Sepsis ist seltener bei Menschen als bei Tieren. Lungenmilzbrand (Inhalation der Sporen) und Darmmilzbrand (Verschlucken der Sporen) sind seltene Formen mit hoher Letalität.

Anthraxbazillen können in gefärbten Ausstrichen der Läsionen nachgewiesen werden. Gesichert wird die Diagnose durch Kulturen oder Übertragung auf Tiere. Mittel der Wahl ist Benzylpenicillin, bei Penicillinallergie Erythromycin. Es gibt einen inaktivierten Impfstoff, der aber Personen in hochgefährdeten Berufen vorbehalten ist. Andere präventive Maßnahmen sind Verbesserung der Arbeitsbedingungen, Impfung der Tiere, korrekte Entsorgung der Tierkadaver und Sterilisierung tierischer Produkte wie Knochenmehl.

Klostridieninfektionen der Gewebe

Bei tiefen, offenen Wunden kommt es oft zu einer Kontamination mit verschiedenen Klostridien (*Clostridium tetani*, *perfringens*, *septicum* und *novyi*), die hauptsächlich zwei Syndrome verursachen:

- Klostridienzellulitis
- Klostridienmyonekrose mit Gasbildung im Gewebe („Gasbrand").

Die anaerobe Zellulitis kann oberflächlich und relativ harmlos verlaufen, aber auch zu schnell voranschreitender Gewebezerstörung führen. Unter anaeroben Bedingungen mit großen Mengen toten Gewebes kommt es durch Klostridien zu ausgedehnten Nekrosen unter Bildung von sich ausbreitendem Gas. Es wurde auch von Gasbrand an Einstichstellen von intramuskulären Injektionen berichtet.

Die klinischen Symptome der Myonekrose treten innerhalb weniger Tage auf, vor allem bei Wunden mit Muskelschäden, Frakturen, verbliebenen Fremdkörpern oder gestörter Blutversorgung. Es kommt zu starken Schmerzen und „holzartigen" Ödemen (**1.108**) im Wundbereich, häufig auch zu wässerigen, süßlich riechenden Absonderungen, die später braun oder einfach blutig werden. Röntgenaufnahmen können das Gas im Gewebe zeigen, noch bevor es tastbar ist (**1.109**). Sind Gliedmaßen betroffen, wird der Teil distal von der Infektion kalt, ödematös und pulslos, bevor die offene Gangrän eintritt. Neben lokalisierten großen Schmerzen zeigen sich noch wenig andere Symptome, der Patient bleibt bei Bewußtsein, hat vielleicht leichtes Fieber. Die fortschreitende Verschlechterung führt zu Anorexie, profuser Diarrhoe, Kreislaufkollaps, Nieren- und Leberversagen, manchmal auch zu massiver Hämolyse.

Die Therapie besteht aus chirurgischer Wundversorgung unter Penicillin. Die Anwendung von Antitoxinen und hyperbarer Sauerstoffbeatmung ist umstritten. Zur Vermeidung von Nierenversagen sollte der Kreislauf gestützt werden. Fehlende Behandlung führt zum sicheren Tod, der oft auch unerwartet während der Operation eintritt.

1.108

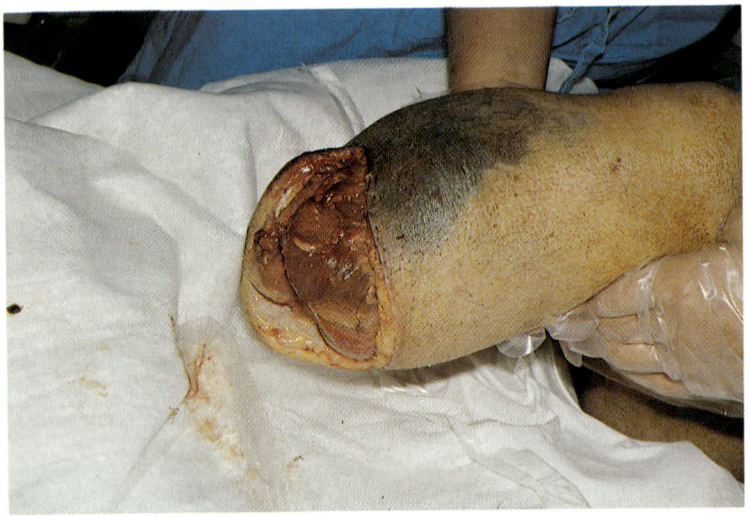

Abb. 1.108 Klostridienzellulitis nach einer Amputation bei einem 45jährigen Mann, der bei einem Eisenbahnunfall verletzt wurde. Die Nekrose von Haut und Muskeln ist deutlich sichtbar.

1.109

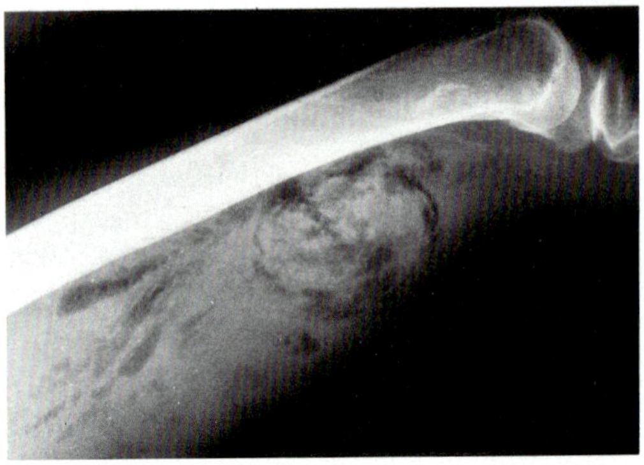

Abb. 1.109 Gasgangrän im weichen Schenkelgewebe nach einer tiefen Verletzung. Die Kombination von Myonekrose und Gas führt zu Schwellung und distal zu herabgesetzter Durchblutung.

Tetanus

Klostridium tetani ist ein sporenbildender Erreger, der ein starkes Exotoxin produziert, das auf das ZNS wirkt, indem es die hemmenden Synapsen blockiert. Die Sporen befinden sich im Boden und infizieren den Menschen durch Eindringen in tiefe, auch minimale Verletzungen. Ein besonderes Risiko ist mit landwirtschaftlichen Arbeiten, Sport und Verkehrsunfällen verbunden. Bei Neugeborenen besteht Gefahr vor allem bei mangelnder Hygiene (**1.110**) in der Versorgung der Nabelwunde (z.B. Dungbinden, die in weiten Teilen der dritten Welt verwendet werden).

Nach einer Inkubationszeit von einigen Tagen bis zu drei Wochen kommt es zu Muskelstarre, anfänglich am Kiefer (Trismus), mit zunehmender Generalisierung (Opisthotonos, **1.111**). Es kommt zu schmerzhaften Muskelkrämpfen, oft ausgelöst durch sensorische Stimuli wie laute Geräusche (**1.112**). Das autonome Nervensystem kann auch betroffen sein. Die Schwere der Erkrankung ist umgekehrt proportional zur Inkubationszeit.

Die Diagnose wird aufgrund der Krankengeschichte und der Symptome gestellt. Intensivpflege ist notwendig. Sichtbare Wunden sollten gereinigt und versorgt werden. Baldmöglichst sollten humanes Tetanusimmunglobulin und Penicillin gegeben werden. Leichtere Spasmen können mit Diazepam beherrscht werden, schwerer Tetanus erfordert völlige Entspannung der Muskulatur und intermittierende Hochdruckbeatmung.

Die Grundimmunisierung sollte in der frühen Kindheit mit drei Dosen Diphterie-, Pertussis- und Tetanusimpfstoff (DPT) stattfinden. Alle 10 Jahre sollte zur Auffrischung eine Booster-Dosis gegeben werden. Nach einer tiefen Verletzung empfiehlt sich eine zusätzliche Booster-Dosis, wenn die letzte Impfung länger als 5 Jahre zurückliegt. Bei unsicherem Immunisierungsstatus oder stark kontaminierten Wunden emphiehlt sich, humanes Anti-Tetanus-Immunglobulin zu geben und einen neuen Impfzyklus zu beginnen.

1.110

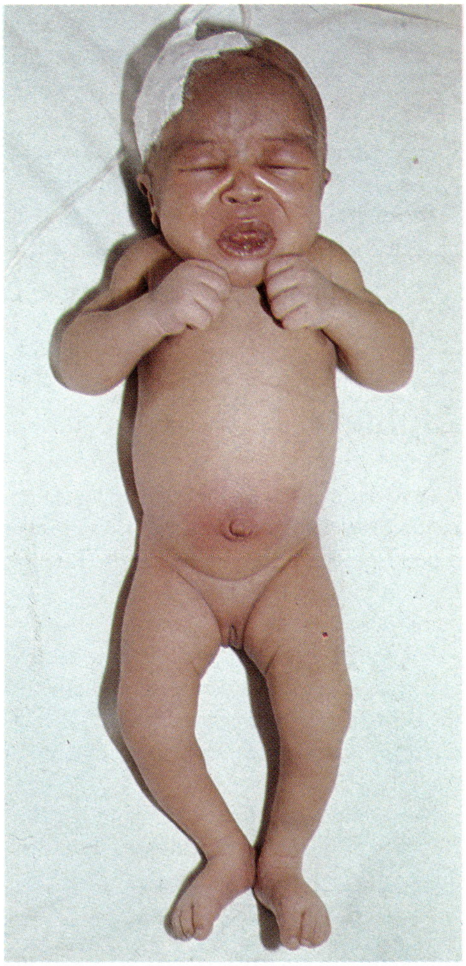

Abb. 1.110 Tetanus neonatorum mit voller Symptomatik. Unsaubere Behandlung der Nabelwunde führte zu Tetanus. Man beachte die Entzündung um den Nabel. Die klassischen Symptome des Tetanus (Trismus, Risus sardonicus und Krämpfe in Armen und Beinen) sind vorhanden.

1.111

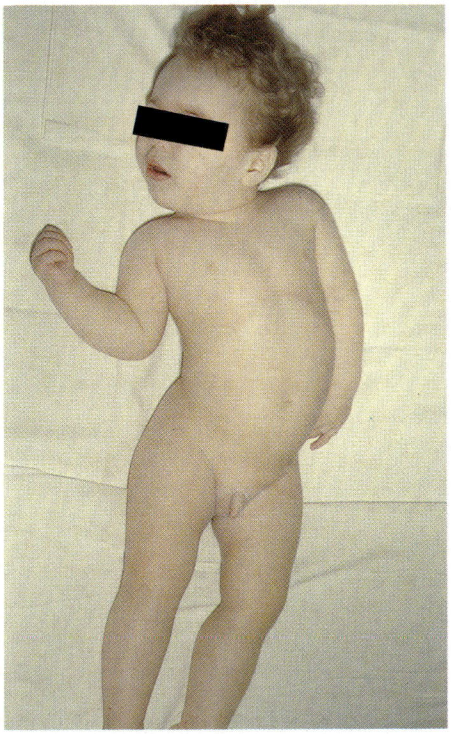

Abb. 1.111 Opisthotonos durch Tetanus bei einem Baby. Kontraktion aller Muskelgruppen führt zu überstrecktem Rücken und Gliederstarre. Die Attacken ängstigen Patient wie Pfleger. Der Betroffene bleibt bei vollem Bewußtsein.

1.112

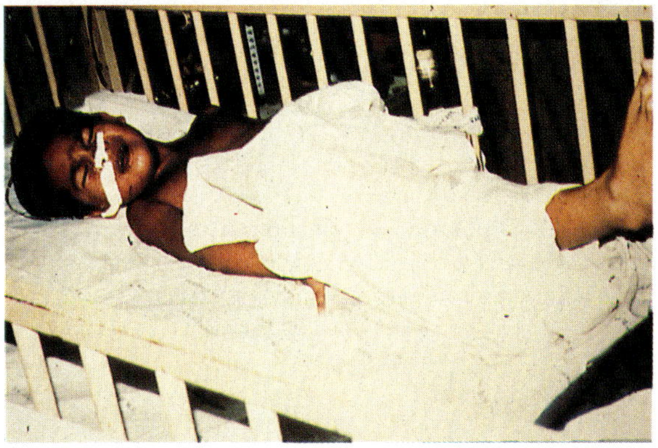

Abb. 1.112 Tetanuskrämpfe sind schmerzhaft, was noch betont wird durch Verkrampfung der Gesichtsmuskulatur, die ein typisches „Grinsen" (Risus sardonicus) hervorruft.

Botulismus

Botulismus entwickelt sich durch die Aufnahme des Endotoxins von *Clostridium botulinum* oder, in seltenen Fällen, durch Bildung dieses Endotoxins durch überlebende Erreger im Darm. Gewöhnlich sind mit Bakterien oder Sporen kontaminierte, konservierte Fleischprodukte die Auslöser, selten auch infizierte Wunden. Das Toxin hemmt die Bildung von Acetylcholin an den neuromuskulären Verbindungen. Eine progressive absteigende Paralyse geht einher mit Diplopie (Doppelbilder), Lähmung von Larynx und Pharynx und generalisierter symmetrischer Paralyse vor allem der kranialen und respiratorischen Muskeln. Verlust des Pupillenreflexes ist ein frühes Anzeichen.

Toxin in Essen, Mageninhalt oder Fäkalien bestätigt die Diagnose. Atemunterstützung mit künstlicher Ventilation ist Grundlage der Behandlung. Antitoxin ist hilfreich, und wenn Erreger im Darm sind, sind Antibiotika angezeigt. Die Letalität liegt bei ungefähr 50%. Vorbeugende Maßnahmen beschränken sich auf hygienische Vorschriften bei der Lebensmittelkonservierung, vor allem zu Hause.

Diphterie

Wegen der effektiven Immunisierungskampagnen ist Diphterie in den Industrieländern heute selten. Verursacher ist Corynebacterium diphteriae. Häufigste Form ist die Rachendiphterie, bei der die lokalen Läsionen als grau-weißliche, durchscheinende Pseudomembran zuerst an den Mandeln auftreten (**1.113**) und sich dann auf Gaumen, Zäpfchen und Pharynx ausbreiten. Andere befallene Stellen können die vordere Nasenöffnung, Larynx und gelegentlich die Haut sein. Die Erreger vermehren sich in den Läsionen und produzieren ein starkes Exotoxin, das besonders Herz und ZNS angreift.

Toxische Komplikationen sind kardiogener Schock (**1.114**), Herzarrhythmien und plötzlicher Herzstillstand. Demyelinisierung der motorischen Nerven führt zu Paralyse der extraokularen Muskulatur, des Gaumens, des Pharynx und, seltener, der Extremitäten- und Atemwegsmuskulatur (**1.115**). Lebensbedrohliche Komplikation einer Kehlkopfdiphterie ist die Obstruktion der Atemwege durch eine Pseudomembran, bei der Erschöpfung, bedingt durch Atemnot, schnell zum Tode führt (**1.116**).

Eine Kultur des Erregers aus einer lokalen Läsion bestätigt die Diagnose. Diphterie-Antitoxin muß zusammen mit Penicillin oder Erythomycin gegeben werden. Bettruhe ist wichtig, vor allem bei Herzkomplikationen. Larynxobstruktion kann eine Intubation oder Not-Tracheotomie notwendig machen.

Kinder sollten mit kombiniertem Diphterie/Pertussis/Tetanusimpfstoff (DPT) immunisiert werden. Der Immunstatus kann mit dem Schick-Test festgestellt werden.

1.113

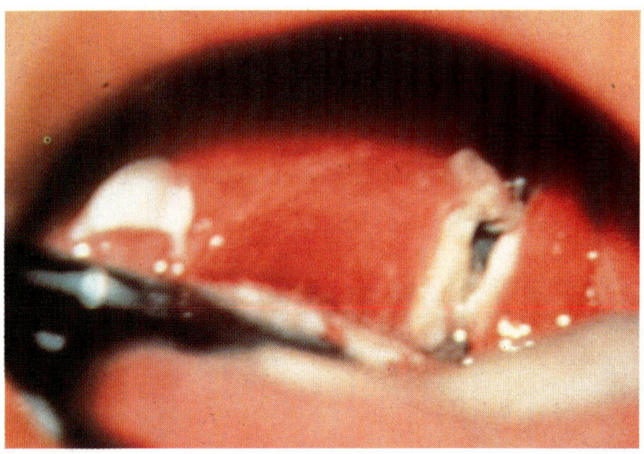

Abb. 1.113 Diphteriepseudomembran im Pharynx. Sie ist gewöhnlich weiß oder gelb-gräulich. In diesem Stadium kann das Kind noch relativ wenig Symptome zeigen.

1.114

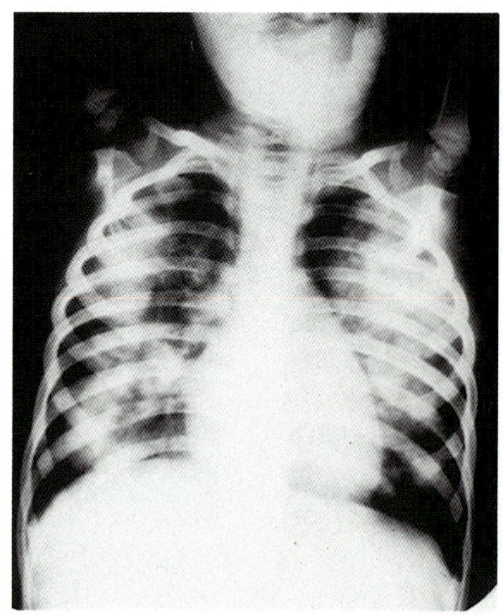

Abb. 1.114 Diphteriemyokarditis führte bei diesem Kind zu Herzversagen und Lungenödemen (siehe auch S. 244).

1.115

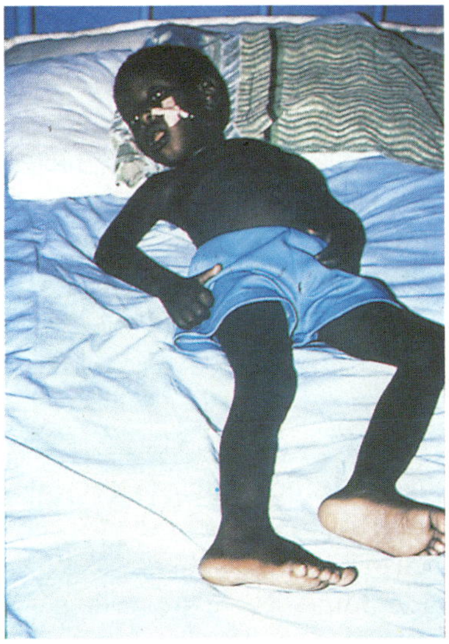

Abb. 1.115 Polyneuritis ist eine reltiv seltene Komplikation der Diphterie. Bei diesem sudanesischen Kind führte sie zu generalisierter schlaffer Paralyse.

1.116

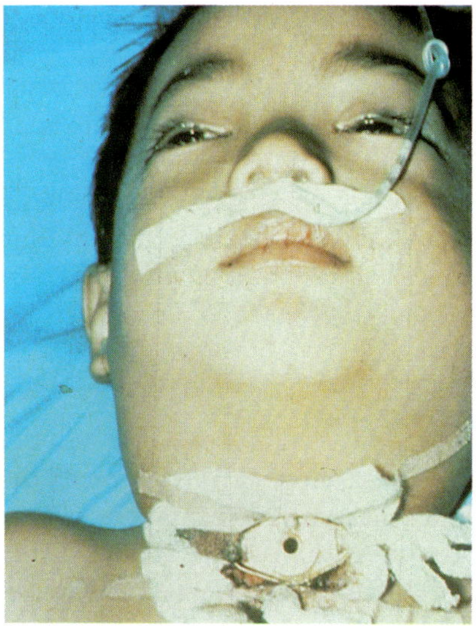

Abb. 1.116 Atemwegsobstruktion war früher eine lebensbedrohliche Komplikation der Diphterie, und die dringend notwendige Tracheotomie war der Grund, weshalb die meisten Ärzte ein kleines Federmesser mit sich führten. Dieses Kind hat eine palatale Lähmung (daher die Trachealkanüle) und einen „Stiernacken" (typisch für Zervikalödeme).

Aktinomykose

Im Westen ist die Infektion mit *Actinomyces israelii*, einem anaeroben, filamentösen Bakterium, selten. Der Erreger lebt symbiotisch in Mund und Darm und kann bei Immunsuppression alle Körperregionen befallen. Die häufigsten Formen sind:

- **Zervikofaziale Aktinomykose:** rötliche, verhärtete, subkutane Masse im vorderen Halsdreieck oder in der Submandibularregion, eventuell mit leichtem Fieber und allgemeinen Krankheitssymptomen.
- **Lungenaktinomykose:** gewöhnlich in vorgeschädigten Lungen, z.B. bei Kavernenbildung nach Tuberkulose (*siehe* S. 188).
- **Abdominalaktinomykose:** meist in Appendix oder Zökum, manchmal auch gemeinsam mit intrauterinen Verhütungsmitteln, mit Schmerzen im Unterbauch, leichtem Fieber, langsam wachsendem Bauchumfang.

An allen Stellen kann Eiter durch die Haut brechen, indem Fistelgänge entstehen (**1.117**), die typischerweise schwefelgelb gefärbte Drusen („Schwefelgranula") aus Pilzgeflecht enthalten (**1.118**).

Therapie der Wahl ist die Langzeitanwendung von hochdosiertem Penicillin.

1.117

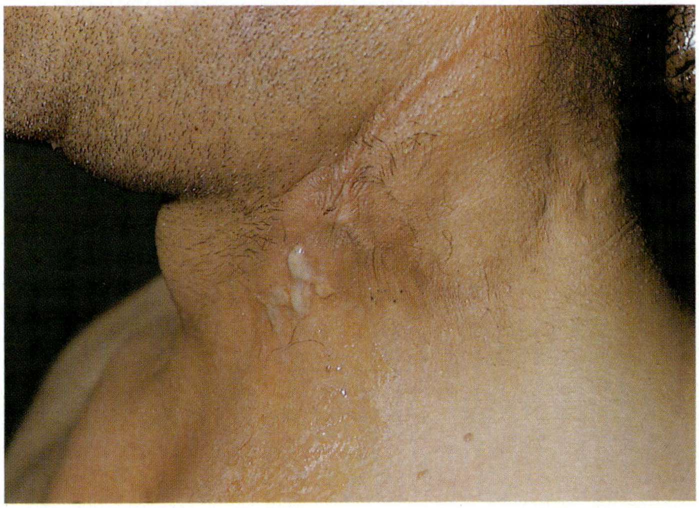

Abb. 1.117 Zervixaktinomykose. Ursprünglich kam die Patientin mit einer verhärteten Masse im vorderen Halsdreieck. Die chronische Natur der Erkrankung zeigen die Reste einer verheilten Fistel höher am Hals und eine aktive, eiternde Fistel darunter.

1.118

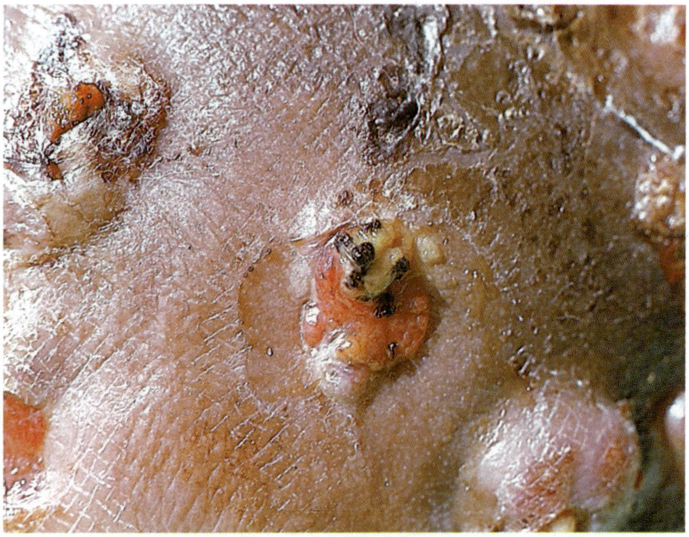

Abb. 1.118 Aktinomyzes-Drusen („Schwefelgranula"), abgesondert aus multiplen Fisteln am Fuß eines Patienten mit Aktinomykose.

Nokardiose

Eine Familie grampositiver, filamentöser, „höherer" Bakterien verursacht diese akute, subakute oder chronische Infektion. Die Übertragung erfolgt durch Inhalation, gelegentlich auch über tiefere Hautverletzungen (meist im Fuß). Die Erreger sind ubiquitäre Bodenkeime. Die meisten Infektionen treten bei bestehender Immunsuppression durch Krebs, Krebs- und Steroidtherapie, Alkoholismus oder HIV-Infektionen auf. Die pulmonale Nokardiose ist wie jede Pneumonie mit Fieber, Husten mit Auswurf und fortschreitender Lungeninfiltration verbunden. Trotz Antibiotika kommt es zu Kavernenbildung und manchmal zu direktem Befall der Pleurahöhle mit Empyembildung. Ausbreitung auf Hirn und andere Organe über das Blut kommt vor. Abszessdrainage und Langzeittherapie mit Sulfonamiden sind angezeigt.

Tuberkulose

Die Tuberkulose (TB) ist während der letzten Jahre in den Industrieländern merklich zurückgegangen. Gründe dafür sind verbesserte Lebensumstände, Reihen-Schirmbilduntersuchungen der Bevölkerung, gute Kontaktnachweise, BCG-Impfung bei Schulkindern und effektive Tuberkulosetherapie. Risikogruppen sind noch Einwohner der Entwicklungsländer, Ältere, Geschwächte, Alkoholiker, Diabetiker und immunsuppressiv behandelte Patienten. Die Tuberkulose wird in Zukunft wieder zunehmen, da sie eine häufige (allerdings behandelbare) Komplikation der HIV-Infektion ist.

Myobacterium tuberculosis wird vornehmlich durch Tröpfcheninfektion, aber auch Inhalation, orale Aufnahme oder Eindringen durch die Haut übertragen. Die Primärinfektion befällt gewöhnlich die Lunge (**1.119, 1.120**), manchmal Teile des Gastrointestinaltraktes, meist auch die Lymphknoten. Die Erreger verursachen Granulombildung, oft mit Verkäsung und Kavernenbildung.

Gelegentlich kommt es, unabhängig vom Stadium, nach der Primärinfektion zur hämatogenen Ausbreitung der Erkrankung. Häufiger heilt der Primärherd in der Lunge ab, enthält aber weiter vitale Erreger. Verringert sich irgendwann die Resistenz des

1.119

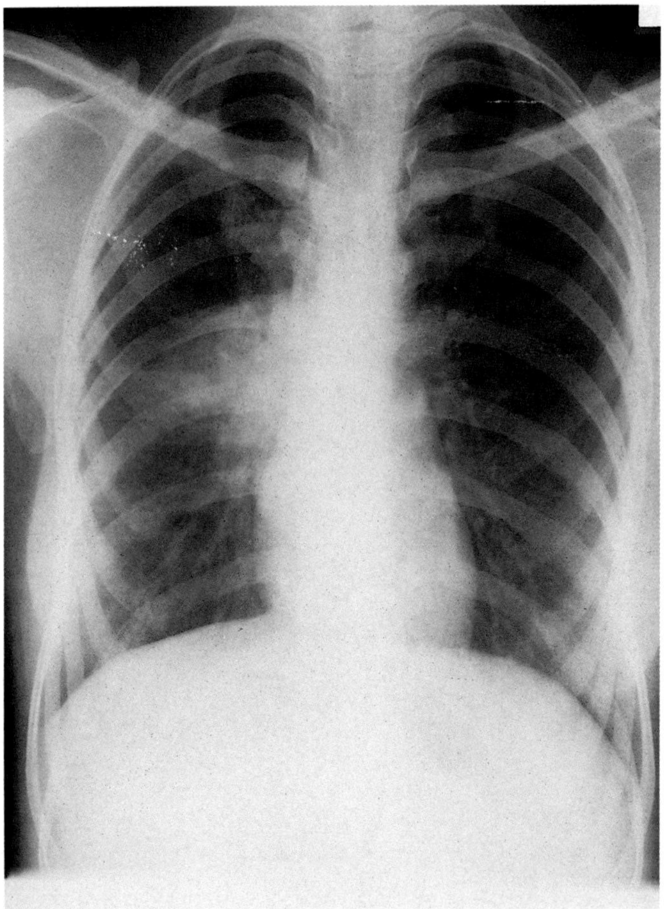

1.120

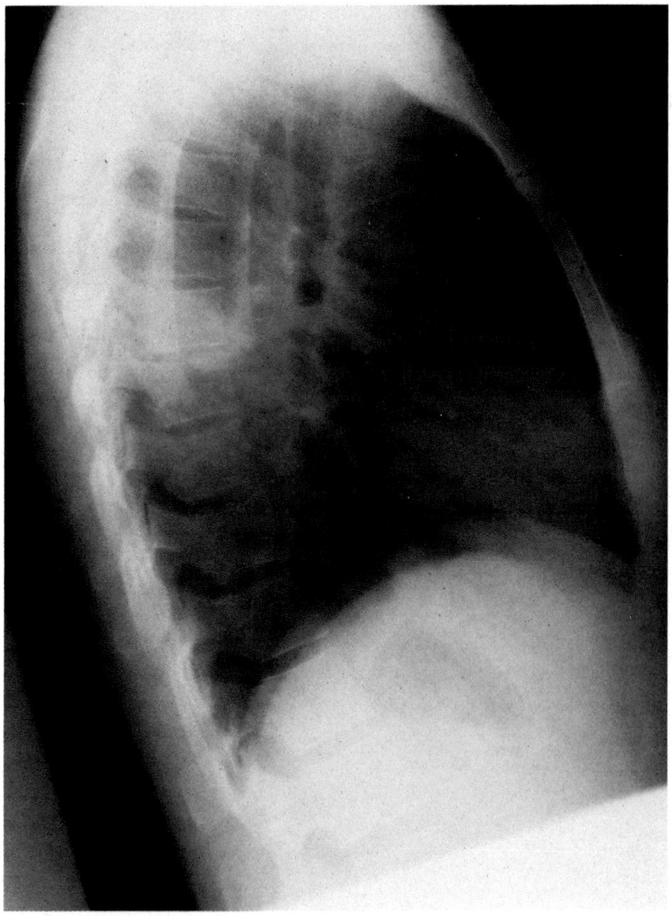

Abb. 1.119, 1.120 Primäre Tuberkulose im apikalen Teil des rechten Unterlappens. Die PA-Aufnahme zeigt den Primärherd. Die laterale Aufnahme bestätigt seine Position gleich unter der Fissur. Die PA-Aufnahme läßt eine leichte Vergrößerung des Hilus erkennen. Meist heilt der Primärherd unter starker Verkalkung, doch lebensfähige Erreger bleiben darin erhalten. Diese Patientin war eine 23jährige Inderin, die kürzlich nach Großbritannien gekommen war. Die Infektion sprach auf die kombinierte Chemotherapie an.

menschlischen Organismus, kann es zur Reaktivierung und lokaler oder über den Blutkreislauf zu generalisierter Aussaat mit vielen möglichen Manifestationen kommen. Die wichtigsten Komplikationen sind:

- Miliar-TB: diffuse hämatogene Ausbreitung über den ganzen Körper, oft sichtbar im Röntgenbild als miliare Fleckschatten auf der Thoraxaufnahme (**1.121**)
- Pulmonale TB (*siehe* S. 188)
- Darm-TB in der Ileozoekalregion (*siehe* S. 379)
- Urogenitale TB mit Befall der Nieren und anderer Teile des Urogenitaltrakts (*siehe* S. 298)
- tuberkulöse Meningitis und große Hirntuberkulome (**1.122**, S. 492)
- tuberkulöse Osteomyelitis (*siehe* S. 158)
- tuberkulöse Arthritis (*siehe* S. 137)
- Hautmanifestationen wie Lupus vulgaris (**2.37, 2.38**) und Erythema nodosum (**1.123, 2.40**)
- Befall der Augen (**1.12**)
- Perikarditis tuberkulosa (*siehe* S. 249)
- Nebennierenbefall mit Morbus Addison (*siehe* S. 313)
- Lymphknotenvergrößerung (**1.124-1.126**)

Bei Menschen in und aus der Dritten Welt ist die TB oft extrapulmonal. Die Untersuchung eines solchen Patienten mit Fieber unklarer Genese sollte beinhalten: Röntgenaufnahme des Thorax, Tuberkulinhauttest, Sputum-, Urin- und Stuhlkultur auf Tuberkulose und, wenn nötig, Lymphknoten- oder Knochenmarkbiopsie. TB bei immunsuppressiv behandelten Patienten kann eine Primärinfektion oder eine Reaktivierung sein. Zum Diagnosezeitpunkt kann die Krankheit bereits weit ausgebreitet sein, sorgfältige Untersuchung und konsequente Therapie sind nötig.

Die Behandlung einer Infektion mit typischem *M. tuberculosis* bedarf einer kombinierten Chemotherapie, um die Entwicklung resistenter Erregerstämme zu vermeiden. Geeignete Präparate sind Isoniazid, Rifampicin, Ethambutol, Pyrazinamid, Streptomycin.

Zellvermittelte verzögerte allergische Reaktion auf TB zeigen Tuberkulintests wie der nach Mendel-Mantoux, nach Heaf oder der Tine-Hauttest (**1.127**). Patienten mit latenter TB reagieren gewöhnlich positiv auf diese Tests, deren Hauptnutzen aber in der Verbindung mit Impfprogrammen liegt. Tuberkulinnegative Patienten können mit BCG-Vakzine immunisiert werden (**1.128**), was einen relativ guten Schutz vor Infektionen bietet.

1.121

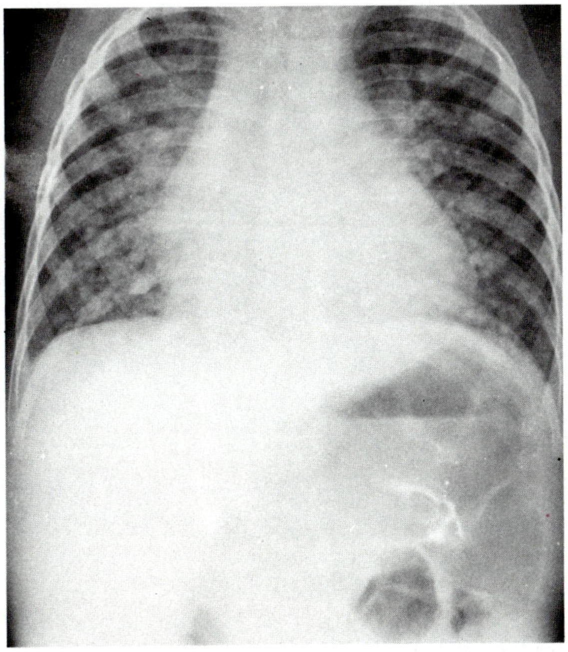

Abb. 1.121 Miliartuberkulose bei einem kleinen Kind. Die miliaren Fleckschatten in der Thoraxaufnahme sind typisch, aber nicht pathognomonisch für Miliartuberkulose – andere Formen der Pneumonie, Sarkoidose und verschiedene berufsbedingte Lungenerkrankungen bieten das gleiche Bild.

1.122

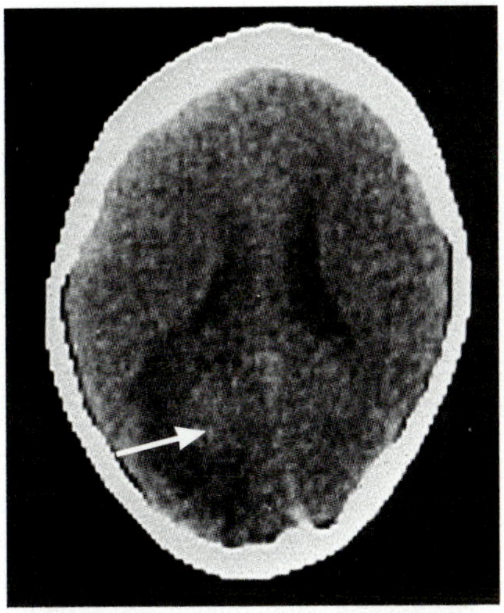

Abb. 1.122 Tuberkulom im Gehirn, eine der vielen Manifestationen der TB. Der Pfeil auf dem CT kennzeichnet die Läsion.

1.123

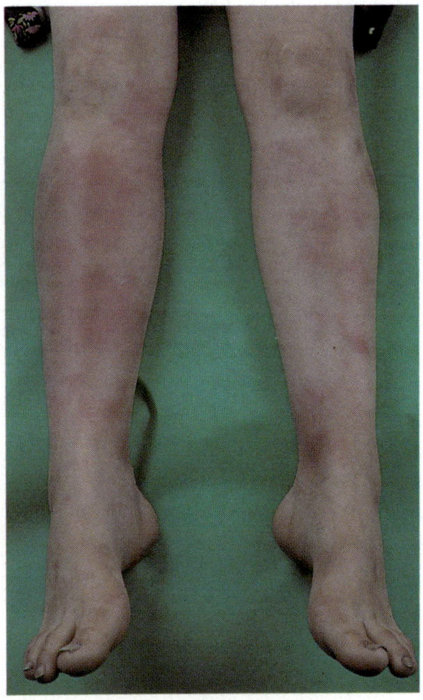

Abb. 1.123 Erythema nodosum ist eine der Hautmanifestationen der TB, erscheint aber auch mit anderen Erkrankungen (*siehe* auch **2.40**). Typisch ist die Verteilung über die Vorderseite der Beine und manchmal auf der Streckerseite der Unterarme, Ausdruck einer fleckigen Entzündung subkutanen Fettes und kleiner Blutgefäße, wahrscheinlich aufgrund einer Typ III- (Immunkomplex) -Allergiereaktion.

1.124

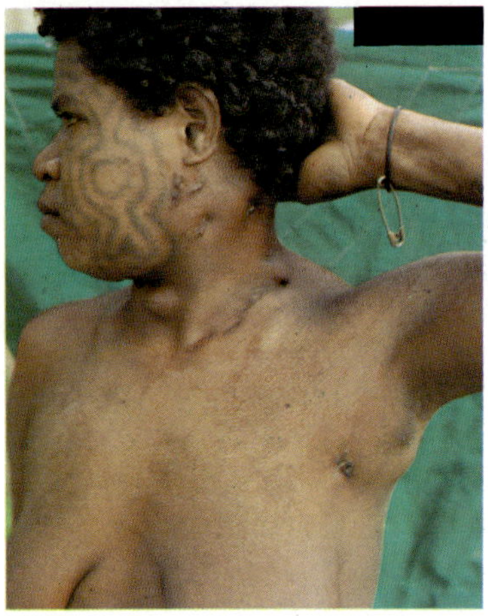

Abb. 1.124 Vergrößerte tuberkulöse Lymphknoten an Hals und Axillae bei einer Fidji-Frau mit disseminierter Tuberkulose.

1.125

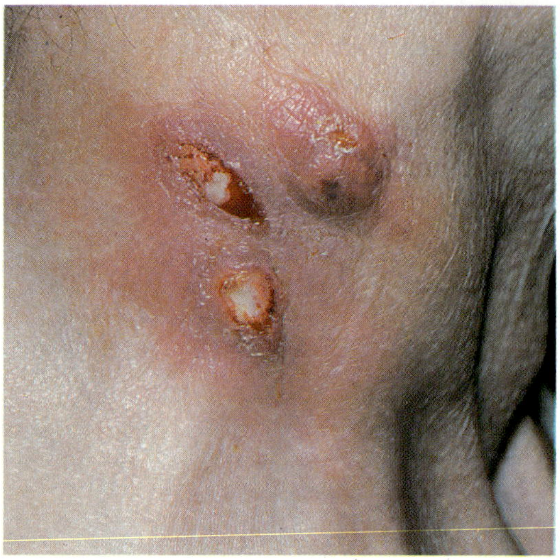

Abb. 1.125 Ulzerierende tuberkulöse Lymphknoten (Skrofula) am Hals eines älteren britischen Patienten.

1.126

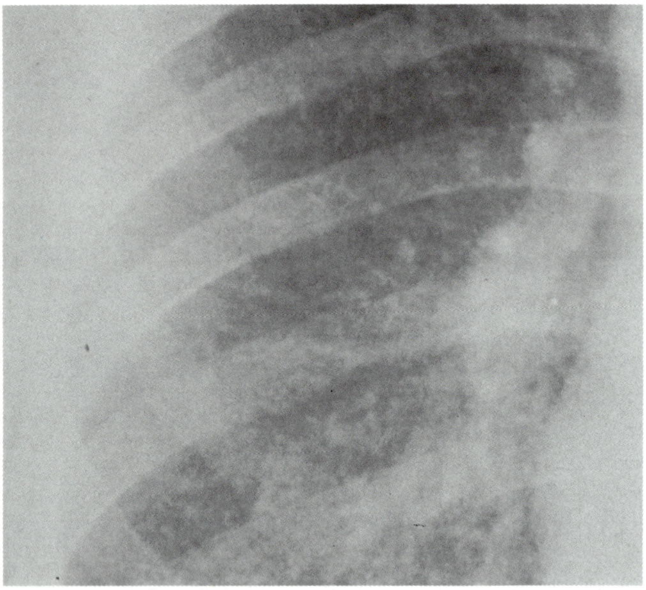

Abb. 1.126 Vergrößerte Hiluslymphknoten, häufiger Befund bei Lungentuberkulose. Diese Nahaufnahme zeigt die vergrößerten rechten Hiluslymphknoten.

1.127

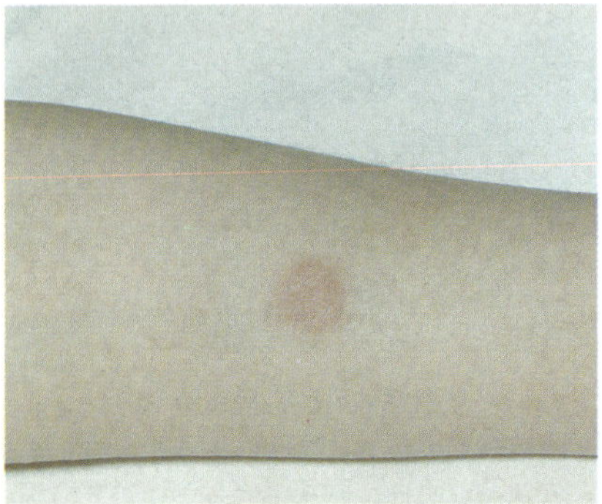

Abb. 1.127 Positiver Heaf-Test, mit gereinigtem Alt-Tuberkulin durchgeführt, das mit einem Heaf-Applikator in die Haut eingebracht wird. Hat vorher kein Kontakt mit Tuberkulose stattgefunden, erscheint innerhalb von 48 Stunden eine positive Reaktion in Form eines Erythems mit fühlbarer Verhärtung.

1.128

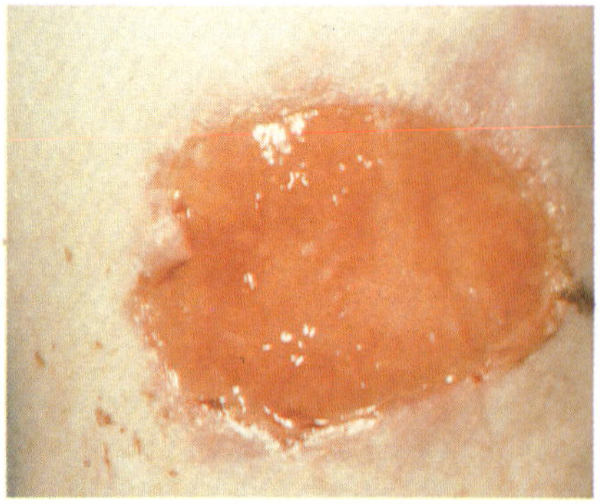

Abb. 1.128 Ein BCG-Ulkus, das 8 Wochen nach der BCG-Impfung auftrat. Normalerweise verläuft diese Impfung komplikationslos, aber vereinzelt kommt es zu schweren Reaktionen, mit Abszess- oder Ulkusbildung und Vergrößerung der regionalen Lymphknoten.

Andere mykobakterielle Infektionen

Verschiedene Mykobakterien können tuberkuloseähnliche Erkrankungen vervorrufen. *Mycobacterium bovis*, früher häufiger Erreger der Tuberkulose im Westen, ist beim Menschen durch strenge Kontrolle der Rinder selten geworden.

Immungeschwächte Patienten sind nicht nur für *M. tuberculosis* empfänglich, sondern auch für andere, oft als atypisch bezeichnete Mykobakterien. *M. scrofulaneum* verursacht Lymphknoteninfektionen (**1.124, 1.125**). Erreger wie *M. avium-intracellulare* und *M. kansasii* rufen fast alle typischen Manifestationen der TB hervor, die wegen multipler Medikamentenresistenz oft schwer zu behandeln sind.

Mycobacterium marinium kann Granulome (**1.129**) hervorrufen, die mit Bakteriostatika behandelt werden können.

1.129

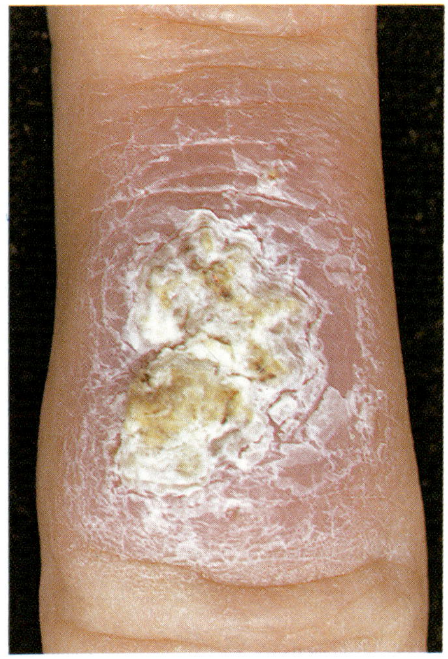

Abb. 1.129 Granulomata. Diese Frau mittleren Alters, die tropische Fische hält, hatte über 6 Monate schmerzlose Knoten dorsal am rechten Zeigefinger. Die einzelne Läsion stammt von einer Infektion mit *M. marinium* (balnei), einem Krankheitserreger der Fische.

Lepra

Lepra, verursacht durch *Myco bacterium leprae*, ist immer noch verbreitetet in tropischen und subtropischen Ländern, übertragen bei längerem, engem Kontakt durch Tröpfchen von der infizierten Nasenschleimhaut. Die Inkubationszeit liegt zwischen 3 und 15 Jahren. Die Schwere des Krankheitsbildes ist abhängig vom Immunstatus des Betroffenen.

Lepromatöe Lepra entwickelt sich bei allgemein reduzierter Abwehrfähigkeit. Disseminierte Läsionen enthalten große Mengen Erreger. Betroffen sind Nasenschleimhaut, Haut (**1.130, 1.131**), Hodengewebe und später auch Nerven. Große, destruierende Läsionen facial und palatinal sind oft die Folge, neurotrophe Atrophie kann zu Verlust der Gliedmaßen führen (**1.131, 1.134**).

Bei **tuberkuloider Lepra** ist der Immunstatus relativ gut, in den Läsionen befinden sich wenig Bakterien. Es kommt zu erythematösen oder hypopigmentierten Hautläsionen (**1.135**) und asymmetrischen Nervenverdickungen (**1.136**).

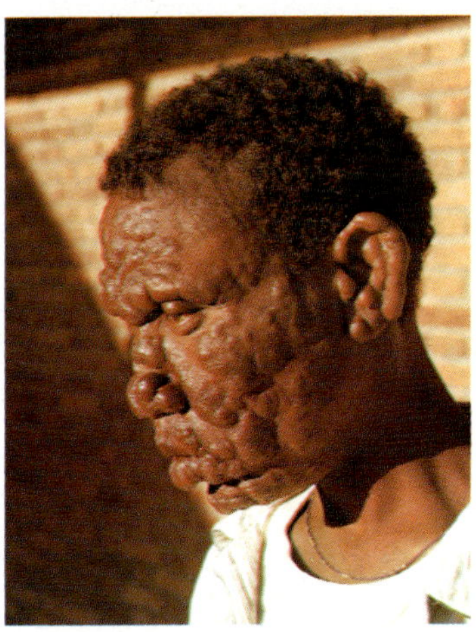

1.130

Abb. 1.130 Lepromatöse Lepra mit ausgedehnten Infiltrationen, Ödemen und Runzelungen (Facies leontina). Man beachte die Enthaarung der Augenbrauen und des Gesichtes, sowie die starke Verdickung des Ohres.

1.131

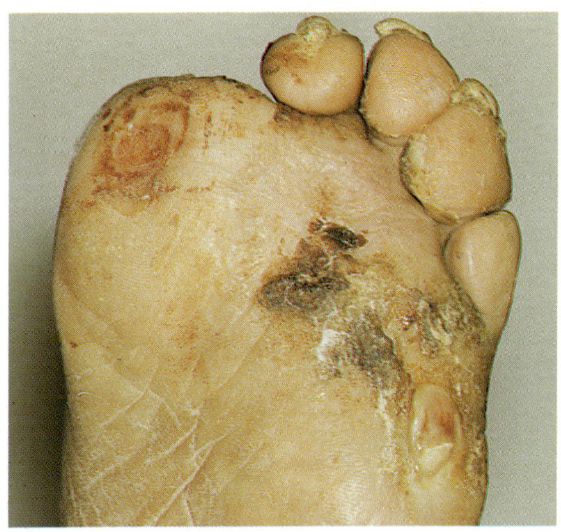

Abb. 1.131 Lepromatöse Lepra mit typischen perforierenden Ulzera aufgrund der Neuropathie. Lateral haben Ulzera den Mittelfußkopf freigelegt, eine lokale Infektion kam dazu. Auch die Haut am Fußballen ulzeriert, es kam bereits zum Verlust des großen Zehs.

Die sogenannte „Borderline-Lepra" zeigt Mischsymptome beider Formen und kann sich in die eine oder die andere Richtung entwickeln.

Die Diagnose der Lepra Erkrankung erfolgt auf einfache Weise durch Bakteriennachweis in Abstrichen der Nasenschleimhaut oder Haut. Bei der tuberkuloiden Form ist eine Biopsie der Haut oder der befallenen Nerven nötig .

Eine kombinierte Chemotherapie mit Rifampicin, Dapson und Clofazimin ist angezeigt. Unterstützende Maßnahmen wie chirurgische Korrektur der Verstümmelungen sind wichtig. Es gibt noch keinen sicher wirksamen Impfstoff. BCG-Vakzine sind verwendet worden, aber der Nutzen ist zweifelhaft.

1.132

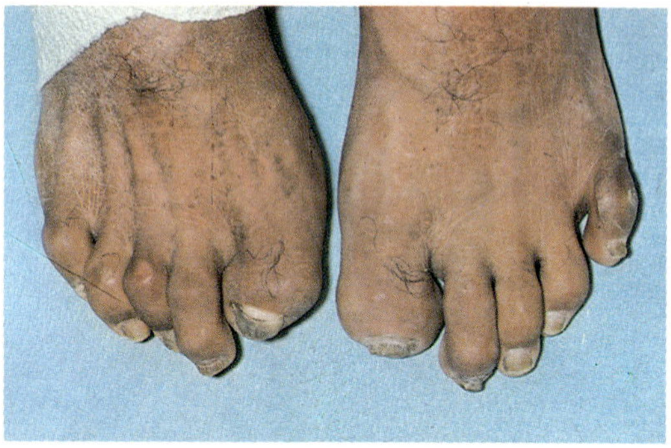

1.133

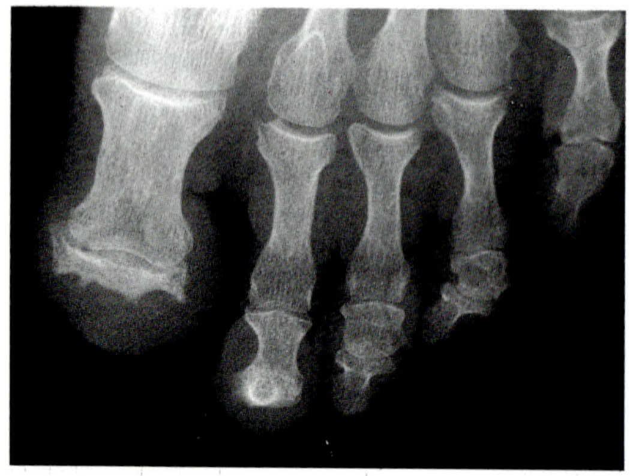

Abb. 1.132, 1.133 Neurotrophe Atrophie führt bei lepromatöser Lepra zur Zerstörung der Gliedmaßen. Die Endglieder der großen Zehen dieses Patienten zeigen starke Erosionen. Die anderen Zehen waren weniger betroffen.

1.134

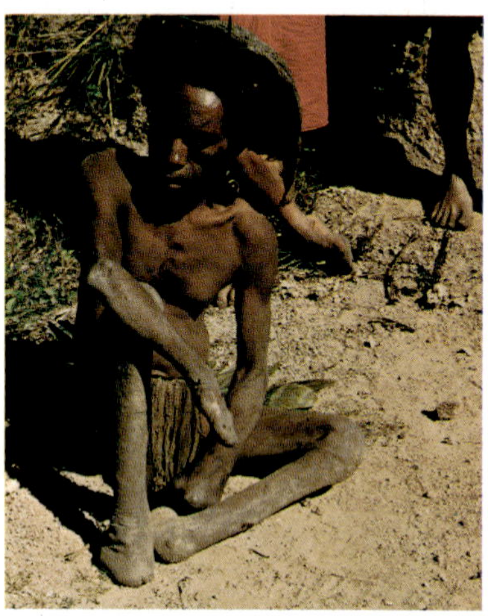

Abb. 1.134 Fast völliger Verlust von Händen und Füßen im späten Leprastadium, Ergebnis einer langwierigen neurotrophen Atrophie.

1.135

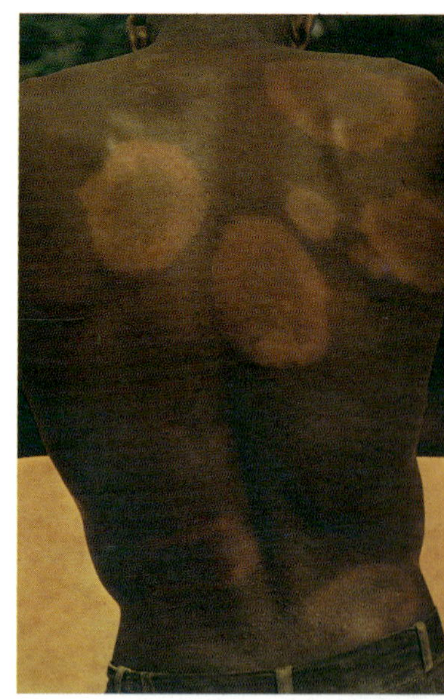

Abb. 1.135 Tuberkuloide Lepra. Die frühe tuberkuloide Läsion ist gekennzeichnet durch Makulae mit Sensibilitätsverlust und Hypopigmentierung.

1.136

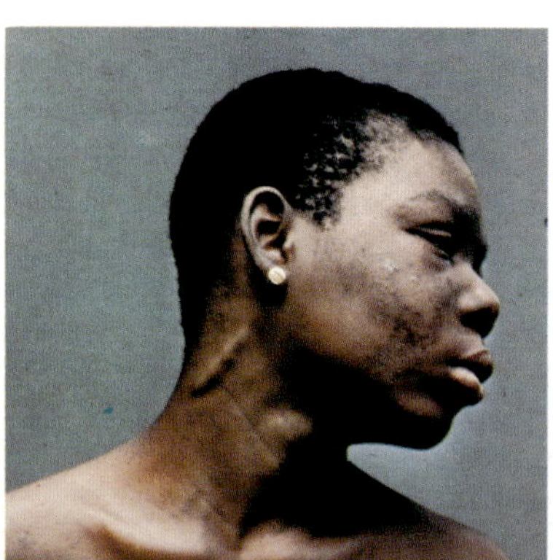

Abb. 1.136 Nervenverdickung bei tuberkuloider Lepra. Die Verdickung des Nervus auricularis tritt häufig auf.

Listeriose

Listeria monocytogenes ist ein weltweit verbreitetes Bakterium, das z.B.in faulenden Pflanzen, Wasser und in 5% der menschlichen Fäkalien vorkommt. Dennoch sind Infektionen beim Menschen selten. Empfänglich sind vor allem Frauen und immunsuppressive Patienten. Über die Plazenta kann es zu Übertragung auf den Fötus kommen, was meist zum Abort führt. Gelegentlich werden die Kinder mit schweren Deformationen geboren. Infektionen zum Geburtszeitpunkt führen beim Neugeborenen nach 4-6 Wochen zu Meningitis und zu disseminierter Erkrankung mit Herz- und Atemstörungen, Diarrhoe und Schock. Trotz moderner Therapien ist die Letalität hoch. Ungefähr die Hälfte der Infektionen treten bei Erwachsenen auf, vor allem kombiniert mit HIV-Infektionen, lymphoretikulären Neoplasien, Steroid- oder Zytostatikatherapie, Alkoholismus, Diabetes mellitus und Tuberkulose. Symptome sind Fieber, Erbrechen, Diarrhoe und oft Zeichen von Meningismus. Es kann zu eitriger Konjunktivitis, eventuell mit Kornealulzeration, und Befall der regionalen Lymphknoten kommen.

Salmonellose

Salmonellen verursachen verschiedene klinische Syndrome:

- Enteritis (Typhus, Paratyphus)
- Fokale Infektionen (z.B. Osteomyelitis)
- Enterokolitis (Lebensmittelvergiftung)(siehe S. 379)
- Asymptomatischer Trägerstatus (Dauerausscheider).

Salmonellen-Enteritis: Erreger sind *Salmonella typhi* und *S. paratyphi* A, B und C. Sie sind spezifisch für den Menschen. Die Übertragung erfolgt fäkal-oral entweder durch direkten Kontakt, kontaminiertes Wasser oder Nahrungsmittel. Viele Erkrankungsfälle in Europa werden aus Endemiegebieten eingeschleppt.

Es handelt sich primär um eine septikämische Erkrankung mit einer Inkubationszeit von 7-14 Tagen und unspezifischen, grippeartigen Symptomen, die sich in den ersten zwei Wochen verstärken. Das Fieber steigt treppenförmig (**1.137**) mit Höhepunkt in der zweiten Woche, hier bereits mit deutlicher Toxämie. Es kann zwar zu Diarrhoe kommen, aber viele Patienten leiden während der Erkrankung unter Obstipation. Symptome sind pelzige Zunge, Roseolen am Körper (**1.138**), aufgetriebener Leib und Splenomegalie. In der dritten Woche sinkt das Fieber, doch einige schwere Komplikationen können sich zu diesem Zeitpunkt einstellen: Darmblutungen und -perforation, Pneumonie, Cholezystitis, Meningitis und Osteomyelitis. Osteomyelitis ist besonders häufig bei Patienten mit Sichelzellanämie (**3.119, 10.45**). Im frühen Krankheitsstadium sind mögliche Todesursachen Septikämie oder Toxämie.

Paratyphus ist eine dem Typhus ähnliche, aber weniger schwere Erkrankung.

Die Diagnose wird durch Erregerkulturen aus Blut, Stuhl und Urin gestellt. Der Gruber-Widal-Test mißt den Titer der spezifischen agglutinierenden Antikörper, kann aber bei immunisierten Patienten schwer auszuwerten sein. Die Behandlung wird meist mit Chloramphenicol durchgeführt. Bei Resistenz wird Ciprofloxacin verwendet. Ungefähr 3% der Infizierten werden zu Dauerausscheidern, bei denen die Keime sich in den Gallenwegen aufhalten.

Prophylaktisch kann mit inaktivierter monovalenter *Salmonella typhi*-Vakzine geimpft werden.

1.137

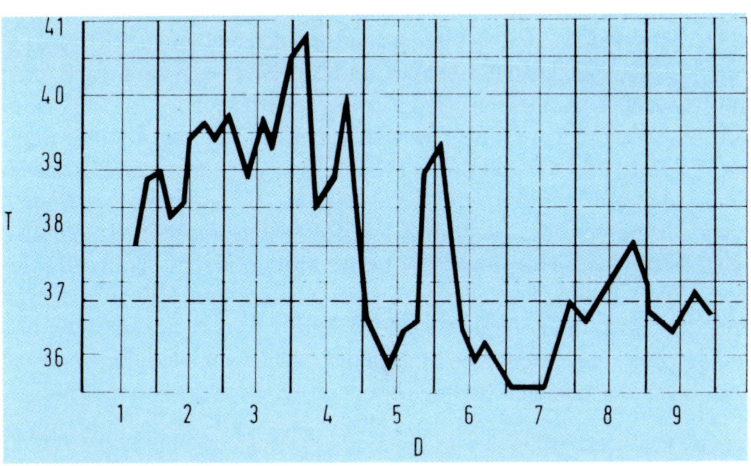

Abb. 1.137 Die Temperaturkurve eines Typhuspatienten steigt bis zum 4. Tag nach Aufnahme treppenförmig an, begleitet von Verwirrung und Erschöpfung. Zu diesem Zeitpunkt wurde die Chloramphenicoltherapie begonnen, und die Temperatur zeigt eine rapide, wenn auch unvollständige, Normalisierung.

1.138

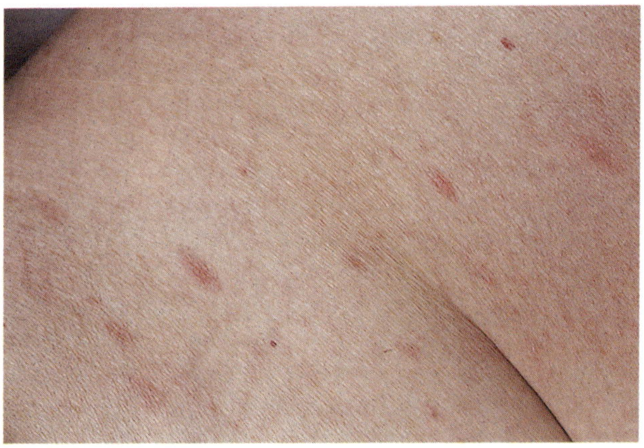

Abb. 1.138 Roseolen bei Typhus: hellrote Flecken oder Papeln (Knötchen) mit 2-4 mm Durchmesser, die bei Druck verschwinden.

Pest

1.139

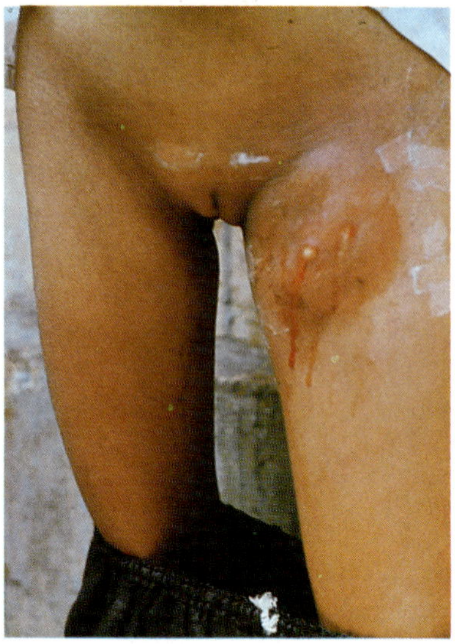

Abb. 1.139 Beulenpest. Typisches Symptom ist eine vereiternde Lymphadenopathie vor allem in Achsel- und Leistengegend.

Immer noch kommt es trotz aller hygienischen Maßnahmen und Seuchengesetze in einigen Ländern der Erde (einschließlich der USA) zu lokalen Pestausbrüchen. Reservoire für den ursächlichen Erreger *Yersinia pestis* sind Waldnager (sylvatische Pest) und Ratten (Rattenpest). Der Rattenfloh dient als Vektor von der Ratte auf den Menschen (und gelegentlich Hunde und Katzen). Es kommt aber auch zu Direktübertragungen von infizierten Tieren und über Aerosole von infizierten Patienten.

Am häufigsten ist die **Beulenpest**. Nach einer Inkubationszeit von 2-4 Tagen kommt es zu einer fulminanten Erkrankung mit Fieber, Kopfschmerzen und geschwollenen Lymphknoten in der Leisten- und Achselgegend (Bubonen) (**1.139**), die vereitern und nässen können. Disseminierte intravasale Koagulation (Verbrauchskoagulopathie) führt oft zu Blutungen vor allem der Nase, des Verdauungstraktes, der Atem- und Harnwege. Zu diesem Zeitpunkt ist die Diagnose durch Blutkulturen und bioptisch durch Lymphknotenaspiration möglich. Es gibt einen spezifischen Immunfluoreszenztest.

Nach Inhalation des Erregers entwickelt sich eine fulminante Pneumonie mit schwerer Toxämie und schnellem Tod (**Lungenpest**). Eine sofortige Behandlung mit Streptomycin, Tetrazyklin oder Co-trimoxazol ist notwendig.

Da es keine Möglichkeit gibt, das gesamte potentielle Wald-Reservoir zu kontrollieren, zielen hygienische antiepidemische Maßnahmen auf Rattenbekämpfung in den Städten. Insektizide, die allerdings umweltschädlich sind, können die Flohpopulation begrenzen. Risikopersonen sollten geimpft werden.

Cholera

Diese akute Durchfallerkrankung wird ausgelöst durch die Besiedelung des Dünndarms mit *Vibrio cholerae*, der ein Exotoxin produziert, das die Wasser- und Natriumhämostase der Dünndarmwandzellen stört. Die Folge sind Hypersekretion isotonischer Flüssigkeit in den Darm und extrazellulärer Flüssigkeitsverlust mit hypovolämischem Schock, Hypokaliämie und Störung des Säure-Basen-Gleichgewichts.

Die Übertragung geschieht gewöhnlich fäkal-oral, oft durch kontaminiertes Wasser (**1.4**). Nach einer Inkubationszeit von einigen Stunden bis zu einigen Tagen setzen plötzlich profuse, wässerige, schmerzlose „Reiswasser"-durchfälle (**1.140**) ein. Der Elektrolytverlust führt zu Muskelkrämpfen. Ohne Therapie kommt es zum Kreislaufkollaps mit typischen Zeichen extremer Dehydratation: tiefliegende Augen (**1.141**), schlaffe Gesichtshaut, Tachykardie, Herzrythmusstörungen und Hypotonie.

Hypovolämischer Schock und Nierenversagen aufgrund einer akuten Tubulinekrose sind häufige Todesursache.

Die Diagnose muß nach dem klinischen Befund gestellt werden. Sofortiger Flüssigkeits- und Elektrolytersatz sind unerläßlich. Dies kann oral mit klinischer Beobachtung (Bestimmung des Augeninnendrucks/des Hautturgors, des jugularen Venendrucks) geschehen. Nach Möglichkeit ist eine biochemische Kontrolle des Säure-Basen-Haushaltes sowie der Natrium- und Kaliumspiegel ist durchzuführen. Orale Breitbandantibiotika dämmen die Infektion schnell ein. Öffentliche Maßnahmen sollten vor allem für Verbesserung der sanitären Bedingungen und Trinkwassersanierung sorgen.

1.140

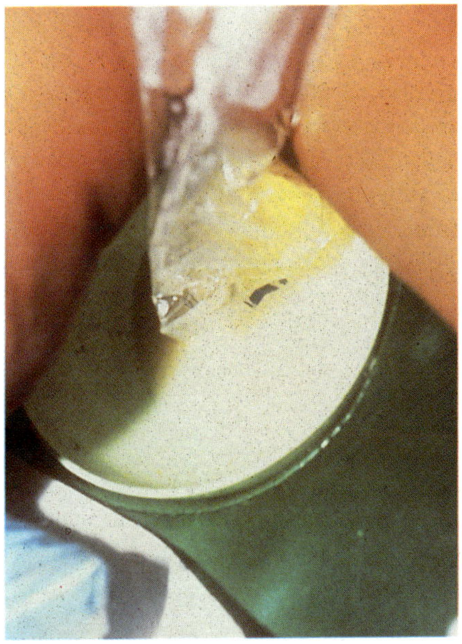

Abb. 1.140 Reiswasserdurchfall bei Cholera. Der voluminöse, wässerige Stuhl enthält wegen der nichtinvasiven Natur der Infektion kein Blut. Die Trübung stammt von zahlreichen Schleimhautpartikeln des Darmes und ausgeschiedenen Zellen.

1.141

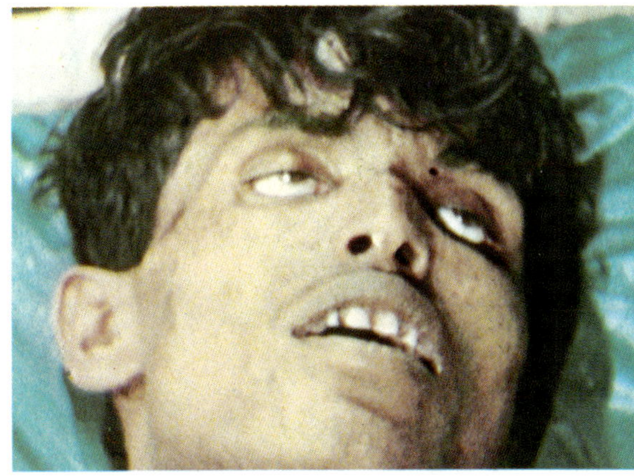

Abb. 1.141 Choleragesicht. Extreme Dehydratation verursacht das typische Bild mit eingesunkenen Wangen und Augen. Trotz des moribunden Aussehens des Patienten kann Rehydrierung, begonnen vor Einsetzen des Nierenversagens, zu völliger Genesung führen.

Legionellose

Legionellacceae sind aerobe, gramnegative Bakterien mit weltweiter Verbreitung, die mit Ausbrüchen von Pneumonie und anderen fieberhaften Erkrankungen in Verbindung gebracht werden. Ein erhöhtes Risiko besteht bei älteren Männern, Rauchern, Alkoholmißbrauch, chronischen Lungenkrankheiten oder bei Immunsuppression. Die Übertragung geschieht wahrscheinlich durch Tröpfchen aus Klimaanlagen, Luftbefeuchtern, Duschköpfen und Wasserhähnen; Übertragung von Mensch zu Mensch oder durch kontaminiertes Wasser konnte nicht beobachtet werden. Die Inkubationszeit beträgt 2-10 Tage.

L. pneumophila verursacht Pontiacfieber und die Legionärskrankheit.

- Pontiacfieber, benannt nach der Stadt, wo es zuerst beobachtet wurde, ist eine akute Erkrankung mit Fieber, Kopfschmerzen und Myalgie. Innerhalb einer Woche kommt es zur Spontanheilung.
- Die Legionärskrankheit variiert von einer harmlosen Erkrankung bis zu einer plötzlich einsetzenden generalisierten Infektion mit Pneumonie (**1.142**), Enzephalitis, Leber- und Nierenschäden. Hauptkennzeichen ist die progrediente Pneumonie mit einer Letalitätsrate von 20% (*siehe* auch S. 187). Apparative Unterstützung von Atmung und Nierentätigkeit kann notwendig werden. Medikamente der Wahl sind Erythromycin oder Ciprofloxacin. Hygienische Maßnahmen beinhalten Biozidzusätze im Wasser der Klimaanlagen.

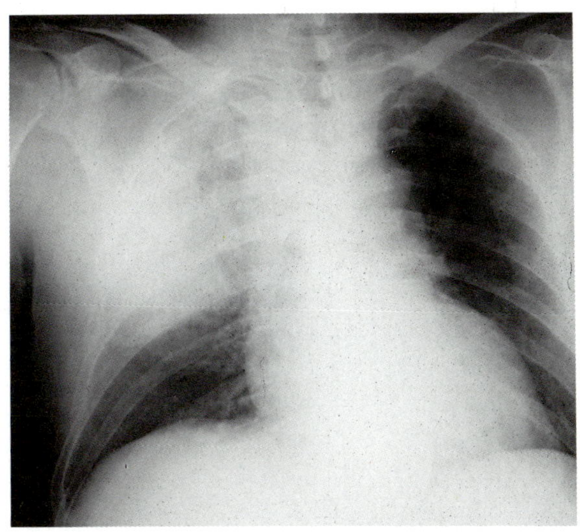

1.142

Abb. 1.142 Thoraxröntgenaufnahme bei Legionärskrankheit mit auffälligem Schatten in der rechten oberen Region. Der Patient war schwer krank mit hohem Fieber und Delirium.

Bakteroideninfektion

1.143

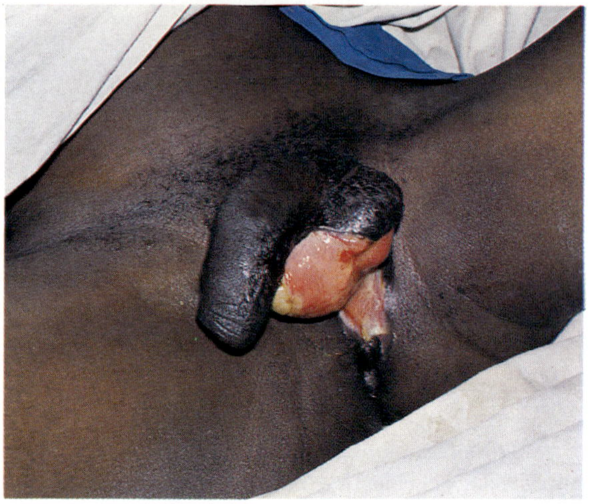

Häufigster und wichtigster Verteter der *Bacteroides* ist *B. fragilis*, ein anaerober, gramnegativer Bazillus, der zur normalen menschlichen Darmflora gehört. In Gewebeverletzungen unter anaeroben Bedingungen kann er pathologisch wirken. Häufig ist er im unangenehm riechenden Eiter abdomineller Wunden nach Beckenoperationen, in Leberabszessen, in Empyemen nach Aspirationen, in Hirnabszessen und in Gangrän von Haut und Muskeln wie der Fournier-Gangrän (**1.143**). Behandelt wird mit Metronidazol.

Abb. 1.143 Fournier-Gangrän am Skrotum eines afrikanischen Patienten. Verursacher war *Bacteroides fragilis*. Gute Wundversorgung und Hauttransplantation führten zu völliger Wiederherstellung.

Brucellose

Beim Menschen wird Brucellose durch Infektion mit einer von drei Arten Brucellen verursacht: *B. melitensis* (Ziegen), *B. abortus* (Rinder) und *B. suis* (Schweine). Der Erreger befällt den Urogenitaltrakt von Tieren und kann mit Milch, Milchprodukten, Fleisch oder direkt durch Hautverletzungen aufgenommen werden. Besonders gefährdet sind Menschen mit engem Kontakt zu Tieren wie Bauern, Veterinäre oder Fleischer. Der Genuß von nicht-pasteurisierter Milch und Milchprodukten kann Epidemien verursachen.

Die Inkubationszeit beträgt bis zu drei Wochen, die ersten Symptome wie intermittierendes Fieber (**1.11, 1.144**), Kopfschmerzen, Myalgie, Anorexie, Schmerzen in Gelenken und Wirbelsäule, Orchitis und allgemeine Schwäche treten oft erst nach Monaten auf.

Akute Erkrankungen sind verbunden mit intermittierendem Fieber, Lymphadenopathie und druckempfindlicher Hepatosplenomegalie. Fast jedes Organ kann betroffen sein. Es kommt zur Chronifizierung mit fortschreitendem Kräfteverfall, Depression, Gewichtsverlust, intermittierendem Fieber, chronischer Degeneration von Knochen und Gelenken (**1.145**) und Hepatosplenomegalie.

Während der akuten Phase kann die Diagnose durch Blutkulturen oder erhöhten Agglutinintiter gestellt werden. Heute gibt es spezielle Immunglobulin(IgM)tests. Tetracyclin oder Co-trimoxazol sind Mittel der Wahl. Allgemeine hygienische Maßnahmen beinhalten Untersuchung der Rinder mit dem Brucellin-Hauttest, um diese infektionsfrei zu halten, und die Pasteurisierung der Milch.

1.144

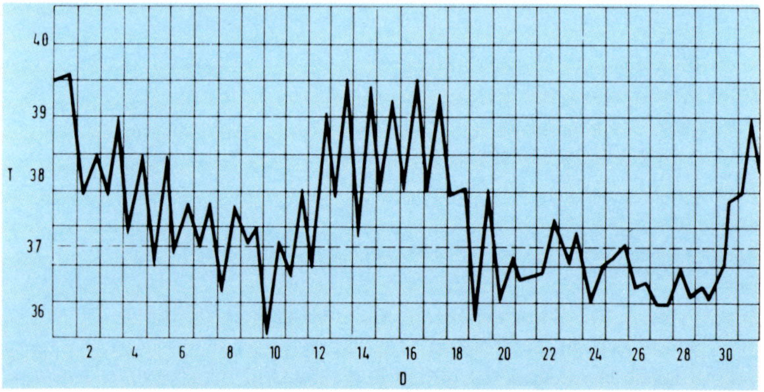

Abb. 1.144 Temperaturkurve bei Brucellose mit dem typischen, intermittierenden „Febris undulans".

1.145

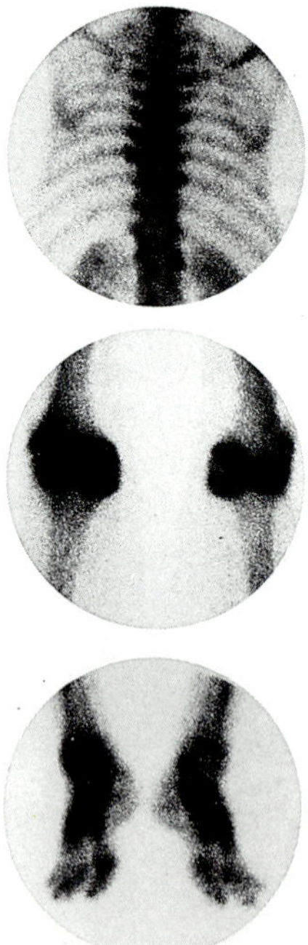

Abb. 1.145 Degenerative Osteoarthritis bei Brucellose in einer Technetium-99m-MDP-Untersuchung. Der Patient war ein Beduinenschafhirte, der über ein Jahr unter Fieber, schmerzhaften Schwellungen der Gelenke und Rückenschmerzen, einer häufigen Komplikation der chronischen Brusellose, litt.

Pertussis

Pertussis (Keuchhusten) ist eine schwere Erkrankung vor allem kleiner Kinder, übertragen durch Tröpfcheninfektion mit dem Erreger *Bordetella pertussis*.

Nach einer Inkubationszeit von 7-10 Tagen entwickeln sich katarrhalische Symptome und Husten, der nach ungefähr 10 Tagen in Krampfhusten mit nachfolgendem Inspirationsstridor, häufig auch Erbrechen, übergeht. In schweren Fällen kann es zu 20-30 Hustenkrämpfen am Tag kommen. Vielfaches Erbrechen kann zu Gewichtsverlust und Dehydratation führen. Die Erkrankung dauert gewöhnlich 4-6 Wochen, der Husten hält bei manchen Patienten aber monatelang an.

Bakterielle Superinfektionen wie Pneumonie oder Otitis media sind möglich. Mechanische Komplikationen sind subkonjunktivale Blutungen (**1.146**), Epistaxis, Hämoptyse, Bildung von Zungenulzera (**1.147**) oder Hernien, manchmal auch Rektumprolaps. Verstopfung der Bronchien oder Bronchiolen mit Schleim führt zu Bronchiektasen. Krämpfe wegen eines zerebralen Sauerstoffdefizits oder einer Enzephalopathie sind lebensbedrohlich.

Der Erreger kann in pernasalen Abstrichen, Kulturen oder durch Immunfluoreszenztests nachgewiesen werden. Die Lymphozyten sind meist erhöht.

Während der Krämpfe erleichtert Physiotherapie den Schleimauswurf. Kleine, häufige Mahlzeiten und ausreichende Flüssigkeitszufuhr beugen Gewichtsverlust und Dehydratation vor. Antibiotika wie Erythromycin sind nur im Anfangsstadium oder zur Vorbeugung bei Ansteckungsgefahr von Nutzen. Antitussiva sind kontraindiziert, Sedierung sollte Patienten mit Krämpfen vorbehalten sein.

Eine vorbeugende Impfung, kombiniert mit Diphterie- und Tetanus- Schutzimpfung (DPT), wird empfohlen.

1.146

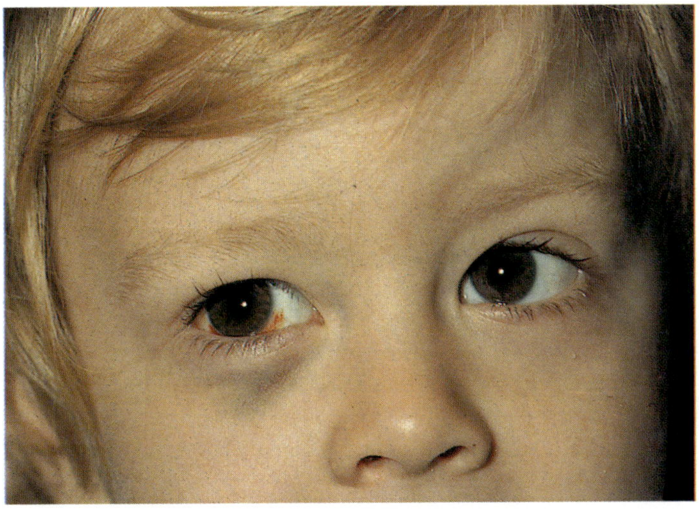

Abb. 1.146 Subkonjunktivale Blutungen bei Pertussis entstehen durch plötzliche Erhöhung des kapillaren Drucks, wenn intrathorakal der Druck bei heftigen Hustenanfällen stark ansteigt. Dieses Kind hatte zusätzlich Blutungen im unteren Lid, eine seltenere Komplikation. Zu bleibenden Schäden kommt es nicht.

1.147

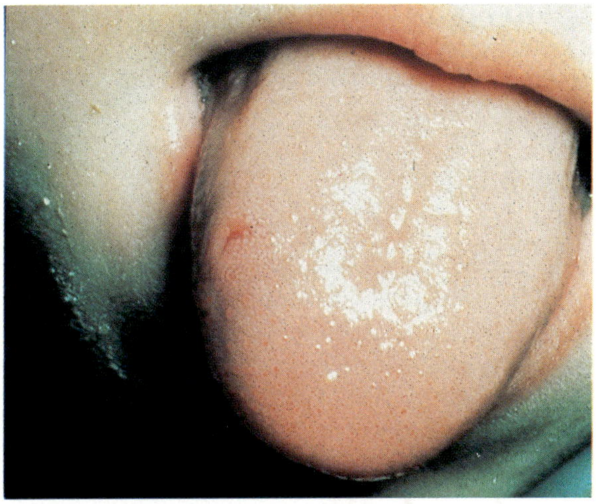

Abb. 1.147 Eine durch Bisse geschwollene Zunge ist häufige Komplikation bei Pertussis, bedingt durch die Husten- und Erstickungsanfälle. Auch das Zungenbändchen kann verletzt sein.

Tularämie

1.148

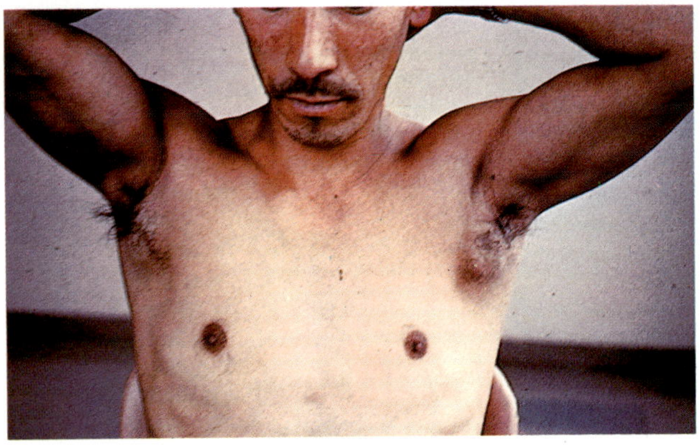

Abb. 1.148 Tularämie mit stark vergrößerten axillären Lymphknoten bei einem japanischen Patienten.

Diese Zoonose wird von dem gramnegativen Erreger *Francisella tularensis* verursacht. Die Übertragung geschieht über kontaminiertes Wasser oder Nahrungsmittel, Inhalation, infizierte Kadaver, Zecken oder direkt von einem tierischen Reservoir (meist einem Nagetier). Tularämie findet sich in fast allen Teilen der Welt. Meist kommt es zu einer fieberhaften Erkrankung mit Hautulzera und Vergrößerung der regionalen Lymphknoten (**1.148**). Eine sekundäre nekrotisierende Pneumonie oder eine primäre Pneumonie durch Inhalation der Erreger sind möglich. Selten, aber mit hoher Letalität verbunden sind Komplikationen wie Perikarditis und Meningitis. Die Erreger sprechen auf Streptomycin, Gentamycin oder Tetracyclin an. Bei gefährdeten Personen wie Laboranten, Forstarbeitern und Jägern sind Impfungen zu empfehlen.

Nichtvenerische Treponematose

Venerische Treponematose (Syphilis) *siehe* S. 83.

Frambösie

Diese chronische Infektion mit *Treponema pertenue* ist in allen tropischen Regionen verbreitet. Kinder infizieren sich durch bestehende Hautläsionen bei Kontakt mit Kranken. Es gibt aber keine kongenitale Ansteckung. Nach einer Inkubationszeit von 4-6 Wochen erscheint die Primärläsion, eine wachsende, nässende Papel ("mother yaw"), gewöhnlich mit Lymphknotenschwellung in der Leistengegend. Innerhalb von 4-8 Monaten heilt sie ab. In weiteren 6 Monaten kommt es zu zahlreichen Sekundärläsionen meist der Haut (**1.149**) oder Extremitäten. Langandauernde Infektionen verursachen Gewebsdefekte an Knochen (**1.150**) Gelenken und Haut. Nachweis von Treponemen und serologische Untersuchungen sichern die Diagnose. Frühstadien werden mit Penicillin behandelt. Wichtig sind gute persönliche Hygiene, Verbinden von offenen Wunden und allgemeine lokale Infektionsverhütung.

1.149

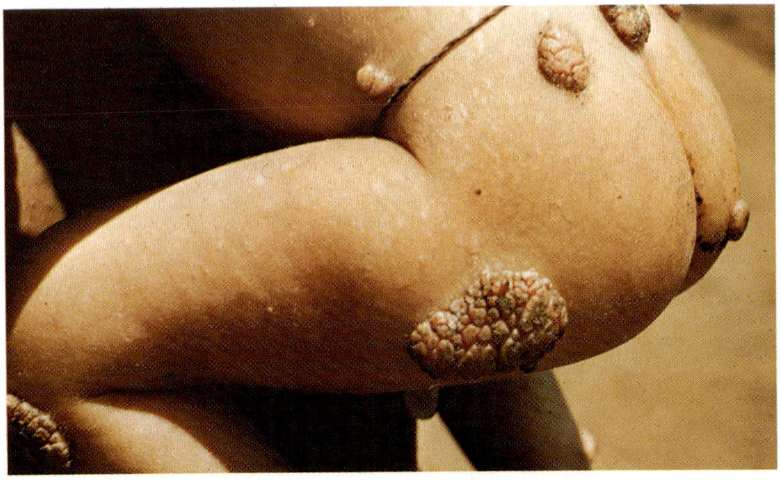

1.150

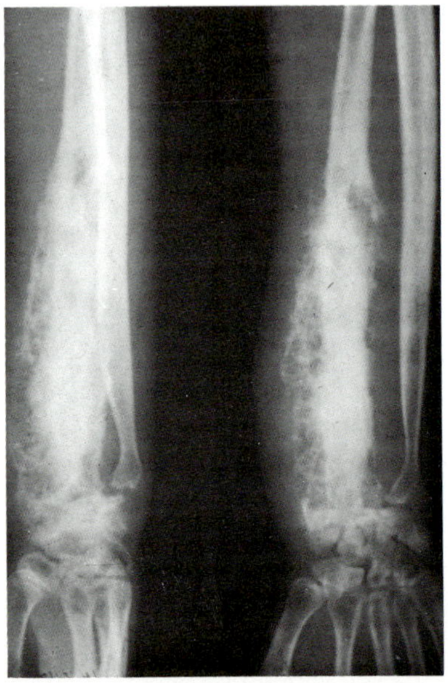

Abb. 1.149 Klassische, himbeerartige Sekundärläsionen bei einem Kind aus Papua. Zusätzlich kommt es oft zu Sekundärläsionen an Haut-Schleimhaut-Übergängen.

Abb. 1.150 Frambösie-Ostitis. Die Röntgenaufnahme der Unterarme zeigt fokale kortikale Verdünnung und periosteale Neubildung. Zu dieser Erscheinung kann es, ähnlich wie bei Lues III, überall im Körper, aber vor allem an der Tibia (Säbelscheidentibia) kommen.

Pinta

1.151

Pinta ist eine chronische, in Südamerika vorkommende Hautinfektion mit Treponema carateum, die ein generalisiertes, mehrfarbiges Exanthem verursacht. Die Läsionen wechseln von schiefergrau zu braun und dann weiß, die Haut wird fleckig (**1.151**). Die allgemeine Gesundheit ist nicht gefährdet, die Auswirkungen sind rein kosmetisch und psychologisch. Penicillin beherrscht den Krankheitsverlauf.

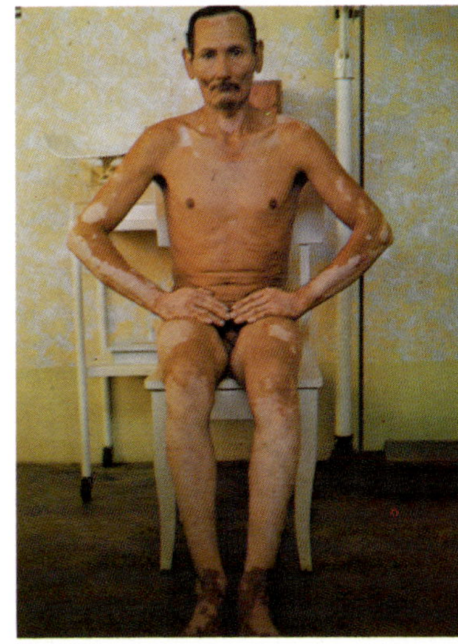

Abb. 1.151 Depigmentierte Pintaläsionen. Sie entwickeln sich von kleinen Papulae zu Flecken mit aktiv wachsenden Rändern, die konfluieren. Im Spätstadium kommmt es zur Depigmentierung.

Bejel

1.152

Bejel ist als eine nichtvenerische Trepanosomeninfektion eine entzündliche Erkrankung von Haut und Schleimhaut, die chronische Haut- und Knochengranulome hervorruft. Betroffen sind Kinder in den trockenen Regionen Afrikas, des Balkans und Australiens. Sekundärsymptom ist ein makulopapuläres Exanthem (**1.152**) mit regionaler Lymphadenopathie. Die Übertragung geschieht direkt von Mensch zu Mensch oder über Infektionsträger. Der Einsatz des Penicillins hat zu starkem Rückgang, in einigen Ländern zur Ausrottung der Krankheit geführt.

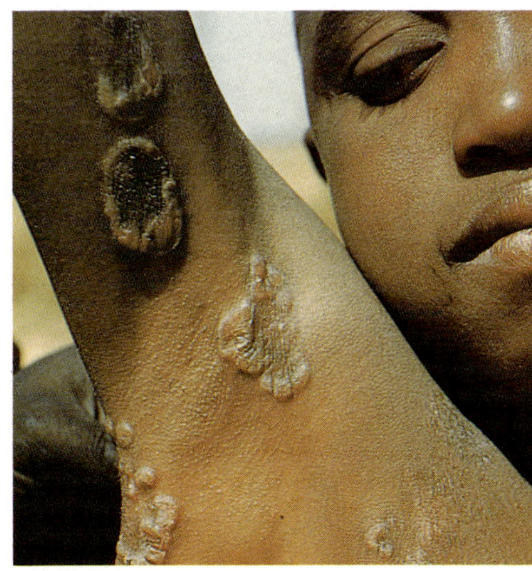

Abb. 1.152 Sekundäres Exanthem bei Bejel oder „endemischer Syphilis". Ein blühender, makulopapulärer Ausschlag mit Adenitis ist gewöhnlich erstes Anzeichen dieser nichtvenerischen Infektion.

Cancrum oris

1.153

Es handelt sich um eine Infektion mit verschiedenen anaeroben Erregern, unter anderem *Borrelia vincentii*, die bei unterernährten Kindern infolge der Immunschwäche oder nach Überstehen von anderen Krankheiten wie Masern oder akuter Leukämie auftritt. Sie beginnt als Gingivitis und breitet sich schnell auf bukkale Schleimhaut, Wangen, Ober- und Unterkiefer (**1.153**) aus. Heilen die gangränösen Stellen ab, hinterlassen sie starke Entstellungen. Trotz Antibiotika ist die Letalität hoch.

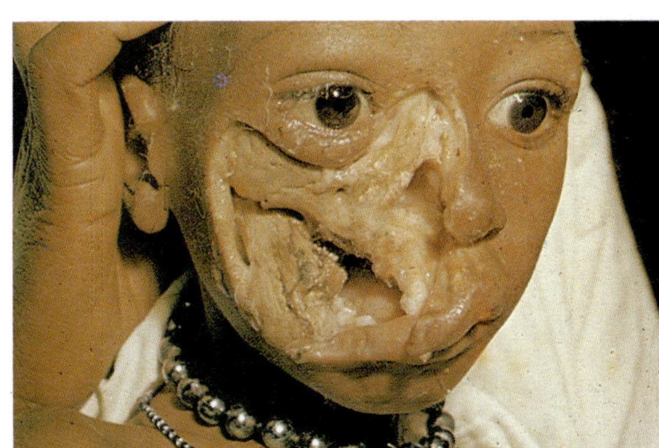

Abb. 1.153 Cancrum oris bei einem kleinen, unterernährten afrikanischen Kind. Die Infektion führte zu massivem Weichteilverlust, gefolgt von Zahnausfall und Nekrose von Teilen des Ober- und Unterkiefers.

Lyme-Borreliose

Diese Infektion wurde erstmalig in Neu-England, USA, beschrieben, ist aber in fast allen Ländern verbreitet. Verursacht wird sie von Spirochäten (*Borrelia burgdorferi*), übertragen durch Zeckenbisse (*Ixodes dammini*). Es kommt zu akuter, fieberhafter Erkrankung und Erythema migrans, einem chronischen, verhärteten Exanthem mit typischem roten Rand und zentraler Abblassung (**1.154**). Multiple Hautläsionen erscheinen in verschiedenen Stadien mit Lymphadenopathie, Myalgie und Arthralgie. In 10-20% aller Fälle kommt es zu neurologischen Manifestationen wie Meningoenzephalitis, Lähmung der Hirnnerven und peripherer Neuropathie, gelegentlich zu Myokarditis und Perikarditis. Monate nach den Frühsymptomen entwickelt sich eine Arthritis, die chronisch-rezidivierend mit akuten Entzündungen des Knies und anderer großer Gelenke verlaufen kann. Knorpel und Knochen werden zersetzt, eine Verwechslung mit Osteoarthritis ist möglich (**1.155**).

Die Diagnose wird durch Nachweis eines IgM-Antikörpers gesichert, und gelegentlich kann man den Erreger aus Haut, Gelenkflüssigkeit oder Liquor kultivieren.

Die akute Erkrankung wird mit hochdosiertem, intravenösem Penicillin behandelt, die Spätkomplikationen mit ausreichend dosiertem Tetracyclin. Prophylaktische Maßnahmen, außer der Vermeidung von Zeckenbissen, gibt es nicht.

1.154

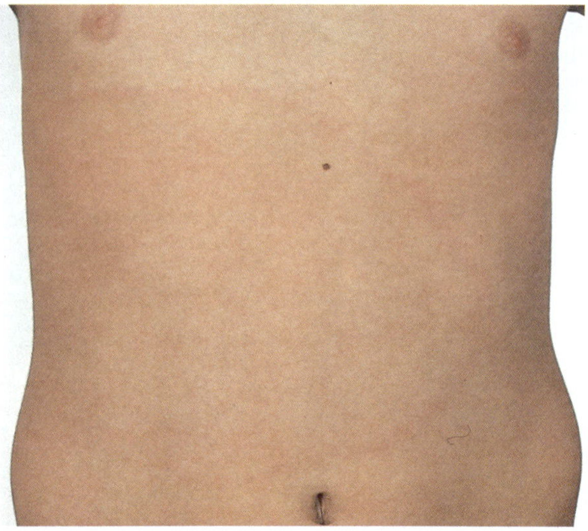

Abb. 1.154 Erythema migrans. Der charakteristische Ausschlag weist bereits stark auf Lyme-Borreliose hin. Wird er nicht erkannt, kommt es oft zur Fehldiagnose. Man beachte die chronische Verhärtung mit dem typischen roten Rand und zentraler Abblassung.

1.155

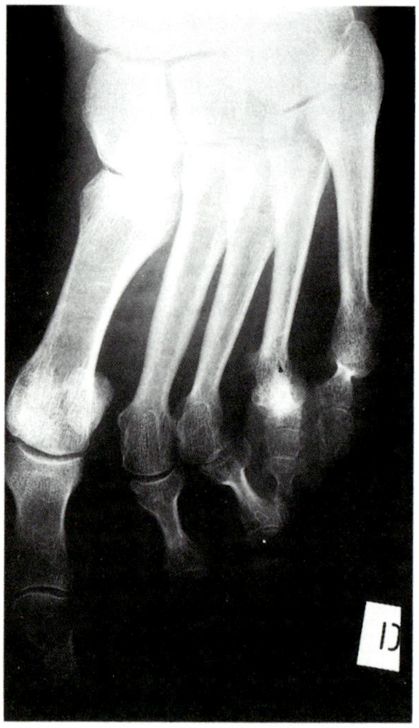

Abb. 1.155 Chronische Arthritis bei Lyme-Borreliose. Die schweren arthritischen Veränderungen entwickelten sich bei einem Patienten, der das charakteristische Exanthem erstmalig vor mehr als 10 Jahren bemerkt hatte.

Leptospirose

Menschen infizieren sich mit Leptospirose durch direkten oder indirekten Kontakt mit Tieren, vor allem Nagetieren. Gefährdet sind vor allem Bauern, Tierärzte, Abwasserarbeiter und Menschen in Kontakt mit rattenverseuchten Gewässern (z.B. Wassersportler in Binnengewässern). Die Erreger gehören zu den *Leptospira interrogans*, von denen es viele Serotypen gibt. Sie dringen durch Verletzungen der Haut und Schleimhaut oder die intakte Konjunktivalschleimhaut ein.

Der Serotypus *L. icterohaemorrhagiae* verursacht die Weilsche Krankheit (Morbus Weil). Nach einer Inkubationszeit von 2-20 Tagen kommt es in der ersten Woche zu grippeähnlichen Symptomen wie Fieber, Frösteln, Kopfschmerz, Myalgie und Konjunktivitis (**1.156**). Mit fortschreitender Erkrankung entwickeln sich Gelbsucht und hämorrhagische Diathese. Es treten Symptome einer Meningitis und eines Nierenversagens auf. In der zweiten oder dritten Woche können Herz- und Nierenversagen zum Tode führen.

Andere Serotypen verursachen subklinische, weniger schwere, anikterische Erkrankungen. *L. canicola* löst **aseptische Meningitis** aus.

Bei Leptospireninfektionen findet sich meist eine polymorphe Leukozytose. Im Frühstadium können die Erreger in Blut, Liquor und Urin durch Kultur oder Dunkelfeldmikroskopie nachgewiesen werden. Erhöhte Antikörpertiter im Agglutinations-Lysis-Test bestätigen die Diagnose.

Gute Pflege ist wichtig. Bei Niereninsuffizienz kann Dialyse notwendig werden. Antibiotika sind nur in den ersten Krankheitstagen wirksam. Mittel der Wahl ist Benzylpenicillin. Tetracyclin und Erythromycin können ebenfalls eingesetzt werden.

Die Prophylaxe besteht aus Bekämpfung der Nagetiere in Landwirtschaft und Industriegebieten. Rattenverseuchte Gewässer sollten gemieden werden.

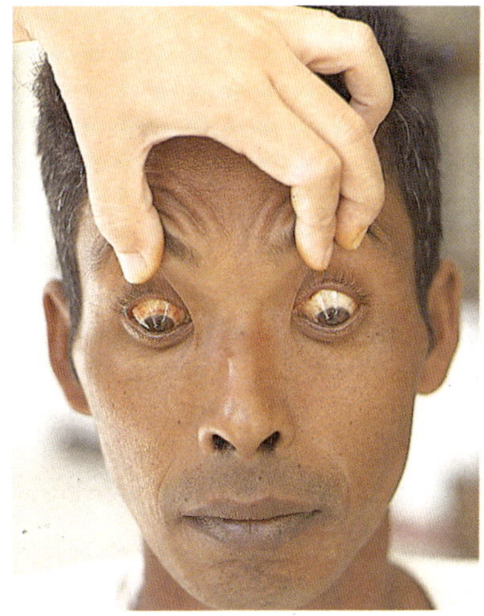

1.156

Abb. 1.156 Konjunktivale Veränderungen bei Leptospirose. Dieser Patient wusch sich regelmäßig in rattenverseuchtem Wasser.

Trachom

Das Trachom ist eine chronische Konjunktivitis, verursacht durch die weltweit verbreitete *Chlamydia trachomatis*. In endemischen Gebieten geschieht die Übertragung von Auge zu Auge durch Hände oder Fliegen, ansonsten vom Genitalbereich auf das Auge, vor allem bei Säuglingen. Die Symptome gleichen denen einer Konjunktivitis. Winzige lymphoide Follikel in den Konjunktiven sind typisch für das Frühstadium (**1.157**). Die chronische Entzündung führt zu Narbenbildung und Pannus der Hornhaut, später zu Narbenentropium und Trichiasis. Ein „trockenes Auge" durch Zerstörung der sezernierenden Zellen verstärkt diesen Effekt. Es kommt zur Erblindung (**1.158**). Das klinische Bild und die therapeutische Reaktion auf Tetracyclin ermöglichen die Diagnose. Allgemeine hygienische Maßnahmen sind von eminenter Bedeutung. Bei einigen Patienten kann eine Hornhautverpflanzung das Sehvermögen retten.

C. trachomatis ist auch der weit verbreitete Erreger der unspezifischen Urethritis (*siehe* S. 86). Ein spezieller Stamm von *C. trachomatis* verursacht das Lymphogranuloma venereum (*siehe* S.86).

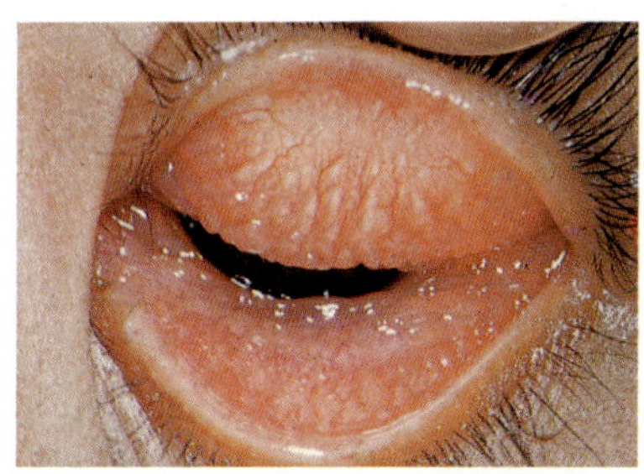

1.157

Abb. 1.157 Trachom im Frühstadium. Kleine, stecknadelkopfgroße, blasse Follikel befinden sich im Epithel über der Augenlidplatte, sichtbar besonders am ektopionierten Oberlid.

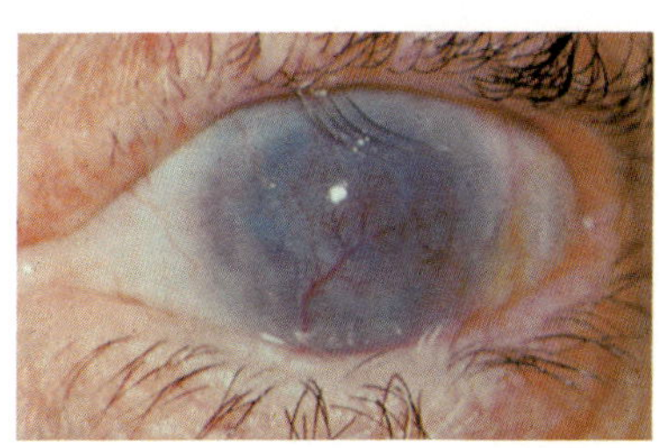

1.158

Abb. 1.158 Erblindung durch Hornhautvernarbung im Spätstadium eines Trachoms.

Psittakose

Diese Infektion, verursacht von *Chlamydia psittaci*, befällt vor allem Papageien und Sittiche, aber auch andere Vögel. Der Mensch infiziert sich durch Inhalation getrockneten, infizierten Vogelkots, seltener durch Berührung von Federn oder Kadavern, einen Vogelbiß oder andere enge Kontakte. Die Erkrankung findet man vornehmlich bei Personen, die mit Vögeln arbeiten, wie Beschäftigte in Tierhandlungen oder auf Geflügelfarmen. Die Inkubationszeit beträgt 7-10 Tage, gefolgt von einer leichten, grippeartigen Erkrankung. Schwerere Infektionen gehen mit Fieber, Unwohlsein, Anorexie, Myalgie und Kopfschmerzen einher. Es dominieren Thoraxsymptome wie Husten, Auswurf, eventuell blutig. Gelegentlich treten Pleuraschmerzen auf, verursacht durch eine Pneumonie, die durch Thoraxaufnahmen diagnostiziert wird (*siehe* S. 186). Splenomegalie mit Pneumonie ist pathognomonisch. Nach wenigen Wochen kommt es meist zur Spontanheilung, doch neurologische Symptome, Leber- oder Niereninsuffizienz signalisieren eine schlechte Prognose. Leukozyten und Blutkörperchensenkungsgeschwindigkeit (BKS) können erhöht sein. Die Diagnose wird durch Erregernachweis oder serologisch gestellt. Mittel der Wahl sind Tetracycline.

Mycoplasmainfektionen

Mykoplasmen sind kleinste, freilebende Erreger, im Unterschied zu Bakterien ohne starre Zellwand. Am häufigsten sind Infektionen mit *Mycoplasma pneumoniae*, *M. hominis* und *Ureplasma urealyticum*. *M. pneumoniae* verursacht Atemwegsinfektionen bei Kindern und Jugendlichen, übertragen durch Tröpfcheninfektion. Die anderen Erreger werden mit Infektionen des Urogenitaltrakts in Verbindung gebracht (*siehe* S. 86).

Die Krankheitsbilder, die von *M. pneumoniae* hervorgerufen werden, variieren von leichten Infektionen der oberen Atemwege bis zu schwerer, atypischer Pneumonie mit Fieber, Mattigkeit, Unwohlsein und einem trockenen Husten, meist ohne Thoraxschmerzen. Die klinische Untersuchung ist weniger aufschlußreicjalarmierend als die Röntgenaufnahme, die uni- oder bilaterale Befunde zeigen kann (**4.78**). Häufig findet man eine teilweise Verdichtung der Lungenflügel, aber ebenso Veränderungen, die eher einer Bronchopneumonie oder einfach einer generellen, vom Hilus ausgehenden Verschattung entsprechen.

Folgeerkrankungen anderer Organe sind akute Myokarditis, Pankreatitis, aseptische Meningitis und Enzephalitis, Ohreninfektionen (bullös), Hautbefall (Erythema multiforme — *siehe* S. 118) und Stevens-Johnson-Syndrom.

Die Laboruntersuchungen ergeben hohe BKS und relativ niedrige Leukozytenzahlen. Bei ungefähr 50% aller Patienten finden sich Kälteagglutinine im Blut, die auf eine hämolytische Anämie auslösen. Ein erhöhter Antikörpertiter bestätigt die Diagnose. Leichte Infektionen verschwinden spontan wieder, schwerere Fälle sprechen auf Erythromycin oder Tetracyclin an.

Stevens-Johnson-Syndrom

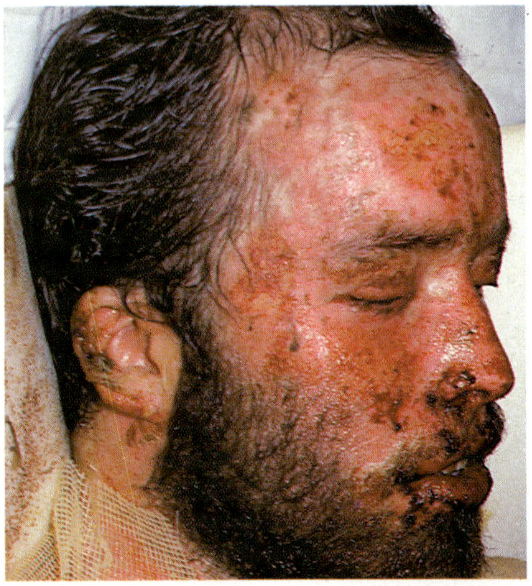

1.159

Abb. 1.159 Das Stevens-Johnson-Syndrom in schwerer Form ist ein disseminiertes Erythema multiforme mit oralem, genitalem und konjunktivalem Befall, sowie ausgedehnten Hautläsionen wie im Gesicht dieses Patienten. Diese Form der Erkrankung erscheint häufig bei Patienten mit *Mycoplasma pneumoniae*-Infektionen.

Es handelt sich nicht direkt um eine Infektionskrankheit. Sie kann durch verschiedene Mechanismen ausgelöst werden, darunter auch Infektionen mit *Mycoplasma pneumoniae*, Herpes simplex-Virus, Orfvirus und anderen Viren. Mitunter ist es die allergische Reaktion auf Medikamente, vor allem Sulfonamide. Viele Fälle sind offensichtlich idiopathisch.

Das Syndrom manifestiert sich mit Fieber, schwerer bilateraler Konjunktivitis, ausgeprägter Entzündung von Mund- und Genitalschleimhaut und einem Erythema multiforme vor allem an den Extremitäten. Diese „zielscheibenartigen" Läsionen (**2.125**) können vesikulieren und oft sogar große Blasen bilden. Das Exanthem kann sich weiter ausbreiten (**1.159**), besonders bei Auslösung durch *M. pneumoniae*.

Normalerweise kommt es zur Spontanheilung, aber es dauert oft lange und ist für den Patienten sehr belastend. Zugrundeliegende Infektionen sollten behandelt werden. In schweren Fällen müssen Steroide eingesetzt werden. Steroidhaltige Augentropfen können die Konjunktivitis mildern. Intravenöse Flüssigkeitszufuhr oder künstliche Ernährung über eine Magensonde ist indiziert, wenn der Patient nicht schlucken kann. Die Prognose ist insgesamt gut.

Fleckfieber und verwandte Infektionen

Verschiedene Erkrankungen, verursacht von der Familie der Rickettsiaea, werden weltweit von Arthropoden (Läuse, Flöhe, Zecken) übertragen. Betroffen sind Mensch und Tier, oft in epidemischer Form. Die Infektionen zeigen alle ähnliche Krankheitsbilder, da die Rickettsien in das Endothel der Blutgefäße eindringen und so Vaskulitis und lokale Thrombosen, gefolgt von Gewebenekrose, verursachen.

Historisch wichtigste Infektion ist das Fleckfieber, verursacht durch *Rickettsia prowazekii*, übertragen durch die menschliche Laus. Epidemien treten nach Katastrophen wie Krieg oder Erdbeben auf. Nach kurzer Inkubationszeit (bis zu 7 Tagen) setzen sehr plötzlich Fieber, Kopfschmerzen, Myalgie und Erschöpfung ein. Bald danach erscheint ein Exanthem (**1.160**), anfänglich petechial, später konfluent. Es kann zu Gangrän der Füße und Hände (**1.161**) mit regionalen Hautnekrosen, Niereninsuffizienz und Koma kommen. Die Diagnose sollte serologisch gestellt werden, da Kulturen das Laborpersonal einer unnötigen Gefahr aussetzen. Mittel der Wahl ist Tetracyclin, Impfung ist möglich. Allgemeine Maßnahmen zur Bekämpfung der Läuse sind unerläßlich.

Rocky Mountain spotted fever, murines Fleckfieber, Scrub typhus und Fünftagefieber werden alle von verschiedenen Rickettsien verursacht, übertragen von verschiedenen Vektoren.

1.160

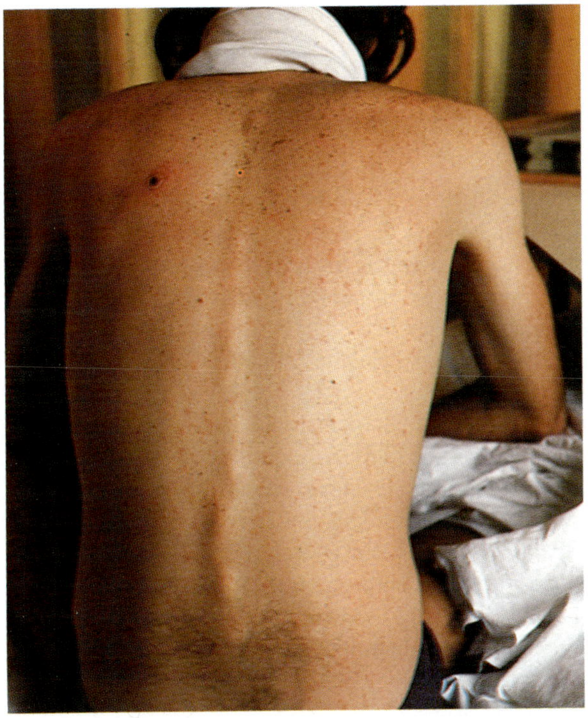

1.161

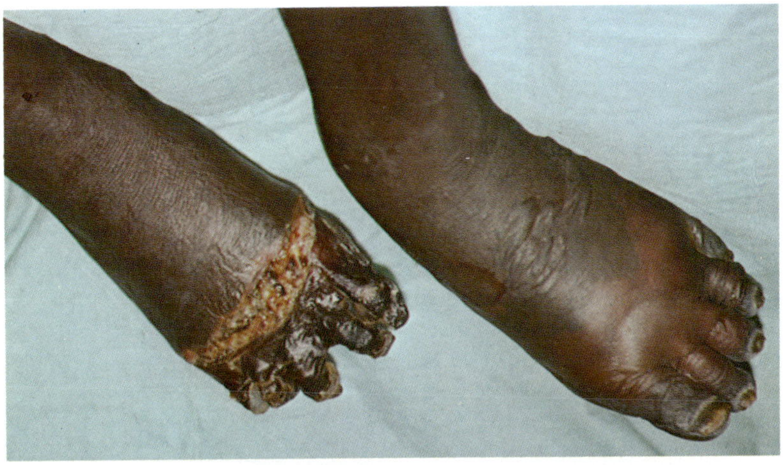

Abb. 1.160 Exanthem bei Zeckenbißfieber. Ein „Hof“ (Eschar) bildet sich um den infizierten Zeckenbiß, gefolgt von einem ausgedehnten Ausschlag.

Abb. 1.161 Periphere Gangrän bei schwerem Fleckfieber. Diese Komplikation ist eine Folge der durch die Krankheit verursachten Vaskulitis und Thrombose.

Q-Fieber

Diese akute fieberhafte Erkrankung verursacht der Rickettsienähnliche Erreger *Coxiella burnetti*. Die Infektion wird durch Zecken verbreitet. Infektionsquellen sind vor allem Rind, Schaf und Ziege. Die Übertragung geschieht durch Inhalation infizierten Staubes, durch verseuchte Milch oder direkten Kontakt. Nach einer Inkubationszeit von 2-3 Wochen setzen Fieber, Myalgie, ein petechiales Exanthem und Kopfschmerzen ein, gefolgt von Husten und Pleuraschmerzen als Folge einer Pneumonie (*siehe* S. 187). Der Verlauf ist meist unkompliziert. In seltenen Fällen kommt es zu Hepatitis (*siehe* S. 397), Endokarditis (*siehe* S. 242), Uveitis und Orchitis. Die Diagnose wird serologisch gestellt, Tetracyclin oder Rifampicin sind Mittel der Wahl.

1.4 Pilzinfektionen

Name	*Humanpathogene Pilze*	*Wichtige menschliche Erkrankungen*	*Seite*
Histoplasma	*H. capsulatum* *H. duboisii*	Histoplasmose Granulome in Haut und Knochen	62
Aspergillus	*A. fumigatus* *A. flavus* *A. niger*	Lungeninfektionen, Aspergillome, allergische, bronchopulmonale Aspergillose	63
Cryptococcus	*C. neoformans*	Pneumonie, Meningoenzephalitis	64
Coccidioides	*C. immitis* *Paracoccidioides brasiliensis*	Pneumonie Hautläsionen	64
Blastomyces	*B. dermatitides*		
Candida	*C. albicans*	Orale, kutane, genitale und systemische Infektionen	65, 100
Dermatophytes	zahlreich	Hautinfektionen	100

Histoplamose

1.162

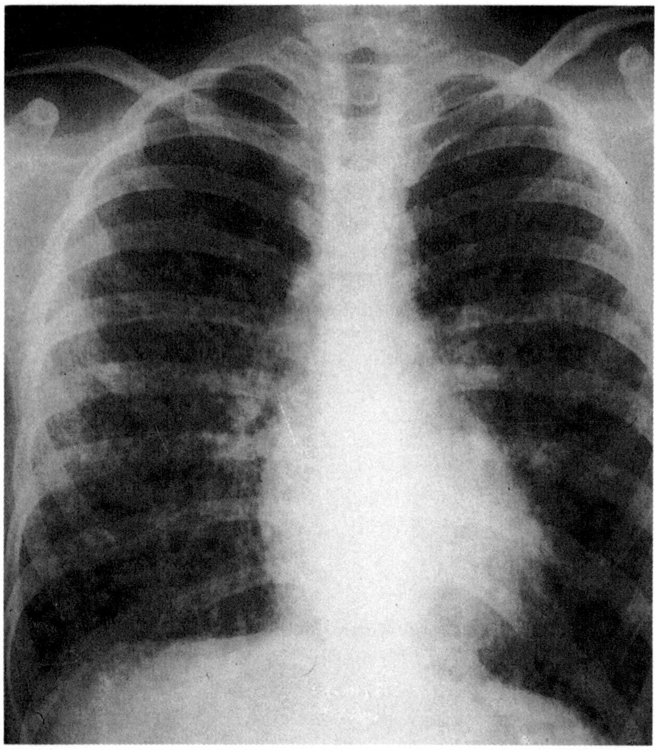

Abb. 1.162 Die primäre pulmonale Histoplasmose kann inapparent oder als vorübergehende, symptomatische Atemwegsinfektion verlaufen. Die miliaren Flecken bei diesem Patienten könnten ebenso auf Miliartuberkulose, Pneumokoniose oder Lungenmetastasen hinweisen. Weitere Untersuchungen müssen die Diagnose also bestätigen.

Die Histoplasmose ist weit verbreitet und besonders häufig im amerikanischen Mittelwesten. Die Infektion erfolgt durch Inhalation der Sporen von *Histoplasma capsulatum*, einem Pilz, der im Erdboden lebt. Die Inkubationszeit beträgt 5-20 Tage.
In vieler Hinsicht ähnelt das Krankheitsbild der Tuberkulose (TB):

- **Die primäre pulmonale Histoplasmose** ist, oft inapparent, die erste Manifestation. Radiologisch gleicht sie dem Primärherd der TB (**1.119, 1.120** - auch gleicher Heilungsprozess) oder einer Miliartuberkulose (**1.162**). Es kann zu Verkalkung kommen (**1.163**). Komplikationen dieses Stadiums sind Pneumonie, Pleuraergüsse, Erythema nodosum (**1.123, 2.40**) oder Erythema multiforme (**2.125**).
- **Chronische pulmonale Histoplasmose:** klinisch wie pulmonale TB, gleiche Komplikationen (*siehe* S. 188).
- **Disseminierte Histoplasmose** kann sich in jedem Stadium entwickeln. Komplikationen: chronische Perikarditis, granulomatöse Hepatitis, chronische Meningitis und Granulome von Haut und Knochen.

Kulturen und Histologie ermöglichen die Diagnose. Serologie und Histoplasmin-Hauttest sind nützlich, doch haben in endemischen Gebieten über 90% der Bevölkerung serologische Kennzeichen einer früheren Infektion.

Eine antimykotische Therapie (Amphotericin B) ist nur in schweren Fällen nötig.

Histoplasma duboisii verursacht die afrikanische Histoplasmose, die nicht die Lungen befällt, sondern zu Hautläsionen (**1.164**), Lymphknotenbefall und Knochendestruierung führt.

1.163

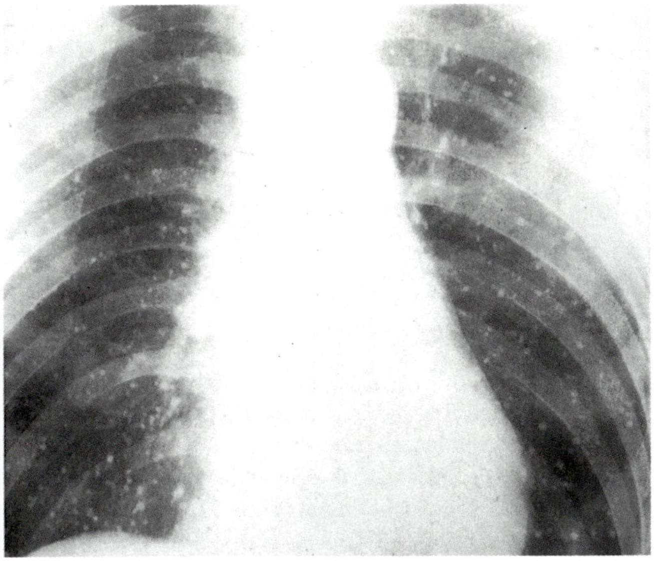

Abb. 1.163 **Verheilte pulmonale Histoplasmose.** Residuale Fibrose und Verkalkung erinnern an TB oder eine abgeheilte Varizellenpneumonie.

1.164

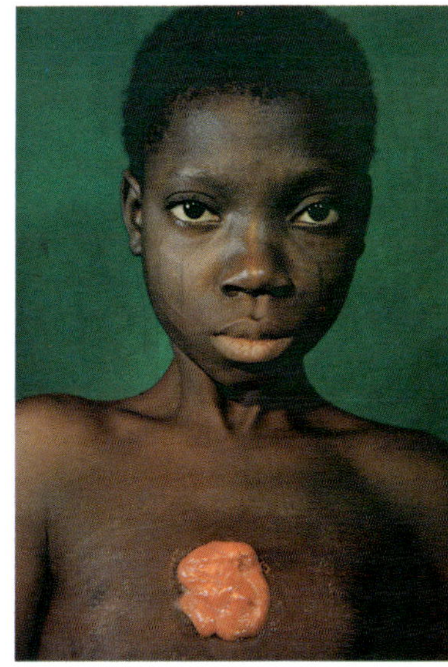

Abb 1.164 Afrikanische Histoplasmose mit großen Hautgranulomen. Zum gleichen Krankheitsbild kann es bei disseminierter Infektion mit H. capsulatum kommen, vor allem bei immungeschwächten Patienten.

Aspergillosen

Die Inhalation der Sporen des ubiquitären Pilzes *Aspergillus fumigatus* (gelegentlich auch *A. flavus* und *A. niger*) kann zu drei Formen von Lungenerkrankung führen:

- **Bei gesunden Menschen** kommt es zu einer akuten, nach wenigen Wochen spontan heilenden Pneumonie. Bei Immunsuppression kann es zu hämatogener Aussaat auf Augenhöhlen, Hirn und Haut kommen.
- **Bei Patienten mit prä-existenter Lungenerkrankung**, vor allem mit Bronchiektasen oder Kavernen, bildet *Aspergillus* große Kolonien, die mehrere Zentimeter Durchmesser erreichen können (Aspergillome) (**1.165, 4.36, 4.37**). Sie werden meist bei Routineröntgenaufnahmen entdeckt, können aber auch Hämoptyse verursachen.
- **Bei allergischer bronchopulmonaler Aspergillose**, für die vor allem Asthmatiker anfällig sind, kommt es zu intermittierenden Asthma- und Pneumonieschüben mit Eosinophilie und Bronchialverschluß durch Schleim. Wiederholte Pneumonieschübe können zu progredienter Lungenfibrose und/oder Bronchiektasen führen (**1.166**, S. 183).

1.165

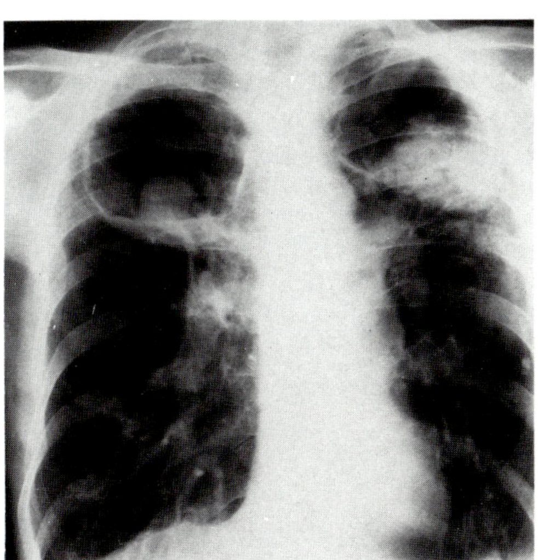

Abb. 1.165 Bilaterale Aspergillome in tuberkulösen Kavernen der Oberlappen beider Lungen. Unbehandelt würden die Pilzbälle weiterwachsen, bis sie die Kavernen ausfüllen.

1.166

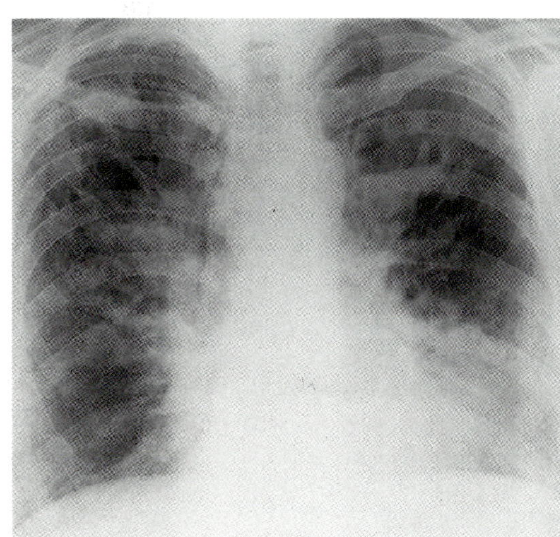

Abb. 1.166 Allergische bronchopulmonale Aspergillose mit ausgedehnten zentralen Bronchiektasen und fibrotischer Vernarbung.

Kryptokokkose

1.167

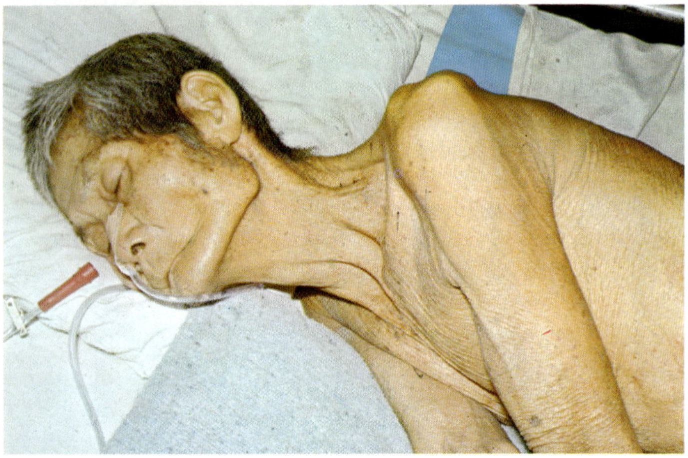

Abb. 1.167 **Meningoenzephalitis**, eine lebensbedrohliche Komplikation der Kryptokokkeninfektion. AIDS-Infizierte sind besonders prädisponiert. Dieser Patient war HIV-negativ.

Cryptococcus neoformans ist ein weltweit anzutreffender Pilz, der wahrscheinlich durch Vogelkot verbreitet wird. Inhalation der Sporen dieses und verwandter Pilze führt zu einer symptomlosen granulomatösen Pneumonie. Spontanheilung ist möglich, aber es kann zu Kavernenbildung, bilateraler Hiluslymphknotenschwellung und Lungenfibrose kommen.

Schwerste Komplikation ist die Meningoenzephalitis (**1.167**), besonders häufig bei einer opportunistischen Kryptokokkose bei AIDS. Daneben können chronische Infektionen von Haut, Knochen, Leber, Herz und Nieren auftreten.

Kryptokokkeninfektionen können nicht aufgrund klinischer Befunde diagnostiziert werden. Es gibt einen Liquoragglutinationstest für die Diagnose einer ZNS-Infektion, ansonsten ist Biopsie nötig.

ZNS-Infektionen sind immer noch lebensbedrohlich, aber die Therapie mit Amphotericin B, Fluconazol oder Flucytosin hat die Sterblichkeitsrate reduziert.

Kokzidioidomykose

1.168

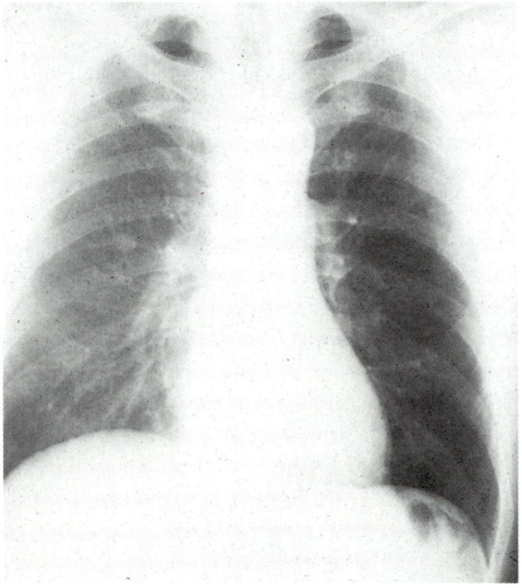

1.168 Chronische Kokzidioidomykose. Eine Aspirationsbiopsie verschaffte Klarheit über die münzartige Veränderung im rechten Unterfeld: ein Coccidioidom.

Diese in Südamerika und den südlichen USA häufige Krankheit wird verursacht durch die Inhalation von Sporen des *Coccidioides immitis*, einem im Erdboden verbreiteten Pilz. Die Infektion verläuft meist asymptomatisch, bei Schwangerschaft oder Immunsuppression ist schwerer Verlauf möglich. Der Erreger wird durch Hauttests entdeckt. In wenigen Fällen entwickelt sich eine akute Pneumonie, oft mit Arthralgie und Erythema nodosum (**1.123**, **2.40**) oder Erythema multiforme (**2.125**). Es kann zu chronischer Lungeninfektion (**1.168**) und Dissemination mit Befall von Knochen, Gelenken, Hirn und Haut kommen. Nachweis von Myzelen und serologische Befunde ermöglichen die Diagnose. Amphotericin B oder Ketoconazol sind Mittel der Wahl. Bei chronischen pulmonalen oder Knochenläsionen kann eine Operation notwendig werden.

Parakokzidioidomykose und Blastomykose sind ähnliche Infektionen, verursacht durch Inhalation der Pilze *Paracoccidioides brasiliensis* und *Blastomyces dermatitides*. Man findet sie hauptsächlich auf dem amerikanischen Kontinent. Ihr Verlauf kann milder sein als der einer Kokzidioidomykose. Hautläsionen sind vorherrschend bei Blastomykose. Es ist aber von gelegentlicher Generalisierung beider Erkrankungen berichtet worden.

Kandidiasis

Erreger ist *Candida albicans*, eine sprossende (imperfekte) Hefe, die Haut und Schleimhaut von Mund, Darm und Genitalien (Soor) infizieren kann. Besonders empfänglich sind kleine Kinder, Schwangere, Diabetiker, Menschen mit künstlichen Herzklappen, Patienten unter Breitbandantibiotika und durch Medikamente oder Krankheiten abwehrgeschwächte Personen. Bei Immunsuppression kann hämatogene Aussaat lebensbedrohlich werden. Orale oder genitale Kandidiasis ist häufig die erste opportunistische Infektion bei AIDS.

Auf der Schleimhaut zeigen sich weiße Flecken oder Flächen auf rotem Grund (**1.28, 1.169, 1.170, 10.64**). Kandidiasis der Vagina (**1.171**) oder des Penis wird meist begleitet von regionaler Irritation oder Juckreiz. Ösophaguskandidiasis (**1.34**) verursacht retrosternale Schmerzen und Dysphagie. Die meisten Hautregionen sind empfänglich (**2.50**), auch die Nägel können infiziert werden (**2.51**). Bei Kindern mit oraler Kandidiasis findet man häufig auch Befall der Haut an Leisten und Perineum (**1.172**). Systemische Kandidiasis befällt fast alle Organe.

Mukokutane Kandidiasis spricht meist auf lokale Antimykotika in adäquaten Konzentrationen an. Orales Fluconazol kann bei schwerem gastrointestinalem oder genitalem Befall nötig sein. Systemische Kandidiasis bedarf einer intravenösen Therapie mit Fluconazol oder Amphotericin B, allein oder kombiniert mit Flucytazin. Prädisponierende Faktoren wie Diabetes sollten erkannt und behandelt werden.

1.169

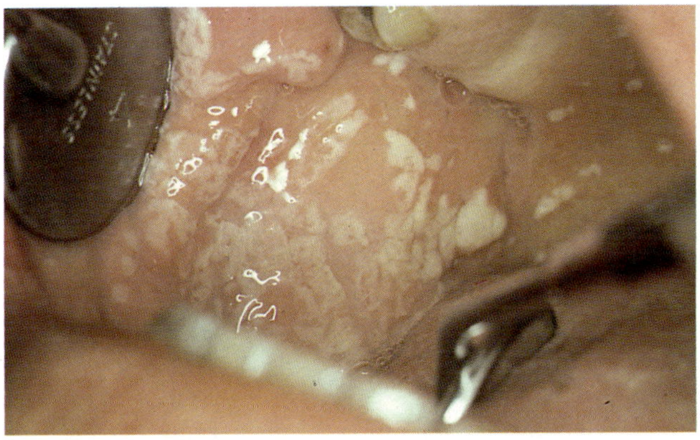

Abb. 1.169 Soor im Mund mit den typischen weißen Flecken einer akuten Kandidiasis. Außer bei Säuglingen spricht dies immer für eine Grundkrankheit oder allgemeine Schwäche. Daher sind weitere gezielte Untersuchungen erforderlich. Soor darf nicht mit anderen oralen Schleimhautläsionen (z.B. Lichen planus, **2.59**) verwechselt werden.

1.170

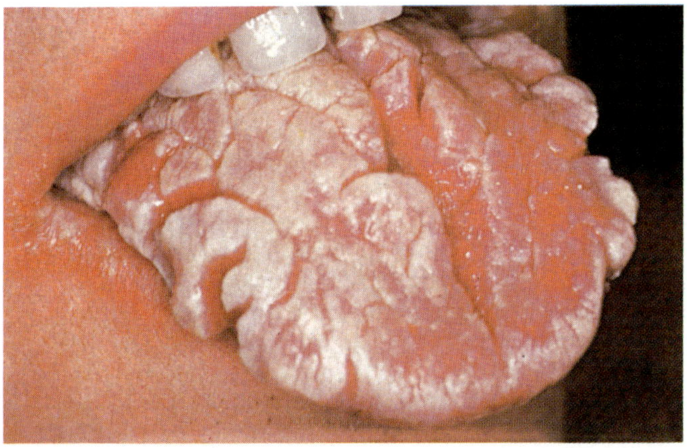

Abb. 1.170 Chronische Kandidiasis im Mund. Tiefe Fissuren der Zunge sind Endergebnis einer langandauernden Kandidiasis (man vergleiche dieses Bild mit der akut infizierten Zunge auf Abb. **1.28**).

1.171

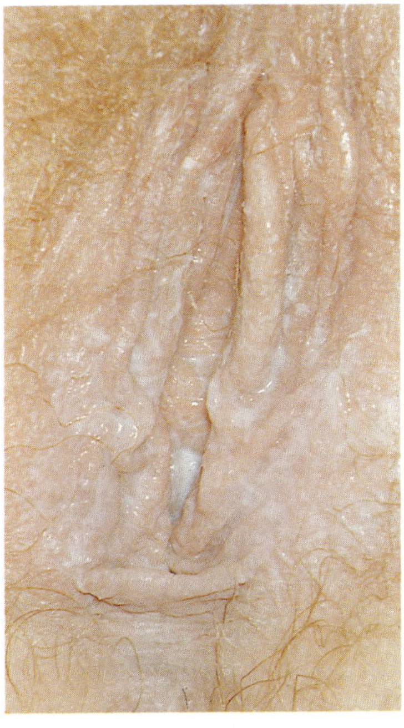

Abb. 1.171 Vaginaler Soor, ein verbreitetes Problem bei Frauen während oder nach einer Antibiotikatherapie, in der Schwangerschaft oder bei Anwendung oraler Kontrazeptiva. Der weiße Ausfluß ist typisch.

1.172

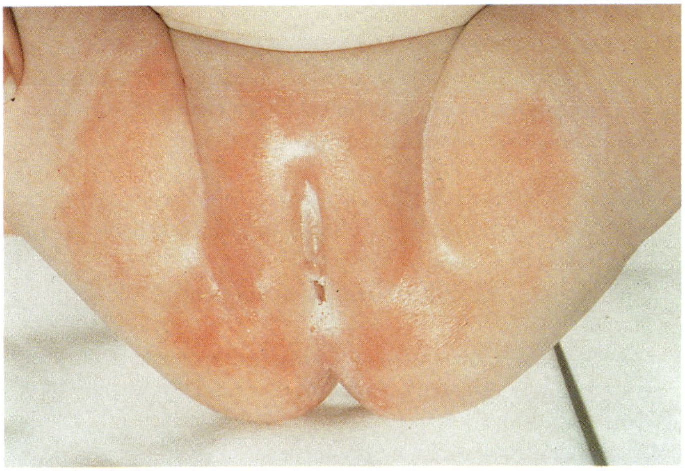

Abb. 1.172 Vulvovaginitis bei einem Baby, verursacht durch Candida albicans. In diesem Alter ist die Infektion nicht ungewöhnlich, aber bei älteren Kindern oder Erwachsenen könnte sie auf eine zugrundeliegende Krankheit wie Diabetes hinweisen.

1.5 Protozoeninfektionen

Gattung	*Wichtige humanpathogene Protozoen*	*Wichtige menschliche Erkrankungen*	*Seite*
Darm- und Genitalprotozoen			
Amoeba	*Entamoeba histolytica* *E. polecki*	*Dysenterie, Leberabszesse,* *Hautinfektionen*	66, 380, 407
Giardia	*G. lamblia*	*Diarrhoe, Malabsorption*	379
Balantidium	*B. coli*	*Diarrhoe*	379
Isospora	*I. belli*	*Diarrhoe*	379
Cryptosporidium	*Cryptosporidium*	*Diarrhoe, akuter Flüssigkeitsverlust*	379
Trichomonas	*Trichomonas vaginalis*	*Vaginitis, Balanitis*	86
Blut- und Gewebeprotozoen			
Toxoplasma	*T. gondii*	Generalisierte Toxoplasmainfektion Kongenitale Infektion	67
Plasmodium	*P. vivax, P. ovale,* *P. malariae, P. falciparum*	Malaria	68
Pneumocystis	*P. carinii*	Pneumonie	18, 188
Leishmania	*L. donovani, L. tropica,* *L. braziliensis*	Viszerale und kutane Leishmaniose	70
Trypanosoma	*T. brucei gambiense* *T. brucei rhodesiense* *T. cruzi*	Afrikanische Schlafkrankheit Amerikanische Trypanosomose Chagas-Krankheit	 71 71

Amöbenruhr

In vielen tropischen Gebieten, wo die sanitären Bedingungen schlecht sind, ist die Amöbenruhr endemisch. Sie wird fäkal/oral übertragen, gewöhnlich mit kontaminiertem Wasser oder Speisen. Erreger ist *Entamoebia histolytica*. Nach Aufnahme der Zysten kann es bis zum Auftreten von Symptomen bis zu einem Jahr dauern.

Es gibt folgende verschiedene Manifestationen:

- Akute dysenterische Symptome: Unwohlsein, Fieber, Schmerzen im Abdomen, häufige, flüssige Stühle mit Blut und Schleimfetzen (Amöbenkolitis, *siehe* S. 379)
- Weniger schwere Durchfallepisoden über einige Wochen oder Monate
- Symptome wie bei einem Intestinaltumor, verursacht durch granulomatöse Massen („Amöbome") in der Darmwand (**8.90**, *siehe* auch S. 380)
- Trägerstatus ohne Krankheitssymptome
- Leberabszeß ohne Hinweise auf begleitende oder vorausgegangene Darminfektion (*siehe* S. 407)
- Ausbreitung von der Leber auf Pleura, Lunge und Perikard
- Befall der Haut durch Abszeßbildung (**1.173**) oder direkt durch Geschlechtsverkehr (**1.174**)

Frischer (warmer) Stuhl oder Abschabungen von rektosigmoidoskopisch untersuchten Darmulzera sollten auf vegetative Formen untersucht werden. Bei Verdacht auf Leberabszeß sind Ultraschall, Szintigraphie, CT (**1.175**) oder diagnostische Punktion (**1.176, 1.177**) angezeigt. Bei einem Leberabszeß sind die spezifischen Antikörper meist erhöht, bei Dysenterie („Amöbenruhr") ergeben sie keinen zuverlässigen Diagnosehinweis.

Amöbenruhr und Amöbenleberabszeß sprechen auf Metronidazol an. Bei Leberabszeß empfiehlt sich zusätzlich Chloroquin. Therapeutische Punktionen werden nur noch selten durchgeführt, aber Beobachtung des Heilungsprozesses mittels Ultraschall ist ratsam. Diloxanidfuroat bekämpft die Zysten im Darm des Trägers.

1.173

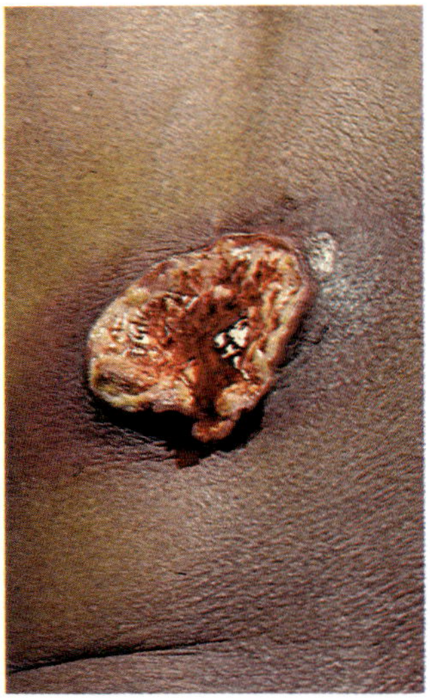

Abb. 1.173 **Amöbiasis der Haut** durch direkte Verbreitung von intraabdominalen Abszeß.

1.174

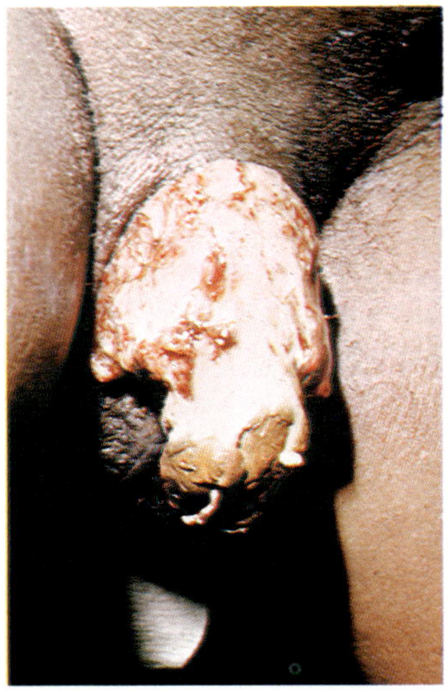

Abb. 1.174 **Amöbenbalanitis** nach Infektion durch analen Geschlechtsverkehr mit einem Patienten mit Darminfektion.

1.175

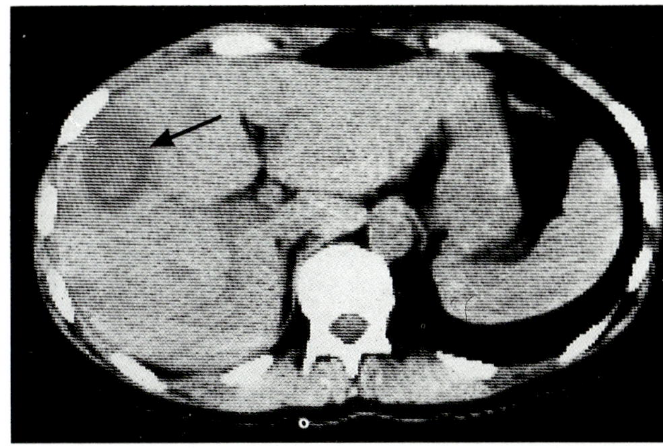

Abb. 1.175 **Amöbenleberabszeß im CT-Befund** (Pfeil) einer Britin, die vor zwei Monaten von einem Keniaurlaub zurückgekehrt war. Sie klagte über Fieber und Schmerzen im rechten Oberbauch.

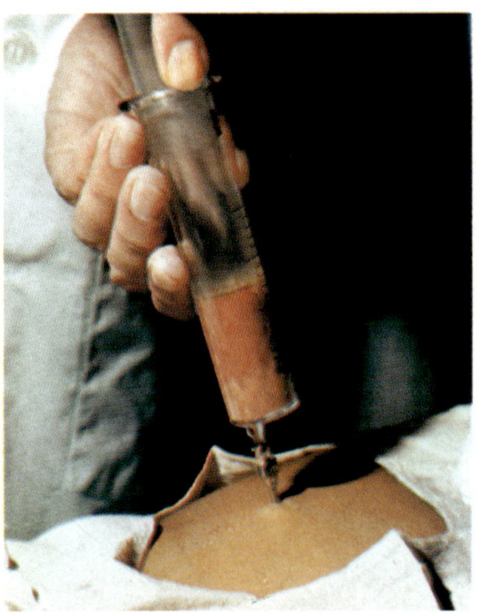

1.176

Abb. 1.176 **Die Punktion eines Leberabszesses** ist sinnvoll für die Diagnose und kann bei großen Abszessen einen gewissen therapeutischen Wert haben. Der Eiter fällt durch seine typische schokoladebraune Färbung auf.

1.177

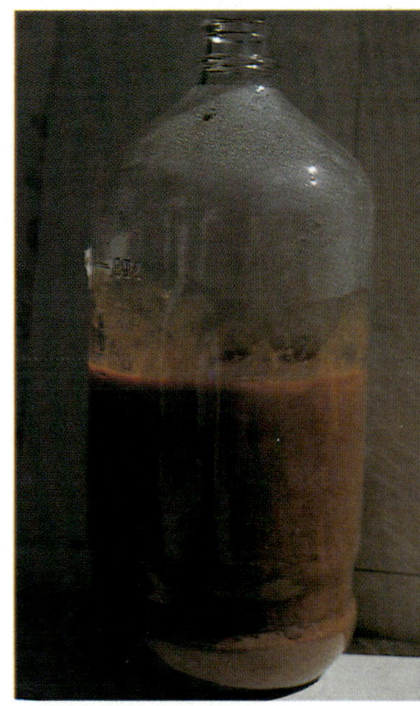

Abb. 1.177 **Eiter aus einem Amöbenleberabszeß**. Man beachte die typische, schokoladenbraune Farbe und die große Menge (ca. 550 ml), die aus einem einzigen Abszeß stammt.

Toxoplasmose

Erreger ist *Toxoplasma gondii*, ein protozoischer Parasit, der in vielen Wirbeltieren vorkommt, sich aber nur im Darm der Katze, die die infektiösen Oozysten mit ihrem Kot ausscheidet, geschlechtlich entwickelt. Der Mensch infiziert sich durch kontaminiertes Fleisch oder Aufnahme der Oozysten von Katzenkot.

Infektionen während der Schwangerschaft können auf den Fötus übertragen werden, was in der Frühschwangerschaft meist zum Abort führt. Kongenitale Toxoplasmose kann als schwere Erkrankung mit Fieber, Hepatosplenomegalie, Exanthem, Hydrozephalus, Hirnschäden (**1.178, 1.179**) und Choroidoretinitis (**1.180**) auftreten. Sie kann aber auch inapparent oder mit leichter Symptomatik verlaufen. Insbesondere die postnatale Infektion kann meist nur serologisch diagnostiziert werden. Es kann jedoch zu einem

1.178

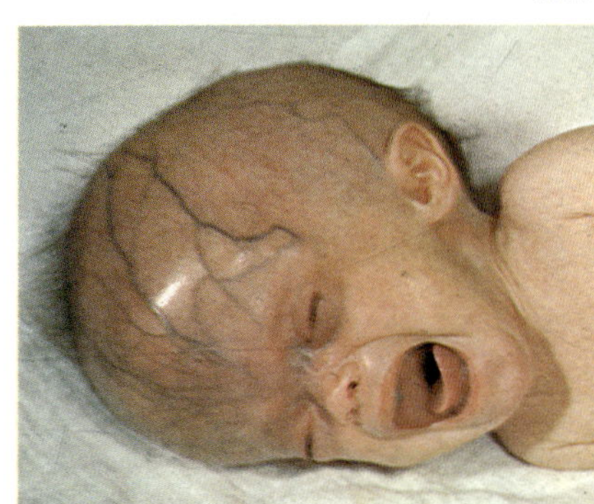

Abb. 1.178 **Hydrozephalus** ist Hauptkomplikation einer kongenitalen Toxoplasmose und gewöhnlich verbunden mit schweren zerebralen Schäden.

Drüsenfieber-ähnlichen Syndrom mit Fieber, Unwohlsein und Schwellung einer oder mehrerer Drüsen kommen. Gelegentlich sind auch Leber, Milz, Herz, Meningen, Hirn und Augen (**1.180**) betroffen. Bei immunsuppressiven Patienten führen Primärinfektion oder Reaktivierung latenter Infektionen zu besonders schweren Erkrankungen mit Zerebralabszessen (**1.33**).

Die Diagnose wird serologisch gesichert. Bei Zerebraltoxoplasmose können Röntgenaufnahmen des Schädels, CT und Kernspintomographie, sowie histologische Untersuchung eines Lymphknotenbioptats hilfreich sein.

Erworbene Toxoplasmose eines immunkompetenten Patienten bedarf gewöhnlich keiner Behandlung. Kongenitale und schwere Infektionen, besonders bei Immunsuppression, sollten ausreichend lang mit hochdosiertem Co-trimoxazol oder Pyrimethamin plus Sulfonamiden behandelt werden. Bei Immunsuppression kann eine lebenslange Erhaltungstherapie nötig sein. In der Schwangerschaft ist Spiramycin indiziert.

Vorbeugend sollten Fleisch und Fleischprodukte ausreichend erhitzt sowie mit Katzenkot kontaminierte Regionen wie Sandkästen gemieden werden.

1.179

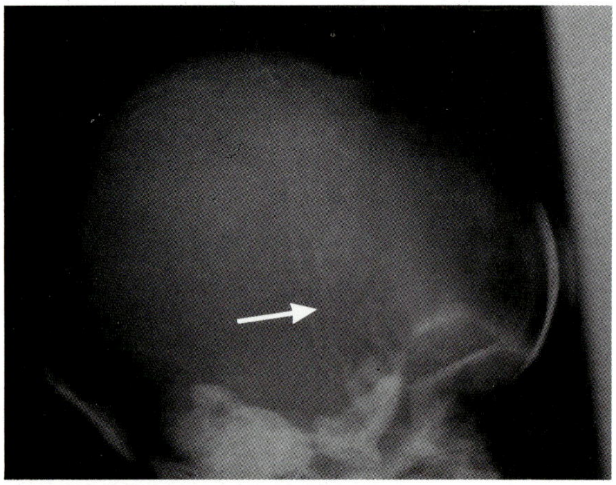

Abb. 1.179 Intrakraniale Verkalkung bei einem Kind mit kongenitaler Toxoplasmose, ein häufiger, aber nicht pathognomonischer Befund. Die Verkalkung kann in verschiedenen Formen auftreten und auch - wie hier - linear erscheinen.

1.180

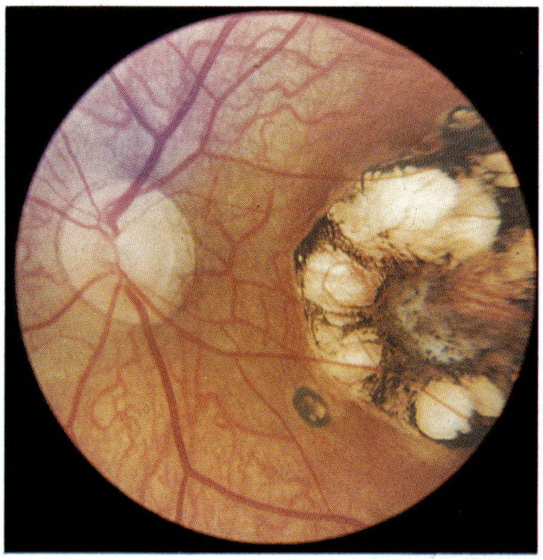

Abb. 1.180 Nekrotisierende Choroidoretinitis, unvermeidliche Komplikation bei kongenitaler Toxoplasmose, die auch bei ca. 1% der erworbenen Infektionen auftreten kann. Man beachte die pigmentierte, atrophische Narbe im Fundus. Unbehandelt kann die fortschreitende Erkrankung zu Erblindung führen.

Malaria

Malaria ist die Hauptursache für Morbidität und Mortalität in vielen tropischen und subtropischen Ländern. Die Anzahl der in nichtendemische Gebiete exportierten Erkrankungen steigt wegen zunehmender Weltreisen stetig an.

Vier Plasmodiumarten verursachen die menschliche Malaria:

- *P. falciparum*: Malaria tropica
- *P. vivax*: Malaria tertiana
- *P. ovale*: Malaria tertiana
- *P. malariae*: Malaria quartana

Überträger ist die weibliche *Anopheles*-Mücke. *Malaria tropicana* ist die schwerste Form. Größte Probleme bei Behandlung und Bekämpfung verursacht die Ausbreitung von Erregerstämmen, die gegen Chloroquin und andere Medikamente resistent wurden.

Ein akuter Malariaanfall äußert sich mit Fieber (**1.181**), Schüttelfrost, Schweißausbrüchen, Kopfschmerzen, Myalgie, Übelkeit und Atembeschwerden. Bei schwerer Malaria tropicana kann es zu Kollaps, Krämpfen und Koma (zerebrale Malaria, **1.182**) kommen. Bei nicht-komatösen Patienten sind Retina- Blutungen Vorläufer plötzlich einsetzender zerebraler Symptome (**1.183**). Splenomegalie und Anämie sind typisch für akute Anfälle. Akute Hämolyse kann zu Hämoglobinurie (Schwarzwasserfieber, **1.184**) führen.

Chronische Erkrankung löst massive Splenomegalie (tropisches Splenomegaliesyndrom (TSS) - **1.185**) oder Nephrose (**1.186**) aus.

Die Diagnose wird durch Untersuchung von Blutausstrichen sowie im „dicken Tropfen" mit Nachweis von Parasiten in Erythrozyten (**1.187**) gesichert.

Chloroquin ist das Mittel der Wahl bei Malaria tertiana und quartana sowie bei Malaria tropicana, die von noch nicht chloroquinresistenten Parasiten übertragen wurde. Die Chloroquinresistenz breitet sich jedoch aus. Daher empfiehlt sich, vor Therapiebeginn die neusten Informationen über die aktuelle Resistenzentwicklung in Infektionsgebieten einzuholen. Zur Vermeidung von Rezidiven sollten Patienten mit Malaria tertiana oder quartana über einen Zyklus Primaquin erhalten.

Vorbeugende Maßnahmen sind Moskitobekämpfung, Vermeidung von Moskitostichen und oft prophylaktische Behandlung von Menschen, die in Malariagebiete reisen oder dort leben. Reisende sollten über bestehende Infektionsrisiken, Arzneimittelresistenz der Parasiten im betreffenden Gebiet und potentielle Nebenwirkungen der medikamentösen Prophylaxe informiert werden. Endgültige weltweite Eindämmung der Malaria wäre nur durch einen zuverlässigen Impfstoff möglich.

1.181

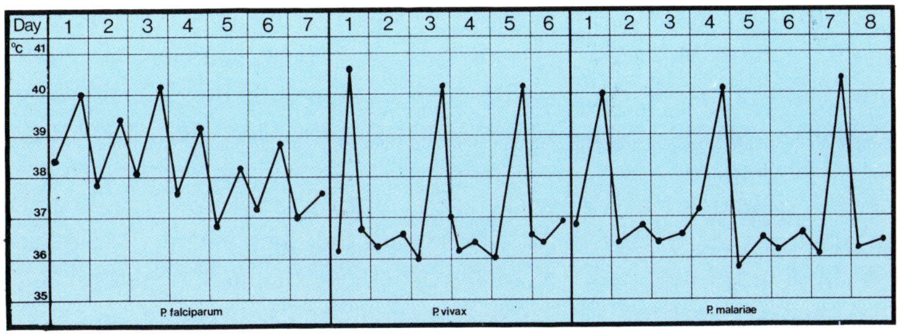

1.182

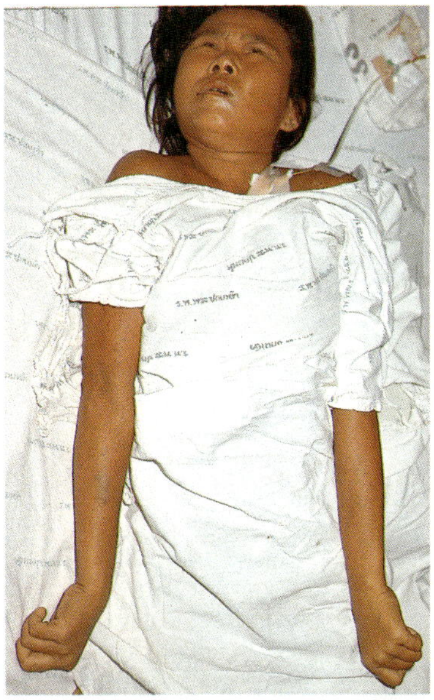

Abb. 1.181 Die Temperaturkurve bei Malaria zeigt die typischen Intervalle von M. tertiana und quartana. Die asexuellen erythrozytären Entwicklungsstadien von *P. falciparum*, *P. vivax* und *P. ovale* benötigen 48 Stunden zur Vollendung des Schizogoniezyklus. Mit Reifung der Schizonten, d.h. im 48-Stunden-Zyklus, kommt es zu Fieber. Dies bewirkt den typischen Rhythmus der Infektionen mit *P. vivax* und *P. ovale*, ist aber ungewöhnlich bei einer Primärattacke der *Malaria tropicana*. *P. malariae* benötigt 72 Stunden. Entsprechende Intervalle zwischen den Schüben.

Abb. 1.182 Klassische „Enthirnungsstarre“ .Thaifrau mit zerebraler Malaria.

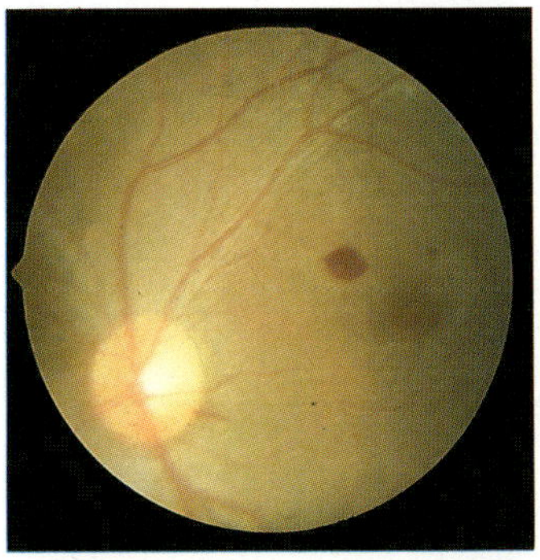

1.183

Abb. 1.183 Retinablutungen bei schwerer Malaria tropicana sind bei nicht-komatösen Patienten Anzeichen für eine beginnende zerebrale Malaria und erfordern sofortige Behandlung.

1.184

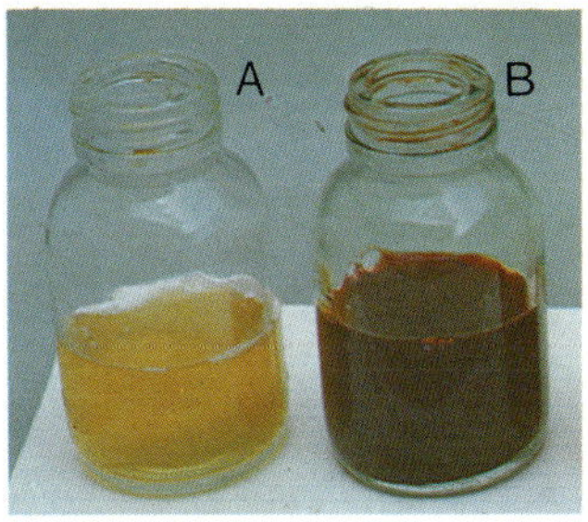

Abb. 1.184 „Schwarzwasser“- (B) verglichen mit normalem Urin (A). Bei schweren Anfällen von Falciparummalaria (Schwarzwasserfieber) kommt es zu akuter Hämolyse mit Hämoglobinurie.

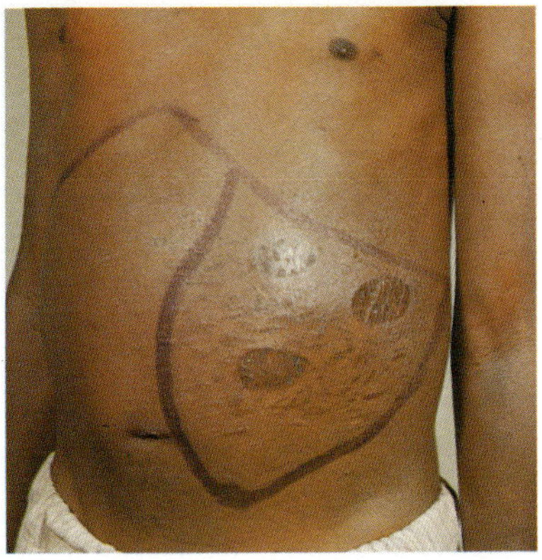

Abb. 1.185 Das tropische Splenomegaliesyndrom ist Folge einer chronischen Malaria und resultiert wahrscheinlich aus einer anormalen Immunantwort. Man beachte die Umrisse der großen Milz. Die Narben entstanden durch lokale Anwendung traditioneller Heilmethoden.

1.186

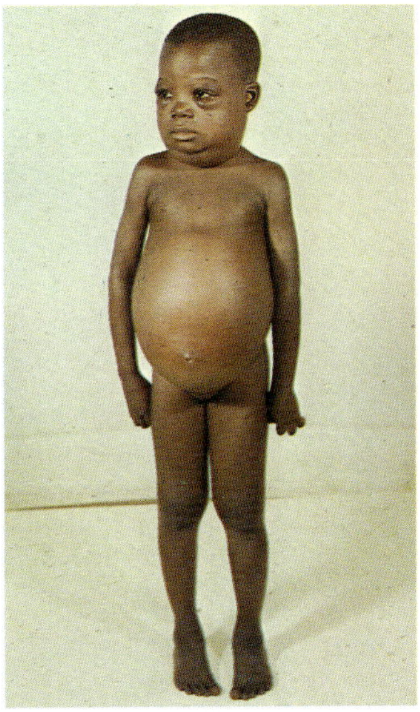

Abb. 1.186 Nephrotisches Syndrom bei einem Kind mit einer *P. malariae*-Infektion. Starke Ödeme in Gesicht und Hals; Aszites.

1.187

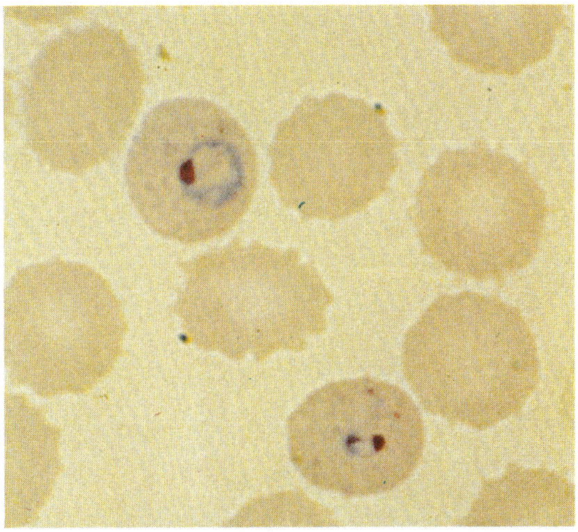

Abb. 1.187 Blutausstrich einer *P. malariae*-Infektion mit ringförmigen Trophozoiten in Erythrozyten. Alle Blutstadien im Lebenszyklus der Parasiten können in zu verschiedenen Zeitpunkten entnommenen Ausstrichen gesehen werden. Untersuchung von Blutausstrichen bildet das Fundament für die Diagnose.

Leishmaniase

Diese tropische Erkrankung wird verursacht von Protozoen der Gattung *Leishmania*, die von Mensch zu Mensch oder Tier durch die Sandmücke übertragen werden. Die Protozoen können entweder eine viszerale oder eine kutane Infektion hervorrufen.

Bei der viszeralen Form vermehrt sich der Erreger (*L.donovani*) in Makrophagen. Nach einer Inkubationszeit von 2-6 Monaten kommt es zu einer starken retikuloendothelialen Proliferation. Klinische Merkmale sind Fieberschübe, Lymphadenopathie, feste, unempfindliche, massive Splenomegalie (**1.188**) und Knochenmarksdepression. Leukopenie mit relativer Lymphozytose ist möglich. Bei hellhäutigen Menschen kommt es zu einer Hyperpigmentierung der Haut, besonders an Händen, Füßen und Abdomen (daher Kala-Azar, „schwarze Krankheit"). Unbehandelt ist die Letalität wegen interkurrenter Infektionen, Knochenmarkdepression oder Blutungen hoch. Mittel der Wahl sind Antimonpräparate. Nach erfolgreicher Behandlung der viszeralen Leishmaniase können Hautläsionen auftreten (Post-Kala-Azar-dermales Leishmanoid, PKDL, **1.189**).

Bei den verschiedenen kutanen Formen entwickeln sich ein oder mehrere chronische Hautulzera (**1.190**) bzw., bei einigen Arten, chronische mukokutane Läsionen. Man teilt sie in kutane Leishmaniasen der „alten" und der „neuen" Welt ein. Sie sind in den verschiedenen Ländern unter vielen lokalen Bezeichnungen bekannt und werden übertragen durch die Sandmücke oder direkten Kontakt mit offenen Ulzera. Die Diagnose erfolgt durch Erregernachweis in Ausstrichen aus Randgebieten der Läsionen oder positive Leishmaniahauttests. Die Behandlung der lokalen Manifestationen ist schwierig, manchmal sprechen sie auf Erhitzung auf 40°C, Antimonpräparate oder Levamisol an.

1.188

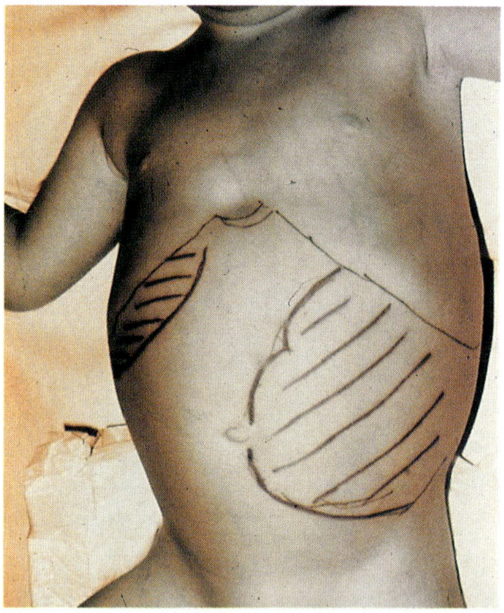

Abb. 1.188 Massive Splenomegalie bei einem 18 Monate alten Jungen mit viszeraler Leishmaniase. Andere Ursachen für Splenomegalie *siehe* Tabelle 10.6.

1.189

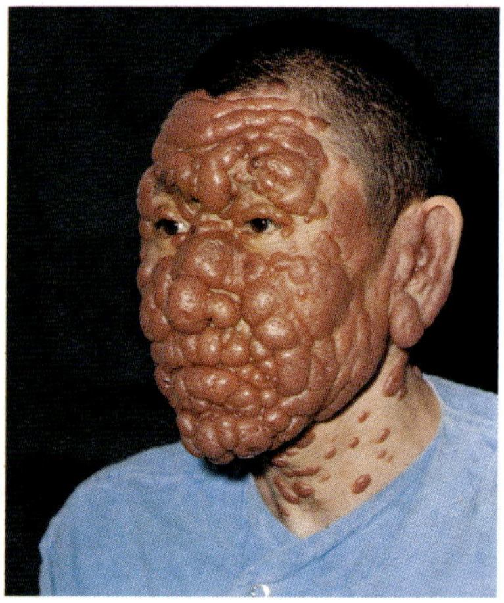

Abb. 1.189 Post-Kala-Azar-dermale Leishmaniase (PKDL) bei einem Patienten, der zwei Jahre vorher wegen viszeraler Leishmaniase behandelt worden war. Der Patient wurde durch weitere Chemotherapie völlig geheilt.

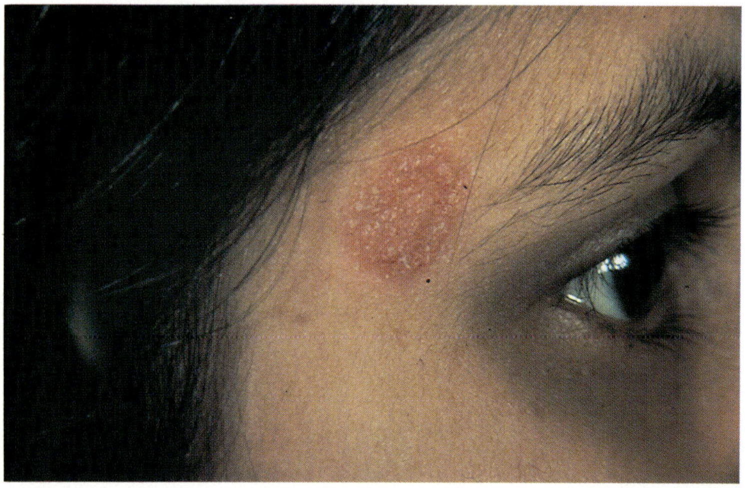

1.190

Abb. 1.190 Kutane Leishmaniase. Der Befund im Gesicht einer Frau aus Westindien wurde durch Infektion mit *Leishmania tropica* hervorgerufen. Dieser Parasit führt zu trockenen, einzelnen Läsionen, eine granulomatöse Reaktion auf die Primärinfektion. Die Veränderungen können spontan oder durch Kryotherapie heilen. Oft sind aber Antimonpräparate notwendig.

Trypanosomosen, Trypanosomiasis

Die zwei Hauptformen der Trypanosomeninfektion sind die afrikanische (Schlafkrankheit) und die amerikanische Trypanosomose (Chagas-Krankheit).

Erreger der afrikanischen Trypanosomose sind Subspezies von *T. brucei*, Vektor ist die Tsetsefliege. Ungefähr nach 8-12 Tagen entwickelt sich an der Einstichstelle ein Trypanosomenschanker (**1.191**). Einige Monate oder sogar Jahre später kommt es zur systemischen Reaktion mit Lymphadenopathie und Fieber. Nach einem unbestimmten Zeitraum zeigt sich als Tertiärstadium der Befall des ZNS, anfangs mit leichten Verhaltensstörungen, dann schnell fortschreitend zu Koma und Tod (**1.193**).

T. cruzi verursacht in Mittel- und Südamerika die amerikanische Tryponosomose (Chagas-Krankheit). Sie werden übertragen mit dem Kot blutsaugender Raubwanzen. Die akute Infektion zeigt sich mit leichtem Fieber, einem Exanthem und gelegentlich Myokarditis. Die primäre lokale Hautläsion ist das schmerzhafte, geschwollene Chagom (**1.194**). Meist kommt es Jahre nach der Infektion zu einer chronischen Erkrankung, die sich mit chronischer Kardiomyopathie (**1.195**) und Dilatation des Ösophagus (*siehe* S. 362) oder Kolons manifestiert. Die Diagnose erfolgt durch Blut- oder Lymphknotenausstriche, Tierkultur oder serologisch.

1.191

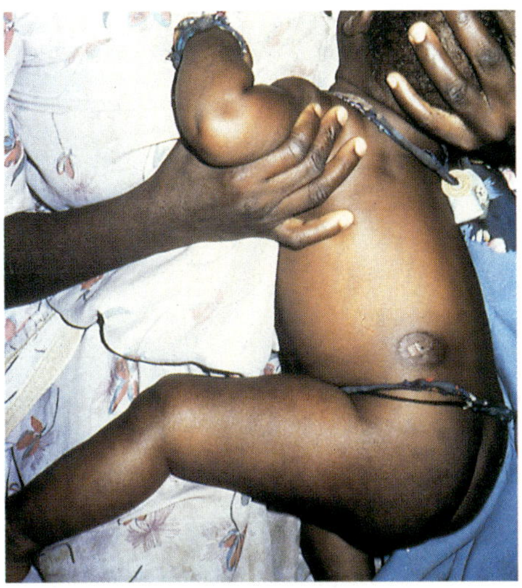

Abb. 1.191 Afrikanische Trypanosomose - Trypanosomoseschanker. Die Hautveränderung kennzeichnet die Einstichstelle, an der die Tsetsefliege die Trypanosomen eingebracht hat. Im Unterschied zu Reisenden sind bei Eingeborenen Schanker selten.

1.192

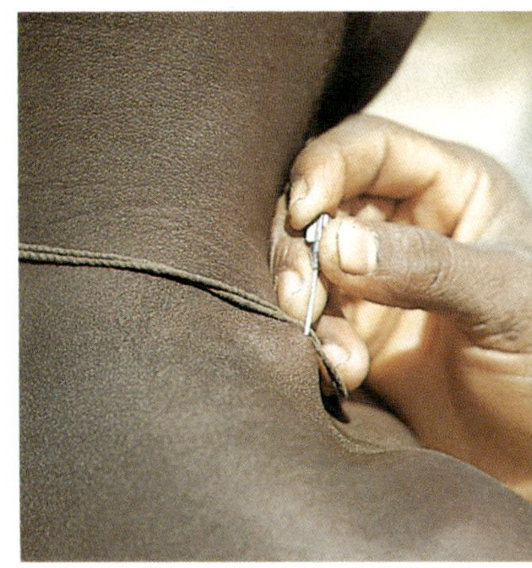

Abb. 1.192 Punktion eines vergrößerten supraklavikulären Lymphknotens und Untersuchung des Aspirats sind wertvolle Diagnosehilfen bei der afrikanischen Trypanosomose, vor allem bei T. gambiae-Formen.

1.193

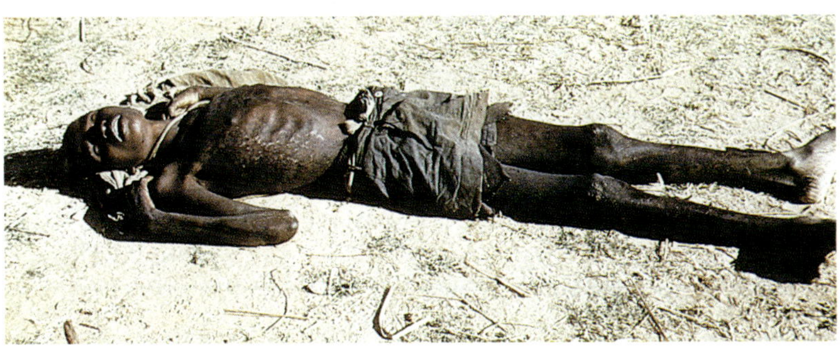

Abb. 1.193 Schlafkrankheit. Die T. gambiae-Form führt zu zunehmender Erschöpfung und Bewußtlosigkeit und schließlich zum typischen Bild der Schlafkrankheit mit ZNS-Befall. Bei der „rhodesischen" Form sind die ZNS-Symptome weniger ausgeprägt, die Krankheit verläuft akuter.

1.194

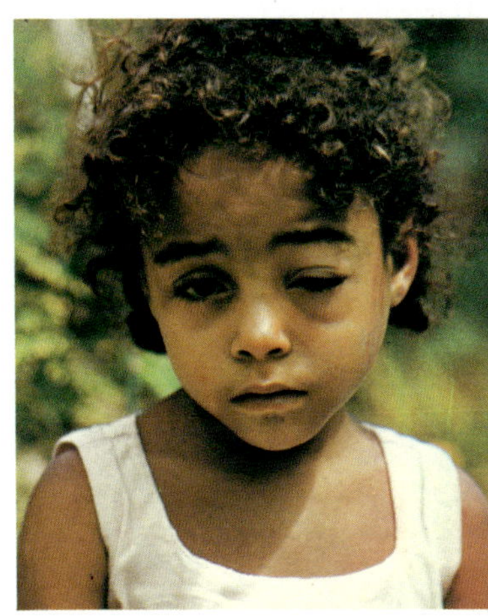

Abb. 1.194 Chagom bei amerikanischer Trypanosomose. In diesem Fall fand die Inokulation wie so häufig im Bindehautsack statt. Das Chagom verursacht beachtliche lokale Ödeme mit Schwellung des Lids und Chemosis. Diese unilaterale Erscheinungsform wird Romaña-Zeichen genannt.

1.195

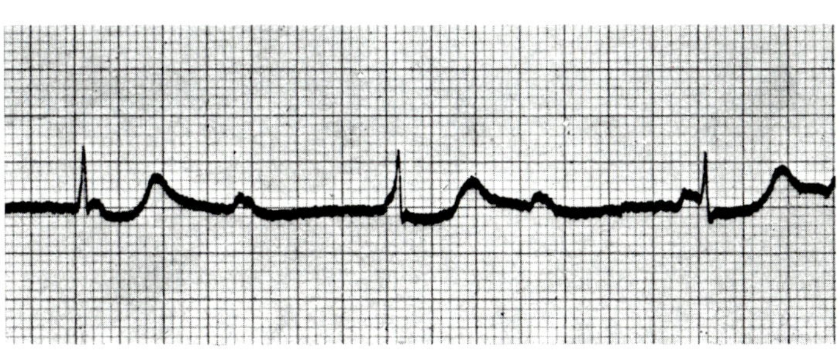

Abb. 1.195 Dieses EKG bei Chagas-Krankheit zeigt einen totalen AV-Block (III. Grades). Es gibt keine erkennbare Verbindung zwischen P-Zacken und QRS-Gruppe, Vorhof und Kammern schlagen unabhängig von einander. Arrhythmien von unterschiedlicher Ausprägung sind häufig bei Chagas-Krankheit. Adams-Stokes-Attacken können zum Tode führen.

1.6 Helminthosen

Gattung	*wichtige humanpathogene Erreger*	*Krankheit*	*Seite*
Nematoden	*Wuchereria bancrofti* *Brugia malayi* *Brugia timori*	Filariose - Fieber, Lymphadenopathie, Elephantiasis	72
	Loa Loa	Loaose-Hautschwellungen (Calabar-Schwellungen)	73, 246
	Onchocerca volvulus	Flußblindheit, Hautknoten	74
	Dracunculus medinensis	Drakunkulose	75
	Toxocara canis, *T. cati*	Larvamigransvisceralis-Retinitis, Pneumonie, Hepatitis	75
	Trichinella spiralis	Trichinose-Fieber, periorbitale Ödeme, Myalgie	76
	Enterobius vermicularis	Perianaler Juckreiz, Darmgranulome	380
	Ascaris lumbrcoides	Pneumonie, Allergie, Asthma, Darmverstopfung, Verschlußikterus, Appendizitis	380
	Trichuris trichiura	Abdominale Schmerzen, Diarrhoe, Rektumprolaps	380
	Ancylostoma duodenale und *Necator americanus*	Diarrhoe, Eisenmangelanämie	380, 424
	Strongyloides stercoralis	Pneumonie, Asthma,Enzephalitis, Myokarditis (bei Immunsuppression invasiv)	380
Trematodes	*Schistosoma mansoni*	Bilharziose (Schistosomiasis)	77
	S. haematobium *S. japonicum*	Darm- und Harnwegsinfektion	77
	Paragonismus westermani	Lungenfinnen, Hämoptyse, zerebraler Befall	78
	Fasciolopsis buski	Abdominalschmerzen, Diarrhoe, Allergie	381
	Fasciola hepatica	Hepatitis, Verschlußikterus	381
	Chlonorchis sinensis	Hepatitis, Verschlußikterus	381
Cestoda	*Echinococcus granulosus*	Hydatiden - Lungen, Leber, Knochen	78, 381
	E. multilocularis	Leberfinnen	78
	Dipylidium caninum	Abdominale Beschwerden, Pruritus ani	79
	Taenia solium, T. saginata	Gewöhnlich inapparent. Gelegentlich Diarrhoe. Subkutane Knoten, Zystizerkose	381
	Diphyllobothrium latum	Gewöhnlich inapparent. Vitamin B12-Mangel-Anämie (selten)	

Lymphatische Filariose

Die Nematoden *Wuchereria bancrofti*, *Brugia malayi* und *Brugia timori* finden sich überall in den Tropen und verursachen beim Menschen Lymphgefäßverschlüsse. *Culex-*, *Anopheles-* und *Aedes-*Moskitos übertragen die Larven von *W. bancrofti*, *Mansonia-* und *Anopheles*moskitos *B. malayi* und *B. timori*. Die Larven dringen in regionale Lymphgefäße ein, reifen und könne so Jahre überleben.

Im Laufe von drei Monaten treten intermittierendes Fieber und Schweißausbrüche mit Photophobie, Myalgie sowie Lymphangitis in den meisten Körperregionen auf. Es folgen lokalisierte Schwellungen: Ödeme an den Beinen (**1.196**), Aszites, Hydrozele, Pleuraergüsse. Es kann zu lokaler Abszessbildung und chronischen Fisteln kommen. Massive, chronische Ödeme an den Beinen führen zu Elephantiasis (**1.197**). Erregernachweis in Blutausstrichen (**1.198**) ermöglicht die Diagnose. Diäthylcarbamazin ist Mittel der Wahl.

1.196

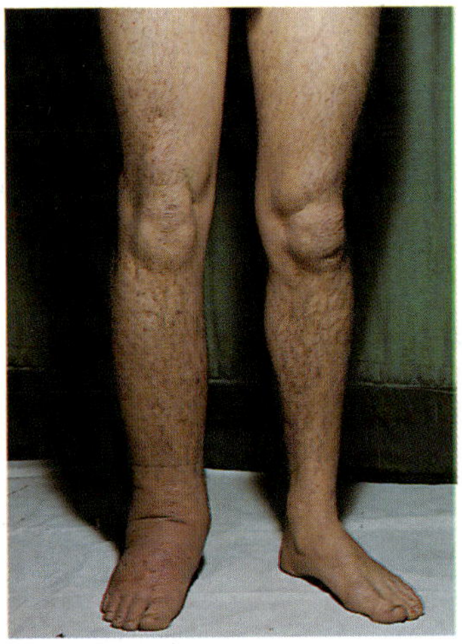

Abb. 1.196 **Chronisches Lymphödem** am rechten Bein wegen einer langandauernden Lymphgefäß-Filariose bei einem Seemann, der 15 Jahre im Fernen Osten im Küstenhandel tätig war.

1.197

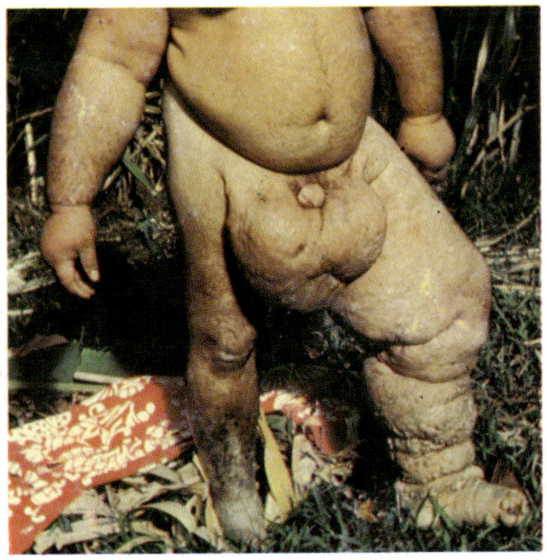

Abb. 1.197 **Ausgeprägte Elephantiasis von Bein und Skrotum** bei einem Tahitianer mit *W. bancrofti*-Infektion. In diesem Ausmaß kann die Elephantiasis zu Behinderungen führen. Überflüssiges Gewebe sollte daher chirurgisch entfernt werden.

1.198

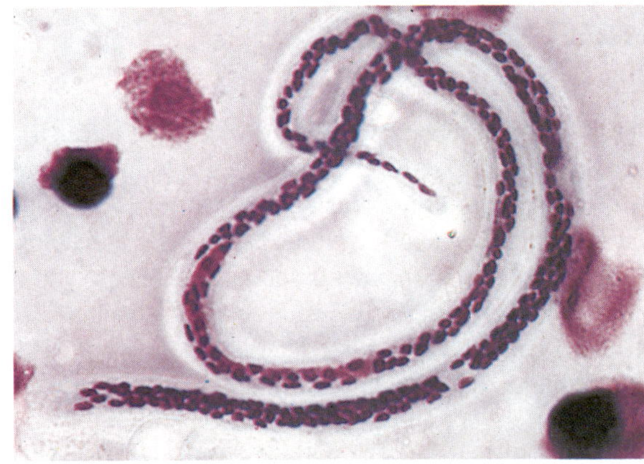

Abb. 1.198 **Eine Filariose** kann durch Erregernachweis in einem Blutausstrich (hier: *W. bancrofti*) diagnostiziert werden.

Loaose

Erreger dieser Filariose im westlichen Zentralafrika ist *Loa Loa*. Überträger sind Bremsen der Gattung *Chrysops* (*C. dimidiata*, *C. silacea*) aus den tropischen Regenwäldern. Die Larven dringen in die menschliche Haut ein, wo sie reifen. Die adulten Weibchen wandern durch das Bindegewebe und können unter die Konjunktiva gelangen, wo sie starke Beschwerden verursachen (**1.199**). Die reaktive massive subkutane Entzündung führt zur Bildung von Hautknötchen (Calabarschwellungen, **1.200**). Die Mikrofilarien können im Herzen eine Endomyokardfibrose verursachen. Die Diagnose wird durch Nachweis umhüllter Mikrofilarien in Biopsieproben der Schwellungen gesichert. Wandernde Würmer können unter Lokalanästhäsie entfernt werden (**1.201**). Ansonsten gilt als Mittel der Wahl Diäthylkarbamazin.

1.199

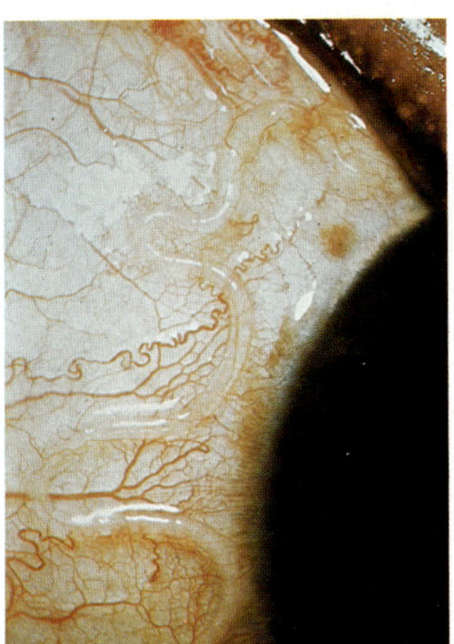

Abb. 1.199 **Adulter Loa Loa im Auge.** Die Bewegung des Wurms unter den Konjunktiva führt zu Stauungen und starken Reizungen.

1.200

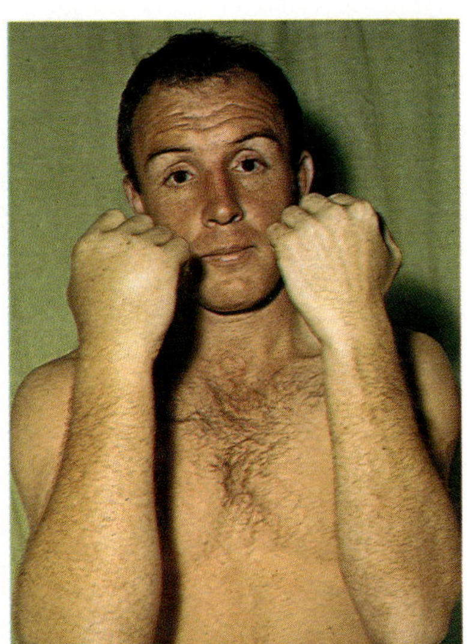

Abb. 1.200 **Calabarschwellung des rechten Armes und der Hand bei Loaose.** Charakteristisch sind rekurrente große Schwellungen, die ca. drei Tage anhalten, vornehmlich an Händen, Handgelenken und Unterarm. Sie kennzeichnen die Wege der wandernden Filarien im Bindegewebe. Dieses Stadium der Infektion ist begleitet von signifikanter Eosinophilie (60-90%).

1.201

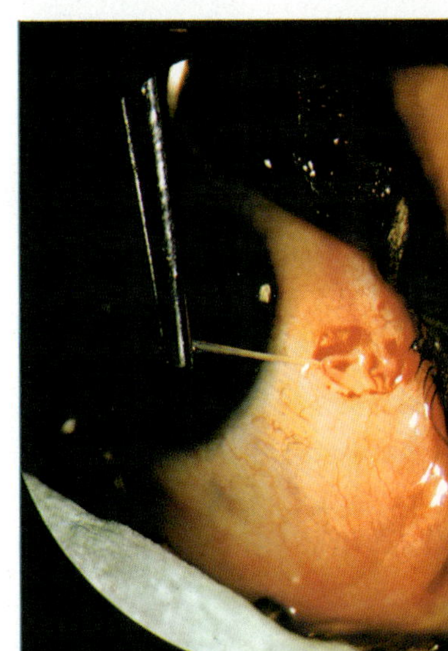

Abb. 1.201 **Extraktion eines Loa Loa aus dem Auge.** Nach Anästhasie der Konjunktiva kann der adulte Wurm mit einer feinen Pinzette entfernt werden.

Onchozerkose

Der im Gewebe lebende *Onchocerca volvulus* verursacht verschiedene kutane Filariosen, die hauptsächlich in Afrika („Flußblindheit"), Jemen und Südamerika vorkommen. Kriebelmücken der Gattung *Simulium* übertragen die Larven, die durch den Stichkanal in die Haut eindringen und ins subkutane Gewebe wandern, wo sie reifen. Die Lebensdauer des adulten Wurms kann bis zu 15 Jahren betragen. Die Weibchen setzen Larven ab, die sich zu Mikrofilarien ohne Scheide entwickeln und in subkutanes Gewebe und Auge wandern. Die Hauptsymptome resultieren aus einer immunologischen Reaktion auf tote Mikrofilarien in Form von Hautknötchen, die, wenn sie groß sind, als „hanging groins" (Hängende Leisten) beschrieben werden (**1.202**).

Die Augenläsionen können bei den Betroffenen folgenschwer sein. Es kommt zu Keratitis (**1.203**) und Choroiditis mit Augenatrophie und Erblindung (**1.204**). Der Nachweis beweglicher Mikrofilarien in einem Hautbiopsiepräparat (Skin-snip) ermöglicht die Diagnose. Die Entfernung adulter Würmer mit den Hautknoten beugt der weiteren Poduktion von Mikrofilarien vor. Suramin reduziert die Zahl adulter Würmer.

1.202

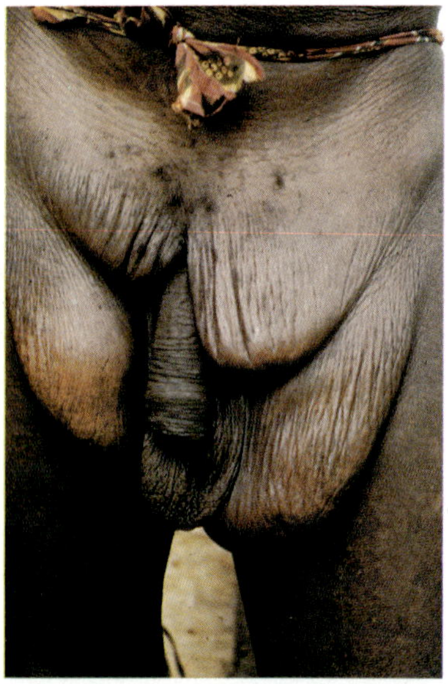

Abb. 1.202 „Hanging groins" („Hängende Leisten") bei Onchozerkose, verursacht durch eine Hypersensibilitätsreaktion der Lymphknoten an Leisten und Oberschenkeln auf tote Mikrofilarien.

1.203

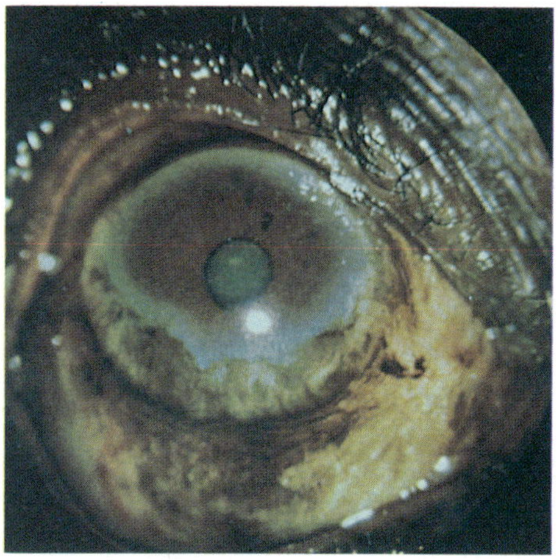

Abb. 1.203 Schwere Keratitis bei einem Patienten mit Onchozerkose.

1.204

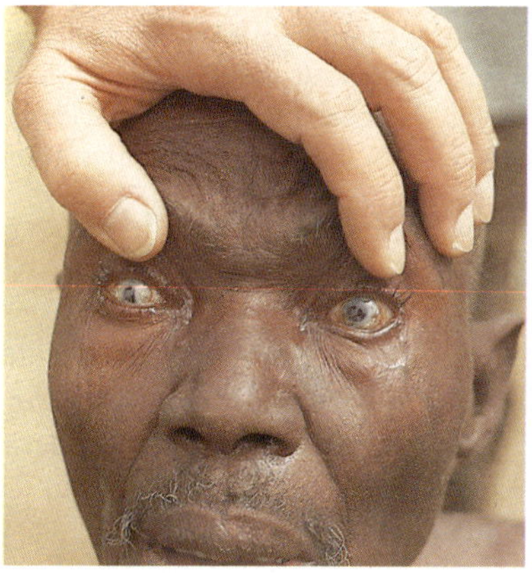

Abb. 1.204 Blindheitsverursachende Keratitis bei Onchozerkose. Die Erkrankung ist weiter fortgeschritten als auf Abb. **1.203**, der Patient ist vollständig erblindet.

Drakunkulose

Dracunculus medinensis (Guineawurm) ist ein in Afrika und Asien verbreiteter Nematode, der im Körpergewebe wandert. Die Infektion erfolgt durch Aufnahme von Trinkwasser, das mit Larven von *D. medinensis* infizierte *Cyclops* (Wasserflöhe) enthält. Die Larven werden im Magen freigesetzt und wandern durch das Bindegewebe im Körper, was bis zu einem Jahr dauern kann. Das reife Weibchen wandert in die Extremitäten, wo es ein ulzerierendes Bläschen hervorruft. Auf diese Weise gelingt es dem Guineawurmr, eine Schlinge des Uterus durch die ulzerierte Haut zu bohren. Bei Kontakt mit Süßwasser werden die Larven freigesetzt, und der Zyklus setzt sich fort. Gewöhnlich kommen die Patienten im schmerzhaften Bläschenstadium, wenn die Larven mechanisch entfernt werden können (**1.205**). Sterben die Würmer, findet man sie in verkalkten subkutanen Knötchen (**1.206**). Bei lokalen Läsionen sind Operationen möglich. Es gibt auch eine Anzahl Antihelminthika. Vorbeugend sind hygienische Maßnahmen und Information der Bevölkerung nötig.

1.205

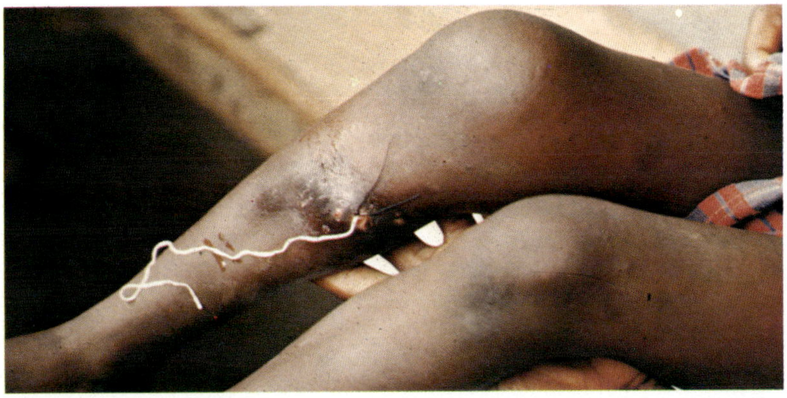

1.206

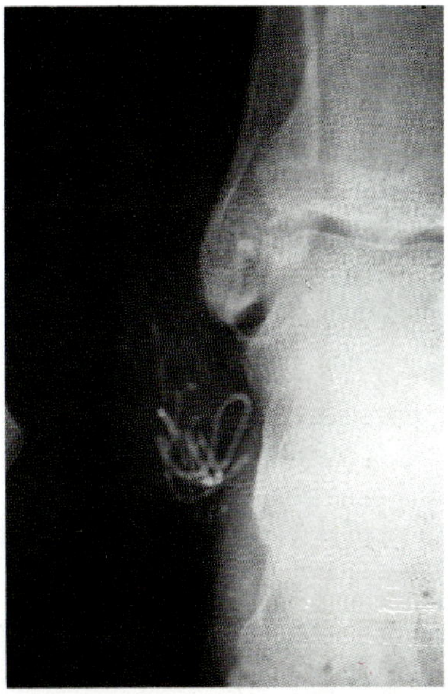

Abb. 1.205 Drakunkulose um das rechte Kniegelenk. Der Befall kann zu Arthritis und erheblicher Behinderung führen, doch kann in diesem Stadium noch die mechanische Entfernung einiger Würmer möglich sein.

Abb. 1.206 Drakunkulose. Tote, verkalkte Würmer um den Knöchel, wo sie einen großen, palpablen subkutanen Knoten bildeten.

Toxokarose (Larva migrans visceralis)

Die Eier der Spulwürmer *Toxocara canis* und *T. cati* finden sich in mit Katzen- und Hundekot kontaminiertem Erdboden. Zufällige Aufnahme, vor allem durch kleine Kinder, führt zur Infektion. Die Larven schlüpfen im Dünndarm und wandern mit dem Blutstrom zu Leber und Lungen, entwickeln sich aber nur äußerst selten weiter. Die Wanderung der Wurmlarve (Larva migrans visceralis) kann zu Blutungen und Granulombildung führen. Eosinophilie ist häufig, und es kann zu intermittierendem Fieber, Husten, Asthmaanfällen, Dermatitis, gelegentlich auch Hepatoaplenomegalie und Retinitis (1.207) kommen. Die akute Attacke bleibt meist undiagnostiziert. Die verheilten Läsionen im Auge werden zufällig entdeckt und müssen von Neoplasmen unterschieden werden. Die Diagnose erfolgt serologisch. Vorbeugung ist möglich, wenn Haustiere regelmäßig entwurmt und Spielplätze nicht von ihnen beschmutzt werden. Gelegentlich ist eine Therapie nötig, das Mittel der Wahl ist Diäthylcarbamazin.

1.207

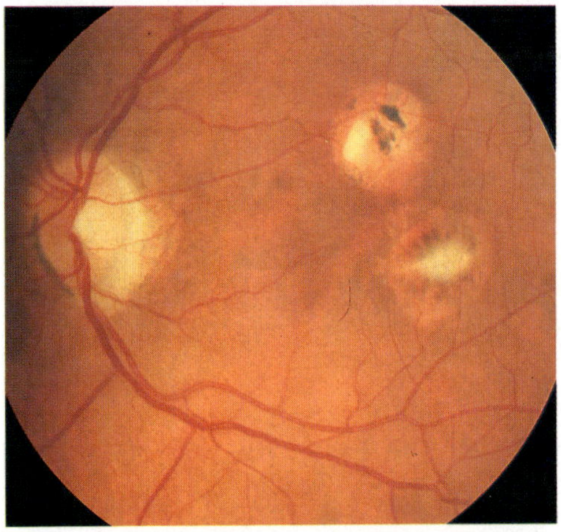

Abb. 1.207 Toxokarose. Abgeschlossene Narbenbildung der Retina bei einem Kind mit ansonsten inapparenter Infektion. Manchmal kann das Aussehen der Retina ein Melanom oder einen anderen Tumor nahelegen, und das Auge wird irrtümlicherweise sogar enukleiert.

Larva migrans cutanea

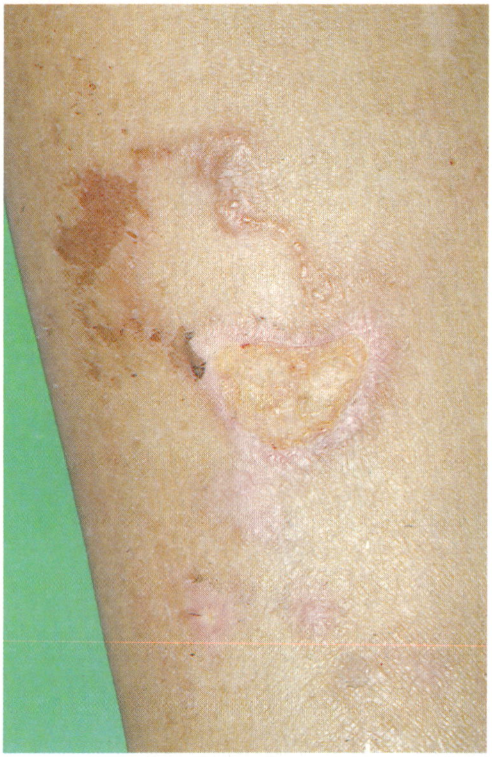

1.208

Dieses Syndrom ist auch bekannt als „Hautmaulwurf“ oder „creeping eruption“. Es entsteht als Folge der Haut- Penetration von Larven einer Anzahl von Hakenwürmern, deren Wirt normalerweise nicht der Mensch ist, z.B. *Ancylostoma braziliense*, *A. caninum*, *A. duodenale*, *Necator americanus* und *Strongyloides stercoralis* (*siehe* auch S. 381). Die Larven können sich im Menschen nicht weiter entwickeln, wandern aber im subkutanen Gewebe, wo sie schwere erythematöse und vesikuläre Reaktionen mit Juckreiz an der Eintrittstelle hervorrufen (**1.208**). Oft kommt eine bakterielle Sekundärinfektion dazu. Betroffen sind häufig die Füße und die unteren Gliedmaßen. Die Erkrankung findet sich vor allem bei Kindern. Die Diagnose wird durch Nachweise von Parasiten in Biopsieproben gesichert.

Abb. 1.208 Larva migrans cutanea. Die Hautläsion war erythematös und juckte. Der Patient hatte eine ausgeprägte Eosinophilie.

Trichinellose (Trichinose)

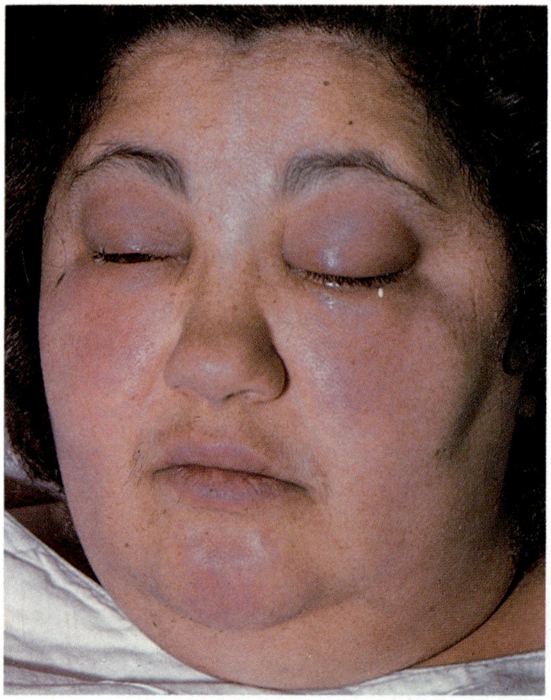

1.209

Abb. 1.209 Starke periorbitale und faziale Ödeme sind häufiges Symptom einer Trichinellose und gewöhnlich verbunden mit Unwohlsein und Eosinophilie.

Diese weltweit verbreitete Krankheit wird durch Genuß von Fleisch, das eingekapselte Larven von *Trichinella spiralis* enthält, verursacht. Sie reifen im Dünndarm und dringen durch die Darmwand in den Blutkreislauf, mit dem sie zu allen Körpergeweben, vor allem Muskeln und Gehirn, wandern. Dabei kommt es zu Eosinophilie, Fieber, Diarrhoe, Myalgie und periorbitalen Ödemen (**1.209**). Bei schweren Infektionen kann es zu Anzeichen von Meningoenzephalitis, psychiatrischen Syndromen, Myokarditis und Pneumonie kommen. Bei lokalisierten Ausbrüchen kann das klinische Bild wegweisend sein. Die Larven findet man in Muskelbiopsien. Serologische Untersuchungen sind sinnvoll. In der intestinalen Phase hilft Thiabendazol, bei schwerer Enzephalitis oder Myokarditis können Steroide angezeigt sein. Vorbeugend sollte über die Notwendigkeit ausreichender Erhitzung bei der Fleischzubereitung informiert werden. Seit Schweinefleisch tiefgefroren wird, sind die Infektionen zurückgegangen.

Schistosomiasis (Bilharziose)

Diese weltweit verbreitete Infektion wird von drei Schistosomenarten verursacht: *S. mansoni*, *S. haematobium* und *S. japonicum*. Der Mensch infiziert sich in Binnengewässern mit den von Süßwasserschnecken abgegebenen Zerkarien, die schnell durch die intakte Haut eindringen. Sie wandern erst in das Pfortadersystem, wo sie sich paaren, dann in Teile des Venensystems, um dort ihre Eier zu legen. S. haematobium findet man in Blase und Beckenorganen, die anderen gewöhnlich im Venengeflecht des Rektums. Von hier aus geraten die Eier in Blase oder Rektum und nach der Ausscheidung in die lokalen Wasservorräte, wo sie in Vollendung des Zyklus wieder von Wasserschnecken aufgenommen werden. Das Eindringen der Zerkarien in die Haut kann juckende Hautveränderungen (**1.210**) hervorrufen, gefolgt von Myalgie, Kopfschmerzen und Schmerzen im Abdomen.

Die Spätmanifestationen von Infektionen mit *S. mansoni* und *S. japonicum* sind Schmerzen im Abdomen, Diarrhoe, Malabsorption und gelegentlich Darmverschluß und Rektumprolaps. Häufig kommt es zu Leberzirrhosen mit Pfortaderhypertonie, Splenomegalie (**1.211**) und Ösophagusvarizen (**1.212**). Hauptsymptome einer Infektion mit *S. haematobium* sind rekurrente Hämaturie (**1.213**), schließlich Blasenverkalkung, obstruktive Uropathie (**1.214**) und Niereninsuffizienz. Wanderung der Eier in die Lunge kann zu massiver Lungenfibrose führen.

Die Diagnose wird durch Nachweis der Eier in Stuhl, Urin oder Rektumbioptat (**1.215**) oder ELISA (Enzyme Linked Immuno Sorbent Assay) gestellt. Öffentliche Maßnahmen können den Zyklus des Parasiten unterbrechen. Praziquantel einmal täglich, dosiert nach dem Gewicht des Patienten, ist das Mittel der Wahl.

1.210

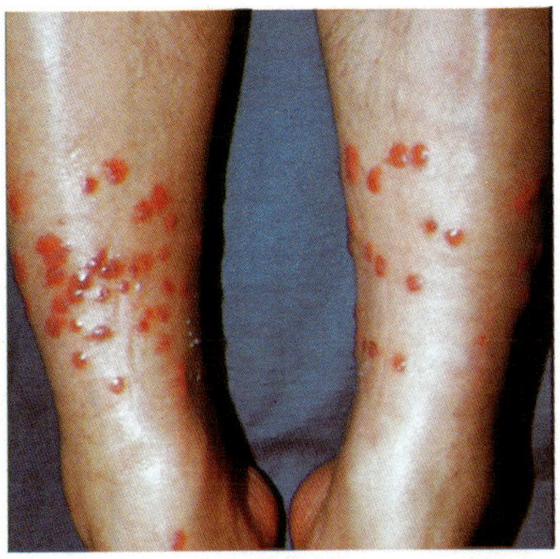

Abb. 1.210 Zerkariendermatitis. In diesem Falle wurde die Reaktion von Vogelschistosomen, für den Menschen sonst nicht pathogen, hervorgerufen. Eine ähnliche, meist weniger ausgeprägte Reaktion, verursachen pathogene Schistosomen.

1.211

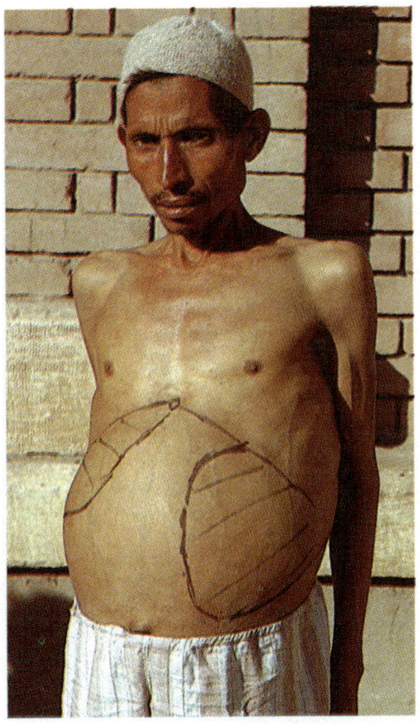

Abb. 1.211 Schistosomiase mit massiver Hepatosplenomegalie. Die Milz ist stark vergrößert, die Leber hypertrophiert mit diffuser Fibrose: typisches Bild bei einer Infektion mit *S. mansoni*.

1.212

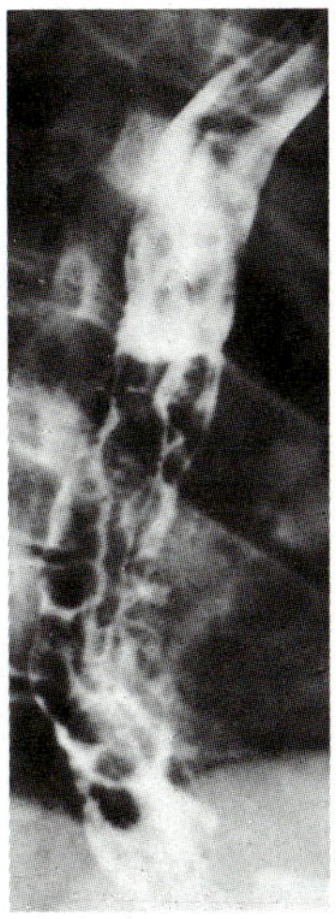

Abb. 1.212 Ösophagusvarizen, häufige Begleiterscheinung einer Pfortaderhypertonie (*siehe* S. 394). Große Varizen (wie diese) treten häufig bei einer fortgeschrittenen Schistosomiasis mit *S. mansoni* oder *S. japonicum* auf. Massive Hämatemesis kann tödlich sein.

1.213

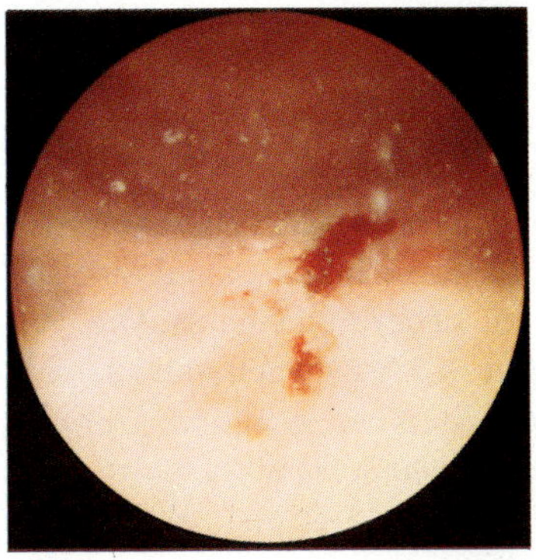

Abb. 1.213 Chronische tiefe Blasenulzeration, betrachtet durch das Zystoskop bei einer Infektion mit *S. haematobium*. Man beachte die Bilharziatuberkel am oberen Bildrand und die granulomatösen Schleimhautveränderungen darunter.

1.214

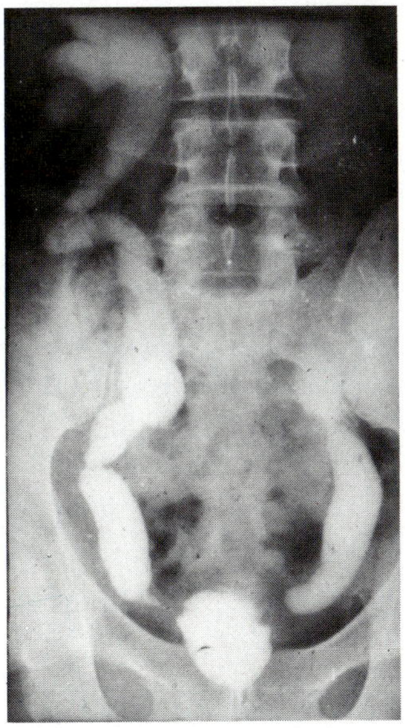

Abb. 1.214 Intravenöses Urogramm (IVU) bei fortgeschrittener *S. haematobium*-Infektion. Die Blase ist stark kontrahiert und unregelmäßig, die Harnleiter sind durch die Verengung der unteren Enden stark dilatiert und gekrümmt. Es besteht beidseits eine Hydronephrose.

1.215

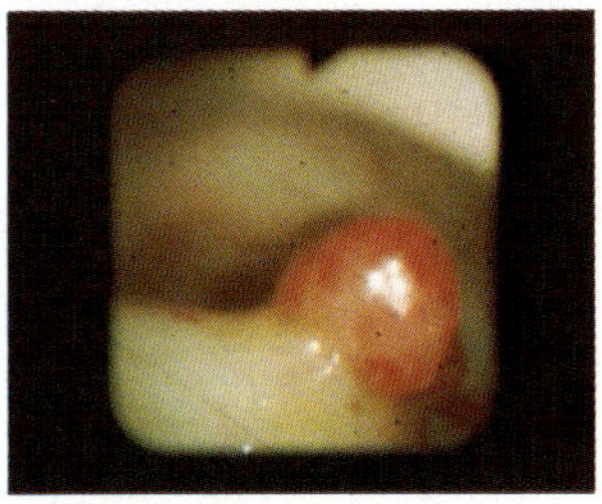

Abb. 1.215 Schistosomenpolyp im absteigenden Kolon durch das Koloskop. Die Biopsie ermöglichte die Diagnose. Nicht unbedingt notwendig, bietet eine Blindbiopsie des Rektums durch das Rektoskop dennoch oft positive Ergebnisse.

Paragonimose

1.216

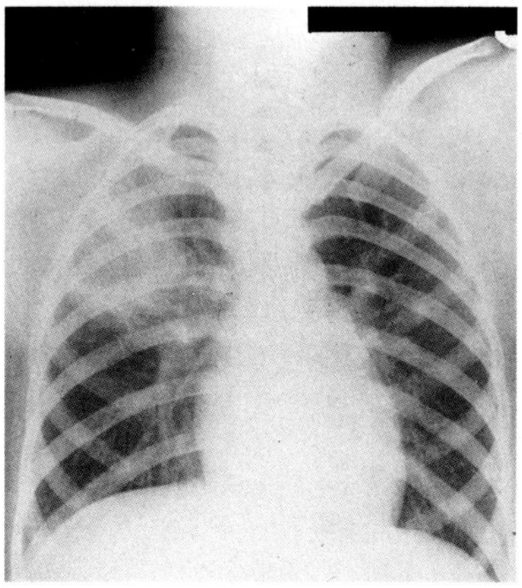

Abb. 1.216 Paragonimose. Im rechten Lungenflügel sieht man eine nekrotische Region (Pfeil). Die Paragonimose wird oft als Tuberkulose fehldiagnostiziert.

Die Erkrankung ist weltweit verbreitet, aber besonders häufig in Südostasien. Der Mensch infiziert sich durch den Genuß ungekochter Süßwasserschalentiere, die mit Metazerkarien von *Paragonimus westermani* (Lungenegel) verseucht sind. Die Larven schlüpfen im menschlichen Magen und wandern durch die Magenwände in die Peritonealhöhle zum Diaphragma und schließlich in die Lunge, wo der ausgereifte Wurm lokale Nekrosen (**1.216**) mit Hämoptyse, Husten und Fieber verursacht. Es kann auch zu Kavernenbildung mit massiver Hämoptyse, Pneumonie, Pleuritis und Empyemen kommen. Bei der Heilung bilden sich Lungenfibrosen. Leber und Gehirn können betroffen sein. Die Diagnose erfolgt durch Untersuchung von Sputum und Fäkalien. Eosinophilie ist häufig und legt den Verdacht auf Parasiteneier nahe. Thoraxaufnahmen zeigen Infiltration, Zystenbildung, Ergüsse und Empyeme. Öffentliche Maßnahmen sollten die Sanitärbedingungen verbessern und über die notwendige ausreichende Erhitzung von Schalentieren informieren. Praziquantel oder Bithionol sind die Mittel der Wahl.

Hydatidose

Echinococcus granulosus ist weltweit verbreitet, vor allem aber in Schafzuchtgebieten. Die Kontamination von Speisen mit Kanidenfäkalien (vor allem Hunde) führt zur zufälligen Aufnahme der Eier. Im Darm schlüpfen Onkosphären mit sechs Haken, dringen durch die Darmwand und wandern mit dem Blutkreislauf in alle Körpergewebe, vor allem Leber, Lungen, ZNS und Knochen, wo sie zu Zysten heranwachsen. Im Menschen ist dies das Ende des Zyklus. Im Kaniden, der das kontaminierte Fleisch eines Pflanzenfressers (Schaf, Rind, Schwein, Reh) aufgenommen hat, bilden sich adulte Bandwürmer, die neue Eier produzieren.

Die Zysten können im Menschen relativ groß werden, Tochterbläschen enthalten und Druck auf das angrenzende Gewebe ausüben. Die klinischen Symptome resultieren aus dem jeweiligen dem Organbefall.

Die Zysten sind von einer Blasenwand umgeben. Wird die in ihnen enthaltenen Flüssigkeit in den Körper freigesetzt, kann das zu anaphylaktischem Schock und Tod führen. Außerdem kommt es zur Aussaat von Bandwurmköpfen (Protoskolizen), die weitere Finnen bilden. Die Finnen können mit der Zeit verkalken.

Röntgenuntersuchungen (**1.217**), Ultraschall und CT (**1.218**) dienen zur Feststellung der Zysten. Serologische Untersuchungen sind, auch als Sreening, hilfreich.

Zur Entfernung von Zysten mit Verdrängunggssymptomen kann eine Operation nötig sein. Die Flüssigkeit muß abgesaugt und die Kavität mit Formalin gefüllt werden, um potentiell infektiöse Protoskolizes abzutöten und Restflüssigkeit zu entgiften. Die Zyste sollte dann marsupialisiert werden. Öffentliche Maßnahmen sollten über Übertragung, persönliche Hygiene und die korrekte Fütterung von Fleischabfällen an Hunde informieren.

Eine schwerere Erkrankung löst *E. multilocularis* aus, ein Parasit in Kaniden (besonders Katzen), übertragen wie E. granulosus. Die Onkosphären wandern in Lungen, Leber und Gehirn. Die sich bildende Zyste hat keine Membran, wächst schnell und kann als Krebs fehldiagnostiziert werden. Sie kann in andere Gewebe embolisieren. Unbehandelt liegt die Letalität bei 80%.

1.217

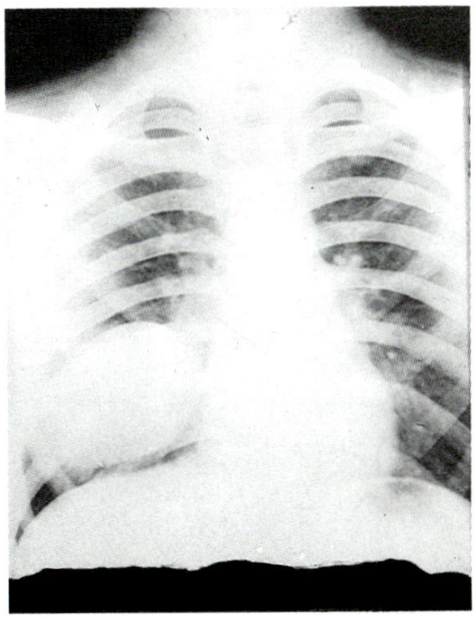

Abb. **1.217 Hydatidose-Zysten** in der rechten Lunge.

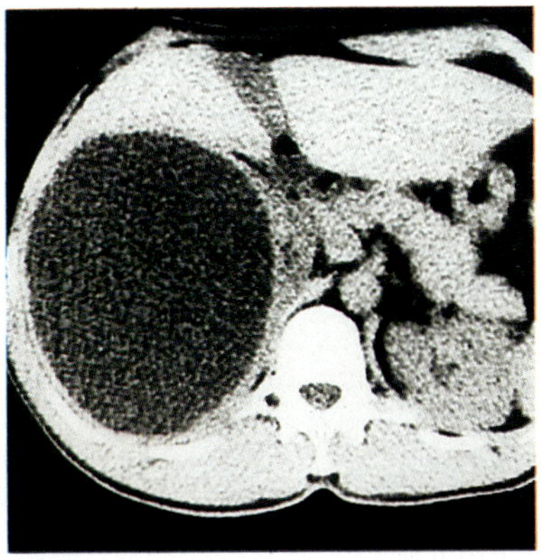

1.218

Abb. 1.218 Massive Hyatidose-Zyste in der Leber eines 14jährigen Jungen aus Kuwait (CT-Aufnahme)

Dipilidiasis

Dieser kleine Hunde- und Katzenbandwurm (*Dipilidium caninum*) hat einen normalen Zyklus mit Entwicklung von Larven in Flöhen. Die Larven gehen auf Kinder über, wenn ein Hund Gesicht oder Mund des Kindes leckt. Die Symptome umfassen abdominale Schmerzen und Irritationen im Analbereich durch die aktive Migration der beweglichen Proglottiden. Die Diagnose wird durch das Auffinden von Eiern oder Proglottiden im Stuhl gestellt. Behandelt wird mit Niclosamid oder Praziquantel, die Prävention erfolgt durch Wurm- und Flohbehandlung von Hunden. Sie sollten kleine Kinder nicht ablecken.

Sparganose

Der Mensch infiziert sich durch Wasser oder durch den Genuß rohen Fleisches von Frosch oder Schlange, das durch Kleinkrebse (Crustacea) verseucht ist, die Larven eines Bandwurms (*Diphyllobothrium mansoni*) enthalten. Wandern die Larven in die Haut, die Augen und anderes Gewebe, rufen sie eine akute Entzündungsreaktion hervor, d.h. im Auge finden sich starke periorbitale Ödeme. Der adulte Wurm kann aus subkutanem oder konjunktivalem Gewebe entfernt werden (**1.219**). Aufklärung und öffentliche Hygienemaßnahmen sind wichtig.

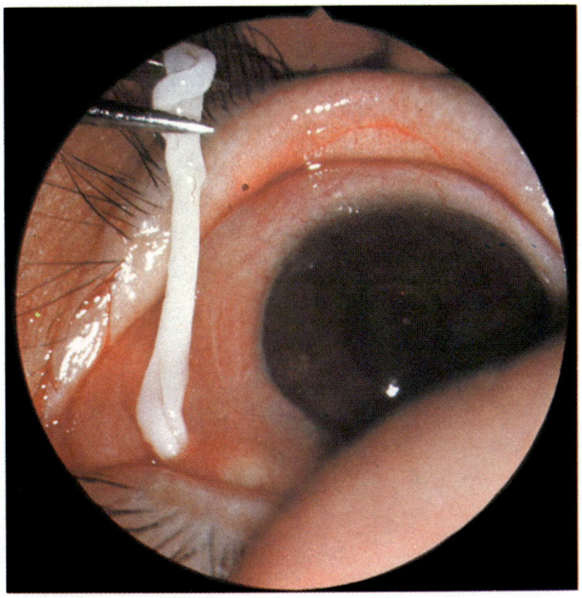

1.219

Abb. 1.219 Sparganose: Entfernung einer reifen Larve aus der Bindehaut, wohin sie gewandert war.

1.7 Geschlechtskrankheiten

Erreger	*Wichtige menschliche Erkrankungen*	*Seite*
Viren		
Human immune deficiency virus (HIV 1 und 2)	Acquired immune deficiency syndrome (AIDS)	16
Papillomavirus	Ano-genitale Warzen	81
Hepatitis-B-Virus	Lebererkrankung	398
Hepatitis-C-Virus		
Herpes-simplex-Virus	Herpes labialis, Herpes genitalis, Zervixkarzinom	28
Bakterien		
Neisseria gonorrhoeeae	Urethritis, Vaginitis, Zervizitis, Proktitis etc.	81
Haemophilus ducreyi	weicher Schanker	82
Calymmatobacterium	Granuloma inguinale	83
Treponema pallidum	Syphilis	83
Chlamydia trachomatis	Lymphogranuloma venereum	86
	unspezifische Urethritis	86
	Reitersche Krankheit	135
Mycoplasma hominis	Unspezifische Urethritis	86
Ureplasma urealyticum		
Pilze		
Candida albicans	Vaginalausfluß, Balanitis	65
Protozoen		
Entamoeba histolyica	Balanitis	66
Trichomonas vaginalis	Vaginalausfluß, Balanitis	86
Ektoparasiten		
Filzläuse	Befall	101

Viele Infektionen werden beim Geschlechtsverkehr, einige von ihnen auch auf anderem Wege übertragen. So können z.B. die HIV-Infektion oder die Heptatitis B durch gemeinsamen Nadelgebrauch von Fixern oder durch Blutkonserven übertragen werden. Auch die Syphilis, eng verwandt mit nichtvenerischen endemischen Treponemeninfektionen (Bejel, Frambösie und Pinta - *siehe* S. 56-57), kann mit kontaminierten Blutkonserven übertragen werden.

In diesem Abschnitt werden die meisten Infektionen, die hauptsächlich oder ausschließlich mit dem Geschlechtsverkehr übertragen werden, behandelt. Die HIV-Infektion wird auf S. 16 und die Hepatitis B auf S. 398 besprochen.

Genitalwarzen

Genitalwarzen werden durch Geschlechtsverkehr übertragen. Erreger ist ein DNA-Virus, das humane Papillomavirus (*siehe* auch S. 98). Betroffen sind die Genitalien und die Perianalregion, bei Männern vor allem Eichel und Frenulum des Penis (**1.220**), bei Frauen hauptsächlich die Labialfalten der Vulva (**1.221**), das untere Drittel der Vagina und die Zervix. Die Inkubationszeit beträgt ca. 2-3 Wochen. Es bilden sich gewöhnlich multiple Warzen, die oft zusammenwachsen und sich über Perineum und Analregion ausbreiten (Condylomata acuminata - 8.8), besonders ausgeprägt bei Immunsuppression.

Das humane Papillomavirus ist wahrscheinlich einer der Verursacher zervikaler Neoplasien und vermutlich verantwortlich für präkanzeröse Veränderungen im Zervixepithel, die sich zu einem invasiven Zervixkarzinom entwickeln können. Zu ähnlichen Veränderungen, deren Bedeutung noch nicht geklärt ist, kann es an Penis, Vulva und Anus kommen.

Spontanheilung der Warzen ist möglich, wobei lokale Medikation unterstützend wirkt.

1.220

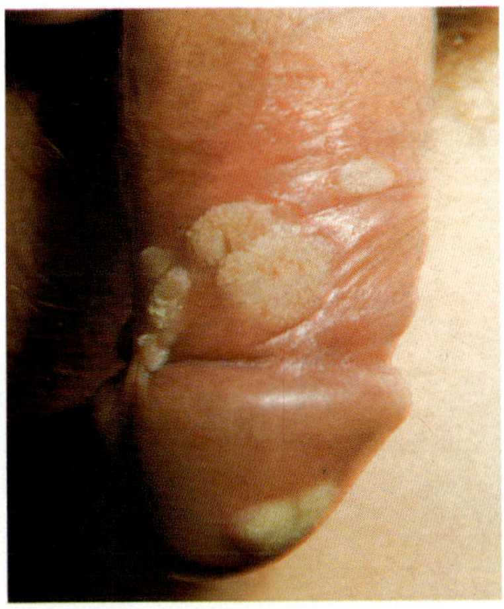

Abb. 1.220 Plane Warzen an Vorhaut und Eichel. Genitalwarzen haben ein vielfältiges Erscheinungsbild, sie können gestielt, filiform oder hyperplastisch sein.

1.221

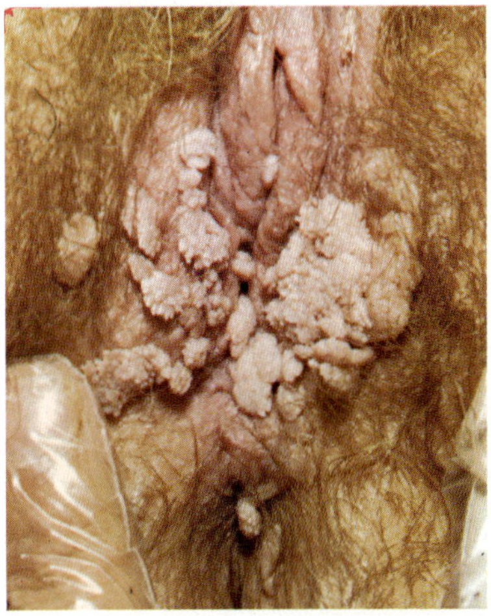

Abb. 1.221 Floride labiale, perineale und perianale Warzen. Zusätzliche zervikale Läsionen können das Zervixkarzinomrisiko erhöhen.

Gonorrhoe

Erreger ist *Neisseria gonorrhoeae* (der „Gonokokkus"), übertragen durch Geschlechtsverkehr. Neonatale Infektionen während des Durchgangs durch den Geburtskanal sind möglich.

Die Inkubationszeit beträgt weniger als eine Woche. Bei Männern kommt es zu eitrigem Ausfluß aus der Urethra (**1.222**) und Dysurie, manchmal mit Epididymitis und Entzündung der regionalen Lymphknoten, bei homosexuellen Männern Proktitis (**1.223**). Viele Frauen sind asymptomatisch, aber bei Zervizitis (**1.224**) sind Dysurie und vaginaler Ausfluß möglich. Die Infektion kann sich ausbreiten auf Bartholinische Drüsen, Uterus, Eileiter und auch das Beckenperitoneum, wo sie eine chronische Nierenbeckenentzündung verursachen kann. Hämatogene Aussaat führt zu Fieber, Exanthemen und Arthritis (**3.8**). Nach Oralverkehr können sich Läsionen in Mund und Rachen zeigen. Säuglinge mit konnatalen Infektionen entwickeln gewöhnlich eine Ophthalmia neonatorum (**1.225**).

Die Diagnose erfolgt durch Mikroskopie und Erregerkultur aus Eiter von Urethra, Zervix, Rektum, Mund oder, bei Neugeborenen, Konjunktiva.

Behandelt wird mit einmaligen Dosen von Procain, Penicillin oder Amoxycillin in Kombination mit Probenecid. Bei disseminierter Infektion kann eine längere Therapiedauer nötig sein. Bei Penicillinresistenz wird Spectinomycin, Cephalosporin und Ciprofloxacin empfohlen. Die Verfolgung von Kontakten ist notwendig, um weitere Ansteckungen zu vermeiden.

1.222

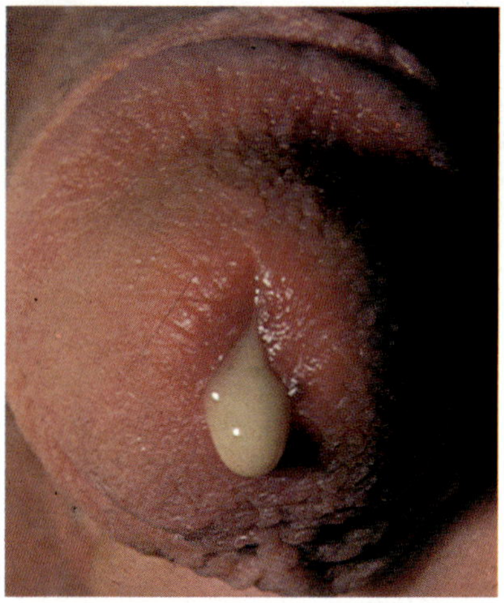

Abb. 1.222 Gonorrhoe. Der typische Fluor genitalis kann während der Untersuchung durch „Melken" der Urethra nachgewiesen werden. Der Patient leidet auch unter Entzündung der äußeren Harnröhrenöffnung.

1.223

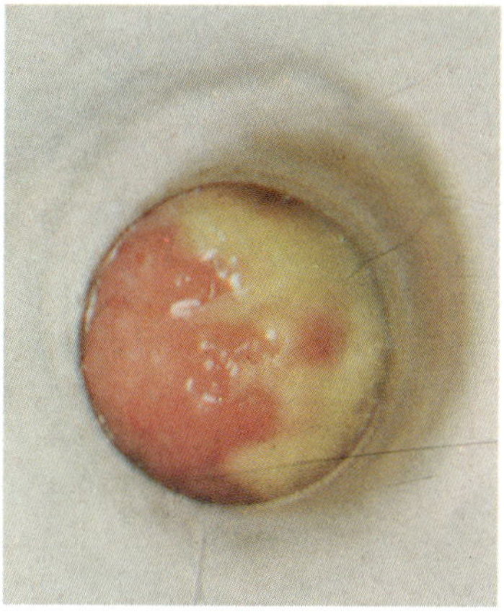

Abb. 1.223 Gonokokkenproktitis, betrachtet durch das Rektoskop. Auffallend ist die erythematöse Schleimhaut und das profuse, eitrige Exsudat.

1.224

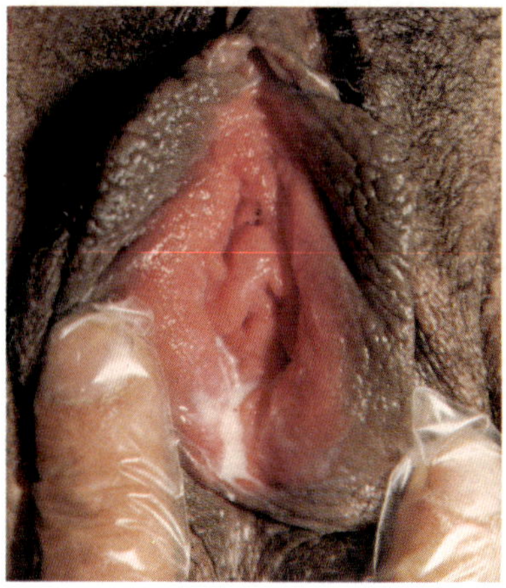

Abb. 1.224 Gonorrhoe bei einer Frau mit Symptomen. Man beachte den eitrigen Ausfluß, der gewöhnlich auf eine Zervizitis hinweist.

1.225

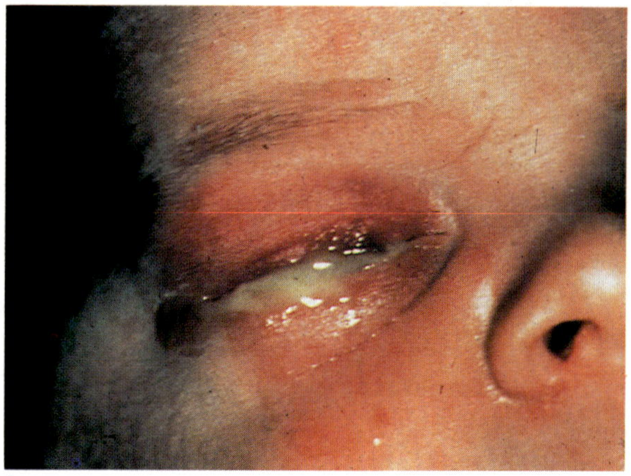

Abb. 1.225 Ophthalmia neonatorum. 2-5 Tage nach der Geburt entwickelt sich bei dem infizierten Kind eine eitrige Konjunktivitis, eventuell mit Septikämie.

Weicher Schanker

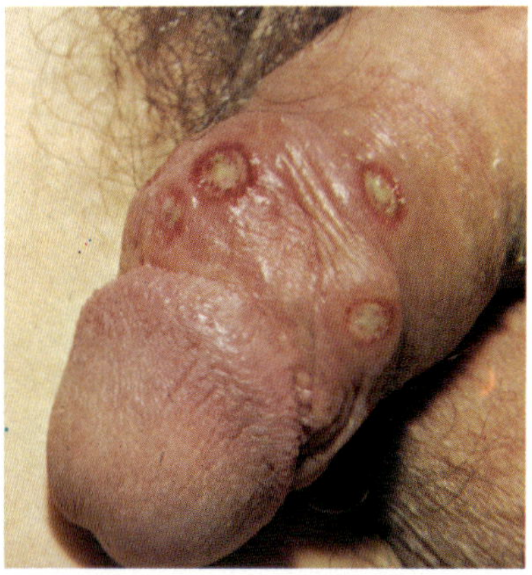

1.226

Abb. 1.226 Schanker der Vorhaut mit den typischen multiplen Ulzerationen.

Diese Geschlechtskrankheit ist verbunden mit schmerzhafter genitaler Ulzeration, gefolgt von druckempfindlicher, inguinaler Lymphadenopathie. Erreger ist *Haemophilus ducreyi*, ein gramnegatives Bakterium mit weltweiter Verbreitung (in den Industrieländern heute selten). Männer sind häufig befallen, was aber bedeuten mag, daß die Infektion bei Frauen unterdiagnostiziert ist. Die Inkubationszeit beträgt 2-5 Tage. Primärläsion ist eine empfindliche, schmerzhafte Papel, die vesikuliert und platzt, worauf ein schmerzhaftes Ulkus mit nekrotischer grauer Membran folgt. Die Läsionen befinden sich gewöhnlich an Eichel oder Penisschaft (**1.226**) oder um den Anus. Bei Frauen sind Zervix, Vagina, Vulva oder Perianalregion betroffen. Manchmal finden sie sich auf anderen Hautpartien und im Mund. Regionale Lymphadenopathie (Bubonen) ist typisch, Suppuration und chronische Fisteln sind möglich.

Die Diagnose wird meist durch Mikroskopie von Exsudat oder Eiter gestellt. Behandelt wird mit Co-trimoxazol oder Tetracyclin. Sexualpartner sollten identifiziert und, wenn möglich, prophylaktisch untersucht werden.

Granuloma inguinale

Erreger ist *Calymmatobacterium granulomatis*, ein gramnegatives Bakterium, das auf dem Geschlechtsweg übertragen wird und hauptsächlich im Fernen Osten vorkommt. Es sind aber auch Fälle unter Homosexuellen in den USA und Europa bekannt geworden. Ein bis zehn Wochen nach Exposition entwickelt sich normalerweise eine verhärtete Papel auf Penis, Labia oder Analgrenze. Extragenitale Läsionen finden sich im Gesicht, auf Lippen und Hals. Die Primärläsionen sind empfindlich und sondern einen übelriechenden Ausfluß ab. Regionale Lymphadenopathie (**1.227**) mit Suppuration und Sekundärinfektionen sind häufig. Bei der Heilung kann es zu starker Narbenbildung kommen (**1.228**). Die Diagnose erfolgt durch den Nachweis typischer Donovan-Körper im gramgefärbten Exsudat. Andere venerische Infektionen sollten sicher ausgeschlossen werden.

1.227

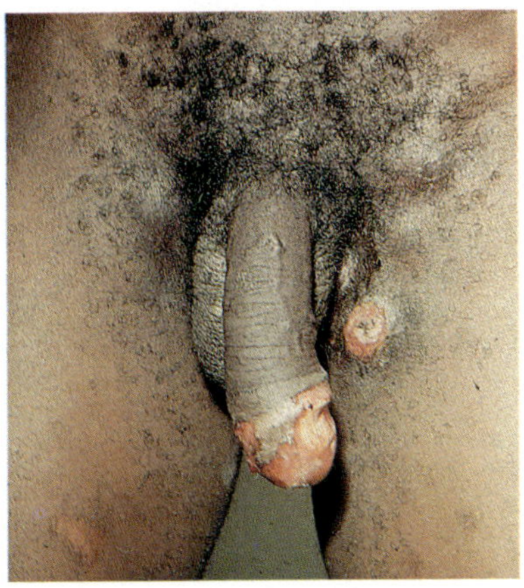

Abb. 1.227 Granuloma inguinale mit dem typischen Ulkus an der Innenseite des Schenkels. Die Läsion ist tief und an ihrem Grund bedeckt mit einem dicken, abstoßenden, eitrigen Exsudat. Bilaterale inguinale Lymphkontenschwellung ist erkennbar.

1.228

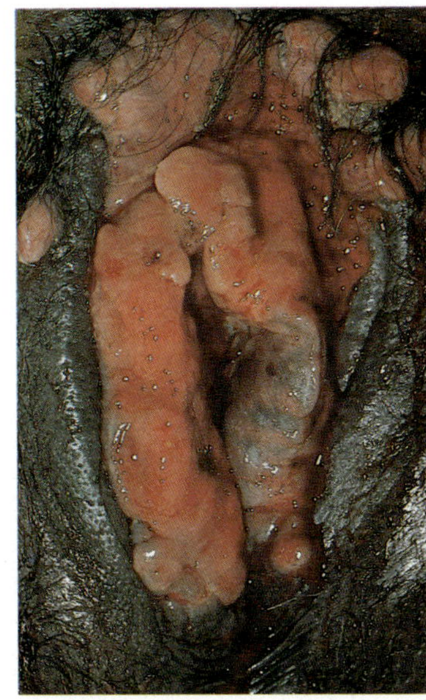

Abb. 1.228 Granuloma inguinale der Vulva. Die Erkrankung nimmt oft einen chronischen Verlauf mit verstümmelnden Ulzerationen, chronischer Schwellung und schließlich starker Narbenbildung.

Syphilis

Typisch für diese Geschlechtskrankheit ist eine Primärerkrankung, gefolgt von langer Latenzzeit und Spätmanifestationen. Erreger ist *Treponema pallidum*. Intrauterine Infektion des Fötus führt zu kongenitaler Syphilis.

Die Krankheit hat drei Stadien:

- **Primärstadium.** Nach einer Inkubationszeit von ca. drei Wochen entwickelt sich an der Inokulationsstelle eine indolente Veränderung (Schanker), bei Männern gewöhnlich an Penis (**1.229**) oder Anus (bei Homosexuellen). Bei Frauen kann sich die Läsion auf der Vulva (**1.230**) befinden. In der Vagina oder auf der Zervix wird sie meist übersehen. Schanker sind hochinfektiös, aber nicht expansiv und heilen in ca. 4-6 Wochen.
- **Sekundärstadium.** Ungefähr zwei Monate nach dem Primäraffekt kommt es zur generalisierten Ausbreitung mit Fieber, ausgedehntem makulärem Exanthem (**1.231**), warzenähnlichen Läsionen (Condylomata lata) im Genitalbereich (**1.232**), nässenden Ulzera an der Wangenschleimhaut (**1.233**), generalisierter Lymphadenopathie und gelegentlich aseptischer Meningitis. Auch dieses Stadium stagniert von selbst. Es folgt eine Latenzzeit von 2-20 Jahren, bevor sich die Symptome des Tertiärstadiums einstellen.
- **Tertiärstadium.** Es entwickeln sich chronische, granulomatöse Veränderungen (Gummen) an Haut (**1.234**), Schleimhaut und Knochen, sowie vaskuläre Läsionen (Aortenaneurysma – **1.235**) und Schädigungen des ZNS (meningo-vaskuläre Syphilis, progressive Paralyse, Tabes dorsalis), die auch zu Gelenkzerstörung (**1.236, 1.237**) führen können. Angemessene Therapie in früheren Stadien kannsollte diese Entwicklung verhindern.
- **Syphilis connata** führt oft zu Abort oder Totgeburten. Ansonsten können die Neugeborenen bereits schwere Symptome zeigen, aber auch gesund erscheinen und erst später Syphilis- Manifestationen entwickeln (**1.238, 1.239**).

Eine sichere Diagnose kann durch Nachweis von Spirochäten im Primäraffekt oder im Exsudat während des Sekundärstadiums gestellt werden. Serologische Untersuchung umfassen unspezifische Antikörpertests oder spezifische Treponomentests (TPI, TPHA, FTA). Bei Verdacht auf Neurosyphilis sollte der Liquor untersucht werden.

Mittel der Wahl ist das Penicillin. Gewöhnlich wird ein 14-Tage-Zyklus eines Langzeitpenicillins parenteral gegeben. In den ersten Tagen sollten zur Vermeidung einer Jarisch-Herxheimer-Reaktion (verursacht durch Toxine, die von den zerfallenden Spirochäten freigesetzt werden) zusätzlich Steroide gegeben werden. Alternativen bei Penicillinallergie sind Erythromycin und Tetracyclin.

1.229

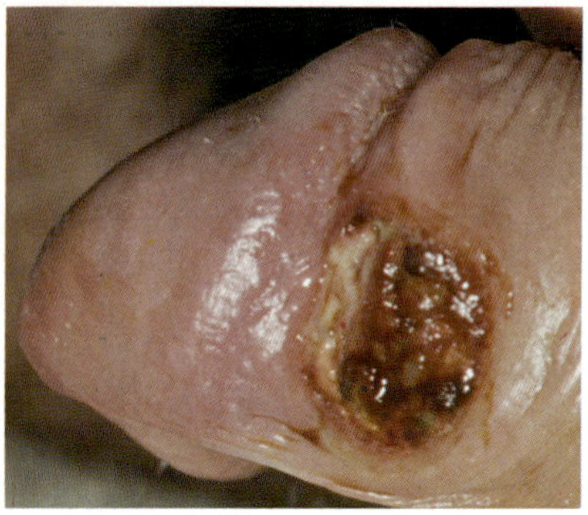

Abb. 1.229 Syphilis, typischer Primäraffekt am Collum glandis. Eine kleine, rote Makula entwickelt sich über ein Papelstadium zu einem typischen, runden, indolenten Ulkus. Unbehandelt heilt es nach 4-8 Wochen.

1.230

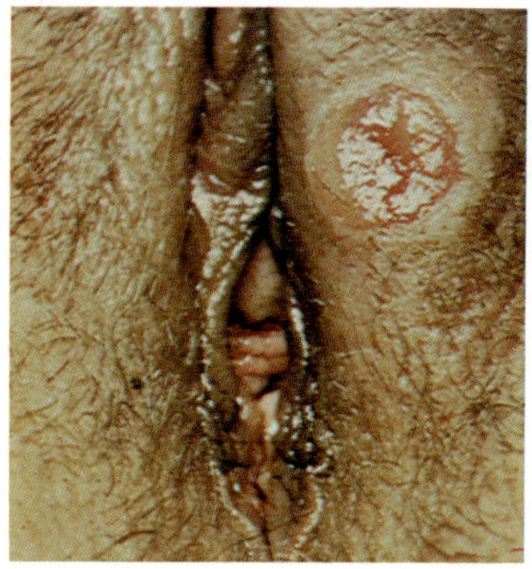

Abb. 1.230 Syphilis, typischer Schanker am Labium majus.

1.231

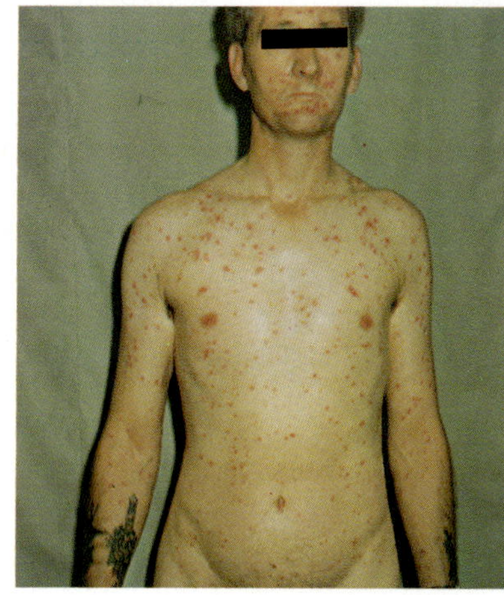

Abb. 1.231 Sekundärsyphilis mit typischem, papulosquamösem Exanthem (Syphilid). Man beachte die Läsionen im Gesicht, die Farbe und die symmetrische Verteilung des Exanthems.

1.232

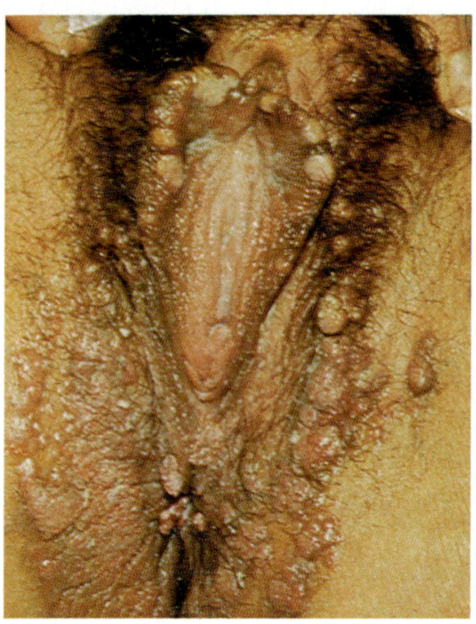

Abb. 1.232 Sekundärsyphilis. Große Condylomata lata der Vulva und des Anus. Man beachte die warzenähnliche Form (Condylomata acuminata).

1.233

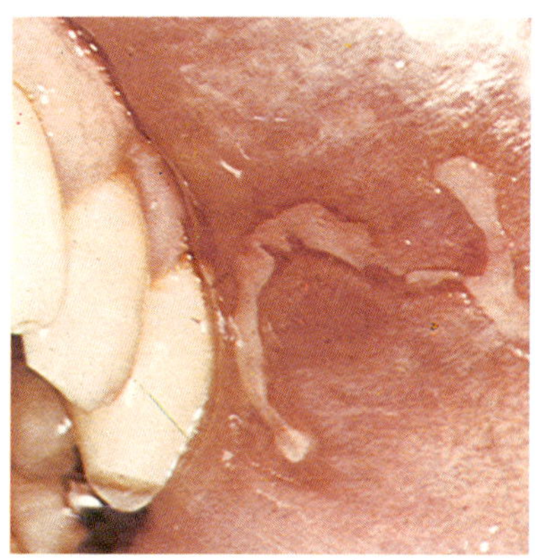

Abb. 1.233 Sekundärsyphilis, typisches nässendes Ulkus der bukkalen Schleimhaut. Andere Läsionen in diesem Stadium können rund oder oval sein.

1.234

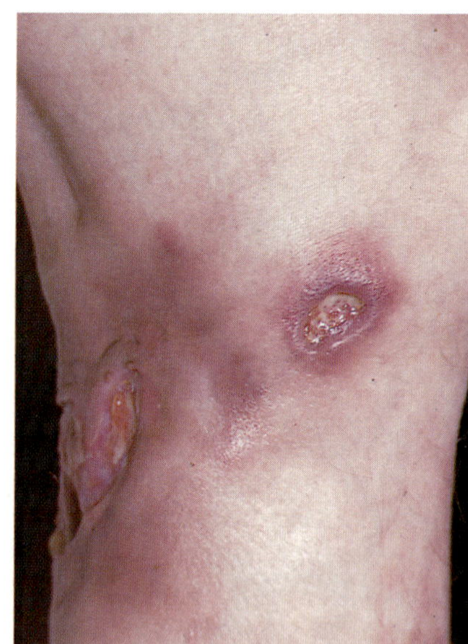

Abb. 1.234 Tertiärsyphilis, Gummen der Haut. Die Gummen beginnen als subkutane Massen, die wachsen und dann einsinken um typische indolente Ulzera mit scharfen Rändern und derber Basis bilden, die in diesem Stadium mit einem Schorf aus nekrotischem Gewebe bedeckt ist. Im Gegensatz zu den Primär- und Sekundärläsionen kann in ihnen *T. pallidum* nicht nachgewiesen werden.

1.235

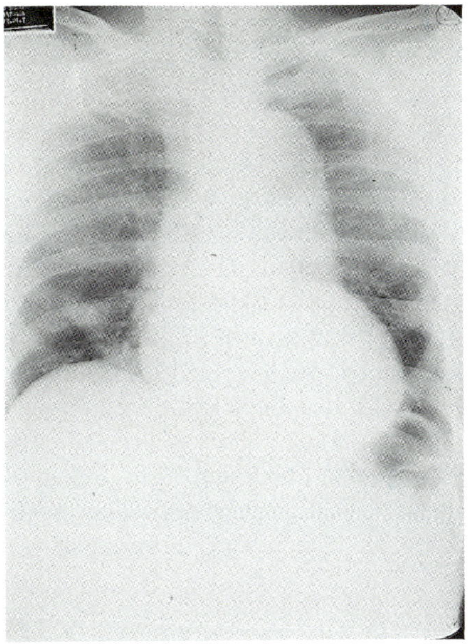

Abb. 1.235 Tertiärsyphilis, Thoraxaufnahme eines großen Aortenaneurysmas, entstanden durch Vaskulitis der Vasa vasorum der Aorta.

1.236

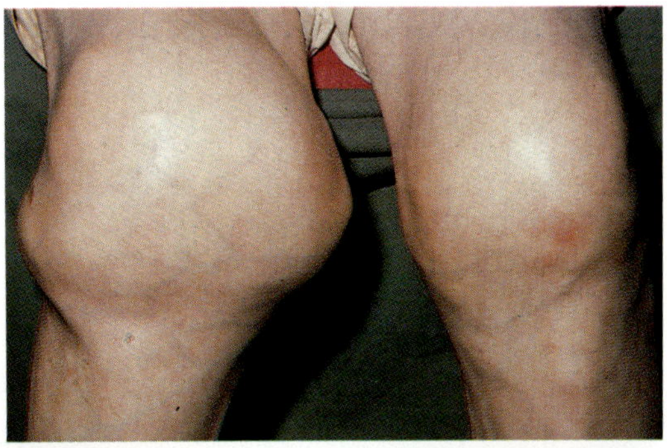

1.237

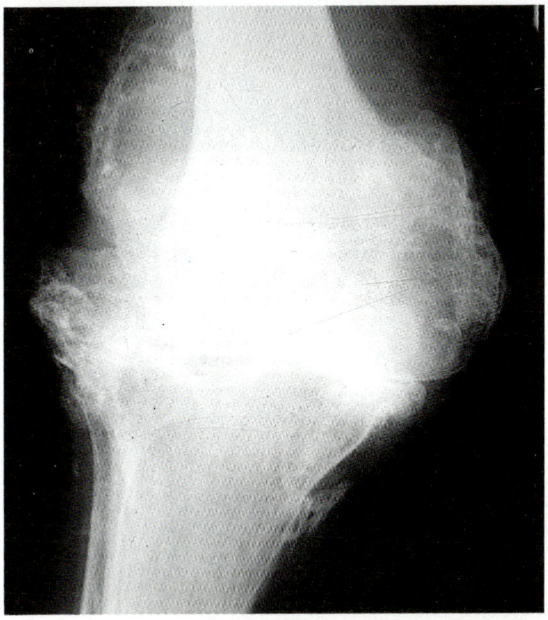

Abb. 1.236, 1.237 Tertiärsyphilis, Charcot-Gelenke. Bei Tabes dorsalis führen Schmerzattacken und Areflexie mit Hypotonie der Muskulatur zu Zerstörung der Gelenke und falscher Knochenneubildung, wie man auf diesen klinischen und radiologischen Aufnahmen sehen kann. Charcot-Gelenke findet man auch bei Diabetes, Lepra und Syringomyelie.

1.238

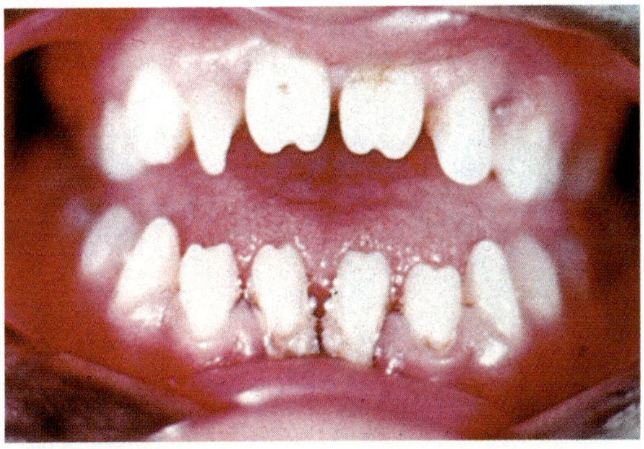

Abb. 1.328 Syphilis connata (Hutchinson-Zähne). Die Schneidezähne haben typische Tonnenform und Ausbuchtung der Schneideflächen.

1.239

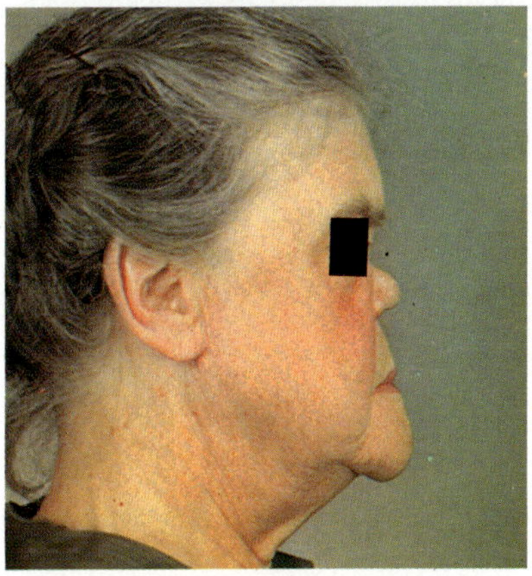

Abb. 1.239 Syphilis connata. Die Treponemeninfektion der Knochen führt zu Epiphysenentzündung, retardierter Knochenbildung und Epiphysenlösung mit daraus resultierenden Wachstumsstörungen. Die Nasenscheidewand ist zerstört, es kommt zur klassischen „Sattelnase", dem typischen Gesicht bei Syphilis connata.

Lymphogranuloma venereum

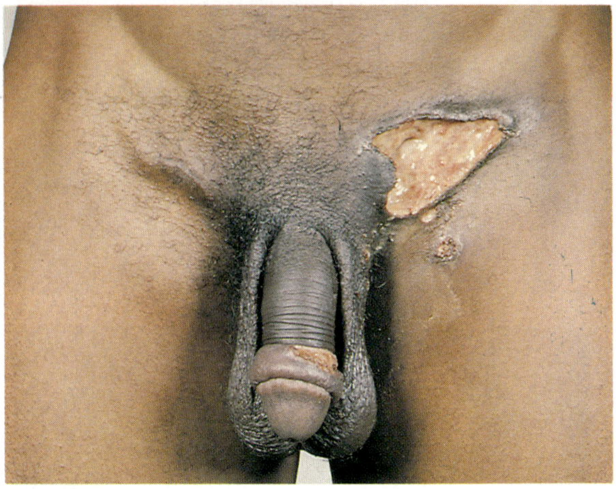

1.240

Abb. 1.240 **Lymphogranuloma venereum** mit Oberflächenulzerationen an Penis und Skrotum, vergrößerten Lymphknoten (Bubonen) in der rechten und einer ulzerierten Bubo in der linken Leiste.

Erreger dieser durch Geschlechtsverkehr übertragenen, in den Tropen verbreiteten Infektion ist *Chlamydia trachomatis*. Innerhalb weniger Tage nach Ansteckung bildet sich die Primärläsion, eine kleine verhärtete Papel, an den Genitalien, im Anus oder im Mund. Sie heilt schnell und ohne Narbenbildung ab. Innerhalb von 2-8 Wochen schwellen die Lymphknoten an, vereitern und brechen durch die Haut (**1.240**). Es kann zu Fieber, Arthralgie, Splenomegalie, generalisierter Lymphadenopathie und Meningismus kommen. Die Heilung erfolgt oft mit starker Narbenbildung und lokalen Ödemen durch Lymphgefäßverschlüsse.

Die Diagnose erfolgt durch Nachweis der Erreger in den lokalen Läsionen oder durch Serologie. Behandelt wird mit Tetracyclin. Suppurierende Lymphknoten sollten durch gesunde Haut abgesaugt werden, um Fistelbildung zu vermeiden.

Unspezifische Urethritis

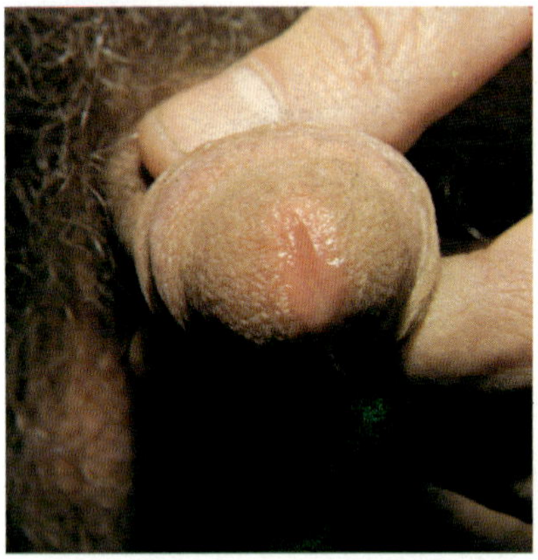

1.241

Abb. 1.241 Typische unspezifische Urethritis mit schleimig-eitrigem Ausfluß. Obwohl der Ausfluß wäßriger ist als bei Gonorrhoe, muß diese immer mittels Gramfärbung und Kultur ausgeschlossen werden.

Chlamydia trachomatis ist der am weitesten verbreitete Erreger der unspezifischen Urethritis (non gonorrhoica). Die Inkubationszeit beträgt 5-10 Tage, gewöhnlich gefolgt von urethralem (**1.241**) oder vaginalem Ausfluß und schwerer Dysurie. Es kann zu verschiedenen Komplikationen kommen, darunter Zervizitis, Salpingitis und Urethrastrikturen.

Weitere Erreger der unspezifischen Urethritis sind *Mycoplasma hominis* und *Ureaplasma urealyticum*.

Die Diagnose erfolgt gewöhnlich durch Nachweis eines leukozytenreichen Urethraexsudats und Ausschluß von Gonorrhoe, da Kulturen kaum möglich und serologische Befunde unzuverlässig sind.

Mittel der Wahl ist Tetracyclin für den Patienten und seine Sexualpartner.

Trichomonose

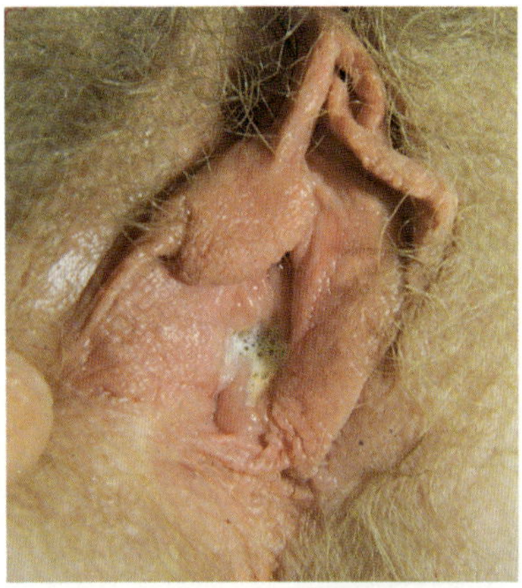

1.242

Abb. 1.242 Trichomonose. Typische Vulvovaginitis mit profusem, übelriechendem, eitrigem, schaumigem Ausfluß.

Erreger dieser Geschechtskrankheit ist das Protozoon *Trichomonas vaginalis*. Bei der Frau tritt sie als akute oder rekurrente Vaginitis mit übelriechendem, oft schaumig-gelblichem Ausfluß (**1.242**) auf. Die Symptome können zurückgehen, doch Trägerstatus und Infektiosität persistieren. Beim Mann kann es zu rekurrenter Urethritis und Prostatitis kommen. Die Diagnose wird durch den Nachweis vieler beweglicher Erreger in frischen Sekretabstrichen aus Vagina bzw Prostata und Urethra oder in Harnproben gestellt.

Wichtig ist die Behandlung aller Sexualpartner mit Metronidazol.

2 Hautkrankheiten

2.1 Anamnese und Untersuchung

Sorgfältige Anamnese und gründliche Untersuchung sind auch beim dermatologischen Patienten unerläßlich. Dauer, Entwicklung, Farbe, Morphologie und Ausdehnung eines Exanthems können aufschlußreicher sein als viele Untersuchungen.

2.2 Untersuchungsmethoden

Hautbiopsie

Der histologische Befund einer Hautveränderung wird in den meisten Fällen eine Diagnose ermöglichen, sie bestätigen oder widerlegen. Gute Planung ist wichtig: Frühläsionen sind aufschlußreicher als Sekundärinfektionen oder überlagernde Exkoriationen. Unter Berücksichtigung der lokalen Anatomie, Heilung und potentieller Narbenbildung sollte eine repräsentative Läsion ausgewählt werden. Eine Stanzbiopsie kann manchmal sinnvoll sein, doch meist ist eine elliptische Entnahme gesunder und erkrankter Haut vorzuziehen (**2.1**) Ort und Tiefe der Biopsie sind abhängig von der Beschaffenheit der Läsion und den notwendigen Untersuchungen. Für Kulturen oder Immunfluoreszenztests (**3.78**) sollten frische Gewebe verwendet werden, bei Routinehistologie reichen auch Formalinpräparate. Spezielle Färbungen, z.B. für Pilzpartikel, können angefordert werden (**2.2**).

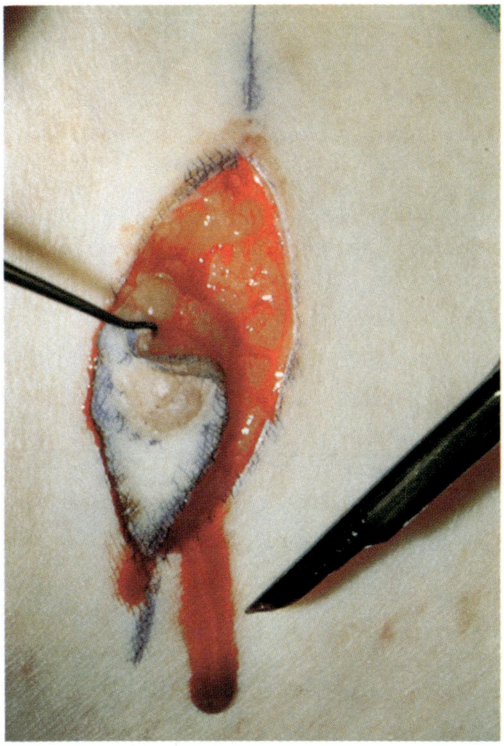

2.1

Abb. 2.1 Exzisionsbiopsie einer Läsion am Bein. Die zur Exzision bestimmte Ellipse ist in Richtung der Hautfalten angelegt. Ein kleiner Rand gesunder Haut wird mit der Läsion entfernt.

Proben für die mikrobiologische Untersuchung

Tupferabstriche: eitrige oder exsudative Läsionen. Abgesaugte Bläschenflüssigkeit: Kultur; mikroskopische Untersuchung bakterieller oder viraler Läsionen. Die Interpretation verlangt einige Kenntnisse über Parasiten und potentiell pathogene Organismen (**Tabelle 2.1**).

Blutproben: Kultur; ASO-Titer; fluorscent treponema antibody-absorption tests (FTA-ABS); Doppelproben für Virus-Titer oder serologische Untersuchungen auf Infektionen wie Hepatitis oder HIV-Infektion. Abgeschnittene Nägel, Haare und abgeschabte Haut enthalten Pilze. Abschaben der Haut: Mit einem Skalpell (45°-Winkel zur Hautoberfläche) abschaben, die Partikel auf Papier oder Objektträger sammeln. Untersuchung unter Wood-Licht (UV-Licht) erleichtert die Diagnose und das Auffinden suspekter Hautregionen, von denen Abschabungen oder Biopsien entnommen werden sollten.

Direkte Mikroskopie: Pilzhyphen und -sporen (**2.2**). Kulturen: Dermatophyten. Hautabschabungen: adulte Milben bei Skabies (**2.5**).

2.2

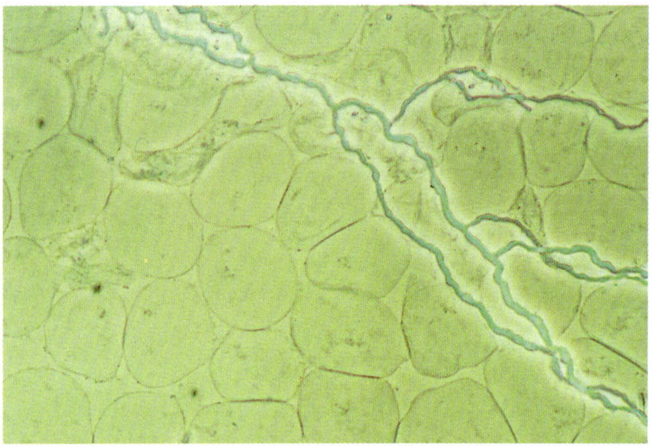

2.3

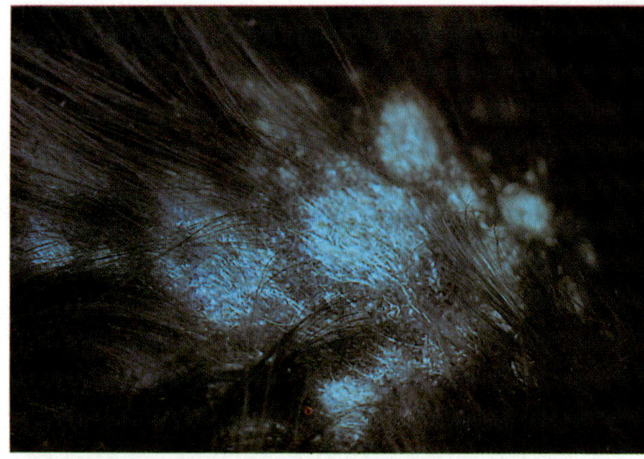

2.4

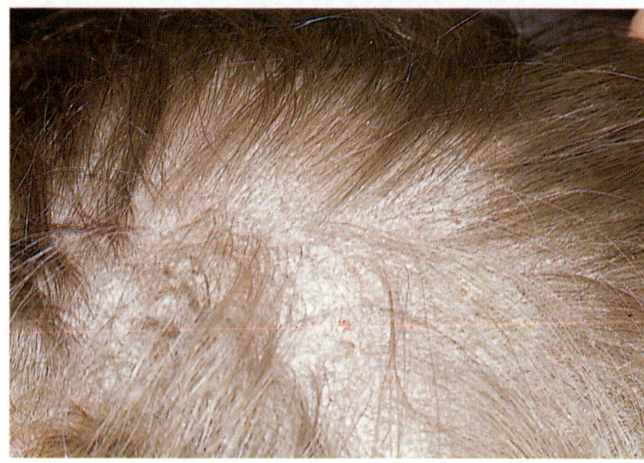

Abb. 2.2 Pilzhyphen in einer Hautbiopsie, durchgeführt wegen Unsicherheit der Diagnose. Bei Oberflächenläsionen kann die mikroskopische Untersuchung von Abschabungen gleiche Ergebnisse bringen.

Abb. 2.3, 2.4 Wood-Licht ist ein langwelliges ultraviolettes Licht (UVA), das bei der Diagnose einiger Hauterkrankungen nützlich ist. Hier leuchtet eine Mykose der Kopfhautoberfläche blau-grün auf (**2.3**). Abb. **2.4** zeigt die Kopfhaut des gleichen Patienten bei normaler Beleuchtung. Der Patient leidet unter einer Fadenpilzerkrankung (*siehe* S. 100).

2.5

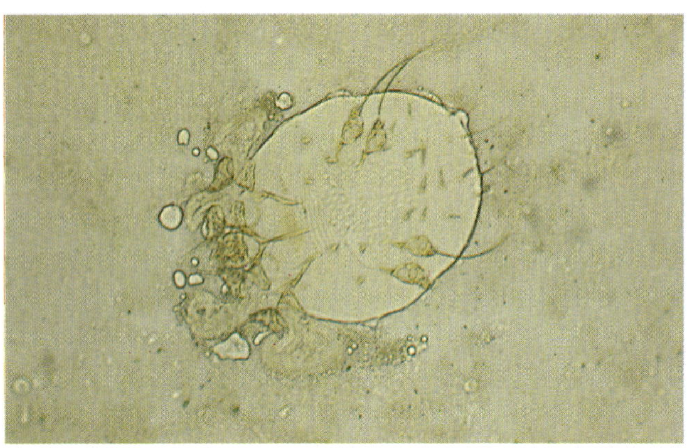

Abb. 2.5 Skabiesmilben. Der mikroskopische Nachweis eines einzelnen Eis oder einer Milbe reicht aus, um die Diagnose zu sichern.

Tabelle 2.1 Hautparasiten und bedeutsame pathogene Mikro

Parasiten	
Corynebacterium	„Diphteroiden" (grampositive Stäbchen aerob/anaerob, z.B. *C. acnes*
Grampositive Kokken	Micrococceae *Staphylokokkus albus* (*S. aureus* bei 10%)
Gramnegative Bazillen	z.B. *Proteus* 5-15%
Pityrosporum ovale	Hefe in Talgdrüsen oder Kopfhaut
Candida	verschiedene, einschließlich *C. albicans*
Demodex folliculorum hominis	Milbenbefall von Gesicht oder Kopfhaut
Pathogene Mikroben	
Corynebacterium	*C. minutissimum* (Erythrasma) *C. acnes* (Acne vulgaris)
Micrococceae	*Staphylococcus aureus*
Streptokokken	ß-hämolysierende, Gruppe A (C, D und G können Pathogene sein)
Gramnegative Bazillen	*Pseudomonas, Klebsiella, E. coli*
Hefen	*Candida albicans* (opportunistisch) *Pityrosporum orbiculare* (Pityriasis versicolor)
Pilze	Dermatophyten: *Trichophyton, Epidermophyton und Mikrosporum*

Patch-Test

Mittels eines Testpflasters wird ein potentielles Allergen auf die Haut gebracht, um eine hypersensible Spätreaktion zu erzeugen (**2.6, 2.7**). Nach 72 Stunden erscheint bei einem positiven Ergebnis an der Kontaktstelle ein Erythem oder Bläschen (**2.8**). Es gibt viele potentielle Allergene. Die Auswahl der korrekten Testsubstanzen hängt von der Anamnese, dem Exanthem und der Kenntnis über mögliche Allergene ab (**Tabelle 2.2**).

2.6

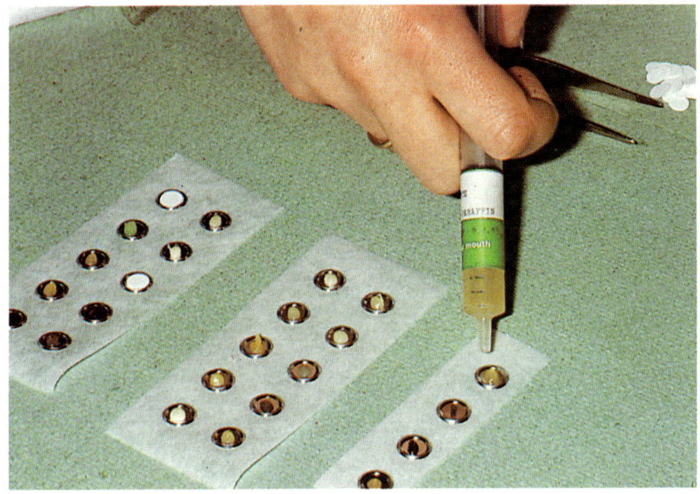

Abb. 2.6 Vorbereitung des Patch-Tests. Gängige Allergene werden in Wasser oder Vaseline aufgelöst und nacheinander in die Kammern eines speziellen Aluteststreifens (Finnkammern) eingebracht.

2.7

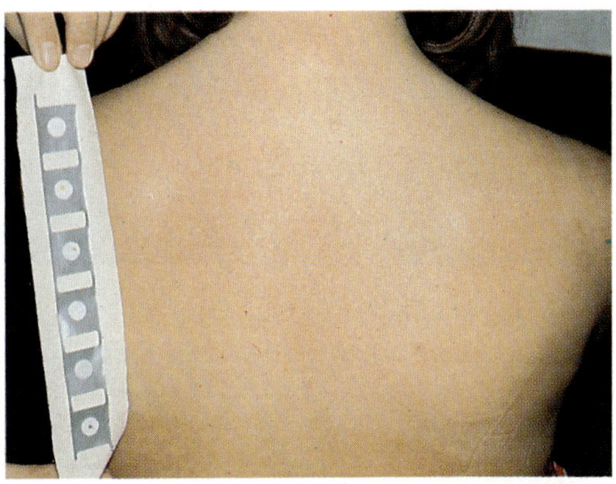

Abb. 2.7 Patch-Test. Der Aluminiumstreifen wird mit hypoallergenem Pflaster auf den Rücken geklebt.

2.8

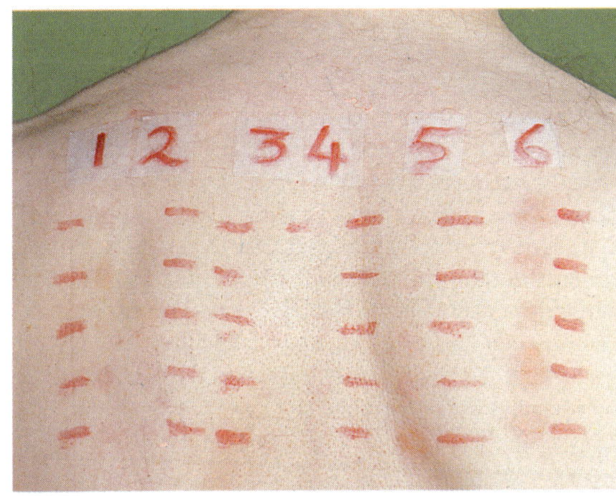

Abb. 2.8 Positiver Patch-Test bei einem Gärtner, der auf Chrysanthemen und andere Pflanzen allergisch wurde und eine Kontaktdermatitis entwickelte.

Tabelle 2.2 Gängige Ursachen von Kontaktdermatitis

Allergen	*Bestandteil von:*
Nickel	Münzen, Schnallen, Schmuck
Formaldehyd Äthylendiamin Parabene Wollwachsalkohol Chlorkresol	Konservierungsmittel, Stabilisatoren, Grundlage von Cremes und Salben
Chinoform	Antiseptikum (äußerlich)
Neomycin	Antibiotikum (äußerlich)
PPD	Haar- und Textilfärbung
Thiuram-Mix Mercapto-Mix Carba-Mix PPD-Mix	Gummiadditiva

Prick-Tests

Prick-Tests mit Allergen-Extrakten führen zu sofortigen (Typ I) Hautreaktionen (**2.9, 2.10**). Bei atopischer Dermatitis kommt es häufig zu falsch-positiven Ergebnissen.

2.9

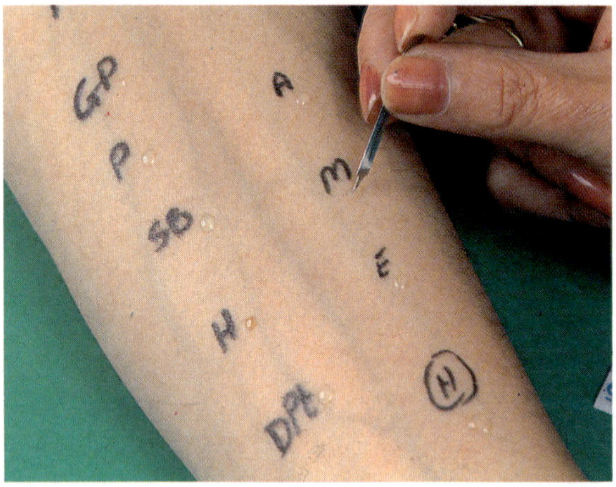

Abb. 2.9 Prick-Tests sind sinnvoll bei Urtikaria, Asthma, Rhinitis, allergischer Konjunktivitis und anderen allergischen Erkrankungen, obwohl falsch-positive Resultate bei atopischer Dermatitis häufig sind. Die Haut wird gereinigt, die Prickstellen markiert und ein kleiner Tropfen des Allergen-Extraktes auf die Haut gebracht. Danach wird die Haut mit einer Lanzette kurz angestochen (ca. 1 mm) und angehoben. Es sollte nicht bluten. Die Haut wird trockengetupft. Reaktionshöhepunkt ist nach 15-20 min.

2.10

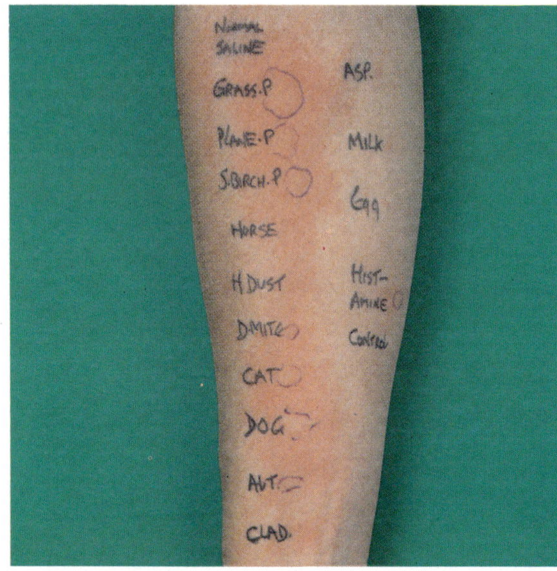

Abb. 2.10 Ein mehrfach positiver Prick-Test. Von April bis August litt der Patient unter leichten, chronischen Ekzemen und Heuschnupfensymptomatik, was den positiven Reaktionen auf Gras-, Ahorn- und Silberbirkenpollen entspricht. Bei Kontakt mit Katzen kam es zu Nasen- und Augenreaktionen, aber Hunde verursachten, trotz des positiven Testergebnisses, keine Beschwerden. Es gab keine Hinweise auf Alternaria als Auslöser seiner Rhinitis. Die anderen Allergene blieben negativ – die Rötungen sind unspezifisch ohne erkennbare Quaddel.

IgE und RAST-Tests

Bei atopischer Dermatitis sind die Immunglobulin E- (IgE)-Werte oft, aber nicht immer erhöht und stehen nicht in Zusammenhang mit der Schwere des Exanthems oder der Reaktion auf die Behandlung. Radio-Allergo-Sorbens-Tests (RAST) dokumentieren die Spiegel spezifischer IgE und weisen so auf potentielle Allergene wie Tierschuppen oder Hausstaubmilben hin.

Weitere Tests

Bei primären Hauterkrankungen, dermatologischen Manifestationen systemischer Erkrankungen und zur Beobachtung von Chemotherapien z.B. mit Methotrexat, Retinoiden oder Dapson, werden häufig hämatologische und biochemische Tests eingesetzt.

Immunologische Untersuchungen wie ANA, Immunkomplexreaktionen, Komplementbindungsreaktion oder Autoantikörpernachweise können nötig sein. Zugrundeliegende Ursachen sollten geklärt werden.

2.3 Psoriasis

Von der Psoriasis (Schuppenflechte) sind ca. 2% der Bevölkerung jeden Alters und beider Geschlechter betroffen. Häufigkeitsgipfel liegen um das 20. und 60. Lebensjahr. Bei 30% der Patienten gibt es eine positive Familienanamnese. Bei Erkrankung in jüngeren Jahren gibt es eine stärkere Assoziation mit dem Leukozytenantigen HLA CW6.

Der Verlauf einer Psoriasis ist variabel und schwer vorhersagbar. Möglich sind intermittierende Effloreszenzen, spontane Remissionen oder lebenslange Dauer. Normalerweise chronisch, kann sie aufflammen und sogar lebensbedrohlich werden. Die Patienten fühlen sich meist gesund, aber starke emotionale Belastung oder soziale Isolation sind möglich. Psoriasis ist oft verbunden mit starkem Alkoholkonsum.

Am häufigsten ist die chronische Psoriasis vulgaris, die gewöhnlich die Streckerseiten der Extremitäten symmetrisch befällt (**2.11, 2.12, 3.46**). Die Effloreszenz ist ein scharf begrenztes Erythem, bedeckt mit groben Schuppen, die durch leichtes Kratzen entfernt werden können (**2.13**).

Weitere Lokationen: häufig Beugeseiten (**2.14**), nicht immer schuppig (Fehldiagnose möglich); Perineum; Kopfhaut (allein oder mit anderen Läsionen), vor allem am Haaransatz (**2.15**) und hinter den Ohren (oft sicht- und fühlbar); Kreuzbeingegend.

1

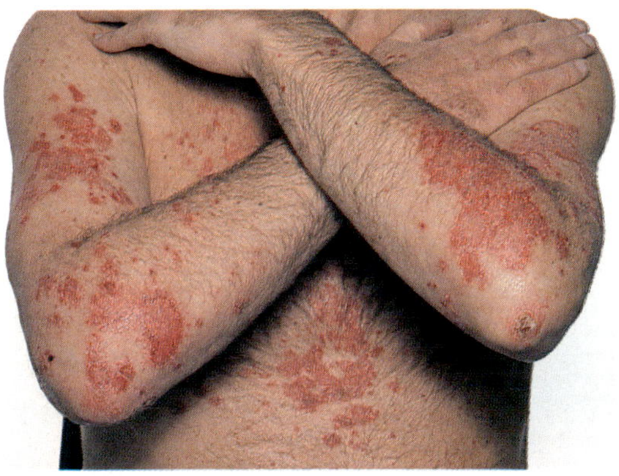

Abb. 2.11 Psoriasis auf der Streckerseite der Arme. Am Körper sieht man weitere Effloreszenzen.

2.12

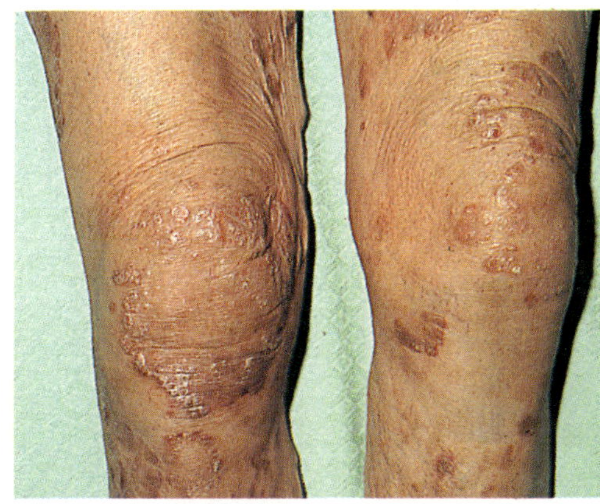

Abb. 2.12 Psoriasis auf der Streckerseite der Knie und Beine eines älteren Patienten.

2.13

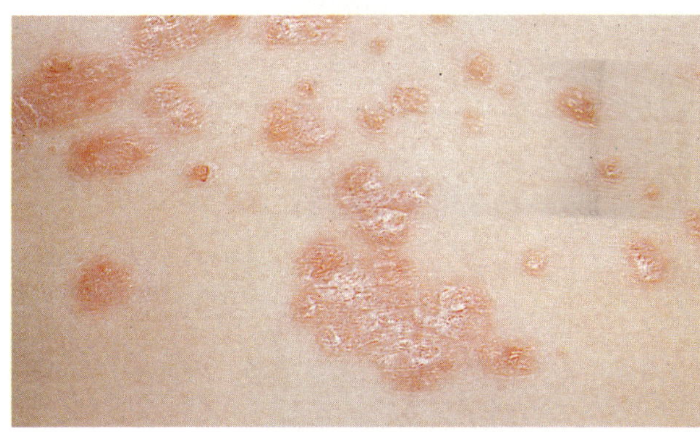

Abb. 2.13 Psoriasis. Typische kleine Flecken mit silbrigen Schuppen, die durch Kratzen mit Spatel oder Fingernagel entfernt werden können.

4

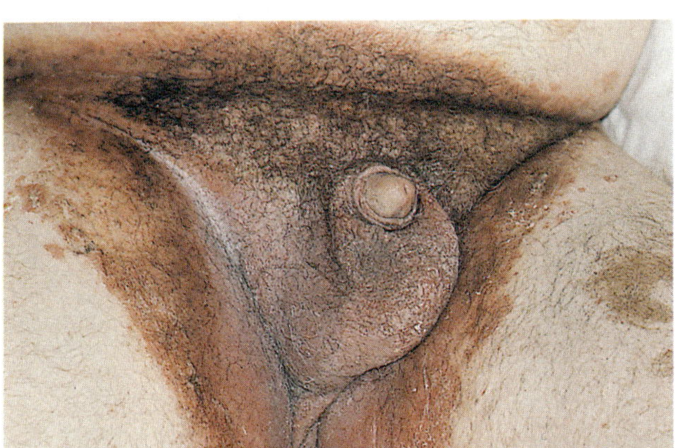

Abb. 2.14 Perineale Psoriasis verursachte bei diesem Mann schweren Pruritus. Die Verfärbung der Läsionen stammt von der Teertherapie.

2.15

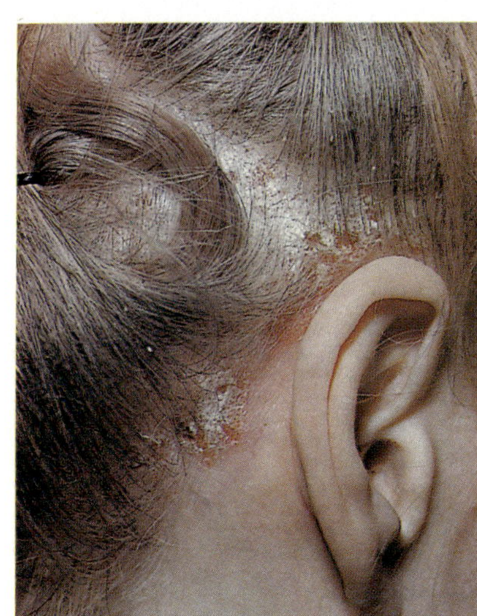

Abb. 2.15 Psoriasis der Kopfhaut und des Haaransatzes. Die fleckige Beschaffenheit der Kopfhaut erleichtert die Unterscheidung von anderen Erkrankungen wie Schuppen und seborrhoischer Dermatitis.

Befall der Fingernägel äußert sich oft mit deutlichen Grübchen wie an einem Fingerhut (**3.5**), Onycholyse (**2.16**) oder starker Verdickung der Nägel als Folge einer Hyperkeratose.

Die Psoriasis guttata ist eine plötzlich einsetzende Form mit tröpfchenartigen, erythematösen, schuppigen Effloreszenzen, die über Körper und Gliedmaße verteilt sind - ohne Prädilektion der Streckerseiten (**2.17**). Sie wird häufig ausgelöst durch vorangegangene Streptokokkenanginen. Betroffen sind vor allem Kinder und Jugendliche. Normalerweise heilt sie völlig ab, aber es kann später zu einer klassischen Psoriasis kommen.

Die Psoriasis erythroderma (**2.18**) kann lebensbedrohlich sein. Die Effloreszenz beginnt wie bei P. vulgaris, breitet sich dann konfluierend aus und ist kaum zu unterscheiden von anderen Erythrodermien.

Bei 10-15% aller Psoriatiker kommt es zur Arthropathie. Typisch ist der Befall der Interphalangealgelenke (**3.47**) und der großen Gelenke wie Knöchel und Knie. Die Rheumafaktoren sind negativ. Manchmal entwickelt sich eine Arthritis mutilans der Hände und Füße mit nachfolgenden schweren Behinderungen (**3.48**, **3.49**).

Die Psoriasis pustulosa zeigt meist nur lokalisierten Befall (**2.19**, **3.50**). Generalisierte Psoriasis pustulosa ist selten und kann lebensbedrohlich sein. Topische oder systemische Steroide, Medikamente oder Infektionen können auslösend wirken. Es bilden sich sterile Pusteln mit Fieber und Allgemeinbeschwerden.

Die Diagnose wird meist klinisch gestellt. Die Histologie ist pathognomonisch. Die Ätiologie ist trotz ausgedehnter Forschung unklar. Es handelt sich um eine chronische, hyperproliferative Entzündung mit erhöhtem Epithelumsatz unter Beteiligung sowohl der Lymphozyten als auch polymorphkerniger Leukozyten, begleitet von einer Vasodilatation der oberflächlichen Hautgefäße.

2.16

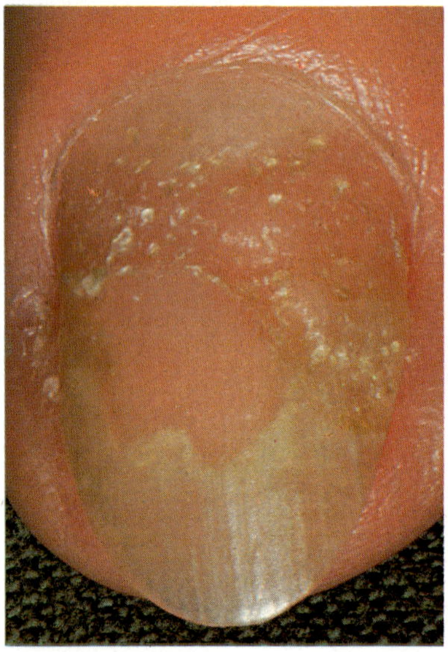

Abb. 2.16 Psoriasis der Nägel mit Grübchen, Onycholyse, Trübung und Verdickung.

2.1

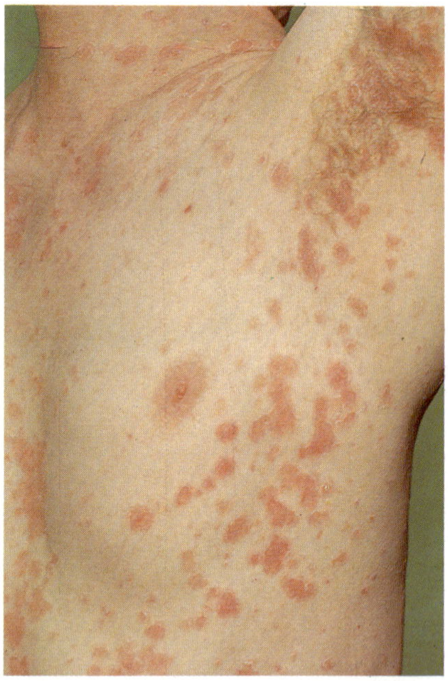

Abb. 2.17 Psoriasis guttata bei einem 17jährigen, die nach einigen Monaten abgeheilt war.

2.18

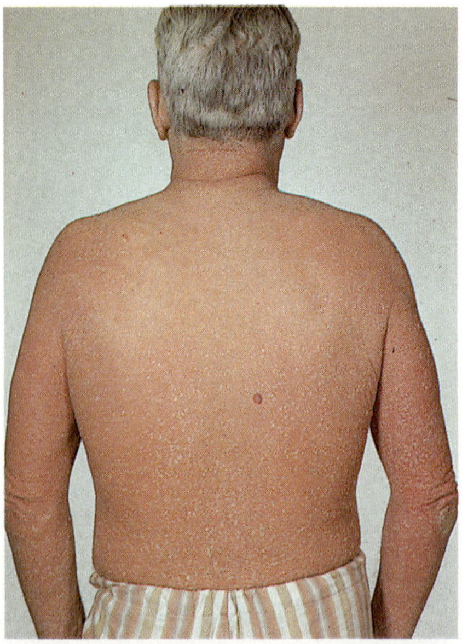

Abb. 2.18 Erythrodermia psoriatica ist potentiell lebensbedrohlich und ähnelt anderen Erythrodermien, bei denen die gesamte Hautoberfläche betroffen ist. Die Behandlung einer schweren Erythrodermie ist ebenso dringend wie die schwerer Verbrennungen.

2.

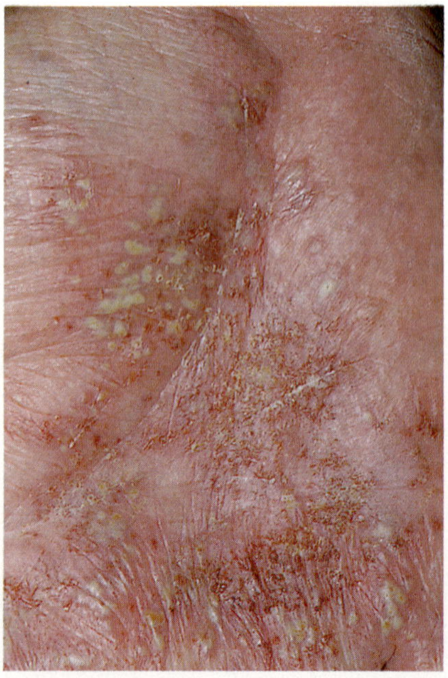

Abb. 2.19 Psoriasis pustulosa der Handflächen. Diese und die Fußsohlen sind von dieser lokalisierten Form der Psoriasis am häufigsten betroffen. Der Eiter ist gewöhnlich steril und die Hände weder schmerzhaft noch ödematös.

2.4 Dermatitis

„Dermatitis" und „Ekzem" werden im Englischen synonym gebraucht, wobei „Ekzem" (wie im Deutschen) eine atopische Dermatitis bezeichnet. Es gibt exogen bedingte (Kontakt-, Reizungs-, infektiöse oder Lichtdermatosen) oder endogene (atopische, seborrhoische, diskoidale) Dermatitis-Formen. Grundlage der Diagnose ist die Form des Exanthems. Eine genaue Anamnese ist wichtig.

Dermatitis ist eine Entzündung der Haut, die akut (Nässen, Verkrustung, Bläschenbildung), subakut oder chronisch (Trockenheit, Schuppung, Fissuren; bei Atopikern auch Lichenifikation) verlaufen kann. Juckreiz ist typisch, Sekundärinfektionen häufig.

Eine **Atopische Dermatitis** beginnt gewöhnlich im Alter von 2-6 Wochen bei ca. 2% der Bevölkerung. 70% haben eine entsprechende Familienanamnese. Später können sich Heuschnupfen und/oder Asthma entwickeln. Bei über 90% der Kinder kommt es bis zum 12. Lebensjahr zur Heilung, aber individuelle Voraussagen sind schwierig. Betroffen sind bei Säuglingen Gesicht, Hals und Körper (**2.20**) mit Ausnahme der Windelregion, später auch die Beugezonen (Knie, Ellbogen, Handgelenke, Knöchel, Leisten, **2.21**). Sekundärinfektionen sind häufig (**2.22**). Schwerer Juckreiz tritt auf. Nahrungsmittelallergien, v. a. auf Eier, Fisch und Milchprodukte, können eine Rolle spielen. Ausschlußdiäten helfen selten.

Neurodermitis (Lichen simplex) ist eine chronische, stark juckende Dermatitis, die durch den Kratzreflex nicht abheilen kann. Befallen sind meist Arme (**2.23**), Hals und Unterschenkel.

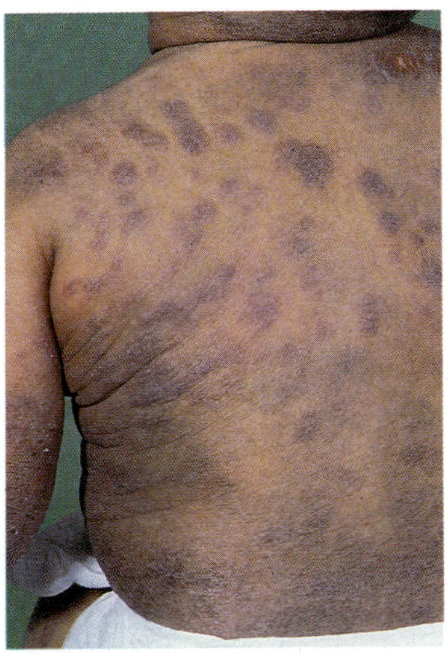

Abb. 2.20 Ekzema infantum bei einem dunkelhäutigen Kind mit Befall von Gesicht, Hals und Körper und bläulichen Läsionen, die bei einem hellhäutigen Kind eher hellrot wären.

2.21

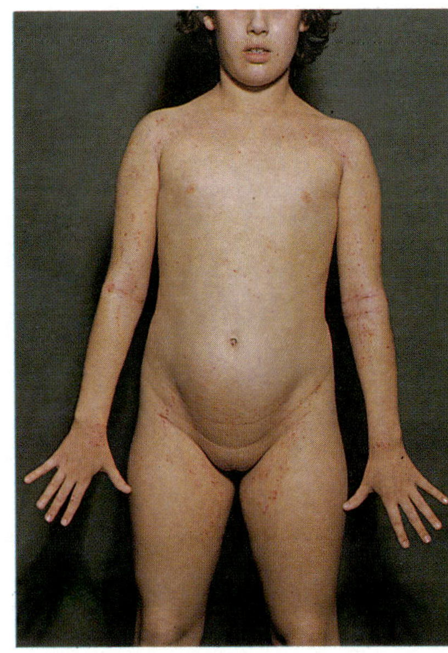

Abb. 2.21 Atopische Neurodermitis in den Beugen. Dieses Mädchen zeigt die typische kindliche Verteilung. Die juckenden Läsionen werden gewöhnlich aufgekratzt und wund. Langfristig kann es zur Lichenifikation kommen (*siehe* **2.23**). Auch die nichtbetroffenen Hautregionen sind trocken und können jucken.

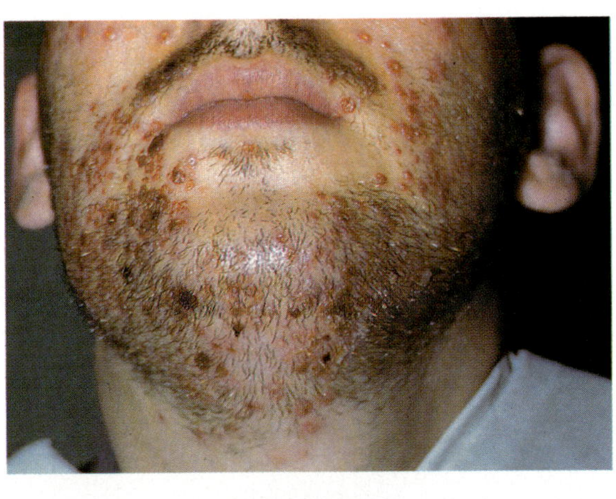

Abb. 2.22 Sekundärinfektion bei einem Ekzem. Patienten mit atopischer Neurodermitis haben eine eingeschränkte zellvermittelte Immunität und sind empfänglicher für bakterielle, Virus- und Pilzinfektionen. Dieser Mann leidet unter einer Herpes-simplex-Infektion (Dermatitis herpetiformis), die ihn am Rasieren hindert (*siehe* S. 28).

2.23

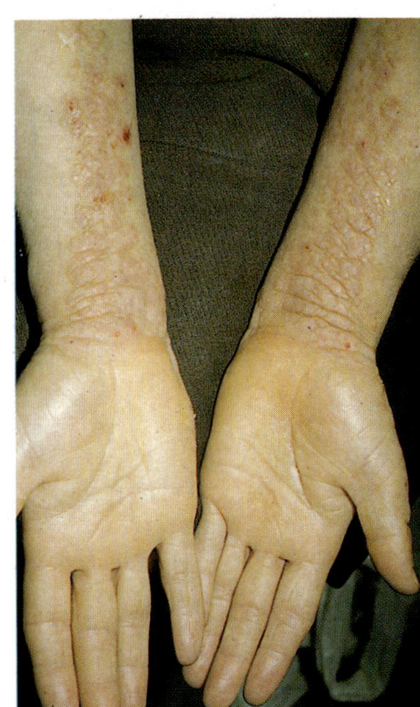

Abb. 2.23 Lichenifiziertes Ekzem durch wiederholtes Kratzen der Läsionen.

Typisch für das **diskoide Ekzem** sind einzelne, symmetrische, dermatitische Flecken unbekannten Ursprungs, oft an den Streckeroberflächen (**2.24**).

Kontaktekzeme sind allergische Reaktionen (Typ IV) auf Substanzen an der Hautoberfläche. Auslösende Faktoren können offensichtlich sein, z.B. Nickel, Parfum oder Schuhgummi (**2.25-2.27**). Viele mögliche Allergene machen eine sorgfältige Anamnese und Patch-Tests notwendig. Das Ekzem kann chronisch und fleckig sein. Es taucht oft entfernt von dem Allergen auf (z.B. Nagellackallergie an Gesicht oder Nacken).

Stauungsekzeme sind Folge venöser Stauungen und oft verbunden mit Ödemen, Infektionen und Kontaktdermatitis wegen topischer Medikation (**2.28**). Die Entwicklung einer sekundären, disseminierten symmetrischen Dermatitis ist möglich.

Seborrhoische Dermatitis äußert sich im Säuglingsalter als Milchschorf mit einzelnen erythematösen Flecken an Kopf und Hals (**2.29**) und als Windeldermatitis. Bei Erwachsenen kommt es zu Kopfschuppen, Blepharitis, roten, schuppigen Flecken in den Nasolabialfalten (**2.30, 2.31**), um die Ohren und in der Sternalregion. Intertrigo ist möglich.

Dermatitis irritans wird durch physikalische oder chemische Reizung der Haut (keine Allergie!) z.B. durch Seife, Waschmittel und Speisen ausgelöst. Handdermatitis ist am weitesten verbreitet (**2.32**).

2.24

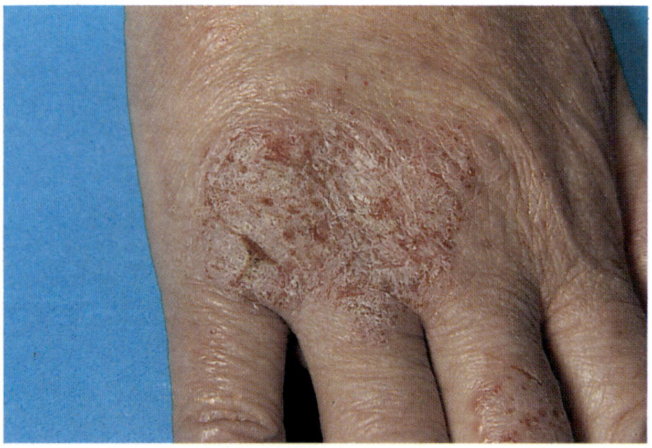

Abb. 2.24 Diskoides Ekzem. Es entwickeln sich runde, ekzematöse Flecken, gewöhnlich auf der Streckerseite der Gliedmaßen. Oft gibt es keine Anamnese mit atopischer Dermatitis. Bei diesem Patienten sezernieren die Läsionen eine seröse Flüssigkeit.

2

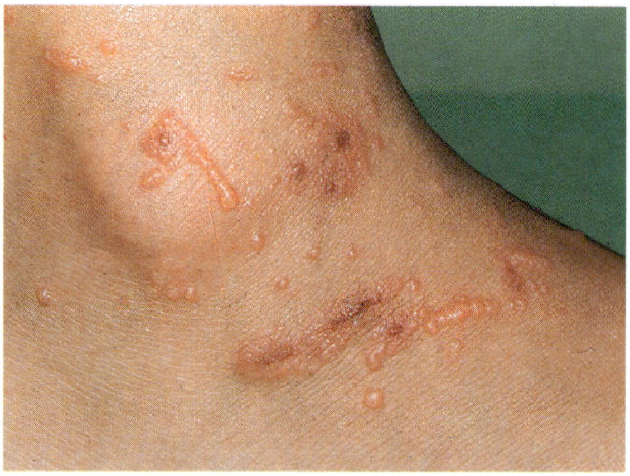

Abb. 2.25 Kontaktdermatitis durch giftigen Efeu, in Nordamerika häufig. Dieser 15jährige Junge hatte lineare, ekzematöse Läsionen am Knöchel.

2.26

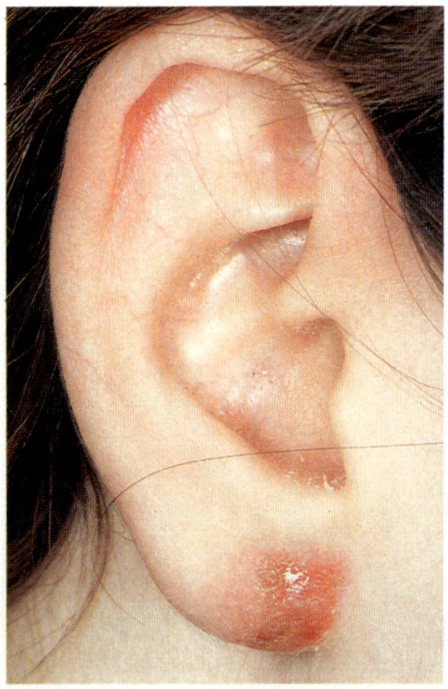

Abb. 2.26 Kontaktdermatitis durch Nickel betrifft fast 10% der europäischen Frauen, da es ein gängiger Bestandteil von Modeschmuck ist. Nickel in Ohrringen verursachte das Ekzem am Ohrläppchen dieser jungen Frau.

2

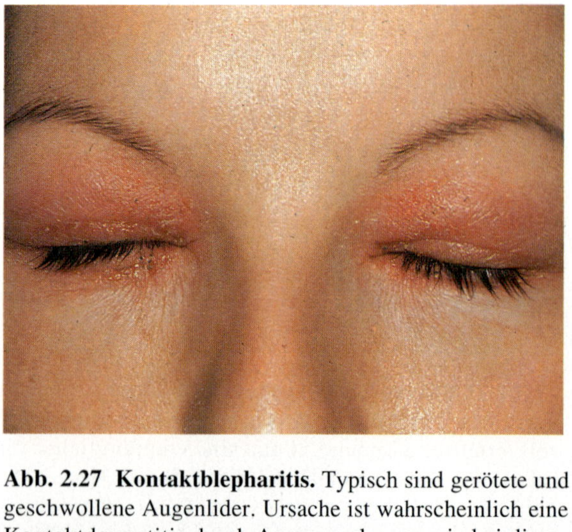

Abb. 2.27 Kontaktblepharitis. Typisch sind gerötete und geschwollene Augenlider. Ursache ist wahrscheinlich eine Kontaktdermatitis durch Augen-make-up, wie bei dieser 22jährigen Frau.

8

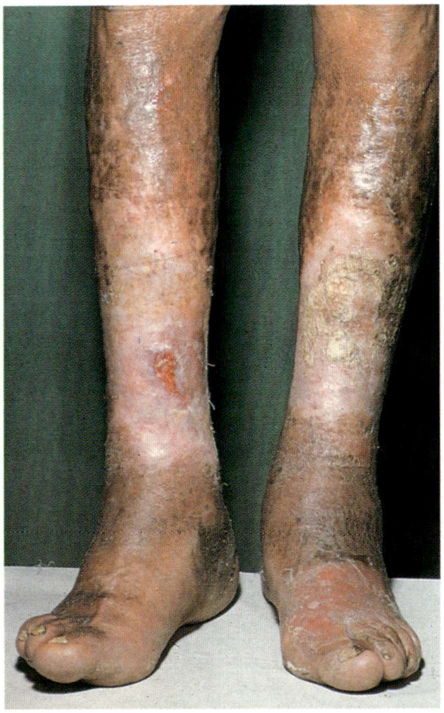

Abb. 2.28 Stauungsekzeme sind verbreitet bei älteren Frauen mit Varikosis oder offenen Ulzera. Oft kommt es auch, so wie hier, zu starker Pigmentierung aufgrund von Hämosiderinablagerungen.

2.29

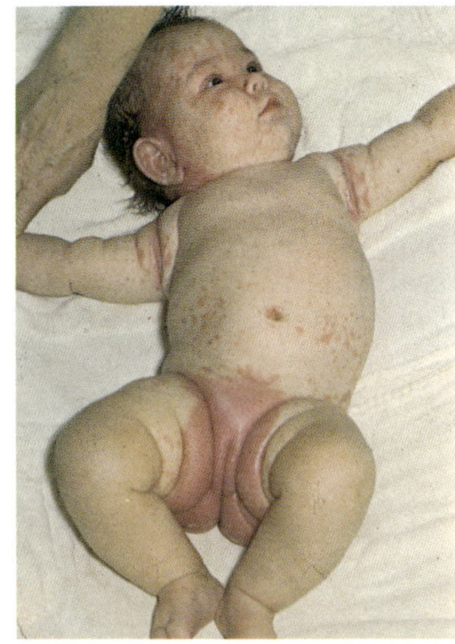

Abb. 2.29 Seborrhoische Dermatitis beim Säugling. Ein Windelausschlag erscheint mit einzelnen erythematösen Flecken auf Bauch, Stamm, Kopf und Hals. Die Extremitäten sind nicht befallen.

2.30

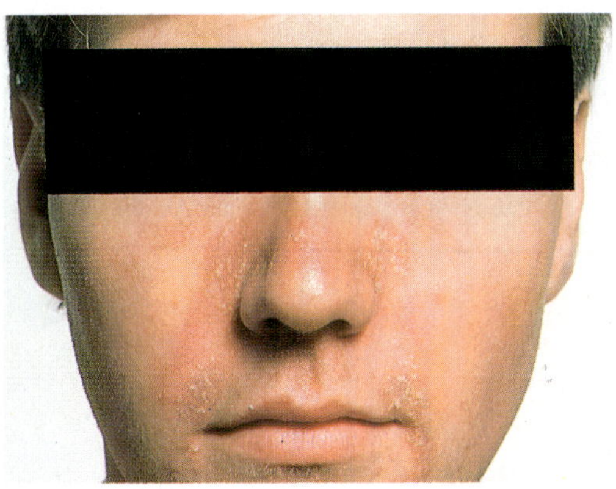

2.31

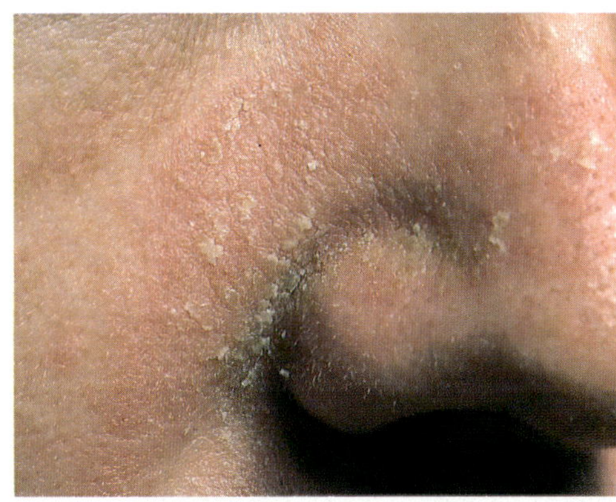

Abb. 2.30, 2.31 Floride seborrhoische Dermatitis (in Nahaufnahme auf 2.31) mit typischen, roten, schuppigen Läsionen. Dieser Patient war HIV-positiv im ARC-Stadium (siehe S. 17). Die meisten Patienten mit seborrhoischer Dermatitis sind HIV-negativ, obwohl sie eine häufige Begleiterscheinung von HIV-Infektionen ist.

2.32

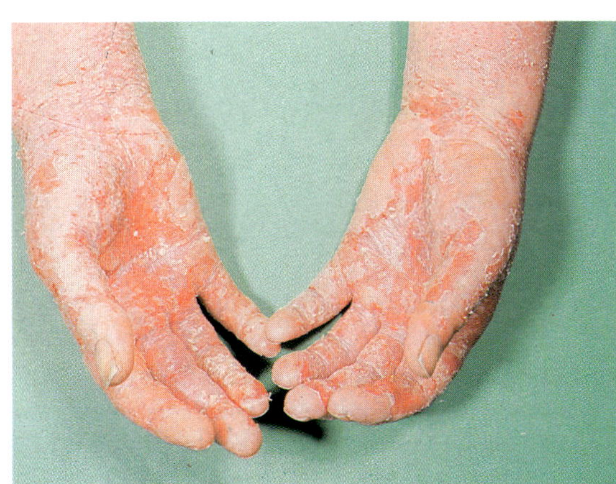

Abb. 2.32 Dermatitis irritans der Hand bei einem 39jährigen Mann durch Kontakt mit Chemikalien am Arbeitsplatz.

2.5 Urtikaria

Urtikaria ist weitverbreitet. Es bilden sich akute, vorübergehende, aber wiederkehrende, juckende, erythematöse Hautschwellungen durch Flüssigkeitsaustritt aus dem Gefäßsystem in die Haut (**2.33**). Oft sind es nur kleine Quaddeln, manchmal zeigt sich Dermographismus (**2.34**). In seltenen Fällen ist die Urtikaria Teil eines schweren, lebensbedrohlichen Quincke-Ödems (**2.35, 2.36**), bei dem der Patient durch Beteiligung der Larynx zu ersticken droht. Ähnliche Reaktionen sind in anderen Organen, einschließlich Gastrointestinaltrakt, Gelenke und Bronchien, möglich.

Die Ätiologie der Urtikaria ist meistens unbekannt. Es können aber immunologische und nicht-immunologische Faktoren beteiligt sein. Oft ist eine symptomatische Therapie mit Antihistaminika sinnvoll, manchmal hilft allerdings eine Ausschlußdiät.

2.33

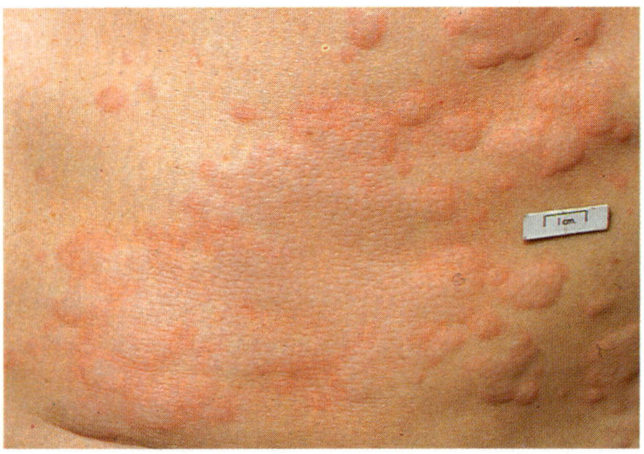

Abb. 2.33 Nahaufnahme einer Urtikaria mit typischen kleinen, punktförmigen Quaddeln mit erythematösem Hof.

2.34

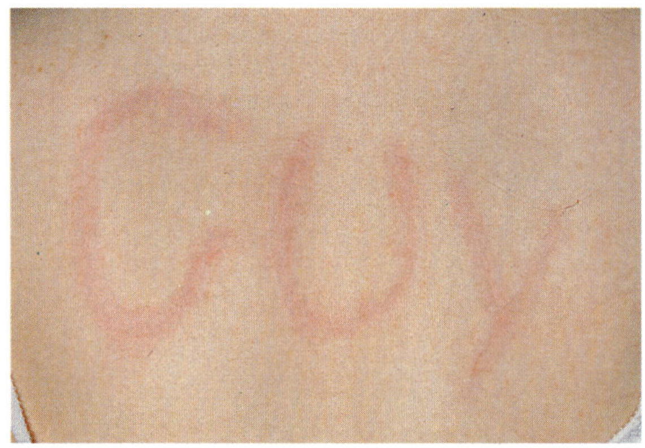

Abb. 2.34 Dermographismus ist eine Form der Urtikaria, bei der es durch leichteste Berührungen zu Quaddelbildung und Rötung kommt. Dies kann leicht mit festem Fingerdruck überprüft werden, wie bei diesem Patienten aus einer Londoner Ausbildungsklinik.

2.35

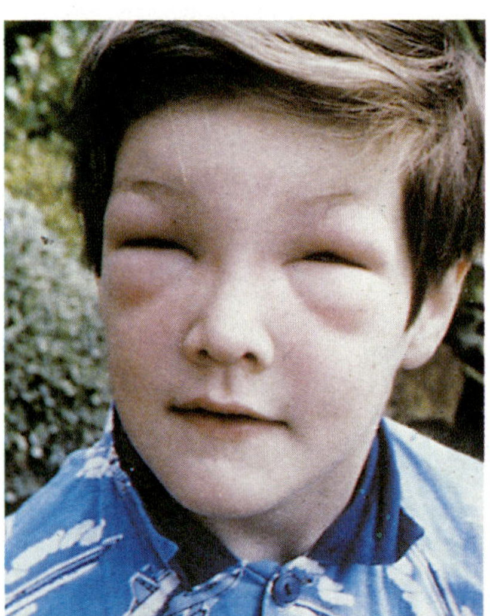

2.36

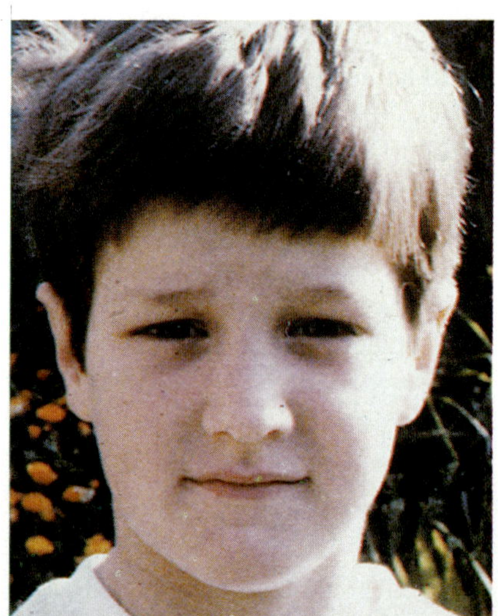

Abb. 2.35, 2.36 Schweres Quincke-Ödem bei einem 9jährigen Jungen nach einem Bienenstich. Sofortige Adrenalinbehandlung war notwendig, um eine generalisierte anaphylaktische Reaktion zu unterdrücken. Das Gesicht war stark geschwollen. **2.36** zeigt den gleichen Patienten ohne Ödem.

2.6 Infektionen und Parasiten

Bakterielle Infektionen

Diphteroide und Mikrokokken (vor allem *Staphylococcus epidermis*) sind Hautparasiten. Eine Minderheit trägt *Staphylococcus aureus* in Nasenlöchern, Perineum oder Achseln (**Tabelle 2.1**). Geschädigte Epidermis erleichtert Sekundärinfektionen.

Staphylokokkeninfektionen: Impetigo contagiosa (**1.103**) (auch durch *Streptococcus pyogenes*); Furunkel (**2.37**): einzelne oder multiple Beulen. Mehrere Furunkel oder sehr große Läsionen (Karbunkel) gelten als Indiz für Diabetes mellitus (**1.92**); Epidermolysis acuta toxica bei Kindern (**1.94**).

Das Erysipel (**1.100**) ist eine Streptokokkeninfektion, im allgemeinen verbunden mit Allgemeinsymptomen. Rückfälle können zu chronischen Lymphödemen führen.

Auch die **Syphilis** verursacht Exantheme (*siehe* S. 83). Primäraffekt ist ein indolentes Ulkus. Differentialdiagnosen zur Sekundärsyphilis (**1.231**): Pityriasis rosea, Masern, Medikamentenausschläge, Psoriasis guttata, Lichen planus. Die Tertiärsyphilis (**1.234**) ähnelt granulomatösen Erkrankungen wie der Sarkoidose.

Tuberkulose (Tbk) der Haut (*siehe* S. 46): Lupus vulgaris, ein chronisch-noduläres, narbenbildendes Exanthem (**2.38, 2.39**); Tuberculosa verrucosa und colliquativa (seltener). Gekoppelt mit Tbk: Erythema nodosum (**1.123, 2.40**) oder induratum.

Bei **Lepra** spiegeln Hautläsionen den Immunstatus wider (*siehe* S. 49).

7

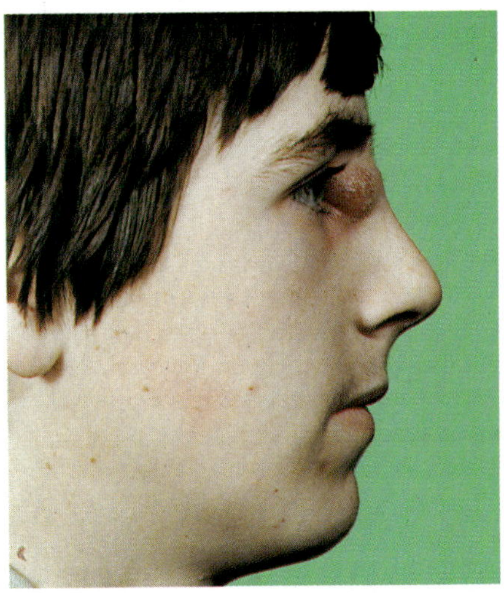

Abb. 2.37 Furunkel durch Staphylokokkeninfektion eines Haarfollikels mit Eiteransammlung. Dies führt zu starken Schmerzen, gefolgt von spontanem Abfluß gelben Eiters. In dieser Region (Nasen-Augen-Winkel) besteht Gefahr einer Septikämie und einer Sinusthrombose (*siehe* S. 501).

2.38

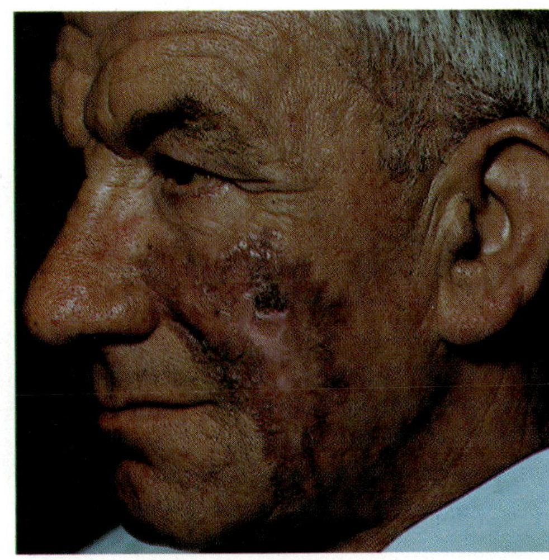

Abb. 2.38 Lupus vulgaris der Wangen, seltene Manifestation der Tuberkulose in der westlichen Welt, aber noch häufig in Entwicklungsländern und bei Immunsuppression. Die sich langsam ausdehnende Läsion ist am Rand hyperpigmentiert und im heilenden Zentrum depigmentiert. Es kam zu Ulzerationen. Dieser Patient ist durch einen Morbus Addison nach einer Nebennierentuberkulose (*siehe* S. 313) generell stark pigmentiert.

2.39

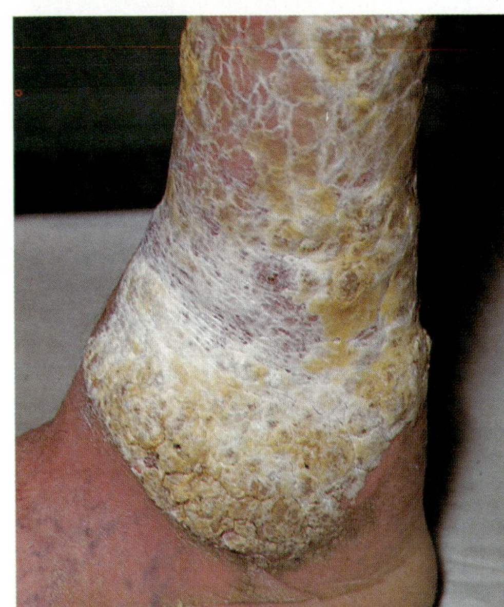

Abb. 2.39 Ausgedehnter chronischer Lupus vulgaris führt zu Ulzeration, Exfoliation und Fibrose. Durch die modernen Medikamente sind Erkrankungen von dieser Schwere heute selten.

2.40

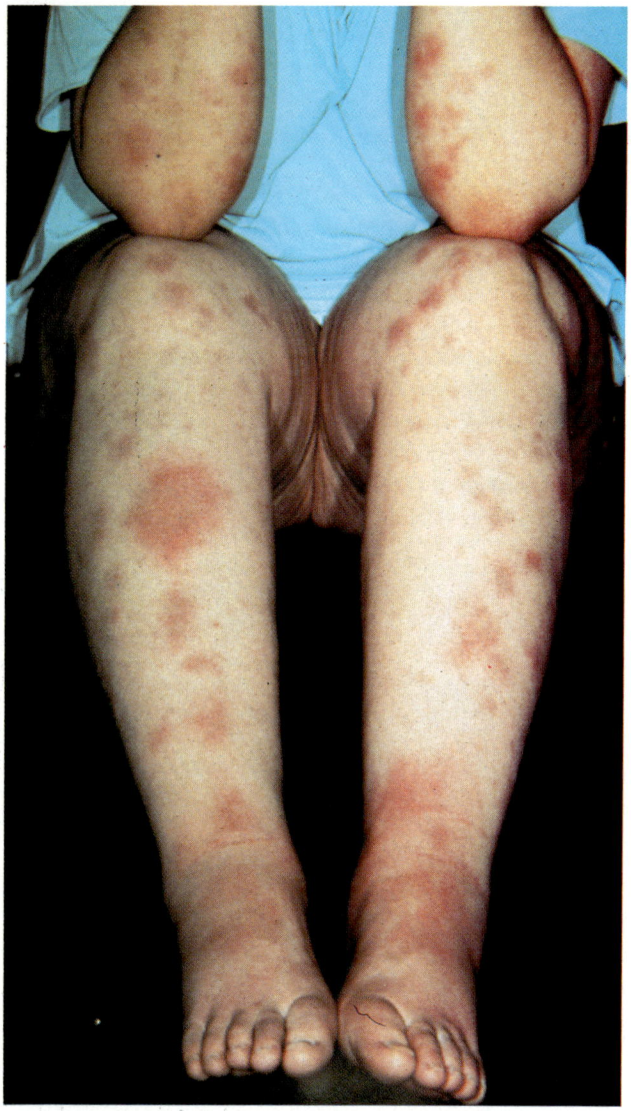

Abb. 2.40 Erythema nodosum in typischer Verteilung über die Vorderseite der Beine und Unterarme und mit Zeichen regionaler Entzündungen im subkutanen Fett und kleinen Gefäßen, verursacht wahrscheinlich durch einen Typ III (Immunkomplex)- Allergiemechanismus. Das Erythema nodosum hat viele Ursachen, in den Industrieländern hauptsächlich Überempfindlichkeit gegenüber Medikamenten (Sulfonamide). Dieser Patient klagte zusätzlich über Arthralgien und leichtes Fieber. Durch weitere Untersuchungen fand man eine zugrundeliegende Sarkoidose.

Virusinfektionen

Warzen werden durch das humane Papillomavirus (mehr als 50 Subspezies) hervorgerufen. Sie sind sehr verbreitet. Ihre Morphologie variiert mit Lokation und Erreger. Spontanheilungen sind möglich (30% in 6 Monaten), bei schmerzhaften oder massivem Auftreten kann eine Behandlung nötig sein (**2.41, 2.42**; *siehe* S. 81).

Herpes simplex- Viren Typ I und II verursachen Primärinfektionen (manchmal inapparent) und Rezidive, sowohl im Extragenital- wie auch im Genitalbereich. Rezidive kündigen sich mit Brennen oder Schmerzen an, erscheinen immer in derselben Region und haben verschiedene Auslöser. Für einige Tage erscheinen mehrere Bläschen auf erythematöser Basis (*siehe* S. 28). Bakterielle Sekundärinfektionen sind häufig. Die Infektion kann eine atopische Neurodermitis verkomplizieren (Pustulosis varioliformis acuta; Kaposi's varizelliforme Eruption).

Erreger des **Herpes zoster** (Gürtelrose) ist das Varizella-zoster-Virus, reaktiviert in den Spinalganglien (wo es nach Windpocken latent persistiert). Schmerzen im betroffenen Dermatom kündigen die Bläschen und das Erythem (**2.43**) an (*siehe* S. 17, 30). Hämorrhagische Veränderungen und am Körper verteilte Läsionen deuten auf eine zugrundeliegende Neoplasie oder Immunsuppression. Kornaelulzera und Narbenbildung können Folge eines Befalls des 1. Trigeminusastes sein. Postinfektiöse Schmerzen sind häufig (*siehe* S. 30).

Molluscum contagiosum wird ebenfalls durch ein Pockenvirus verursacht. Bei Kindern findet man oft die meist multiplen, halbkugeligen Läsionen (**2.44**). Sie heilen spontan, nachdem sie sich entzündet haben. Narben können noch einige Monate persistieren.

Pityriasis rosea befällt Kinder und Jugendliche. Eine Virus-Ätiologie wird vermutet. Nach einer größeren Primärplaque (**2.45**) bilden sich Folgeläsionen vor allem entlang der Rippenbögen (**2.46**). Zumeist verursachen sie keine größeren Beschwerden, können aber jucken. Sie persistieren für 4-6 Wochen.

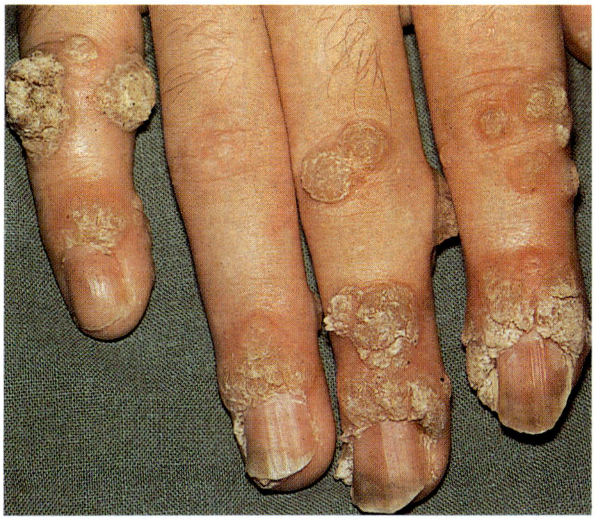

Abb. 2.41 Multiple virusbedingte Warzen an den Fingern. Eine floride Ansammlung - wie diese - sollte den Verdacht auf eine zugrundeliegende Störung der zellvermittelten Immunität nahelegen.

Abb. 2.42 Eine plantare Warze (Verruca). Einzelne und auch multiple plantare Warzen sind weit verbreitet, vor allem bei Schulkindern, die sie oft in Schwimmbädern erwerben. Sie sind flach, mit einer Schwiele an der Oberfläche, können sich aber subkutan ausdehnen. Gelegentlich sind sie schmerzhaft und sollten dann zur Beseitigung der Symptome und wegen der Ansteckungsgefahr behandelt werden.

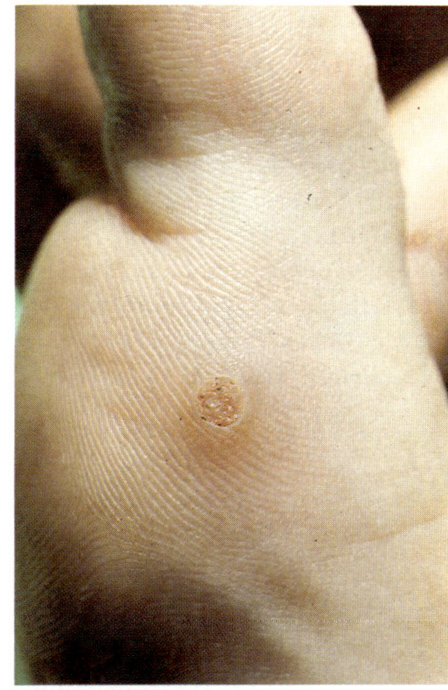

2.42

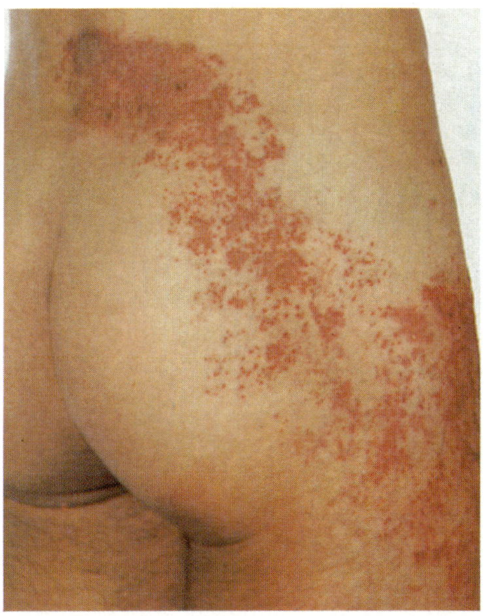

Abb. 2.43 Zoster am L3-Dermatom mit charakteristischer Verteilung und Erscheinungsform des Exanthems. Der Patient hatte AIDS.

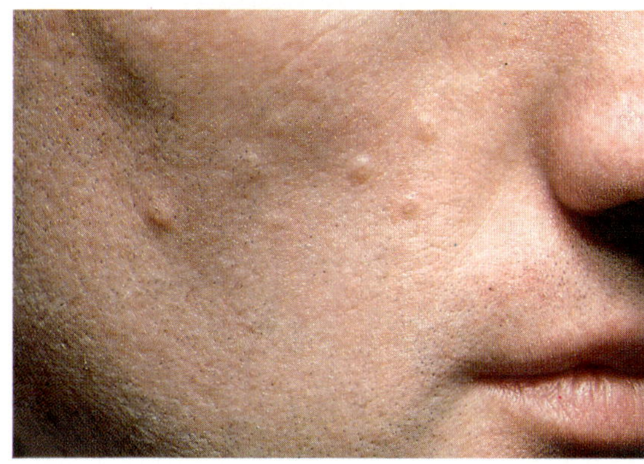

2.44

Abb. 2.44 Molluscum contagiosum im Gesicht. Man beachte die halbkugeligen, perlförmigen Läsionen. Man findet sie bei sonst gesunden Patienten, aber sie sind besonders verbreitet bei Patienten mit HIV-Infektion.

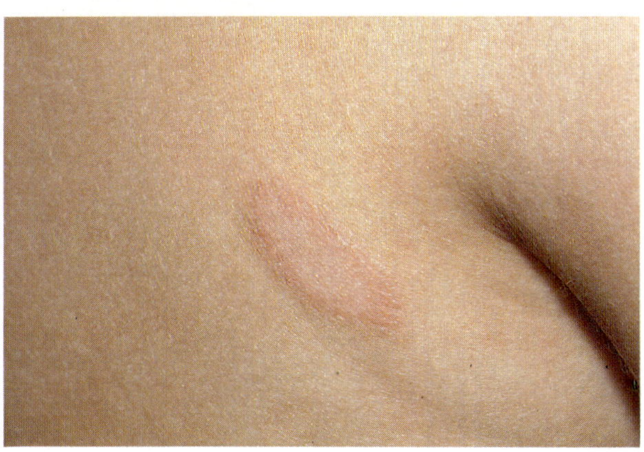

Abb. 2. 45 Die Primärplaque bei Pityriasis rosea erscheint gewöhnlich einige Tage vor den weiteren Befunden. Sie ist meist oval, umrandet von kleinen, weißen Schuppen.

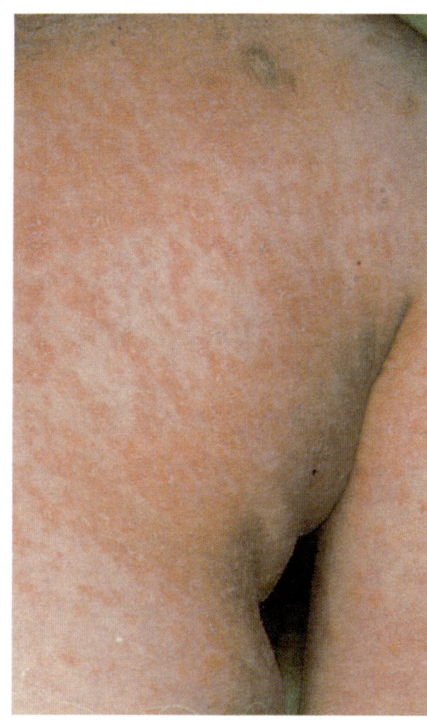

2.46

Abb. 2.46 Pityriasis rosea. Die Primärplaque ist noch sichtbar, aber vorherrschend ist jetzt ein disseminierter, juckender Ausschlag, der weitestgehend den Rippenbögen folgt.

Mykosen und Hefemykosen

Dermatophyten (Gattungen: Trichophyton, Microsporum und Epidermophyton) sind keratinophil und verursachen verschiedene Entzündungen. Die sichtbaren Veränderungen werden als Tinea („ringworm“) bezeichnet, ihr Erscheinungsbild ist abhängig von der Lokalisation. Meist kommt es zu Plaques mit schuppigen Erythemen und unterschiedlichem Juckreiz (**1.3, 2.2-2.4, 2.47, 2.48**). Befall der Nägel verursacht Onycholyse und Dystrophie, Kopfhautbefall verursacht fleckigen Haarausfall (**2.49**).

Candida-Mykosen durch die Hefe Candida albicans entwickeln sich in feuchten Hautfalten (**2.50**). Prädisponierend wirken Diabetes mellitus, Schwangerschaft, Breitbandantibiotika, Fettleibigkeit (*siehe* auch S. 65), Arbeiten in Feuchtigkeit oder schlechte Luftzirkulation. Die Fingernägel können befallen sein (**2.51**), und zusätzliche bakterielle Infektionen können eine Paronychie komplizieren.

Hefen (*Pityrosporum orbiculare*) sind die Erreger von **Pityriasis versicolor**. Sie verursachen disseminierte, schuppige Läsionen an Oberkörper und Rücken (**2.52**), hell bei dunkler Haut und dunkler bei heller Haut. Rezidive sind häufig.

2.47

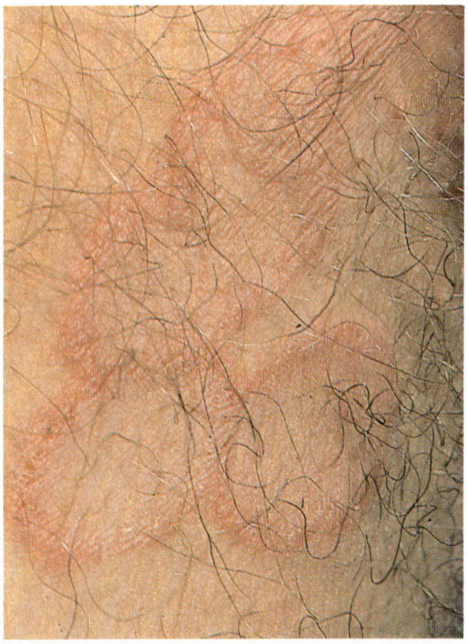

Abb. 2.47 Tinea corporis mit ringförmigen Läsionen („ringworm“) am Schenkel. Man beachte die schuppigen Ränder, die abgeschabt und auf Pilzhyphen und Sporen untersucht werden können (**2.3-2.5**).

2.48

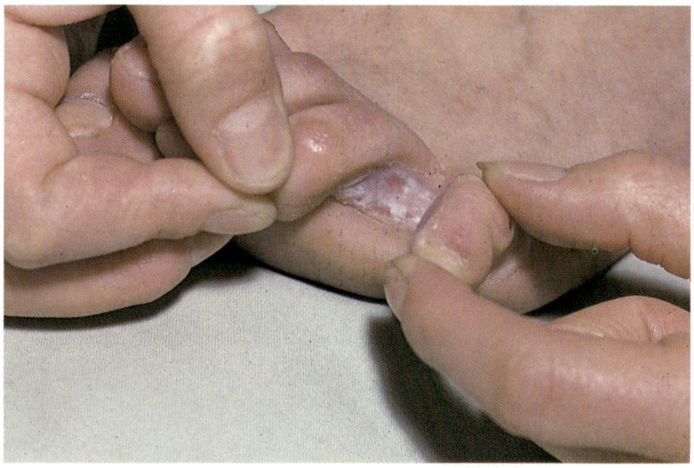

Abb. 2.48 Tinea pedis („Athlete's foot“) ist weit verbreitet, vor allem bei Menschen, die enge oder schlecht belüftete Schuhe tragen.

2.49

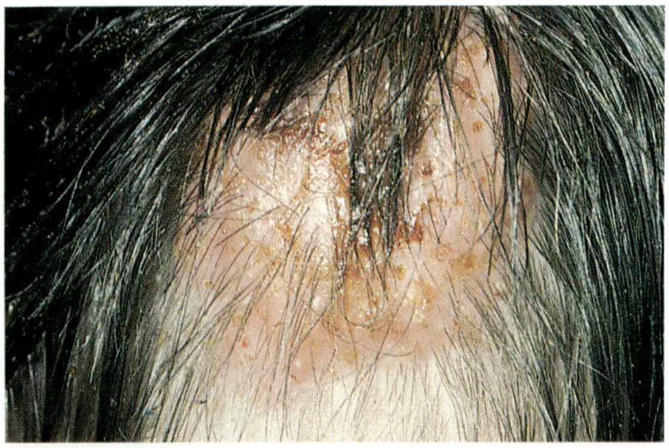

Abb. 2.49 Mykose der Kopfhaut mit schwerer, eitriger Entzündung und Haarausfall.

2.50

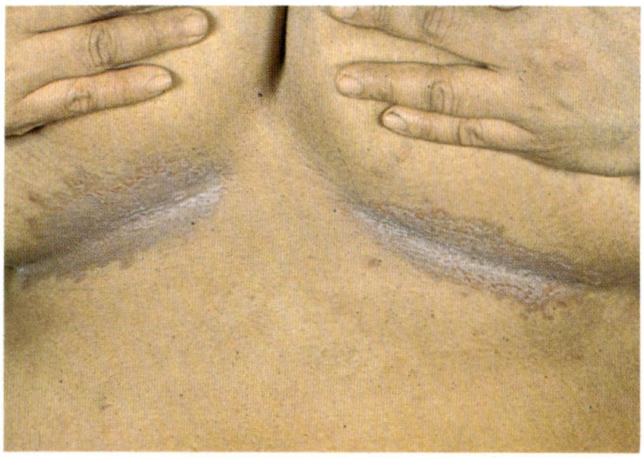

Abb. 2.50 Candidiasis der Haut (Candida intertrigo) unter beiden Brüsten bei einer übergewichtigen Diabetikerin.

2.51

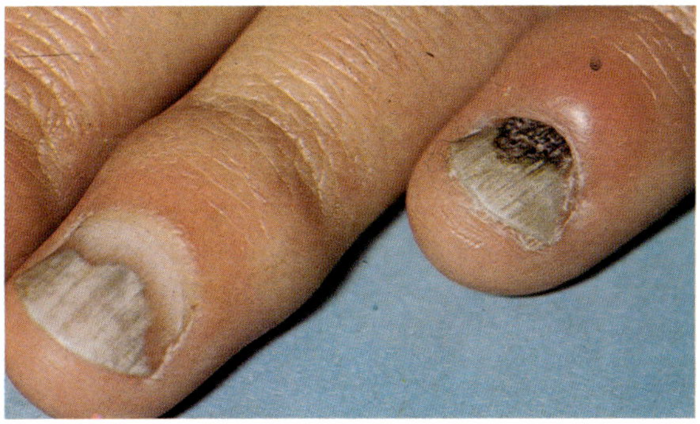

Abb. 2.51 Candida-Mykose der Fingernägel bei einem Diabetiker.

2.52

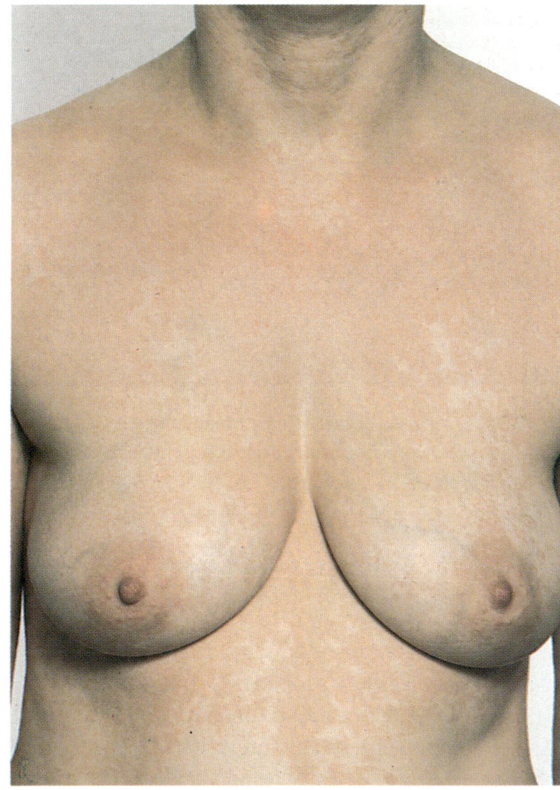

Abb. 2.52 Pityriasis versicolor. Typische Läsionen bei einer 28jährigen Frau.

Parasitenbefall

Er entsteht durch Arthropoden wie Insekten, Milben und Zecken.

Insektenstiche führen zu Reaktionen auf das injizierte Antigen und verursachen Warzen, persistierende Papeln und manchmal Bläschen (**2.53**). Bei der Papelurtikaria kommt es zu rezidivierenden, multiplen Läsionen, oft mit Sekundärinfektionen.

Scabies wird von der Milbe *Sarcoptes scabiei* var. *hominis* (**2.5**) verursacht, übertragen durch engen Körperkontakt. Die adulten Weibchen legen ihre Eier in Milbengänge in der Haut (**2.54**). Die Sensibilisierung gegen die Milben zeigt sich in einem disseminierten, sekundären Ekzem (**2.55**) und starkem Juckreiz, besonders in der Nacht. Alle Haushaltsmitglieder müssen zur Vermeidung von Rezidiven behandelt werden.

2.53

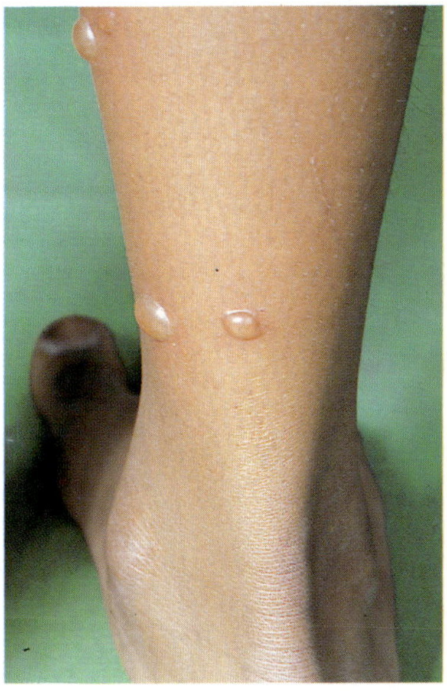

Abb. 2.53 Insektenstiche verursachten bullöse Reaktion bei einem 8jährigen.

2.54

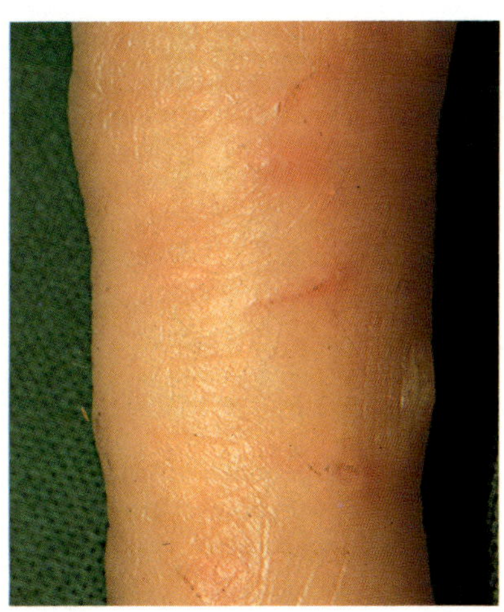

Abb. 2.54 Scabies. Typische Milbengänge am Finger.

2.55

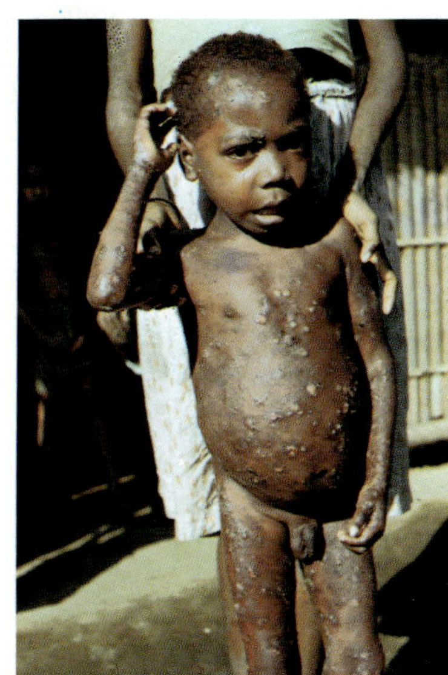

Abb. 2.55 Scabies mit sekundärinfiziertem Ekzem bei einem Jungen aus Papua.

2.56

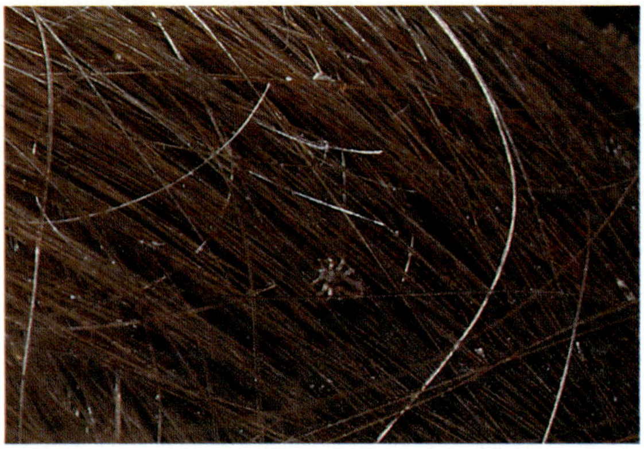

Läusebefall wird verursacht von *Pediculus humanus* (var. *capitis* und *corpori*) und *Phthirus pubis*. Die Läuse saugen Blut und verursachen Juckreiz, Kratzen und Sekundärinfektionen. Ihre Eier (Nissen) hängen an den Haaren (bei Kleiderläusen an der Kleidung) (**2.56**). Kopfläuse erscheinen unabhängig von der Sauberkeit, während Kleiderläuse mit mangelnder Hygiene verbunden sind. Filzläuse werden gewöhnlich durch Geschlechtsverkehr übertragen.

Abb. 2.56 Kopflausbefall (Pediculosis capitis). Diese Nahaufnahme zeigt eine Laus deutlich genug, um die 6 Beine und einige verkapselte Eier (Nissen) an den Haaren zu erkennen.

2.7 Lichen planus

1-2% der neueren dermatologischen Literatur beschäftigen sich mit Lichen planus. Beide Geschlechter sind gleichmäßig betroffen, gewöhnlich im Alter von 30-60 Jahren.

Die typische Manifestation mit violetten, juckenden, polygonalen Papeln ist eindeutig. Betroffen sind vor allem Handgelenke, unterer Rücken, Knöchel und Füße (**2.57**). Dissemination ist möglich. In schweren Fällen kommt es zur Blasenbildung. Manchmal zeigt sich das Koebner-Phänomen (**2.58**).

Schleimhautläsionen sind häufig, oft vor weiterem oder ganz ohne zusätzlichen Befall. Pathognomonisch sind Läsionen im Mund (bukkal) mit netzartigen weißen Striae (**2.59**). Ulzeration ist möglich. Genitalläsionen finden sich auf Vulva oder am Schaft und der Glans penis.

Es kann zu Haarverlust kommen, manchmal mit irreversibler narbiger Alopezie (**2.60**). Veränderungen der Nägel sind derbe Grübchen, lineare Streifen oder Pterygium.

Histologische Befunde sind typisch und sollten bei Bedarf zur Absicherung der Diagnose erstellt werden.

Meist geht der Zustand innerhalb von 1-2 Jahren vorüber, aber Rezidive oder Chronifizierung sind möglich. Eine post-inflammatorische Hyperpigmentierung kann persistieren. In schweren Fällen sind topische oder systemische Steroide angezeigt.

Die Ätiologie ist unklar. Es ist von Zusammenhängen mit primärer biliärer Leberzirrhose und anderen Autoimmunerkrankungen berichtet worden.

Lichenähnliche Reaktionen können sich bei Medikation mit Goldpräparaten, Chloroquin, Methyldopa oder Thiaziden und nach Kontakt mit Farbfoto-Entwicklerlösung einstellen.

2.57

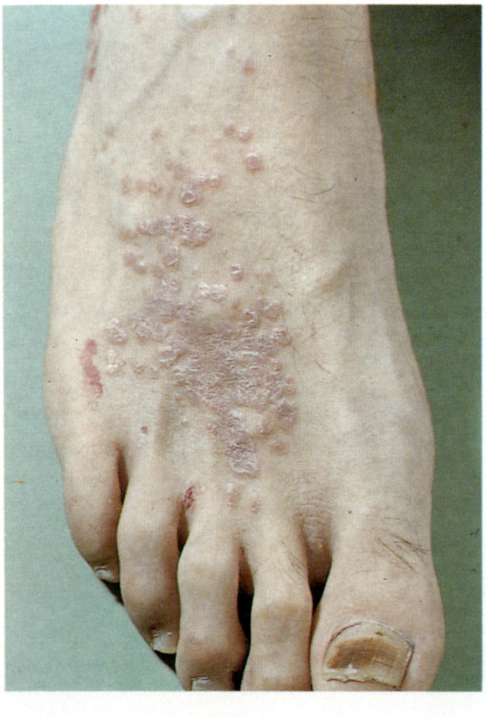

2.58

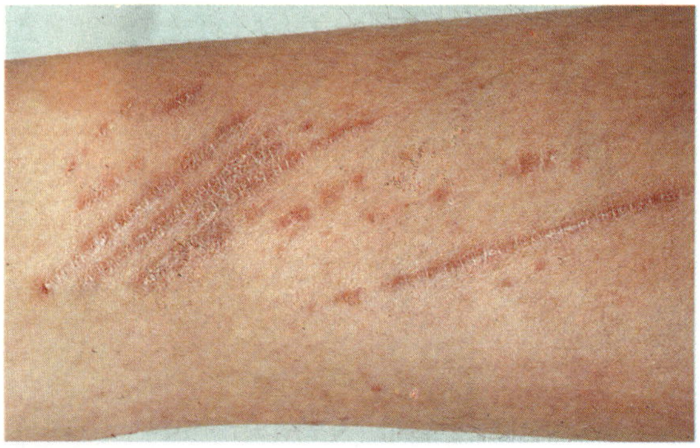

Abb. 2.57 Lichen planus. Die polygonalen, meist juckenden Papeln auf dem Fußrücken sind typisch für die chronische Form. Häufig treten dystrophische Nagelveränderungen auf.

Abb. 2.58 Koebner-Phänomen bei Lichen planus. Bei aktiver Erkrankung können sich in Kratzern typische Läsionen bilden, wie hier entlang der Dornenkratzer.

2.59

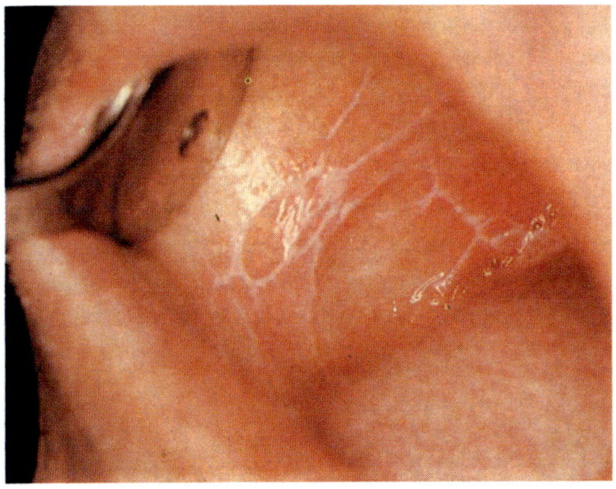

Abb. 2.59 **Orale Läsionen, häufig bei Lichen planus.** Typisch sind diese weißen Netzstrukturen auf der bukkalen Schleimhaut. Die Erkrankung kann aber auch einen erosiven Verlauf nehmen und auch die Zunge befallen. Die Diagnose sollte durch eine Biopsie bestätigt werden.

2.60

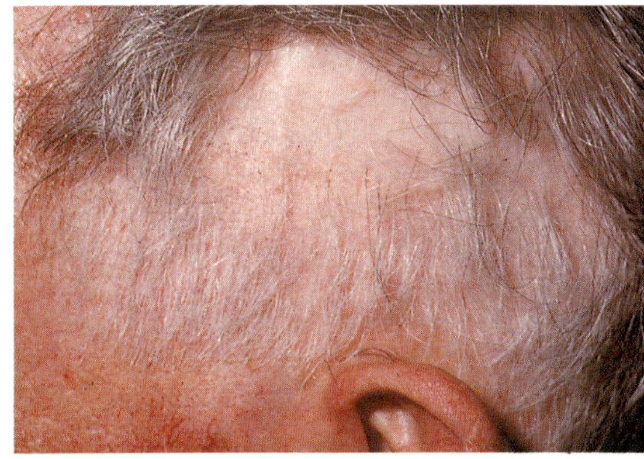

Abb. 2.60 **Lichen planus an der Kopfhaut** eines 68jährigen Mannes. Ein 30 Jahre lang aktiver Lichen planus (gesichert durch eine Biopsie) führte zu Depigmentierung und Narbenbildung.

2.8 Blasenbildende Erkrankungen

Blasen entstehen durch Flüssigkeitsansammlungen zwischen den Hautschichten nach Entzündungen (extern oder intern) oder äußeren Traumen. Sie sind Symptom vieler Erkrankungen, von denen einige in anderen Abschnitten behandelt sind, z.B. Dermatitis (S. 93), Herpes simplex (S. 28) und Insektenstiche (S. 101). Für die Differenzierung der bullösen Erkrankungen, die im folgenden besprochen werden, sind Immunfluoreszenztests wichtig.

Bei **Dermatitis herpetiformis** erscheinen Gruppen juckender Blasen an Ellbogen (**2.61**), Schultern, Gesäß (**2.62**) und Knien. Eine Gluten-Enteropathie kann bestehen (*siehe* S. 369). Die Blasen liegen subepidermal. Immunfluoreszenztests zeigen granuläre IgA-Depots in den Hautpapillen.

2.61

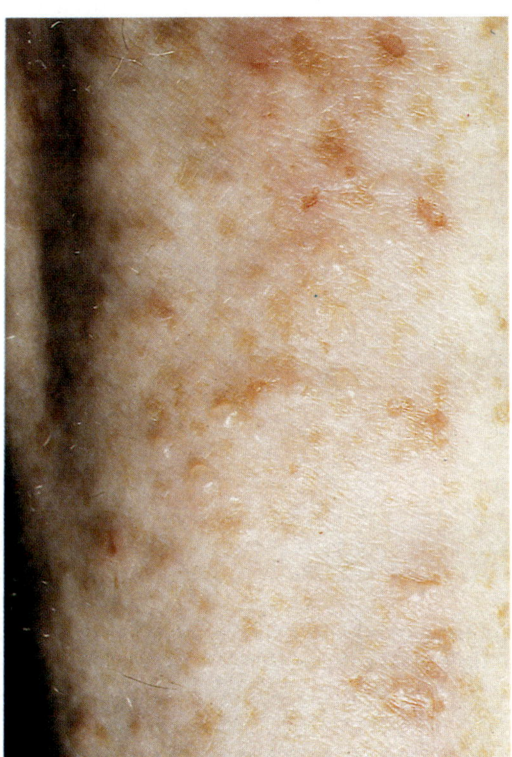

2.62

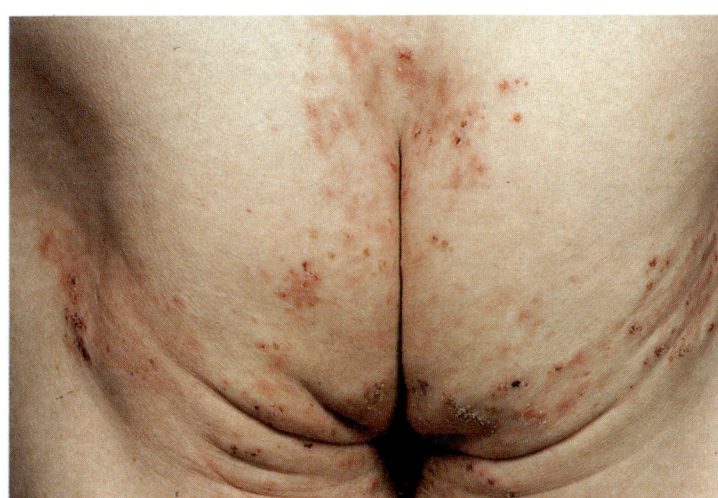

Abb. 2.61 **Dermatitis herpetiformis am Ellbogen.** Dieser 65jährige Mann hatte in seiner Anamnese rezidivierende Blasen und Krusten an Ellbogen, Kopf, Hals und unterem Rücken. Die Läsionen jucken stark, die Blasen sind leicht aufzukratzen.

Abb. 2.62 **Dermatistis herpetiformis im Sakral- und Gesäßbereich.** Die Blasen sind aufgekratzt und heilen, hinterlassen aber pigmentierte Narben.

Das **bullöse Pemphigoid** betrifft vornehmlich ältere Menschen. Es bilden sich straffe Blasen an beliebiger Körperstelle (**2.63**). Sie liegen subepidermal. Immunfluoreszenztests zeigen lineare IgG an der dermo-epidermalen Grenzzone. Orale Läsionen sind selten.

Pemphigus gestationis (Herpes gestationis) ist eine seltene Schwangerschaftsdermatose, ähnlich dem Pemphigoid. Sie geht post partum zurück, kann aber in jeder Schwangerschaft wieder erscheinen.

Bei **Pemphigus vulgaris** finden sich in erster Linie Erosionen, da die Bläschen schlaff und leicht zerstörbar sind (**2.64, 2.65**). Alle Körperregionen können betroffen sein. Orale Läsionen sind häufig und können sogar vorherrschen. Die Blasen liegen intraepithelial. Immunfluoreszenztests zeigen eine diffuse Färbung der Intrazellularsubstanz mit IgG und C3. Der Verlauf ist langwierig. Trotz Therapie kann es zu schweren Komplikationen kommen.

Epidermolysis bullosa bezeichnet eine Gruppe blasenbildender Erkrankungen mit verschiedenen Vererbungsmustern und Manifestationen. Blasen bilden sich in der dermo-epidermalen Grenzzone aufgrund einer annormalen Reaktion auf äußere Traumen.

2.63

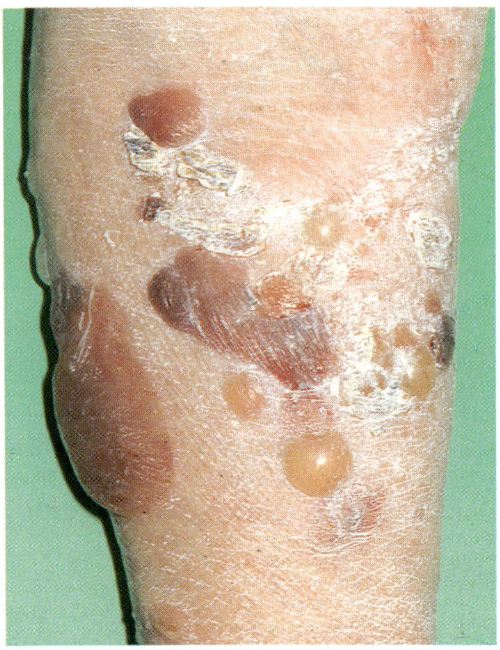

Abb. 2.63 Pemphigoid. Einige der Blasen sind hämorrhagisch, eine häufige Erscheinung.

2

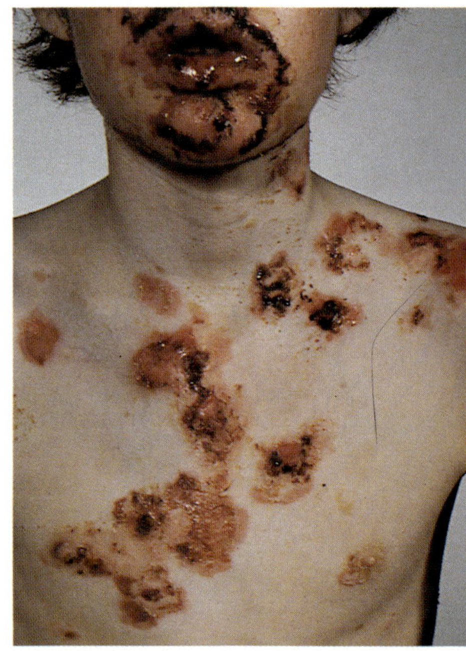

Abb. 2.64 Pemphigus vulgaris bei einem 13jährigen Jungen. Die Blasen platzen leicht. Gleiche Läsionen finden sich oft auf der Schleimhaut, vor allem im Mund.

2.65

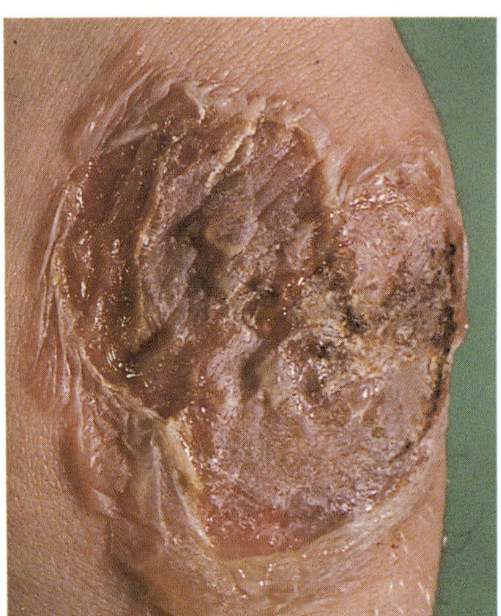

Abb. 2.65 Pemphigus-vulgaris-Blasen sind dünn und schmerzhaft, mit einer intraepidermalen Spaltung. Es kommt oft zu Sekundärinfektionen.

2

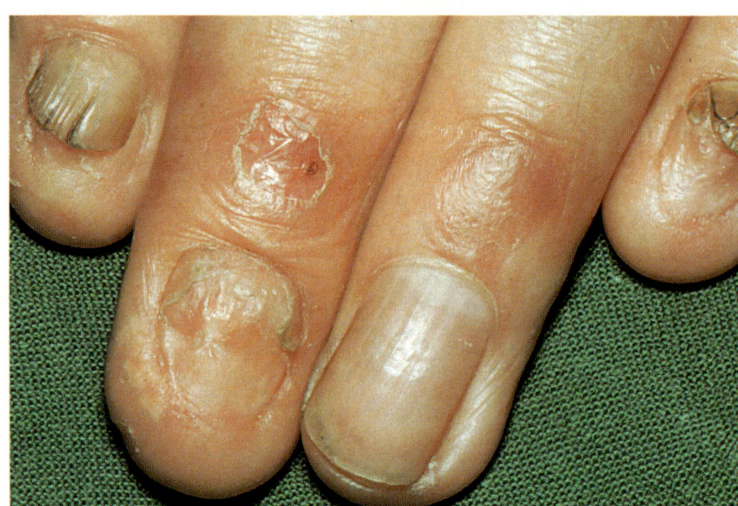

Abb. 2.66 Epidermolysis bullosa (dominante dystrophische Form). Bereits in der frühen Kindheit haben schon kleinere Traumen zu Blasenbildung geführt. Die Blasen heilen, wie hier, unter Narbenbildung ab. Man beachte die dystrophischen Veränderungen der Nägel.

2.9 Acne vulgaris

Akne ist eine weit verbreitete Störung der Talgdrüsenfollikel bei Jugendlichen, die bei jungen Frauen meist früher auftritt und einige Jahre anhalten. Kinderakne ist selten. Verantwortlich sind mehrere Faktoren. Zu einer verstärkten Talgproduktion kommt eine Infektion der Talgdrüsen durch *Propionibacterium acnes*, wodurch freie Fettsäuren Entzündungen auslösen. Eine erhöhte Sensibilität der Drüsen gegen normale Mengen androgener Hormone ist verantwortlich für hormonale Einflüsse. Eine Behinderung des Talgabflusses und Verstopfung der Talgdrüsen-Gänge spielen ebenfalls eine Rolle.

Betroffen sind Gesicht (**2.67**), Rücken (**2.68**) und Brust. Die Läsionen varieren von kleinen Papeln und Pusteln bis zu Komedonen und tieferen, schmerzhaften Zysten sowie Seborrhoe. Entstehende Narben können hypertroph oder eingedrückt sein (**2.69**).

Kortokosteroide, androgene Hormone, orale Kontrazeptiva, Antikonvulsiva, Bromide oder Jodide können medikamenteninduzierte Akne hervorrufen.

Bei Älteren kann eine **Acne rosacea** mit einer vaskulären Komponente auftreten. Es kommt zu Flushs, oft durch heiße Speisen, warme Umgebung oder Sonnenlicht, in Verbindung mit symmetrisch angeordneten kleinen Papeln und Pusteln an Stirn, Wangen und Kinn (**2.70**), nicht unbedingt mit Seborrhoe. Die Hautflora ist oft normal. Es wird ein Zusammenhang mit der Milbe *Demodex folliculorum* vermutet. Persistierende Lymphödeme sind möglich, es kann zu Keratitis und Rhinophymen (**2.71**) kommen. Topische Steroidgaben und Sonnenlicht können das Exanthem verstärken.

2.67

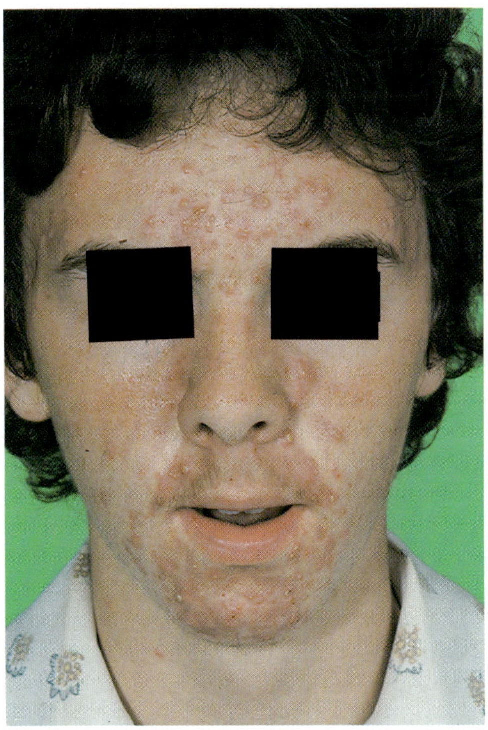

Abb. 2.67 Acne vulgaris befällt gewöhnlich das Gesicht. Dieser 17jährige zeigt die typischen Symptome einer mittelschweren Akne. Er hat viele Papeln und Pusteln in verschiedenen Entwicklungsstadien. Ältere Läsionen heilen unter Narbenbildung.

2.68

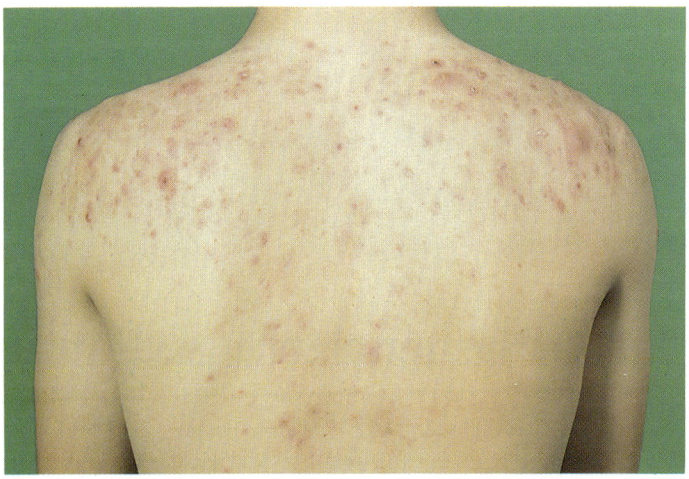

Abb. 2.68 Acne vulgaris auf Schultern und Rücken, eine weitere, verbreitete Lokalisation. Man erkennt wieder verschiedene Läsionen, einschließlich einiger großer Pusteln und Narbenbildung.

2.69

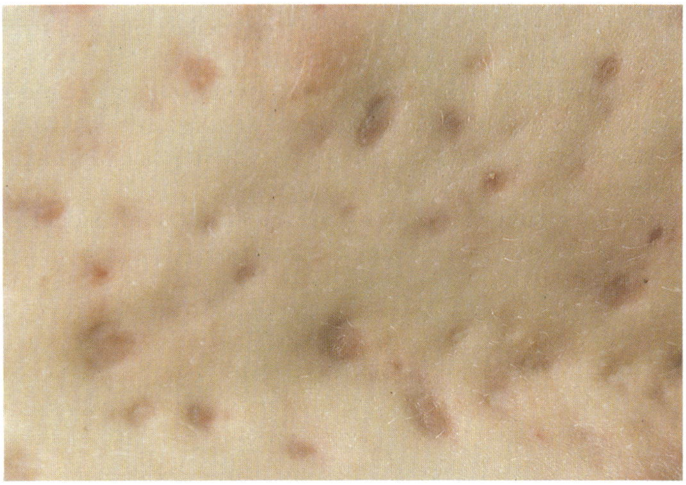

Abb. 2.69 Aknenarben in Nahaufnahme. Bei diesem Patienten sind die Narben eingedrückt, aber Hypertrophie ist ebenfalls möglich.

2.70

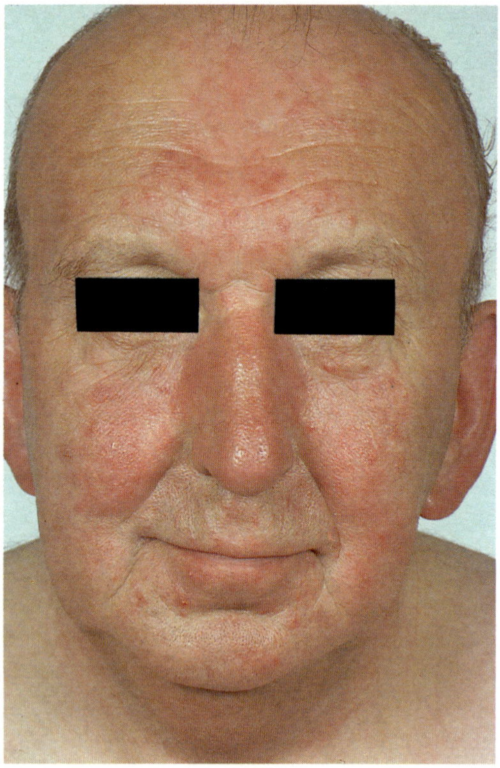

2.71

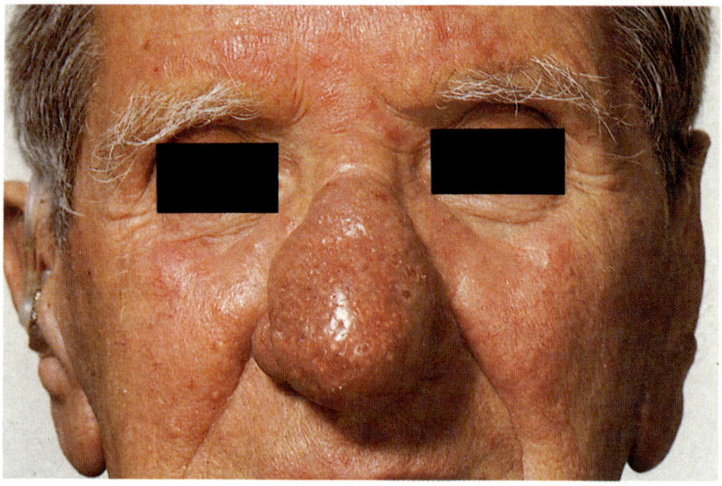

Abb. 2.70 Acne rosacea mit typischen Papeln und Pusteln auf einer allgemein erythematösen Gesichtshaut. Die Augen sind gesund, aber es kann auch zu einer Keratitis kommen.

Abb. 2.71 Ein Rhinophym, Komplikation einer langwierigen Rosazea. Bei diesem älteren Mann ist die Nase typisch gerötet und bullös. Die „Erdbeer"-form ist bedingt durch eine Hyperplasie von Talgdrüsen und Bindegewebe. Die Follikelöffnungen treten hervor.

2.10 Pigmentierungsstörungen

Wichtigstes Hautpigment ist das Melanin, dessen Überschuß oder Mangel für die meisten Störungen verantwortlich ist. Weitere Pigmente sind Hämosiderin, Bilirubin und Karotin.

Kongenitale Pigmentierungsstörungen sind Sommersprossen, Lentigo simplex und Café-au-lait-Flecken bei Neurofibromatose (**2.72**). Weniger häufig sind okulokutaner Albinismus (gestörte Melaninproduktion in Haaren, Augen und Haut, **2.73**), Incontinentia pigmentii (anfängliche Blasen hinterlassen spritzerartig aufgerissene Pigmentläsionen beim Erwachsenen) und Peutz-Jeghers-Syndrom mit perioraler Lentigose (**2.74**). Xeroderma pigmentosum führt zu starker Sommersprossenbildung durch Lichteinwirkung. Urticaria pigmentosa zeigt sich in der Kindheit mit verteilten bräunlich-roten Makulae, die bei Reibung Quaddeln bilden.

Vitiligo (**2.75**) findet man bei 1% der Bevölkerung. In den weißen Flecken fehlen Melanozyten. Bei dem Patienten oder einem Familienangehörigen können andere autoimmune Störungen vorhanden sein.

Hyperpigmentierung kann Anzeichen für eine endokrine Erkrankung wie Morbus Addison, Akromegalie, Cushing-Syndrom oder Hyperthyreose sein. Fleckige Gesichtspigmentierungen (Chloasma) erscheinen häufig bei Frauen in der Schwangerschaft oder unter oraler Kontrazeption. Weitere Ursachen sind ektopische ACTH-Produktion durch Tumoren, Acanthosis nigricans (**2.76**), Leberzirrhose, Niereninsuffizienz, Hämochromatose (braun-grau) und Porphyrie.

Bindegewebserkrankungen wie Lupus erythematodes, Dermatomyositis und Morphaea können lokale oder diffuse Pigmentveränderungen verursachen.

Einige Medikamente, z.B. Malariamittel, Phenothiazine, Hydantoin, Minocyclin, Busulfan, Cyclophosphamid, Bleomycin und Arsen, führen zu Hyperpigmentierung. Phototherapeutische Psoralene verursachen tiefe Bräune.

Exogene Ursachen sind Karotin (Karotinämie), Silberverbindungen (Argyrie) und Tätowierungen.

Postinflammatorische Hypo- oder Hyperpigmentierungen entstehen durch entzündliche Erkrankungen wie Lichen planus, Dermatitis (**2.77**) oder diskoiden Lupus erythematodes, vor allem bei dunkelhäutigen Menschen.

'2

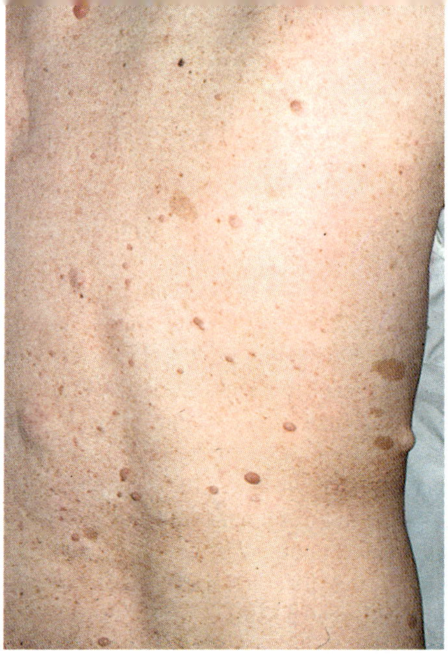

Abb. 2.72 Recklinghausen-Neurofibromatose (Typ I, *siehe* S. 517). Man beachte die subkutanen, knotigen Tumoren in den peripheren Nervenscheiden, die pigmentierten, gestielten Tumoren auf der Hautoberfläche und die braunen (Café-au-lait-) Flecken.

Abb. 2.73 Albinismus. Dieses Kind hat weiße Haut und Haare, rosa Iris und eine Photophobie.

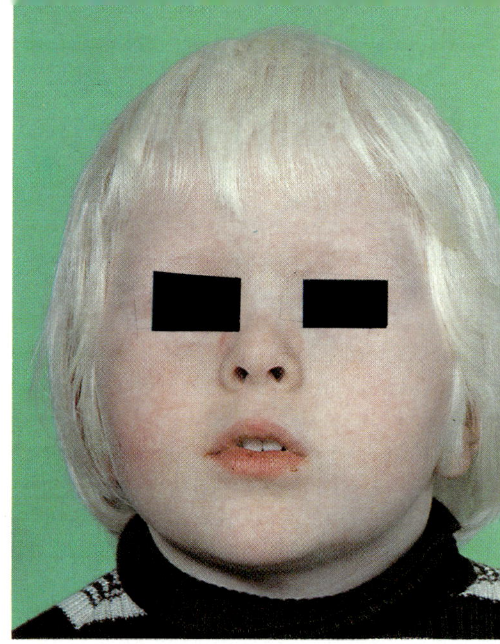

2.73

'4

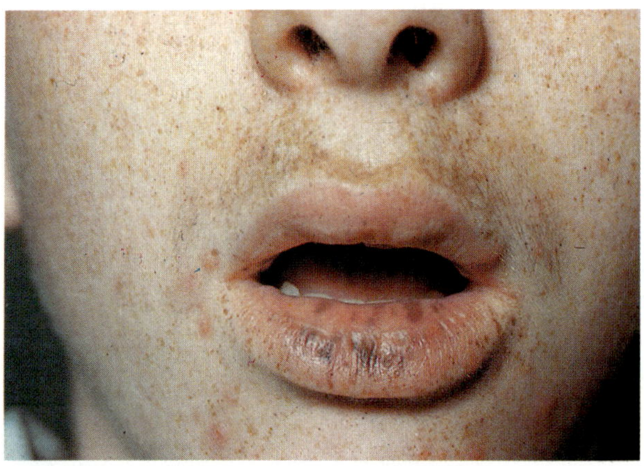

Abb. 2.74 Peutz-Jeghers-Syndrom. Vor allem Lippen und Perioralregion, aber auch harter und weicher Gaumen, bukkale Schleimhaut und gelegentlich Füße und Hände sind dunkelbraun pigmentiert.

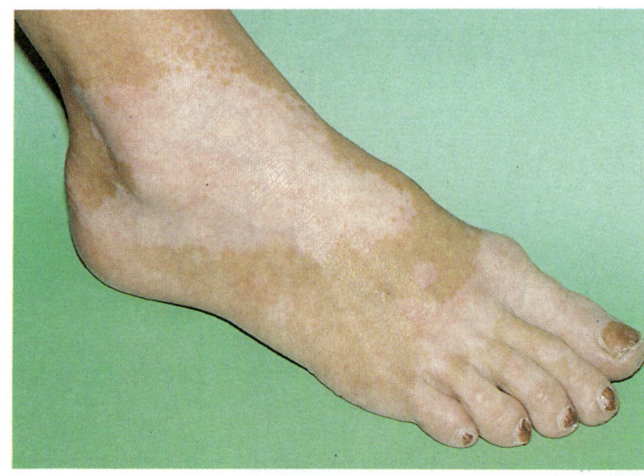

2.75

Abb. 2.75 Vitiligo wird meist an den Händen zuerst bemerkt, kann aber am ganzen Körper auftreten. Charakteristisch sind multiple, deutlich abgegrenzte, hypopigmentierte Flecken, die langsam wachsen. Sie ist oft mit anderen Autoimmunstörungen verbunden. In ca. einem Drittel aller Fälle gibt es eine entsprechende Familienanamnese.

'6

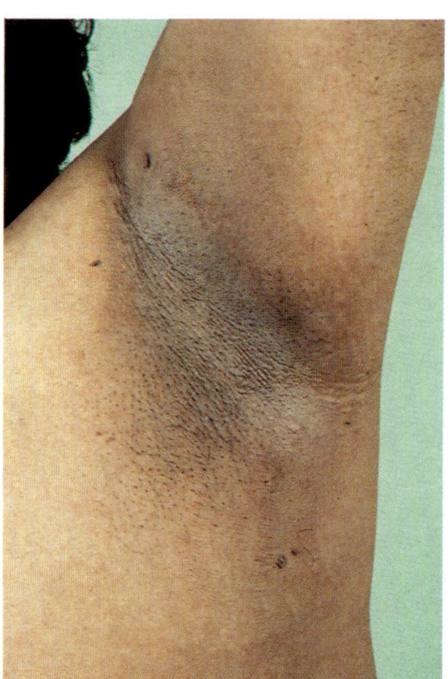

Abb. 2.76 Acanthosis nigricans bei einem Asiaten. Es kommt zu fleckigen, samtigen, braunen Hyperpigmentierungen und Verdickung der Beugen. Bei älteren Patienten weist dies oft auf eine maligne Grunderkrankung hin, kann aber auch mit Diabetes und anderen endokrinen Erkrankungen oder isoliert erscheinen.

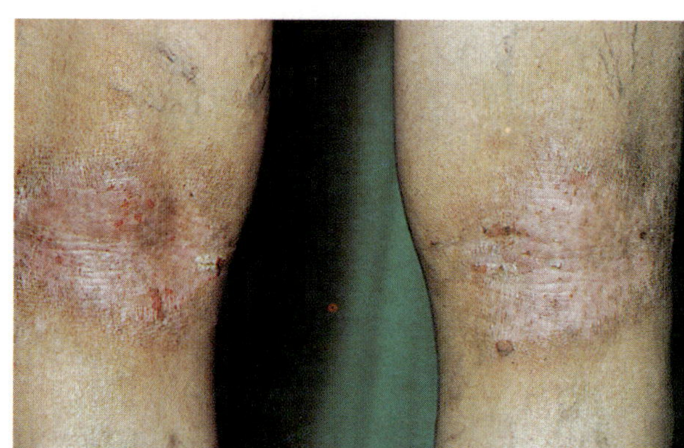

2.77

Abb. 2.77 Hyperpigmentierung und Lichenifikation sind gängige Komplikationen einer chronischen atopischen Neurodermitis. Man beachte hier die dünne Haut um die starken Läsionen, verursacht durch falsche topische Kortikosteroidtherapie.

2.11 Dyskeratosen

Anormale Verhornung zeigt sich als Schuppung mit oder ohne Entzündung. Hautschuppen sind ebenfalls Symptome von Psoriasis und Dermatitis.

Ichthyosis vulgaris ist eine relativ häufige (1:300), autosomal dominant vererbte Störung, die sich in der frühen Kindheit manifestiert und mit zunehmendem Alter zurückgeht. Unter Aussparung der Beugen bilden sich kleine Schuppen. Es gibt eine Verbindung mit der Keratosis pilaris. Die X-chromosomale Ichthyose manifestiert sich im Kleinkindalter mit großen, dunklen Schuppen (**2.78**) und Befall der Beugen. Sie persistiert beim Erwachsenen. Die erworbene Ichthyose ist meist verbunden mit zugrundeliegenden Erkrankungen wie Morbus Hodgkin, anderen Lymphomen und Sarkoidosen sowie Malabsorption.

Keratosis pilaris ist eine Keratose an Haarfollikeln, die in der Kindheit mit rauhen Flächen an Streckseiten der Oberarme und Beinen (**2.79**) beginnt. Gesicht und Augenbrauen sind betroffen.

Morbus Darier (Dyskeratosis follicularis), eine seltene, autosomal dominant vererbte Störung. Sie beginnt im 2. Lebensjahrzehnt mit kleinen, schuppigen, rötlich-braunen Papeln auf Brust, Rücken, Kopfhaut oder Beugen (**2.80**). Die Histologie ist eindeutig. An den Nägeln zeigen sich lineare Streifen und Kerben, an Händen und Füßen punktartige Läsionen.

Keratome an Handflächen und Fußsohlen können erblich oder erworben sein. Die Läsionen sind punktartig, streifig oder diffus verdickt. In einigen Familien sind diffuse Keratome (Tylosis) in Verbindung mit Neoplasien aufgetreten (**2.81**).

2.78

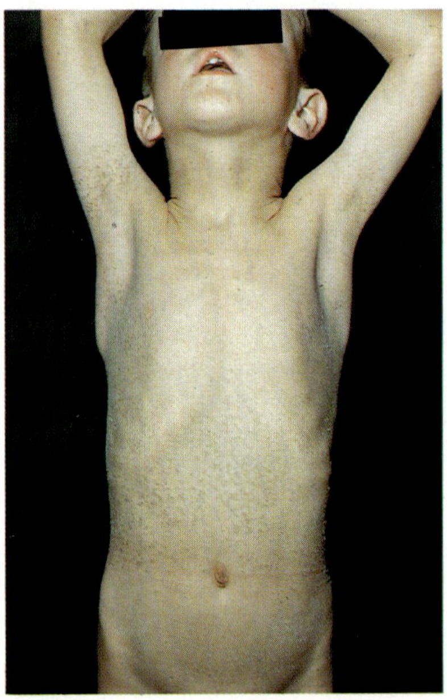

Abb. 2.78 Ichthyosis vulgaris, eine dominante Erbkrankheit, die bereits in der Kindheit schuppige Haut verursacht. Die Ähnlichkeit mit der schuppigen Fischhaut wird durch den Namen herausgestellt.

2.

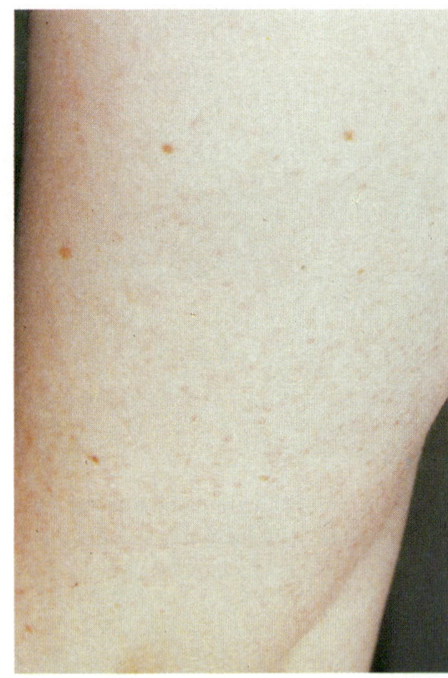

Abb. 2.79 Keratosis pilaris am Bein. Durch Verstopfung der Haarfollikel mit Keratin bekommt die Haut eine rauhe Beschaffenheit. Die Konsequenzen sind rein kosmetisch.

2.80

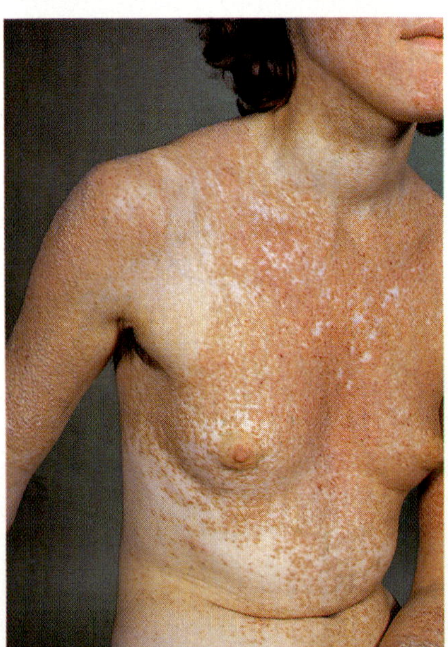

Abb. 2.80 Morbus Darier. Bei dieser dominant vererbten Erkrankung entstehen große Zahlen verhärteter, rötlicher Papeln, die zusammenwachsen können.

2.

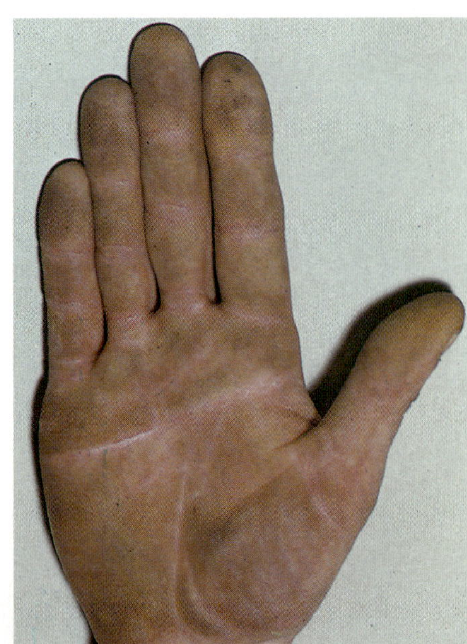

Abb. 2.81 Keratom der Handfläche bei einem 5jährigen Mädchen mit familiärer Tylosis.

2.12 Erkrankungen der Haare

Haarausfall (Alopezie)

Alopecia areata ist die häufige Ursache umschriebenen Haarverlusts (**2.82**). Die Haare wachsen meist innerhalb von Wochen oder Monaten nach. Bei Alopecia totalis (**2.83**) kommt es zum Verlust der gesamten Körperbehaarung (A. universalis) und feinen Grübchen in den Nägeln. Autoimmunerkrankungen des Patienten oder in seiner Familie sind möglich.

Mykosen der Kopfhaut verursachen fleckigen Haarausfall (**2.49**). Stark entzündete Läsionen nennt man Kerione. Dauerhafte Narbenbildung ist möglich.

Zu straffe Frisuren können eine Traktionsalopezie verursachen (**2.84**).

Bei **Trichotillomanie**, oft bei Kindern, werden die Haare selbst ausgerissen oder brechen durch Reibung nahe der Haarwurzel ab.

Entzündliche Dermatosen wie Lichen planus (**2.60**), Lupus erythematodes oder Sklerodermie sowie nach Traumen, Verbrennungen oder Strahlenschäden verursachen narbige Alopezie.

Der **diffuse Haarausfall** nach Schwangerschaft, hochfebrilen Erkrankungen oder Operationen wird Effluvium capillorum genannt. Cyclophosphamid beispielsweise verursacht diffusen Haarausfall. Eisenmangelanämie, Hypo- oder Hyperthyreose, Lupus erythematodes und Medikamente wie Heparin, Vitamin-A-Derivate (Retinoide) und orale Kontrazeptiva können ebenfalls Haarausfall auslösen.

2.82

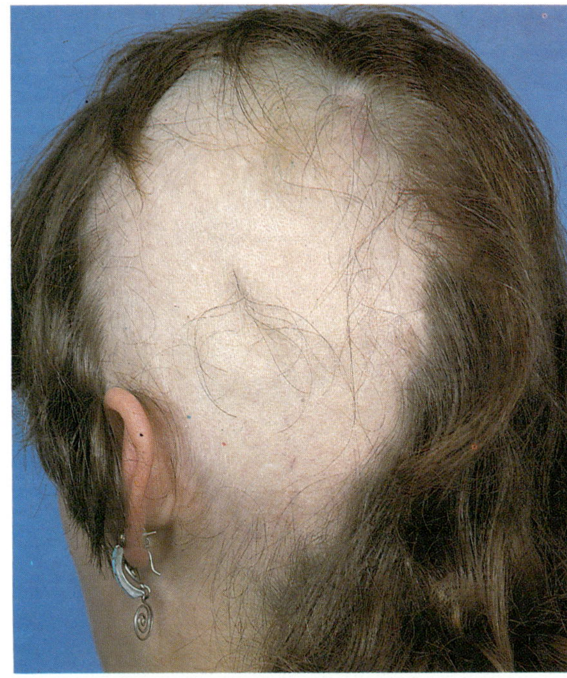

Abb. 2.82 Alopecia areata bei einer 24jährigen Frau. Es gibt keine Anzeichen für eine Entzündung der Kopfhaut.

2.83

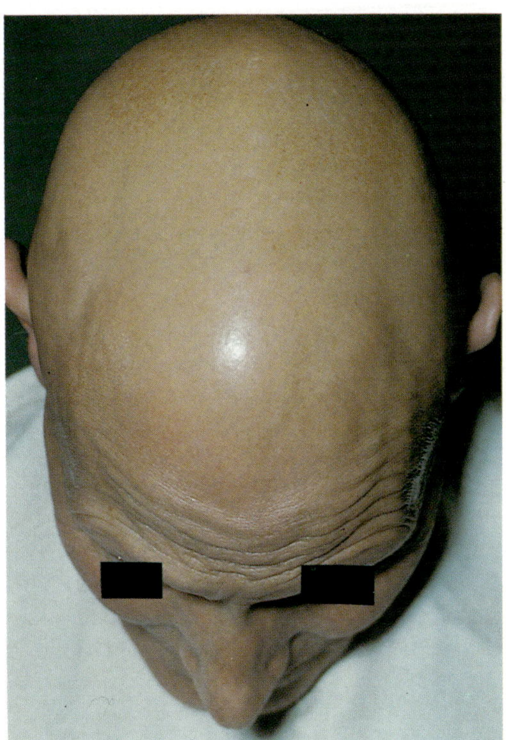

2.84

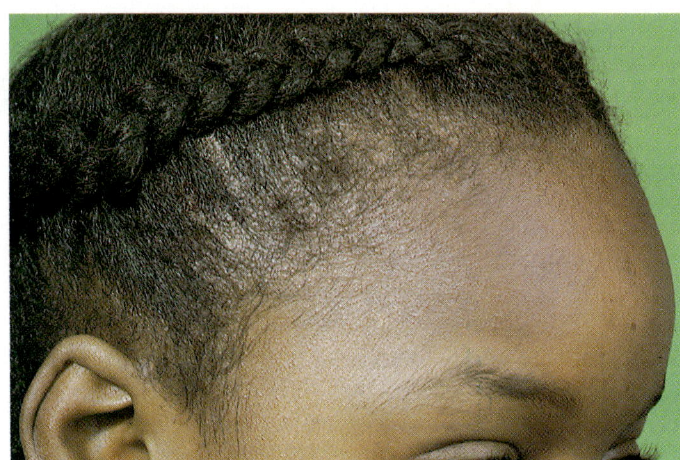

Abb. 2.83 Alopecia totalis, die sich aus einer Alopecia areata entwickelte. Einige Zytostatika rufen das gleiche Erscheinungsbild hervor.

Abb. 2.84 Traktionsalopezie, verursacht durch die Frisur dieser Patientin.

Stärkere Behaarung

Unter **Hirsutismus** versteht man männliche Behaarungsmuster bei Frauen (**2.85, 2.86, 7.55**). Leichter fazialer Hirsutismus, der sich in der Menopause verstärkt, ist verbreitet („Damenbart"). Bei jüngeren Frauen, vor allem mit Menstruationsstörungen oder anderen Zeichen von Virilisierung, sollten Erkrankungen wie polyzystische Ovarien, Ovarialtumoren, virilisierender Nebennierentumor oder Cushing-Syndrom ausgeschlossen werden.

Hypertrichose, allgemein verstärkter Haarwuchs, kann medikamenteninduziert (z.B. Minoxidil) sein oder in Verbindung mit Anorexia nervosa oder Porphyrie auftreten.

2.85

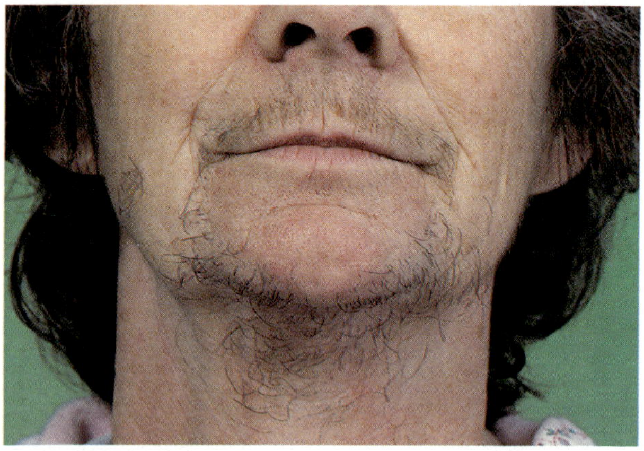

2.86

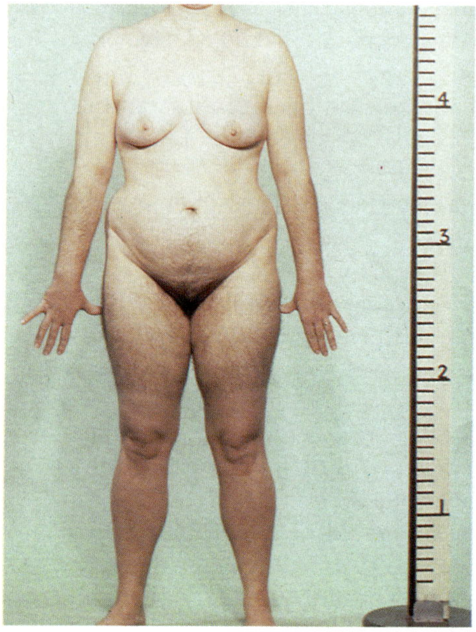

Abb. 2.85 Hirsutismus war ein Symptom bei dieser Frau, bei der ein Arrhenoblastom festgestellt wurde.

Abb. 2.86 Hirsutismus mit männlichem Behaarungsmuster. Man beachte die starke Behaarung der Unterarme und Schenkel und die rasierten Beine.

2.13 Erkrankungen der Nägel

Einige vererbbare Dermatosen wie Nagel-Patella-Syndrom, Pachyonychia congenita und ektodermale Dysplasie sind mit Veränderungen der Nägel verbunden. Bei einigen Formen der Epidermolysis bullosa vernarben die Nägel (**2.66**). Subunguale Exostose verursacht Nageldystrophie.

Akute oder chronische Traumen führen zu Splitterblutungen (**3.27, 3.28**), Hämatomen, Verdickung der Nägel (Onychogryphose) oder Onycholyse einzelner Nägel. Dystrophie durch habituelles Nägelkauen mit Schädigung der Nagelhaut ist weit verbreitet.

Gelbe Nägel (**2.87**) findet man in Verbindung mit chronischen Lymphödemen und einigen chronischen Lungenerkrankungen. Weitere Farbveränderungen: Leukonychie bei Lebererkrankungen (**2.88**), Halb-und-Halb-Nägel bei Nierenerkrankungen, medikamenteninduzierte (Malariamittel, Tetracycline) Veränderungen.

Koilomychie (**2.89**)**:** Eisenmangelanämie;

Trommelschlegelfinger (**2.90, 2.91, 4.3, 4.67, 4.108, 5.3, 11.104**)**:** kongenital; kardiale Zyanose; einige chronische Lungen- und Darmerkrankungen;

Reil(-Beausche)- Furchen: Querfurchen auf allen Nägeln nach schwerer Erkrankung;

Splitterblutungen: Vaskulitis; Bindegewebserkrankungen (**3.28**); bakterielle Endokarditis;

Onycholyse (**2.16**) kann medikamenteninduziert oder durch eine Hyperthyreose hervorgerufen sein. Mediane Nageldystrophie erscheint ohne Hautveränderungen, die Ätiologie ist unbekannt. Periphere Gefäßerkrankungen prädisponieren zu chronischer Paronychie. Begleiterscheinung vieler Dermatosen sind dystrophische Veränderungen der Nägel.

Unter und um den Nagel können sich Tumoren entwickeln, darunter das maligne Melanom (**2.92**), Glomustumoren und Schleimzysten. Periunguale Warzen sind häufig, und ihre aggressive Behandlung kann das Nagelwachstum stören.

37

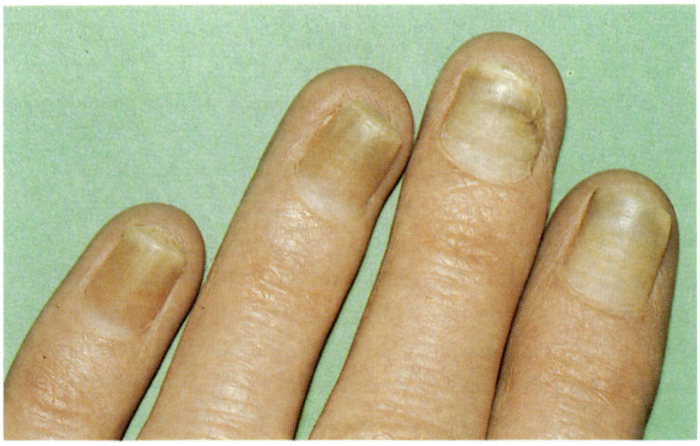

Abb. 2.87 **Yellow-nail-syndrome**, zunehmende Vergilbung und Verdickung der Nägel mit fehlenden Möndchen und einem Ansatz zur Onycholyse, tritt oft assoziiert mit einigen Lungenerkrankungen und peripheren Lymphödemen auf.

2.88

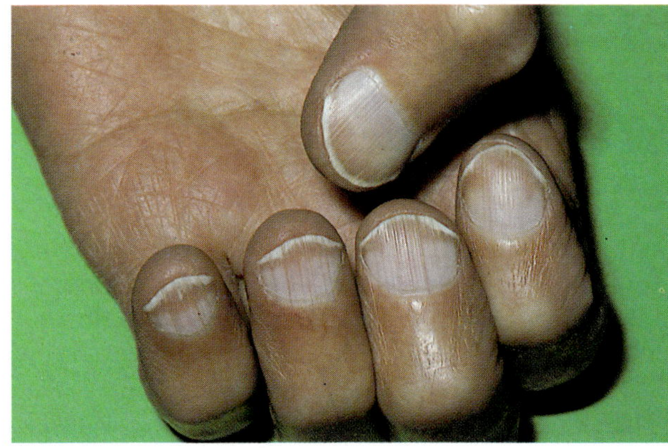

Abb. 2.88 **Leukonychie** (opake, weiße Nägel) ist ein Anzeichen für chronische Lebererkrankungen und andere Störungen mit niedrigem Serumalbuminspiegel (nephrotisches Syndrom). Bei diesem Patienten sind die Ränder besonders befallen.

39

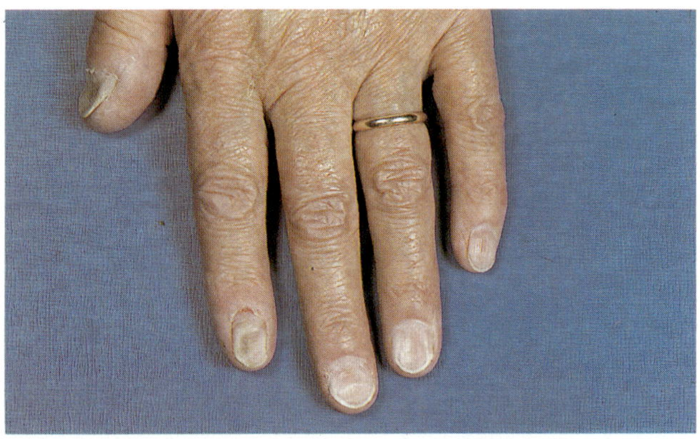

Abb. 2.89 **Koilonychie**, ein Anzeichen für Eisenmangel. Die Nägel sind spröde und löffelförmig, hier besonders deutlich an Daumen und Zeigefinger. Diese Frau mittleren Alters hatte eine langwierige Menorrhagie.

2.90

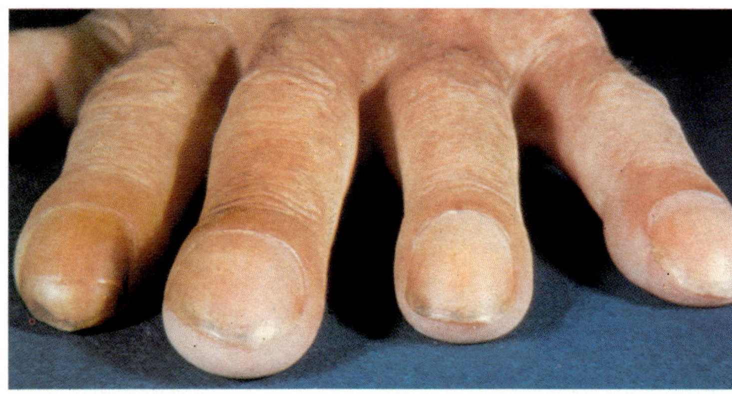

Abb. 2.90 **Trommelschlegelfinger** bei einem 72jährigen Mann mit Bronchialkarzinom. Man beachte die sogenannten „Nikotinflecken" an Zeige- und Mittelfinger, verursacht durch starkes Rauchen.

91

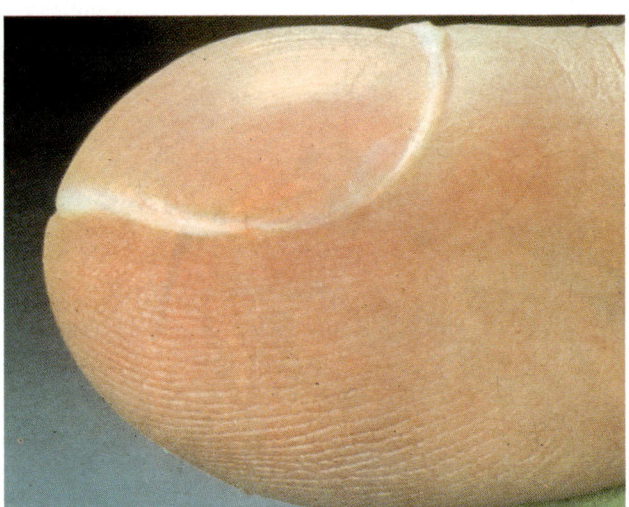

Abb. 2.91 **Trommelschlegelfinger.** Man beachte den ausgefüllten Nagelfalz, die starke Krümmung der Nägel (schnabelförmig) in beide Richtungen und den Umfang der Weichteile des Fingers.

2.92

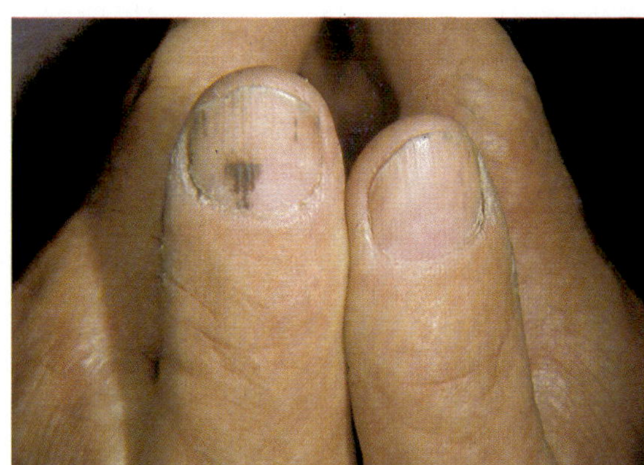

Abb. 2.92 **Subungualmelanom.** Persistierende dunkle Läsionen unter den Nägeln sollten einer Biopsie unterzogen werden, da maligne Melanome an dieser Stelle häufig sind.

2.14 Hauttumoren

Hauttumoren sind verbreitet und können sich in Epidermis, Melanozyten oder in einer der Lederhautschichten bilden. Früherkennung ist lebensnotwendig.

Verbreitete benigne Tumoren

Im mittleren Alter kann es vor allem an Körper und Gesicht zu **seborrhoischer Keratose** oder **Basalzellpapillomen** mit rauher, warziger, fettiger Oberfläche (**2.93**) kommen. Die Läsionen können multipel und manchmal stark pigmentiert und vulnerabel sein. Sie werden oft als maligne Melanome fehldiagnostiziert.

Hautwärzchen sind einfache Papillome an Hals und Körperfalten (**2.94**).

Milien, Oberflächenzysten der Schweißdrüsen, findet man häufig im Gesicht oder auf abgeheilten Blasen (**2.95**).

Das **Keratoakanthom** (**2.96**) ist ein schnell wachsender, ulzerierender Tumor vor allem im mittleren oder höheren Alter. Er sollte spontan innerhalb von 9 Monaten verschwinden. Manchmal kann es nicht von einem Plattenepithelkarzinom unterschieden werden. Bei unsicherer Anamnese ist eine Biopsie unumgänglich.

Kavernöse Hämangiome (**2.97**) erscheinen kurz nach der Geburt. Es sind einzelne oder multiple Läsionen unterschiedlicher Größe, die überall auftreten können. Ulzerationen oder hämorrhagische Traumen sind möglich. Man wartet am besten Spontanheilung ab.

Kapilläre Hämangiome (Portweinflecken) sind bereits bei der Geburt vorhanden und persistieren ein Leben lang. Unilaterale faziale Hämangiome können verbunden sein mit zerebralen Hämangiomen des Sturge-Weber-Syndroms (**11.112**).

Dermatofibrome sind besonders bei Frauen verbreitet, sind oft pigmentiert, können multipel, meist auf den Extremitäten auftreten.

Keloide bestehen aus persistierendem, überschüssigem Narbengewebe.

2.93

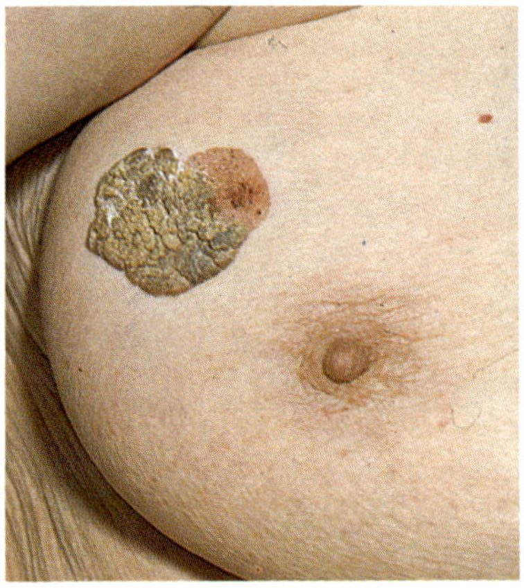

Abb. 2.93 Seborroische Keratose (Verruca seborrhoica). Diese benignen Läsionen nehmen mit dem Alter zu, vor allem auf lichtgeschützter, heller Haut.

2.94

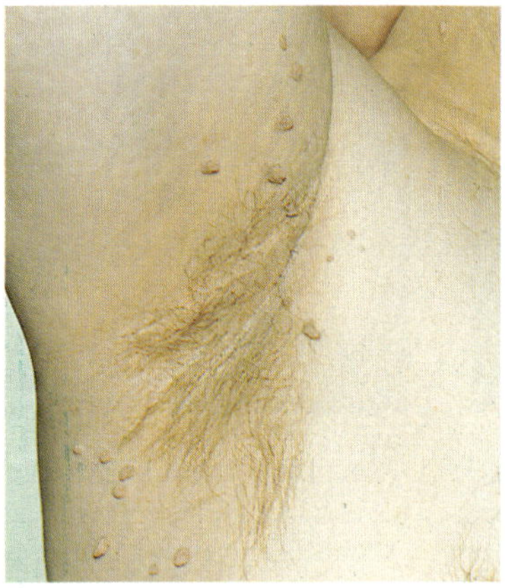

Abb. 2.94 Hautwärzchen in der Achselhöhle: kleine, benigne Papillome.

2.95

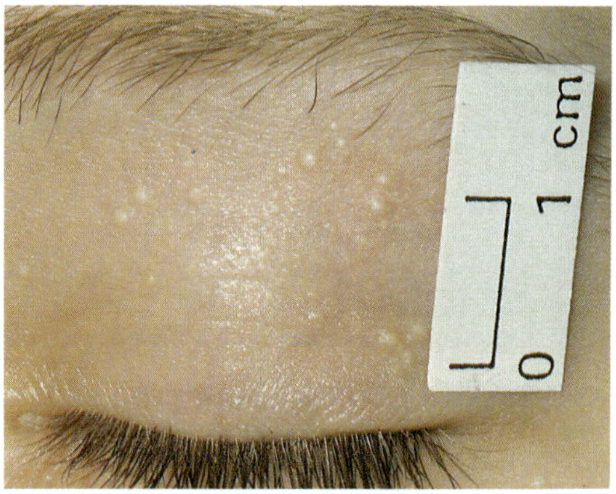

Abb. 2.95 Milien auf dem Augenlid, harmlose keratingefüllte Oberflächenzysten, vornehmlich im Gesicht. In dieser Lokalisation können sie leicht mit Xanthelasmen (*siehe* S. 339) verwechselt werden.

2.96

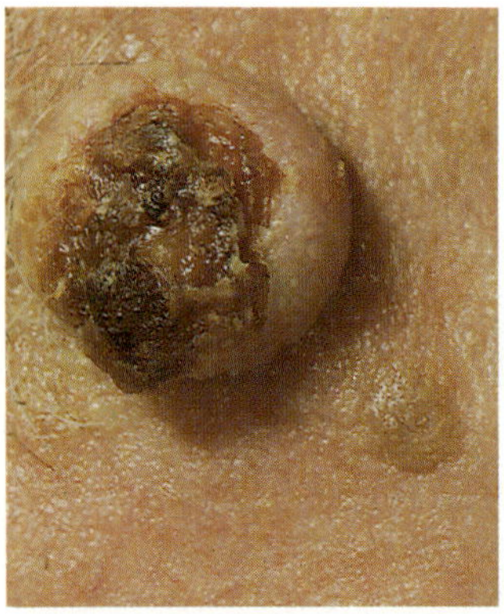

Abb. 2.96 Keratoakanthom am Hals. Dieser ulzerierende Tumor mit einem Keratinpfropfen im Zentrum wächst schnell, verschwindet aber spontan. Eine Biopsie kann nötig sein, um Malignität auszuschließen.

2.97

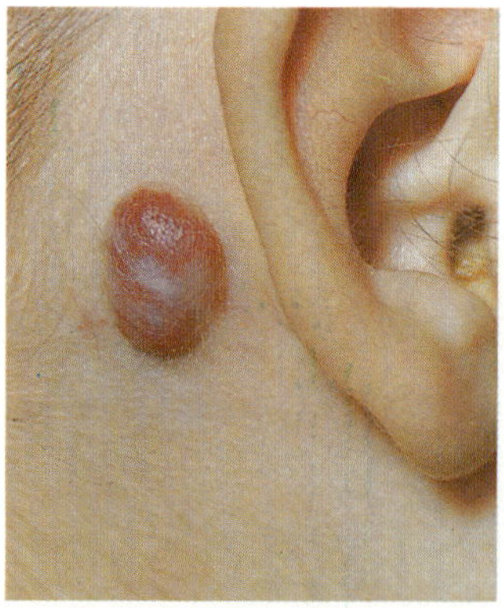

Abb. 2.97 Kavernöses Hämangiom. „Strawberry (Erdbeer-) naevi" erscheinen bereits beim Kleinkind und verröß ern sich schnell. Meist verschwinden sie sponan vor der Pubertät.

2.98

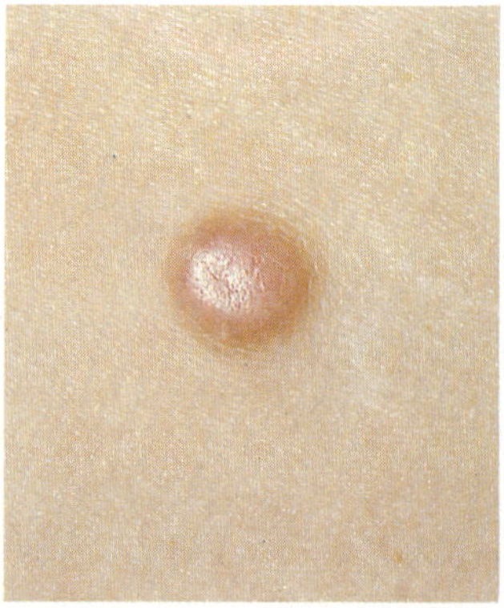

Abb. 2.98 Dermatofibrom am Schenkel. Die Läsion ist erhaben, hellrot und fest, umgeben von einem hyperpigmentierten Ring. Diese benignen Veränderungen finden sich oft multipel auf den Beinen von Frauen mittleren Alters.

Melanozyten-Tumore

Kongenitale Pigmentzellennaevi (Muttermale) erscheinen während der ersten Lebensjahre. Meist sind es 20-30, manchmal sehr viel mehr. Sie sollten einheitlich pigmentiert mit gleichmäßigem Rand sein (**2.99-2.101**). Gelegentlich sind sie größer als 1 cm (**2.102**), multipel oder konfluierend („Badeanzugmuster") und stellen ein Malignitätsrisiko dar. Naevi in der tieferen Haut erscheinen bläulich (**2.103**). Muttermale tendieren im Alter zur Rückbildung.

Verändern Muttermale ihre Größe, Form und Pigmentierung, jucken oder bluten sie, sollten sie als instabil und potentiell maligne betrachtet werden. Sonnenbrände führen zu Reizung und Aktivierung von Naevi. Während der Schwangerschaft können sie sich vergrößern und dunkler werden.

Maligne Melanome (**2.92, 2.104, 2.105**) entstehen *de novo* oder aus Naevi. Ihre Häufigkeit ist steigend, besonders bei hellhäutigen Menschen, die viel der Sonne ausgesetzt sind. Früherkennung verbessert die Prognose. Melanome können sich nach einigen Jahren aus einer Lentigo entwickeln (**2.106**). Amelanotische Melanome können leicht übersehen werden, vor allem periungual.

Abb. 2.99-1.101 Benigne Naevuszellennaevi (Muttermale), normale Erscheinungsformen. Die Pigmentierung variiert von blaß (**2.99**) bis dunkelbraun (**2.101**), ist aber gleichmäßig. Es gibt keine Anzeichen für Malignität auf Abb. **2.99**. Der unregelmäßige Rand der Läsion auf Abb. **2.100** war Anlaß für eine Biopsie (**2.1**). Trotz des leicht unregelmäßigen Randes ist der Naevus auf Abb. **2.101** fast sicher benigne. Änderungen in Form, Pigmentierung oder Größe oder Blutungen würden eine Biopsie notwendig machen.

2.99

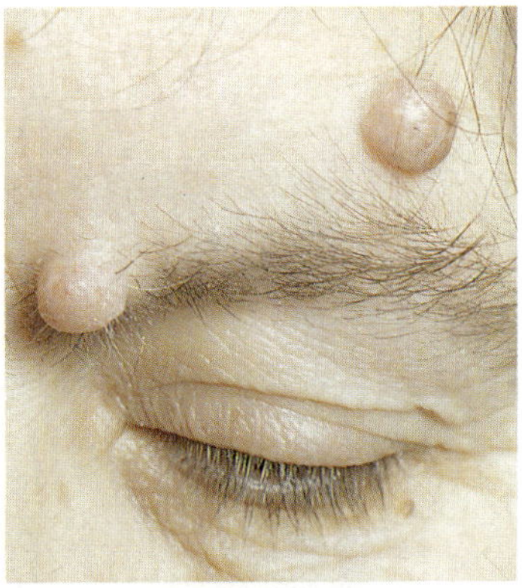

2.100

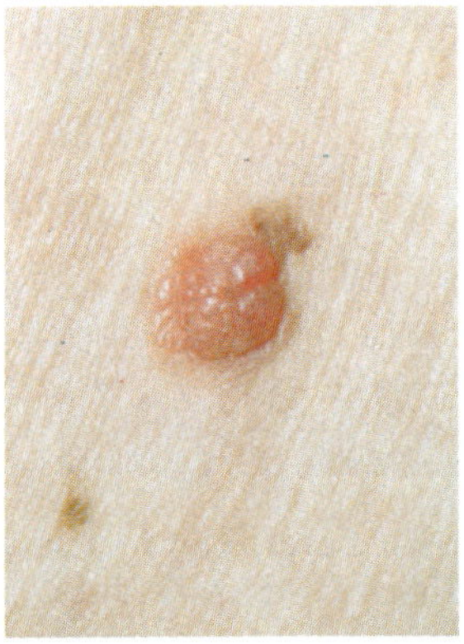

2.101

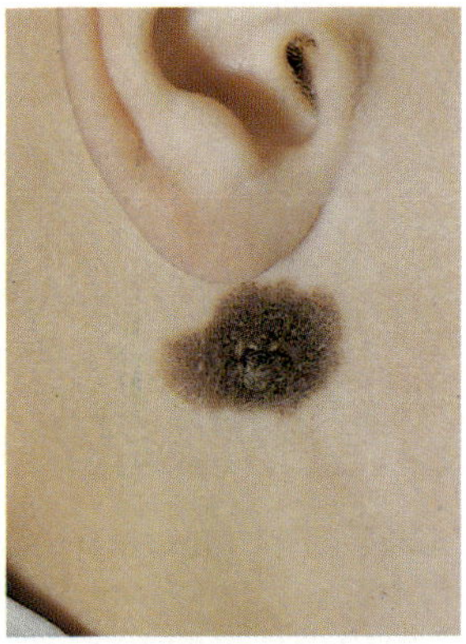

2.102

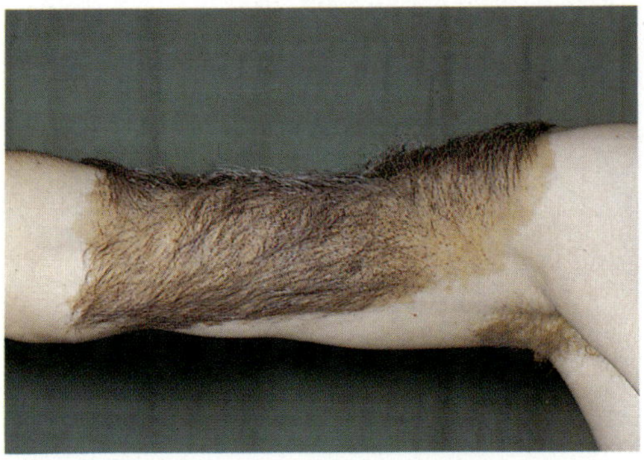

Abb. 2.102 Großer, pigmentierter Naevuszellnaevus. Man beachte, daß auf Melanomen Haare wachsen können! Große Läsionen wie diese sollten sorgfältig auf maligne Entartung beobachtet werden.

2.103

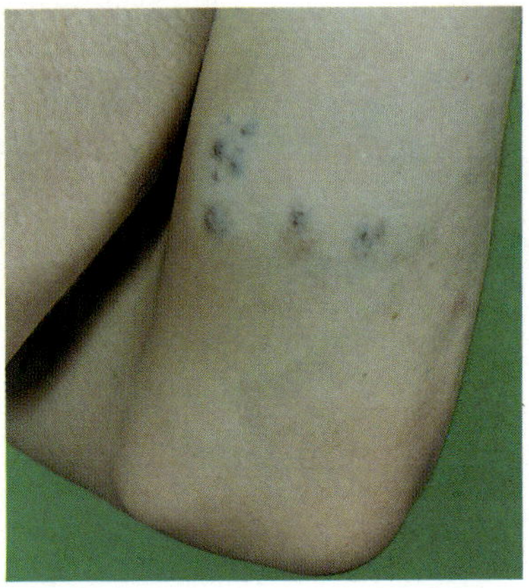

Abb. 2.103 Blaue Naevi auf dem Arm. Diese Veränderungen sind gewöhnlich gutartig.

2.104

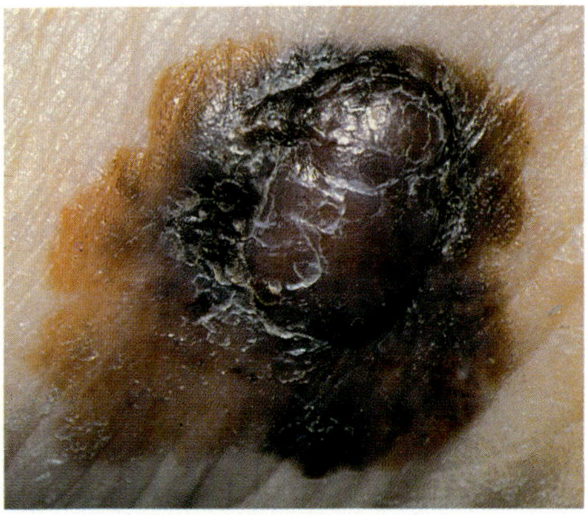

Abb. 2.104 Malignes Melanom. Man beachte die oberflächliche Ausbreitung in der Haut und die unregelmäßige Pigmentierung. Die Läsion hatte geblutet. Die Tiefe des Tumors in der Haut ist maßgeblich für die Diagnose.

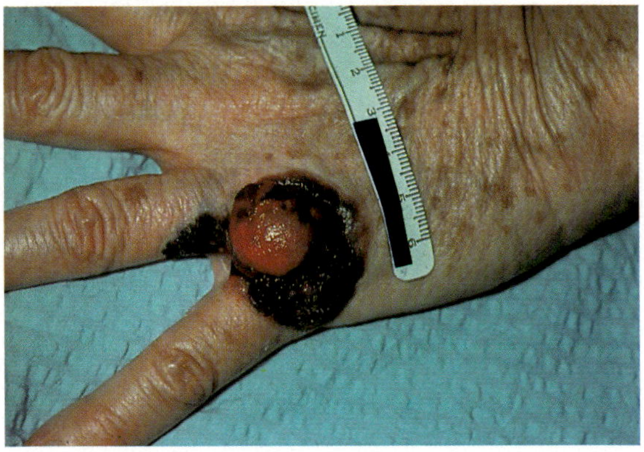

2.105

Abb. 2.105 Malignes Melanom auf der Hand. Das Zentrum des Tumors ist jetzt amelanotisch. Der Rest ist pigmentiert, es bestehen disseminierte Metastasen.

2.106

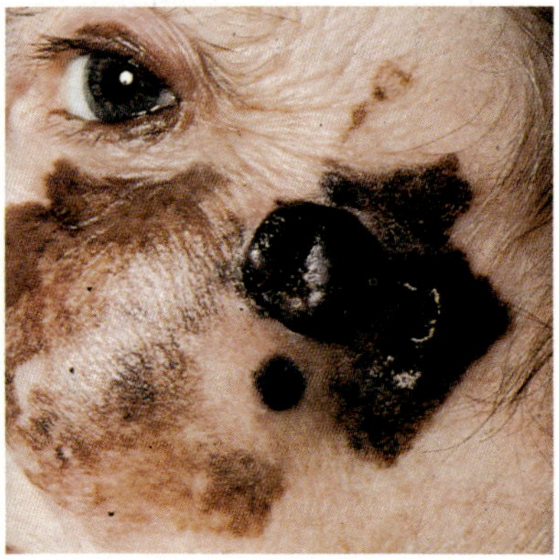

Abb. 2.106 Lentigo maligna. Lentigo ist eine flache, dunkelbraune Läsion auf der Wange eines älteren Menschen und sollte als Melanom in situ betrachtet werden. Offensichtliche Malignität - wie hier - ist möglich.

Nicht-epitheliale maligne Tumoren

In der Haut kann es zu **Metastasen** kommen (**2.107**), vor allem von Brust-, Magen-, Bronchial- und Nierentumoren, Morbus Hodgkin und B-Zell-Lymphomen.

Mycosis fungoides, ein T-Zell-Lymphom der Haut, erscheint meist als fleckige, superfizielle Dermatitis (**2.108**), die sich langsam zu Plaques und Tumoren entwickelt.

Das **Kaposi-Sarkom** ist ein weiterer wichtiger Hauttumor. Früher war es weitgehend auf Afrika beschränkt, ist aber heute eine verbreitete Komplikation von AIDS, vor allem bei männlichen Homosexuellen (*siehe* S. 19).

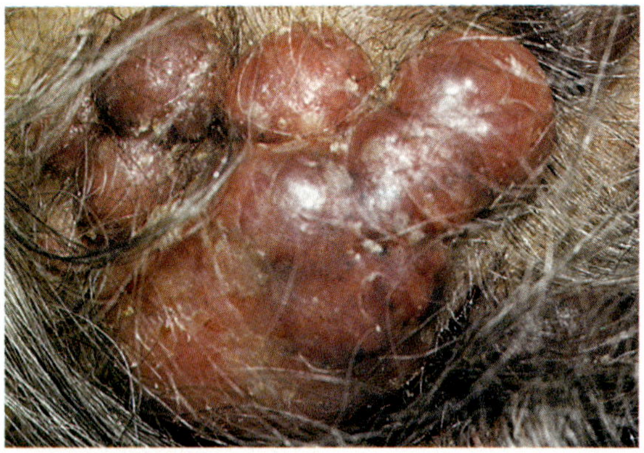

2.107

Abb. 2.107 Hautmetastasen, in diesem Fall an der Kopfhaut. Primärtumor war ein Bronchialkarzinom. Diese Lokalisation ist relativ selten.

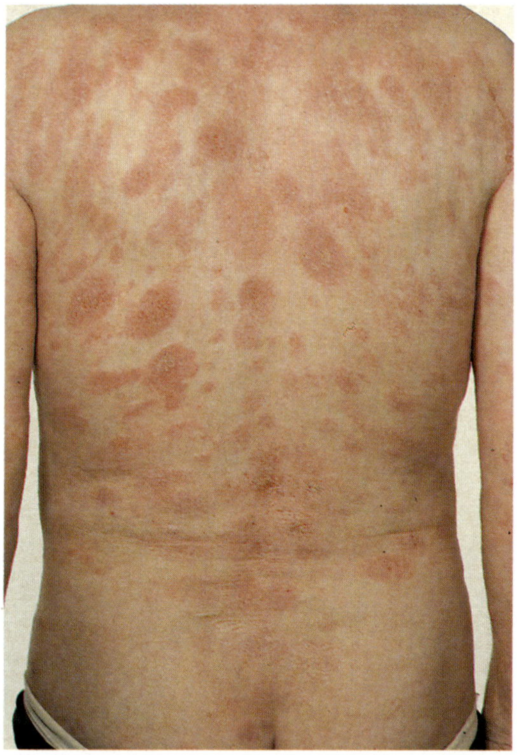

2.108

Abb. 2.108 Mycosis fungoides im fortgeschrittenen Stadium. Die einzelnen Läsionen wachsen langsam über Jahre. Es sind rote, verdickte Plaques, oft mit feinen, juckenden Schuppen. Die Plaques können ulzerieren.

Präkanzerosen und maligne Epithelialtumoren

Aktinische Keratosen (**2.109, 2.110**) findet man in der sonnenexponierten Haut als erythematöse Flecken und sich langsam verdickende Schuppung. Die angrenzende Haut zeigt Sonnenschäden (Runzeln und Elastizitätsverlust). Betroffen sind meist Gesicht, Ohren und Handrücken. Selten kommt es zu malignen Veränderungen. Läsionen an den Ohren müssen von einer Chondrodermatitis nodularis helicis chronica unterschieden werden: diese Läsionen sind schmerzhaft.

Morbus Bowen (**2.111**) manifestiert sich mit anhaltend erythematösen, leicht schuppigen Flecken, die sich langsam vergrößern. Die Oberfläche ist flach und ulzeriert manchmal. Multiple Flecken an jeder Körperstelle sind möglich.

Leukoplakie (**2.112**) erscheint mit weißen Flecken auf der Schleimhaut von Mund oder Vulva. Sie kann Anzeichen für eine Dysplasie sein.

Basalzellkarzinome sind langsam wachsende, lokal-invasive, maligne Tumoren (**2.113, 2.114**). Kennzeichnend sind Teleangiektasien und zentrale Ulzeration. Variationen wie die selteneren multifokalen und morphaea-artigen Läsionen sind weniger typisch.

Plattenepithelkarzinome entstehen auf sonnenlicht-exponierten Regionen (**2.115**), oft auf Narben oder chronischen Entzündungen. Das läßt vermuten, daß Umweltkanzerogene bei ihrer Entstehung eine Rolle spielen.

2.109

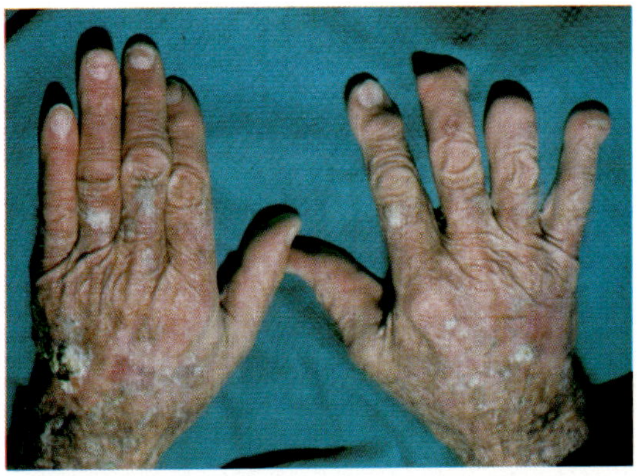

Abb. 2.109 Aktinische Keratosen, kleine, feste, schuppige Plaques, finden sich meist auf dem Handrücken und anderen exponierten Hautregionen älterer Menschen.

Abb. 2.110 Aktinische Keratose. Diese Läsionen erscheinen nach langer Sonnenlichteinwirkung und sind Präkanzerosen mit einer Latenzzeit von mindestens 10 Jahren.

2.110

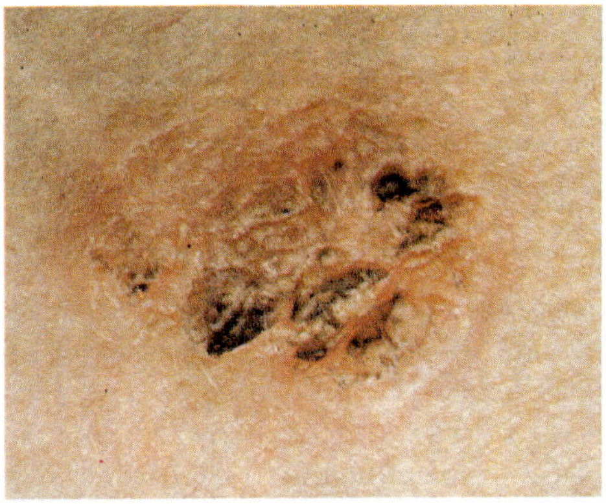

2.111

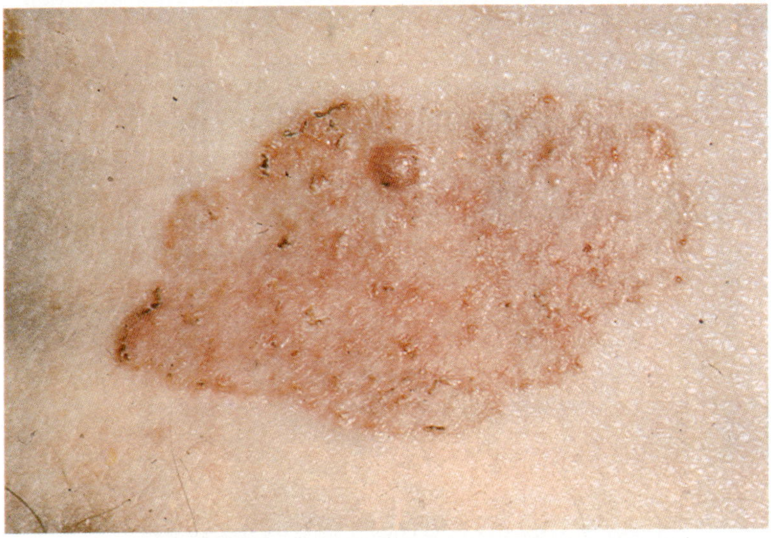

Abb. 2.111 Morbus Bowen, ein persistierender bräunlicher Fleck, der langsam wächst. Unter der Kruste oder als Knoten (wie hier) kann sich ein Karzinom entwickeln.

2.112

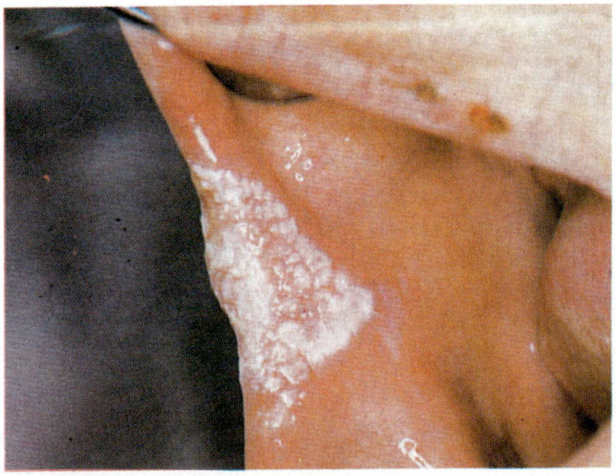

Abb. 2.112 Leukoplakie kann in verschiedenen Formen auftreten, stets mit weißen Flecken auf den Schleimhäuten. Bei der tupfigen Leukoplakie wechseln weiße Regionen mit atrophischem roten Epithel. Das Malignitätsrisiko ist hoch.

2.113

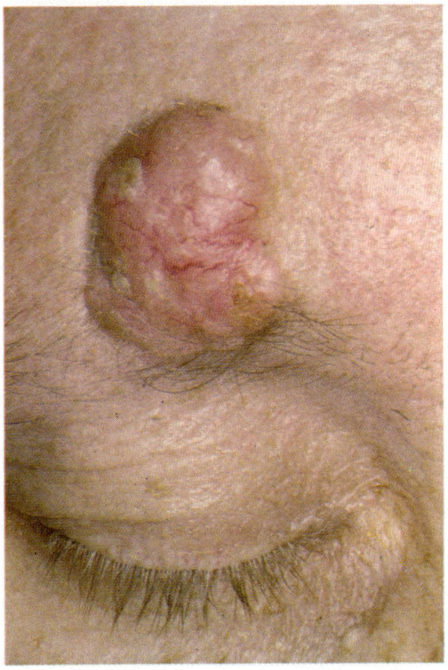

Abb. 2.113 Basalzellkarzinom (Ulcus rodens) beginnt mit einem sich langsam vergrößernden Knoten.

2.114

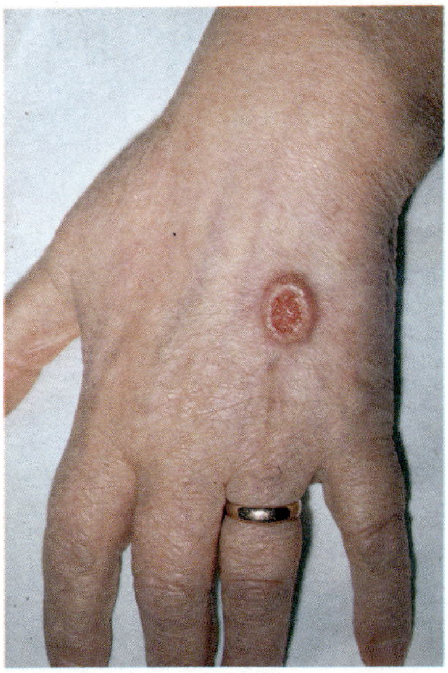

Abb. 2.114 Basalzellkarzinom. Ulzeration in einem späteren Stadium. Gewöhnlich zeigt sich ein flaches Ulkus mit einem engen, verhärteten Rand und einem weichen, flachen Zentrum.

2.115

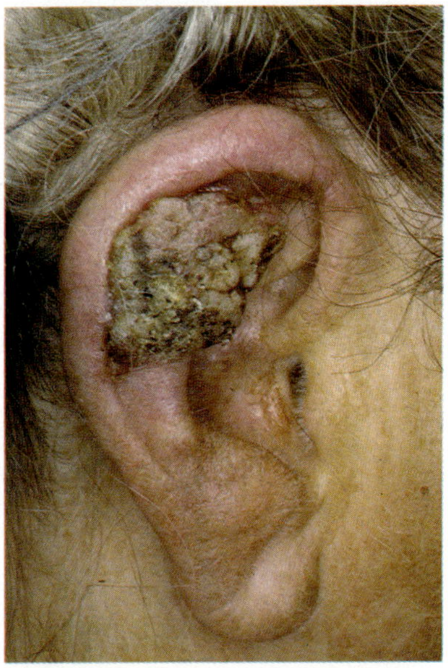

Abb. 2.115 Plattenepithelkarzinome beginnen als kleine Knoten, wachsen aber bis zu der hier sichtbaren, typischen Läsion mit dicken Rändern und unregelmäßigem, granulärem Zentrum und serösem Ausfluß.

2.15 Vaskulitis und Bindegewebserkrankungen

Bei Vaskulitis handelt es sich um Entzündungen in den Wänden der Blutgefäße, die zu Schäden an den Gefäßen mit Hämorrhagie oder Infarkt führen. Das klinische Erscheinungsbild hängt von der Größe des betroffenen Gefäßes ab (von Kapillaren über kleine muskuläre Gefäße bis zu größeren Arterien). Auslöser sind oft zirkulierende Faktoren (Immunkomplexe, Kryoglobuline). Gefäßerkrankungen variieren von Vergrößerung der endothelialen Zellen bis zur fibrösen Nekrose der Gefäßwände oder einer granulomatösen Reaktion. Hautmanifestationen der Vaskulitis sind meist purpuraartig und palpabel, können ulzerieren und schmerzhaft sein.

EineVaskulitis ist Hauptsymptom der Purpura Schönlein-Henoch (**2.116**), einer Vaskulitis der kleinen Blutgefäße mit Purpura, Arthritis und Glomerulonephritis (*siehe auch* S. 284, 458) und der Panarteriitis nodosa (*siehe* S. 148, 287).

Sie kann auch Symptom für Arzneimittelüberempfindlichkeit, Bindegewebserkrankungen, Malignome oder Infektionen sein.

„Diskoider“ Lupus erythematodes (LE) manifestiert sich mit chronischen Plaques, vor allem an Gesicht, Kopfhaut oder Ohren (**2.117**) mit Erythema, Schuppen und follikulärer Hyperkeratose. Die Läsionen persistieren mit Narben und Depigmentierung, aber es fehlen andere Symptome des LE.

Systemischer Lupus erythematodes (SLE) kann mit einem akuten, schmetterlingsförmigen, fazialen Exanthem (**3.72, 3.73**) einhergehen. Weitere Symptome sind auf S. 142 beschrieben.

Rheumatoide Arthritis kann mit Vaskulitis und subkutanen Knoten (**3.26-3.28**) auftreten. Pyoderma gangraenosum, eine Komplikation auch anderer Erkrankungen wie Colitis ulcerosa und Morbus Crohn), die mit nekrotisierenden Ulzerationen große Hautgebiete zerstört (**2.118**), kann ebenfalls die Rheumatoidarthritis begleiten.

Systemische Sklerose hat verschiedene Hautmanifestationen (*siehe* S. 144).

Morphaea ist eine Erkrankung ohne Allgemeinsymptome mit Narbenbildung der Haut (**2.119**) und Befall der darunterliegenden Knochen, die spontan heilt.

Dermatomyositis ist verbunden mit Hautsymptomen (**3.85-3.87**), ähnlich wie andere Bindegewebserkrankungen einschließlich der rezidivierenden Ploychondrie (**3.91**).

2.116

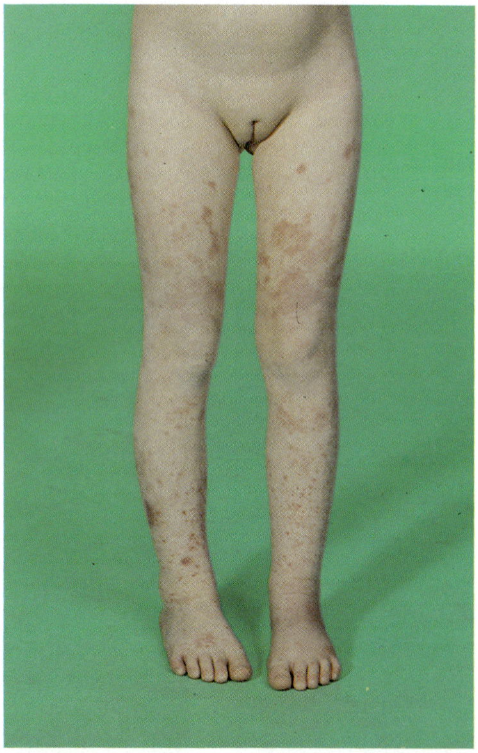

Abb. 2.116 Purpura Schönlein-Henoch mit Schwellung des linken Knies und Nierenbefall bei einem 4jährigen Kind.

2.117

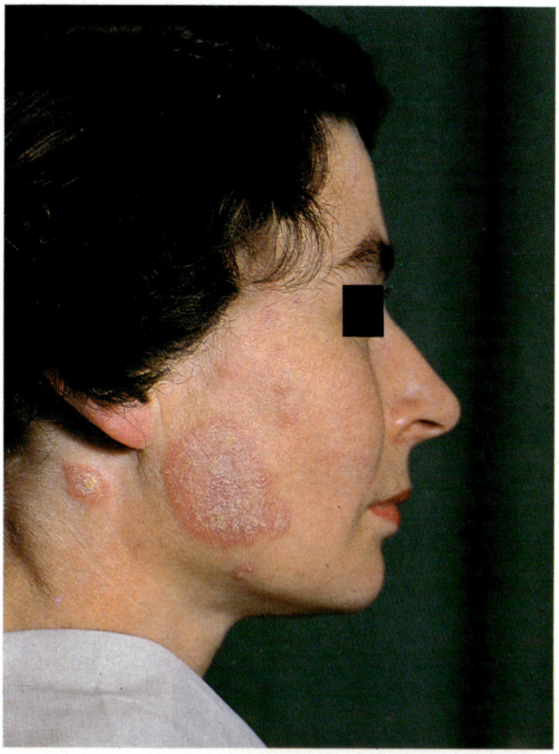

Abb. 2.117 Diskoider lupus erythematodes mit langsam wachsenden, hellroten, schuppigen Plaques an Gesicht, Ohren und Kopfhaut, die durch Sonnenlicht verstärkt werden. Sie heilen mit Atrophie und Narbenbildung vom Zentrum her.

2.118

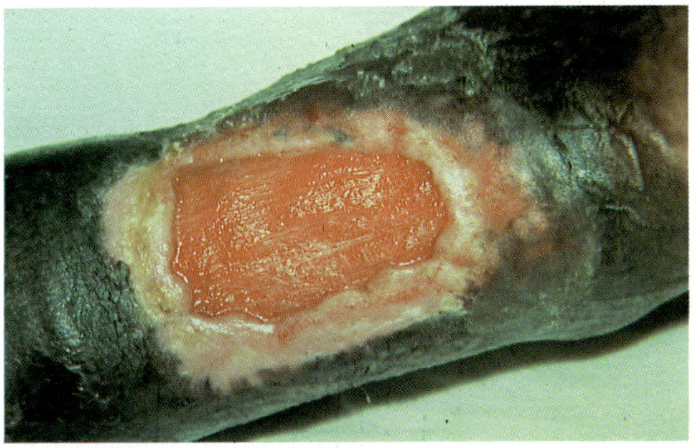

Abb. 2.118 Pyoderma gangraenosum. Eine Papel am Unterschenkel entwickelte sich langsam zu einem empfindlichen, oberflächlich nekrotischen Ulkus. Man beachte den typischen, dunkelrot unterlegten Rand. Die Läsion bestand über Monate und sprach nur teilweise auf topische Kortikosteroide und Minocyclin an. Letztendlich halfen systemische Kortikosteroidgaben. Eine zugrundeliegende Erkrankung wurde nicht gefunden.

2.119

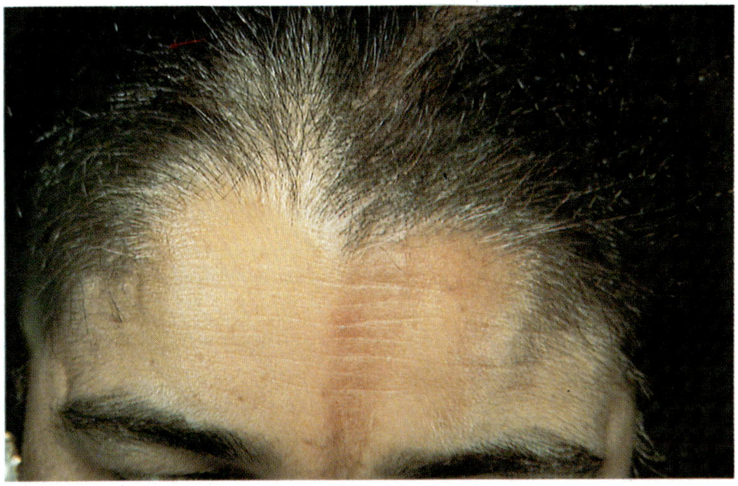

Abb. 2.119 Morphaeae „en coup de sabre" (säbelhiebartig). Bei dieser lokalisierten Variante der linearen Morphaea können subkutane Gewebe und sogar Knochen befallen sein. Bei Befall der Kopfhaut kann es zu Narbenbildung und Alopezie kommen. Trotz des schweren lokalen Befalls findet sich hier keine generalisierte, systemische Sklerose.

2.16 Die Haut bei anderen multisystemischen Erkrankungen

Verschiedene systemische Erkrankungen haben kutane Manifestationen oder Komplikationen. Viele wurden bereits erwähnt, aber andere sind ebenso wichtig.

Viele **allgemeine Infektionen äußern** sich durch Hautsymptome (siehe Kap. 1), ganz besonders die HIV-Infektion und AIDS (**Tabelle** 1.2).

Diabetes kann mit verschiedenen Erkrankungen der Haut verbunden sein, z.B. Acanthosis nigricans (**2.50, 2.51**), Gangrän (**7.93**) und trophischen Veränderungen vor allem an den Beinen.

Zwei spezifische und wahrscheinlich verwandte Erkrankungen findet man vor allem bei Diabetikern:

- **Granuloma annulare:** multiple fleischfarbene Papeln, ring- oder halbmondförmig angeordnet, vorwiegend auf der Streckseite von Händen und Fingern (**2.120**).
- **Necrobiosis lipoidica:** erythematöse Plaques über den Schienbeinen (**2.121**), nach einiger Zeit wachsartig und braun pigmentiert. Hautzerfall und Ulzeration muß durch

2.120

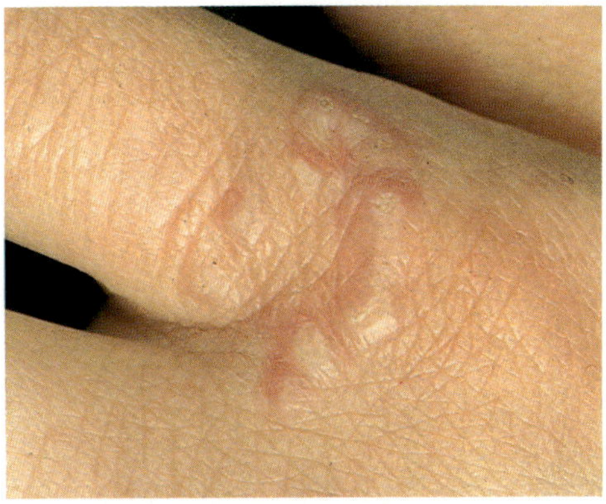

Abb. 2.120 Granuloma annulare am Finger. Man beachte den Ring fleischfarbener Papeln.

2.121

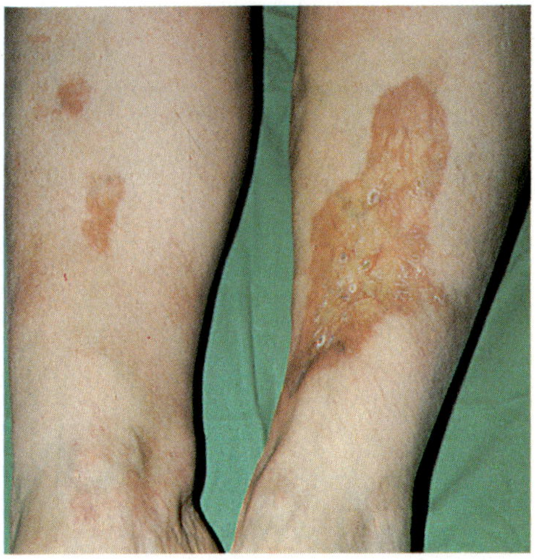

Abb. 2.121 Necrobiosis lipoidica bei einer 45jährigen, übergewichtigen Frau, ausgelöst durch ihren Diabetes. Man beachte die Schuppung und Vernarbung der Oberfläche, sowie die leichte Ulzeration.

2.17 Arzneimittelinduzierte Hautreaktionen

Obwohl alle Organe betroffen sein können, sind Exantheme die häufigsten Anzeichen für eine Arzneimittelunverträglichkeit. Viele dieser Reaktionen sind nicht wirklich allergisch. Die Unterscheidung der Kennzeichen von allergischen und nichtallergischen Reaktionen ist wichtig (**Tabelle** 2.3). Medikamente, die besonders häufig allergische Reaktionen hervorrufen, sind in **Tabelle** 2.4 aufgeführt.

Chemotherapien können viele Hautveränderungen hervorrufen. Der klassische „Medikamentenausschlag" wird anhand der verbreiteten Reaktion auf Penicillin (**2.122**) erläutert, muß aber nicht immer einfach allergisch sein. Patienten mit einer Epstein-Barr-Virusinfektion (Drüsenfieber) entwickeln z.B. häufiger als andere ein Exanthem bei Ampillicingaben (**1.87**).

Morbilliforme Exantheme sind häufig (**2.123**) und können sich manchmal zu einem schweren Erythroderma (Dermatitis exfoliativa), klinisch nicht zu unterscheiden von dem z.B. der Psoriasis (**2.18**), entwickeln.

Unmittelbare Hypersensibilität auf Penicillin und andere Medikamente oder direkte Freisetzung von Mediatoren durch nichtallergische Mechanismen können **Urtikaria** (**2.33**), **Quincke-Ödeme** (**2.35**) und lebensbedrohlichen **anaphylaktischen Schock** auslösen.

Fixe Arzneimittelexantheme sind Erytheme, die nach Einnahme des allergenen Medikaments immer an der gleichen Stelle auftreten (**2.124**), vor allem mit Sulfonamiden, Barbituraten oder dem Laxans Phenolphthalein.

Erythema multiforme ist ein symmetrischer Ausschlag irisartiger Läsionen, hauptsächlich an Händen und Füßen. Sie können vesikulieren und sich proximal ausbreiten (**2.15**). Im Widerspruch zu ihrer Bezeichnung sind sie oft erstaunlich einheitlich. Verursacher kann eine Arzneimittelüberempfindlichkeit sein, aber auch Infektionen, Malignome oder Strahlentherapie. Es ist ein Bestandteil des gefährlichen **Stevens-Johnson-Syndroms**, zu dem es sich auch entwickeln kann (*siehe* S. 60).

Häufigste Ursache für die **Epidermolysis acuta toxica**, das „Syndrom der verbrühten Haut" (**2.126**) bei Erwachsenen, ist eine Medikamentenallergie. Ansonsten ähnelt sie der kindlichen Erkrankung, die öfter durch Infektionen hervorgerufen wird (**1.94**).

Medikamente können ein **Erythema nodosum** (**2.40**) und viele **vaskulitische und purpura-artige Erkrankungen** (**2.116**, **10.8**, S. 148, 455) hervorrufen. Manchmal ist es schwierig herauszufinden, ob Verursacher dieser Erscheinungen die zugrundeliegende Erkrankung oder die Therapie ist.

Manchmal werden Medikamente trotz eines bekannt hohen Risikos eingesetzt. Goldpräparate z.B. werden oft wegen ihrer starken Wirkung bei Rheumatoidarthritis angewendet, obwohl sie oft ein psoriasisähnliches Exanthem verursachen, das nach Absetzen des Medikaments persistieren kann (**2.127**).

Viele Medikamente verursachen **phototoxische oder photoallergische Reaktionen**, bei denen nur die dem Licht ausgesetzten Hautpartien betroffen sind (**2.128**). Diese Patienten sollten von denen unterschieden werden, die unter einer Photosensibilisierung z.B. durch Lupus erythematodes oder Porphyrie leiden.

Tabelle 2.3 Unterschiede zwischen nicht-allergischen und allergischen Reaktionen auf Medikamente

Unterschied	*Nicht-allergisch*	*Allergisch*
induktive Mengen	groß	minimal
kumulativer Effekt	oft notwendig	gewöhnlich nicht nötig
Verbindung zwischen allergischer Wirkung und pharmakologischer Handlung	oft vorhanden	keine Verbindung
gleicher Effekt durch pharmakologisch unterschiedliche Chemikalien	selten	verbreitet
klinisches Erscheinungsbild	einheitlich	unterschiedlich

Tabelle 2.4 Stark allergene Medikamente

• Aspirin	• Muskelrelaxanzien
• nicht-steroidale Antirheumatika	• Tranquilizer
• Penicilline	• Antihypertonika
• Sulfonamide	• Antiarrhythmika
• Tuberkulosemittel	• Jodierte Kontrastmittel
• Nitrofurane	• Antiseren und Vakzine
• Malariamittel	• Organextrakte. z.B. Insulin, ACTH
• Griseofulvin	• Schwermetalle
• Hypnotika	• Allopurinol
• Antikonvulsiva	• Penicillamin
• Anaesthetika	• Antithyroidea

2.122

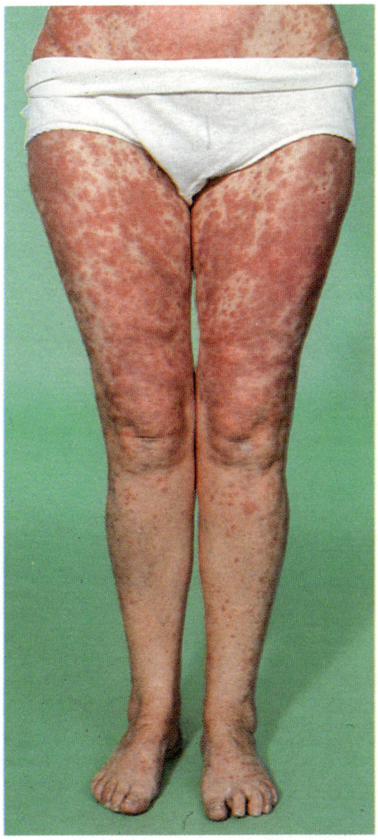

Abb. 2.122 Ampillicin verursacht oft ein symmetrisches, erythematöses, makulopapuläres Exanthem. Dieser Patient hatte bereits vorher Penicillinexantheme, was bei der Verschreibung des Ampillicins nicht berücksichtigt worden war.

2.123

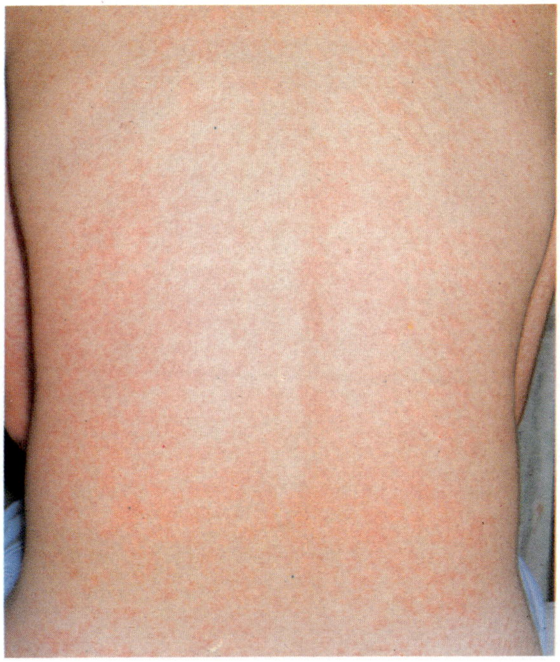

Abb. 2.123 Morbilliformer Ausschlag nach einer Behandlung mit Co-trimoxazol. Antigen wirkt hier meist die Sulfonamidkomponente. Gleiche Ausschläge findet man nach Gabe anderer Sulfonamide.

2.124

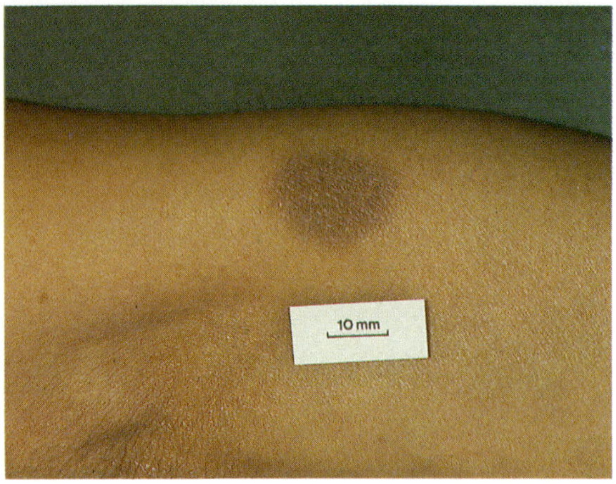

Abb. 2.124 Fixes Arzneimittel-Exanthem (Die Läsion erscheint bei jeder Gabe des Medikamentes wieder an der gleichen Stelle). Häufige Ursache ist, wie hier, das Phenolphthalein, das man in verschiedenen Laxantien findet. Die Läsion juckt stark.

2.125

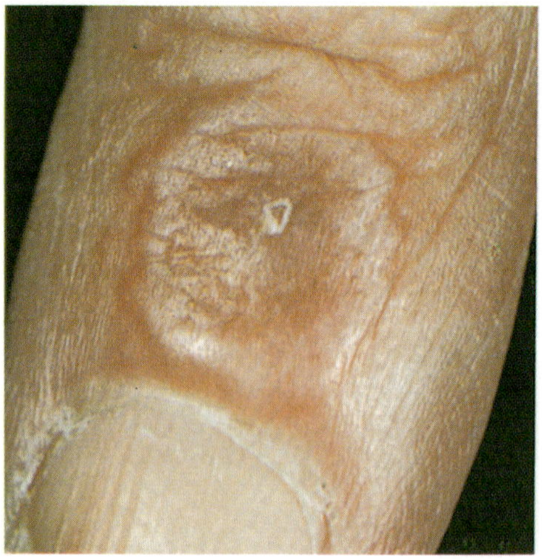

Abb. 2.125 Erythema multiforme nach einer Sulfonamidtherapie. Neben dieser einzelnen Läsion fanden sich andere auf Hand und Körper, von denen einige zentral vesikulierten.

2.126

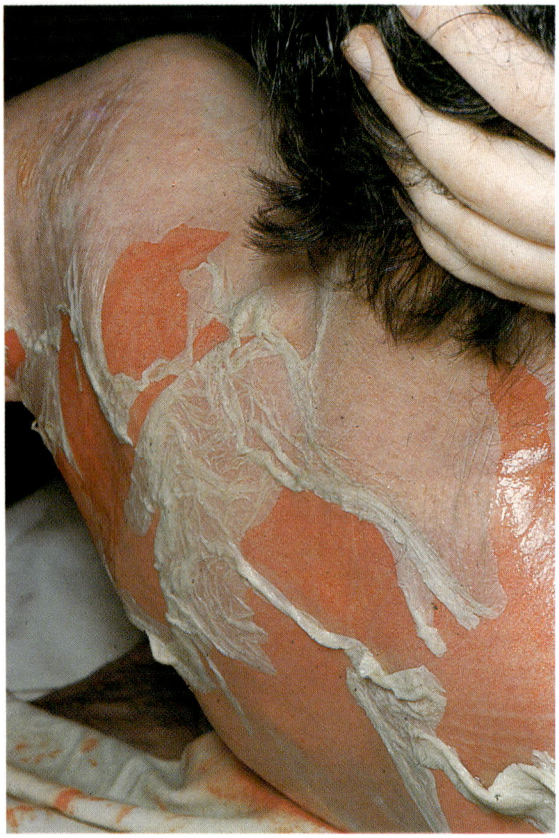

Abb. 2.126 Epidermolysis acuta toxica, das „Syndrom der verbrühten Haut", bei einem Erwachsenen. Häufigste Ursache ist eine Arzneimittelallergie.

2.127

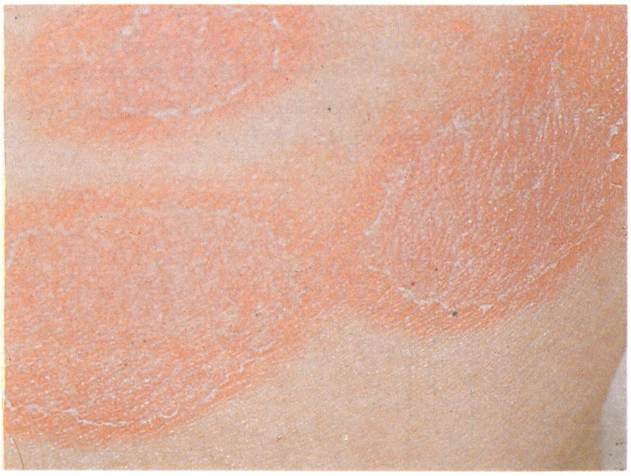

Abb. 2.127 Hypersensibilität gegen Gold manifestiert sich meist psoriasiform. Goldexantheme sind verbreitet bei Rheumatikern und können nach Absetzen des Medikaments persistieren.

2.128

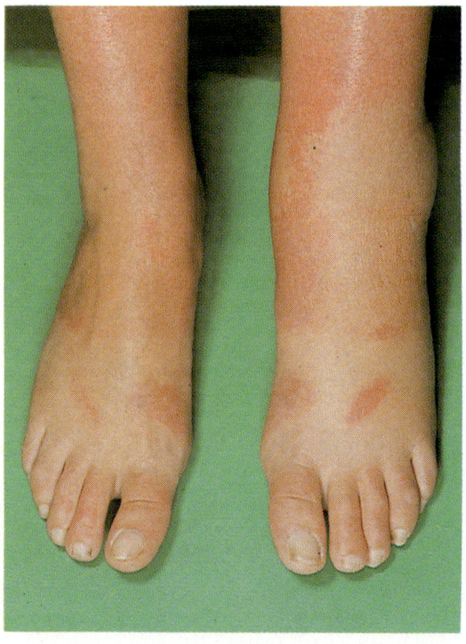

Abb. 2.128 Phototoxisches Arzneimittel-Exanthem auf ungeschützter Haut ohne Fußbekleidung. Diese Frau war mit Doxycyclin behandelt worden.

3 Erkrankungen von Knochen und Gelenken

3.1 Anamnese und Untersuchung

Bei Gelenkerkrankungen sind sorgfältige Anamnese und Erstuntersuchung unerläßlich, um die Schwere der Erkrankung sowie Art und Ausmaß der folgenden Untersuchungen festzustellen.

Hauptsymptome sind Schmerzen und Steifheit. Bei entzündlichen Gelenkerkrankungen (Arthritis) sind die Beschwerden morgens besonders stark und vermindern sich durch Bewegung. Begleitsymptome sind Rötung, Schwellung und erhöhte Hauttemperatur an den betroffenen Gelenken. Anders ist es bei mechanischen Gelenkerkrankungen, bei denen der Schmerz durch Bewegung und abends zunimmt und Ruhe Erleichterung bringt.

Informationen über Anzahl und Verteilung der betroffenen Gelenke sind wichtig. Zum Beispiel:

- Gichtarthritis, septische Arthritis: Monarthritis (ein Gelenk betroffen) (**3.1**)
- Ankylosierende Spondylitis, enteropathische Arthritis: Oligoarthritis (vier oder weniger Gelenke betroffen)
- Rheumatoide Arthritis (RA), systemischer Lupus erythematodes (SLE): Polyarthritis (fünf oder mehr Gelenke betroffen) (**3.2**)
- Proximale und symmetrische Verteilung: wahrscheinlich RA
- Asymmetrische Manifestation: wahrscheinlich seronegative Arthritis
- Bei seronegativer Arthritis ist Befall der Axialgelenke mit Schmerzen an Wirbelsäule und unterem Rücken möglich.

Die Variationen der Symptomatik bieten mit der Zeit wertvolle diagnostische Hinweise. Zum Beispiel:

- RA: Rezidive und Remissionen (intermittierend?)
- Osteoarthritis (OA): persistierend, schleichend progredient
- Gichtarthritis: episodisch

Obwohl die meisten Formen der Arthritis spontan einsetzen, können manchmal ätiologisch wichtige Faktoren ermittelt werden. Traumen z.B. können Gichtattacken auslösen und Osteoarthritis verschlimmern. Infektionen verursachen unspezifische Polyarthralgie (Röteln), Reitersche Krankheit (genitale oder intestinale Infektion) oder septische Arthritis (Gonorrhoe).

Extraartikuläre Symptome sind ebenfalls wichtig:

- Arthritis psoriatica: Psoriasis der Haut
- RA, Gichtarthritis: Knoten
- Augenbeteiligung bei fast allen Formen (RA: trockene Augen; seronegative Spondylarthritis: Konjunktivitis und Iritis;
- Seronegative Arthropathie: mukokutane Läsionen

Einschränkungen der Gelenkfunktion können durch einfache Fragen nach Schwierigkeiten bei selbständigem Waschen und Anziehen, Arbeiten in der Küche, Treppensteigen etc. festgestellt werden.

Allgemeine Beobachtungen sind sehr informativ. Der Patient kann Schwierigkeiten beim Hinsetzen oder Aufstehen, einen anormalen Gang oder Angst vor Händedruck haben. Es sollte beobachtet werden, welche Gelenke beteiligt sind. Bei der Untersuchung des einzelnen Gelenks ist auf Schwellungen, Deformierungen und Muskelatrophie durch Inaktivität (**3.3**) zu achten werden:

- Fixe und reversible Deformierungen, klassifiziert nach ihrer Abweichung von der normalen Anatomie (z.B. valgus, varus, ulnar, radial, Flexion, etc.);
- Feststellung von Einschränkungen in der Bewegungsfähigkeit (vor der Palpation);
- Palpation: sind die Gelenke schmerzempfindlich? Erhöhte Hauttemperatur spricht für eine aktive Entzündung. Schwellungen bieten unterschiedliche Tastbefunde: verdickte Synovia erscheint prall-elastisch, Knochenneubildungen (Osteophyten) sind hart und uneben;
- Bestehen Gelenkergüsse? Tritt Knochenknirschen (leichte Krepitation durch Knochen- und Knorpelunebenheiten) auf?
- Griffstärke: Drücken des 2. und 3. Fingers des Arztes oder mit einem modifizierten Sphygmomanometer;

Eine umfassende und systematische Untersuchung muß auch zur Beurteilung extraartikulärer Symptome durchgeführt werden. RA: Episkleritis, Knoten (**3.26**), Vaskulitis; Arthritis psoriatica (**2.16, 3.5**): Psoriasis der Haut, Nagelläsionen; Ankylosierende Spondylitis: Iritis (**3.43**), mukokutane Läsionen, Herzbeschwerden; Reitersche Krankheit: Konjunktivitis (**3.6**) Urethritis; Gichtarthritis (**3.7**): Gichtknoten; Gonokokkenarthritis (**3.8**): septische vesikuläre Läsionen.

3.1

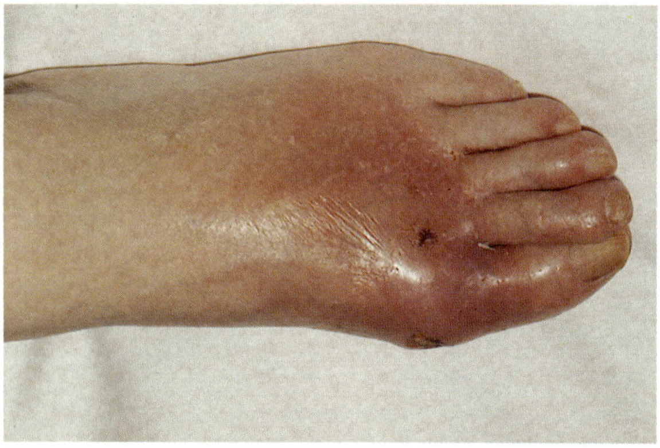

Abb. 3.1 Monarthritis. Typisch für Gicht ist plötzlicher, akuter Beginn am Grundgelenk des großen Zehs mit Erwärmung, Rötung und Schmerzen (**siehe** S. 140).

3

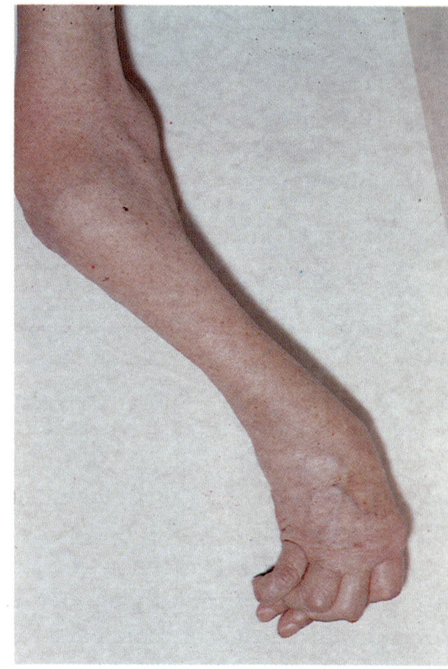

Abb. 3.2 Polyarthritis bei chronischer rheumatischer Arthritis. Die Fingergelenke sind nicht akut entzündet, aber eine starke Deformierung von Hand und Ellbogen mit entsprechender Behinderung ist zurückgeblieben.

3.3

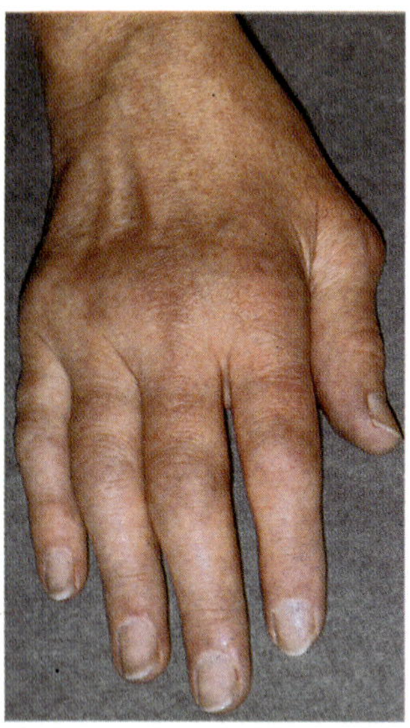

Abb. 3.3 Rheumatoide Arthritis mit Schwellung der metacarpophalangealen und proximalen Interphalangealgelenke, Subluxation mit ulnarer Abweichung und einer fixen Flexionsdeformität im ersten Metacarpophalangealgelenk. Man beachte auch die Inaktivitätsatrophie der Handmuskulatur.

3.

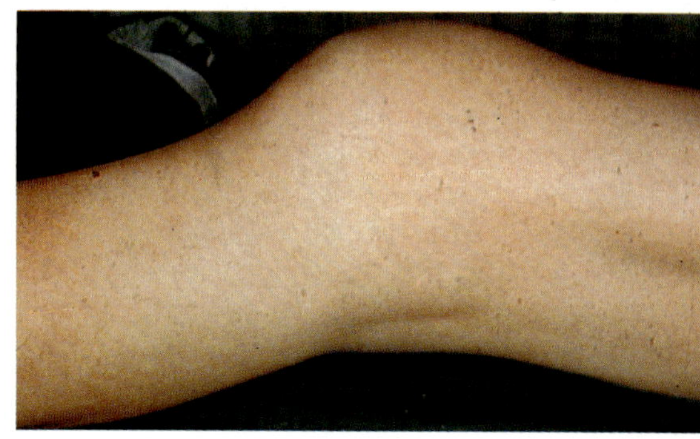

Abb. 3.4 Knieerguß bei rheumatoider Arthritis. Das Knie ist geschwollen, druckempfindlich, warm und wird gebeugt gehalten. Typisch ist die „tanzende Patella". Der Erguß kann mit einer Aspiration bestätigt werden.

3.5

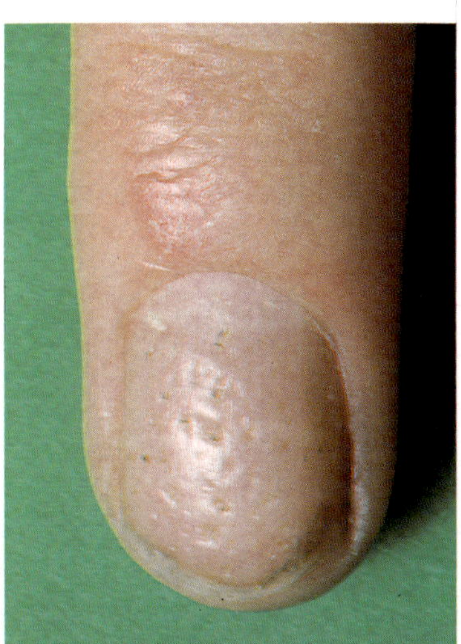

Abb. 3.5 Grübchen in den Nägeln können Hinweis auf eine Arthritis psoriatica sein. In diesem Fall findet sich auch eine kleine psoriatische Plaque am Finger. Schwerwiegende Nagelveränderungen sind möglich (*siehe* 2.16).

3.

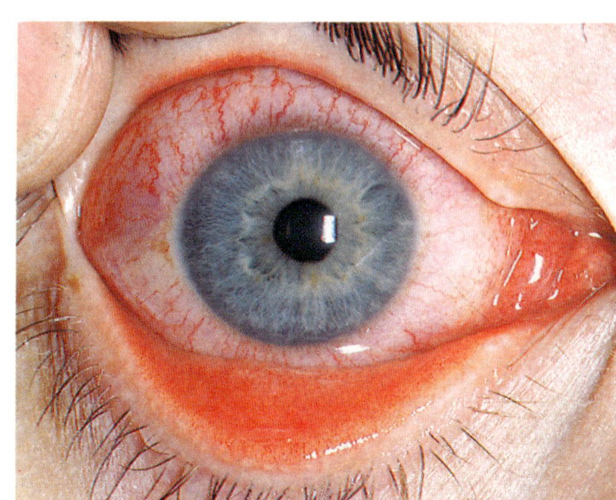

Abb. 3.6 Konjunktivitis, ein häufiges, extraartikuläres Symptom vieler rheumatischer Erkrankungen.

3.7

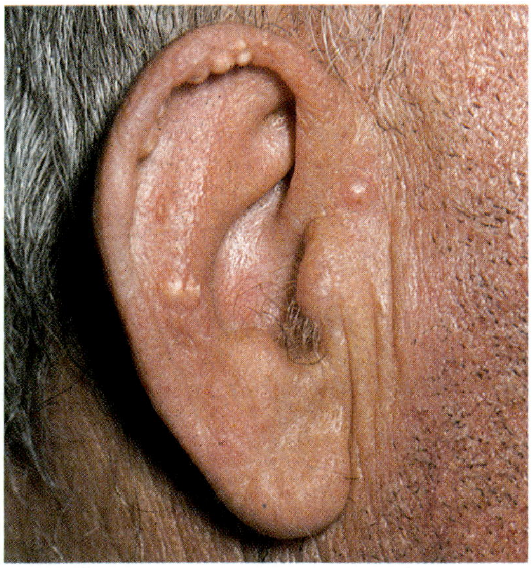

Abb. 3.7 Gichtknoten am Ohr (Tophi), ein verbreitetes Symptom chronischer Gicht. Sie können eine dickflüssige, zahnpastaähnliche Substanz absondern, die unter polarisiertem Licht als Harnsäure identifiziert wird (*siehe* **3.12**).

Abb. 3.8 Gonokokkenarthritis am Knie. Die Verbindung von extraartikulären Hautveränderungen (wie diese mit dem Pfeil markierte vesikuläre Läsion an der Vorderseite des Handgelenks) mit Arthritis deutet auf eine systemische Infektion hin.

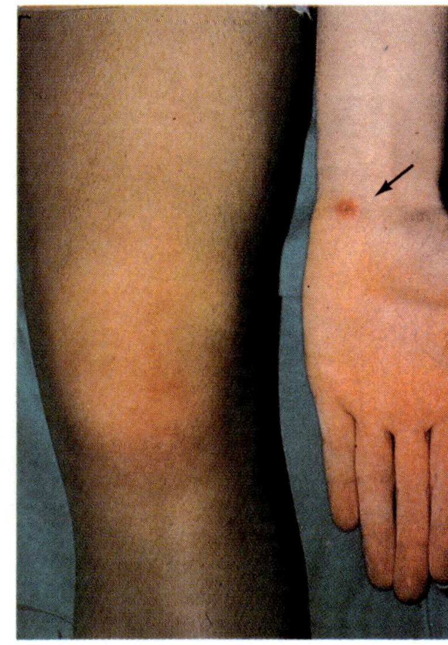

3.8

3.2 Untersuchungen

Ein Untersuchungsprogramm für den rheumatischen Patienten kann umfassen:

Hämatologie

Großes Blutbild

- Leukozytose und Thrombozytose: Entzündung
- Normochrome, normozytäre Anämie: chronische Erkrankung wie RA
- Mikrozytenanämie (**3.9**): chronischer gastrointestinaler Blutverlust durch nicht-steroidale Antirheumatika

Blutkörperchensenkungsgeschwindigkeit (BKS)

- Erhöhte BKS oder Plasmaviskosität: Entzündung

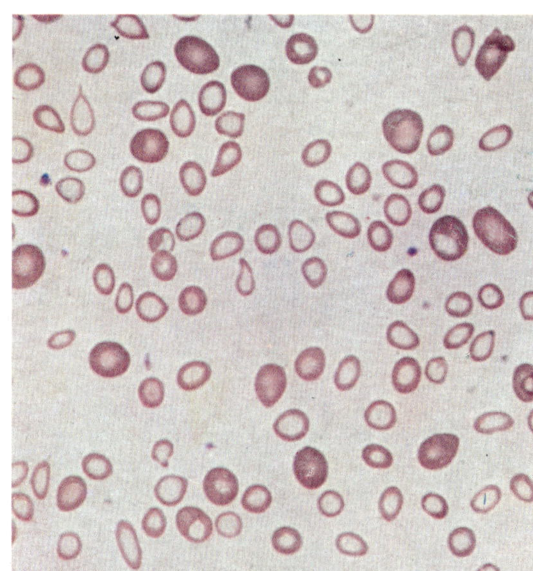

3.9

Abb. 3.9 Mikrozytenanämie bei chronischer rheumatoider Arthritis. Die meisten Erythrozyten haben eine zentrale Aufhellung (Hypochromie) und einen kleinen Durchmesser (Mikrozytose). Ursache war ein langdauernder gastrointestinaler Blutverlust als Nebenwirkung von nicht-steroidalen Antirheumatika.

Immunpathologie

3.10

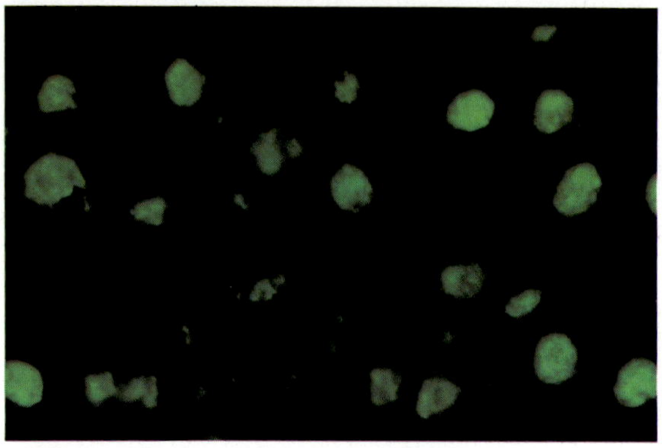

Abb. 3.10 Antinukleäre Antikörper, sichtbar durch indirekte Immunfluoreszenz. Das Testserum stammt von einem Patienten mit systemischem Lupus erythematodes (*siehe* S. 142).

Rheumafaktoren

- Positiv bei 80% aller Patienten mit RA; hohe Titer deuten auf aggressive Erkrankung hin.
- Kann auch bei anderen Bindegewebserkrankungen wie Sjögren-Syndrom, SLE und systemischer Sklerose vorhanden sein.

Antinukleäre Faktoren (ANF) (3.10)

- Bei Bindegewebserkrankungen häufig, aber relativ unspezifisch.

Untergruppen der ANF

- z.B. DNA-Antikörper bei SLE; RNP(Ribosomen)-Antikörper bei gemischten Bindegewebserkrankungen.

Biochemische Blutuntersuchungen

Nieren- und Leberfunktion

- Funktionsstörungen weisen auf extraartikuläre Komplikationen hin und geben Therapiehinweise.

Harnsäurespiegel

- Erhöhte Werte sind ein Zeichen für Gicht.

Kalziumspiegel

- Hyperkalzämie: Sarkoidose (selten); manchmal bei Chondrokalzinose;

Analyse der Gelenkflüssigkeit

3.11

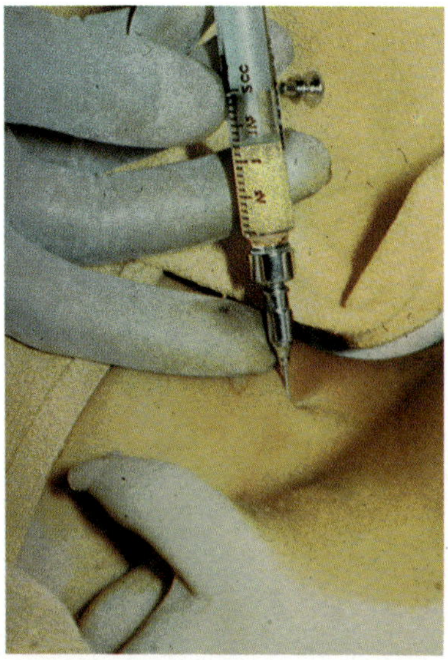

Aspirat mit bloßem Auge (3.11)

- Farbe, Viskosität, Trübheit; manifeste Synovitis: dünnflüssig, trübe;

Aspirat unter dem Mikroskop

- Weißes Differenzialblutbild: polymorphkernige Zellen vorherrschend bei RA, Gicht und septischer Arthritis; mononukleäre Zellen: OA;
- Polarisationsmikroskop: Uratkristalle mit negativer Doppelbrechunng (3.12); Ca-pyrophosphatdihydratkristalle mit schwach positiver Doppelbrechung (3.13);

Abb. 3.11 Eine Gelenkpunktion kann wertvolle Hinweise geben. Hier wurde Eiter mit Staphylococcus pyogenes aus dem Hüftgelenk eines Kindes entnommen.

3.12

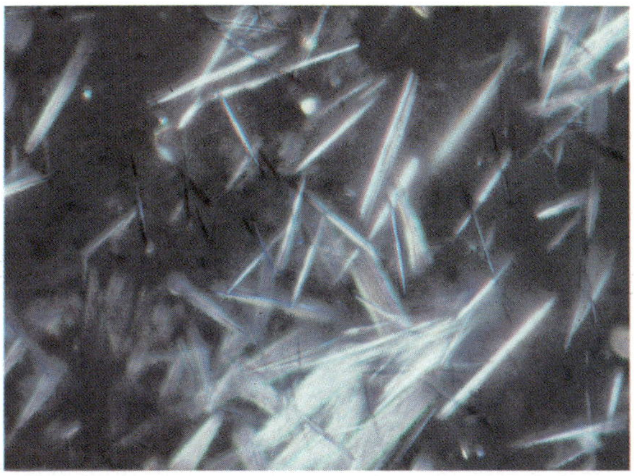

Abb. 3.12 **Die Polarisationsmikroskopie zeigt die stark negative Doppelbrechung** des nadelförmigen Uratkristalls aus dem Gelenkaspirat eines Patienten mit manifester Gicht.

3.13

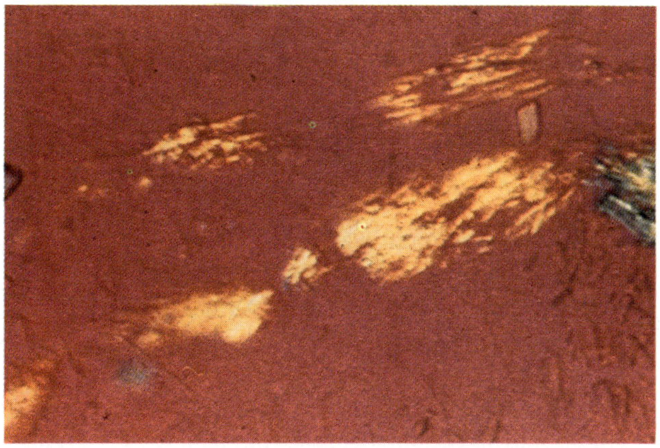

Abb. 3.13 **Die Polarisationsmikroskopie zeigt die schwach positive Doppelbrechung** der rhomboiden, in Leukozyten phagozytierten Ca-pyrophosphatdihydratkristalle aus dem Gelenkaspirat eines Patienten mit Pseudogicht.

Röntgenuntersuchung

Übersichtsaufnahmen

- Schwellungen der Weichteile, Verengung der Gelenkspalten, Sklerose, Verkalkung etc. (**3.14, 3.15**).

3.14

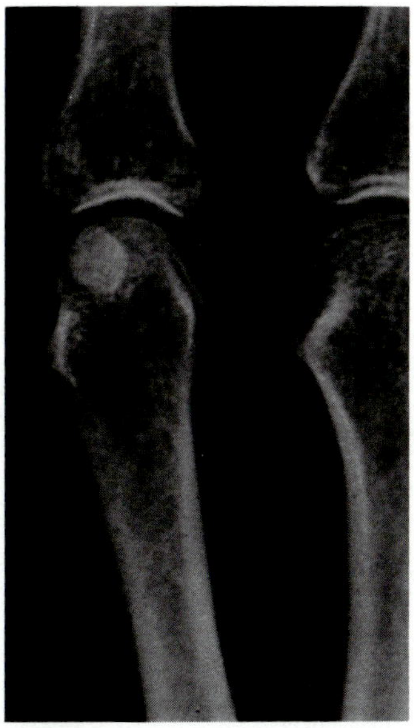

3.15

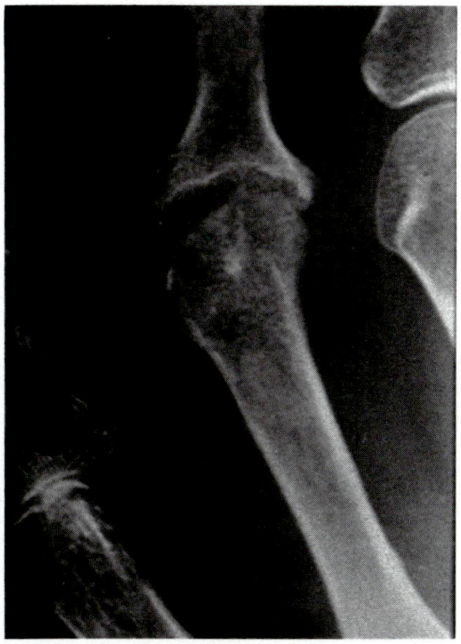

Abb. 3.14, 3.15 **Röntgenaufnahmen des proximalen Interphalangealgelenks** mit progredienten Veränderungen durch rheumatoide Arthritis vom Normalzustand (**3.14**) zu schwerer Erosion (**3.15**). Man beachte die Verengung der Gelenkspalten, die Überbeinbildung, die Unebenheiten der Gelenkflächen und die Subluxation eines Interphalangealgelenks.

Weitere Untersuchungen

Diese werden seltener durchgeführt und sind:

- Arthrographie
- CT
- KST
- Arthroskopie und Synoviabiopsie
- HLA-B27-Bestimmung
- Szintigraphie
- Thermographie

3.16

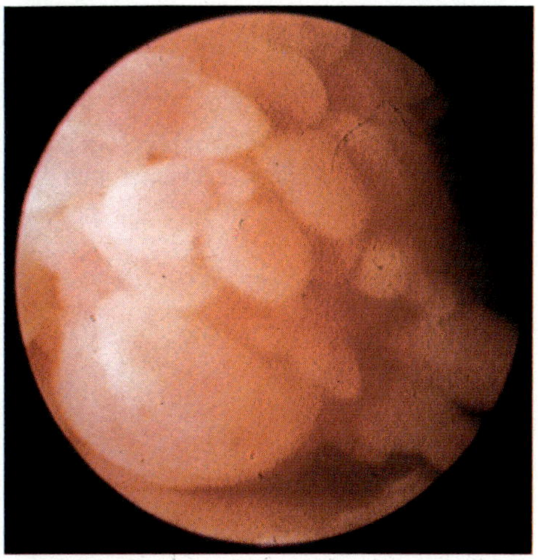

Abb. 3.16 **In vielen Gelenken ist eine Arthroskopie kein Problem.** Sie ermöglicht einen visuellen Eindruck, eine Biopsie und manchmal auch einen korrigierenden Eingriff. Bei der Arthroskopie des Knies dieses Patienten mit rheumatoider Arthritis fand man multiple synoviale Zotten.

3.3 Arthropathien

Rheumatoide Arthritis (RA)

RA, eine Erkrankung mit weltweiter Verbreitung, ist besonders häufig in gemäßigtem Klima. In der westlichen Welt liegt die Häufigkeit bei ca. 3%, wobei Frauen öfter betroffen sind als Männer (**3.1**). Die Erkrankung setzt meist im Alter von 30 bis 50 Jahren ein.

Ihre Ätiologie ist noch unbekannt, aber wahrscheinlich multifaktoriell. Das hohe Risiko bei HLA-D4 und einer entsprechenden Familienanamnese läßt eine genetische Komponente vermuten. Auch Umweltfaktoren wie Virusinfektionen sind in Betracht gezogen worden. Erste Manifestation ist eine Synovitis mit Ödemen, vaskulärer Dilatation und polymorphkernigen Zellinfiltraten, gefolgt von Lymphozyten- und Plasmazellinfiltration sowie Synovialis-Deckzell-Proliferation. Mit fortschreitender Erkrankung fibrosiert das Synovialgewebe, es bildet sich Granulationsgewebe (Pannus) und zerstört den Knorpel (**3.17**).

Über 70% der Patienten haben eine bilaterale symmetrische Poyarthritis (**3.18**) mit schleichendem Beginn. Alle Synovialgelenke können betroffen sein, unter Bevorzugung bestimmter Gelenke (**3.19**). Die Patienten klagen über Schmerzen, Steifheit und Schwellungen, besonders am frühen Morgen. Allgemeinbeschwerden mit Unwohlsein und Anorexie sind möglich. Die Erkrankung verläuft in Schüben.

Später entwickeln sich typische **Deformierungen**:

- Hände: Subluxation; Metacarpophalangelgelenke: ulnare Deviation (**3.18**); Interphalangealgelenke: „Schwanenhals" (**3.20**), Knopflochdeformitäten; Handgelenke: dorsale Subluxation des Processus styloideus ulnae (kann bei zusätzlicher Entzündung der Sehnenscheiden zu Ruptur der 4. und 5. Streckersehne führen) (**3.22**).
- Vorderer Fuß: Dislokation der metatarsophalangealen Gelenke; Klauenstellung der Zehen (starke Schmerzen) (**3.23**).
- Knie: Varusstellung, fixe Flexionsdeformitäten (**3.4**), Baker-Zysten (=Arthozele; Ruptur führt zu plötzlichen Wadenschmerzen mit Schwellungen wie bei einer tiefen Venenthrombose)(**3.24, 3.25**).
- Befall von Ellbogen und, im fortgeschrittenen Stadium, Hüften und Hals sind ebenfalls möglich.

3.17

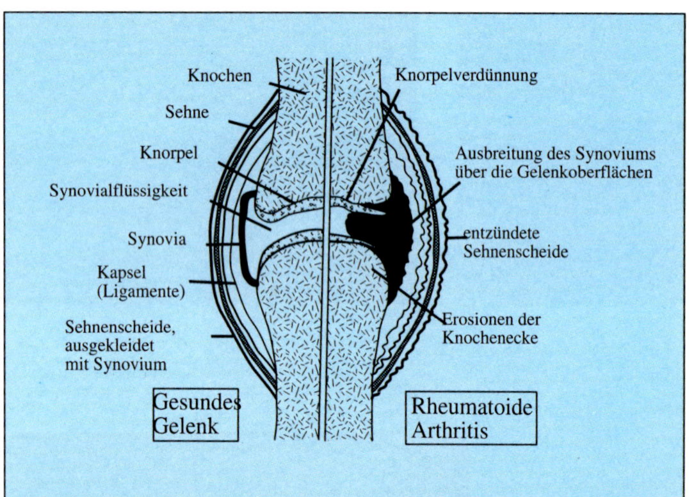

Abb. 3.17 Querschnittdiagramm eines gesunden Synovialgelenks (links) und eines Gelenks bei rheumatoider Arthritis (rechts).

3.18

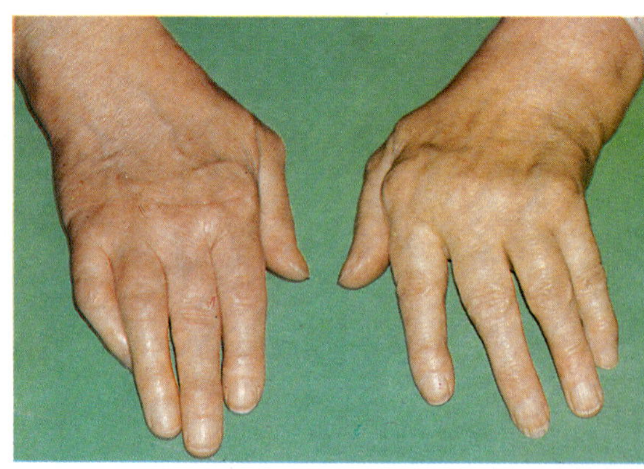

Abb. 3.18 Fortgeschrittene rheumatoide Arthritis mit Befall der Metacarpophalangeal- und proximalen Interphalangealgelenke der Hände. Die kleinen Handmuskeln atrophieren. Nach einer Subluxation kam es zu ulnarer Deviation und anderen Deformitäten.

9

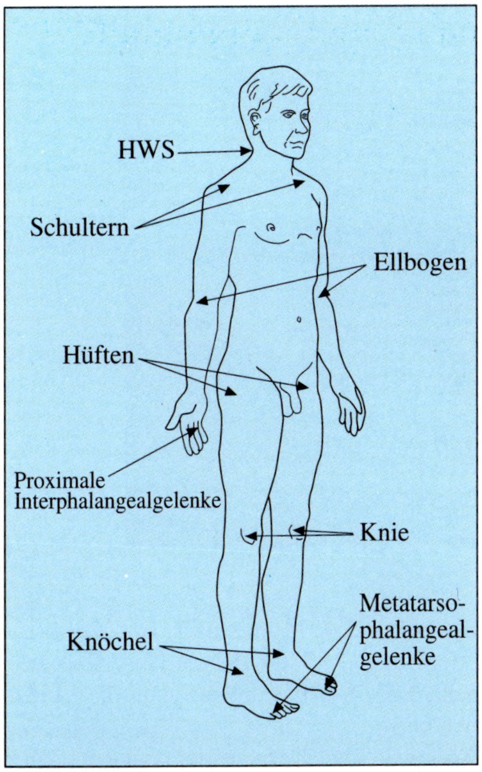

Abb. 3.19 Normalerweise betroffene Gelenke bei rheumatoider Arthritis.

3.20

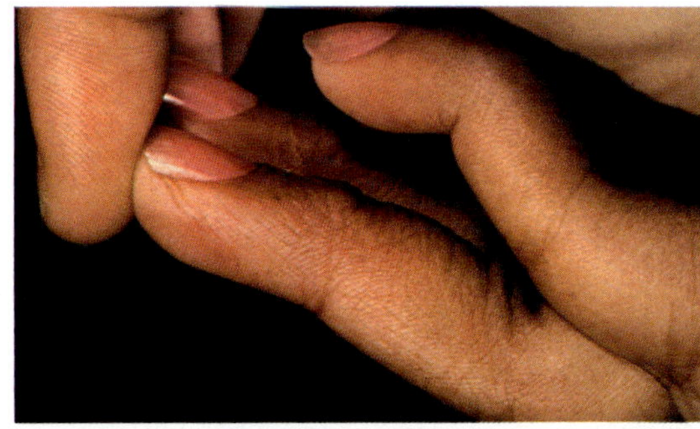

Abb. 3.20 Schwanenhalsdeformität, häufig bei rheumatoider Arthritis. Sie entsteht durch Destruierung der volaren Platte des proximalen Interphalangealgelenks, manchmal mit begleitender Ruptur der Ansatzstelle des Flexor sublimis.

Abb. 3.21 Knopflochdeformität. Diese verbreitete Deformität bei fortgeschrittener rheumatoider Arthritis entsteht durch Ruptur der Strecksehnenscheide über dem proximalen Interphalangealgelenk. Der laterale Strecksehnenapparat ist seitlich verschoben und hält die Deformität aufrecht.

3.21

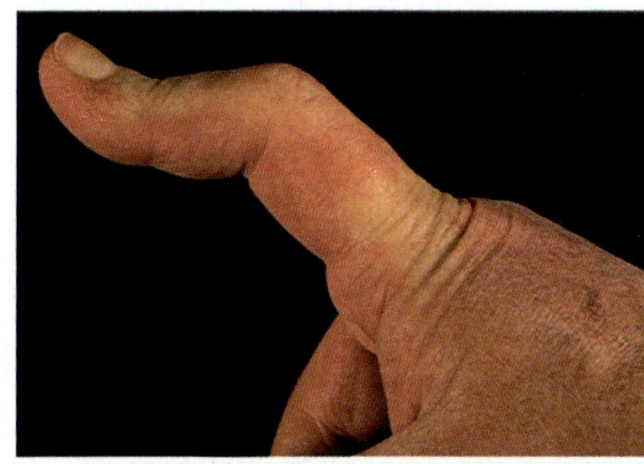

2

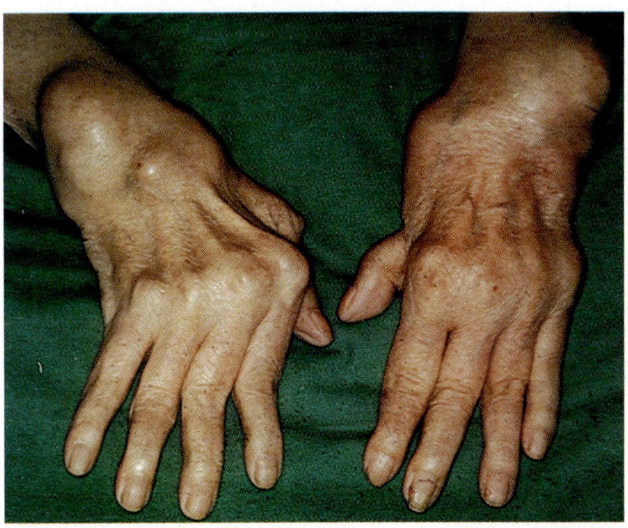

Abb. 3.22 Schwere, fortgeschrittene rheumatoide Arthritis der Hände mit massiver Schwellung der Sehnen der Rückseite beider Handgelenke, starker Muskelatrophie, ulnarer Deviation der Metacarpophalangealgelenke und Schwanenhalsdeformität der Finger.

3.23

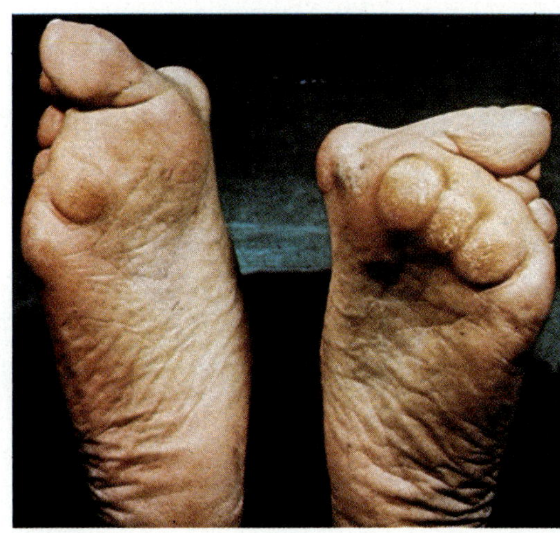

Abb. 3.23 Rheumatoide Arthritis der Füße. Starke, destruktive Veränderungen mit multiplen Subluxationen verursachen schmerzhafte Deformitäten mit starker Bewegungseinschränkung.

3.24

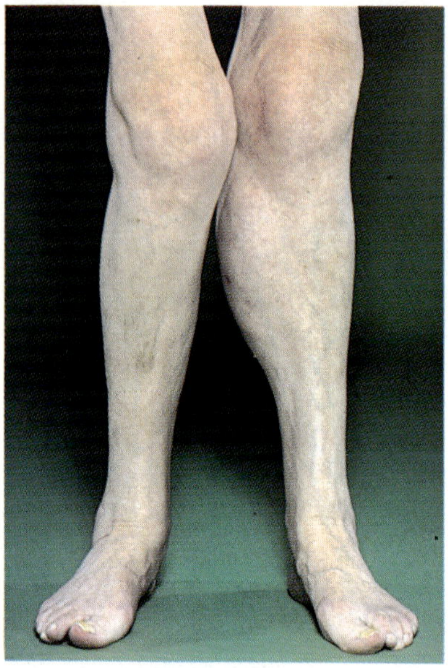

Abb. 3.24 Progrediente rheumatoide Arthritis verursachte diese Valgusdeformität des rechten Knies und die Schwellung der linken Wade nach Ruptur einer Baker-Zyste.

3.25

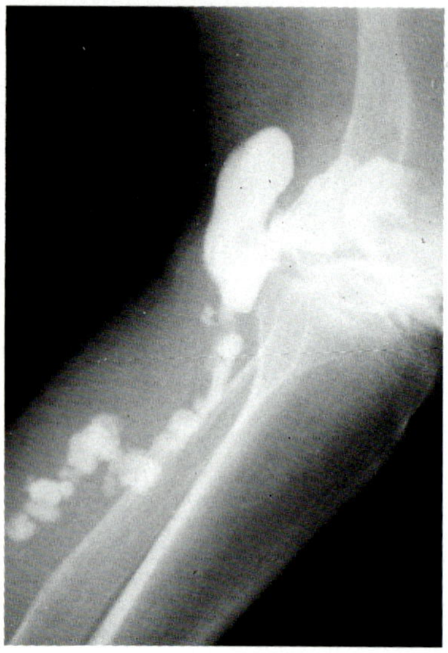

Abb. 3.25 Rupturierte Baker-Zyste im Arthrogramm. Aus der Zyste, die das klinische Bild in Abb. 3.24 verursacht hat, ist Kontrastmittel ausgelaufen.

Extraartikuläre Symptome sind möglich und bedeuten eine schlechtere Prognose:

- Haut: subkutane Knötchen an jeder Knochenunebenheit, die äußerem Druck ausgesetzt ist, z.B. Streckeroberfläche des Ellbogens (**3.26**); vaskulitische Exantheme; Infarkte des Nagelbetts und der Weichteile des Fingers (**3.27, 3.28**); Raynaud-Syndrom (Fingerblässe durch Vasospasmen, angekündigt durch Kältegefühl (**3.29, S. 255**);
- Augen: Keratokonjunktivitis sicca (trockene Augen); Episkleritis (**3.30**); Skleritis und Skleromalazie (selten, aber ernst, können zu Perforation des Augapfels führen) (**3.31**).
- Herz, Lunge: meist beschränkt auf Perikard und Pleura (**3.32**). Selten: Perikarditis constrictiva, Myokarditis, Endokarditis, Rheumaknoten in der Lunge (**3.33, 4.103**), diffuse fibrosierende Alveolitis (**3.32, 3.33, 4.120**), Caplan-Syndrom (**4.115**), obliterierende Bronchiolitis;
- Nervensystem: Mononeuritis, Karpaltunnelsyndrom und zervikale Myelopathie (sekundäre Kompressionsneuropathien durch die arthritischen Veränderungen); Beteiligung der HWS kann zu Querschnittslähmung und plötzlichem Tod führen, wenn der Hals, z.B. unter Narkose, unachtsam bewegt wird.
- Nieren: leichte Proteinurie; selten: Amyloidablagerungen, nephrotisches Syndrom, Niereninsuffizienz;

3.26

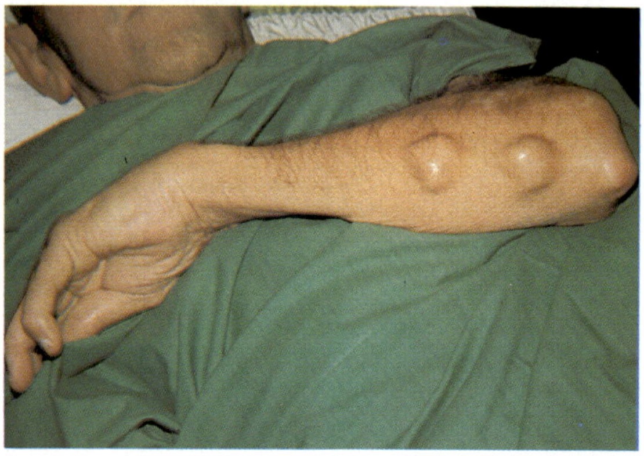

Abb. 3.26 Rheumaknoten, bei rheumatoider Arthritis besonders häufig am oberen Unterarm und Ellbogen. Sie entstehen durch eine Vaskulitis und können ulzerieren oder nekrotisieren.

3.27

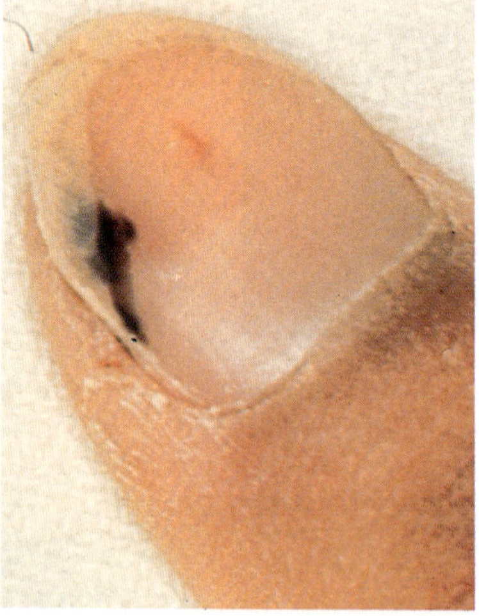

Abb. 3.27 Nagelbettinfarkt, verursacht durch Vaskulitis, ist möglich bei rheumatoider Arthritis.

3.28

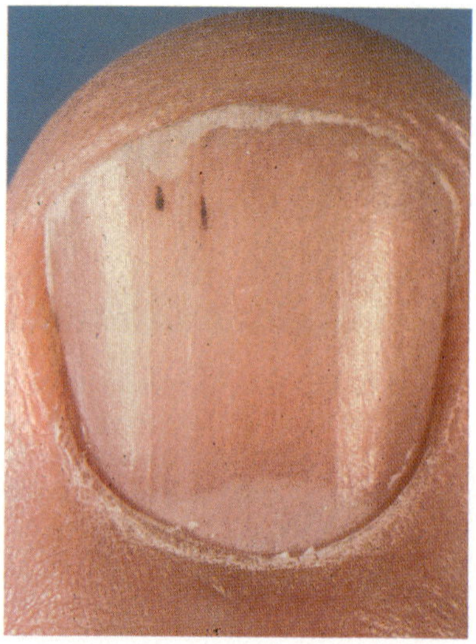

Abb. 3.28 Splitterblutungen, eine weitere mögliche Folge der Vaskulitis bei rheumatoider Arthritis, sind unspezifische Symptome mit geringem diagnostischem Wert, da sie auch durch einfache Traumen ausgelöst werden können.

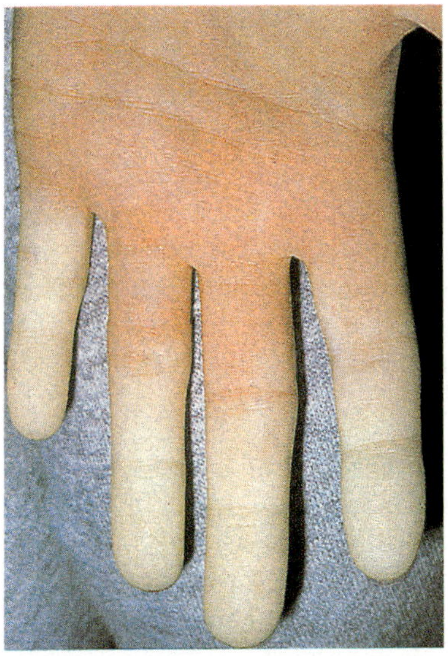

Abb. 3.29 **Raynaud-Symptomatik** (Blässe des Fingers durch Vasospasmen), ausgelöst durch rheumatoide Arthritis und andere Bindegewebserkrankungen.

3.30

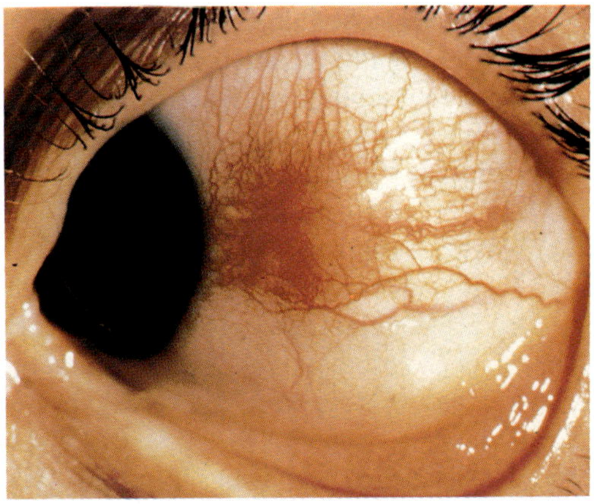

Abb. 3.30 **Rheumatoide Episkleritis** kann akut mit einer lokalisierten, schmerzhaften Entzündung auftreten. Sie ist die häufigste Augenkomplikation der rheumatoiden Arthritis und bedeutet eine schlechte Prognose.

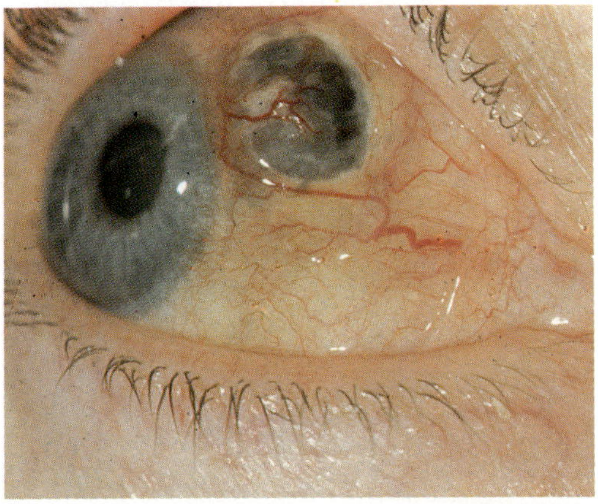

Abb. 3.31 **Scleromalacia performans bei rheumatoider Arthritis.** Langanhaltende Entzündung der Sklera führt zu ihrer Verdünnung und setzt die darunter liegende Choroidea Sekundärinfektionen und dem Risiko einer Augapfelperforation aus.

3.32

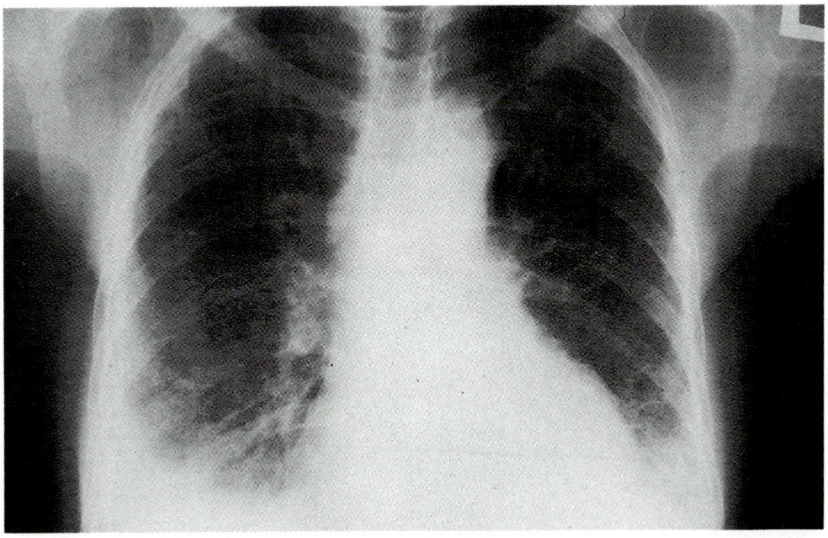

Abb. 3.32 **Pleuraergüsse**, eine verbreitete Komplikation der rheumatoiden Arthritis, die den Gelenksymptomen vorangehen kann. Bei diesem Patienten traten sie später auf, begleitet von retikulären, knotigen Schatten, Manifestation einer frühen, fibrotischen Alveolitis in beiden Unterfeldern.

3.33

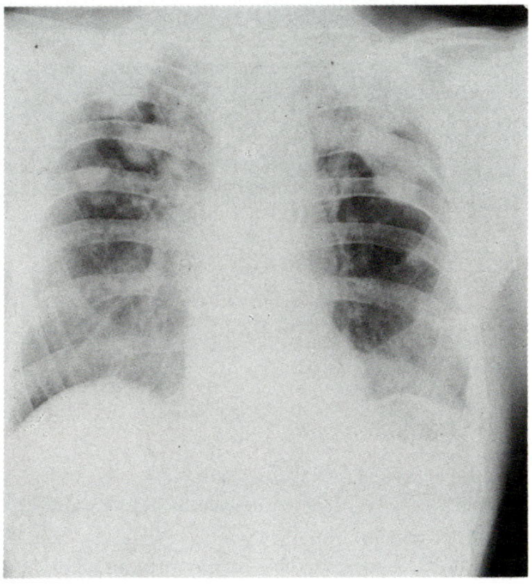

Abb. 3.33 **Multiple Rheumaknoten** in der Lunge, häufiger bei Männern zu finden. Sie können Kavernen bilden und weitere Untersuchungen nötig machen, um mögliche Malignität auszuschließen. Diese Aufnahme zeigt auch einige fibrotische Veränderungen in beiden Lungenflügeln.

Immunologische Untersuchungen ergeben zu ca. 80% positive Rheumafaktoren (zirkulierendes Immunglobulin des IgM-Typs). Häufigste **hämatologische Manifestation** ist eine normochrome, normozytäre Anämie (*siehe* S. 426), oder, bei gastrointestinalem Blutverlust durch nichtsteroidale Antirrheumatika (**3.9, 8.34, 8.35**, S. 425), eine hypochrome Anämie. Thrombozyten- und Leukozytenzahlen sowie BKS können erhöht sein. Splenomegalie und Neutropenie bei RA können ein Felty-Syndrom darstellen.

Das Frühstadium muß keine radiologischen Veränderungen zeigen, doch später kommt es zu Schwellung der Weichteile und periartikulärer Osteoporose mit Verengung des Gelenkspaltes und periartikulären Usuren (**3.14, 3.15**). Bei langwierigen Fällen sieht man Subluxationen, sekundäre OA und knöcherne Ankylose (**3.34**).

Prinzipiell ist die **Behandlung** aller Arthritisformen gleich. Im Vordergrund steht die Schmerzlinderung, um dem Patienten ein möglichst normales Leben zu gestatten. Physiotherapeuten können Übungen empfehlen, um die Beweglichkeit zu erhalten und die Muskeln zu stärken. Wachsbäder, Eispackungen, Ultraschall und schwache Elektroschocks (Interferenztherapie) können einige Gelenksymptome lindern. Beschäftigungstherapeuten geben Hinweise, wie die Leidenden mit kleinen Hilfen unabhängiger sein und ihre Gelenke schützen können.

Die zwei Arten der **medikamentösen Therapie** bei RA sind nicht-steroidale Antirheumatika und eine Basistherapie.

- Nicht-steroidale Antirheumatika: Primärtherapie, mögliche Nebenwirkungen im oberen Gastrointestinaltrakt.
- Basistherapie: Goldpräparate (oral und i.m.), Penicillamin, Sulfasalazin, Hydrochloroquin. Sie wirken remissionseinleitend, aber vor allem Gold und Penicillamin haben viele Nebenwirkungen (Knochenmarkdepression, Nephrotoxizität, Hepatotoxizität). Sie sollten nur bei Versagen der Primärtherapie oder bei extraartikulären Komplikationen eingesetzt werden.

Bei fortgeschrittenen Fällen können Immunsuppressiva wie niedrig-dosiertes Methotrexat und Azathioprin eingesetzt werden. Kortikosteroide sind stark entzündungshemmend und können bei einem akuten Schub sinnvoll sein. Langzeitanwendung ist obsolet. Ähnlich verhält es sich mit intraartikulären Steroidinjektionen und Bettruhe.

Operationen können eine wichtige Rolle spielen, vor allem in progredienten Stadien. Sinnvolle Eingriffe sind die Entfernung erkrankten Synovialgewebes (**3.35**) und subluxierter Metatarsalköpfchen sowie Totalprothesen von Hüft-, Knie-, Schulter- und Ellbogengelenken oder der kleinen Gelenke der Hand (**3.36**).

3.34

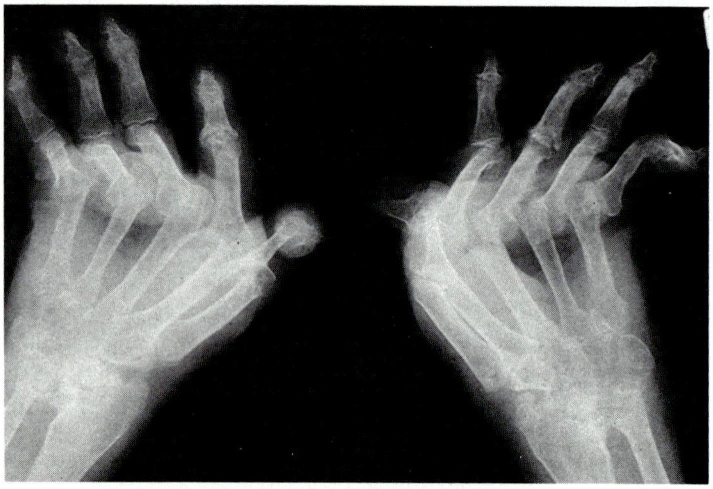

Abb. 3.34 Röntgenbild einer schweren rheumatoiden Arthritis der Hände. Die Knochen sind stark osteoporotisch, viele Fingergelenke zeigen deutliche destruktive Veränderungen und Subluxation. Diese Aufnahme entspricht dem Ausmaß klinischer Veränderungen auf Abb. **3.22**.

3.35

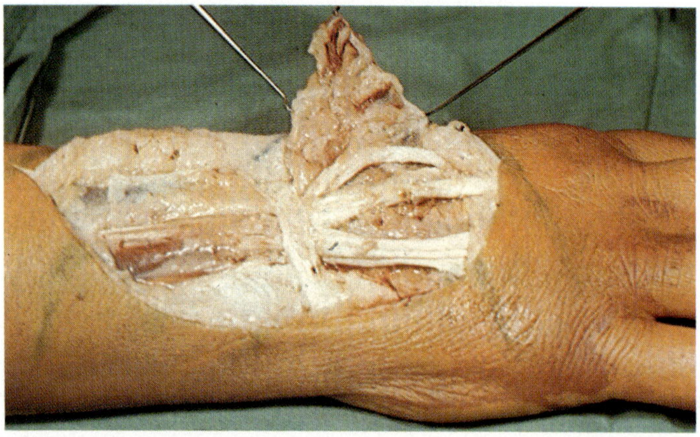

Abb. 3.35 Chirurgische Entfernung erkrankten Synovialgewebes bei einem Patienten mit rheumatoider Arthritis.

3.36

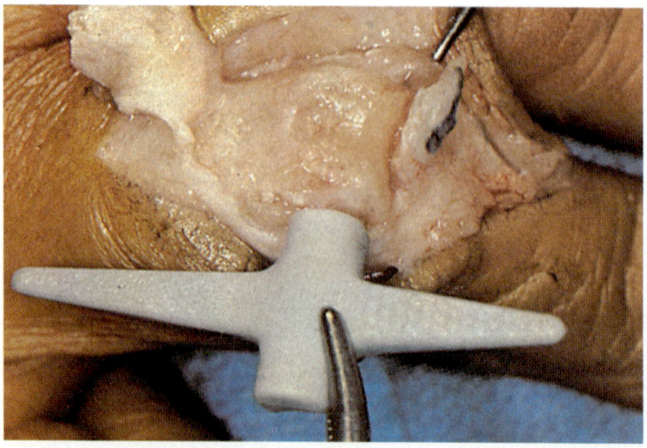

Abb. 3.36 Prothese des proximalen Interphalangealgelenks. Die Prothese wird angepaßt.

Juvenile chronische Arthritis (Juvenile Rheumatoid-Arthritis)

Unter 16 Jahren ist eine Arthritis selten (0,7-1 pro 1000), obwohl Arthralgien verbreitet sind. Hauptsymptom einer JCA ist persitierende Synovitis in einem oder mehreren Gelenken für mindestens 3 Monate.

Einteilung in fünf Untergruppen ist möglich:

- Still-Syndrom: Betroffen sind vor allem 2-3jährige, beide Geschlechter in gleichem Maße. Hohe systemische Aktivität manifestiert sich mit intermittierendem Fieber, morbilliformem Exanthem, Lymphadenopathie, Hepatosplenomegalie und Pleuroperikarditis. Arthritis ist meist weniger ausgeprägt.
- Polyartikulär-seronegative Form: Rheumafaktor-negativ (**3.37**); Symptome: Mikrognathie (als Folge temporomandibulären Gelenkbefalls mit anormalem Unterkieferwachstum) (**3.38**), Einschränkung der Halsextension (HWS-Beteiligung, **3.39**), unterschiedliche Länge der Gliedmaßen (vorzeitiger Epiphysenschluß oder Epiphysenwucherung), fixe Flexionsdeformität der unteren Gliemaßen.
- Pauciartikuläre Form (vier oder weniger Gelenke): befällt gewöhnlich die großen Gelenke 2-5jähriger Mädchen; ANA meist positiv; chronische Iritis kann zu Blindheit führen (regelmäßige Spaltlampenuntersuchungen sind nötig);
- Polyartikulär-seropositive Form: ähnelt der Erwachsenen-RA;
- Juvenile ankylosierende Spondylitis: besonders häufig bei HLA-B27-positiven Jungen von 10-15 Jahren; klinische Symptome wie bei der Erwachsenen-Form, Rückenschmerzen spielen keine so große Rolle.

Mittel der Wahl sind nicht-steroidale Antirheumatika. Die Basistherapie kann bei der polyartikulären Form sinnvoll sein, hat aber oft starke Nebenwirkungen. Kortikosteroide sollten wegen ihrer Wirkungen auf das Wachstum vermieden werden. Physiotherapie und Schutz der Gelenke sind wichtig. Lange Ruheperioden können nötig sein.

7

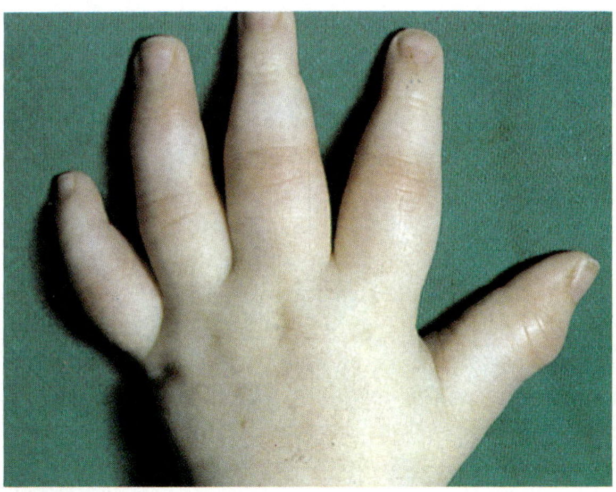

Abb. 3.37 Hände bei juveniler chronischer Arthritis. Die proximalen Interphalangealgelenke sind merklich angeschwollen.

3.38

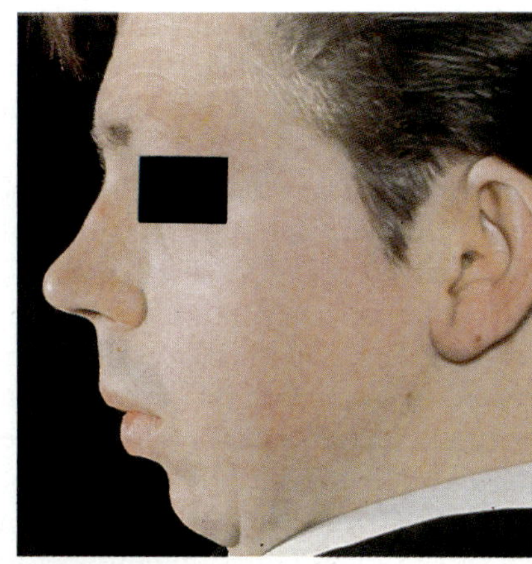

Abb. 3.38 Mikrognathie bei einem Jugendlichen, der juvenile chronische Arthritis hatte. Er litt unter der polyartikulären seronegativen Form mit HWS-Beteiligung (**3.39**).

9

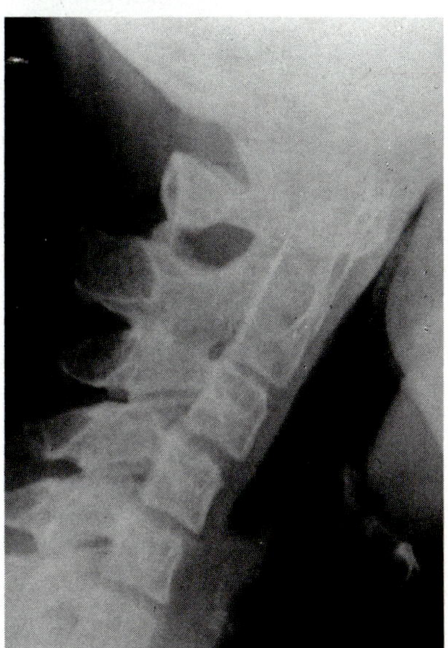

Abb. 3.39 HWS-Beteiligung beim Still-Syndrom. Das Röntgenbild zeigt die Ankylose der oberen HWS.

3.40

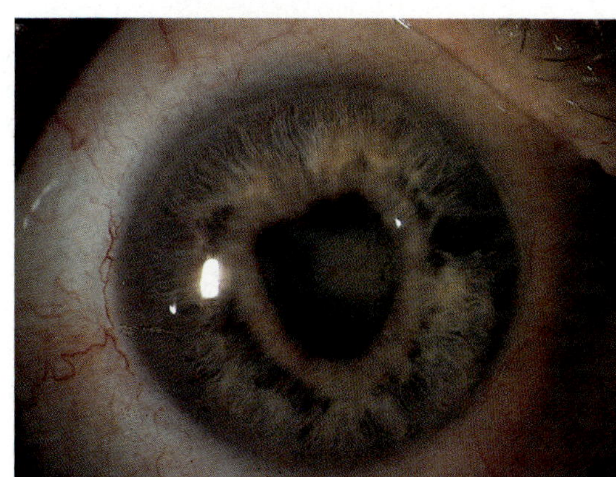

Abb. 3.40 Iridozyklitis bei pauciartikulärer JCA. Die Verformung der Pupillen wird verursacht durch Adhäsion der Iris an die Linse (posteriore Synechie).

Seronegative Spondylarthritis

Es handelt sich um eine Gruppe von Erkrankungen mit einigen gemeinsamen Kennzeichen, wie Fehlen des Rheumafaktors und anderer Autoimmunkörper im Blut, Wirbelsäulenbeteiligung, peripherer, entzündlicher Arthritis, gleichen extraartikulären Symptomen (vorwiegend mukokutan) und häufigem Nachweis des HLA-B27-Antigens.

Spondylitis ankylopoetica

Die ankylosierende (versteifende) Spondylitis (Entzündung des Achsenskeletts) befällt in erster Linie junge Männer (9 Männer:1 Frau). Obwohl immer häufiger Frauen betroffen sind, verläuft die Erkrankung bei ihnen meist milder. Die Ätiologie ist unbekannt, aber genetische Faktoren scheinen eine Rolle zu spielen. Eine entsprechende Familienanamnese ist meist zu finden und über 90% der Betroffenen sind HLA-B27-positiv. Doch sind ca. 7% der Bevölkerung HLA-B27-positiv und 1% leidet unter Spondylitis ankylopoetica. Umweltfaktoren spielen also wohl auch eine Rolle.

Lumbaler Rückenschmerz und Morgensteifheit sind Folge der Beteiligung der ilio-sakralen Gelenke. Ruhe führt zu Verstärkung der Schmerzen, die oft im Gesäß angesiedelt sind und dorsal in beide Oberschenkel ausstrahlen, ähnlich wie der Ischiasschmerz, der aber gewöhnlich unilateral ist und durch Ruhe zurückgeht. Mit fortschreitender Erkrankung wandern die Schmerzen nach oben. Die Beteiligung der Brustwirbelsäule äußert sich mit Pleuraschmerzen, die, im Unterschied zur Pleuritis, meist bilateral sind. Bei der Untersuchung findet man Verlust der Lumballordose und eine fixe Kyphose, die durch Streckung der HWS ausgeglichen wird, wodurch letztendlich die gebeugte „Fragezeichen"-haltung (**3.41**) entsteht. Die Iliosakralgelenke reagieren empfindlich auf Perkussion und schnelle Beckenbewegungen. Die Bewegungsfähigkeit der Wirbelsäule ist auf verschiedenen Ebenen eingeschränkt (**3.42**), ebenso wie die Thoraxexpansion. Die Veränderungen der peripheren Gelenke, meist der großen, entsprechen denen bei RA und zeigen Entzündungssymptome. Extraartikuläre Manifestationen: Iritis (30%, manchmal schon vor der Wirbelsäulensymptomatik); Aortitis (4%, mit Zeichen für kollabierenden Puls und diastolischen Anzeichen für Aorteninsuffizienz); kardiale Reizleitungsstörungen (10%); Einschränkung der Lungenfunktion durch Beteiligung der Thoraxwände und Lungenfibrose (1,5%).

Bluttests sind selten hilfreich. Die BKS kann erhöht sein, aber die Rheumafaktoren sind negativ. Bestimmung von HLA-B27 ist nicht pathognomonisch und nur in schweren Fällen nützlich. Radiologische Veränderungen der Sakroiliitis sind Erweiterung der Gelenkspalten, juxta-artikuläre Erosion und Sklerose (**3.44**). Wirbelsäulensymptome sind Kastenwirbel durch Zerstörung der Kanten, Bildung von Syndesmosen (Verknöcherungen) an den Wirbelrändern führt zu Verbindung der Wirbel („Bambusstange") (**3.45**). Radiologisch können auch Verkalkung und Knochenneubildung in Weichteilen mit Usuren, Sklerose und Weichteilverkalkung um Sitzbeinhöcker, Darmbeinkamm, die großen Trochanteren, Patellae und Calcaneae festgestellt werden.

Physiotherapie ist wichtig. Um Wirbelsäulendeformierung vorzubeugen, sollte täglich Rückengymnastik durchgeführt werden. Auch Hydrotherapie ist sinnvoll. Nicht-steroidale Antirheumatika lindern die Schmerzen. In fortgeschrittenen Fällen können Sulfalazine eingesetzt werden, obwohl ihr Nutzen noch nicht ganz geklärt ist. Iritis kann rezidivieren und schwere Augenschäden verursachen. Sie sollte daher lokal mit Steroiden behandelt werden. Von Wirbelsäulenbestrahlung, in den 50iger Jahren oft eingesetzt, ist wegen des Malignitätsrisikos abzusehen.

3.41

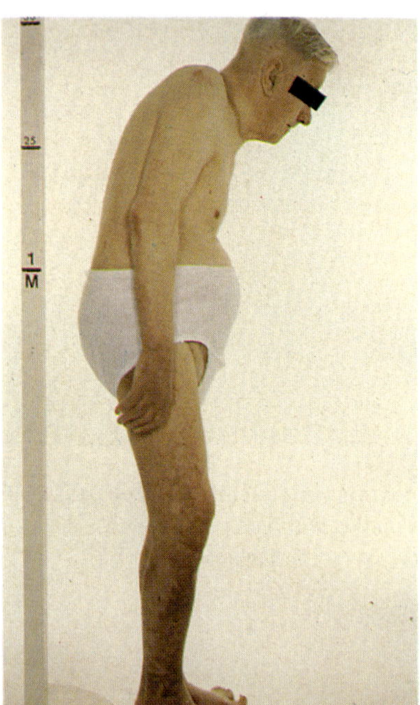

Abb. 3.41 Progrediente ankylosierende Spondylitis. Letztendlich kann der Körper in einer Beugehaltung fixiert sein - die klassische „Fragezeichen"-haltung.

3.

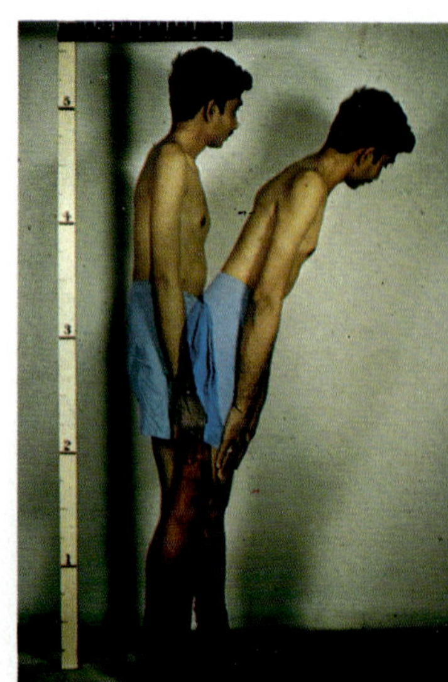

Abb. 3.42 Spondylitis ankylopoetica. Die Deformität ist im früheren Stadium noch nicht ausgeprägt, doch zeigen diese übereinandergelegten Bilder bereits als Folge der Wirbelsäulenbeteiligung starke Einschränkungen bei dem Versuch, die Zehen zu berühren.

3.43

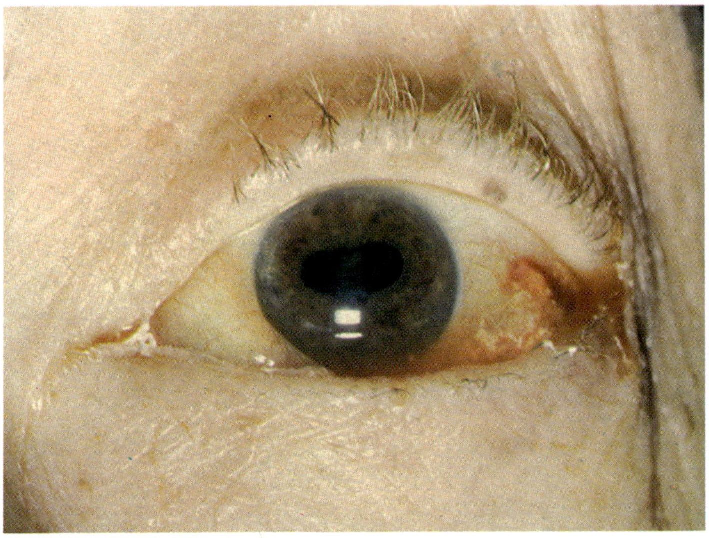

Abb. 3.43 **Frühkomplikation einer Spondylitis ankylopoetica kann eine Iritis sein.** Man beachte die unregelmäßige Pupille und die Schatten in der vorderen Augenkammer.

3.44

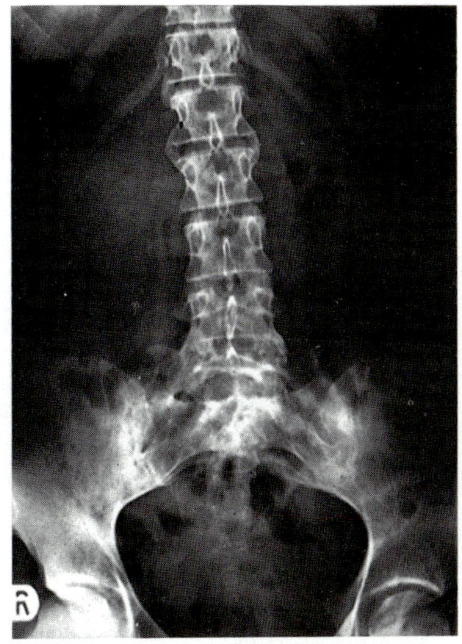

Abb. 3.44 **Beteiligung der Iliosakralgelenke bei Spondylitis ankylopoetica,** häufig erstes Anzeichen für die Erkrankung mit anfänglicher Unschärfe und später Obliteration der Iliosakralgelenke. Die Aufnahme zeigt auch ein relativ frühes Stadium der Syndesmosebildung mit Ankylose der Lumbalwirbel.

3.45

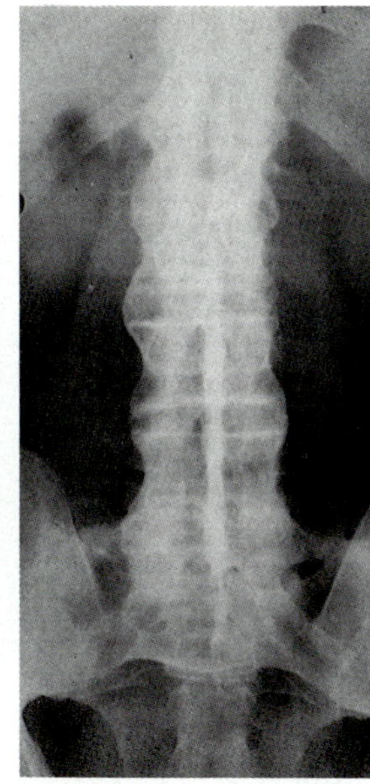

Abb. 3.45 **„Bambusstab“.** Die a.-p.-Röntgenaufnahme der lumbalen Wirbelsäule bei fortgeschrittener Spondylitis ankylopoetica zeigt starke Ankylose durch Verkalkung des Bandapparates, anterior besonders offensichtlich. Die Iliosakralgelenke sind ankylosiert.

Arthritis psoriatica

Sieben bis acht Prozent der Psoriatiker sind betroffen. Genetische Veranlagung spielt eine große Rolle, eine entsprechende Familienanamnese ist häufig. Die Hautpsoriasis geht der Arthritis meist voran, gelegentlich ist es umgekehrt. Hautläsionen finden sich an Kopfhaut, hinter den Ohren, im Nabel und der Gesäßspalte ebenso wie an den Streckerseiten der Ellbogen und Knie und am Körper (**3.46** und *siehe* S. 91).

Es gibt fünf Formen der Arthritis psoriatica:

- Distal-phalangealer Typ (**3.47**): häufiger bei Männern, meist begleitet von Nagelläsionen wie Grübchen (**3.5**), Furchen, Onycholyse (Ablösung des Nagels **2.16**), Hyperkeratose.
- Polyarthritischer Typ: schwer zu unterscheiden von RA, persistent seronegativ;
- Oligoarthritis: meist asymmetrische Beteiligung der großen Gelenke (z.B. Knie);
- Spondylitischer Typ: ähnelt der ankylosierenden Spondylitis, 60-70% der Patienten sind HLA-B27-positiv;
- Arthritis mutilans: selten (5%), schwer (**3.48**), meist mit ausgeprägter Hautpsoriasis verbunden;

Die Pathologie entspricht der der RA, allerdings verbunden mit stärkerer Fibrose der Gelenkgewebe (Ankylose) und Knochenveränderungen mit periostealer Entzündung, die die typischen „Wurstfinger“ (Daktylitis) (**3.47**) verursacht. Extraartikuläre Symptome sind selten. Blutmanifestationen ähneln denen bei Spondylitis ankylopoetica. Es gibt keine spezifischen radiologischen Befunde, doch kann die Dissemination der Arthritis bei der Diagnose helfen. Periostitis führt zu periostealer Knochenneubildung. Periartikuläre Osteolyse verursacht das „pencil-in-cup“-Bild der Gelenke (Aushöhlung der proximalen Fingerglieder und Verkleinerung der distalen Knochenenden, **3.49**).

Die meisten Patienten haben leichte Arthritis und sprechen auf nicht-steroidale Antirheumatika an. In fortgeschrittenen Fällen können Kortikosteroide und Immunsuppressiva wie Methotrexat oder Azathriopin angezeigt sein. Im Unterschied zu RA sprechen Patienten nicht auf Penicillamin an.

3.46

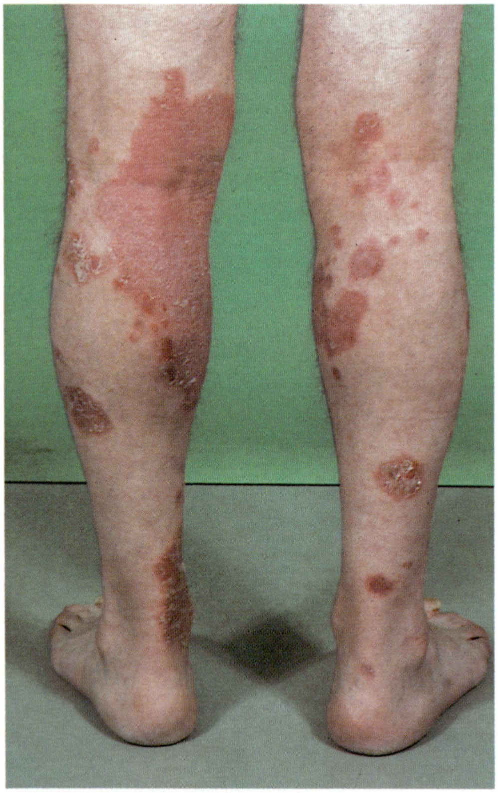

Abb. 3.46 **Typische psoriatische Hautläsionen am Bein**, die nicht bei allen Patienten mit Arthritis psoriatica so offensichtlich sind.

3.47

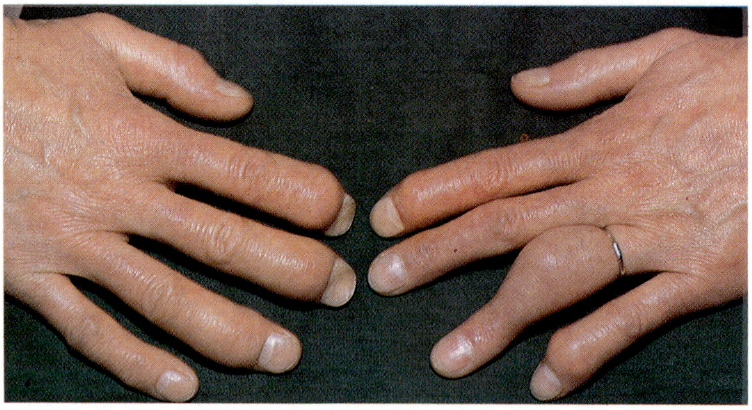

Abb. 3.47 **Arthritis psoriatica mit starkem Befall der distalen Interphalangealgelenke** und Deformierung und Schwellung des linken vierten proximalen Interphalangealgelenkes (Daktylitis).

3.48

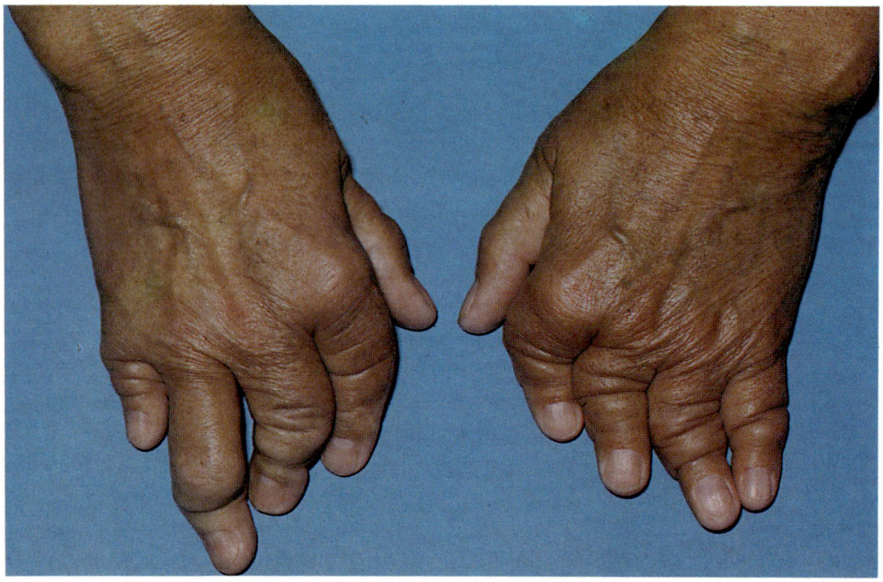

Abb. 3.48 **Schwere Arthritis psoriatica (Arthritis mutilans)** mit stark destruktiver Arthropathie unter Beteiligung aller Gelenke der Hand und der Handgelenke sowie Teleskopfingern (*siehe* 3.49) und starken Funktionseinschränkungen.

3.4

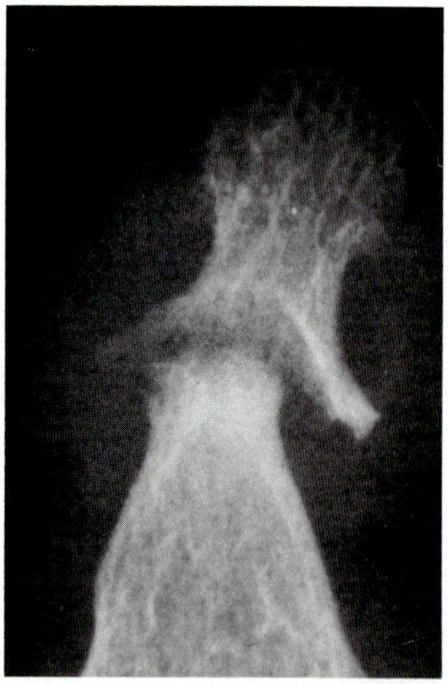

Abb. 3.49 **„Pencil-in-cup"-Deformität der distalen Phalanx bei Arthritis psoriatica** mit Verlust des Phalanx-Kopfes und Spreizung der Basis.

Reiter-Syndrom (Reitersche Trias)

Die Reitersche Erkrankung kommt vorwiegend bei Männern vor (Verhältnis 20:1). Bis zu 90% der Patienten sind HLA-B27-positiv. Auslöser sind wahrscheinlich urogenitale und intestinale Infektionen, daher auch die Bezeichnung „reaktive Arthritis".*Chlamydia trachomatis* ist als Erreger der genitalen Form identifiziert worden, während die dysenterische Form nach Infektionen mit *Shigella flexneri*, *S. dysenteriae*, *Yersinia enterocolitica* und manchmal auch mit Salmonellaarten auftritt.

Die typische Reitersche Trias besteht aus Urethritis, Konjunktivitis (**3.6**) und Arthritis, obwohl nicht alle drei Befunde manifest sein müssen. Die Arthritis befällt normalerweise die großen Gelenke der unteren Gliedmaßen. Einige Patienten (vor allem HLA-B27-Positive) entwickeln eine Spondylitis. Extraartikuläre Komplikationen sind häufig, meist mit Beteiligung der Haut (Keratoderma blenorrhagium, **3.50**) und der Schleimhautoberfläche - Mundulzera (**3.51**), ringförmige Balanitis (**3.52**) und Zervizitis.

Akute Schübe können ungefähr einen Monat dauern. Meist hilft eine Therapie mit nicht-steroidalen Antirheumatika. Schwere Iritis sollte mit topischen Steroiden behandelt werden. Spätere Rezidive und Remissionen sind möglich. Bis zu 80% aller Fälle entwickeln chronische Gelenkerkrankungen, Sehstörungen oder Urethrastrikturen. Die Urethritis kann mit Erythromycin oder Tetracyclin behandelt werden, die aber beide nicht den Verlauf der Arthritis beeinflussen.

3.50

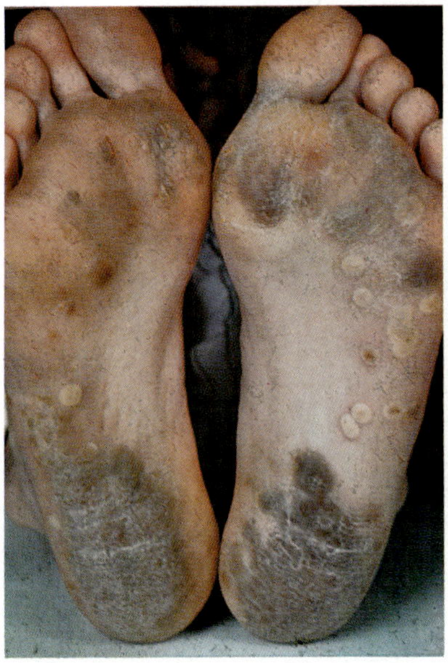

Abb. 3.50 Keratoderma blenorrhagium beim Reiter-Syndrom. Psoriasis pustulosa kann die gleichen klinischen und histologischen Befunde haben (siehe S. 92).

3.51

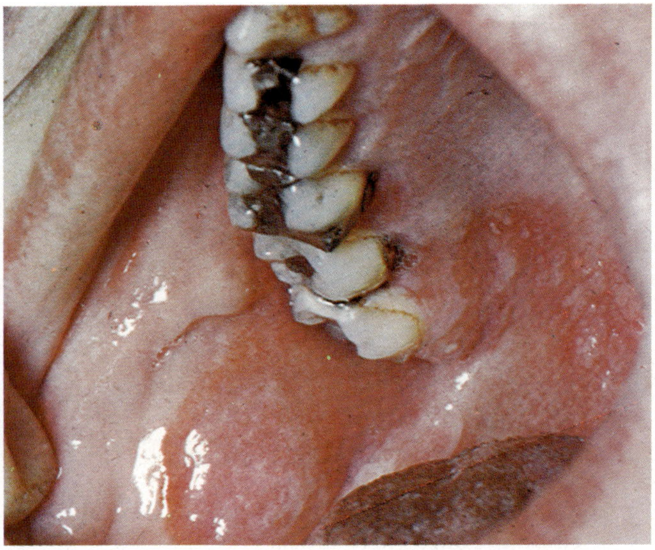

Abb. 3.51 Reiter-Syndrom mit vesikulären Läsionen und Erythem am harten Gaumen und Läsionen an der Wange.

3.52

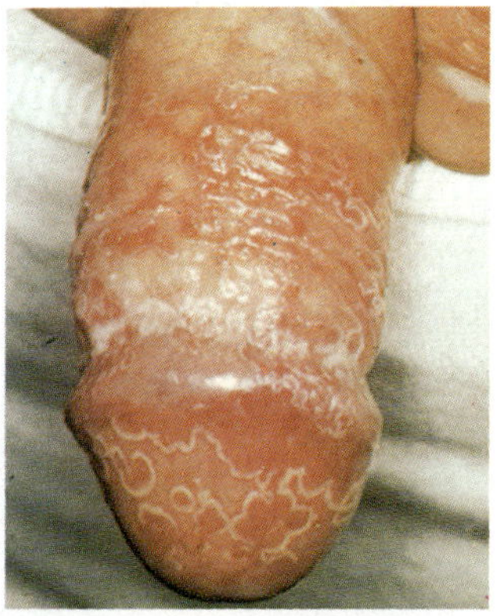

Abb. 3.52 Ringförmige Balanitis beim Reiter-Syndrom. Kleine, einzelne, runde oder ovale rote Makulae oder Erosionen, die oft konfluieren.

Behçetkrankheit

Bei diesem Syndrom unbekannter Ätiologie kommt es zu akuter Entzündung kleiner Blutgefäße, vor allem der kleinen Venen. Dies führt zu rekurrierenden Ulzerationen an vielen Organen, besonders im Mund und an den Genitalien, Augenentzündungen, akuten Gelenkentzündungen und Beteiligung des ZNS und des Gastrointestinaltraktes. Die Krankheit ist weltweit anzutreffen, besonders häufig in Japan und im Mittleren Osten. Sie steht in engem Zusammenhang mit HLA-B5.

Männer sind häufiger betroffen als Frauen (2:1). Allgemeine klinische Manifestationen sind schmerzhafte, rekurrierende Aphthen im Mund (**3.53**), die ohne Narbenbildung heilen, außerdem Genitalulzera (**3.54, 3.55**) und Augensymptomatik durch Uveitis (**3.56**). Uveitis und weitere Beteiligungen des ZNS sprechen für eine schlechte Prognose mit großer Erblindungsgefahr und Tod. Die Gelenke sind meist asymmetrisch betroffen, vor allem mit akutem Befall der großen Gelenke der unteren Gliedmaßen, die nicht permanent geschädigt werden.

Es gibt keine spezifische Therapie. Bei einer akuten Uveitis sind Kortikosteroide von Nutzen.

3.53

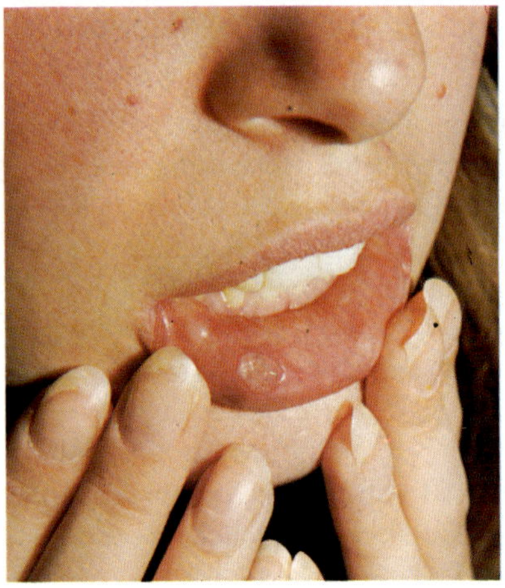

Abb. 3.53 Behçet-Syndrom mit akuter Ulzeration der Lippe und Narben von früheren Schüben.

3.54

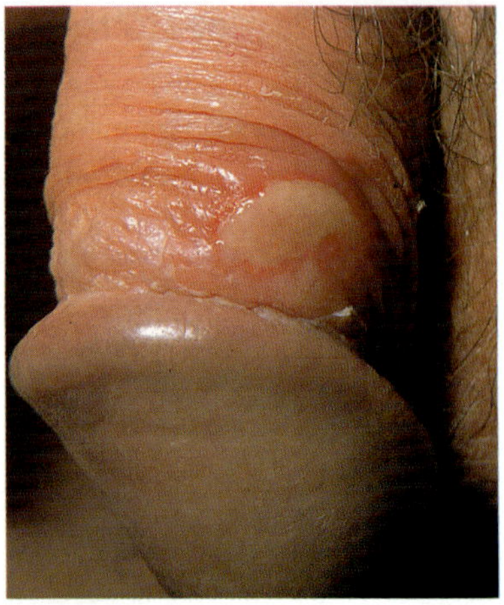

Abb. 3.54 Behçet-Syndrom. Ein typisches Penisulkus mit erythematösem Rand.

3.55

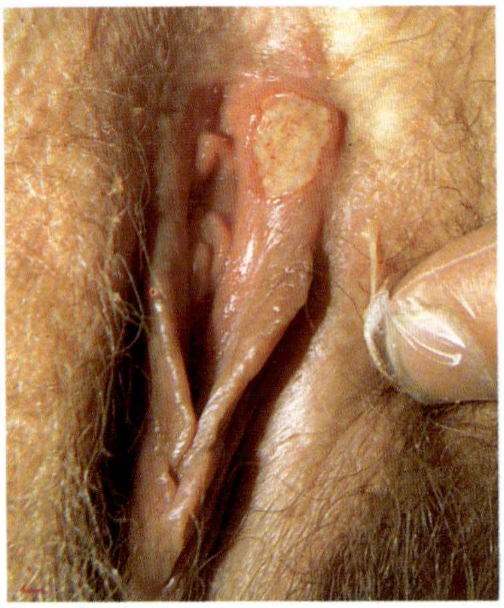

Abb. 3.55 Behçet-Syndrom. Ulzeration des Labium minus bei der gleichen Patientin wie auf Abb. **3.53**.

3.56

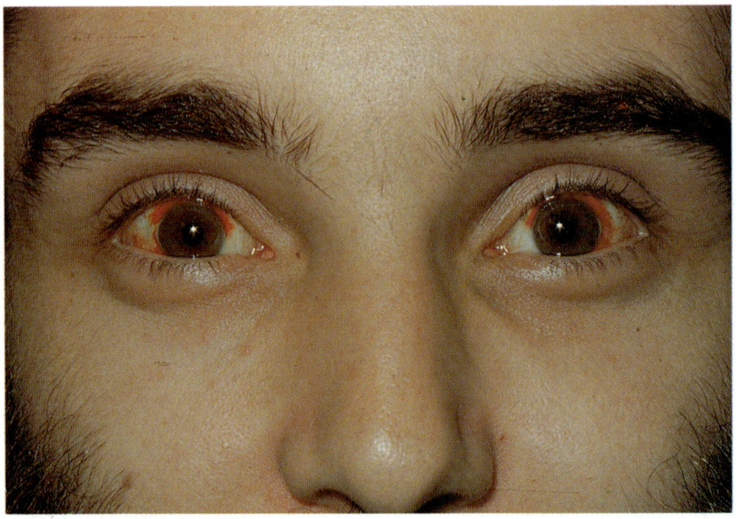

Abb. 3.56 Uveitis beim Behçet-Syndrom ist besonders häufig bei HLA-B5-positiven Patienten. Hier sieht man schwerwiegende Veränderungen mit skleralen Blutungen.

Weitere Formen seronegativer Spondylarthritis

Zu diesen gehören Arthritiden bei entzündlichen Darmerkrankungen (Morbus Crohn und Colitis ulcerosa) und Morbus Whipple, einem seltenen Malabsorptionssyndrom. Die Behandlung der Darmerkrankungen führt meist auch zur Besserung der Arthropathie.

Infektiöse Arthritis

Erreger sind Bakterien, Viren oder Pilze, die über den Blutkreislauf in Gelenke eindringen. Der Primärherd kann sich an anderer Stelle befinden, z.B. eine Beule auf der Haut, Otitis media etc. Die häufigsten Erreger sind in **Tabelle 3.1** aufgeführt. Die Arthritis kann akut oder chronisch sein. Die septische Arthritis befällt oft Gelenke, die durch rheumatoide Osteoarthritis vorgeschädigt sind oder immunsuppressive Patienten. Der Patient hat gewöhnlich Fieber und Schüttelfrost. Das befallene Gelenk ist geschwollen, druckempfindlich und hat einen Erguß (**3.8**).

Weitere Manifestationen wie z.B. Purpura (*siehe* S. 455) sind möglich. Das Gelenk wird oft schützend gebeugt. Bei Patienten mit bereits bestehenden Gelenkerkrankungen ist es schwirig zu unterscheiden, ob Veränderungen durch Aufflammen der Grunderkrankung oder Infektion verursacht werden. Hier ist Gelenkaspiration von eitrigem Aspirat (**3.11**) nötig. Bei Infektionen findet sich meist systemische Leukozytose, und Blutkulturen sind positiv.

Der Knorpelabbau muß mit entsprechenden Antibiotika gestoppt werden. Wiederholte Aspiration des Ergusses oder chirurgische Drainage des Gelenkes kann notwendig sein.

Erreger wie Mycobacterium tuberkulosis, Borrelia burgdorferi (*siehe* S. 58) und verschiedene Pilze können eine chronische infektiöse Arthritis hervorrufen. Tuberkulöse Arthritis ist immer noch ein Problem bei älteren und immungeschwächten Menschen, Alkoholikern und Diabetikern. Tbc wird in den Entwicklungsländern nach wie vor durch Armut, Überbevölkerung und Mangelernährung begünstigt. In Ländern mit hoher AIDS-Durchseuchung ist die Tbk-Rate dramatisch angestiegen.

Tuberkulöse Arthritis wird gewöhnlich verursacht durch Dissemination der Erkrankung von Lunge oder Nieren. Betroffen ist meist nur ein Gelenk: Hüfte, Knie (**3.57**), Iliosakralgelenke oder die Intervertebralgelenke der Wirbelsäule (**3.58**). Sie beginnt schleichend mit allgemeinen Beschwerden, Unwohlsein, Anorexie, Gewichtsverlust oder Nachtschweiß mit nachfolgendem Unbehagen und Schwellung des betroffenen Gelenkes. Tuberkulosemanifestationen können sich z.B. auch in Lunge oder Nieren finden.

Gelenkaspiration oder Synovialbiopsie ermöglichen die Diagnose. Röntgenaufnahmen sind anfänglich wertlos, da sie nur Weichteilveränderungen zeigen, aber später kommt es zu Knorpel- und Knochenerosionen. Das Gelenk sollte in der akuten Phase ruhiggestellt werden. Antibiotika sind die Mittel der Wahl.

Tabelle 3.1 Die wichtigsten Erreger infektiöser Arthritis.

Bakterien	*Staphylococcus*
	Streptococcus pyogenes
	Neisseria meningitides
	Neisseria gonorrhoeae
	Salmonella spp.
	Pneumococcus
	Pseudomonas aeruginosa
	Borrelia burgdorferi
	Mycobacterium tuberculosis
Viren	Hepatitis B
	Rubella
	Mumps

Abb. 3.57 Tuberkuloseerguß des rechten Knies. Hier folgte die Arthritis auf eine unbehandelte Lungentuberkulose. Das Kniegelenk war zerstört und mußte versteift werden. Man beachte die Zeichen für Gewichtsverlust an den Beinen.

3.57

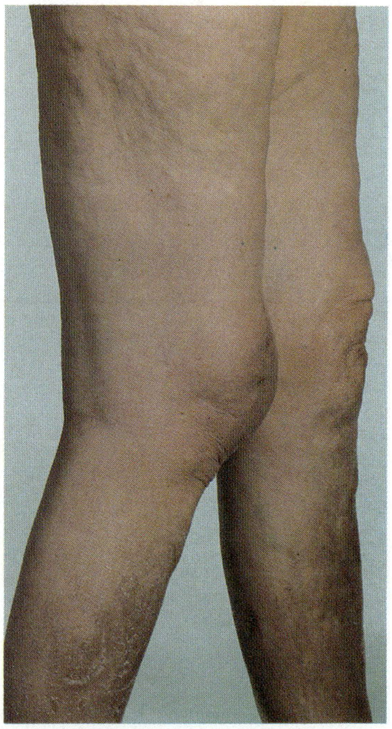

3.58

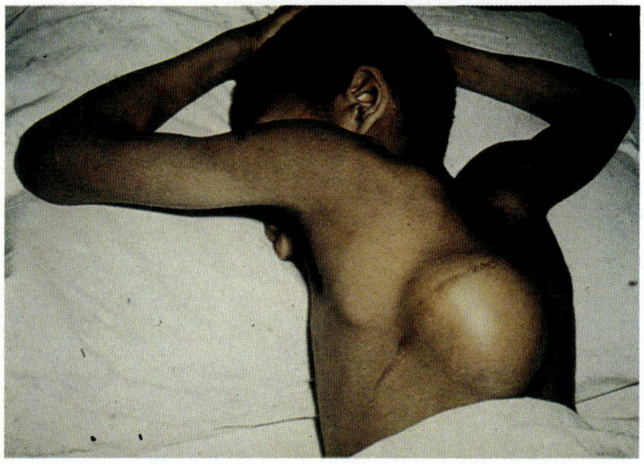

Abb. 3.58 Tuberkulose der Wirbelsäule kann sich mit einem „kalten" Abszess manifestieren, wie bei diesem Kind, das mit indolenten Lendenschwellungen zum Arzt kam. Diese Abszesse können mit Tuberkulose der Intervertebralgelenke oder mit Osteomyelitis der Wirbelsäule verbunden sein (**3.120**).

Osteoarthritis (OA)

Diese verbreitete degenerative Gelenkerkrankung betrifft ca. 10% aller Erwachsenen (Männer wie Frauen). Die Häufigkeit nimmt mit dem Alter zu.

Ihre Ätiologie ist multifaktoriell, obwohl man in der generalisierten „knotigen“ Form bei Frauen mittleren Alters ein polygenes Erbmuster festgestellt hat. Mechanische Faktoren sind vorangegangene Traumen, anormale Gelenkkongruenz, Gelenkhypermobilität, kongenitale Dislokation der Hüfte und bestimmte Berufe („Torwartdaumen“, „Zulutänzerhüfte“, etc.). OA kann auch Folge einiger metabolischer Erkrankungen wie Ochronose, Akromegalie, Gicht oder anderer entzündlicher Arthropathien wie RA sein.

Am häufigsten befallen sind die tragenden Gelenke (insbesondere Knie) sowie die Interphalangealgelenke der Hände (**3.59**). Handgelenke, Schultern und Knöchel sind seltener betroffen. Nicht alle Patienten mit Gelenksymptomen weisen auch radiologische Veränderungen auf, und nicht alle radiologischen Veränderungen sind mit Symptomen verbunden. Die Schmerzen können stark und behindernd sein und verschlimmern sich bei Bewegung und am Abend. Morgensteifheit ist selten, Steifheit nach langer Inaktivität möglich. Klinische Symptome in fortgeschrittenen Fällen sind Krepitation, Bewegungseinschränkungen und Gelenkdeformitäten. Die Funktion der Hände ist oft eingeschränkt (**3.60**). Heberden-Knoten finden sich an den distalen (**3.61**), Bouchard-Knoten an den proximalen Interphalangealgelenken (**3.62**) der Hände. Es kann zu Valgus- (X-Beine) und Varusknien (O-Beine), Deformitäten der Knie und fixer Flexion der Hüfte kommen.

Bluttests sind wenig sinnvoll, decken aber eventuell eine zugrundeliegende metabolische Störung auf. Röntgenaufnahmen (**3.64, 3.65**) können eine Verengung des Gelenkspaltes durch Knorpelzerstörung zeigen. Knochenneubildungen, veränderte Knochenumrisse, subchondrale Sklerose (erhöhte Knochendichte) und Zystenbildung führen zu Neuformierung der Knochen. Ebenso findet man Schwellungen der Weichteile und periartikuläre Verkalkung (Kalziumphosphatablagerungen).

In erster Linie werden die Schmerzen gelindert, anfänglich mit einfachen Analgetika. Bei Bedarf können nicht-steroidale Antirheumatika hinzugefügt werden, obwohl sie bei älteren Menschen nicht zu empfehlen sind. Intraartikuläre Steroidinjektionen helfen bei Entzündung. Fettleibige Patienten sollten abnehmen. Angemessene Gymnastik kann die Muskelpartien stärken, die auf das befallene Gelenk einwirken. Bei unkontrollierbaren Schmerzen und schwerer Behinderung kann eine Operation in Betracht gezogen werden. Sekundäre Ursachen sollten identifiziert und behandelt werden.

3.59

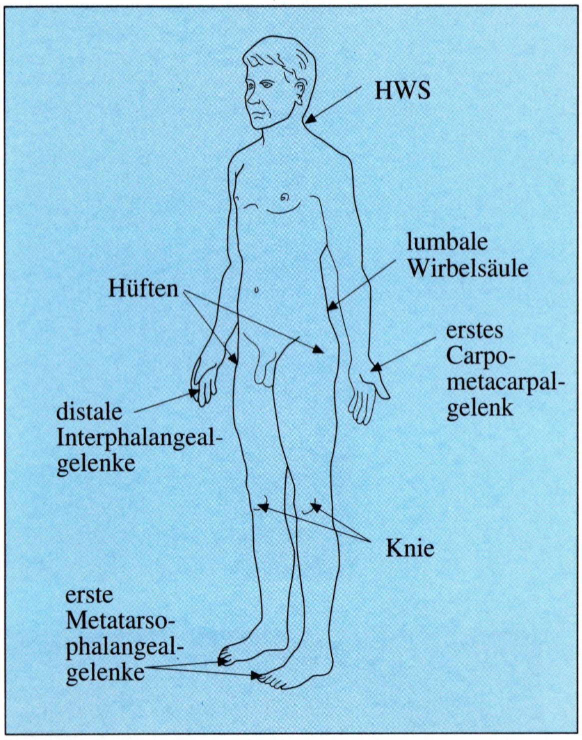

Abb. 3.59 Die am häufigsten betroffenen Gelenke bei Osteoarthritis.

3.

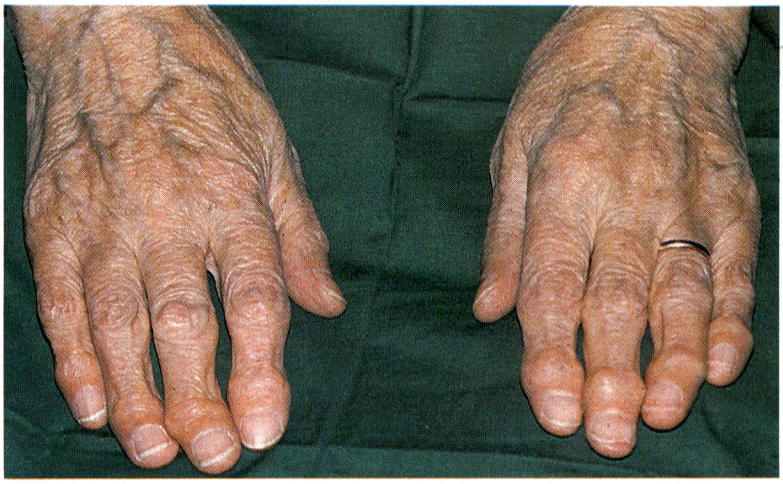

Abb. 3.60 Osteoarthritis der Hände mit Herberden-Knoten an den distalen und Bouchard-Knoten an den proximalen Interphalangealgelenken.

3.61

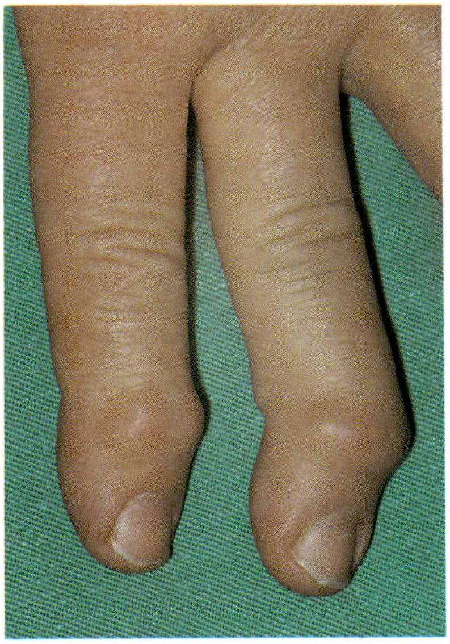

3.62

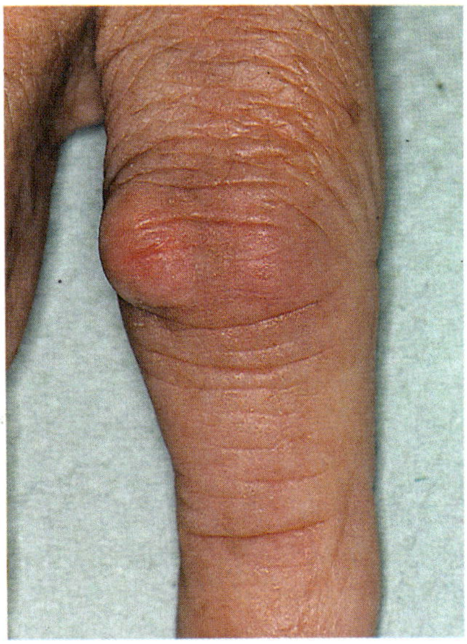

3.63

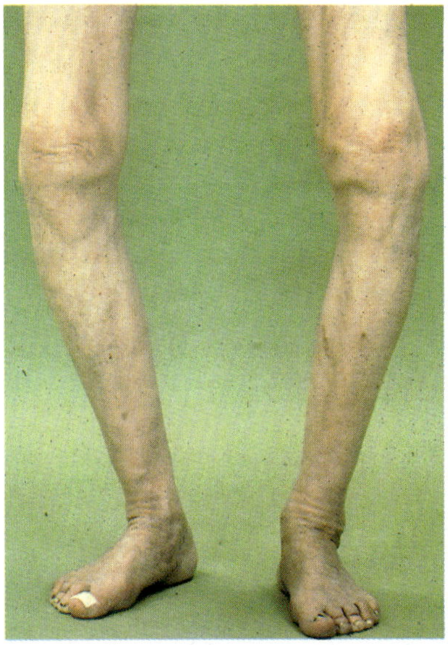

Abb. 3.61 Herberden-Knoten bei OA sind knochige Protuberanzen aus der Basis der Endglieder. Sie sind an sich indolent, können aber gelegentlich schmerzen.

Abb. 3.62 Bouchard-Knoten bei OA bilden sich am proximalen Interphalangealgelenk.

Abb. 3.63 Varusdeformität des Knies (O-Beine) bei OA.

3.64

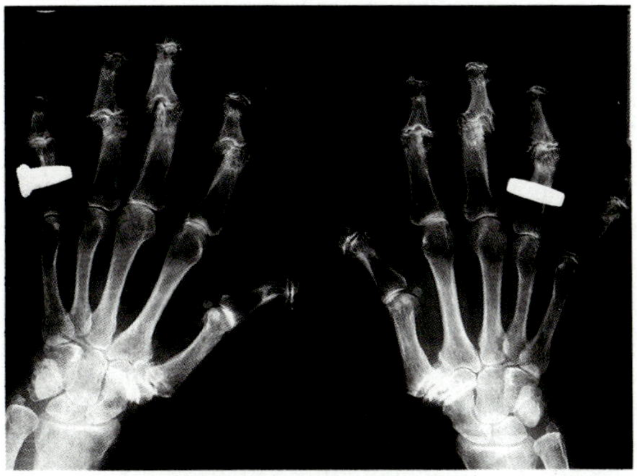

Abb. 3.64 Osteoarthritis der Hände. Diese Röntgenaufnahme zeigt einen mäßig fortgeschrittenen Fall mit typischen Veränderungen in distalen und proximalen Interphalangealgelenken: Verengung der Gelenkspalten, subchondrale Sklerose, Osteophytose und subartikuläre Zysten.

3.65

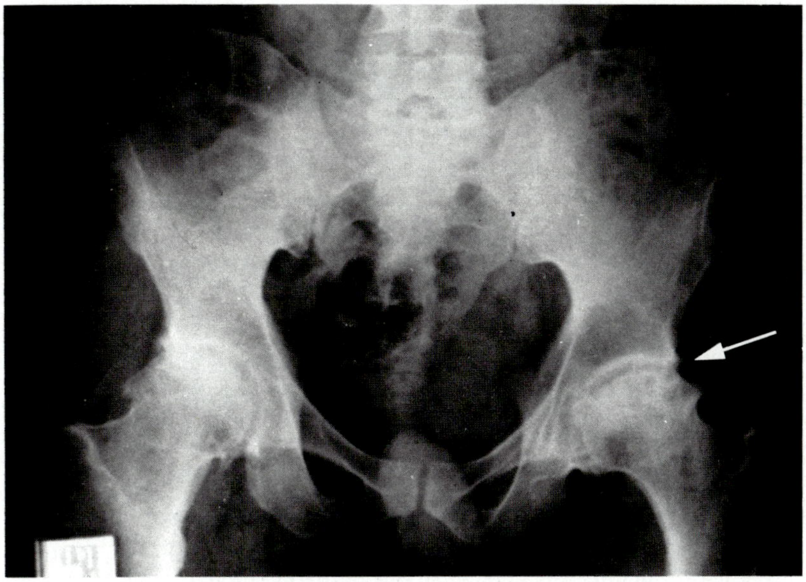

Abb. 3.65 Progrediente bilaterale OA der Hüften. Beide Hüften zeigen Knorpelverdünnung und Knochenneubildungen um den Femurkopf. Der linke Femurkopf ist teilweise kollabiert (Pfeil). Eine Hüftprothese kann notwendig werden, um die Beschwerden zu lindern.

Osteochondritis; Osteochondrose

Es handelt sich um eine seltene Erkrankung unbekannter Ätiologie mit nicht-traumatischer Nekrose von Knochen und Knorpel, gewöhnlich unter Fragmentierung und Separierung von Teilen der Epiphysen. Am häufigsten betroffen sind Tuberositas tibiae, Apophysis calcaneae, Wirbelepiphysen und Femurepiphyse (**3.66**). Der betroffene Körperteil sollte ruhiggestellt werden, um eine Spontanheilung anzuregen.

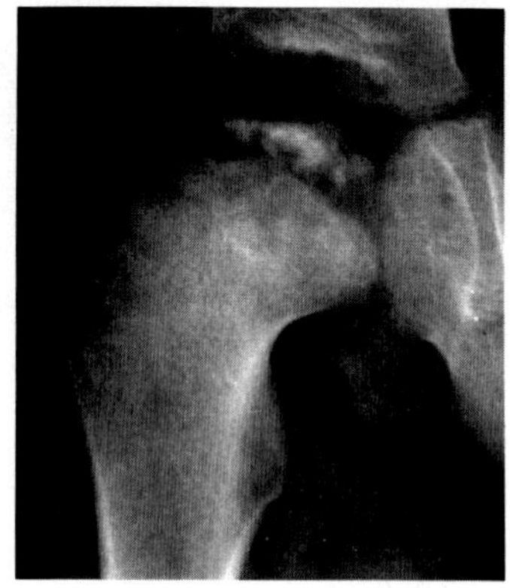

3.66

Abb. 3.36 Osteochondrose des Femurkopfes eines kleinen Jungen. In dieser Altersgruppe und bei diesem Gelenk kennt man die Erkrankung auch als Perthes-Legg-Calvé-Krankheit.

Kristall-Arthropathien

Gicht

Diese Erkrankung ist besonders häufig bei Männern, aber auch bei Frauen nach der Menopause. Typisch sind plötzlich einsetzende Schmerzen und Schwellungen (gewöhnlich nachts) im großen Zeh, dessen Haut rot und glänzend ist (**3.1, 3.67**). Es kann aber auch jedes andere Gelenk (auch mehrere) betroffen sein (**3.68**). Die Serumharnsäure ist erhöht und bei der Gelenkaspiration finden sich nadelförmige, unter polarisiertem Licht negativ doppeltbrechende Kristalle (Mononatriumuratmonohydrat). Die akute Attacke geht unter Abschuppung der Haut zurück.

Harnsäure ist das Spaltungsprodukt der Purinreste der Nukleinsäure. Zwei Drittel werden über die Nieren ausgeschieden, der Rest über den Darm. Die meisten Patienten haben primäre Gicht, es gibt aber einige Sekundärursachen:

- Erhöhte Purinaufnahme mit Speisen (Süßigkeiten, Innereien);
- Überproduktion wie bei myelo- und lymphoproliferativen Erkrankungen, Karzinomatose und den seltenen spezifischen Enzymdefekten der Purinsynthese und -spaltung wie dem Lesch-Nyhan-Syndrom, das durch Retardierung und Selbstverstümmelung gekennzeichnet ist.
- Eingeschränkte renale Ausscheidung bei Niereninsuffizienz und bei Blockade der renalen Tubuli, z.B. durch Thiazide, Bleivergiftung und Erkrankungen mit Azidämie (diabetische Ketoazidose, Hunger, übermäßiger Alkoholkonsum).

Nicht alle Patienten mit Hyperurikämie haben Gicht. Dennoch erhöht sich das Risiko der Kristallbildung mit steigenden Harnsäurewerten, besonders bei niedrigen Temperaturen, was die periphere Verteilung der Gicht erklärt. Betroffen sind das erste Metatarsophalangealgelenk (70%) und die kleinen Gelenke in Händen, Handgelenken, Knöcheln sowie das Knie. Während einer Attacke findet man oft eine Leukozytose, und die BSK ist meist erhöht. Röntgenaufnahmen der Gelenke zeigen Weichteilschwellungen. In chronischen Fällen kommt es zusätzlich zu Symptomen wie Verengung des Gelenkspaltes, subartikuläre (bei RA periartikulär), „ausgestanzte" Zysten und zu sekundären osteoarthritischen Veränderungen (**3.69**).

In der akuten Attacke sind nicht-steroidale Antirheumatika sinnvoll, ebenso intraartikuläre Steroidgaben. Colchicin wird wegen der Nebenwirkungen kaum verwendet. Chronische, knotige Gicht (Tophi) mit Uratablagerungen (kalkiges, zahnpastaartiges Aussehen) in periartikulärem und subkutanem Gewebe (**3.68, 3.70**) ist heute selten, da Hyperurikämie mit Allopurinol behandelt werden kann. Vorwiegend betroffen sind das erste Metatarsophalangealgelenk, die Fingergelenke (**3.68**), das Ohrläppchen (**3.7**), Ellbogen und Achillessehne. Während einer akuten Attacke kann Allopurinol die Gicht verschlimmern.

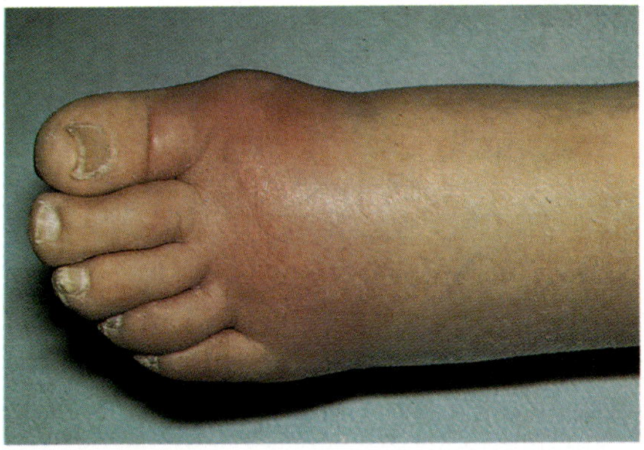

Abb. 3.67 **Gicht.** Der klassische Gichtanfall betrifft den großen Zeh (*siehe* auch 3.1).

3.68

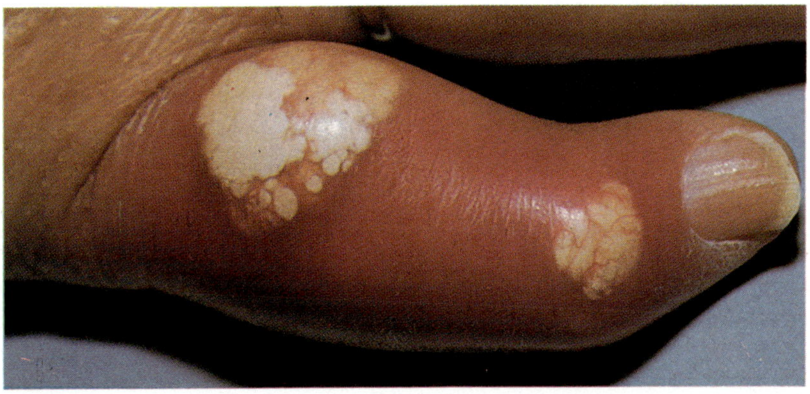

Abb. 3.68 Akute nach chronischer Gicht im kleinen Finger. Die Tophi lieferten wertvolle Diagnosehinweise. Bei der Aspiration wurde festgestellt, daß sie Harnsäurekristalle enthielten.

3.69

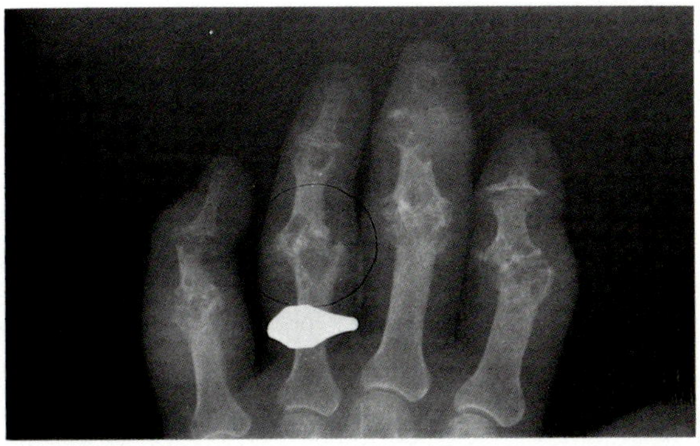

Abb. 3.69 Gicht. Diese Röntgenaufnahme der Hand zeigt destruktive Veränderungen in den proximalen und distalen Interphalangealgelenken mit multiplen, ausgestanzten Gebieten, verursacht durch Uratablagerungen.

3.70

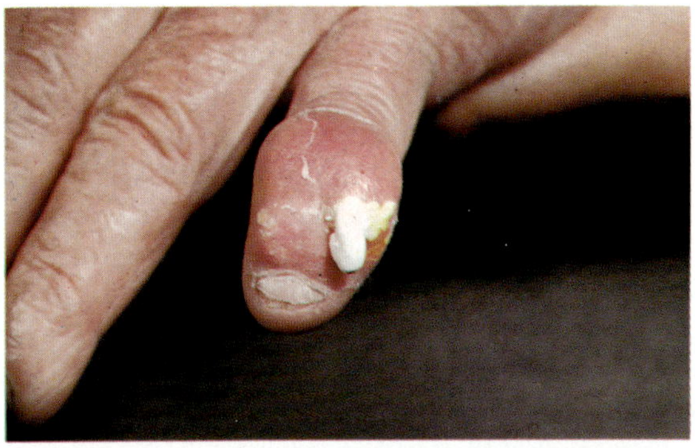

Abb. 3.70 Chronische Gicht mit sezernierendem Tophus am Finger.

Pseudo-Gicht

Typisch sind Ablagerungen von Ca-pyrophosphatdihydratkristallen in Knorpel und Synovialis (**3.71**). Bei den meisten Patienten gibt es keine Hinweise auf zugrundeliegende Krankheiten, doch kann man in einigen Fällen metabolische Erkrankungen wie Hyperparathyreoidismus, Hypothyreose und Hämochromatose finden. Ca-pyrophosphatdihydratkristalle sind rhomboid und schwach doppelbrechend (**3.13**). Die Klinik ähnelt der der Gicht, doch mit schleichenderem Beginn und leichterem Verlauf. Konservative Therapien wie nicht-steroidale Antirheumatika und intraartikuläre Steroidinjektionen sind meist effektiv.

3.71

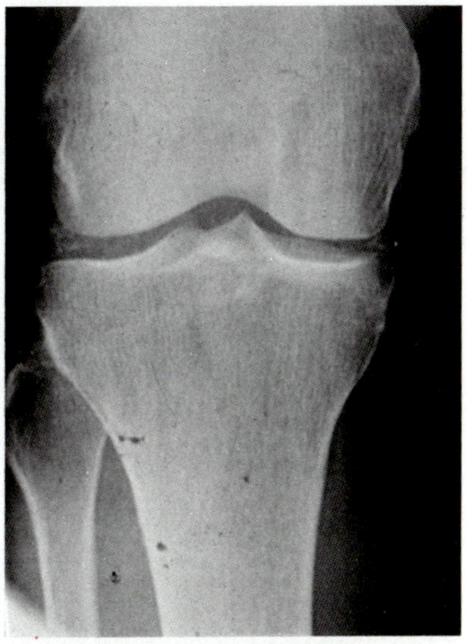

Abb. 3.71 Chondrokalzinose des rechten Knies. Die Röntgenaufnahme zeigt die Verkalkung beider Menisken.

3.4 Bindegewebserkrankungen

Synonym für Bindegewebserkrankungen wurde früher der Begriff „Kollagenosen“ verwendet. Beide beschreiben eine Gruppe von Erkrankungen mit Vaskulitis, multisystemischer Beteiligung, Arthritis oder Arthralgie sowie immunologischen Besonderheiten, z.B. Nachweis von Autoantikörpern und Immunkomplexablagerungen.

Systemischer Lupus erythematodes (SLE)

Diese Autoimmunkrankheit ist bei Kaukasiern selten (0,1%), obwohl sie mit der immer sensibleren Diagnostik auch häufiger festgestellt wird. Öfter findet man sie bei anderen Rassen, insbesondere bei schwarzen Frauen (1:250). Sie beginnt meist im Alter von 20-40 Jahren. Frauen sind häufiger betroffen (3.72).

Die Ätiologie ist unbekannt, aber sie tritt verstärkt in Familien von Patienten mit SLE und gemeinsam mit den Histokompatibilitätsmarkern DR2 und DR3 auf. Die Rolle von Umweltfaktoren wie Lichtexposition und bestimmten Virusinfektionen wird untersucht, ist aber noch unklar. Einige Medikamente können ein Lupus-ähnliches Sydrom hervorrufen (**Tabelle 3.2**). Fast alle Patienten besitzen antinukleäre Antikörper (ANA) gegen nukleäre Antigene (**3.10**). Dies ist jedoch ein nichtspezifischer Marker, der sich auch bei anderen Bindegewebserkrankungen finden kann. Der Antikörper gegen doppelsträngige DNA (anti-dsDNA) ist spezifischer und erscheint bei 60-70% der Patienten. Primäre Pathologie ist eine myltisystemische Entzündung, wahrscheinlich als Folge von Antigen-Antikörper-Reaktionen.

Es können Allgemeinsymptome wie Anorexie, Müdigkeit, Fieber und Gewichtsverlust auftreten. Viele Organsysteme sind beteiligt:

- Die Haut ist mit lokalisierten oder generalisierten Exanthemen am häufigsten betroffen (90%). Das kennzeichnende „Schmetterlingsexanthem“ im Gesicht kann isoliert auftreten (**3.72, 3.73**). Generalisiertere Formen sind ebenfalls möglich, meist auf licht-exponierten Regionen (**3.74**). Die Entzündung kann sich als Vaskulitis mit periungualen Infarkten (**3.75**), erythematösen Knoten, palpabler Purpura, Livedo reticularis (**3.93**) oder Raynaud-Symptomatik (**3.29**) äußern. Lokalisierte oder generalisierte Alopezie sind möglich (*siehe* S. 109).
- Lunge (40%): Pleuritis, Lungeninfarkt;
- Herz (50%): Perikarditis, Myokarditis, Endokarditis (**3.76**);
- Nieren (40-75%): Nephritis (schlechte Prognose!), meist in Form einer diffusen proliferativen Glomerulonephritis (*siehe* S. 289);
- ZNS (30-35%): Epilepsie, Hemiparese, aseptische Meningitis, kraniale und periphere Neuropathien (**3.77**), Psychosen (**11.30**);
- Blut: Leukopenie, Thrombopenie, Lymphadenopathie, Disposition zu Thrombosen (insbesondere bei Patienten mit positiven Kardiolipin- oder Phospholipidantikörpern).
- Gelenke: ähnlich der RA, allerdings meist ohne röntgenologischen Nachweis erosiver Veränderungen.

3.72

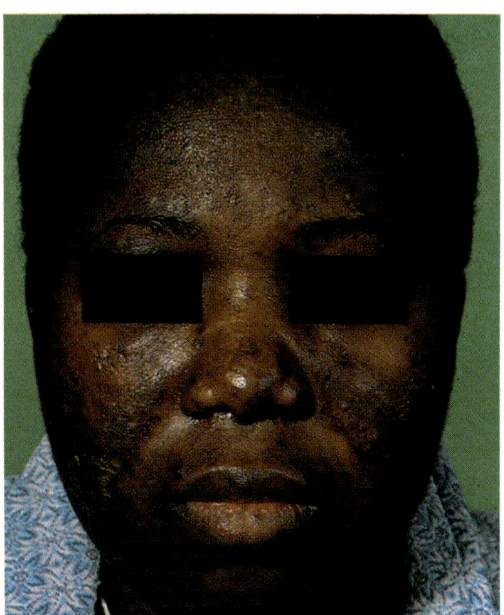

Abb. 3.72 Systemischen Lupus erythematodes findet man am häufigsten bei schwarzen Frauen im gebärfähigen Alter - wie bei dieser 33jährigen, die ein Exanthem auf den Wangen hatte.

3.73

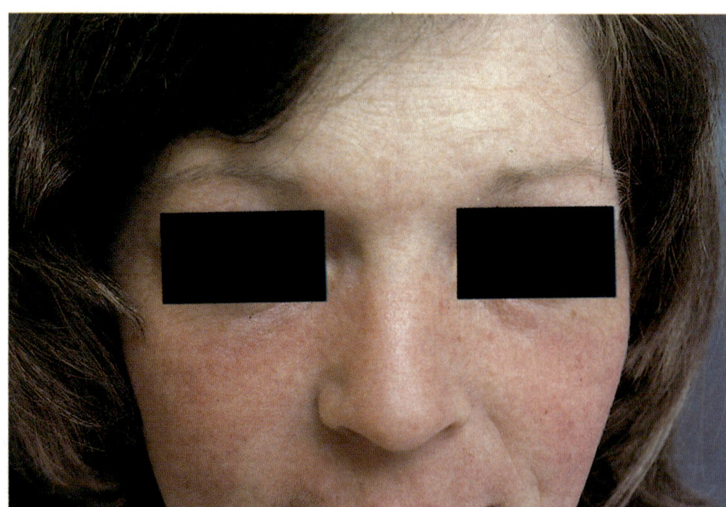

Abb. 3.73 Systemischer Lupus erythematodes. Der typische „Fledermaus“- oder „Schmetterlings“-ausschlag bei einem weißen Patienten, aufgetreten nach einem Mallorcaurlaub. Es war ein relativ leichtes Exanthem, allerdings begleitet von schwerer Polyarthropathie.

Darüber hinaus kann die BSG erhöht sein. Bei über 90% der Patienten liegt ANA vor, es kann auch Anti-dsDNA vorliegen oder andere Untergruppen von ANF wie Anti-Ro oder Anti-Sm-Antikörper. Die Immunglobulinspiegel können erhöht sein. Der Lupus-Band-Test (**Abb. 3.78**) kann nützlich sein, Radiographie dagegen meistens nicht. Durch Fortschritte bei Diagnose- und Kontrollsystemen verbesserte sich die Mortalitäts- und Letalitätsrate (die 5-Jahres-Überlebensrate bei SLE vom Zeitpunkt der Diagnose an beträgt nun 95%). Die Patienten sollten übermäßige Sonneneinstrahlung vermeiden; Sun-Blocker können nützlich sein. Bei schwachen Krankheitsbildern reicht in der Regel symptomatische medikamentöse Behandlung aus, z. B. Chloroquin bei Hautläsionen und zur Unterdrückung leichter begleitender Erkrankungen. Wird die Krankheit aktiv, sind systemische Steroide und Immunsuppressiva, z. B. Azathioprin und Cyclophosphamid die Mittel der Wahl. Schwangerschaft ist keine Kontraindikation, doch Fehlgeburten und Komplikationen während der Schwangerschaft treten häufiger auf. Nach der Entbindung kann SLE aufflammen.

Tabelle 3.2. Medikamente, die ein dem systemischen Lupus erythematodes ähnliches Syndrom hervorrufen können.

Häufig	**Selten**
Hydralazin	L-Dopa
Procainamid	d-Penicillamin
Isoniazid	Phenylbutazon
Phenothiazin	Reserpin
Orale Kontrazeptiva*	Chinidin
	Co-Trimoxazol*
	Penicillin*

*Kann vorhandenen SLE verschlimmern.

Merkmale von medikamenten-induziertem SLE:
(1) Nieren und zentrales Nervensystem selten betroffen;
(2) das Syndrom geht bei Absetzen des Medikamentes zurück.

3.74

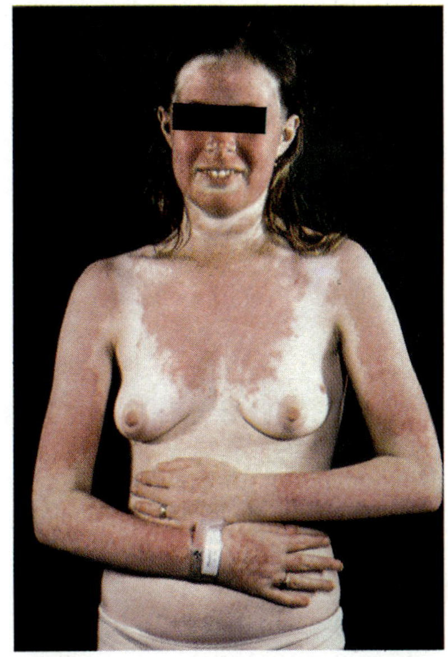

Abb. 3.74 Systemischer Lupus erythematodes. Ein persistierendes erythematöses Exanthem kann in lichtexponierten Bereichen auftreten.

3.75

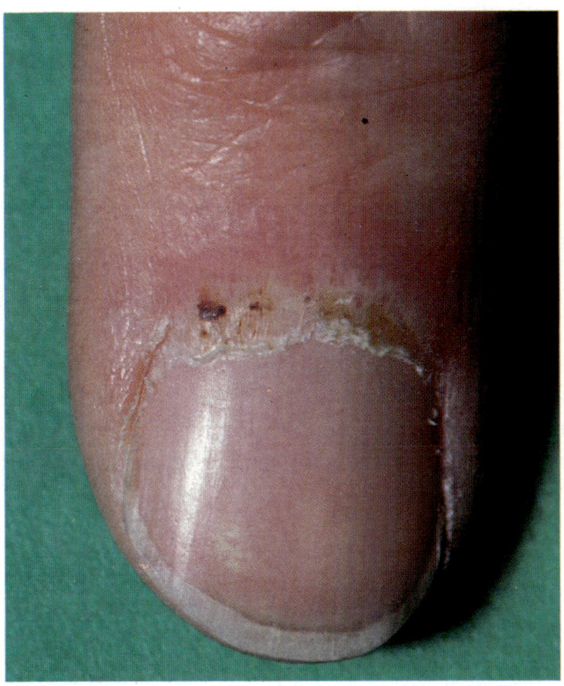

Abb. 3.75 Erythem, Teleangiektasie und ein kleiner periungualer Infarkt, außerdem ausgefranste Nagelhaut. Diese Erscheinungen finden sich oft bei SLE, jedoch auch bei anderen nicht-organspezifischen Autoimmunstörungen wie z. B. Dermatomyositis.

3.76

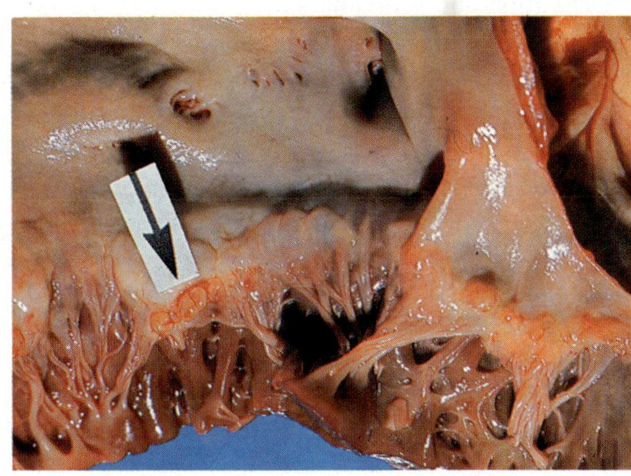

Abb. 3.76 Herzbeteiligung bei SLE umfaßt Immunkomplexdeposition und Verdickung der Herzklappen (Pfeil). (Libman-Sacks-Endokarditis). Das kann rheumatische Herzerkrankungen vortäuschen.

3.77

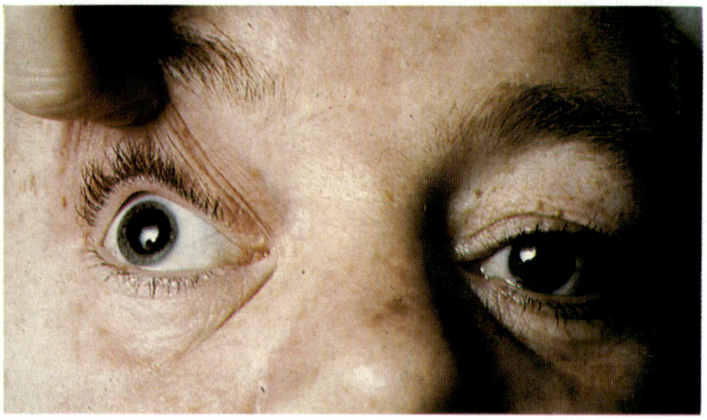

Abb. 3.77 **Lähmung des 3. Trigeminus-Astes.** Das rechte Auge ist ausdruckslos, die Pupille fixiert und erweitert. Der Patient hat eine unilaterale Ptosis (das herabhängende Oberlid ist angehoben, um die anderen Symptome erkennen zu können). Hirnnervenbefall ist eine häufige ZNS-Manifestation des SLE.

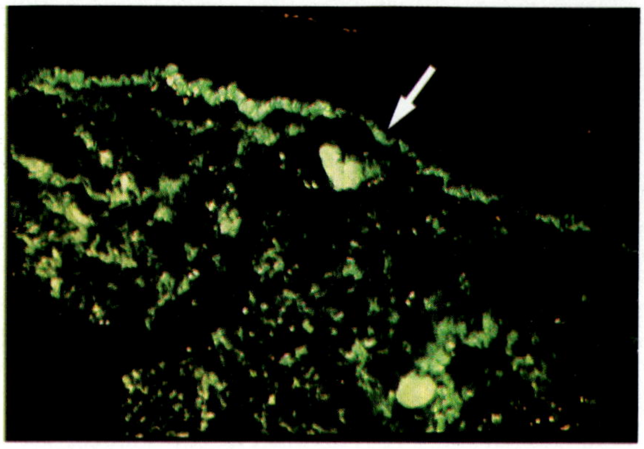

Abb. 3.78 Der Lupus-Band-Test zeigt die Ablagerung von Komplement und Immunglobulinen in der Haut an der dermoepidermalen Grenzzone, die hier mittels direkter Immunfluoreszenz (die Hintergrundfluoreszenz in der Haut ist in diesem Zusammenhang unbedeutend) als ununterbrochene Kette von IgM (Pfeil) sichtbar werden. Für diesen Test sollte nur lichtexponierte Haut ohne Läsionen verwendet werden.

Progressive systemische Sklerose (Sklerodermie)

Es handelt sich um eine seltene idiopathische multisystemische Erkrankung, auch als Sklerodermie bekannt, die vorwiegend Haut und Blutgefäße befällt. Frauen sind häufiger betroffen (Frauen:Männern = 3:1). Hauptveränderungen sind progressive Fibrose und Atrophie.

Es gibt zwei Arten:

- Typisch für die **diffuse Form** sind Haut- und Gefäßveränderungen sowie viszerale Beteiligung. Verdickung und Spannung der Haut führt oft zu Verengungen (3.79). Teleangiektasien sind häufig (**3.80**), bei über 95% der Patienten kommt es zu Raynaud-Symptomatik (**3.29, 5.128**). Begleitende Kalzinose ist möglich (**3.81**) und kann zu Ulzeration und Autoamputation der Finger führen. Beteiligung des Bewegungsapparates äußert sich als Myositis oder Polyarthritis, des Gastrointestinaltraktes als Dysphagie (**3.82**), Dehnung des Darms, Diarrhoe und Gewichtsverlust durch Malabsorption. Bei 45% der Patienten entwickelt sich eine basale Lungenfibrose (*siehe* S. 194). Am Herzen kann es zu restriktiver Kardiomyopathie oder Reizleitungsstörungen kommen. Nierenbeteiligung bedeutet eine infauste Prognose und äußert sich meist mit Proteinurie und maligner Hypertonie (*siehe* S. 294).
- Die umschriebene, **limitierte Sklerose**, auch CRST- oder CREST-Syndrom, hat eine günstigere Prognose. Typisch sind Kalzinose (**3.83, 3.84**), Raynaud-Symptomatik, Ösophagusbeteiligung, Sklerodaktylie und Teleangiektasien (**3.80**).

Es gibt keine spezifischen diagnostischen Tests. Die BSK kann leicht erhöht sein und das Blutbild eine chronische Anämie zeigen. Latexrheumafaktortest und ANA können positiv sein. Scl-70- und Centomerantikörper sind spezifischer. Man findet sie bei einigen, aber nicht allen Patienten mit diffuser respektive limitierter Form der PSS.

Die Behandlung ist symptomatisch. Die Raynaud-Symptomatik kann durch so einfache Maßnahmen wie das Einstellen des Rauchens oder warme Handschuhe gebessert werden. Bei schwereren Fällen können Vasodilatoren wie Nifedipin eingesetzt werden. Antazida und/oder H2-Blocker beseitigen dyspeptische Symptome. Ösophagusdilatation hilft bei einer Striktur. Hypertonie sollte behandelt werden. Es gibt noch keine befriedigende Therapie der PSS. Penicillamin ist eingesetzt worden, hat aber bei Patienten mit progressiver Hauterkrankung wahrscheinlich nur begrenzten Nutzen.

9

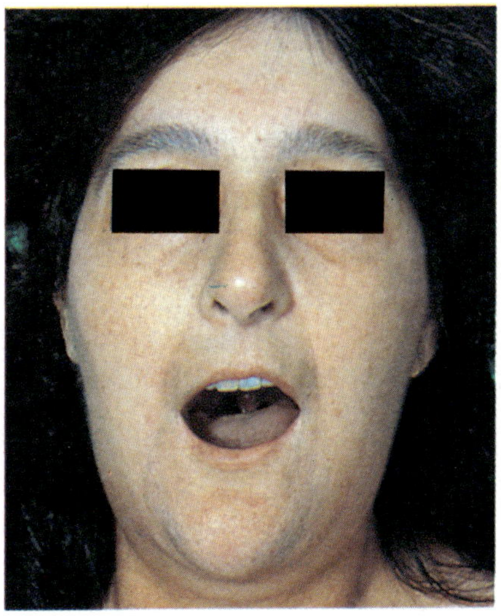

Abb. 3.79 Systemische Sklerose. Die periorale Haut ist gespannt, der Mund ist so weit wie möglich geöffnet. Die Haut ist allgemein wachsartig und glänzend.

3.80

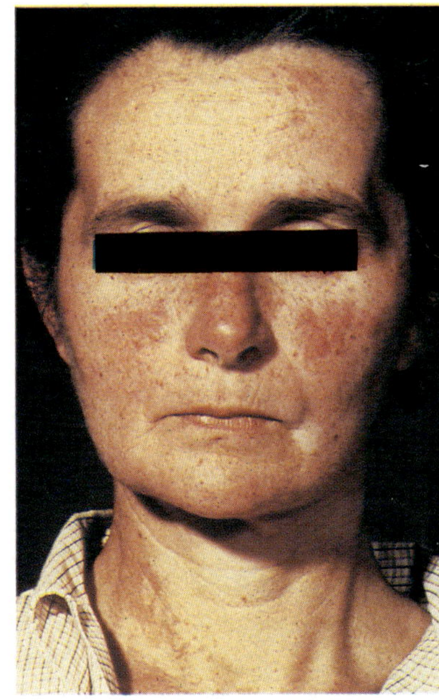

Abb. 3.80 Systemische Sklerose. Die periorale Haut ist runzlig. Auf Gesicht und Hals sieht man multiple Teleangiektasien.

1

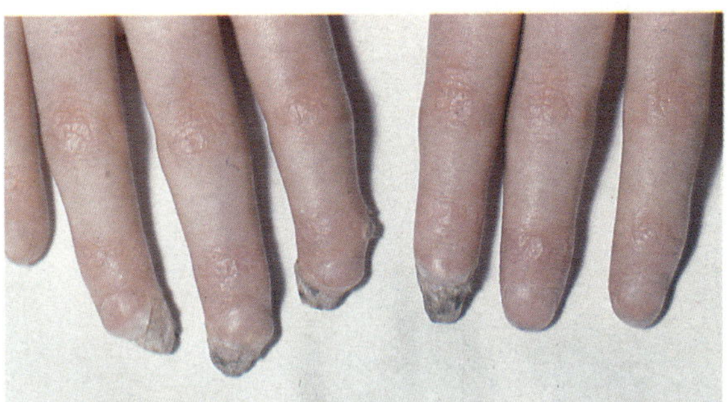

Abb. 3.81 Kalzinose und Sklerodaktylie findet man an Fingern mit starker Raynaud-Symptomatik. Verschlimmerung bis zur Gangrän ist möglich.

3.82

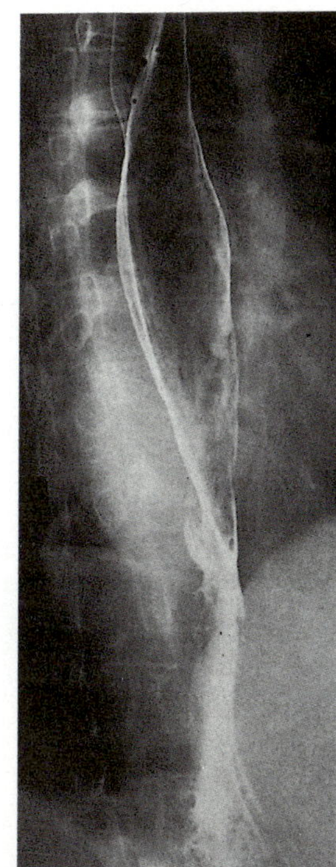

Abb. 3.82 Systemische Sklerose mit Beteiligung des Ösophagus, der kaum Peristaltik aufweist und deutlich dilatiert ist.

3

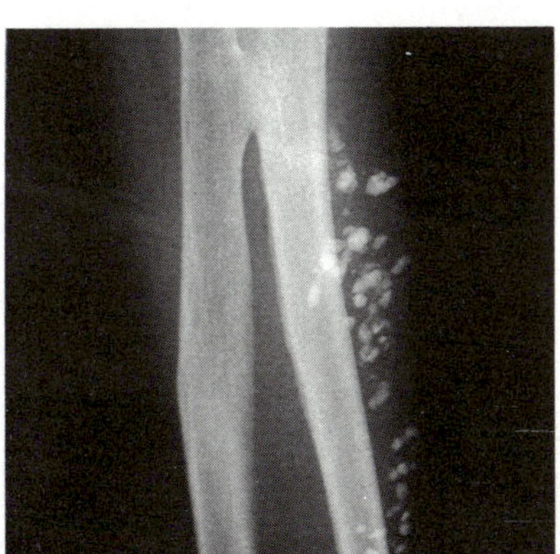

Abb. 3.83 Kalzinose des Unterarms bei fortgeschrittener systemischer Sklerose.

3.84

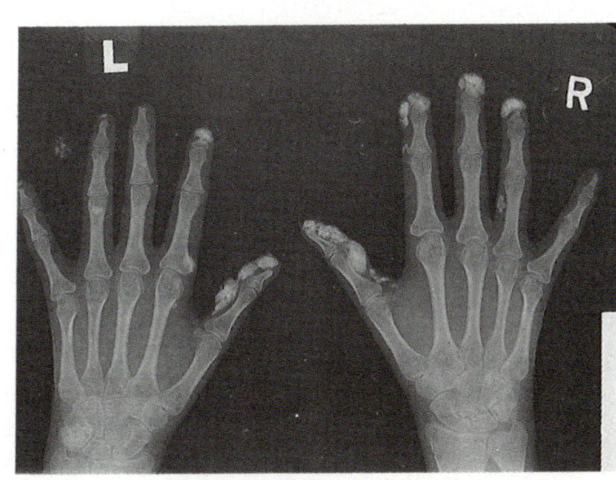

Abb. 3.84 Kalzinose der Weichteile der Fingerspitze bei systemischer Sklerose.

Polymyositis und Dermatomyositis

Diese eng verwandten Erkrankungen sind wahrscheinlich ebenso selten wie PSS. Es gibt fünf Formen:

- primäre Dermatomyositis
- primäre Polymyositis
- sekundäre Dermatomyositis/Polymyositis (90% aller Fälle liegt eine maligne Erkrankung zugrunde)
- infantile Dermatomyositis/Polymyositis
- Dermatomyositis/Polymyositis in Verbindung mit Kollagenose

Man vermutet eine Virus-Ätiologie (z.B. Röteln, Influenza und Coxsackie-Infektionen).

Meist sind die proximalen Muskelgruppen (Schultergürtel und Beckenring) betroffen. Die Patienten haben Schwierigkeiten, die Arme zu heben und beim Treppensteigen. Beteiligung der Haut führt zu einem heliotropen Erythem auf den Augenlidern mit periorbitalen Ödemen (**3.85, 3.86**), das sich auf Schultern, Brust und Arme ausbreiten kann. An den Händen finden sich Gottron'sche Zeichen, schuppige erythematöse Läsionen dorsal auf Händen und Handgelenken sowie auf den Streckerseiten der anderen kleinen Gelenke (**3.87**). Nagelfalzinfarkte sind häufig. Weitere Symptome sind Dysphagie, Arthralgie, Verkalkung der Subkutangewebe und Muskeln (**3.83**), Raynaud-Symptomatik (**3.29**) und Myokarditis. Lungenbeteiligung in Form einer fibrosierenden Alveolitis oder einer Aspirationspneumonie bedeutet hohe Letalität.

Laboruntersuchungen zeigen erhöhte Aktivität der Muskelenzyme, Besonderheiten im EMG und entzündliche Zellinfiltration in der Muskelbiopsie. Behandelt wird mit hochdosierten Steroiden und/oder Immunsuppressiva wie Azathioprin, Cyclophosphamid und Methotrexat. In akuten Phasen ist Bettruhe obligatorisch. In jedem Falle sollte bei Erwachsenen nach zugrundeliegenden malignen Erkrankungen gesucht werden.

3.85

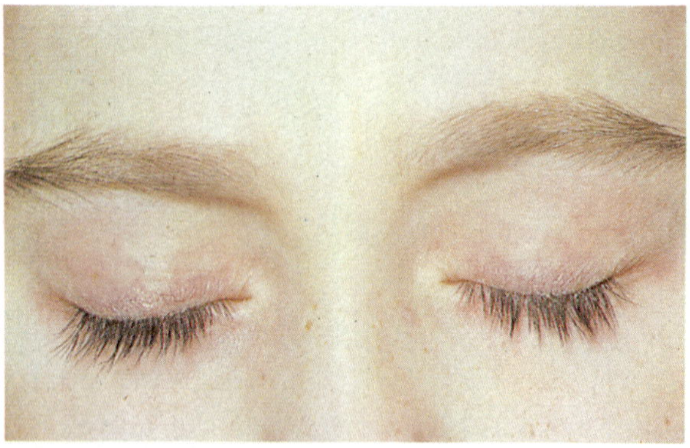

Abb. 3.85 Dermatomyositis. Leichte Ödeme der Augenlider mit rötlicher Verfärbung und einigen Teleangiektasen.

3.86

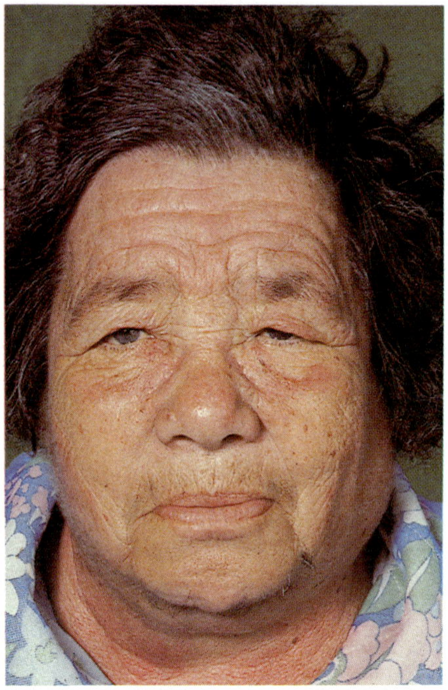

Abb. 3.86 Dermatomyositis. Diese Frau hat ein charakteristisches Exanthem und Gesichtsödeme. Sie klagte auch über proximale Muskelschwäche. Die Untersuchung ergab als Grunderkrankung ein Bronchialkarzinom.

3.87

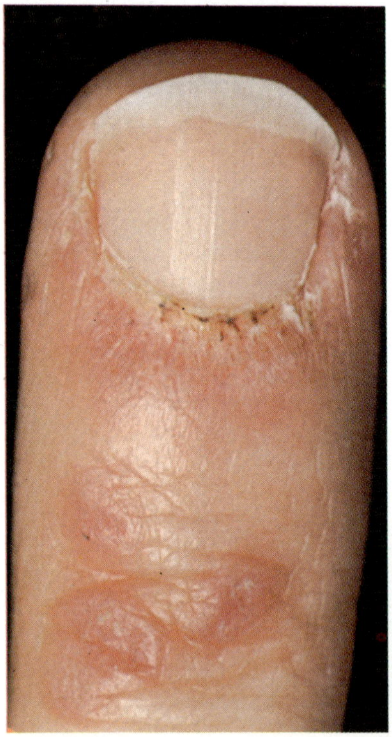

Abb. 3.87 Dermatomyositis. Nagelfalzerytheme und Teleangiektasien mit rissiger Nagelhaut sind wichtige physische Symptome nichtbullöser unspezifischer Autoimmunstörungen und häufig bei Dermatomyositis und SLE. Bei Dermatomyositis können violette Plaques und Papeln auf Handgelenken, Knien und Ellbogen auftreten.

Sjögren-Syndrom

Typisch für diese Erkrankung sind trockene Augen (Sicca-Syndrom) und Mund (Xerostomie) durch chronische Dysfunktion der exokrinen Drüsen. Frauen (40-60 Jahre) sind häufiger betroffen (Frauen:Männer = 9:1). Die Erkrankung kann isoliert oder mit RA bzw. anderen Bindegewebserkrankungen auftreten.

Mangelnde Tränenflüssigkeit verursacht Brennen und Jucken der Augen. Beteiligung der Speicheldrüsen führt zu Xerostomie (**3.88**) mit Sprech- und Schluckschwierigkeiten und verstärkter Karies. Die Ohrspeicheldrüsen können vergrößert sein. Alle Schleimhautregionen wie Nase, Kehle, Larynx, Bronchien und Vagina können befallen sein. Weitere Symptome sind Pankreatitis, Pleuritis, Vaskulitis, renal tubuläre Azidose und chronisch interstitielle Nephritis. Maligne Lymphome sind besonders häufig.

Rheumafaktoren (70%) und andere Autoantikörper sind oft vorhanden. Mit dem Schirmertest stellt man eingeschränkte Produktion der Tränenflüssigkeit fest (**3.89**). Ein Färbetest mit Bengalrot kann, wenn die Oberflächenulzera die Farbe aufnehmen, pathognomonisch sein (**3.90**).

Es gibt keine spezifische Therapie, doch lindert künstliche Tränenflüssigkeit die Augenbeschwerden. Künstlicher Speichel ist nicht so effektiv. Auf sorgfältige Mundhygiene sollte geachtet werden.

3.88

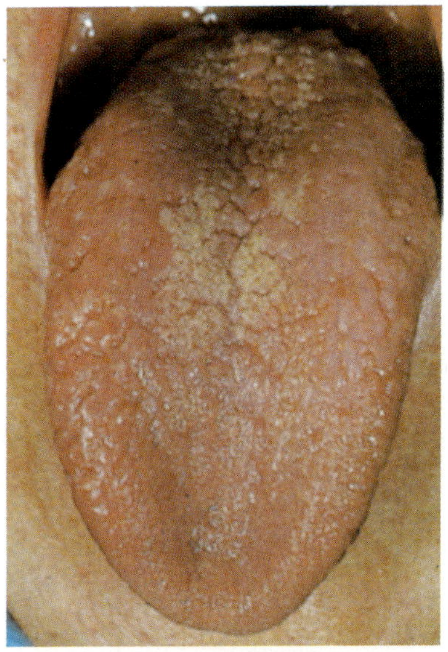

Abb. 3.88 Eine „knochentrockene" Zunge - Xerostomie - beim Sjögren-Syndrom durch Beteiligung der Speicheldrüsen.

3.89

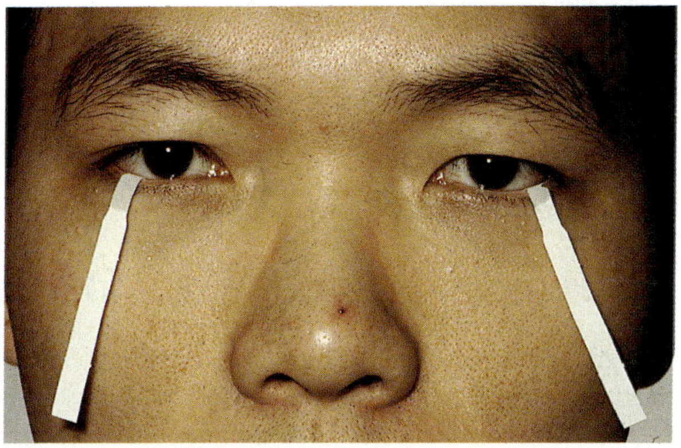

Abb. 3.89 Schirmertest bei trockenen Augen. Ein Streifen sterilen Filterpapiers mit Standardporengröße wird über das untere Lid gelegt. Der Patient muß vorsichtig die Augen schließen und nach 5 min wird die Länge des nassen Gebietes gemessen. Bei weniger als 15 mm gilt die Produktion der Tränenflüssigkeit als vermindert.

3.90

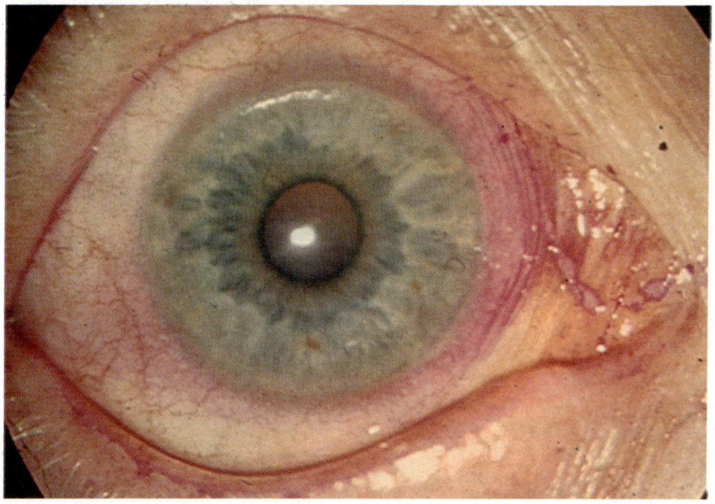

Abb. 3.90 Bengalrotfärbung des Auges eines Patienten mit Sjägren-Syndrom. Kleine superfizielle Ulzera haben die hellrote Färbung aufgenommen und werden auf der Nasenseite sichtbar.

Rezidivierende Polychondritis

3.91

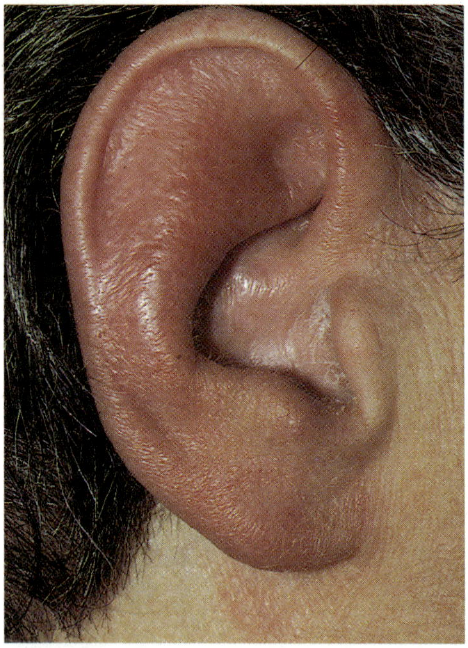

Rezidivierende Polychondritis ist eine seltene Erkrankung mit Erweichung und Kollaps der Knorpelgewebe. Meist kommt es zu schmerzhaft geschwollenen Ohren (**3.91**), aber auch die Knorpel von Nase, Respirationstrakt und Gelenken sowie das fibröse Gewebe des Augapfels können betroffen sein. Eine symptomatische Steroidtherapie hilft oft.

Abb. 3.91 Rezidivierende Polychondritis mit Ohrenschmerzen bei einem 58jährigen Mann.

Überlappende Syndrome und Mixed Connective Tissue Disease (MCTD)

Gelegentlich entsprechen Klinik und Laborbefunde eines Patienten mehr als einer Erkrankung. Man nennt dies ein überlappendes Syndrom. Besonders häufig sind Erkrankungen, bei denen Symptome einer RA mit denen eines SLE oder die einer PSS mit denen eines SLE und einer Polymyositis kombiniert sind. In der letzteren Gruppe findet man Antikörper gegen U1-Ribonukleoproteine (nRNP). Diese Fälle werden oft als MCTD oder Sharp-Syndrom beschrieben. Die Prognose ist hier günstiger als die von SLE oder PSS allein. Kleine Dosen Prednisolon reichen als Therapie oft aus.

3.5 Vaskulitiden

Dies ist eine Gruppe von Erkrankungen mit entzündlicher Infiltration der Blutgefäße. Sie treten lokalisiert oder systemisch auf und variieren von einer einfachen Entzündung bis zu nekrotisierender Arteriitis oder Granulombildung. Blutgefäße jeder Größe sind betroffen, daher das breite symptomatische Spektrum. Meist handelt es sich um idiopathische Krankheiten, bisweilen aber auch um Komplikationen anderer Erkrankungen (z.B. rheumatoide Vaskulitis, SLE, Dermatomyositis/Polymyositis).

Polyarteriitis nodosa (Periarteriitis nodosa)

Diese seltene Erkrankung tritt vor allem bei jungen Männern (20-50 Jahre) auf. Betroffen sind die mittleren und kleinen Arterien. Fibrinoide Nekrose und Infiltration mit polymorphkernigen Zellen (manchmal eosinophil) verursachen eine Verengung des Lumens und Thrombosen. Durch lokale Ischämie und Heilung durch Fibrose bilden sich kleine Aneurysmen („nodosa"). Die Ätiologie ist unbekannt, aber 20-40% der Patienten haben das HBs-Antigen (*siehe* S. 398).

Klinische Symptome sind allgemeines Unwohlsein, Gewichtsverlust, häufig auch ein purpuraartiges Exanthem (**3.92**), digitale vaskulitische Infarkte (**3.27, 3.28, 3.75**) oder Livedo reticularis (**3.93**). Beteiligung des Herzens kann sich als Perikarditis, Myokardinfarkt oder persistierende Tachykardie äußern. Lungeninfiltration ist möglich. Im Gastrointestinaltrakt kann es zu kleineren Darminfarkten, Blutungen und Invagination kommen. Gallenblaseninfarkt und Pankreatitis können auftreten. Neurologische Komplikationen sind Mononeuritis multiplex, Polyneuritis und gelegentlich Subarachnoidalblutung. Die Hälfte dieser Patienten sind hypertonisch, was auf Nierenbeteiligung und so eine schlechte Prognose schließen läßt (*siehe* S. 287).

Untersuchungen zeigen eine beschleunigte BKS, Leukozytose, Anämie, Hyperimmunglobulinämie und manchmal das HBs-Antigen. Anti-neutrophile zytoplasmische Antikörper (ANCA), obwohl nicht spezifisch, können vorhanden sein. Eine Biopsie von Muskeln oder Nieren zeigt die fibrinoide Nekrose der Wände der mittleren Arterien und Arteriolen mit Zellinfiltraten. Eine viszerale Angiographie weist die typischen Aneurysmen nach (**6.62**).

Behandelt wird mit hochdosierten Kortikosteroiden, kombiniert mit einem Immunsuppressivum, z.B. Azathioprin. Die Prognose kann unterschiedlich sein. Spontane Remissionen sind möglich, doch ist der Verlauf, bedingt durch Nierenkomplikationen, gewöhnlich innerhalb einiger Monate bis Jahre tödlich.

92

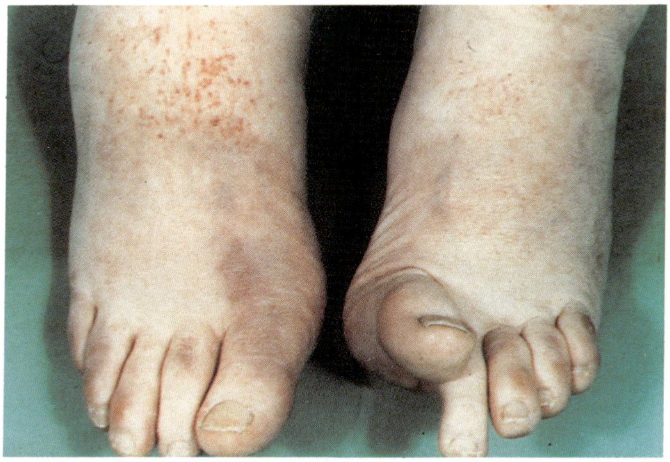

Abb. 3.92 **Polyarteriitis nodosa.** Ein vaskulitisches purpuraartiges Exanthem hat sich dorsal auf beiden Füßen entwickelt. Der Patient hat eine Mononeuritis, Dorsalflektion seines rechten Zehs ist nicht möglich.

3.93

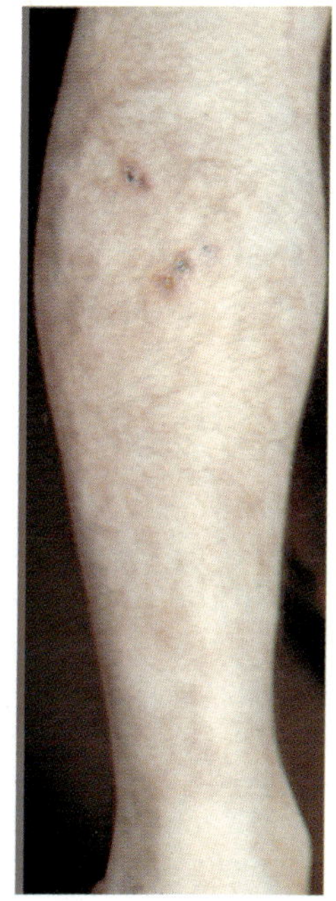

Abb. 3.93 Livedo reticularis wird normalerweise von einer Vaskulitis in einer tieferen Dermisschicht verursacht als der, die zu einem purpurfarbenem Exanthem führt (**Abb. 3.92**). Hier ist das typische „retikuläre" Bild durch zwei lokalisierte nekrotische Läsionen an der Wade kompliziert.

Wegener-Granulomatose

Dies ist eine weitere seltene Erkrankung kleiner bis mittlerer Arterien unter Bildung nekrotisierender Granulome. Die Ätiologie ist unbekannt. Typisch sind Granulome im oberen Respirationstrakt, flüchtige Schatten in der Lunge und nekrotisierende Glomerulonephritis. Anfänglicher Rhinitis und Ulzeration der Nasenschleimhaut folgt der Kollaps der Nasenscheidewand (**3.94**). Später kommt es zu Lungen- (*siehe* S. 193) und Nierenbeteiligung (*siehe* S. 288).

Die Behandlung mit Kortikosteroiden und Cyclophosphamid kann nützlich sein, doch die Prognose ist infaust.

3.94

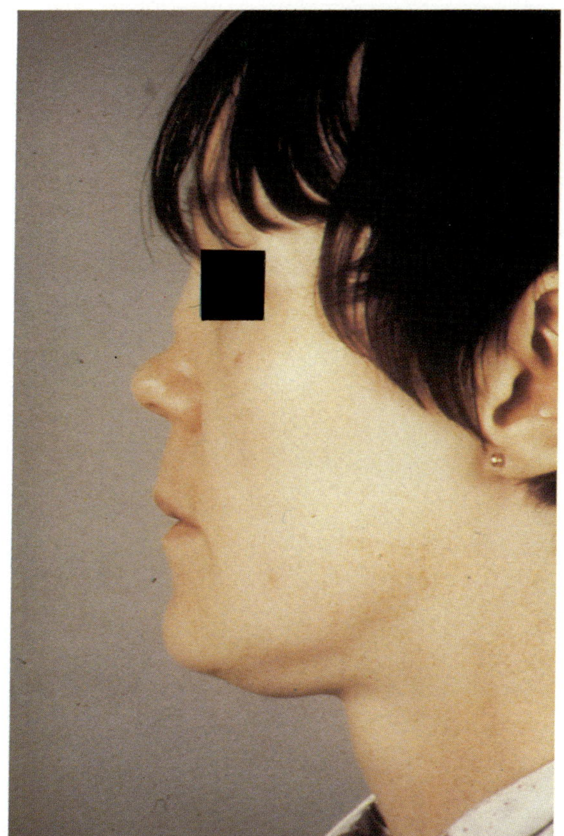

Abb. 3.94 Wegener-Granulomatose. Typisches Bild nach dem Kollaps der Nasenscheidewand durch Granulominfiltration.

Churg-Strauß-Syndrom

Diese Erkrankung ähnelt der Polyarteriitis nodosa, allerdings mit weniger generalisiertem Verlauf. Betroffen sind vor allem die kleinen Arterien und Venen. Extravaskuläre Granulombildung ist möglich. Symptome sind Hypereosinophilie und Asthma. Thoraxaufnahmen zeigen pneumonieartige Schatten. Die peripheren Nerven können beteiligt sein, aber renale Komplikationen sind seltener. Bronchospasmen sprechen gut auf Steroide an.

Polymyalgia rheumatica (PMR) und Arteriitis temporalis (AT)

PMR ist eine ausgesprochene Alterskrankheit. Sie beginnt oft plötzlich mit Fieber, Unwohlsein, Gewichtsverlust sowie Schmerzen und Steifheit in den proximalen Muskeln (Schultergürtel, Beckenring), mit Schwierigkeiten, aufzustehen und beim Treppensteigen. Das Blutbild zeigt eine normochrome, normozytische Anämie, die BKS ist fast immer beschleunigt. Eine behandelte PMR dauert selten länger als 1-2 Jahre.

PMR und AT werden gemeinsam beschrieben, da sie meist zusammen auftreten. Bei AT, auch Riesenzellarteriitis, kommt es zu entzündlicher Zellinfiltration und Riesenzellbildung in allen Schichten der großen Arterien, insbesondere der A. temporalis. Beteiligung der A. ophthalmica kann zu Erblindung führen. Weitere Symptome sind: meist unilateraler, klopfender Kopfschmerz, Sehstörungen, empfindliche Kopfhaut und Claudicatio des Kiefers. Die A. temporalis erscheint verdickt und empfindlich mit Pulsationen (**3.95**). Die BKS liegt typischerweise über 100 mm in der ersten Stunde. Eine Biopsie der A. temporalis kann Riesenzellenläsionen zeigen (**3.96**), die aber fleckenweise auftreten. Ein negativer Biopsiebefund schließt die Diagnose nicht aus.

Bei Verdacht auf AT sollte sofort, noch vor einer Biopsie, mit hochdosierten Kortikosteroiden (z.B. Prednisolon, 60 mg/Tag) begonnen werden, um irreversible Erblindung zu vermeiden. Die Dosis sollte vor dem langsamen Herabsetzen mehrere Wochen beibehalten werden. Bei Polymyalgie ohne kraniale Symptome werden mit gutem Erfolg niedriger dosierte Steroide (z.B. Prednisolon, 10-15 mg/Tag) eingesetzt. Die Dosis sollte im Verlauf von 1-2 Jahren sehr langsam reduziert werden, wobei BKS und klinische Symptome die Krankheitsaktivität widerspiegeln.

3.95

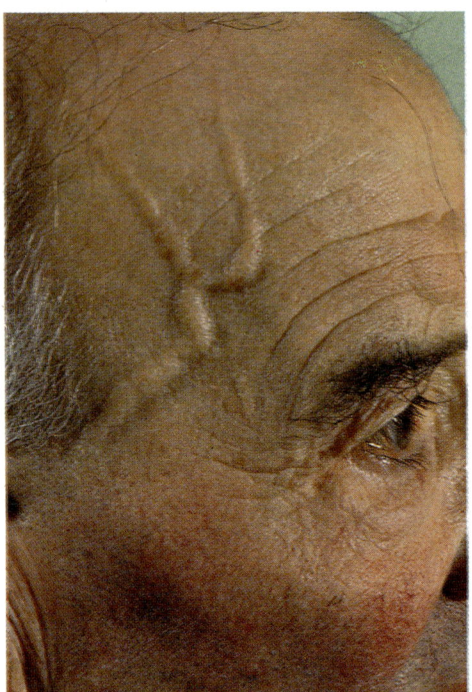

Abb. 3.95 Arteritis temporalis. Bei diesem 74jährigen Mann, der über starken Kopfschmerz, Brennen und Druckempfindlichkeit über der Arterie und Sehstörungen klagte, ist die rechte A. temporalis dilatiert. Bei der Biopsie wurde eine Arteriitis temporalis festgestellt.

3.

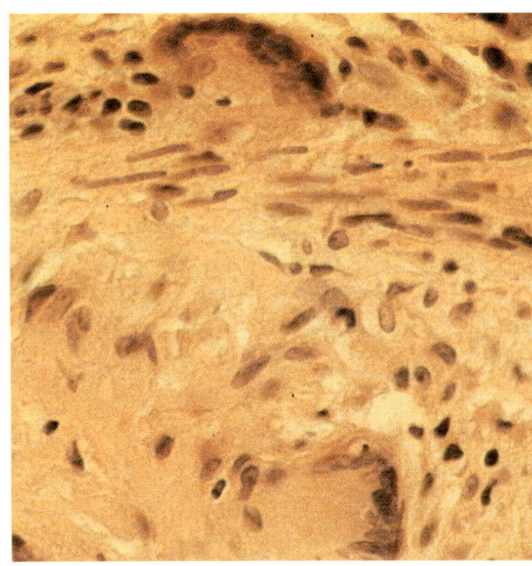

Abb. 3.96 Arteritis temporalis. Das histologische Erscheinungsbild der Temporalisbiopsie ist pathognomonisch. Alle Gefäßschichten zeigen entzündliche Zellinfiltrationen und die hochauflösende Ansicht zwei charakteristische Riesenzellen.

3.6 Ehlers-Danlos-Syndrom

Das Ehlers-Danlos-Syndrom umfaßt eine Gruppe seltener, erblicher Bindegewebserkrankungen mit Hyperelastizität der Haut, überstreckbaren Gelenken, erhöhter Vulnerabilität und hämorrhagischer Diathese mit schlechter Wundheilung. Es gibt viele Untertypen mit verschiedenen Kollagendysplasien, die häufigsten werden autosomal-dominant übertragen. Typ I ist klinisch ausgiebig beschrieben worden und hat die schwerste Symptomatik. Die extrem hyperelastische Haut (**3.97**) und die überstreckbaren Gelenke (**3.98**) kann man oft in Darbietungen sehen (Gummimensch). Mit der Zeit wird die Haut schlaff und hängend, insbesondere über den Gelenken. Sie blutet leicht und heilt schlecht. Es bilden sich große, pigmentierte Narben, vor allem über Knien und Ellbogen. Da alle Gewebe beteiligt sind, gibt es viele Symptome, darunter Netzhautablösung, blaue Skleren, Dislokation der Linsen, Mitralklappenprolaps, Reizleitungsstörungen und, bei Beteiligung der großen Arterien, Aneurysmenbildung. Es gibt keine spezifische Therapie zur Korrektur der Schäden, doch sollte auf Schutz der Haut und Gelenke geachtet werden.

7

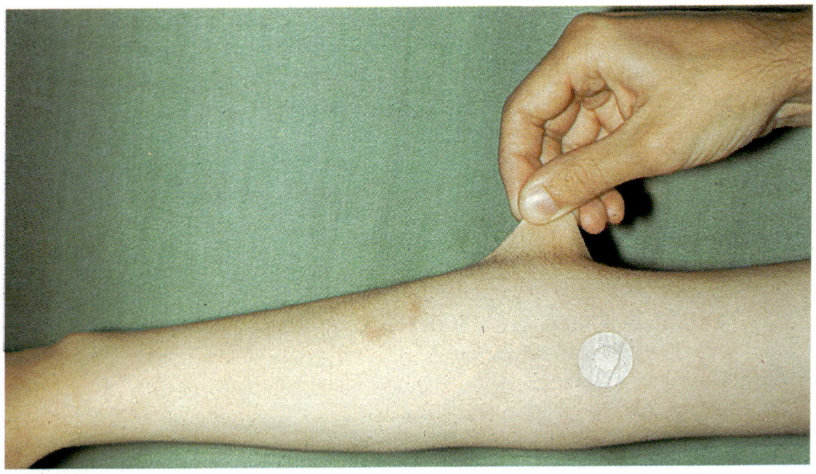

Abb. 3.97 Ehlers-Danlos-Syndrom, Hyperelastizität der Haut.

3.98

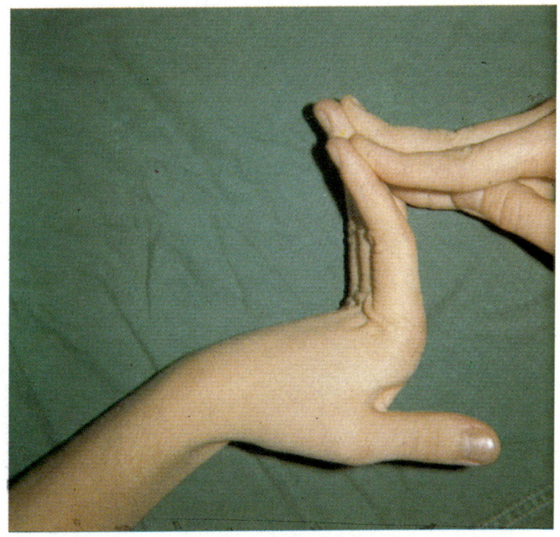

Abb. 3.98 Ehlers-Danlos-Syndrom, überstreckbare Finger.

3.7 Knochenerkrankungen

Knochen bestehen aus einer bindegeweblichen Grundsubstanz, in der Mineralien abgelagert sind. Ihre Stabilität basiert auf beiden Komponenten. Die mineralischen Bestandteile sind hauptsächlich Kalzium, Magnesium und Phosphor. Wichtig für die Knochenmineralisierung sind Vitamin D, Parathormon und Kalzitonin. Osteoblasten bauen neues Knochengewebe auf, während Osteoklasten altes Gewebe resorbieren. Knochen bestehen aus lebendigem, dynamischem Gewebe, das sich das ganze Leben lang ständig neu bildet.

Osteoporose

Osteoporose ist die häufigste metabolische Knochenerkrankung. Die Verbreitung nimmt mit dem Alter zu, Frauen sind häufiger betroffen als Männer. Die geschwächten Knochen brechen leicht und verursachen relativ hohe Morbidität und indirekte Mortalität bei älteren Menschen. Verstärkte Knochenresorption bei qualitativ und quantitativ normaler Neubildung führt zu starken Verlusten von Knochenmasse (mineralischer und nichtmineralischer). Die Ätiologie ist meist unklar, aber Alterungsprozess, Östrogenmangel in der Menopause, Bewegungsmangel, Parathormon- oder Kalzitoninmangel bzw. eine Kombination dieser Faktoren spielen sicher eine Rolle. In manchen Fällen finden sich direkte Ursachen wie Cushing-Syndrom, Diabetes, Thyreotoxikose, Hypogonadismus, RA (lokalisierte Osteoporose), chronische Niereninsuffizienz oder Medikamentenwirkungen wie nach Glukokortikoiden oder Langzeitheparin.

Osteoporose ist oft inapparent. Symptomatische Patienten klagen viel über Rückenschmerzen. Frakturen der schwachen Knochen verursachen zeitweise starke Schmerzen. Kollabierende Wirbel führen zu Größenverlust (**3.99**). Brust- und Lendenwirbel, das obere Ende des Humerus (**3.100**), das untere Ende des Radius und Femurhalses brechen am häufigsten (**3.101**). Röntgenaufnahmen zeigen verminderte Knochendichte, reduzierte Zahl und Größe der Bälkchen und verdünnte Cortex. Durch Kompression oder Kollaps nehmen die Körper der Lenden- und Brustwirbel eine bikonkave Form mit anteriorer Verkeilung an (**3.102**). Die Serumspiegel von Kalzium, Phosphat und alkalischer Phosphatase sind normal.

Bei manifester Erkrankung ist eine Therapie unbefriedigend. Prophylaxe ist vorzuziehen. Jeder Primärfaktor wie endokrine Erkrankungen oder langdauernde Kortikosteroidgaben sollte, wo möglich, korrigiert werden. Bei Frauen nach der Menopause sind Hormongaben sinnvoll, wenn sie früh genug begonnen werden. Weitere prophylaktische Maßnahmen sind regelmäßige Gymnastik und ausreichende Versorgung mit Vitamin D und Kalzium.

3.99

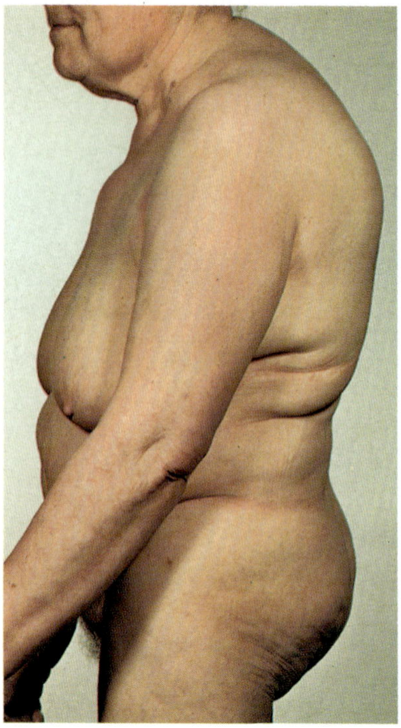

3.100

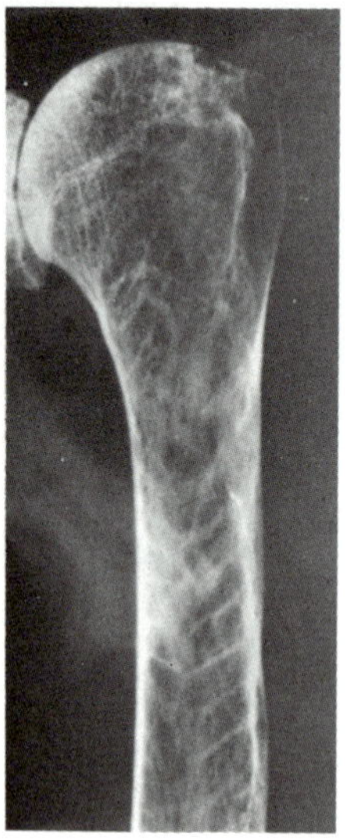

Abb. 3.99 Osteoporose führt zu Größenverlust. Wirbelkollaps löst chronische Rückenschmerzen, Anfälle starker Rückenschmerzen und Kyphose (Witwenbuckel) aus. Auf der Haut erscheinen oft Falten, und die Rippen können am Darmbeinkamm scheuern.

Abb. 3.100 Osteoporose mit Kortexverdünnung und Auflichtung des Bälkchenmusters am Humerus.

3.101

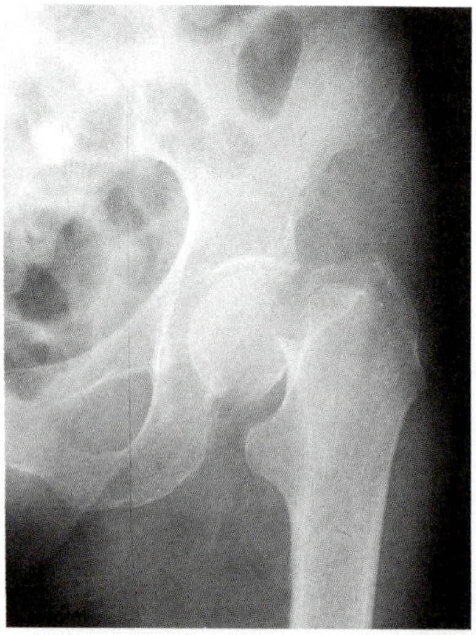

Abb. 3.101 Osteoporose ist die häufigste Ursache von Oberschenkelhalsbrüchen bei älteren Menschen. Dieser Patient hatte eine subkapitale Fraktur, die zu ischämischer Nekrose des Femurkopfes führen kann.

3.102

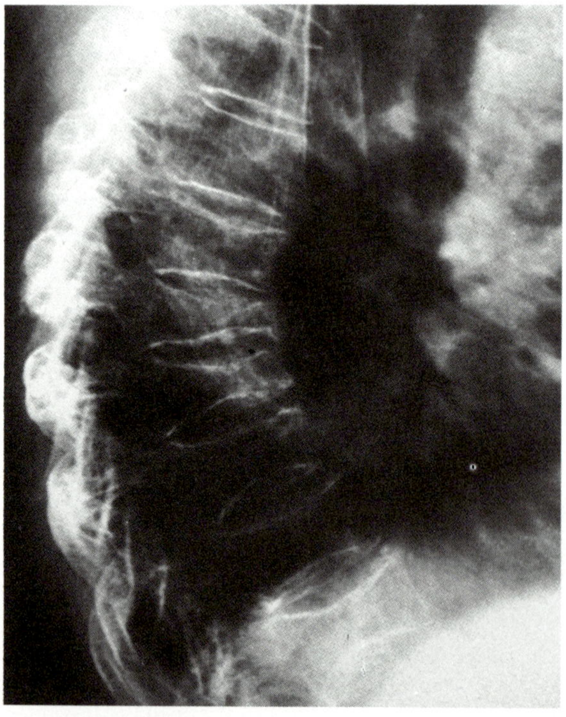

Abb. 3.102 Wirbelkollaps durch Osteoporose. Die Röntgenaufnahme zeigt keilförmige Abflachungen der Wirbelkörper in der mittleren Thoraxregion.

Vitamin-D-Mangel - Osteomalazie und Rachitis

In den Industrieländern ist Vitamin-D-Mangel bei Erwachsenen (Osteomalazie) und Kindern (Rachitis) selten geworden. Man findet ihn aber noch bei asiatischen Einwanderern und älteren Menschen, verursacht durch Ernährungsfehler und mangelndes Sonnenlicht. Weitere mögliche Ursachen sind Malabsorptionen z.B. durch Magenoperationen, Zöliakie und mangelnde Gallensäurenproduktion. Seltenere Ursachen sind antikonvulsivische Dauermedikation, Leber- und Niereninsuffizienz und familiäre Störungen wie Vitamin-D-resistente Rachitis und X-chromosomale Hypophosphatämie.

Vitamin D sorgt für einen ausreichend hohen Kalziumspiegel zur Bildung von Kalziumsalzen im Knochen. Mangel führt zu schlechter Knochenmineralisierung und minderer Belastbarkeit.

Die kindliche Rachitis äußert sich gewöhnlich mit Knochendeformierungen und Wachstumsstörungen: Abflachung von Stirn- und Scheitelbeinen (**3.103**), verzögertes Schließen der großen Fontanelle, rachitischer Rosenkranz (Vergrößerung der Epiphysen an der Knorpel-Knochengrenze der Rippen), Glockenthorax und Krümmung oder andere Deformierung der Beine (**3.104**).

Beim Erwachsenen kann Osteomalazie Skelettschmerzen, Schmerz- Empfindlichkeit des Skeletts und spontane Knochenfrakturen verursachen. Oft kommt es zu Muskelschwäche und deutlicher proximaler Myopathie.

Bei beiden Erkrankungen kann sich eine Tetanie mit Karpopedalspasmen und Gesichtszuckungen manifestieren. Das Serumkalzium ist erniedrigt oder subnormal, Serumphosphat ist erniedrigt, die alkalische Phosphatase erhöht. Röntgenaufnahmen zeigen verdünnte Knochen (Mineralisationsstörung) und helle Streifen (Pseudofrakturen, Looser-Umbauzonen), vor allem an Becken, Rippen und Röhrenknochen (**3.105**). Bei Kindern ist oft eine Verbreiterung der Epiphysenregion zu erkennen (**3.106**). Bei Erwachsenen kann für die Diagnose manchmal eine Knochenbiopsie nötig sein.

Vorbeugung ist besser als Heilen. Ausbildung und Lebensstandard sollten bei den gefährdeten Menschen verbessert werden. Ausreichende Zufuhr von Vitamin D sollte gewährleistet sein. Bei antikonvulsivischer Dauermedikation müssen Substitutionspräparate gegeben werden. Bei Nierenerkrankungen und Vitamin-D-Resistenz sind hohe Dosen des Vitamins zu verabreichen.

3.103

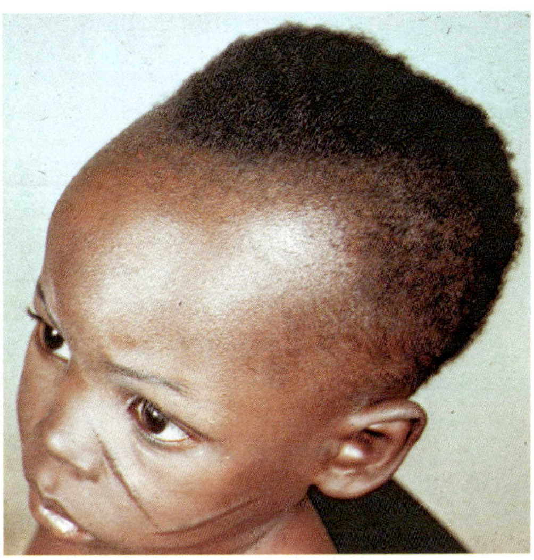

Abb. 3.103 Der Schädel bei Rachitis. In der Kindheit sind die Stirnknochen vorstehend und abgeflacht. Die Fontanellen schließen sich spät. Der ganze Schädel ist weich und kann fast wie ein Tischtennisball verformt werden.

3.104

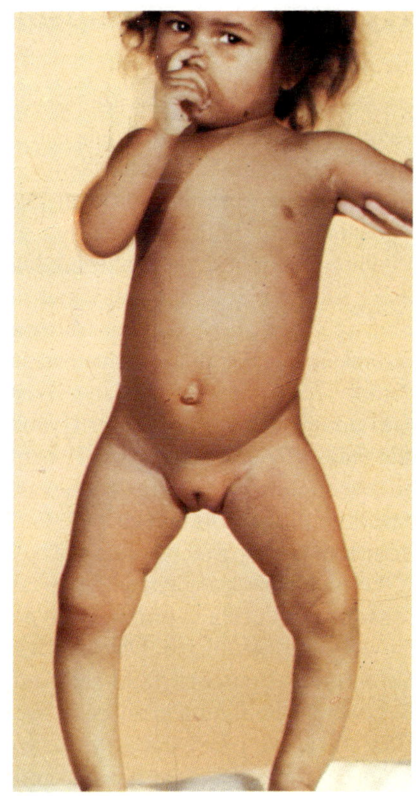

Abb. 3.104 Rachitis. Die tragenden Knochen in Armen und Beinen sind seitlich und vorwärts gekrümmt.

3.105

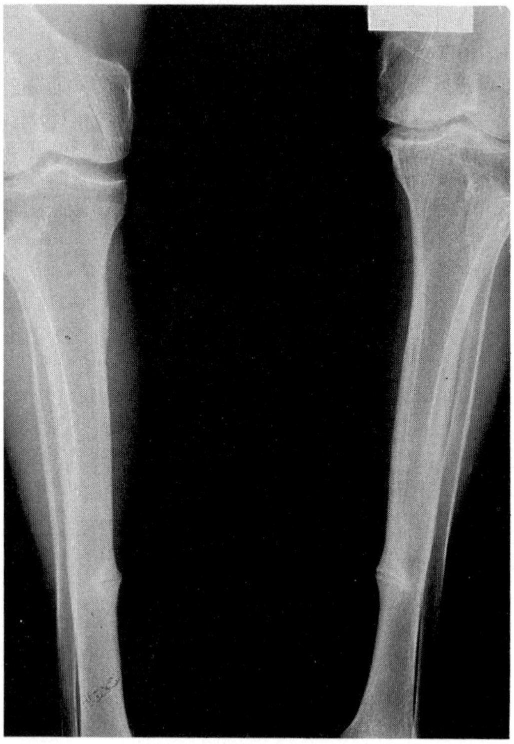

Abb. 3.105 Pseudofrakturen (Looser-Umbauzonen) am unteren Ende beider Tibiae bei Osteomalazie.

3.106

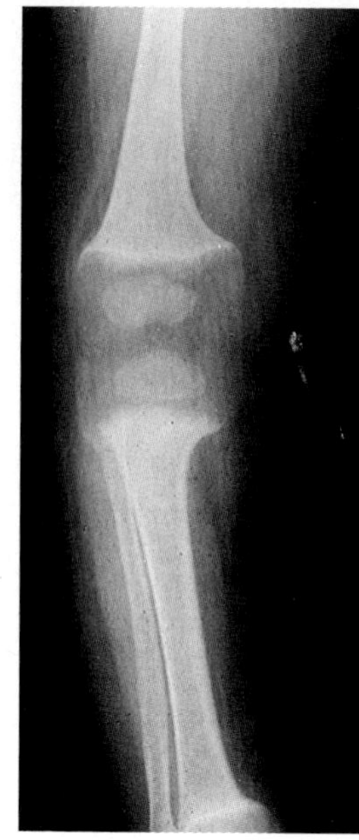

Abb. 3.106 Rachitis. Auf dieser Röntgenaufnahme des rechten Beines eines Kindes erkennt man die becherförmigen Erweiterungen („Champagnerglas") der Enden der Röhrenknochen, den vergrößerten Raum zwischen Diaphyse und Epiphyse und die schlechte Knochenmineralisierung.

Hyperparathyreoidismus

Das Parathormon (PTH) aus den Nebenschilddrüsen kontrolliert die Serumkonzentration von Kalzium und anorganischem Phosphor. Es erhöht das Serumkalzium, indem es das Mineral dem Skelett entzieht, seine Absorption aus dem Darm erhöht und die tubuläre Rückresorption in den Nieren fördert. Außerdem erhöht es die Vitamin-D-Synthese und reduziert das Serumphosphat, indem es seine Ausscheidung erhöht. Unter normalen physiologischen Bedingungen steigt der Parathormonspiegel mit fallendem Serumkalzium. Anormal erhöhte Parathormonwerte können auf ein Parathyreoidaadenom (primärer Hyperparathyreoidismus) oder Erkrankungen mit sekundärer Hypokalzämie, z.B. chronische Niereninsuffizienz (sekundärer Hyperparathyreoidismus) zurückzuführen sein. Bei langandauerndem sekundärem Hyperparathyreoidismus kann es zu einer autonomen Überfunktion (tertiärem Hyperparathyreoidismus) kommen.

Leichter Hyperparathyreoidismus kann inapparent verlaufen. Bei schwereren Fällen erscheinen Hyperkalzämiesymptome mit Unwohlsein, Anorexie, Übelkeit, Erbrechen, Schwindel oder Verwirrung. Peptische Ulzera und akute Pankreatitis sind möglich. Bei Nierenbeteiligung kann es zu Nierenkoliken (Nierensteine), Hämaturie oder Polyurie/Nykturie durch Tubulischädigung kommen. Knochenschmerzen deuten auf Beteiligung der Knochen hin, Rückenschmerzen sind verbreitet. Pseudogicht ist möglich (*siehe* S. 141).

Serumkalzium kann erhöht und der Phosphatspiegel niedrig sein. Durch erhöhte Osteoblastenaktivität ist die alkalische Phosphatase erhöht. Radiologische Veränderungen im Frühstadium sind Demineralisierung oder subperiosteale Usuren in den Phalangen (**3.107**). Zysten (**3.108**) sind selten. Eine laterale Schädelaufnahme kann kann typische Bilder wie von „gemahlenem Glas" zeigen (**3.109**). Weitere radiologische Symptome sind Nephrokalzinose (*siehe* S. 301) und andere Weichteilverkalkungen, wie z.B. im Auge (**3.110**).

Andere Ursachen des Hyperparathyreoidismus wie maligne Erkrankungen (vor allem multiple Myelome S. 465), Sarkoidose und Medikamente (einschließlich Vitamin-D-Überschuß) sollten ausgeschlossen werden. Nachweis von Parathormon (PTH) bei gleichzeitiger Hyperkalzämie mittels eines Radioimmunotests ist pathognomonisch für Hyperparathyreoidismus. Zweiter Schritt ist die Tumorlokalisation. Am sinnvollsten ist die chirurgische Untersuchung des Halses, die in erfahrenen Händen in 90% bei Lokalisation und Entfernung des Adenoms erfolgreich ist. Weitere Untersuchungsmethoden sind CT, Szintigraphie und PTH-selektive venöse Blutproben. Einzige Therapie ist die chirurgische Resektion.

3.107

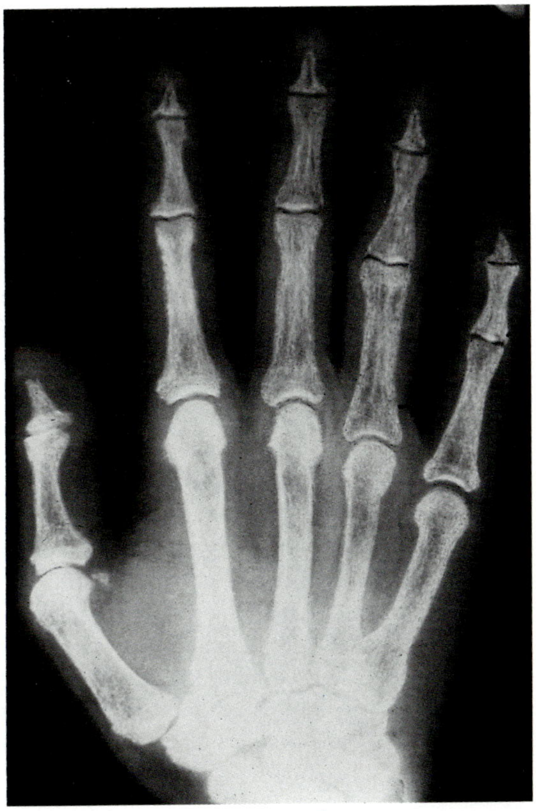

Abb. 3.107 Hyperparathyreoidismus. Entlang der Kortexoberfläche der mittleren und distalen Phalangen, vor allem am Zeigefinger, sieht man subperiosteale Usuren und starke Resorption der distalen Phalangen.

3.108

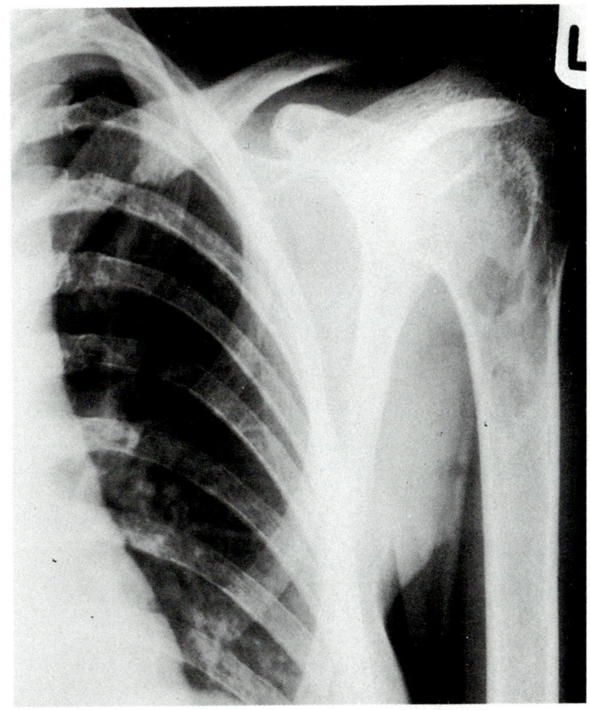

Abb. 3.108 Hyperparathyreoidismus. Eine einzelne Knochenzyste im oberen Humerus. Man sollte an Hyperparathyreoidismus als Differentialdiagnose von Knochenzysten und Tumoren denken.

3.109

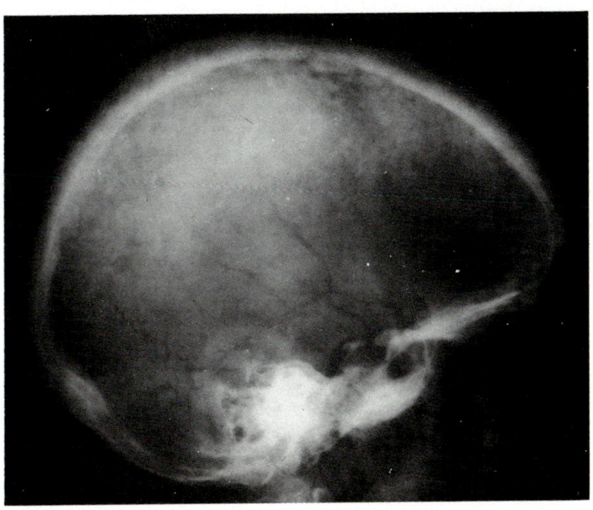

Abb. 3.109 Schädelaufnahme bei Hyperparathyreoidismus mit dem typischen granulären oder gefleckten Bild. Man erkennt auch einige zystische Regionen.

3.110

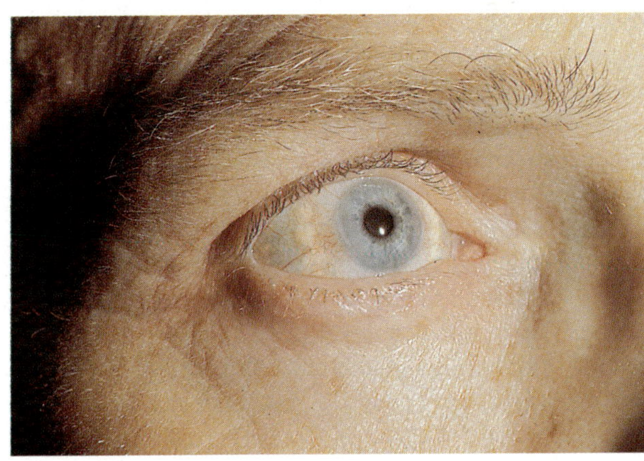

Abb. 3.110 Ektopische Verkalkung an den lateralen und nasalen Rändern des rechten Auges (Bandkeratitis) bei einem Patienten mit primärem Hyperparathyreoidismus.

Renale Osteodystrophie

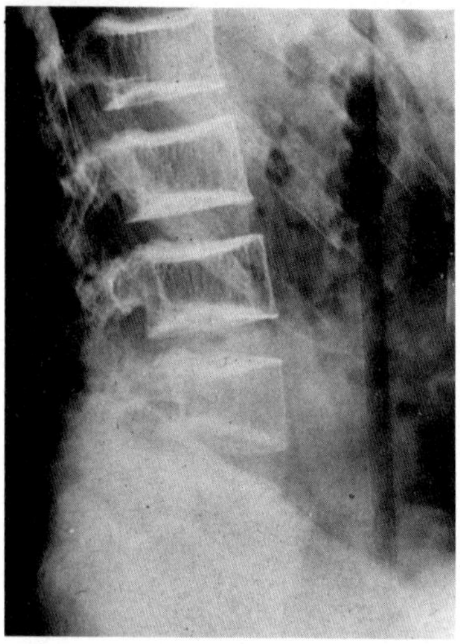

3.111

Abb. 3.111 **Rundrücken bei sekundärem Hyperparathyreoisismus** durch Demineralisation der Wirbelkörper unter gleichzeitiger Knochenneubildung an den Subchondralplatten.

Patienten mit chronischer Niereninsuffizienz können verschiedene Knochenerkrankungen wie Osteomalazie, Hyperparathyreoidismus (sekundärer und tertiärer) und Osteosklerose entwickeln. Osteomalazie entsteht durch die Unfähigkeit der geschädigten Nieren, das metabolisch aktive 1,25-Dihydroxycholecalciferol zu produzieren. Mangelnde Kalziumabsorption und Phosphatretention führen zur Senkung des Serumkalziumspiegels, woraus sich ein sekundärer, bei langer Dauer auch ein tertiärer Hyperparathyreoidismus entwickelt. Klinische und radiologische Manifestationen entsprechen denen, die in vorangegangenen Abschnitten besprochen wurden. Die Ätiologie der Osteosklerose ist weniger klar, man vermutet aber einen direkten Zusammenhang mit überschüssigem Parathormon. Sie verursacht den typischen Rundrücken, hervorgerufen durch alternierend sklerotische und poröse Knochensubstanz in den Wirbeln (**3.111**).

Vorbeugung und Behandlung sind bei renaler Osteodystrophie teilweise möglich. Orales Aluminiumhydroxydgel bindet Phosphat und senkt seine Konzentration. Vitamin-D-Resistenz kann mit den neueren biologisch aktiven Derivaten beseitigt werden. Die Resektion der Nebenschilddrüsen ist heute nur noch selten nötig.

Ostitis deformans Paget

Diese Erkrankung betrifft vor allem ältere Menschen (bis zu 10%). Die Ätiologie ist unbekannt, aber es gibt eine schwache familiäre Veranlagung. Geographische Häufung z.B. in North Lancashire, England, deutet auf Umweltfaktoren. Gesteigerte Osteoklastenaktivität, kompensiert durch gesteigerte Osteoblastenaktivität, führt zu einer Störung des normalen Knochenaufbaus und einer erhöhten Knochenvaskularität. Jeder Knochen kann betroffen sein, unter Bevorzugung der Beine und des Axialskeletts (einschließlich des Schädels) (**3.112**).

Die Erkrankung verläuft oft inapparent und wird im allgemeinen als Zufallsbefund entdeckt. Bei symptomatischer Erkrankung kommt es zu konstanten, lokalisierten Schmerzen, unbeeinflußbar durch Körperhaltung oder Ruhe. Abflachung der Stirn (**3.113**), verzerrte Gesichtszüge und Krümmung der Tibia (**3.114**) sind möglich. Bei der Palpation der betroffenen Knochen können Erwärmung und Geräusche festgestellt werden. Komplikationen sind: Erblindung durch Nervenkompression, Schwerhörigkeit durch Beteiligung der Gehörknöchelchen oder Nervenkompression durch Knochenvergrößerung, sekundäre OA und pathologische Frakturen (**3.115**). Selten, aber schwerwiegend, sind erhöhtes Herzminutenvolumen und Osteosarkome.

Die erhöhte Osteoblastenaktivität führt zum Ansteigen der alkalischen Serumphosphatase. Kalzium- und Phosphatspiegel sind normal. Die Hydroxyprolinausscheidung im Urin ist erhöht. Die Röntgenaufnahmen zeigen durchscheinende Zonen, verursacht durch Knochenresorption und Osteolyse, und teilweise erhöhte Knochendichte (**3.115, 3.116**).

Medikamentöse Behandlung ist nur bei symptomatischem Verlauf oder Komplikationen induziert, dann mit Calcitonin und Diphosphonat. Daneben sind Analgetika, Physiotherapie und, bei ungleich langen Beinen, orthopädische Korrektur angezeigt.

3.112

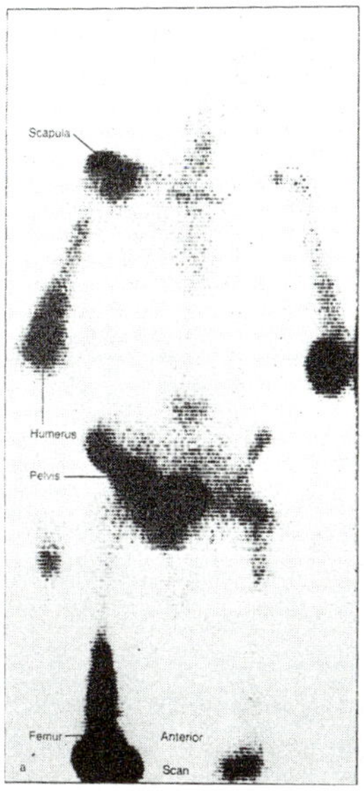

Abb. 3.112 Morbus Paget. Auf diesem Szintigramm zeigen die schwarzen Flekken Knochen, die von M. Paget betroffen sind.

3.113

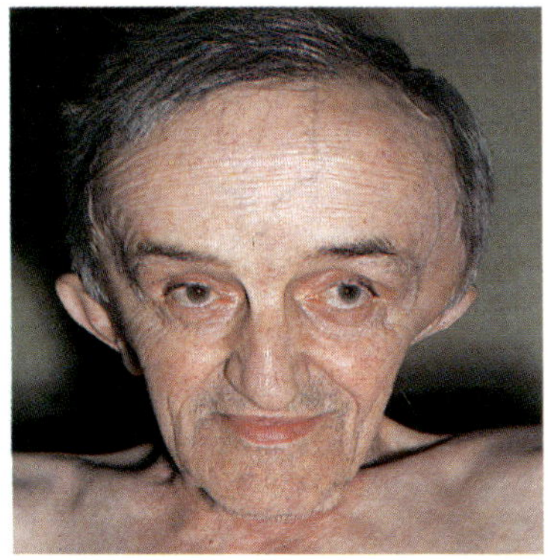

Abb. 3.113 Morbus Paget. Abflachung der Stirnknochen führt zu einem verzerrten Gesichtsausdruck. Dieser Patient zeigt starke Veränderungen und kam wegen Schwerhörigkeit aufgrund einer Innenohr-Beteiligung zum Arzt.

3.114

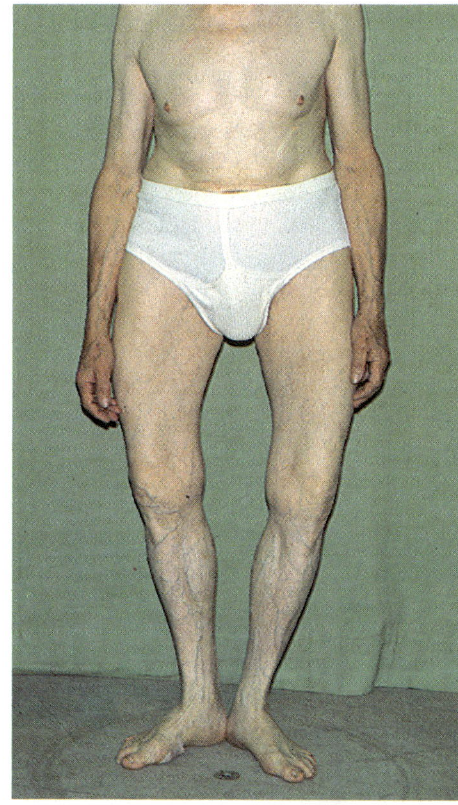

Abb. 3.114 Morbus Paget. Knochendeformierung führte zu Krümmung der Beine und Kompression des Körpers, was die Arme sehr lang erscheinen läßt.

3.115

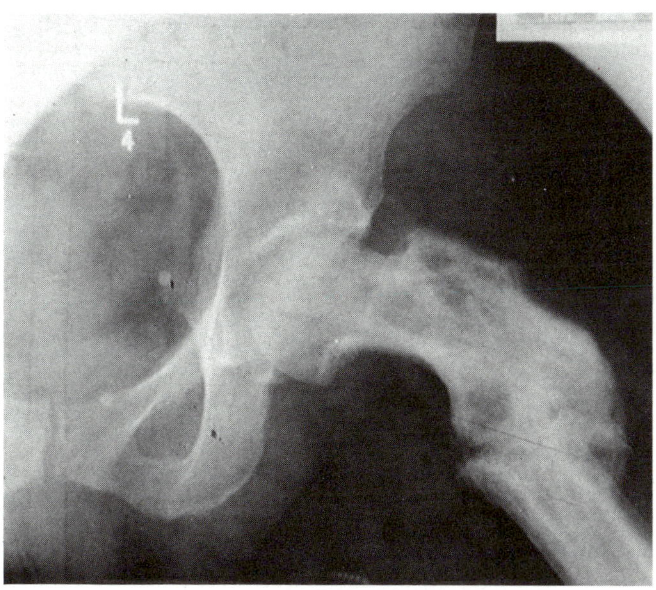

Abb. 3.115 Morbus Paget mit pathologischer Fraktur des oberen Femur. Man erkennt durchscheinende Zonen und teilweise erhöhte Knochendichte.

3.116

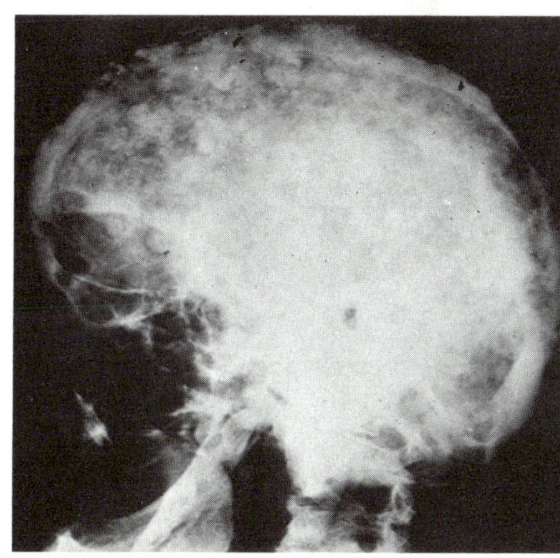

Abb. 3.116 Schädelaufnahme bei Morbus Paget mit durchscheinenden Gebieten und teilweise erhöhter Knochendichte. Die Stirn ist abgeflacht, an der Kortex hat sich neues Knochengewebe gebildet.

Osteomyelitis

Endogene oder exogene Dissemination vieler Mikroorganismen (**Tabelle 3.3**) und verschiedene Erkrankungen (**Tabelle 3.4**) können Infektionen im Knochen hervorrufen. Exogene Knocheninfektionen treten vor allem bei Diabetikern mit neuropathischen Fußulzera (**3.117, 3.118**) und mit Dekubitus auf.

Die **akute Osteomyelitis** wird meist von Staphylococcus aureus verursacht. Symptome sind Fieber, Schmerzen und Druckempfindlichkeit über den betroffenen Knochen, auch weniger spezifische Manifestation ohne initiale, lokale Symptome. Blutkultur und Feinnadelbiopsie ermöglichen die sichere Diagnose, aber manchmal kann die Behandlung aufgrund der klinischen Manifestation allein begonnen werden.

Die **chronische Osteomyelitis** entwickelt sich aus einer nicht diagnostizierten oder falsch behandelten akuten Osteomyelitis, bei der oft innerhalb von zwei Wochen nach Beginn radiologische Veränderungen feststellbar sind, die fortschreiten zu periostaler Abhebung, Knochendestruktion, Sklerosierung und Zystenbildung (**3.118**). Avaskuläre Knochennekrosen führen zu Sequesterbildung (**3.119**). Über viele Jahre kann es zu wiederholtem Aufflammen der Erkrankung mit Fieber, lokalisierten Schmerzen und Bildung von Fistelgängen kommen.

Chronische Osteomyelitis wird chirurgisch und antibiotisch behandelt. Patienten mit Sichelzellanämie sollten eine Langzeitpenicillinprophylaxe zur Vermeidung einer Salmonellenosteomyelitis (**3.119**) erhalten.

Die **chronische tuberkulöse Osteomyelitis** entsteht durch hämatogene oder lymphatische Aussaat. Meist sind Röhrenknochen und Wirbelkörper betroffen. Eiterung aus Fistelgängen verursacht „kalte" Abszesse (**3.58**). Zerstörung und Kollaps der Wirbel führt zu starker Kyphose (Pott-Krankheit, **3.120**). Normalerweise sind Operationen und eine Tuberkulosebehandlung nötig.

Tabelle 3.3 Verursachende Erreger der akuten Osteomyelitis

Staphylococcus aureus
Pseudomonas aeruginosa
Salmonella sp.
gramnegative Bakterien
Neisseria gonorrhoeae
Pasteurella multocida
verschiedene aerobe und anaerobe Organismen
Streptokokken
Brucella sp.
Candida sp.

Tabelle 3.4 Osteomyelitis: prädisponierende Erkrankungen

Akute Osteomyelitis
Endogen
Hautsepsis und -ulzera (vor allem bei Diabetes)
Fixen
Sichelzellanämie
chronische Harnwegsinfektion
chronische Divertikulitis
Gonorrhoe
Mangelernährung
Immunsuppression
Exogen
offene Brüche
tiefgehende Traumen, z.B. Bisse von Tieren
Gelenkprothesen
perforierende Ulzera, z.B. bei diabetischer Neuropathie
Fingerpricks zur Blutentnahme (z.B. bei Diabetes)
Chronische Osteomyelitis
Falsche Behandlung der akuten Erkrankung
Tuberkulose

3.117

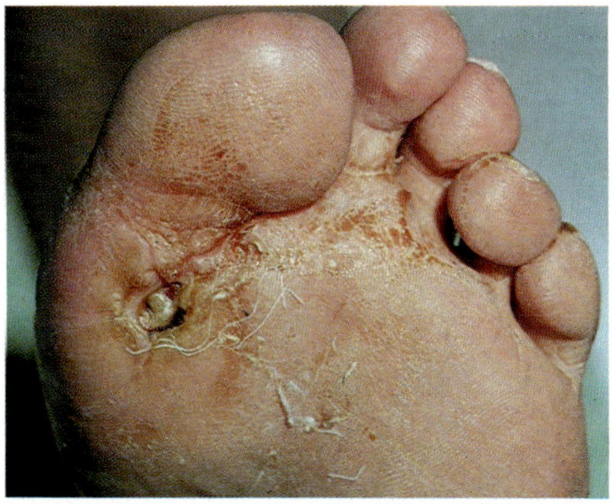

Abb. 3.117 Eitriges Ulkus an der Basis des großen Zehs bei einem Diabetiker in Verbindung mit einer Osteomyelitis des ersten Metatarsalköpfchens (**3.118**).

3.118

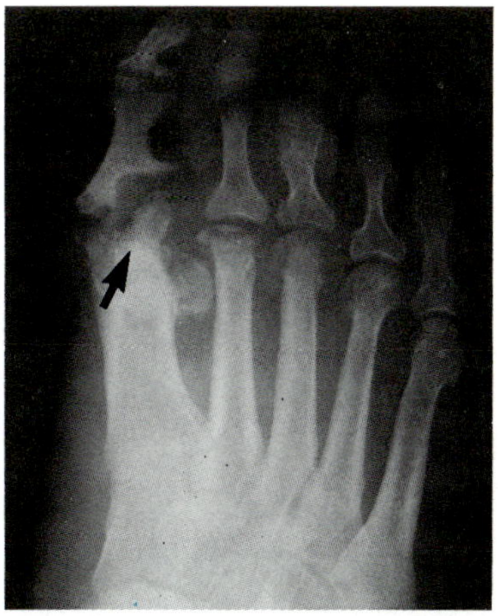

Abb. 3.118 Osteomyelitis an der Basis des Ulkus von (**3.117**) mit röntgenologischen Veränderungen wie Knochenzerstörung und Sequesterbildung.

3.119

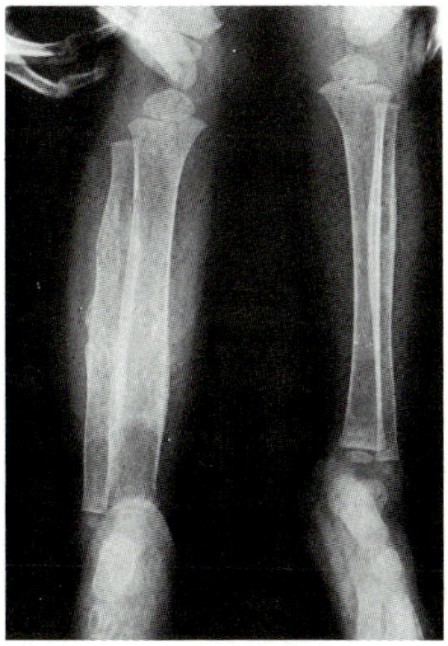

Abb. 3.119 Salmonellenosteomyelitis, häufige Komplikation einer Sichelzellanämie. Bei diesem Kind hat ausgeprägte unilaterale Osteomyelitis zu Sequestrierung in den Röhrenknochen geführt („Knochen-in-Knochen-Bild").

3.120

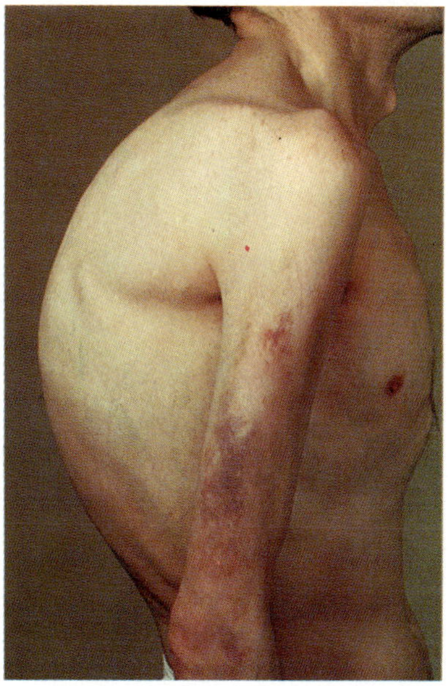

Abb. 3.120 Pott-Krankheit der Wirbelsäule. Chronische tuberkulöse Osteomyelitis der unteren Brustwirbel führte zu einer typischen winkeligen Kyphose.

3.8 Knochentumoren

Primäre Knochentumoren sind selten und treten hauptsächlich bei Jugendlichen auf (**3.121**).

Knochenmetastasen, vor allen maligner Bronchial-, Brust-, Prostata-, Schildrüsen- und Nierentumoren sind häufig. Die meisten sind osteolytisch (**3.122**), aber Metastasen eines Prostatakarzinoms sind oft sklerotisierend (3.123). Multiple Metastasen sind die Regel (**3.124**). Multiple Myelome (*siehe* S. 465) werden oft von lytischen Knochenläsionen begleitet.

Knochenmetastasen sind überaus schmerzhaft und können Hyperkalzämie verursachen. Zumeist ist eine symptomatische Therapie notwendig. Spezielle Hormone oder Chemotherapie können in einigen Fällen sinnvoll sein.

3.121

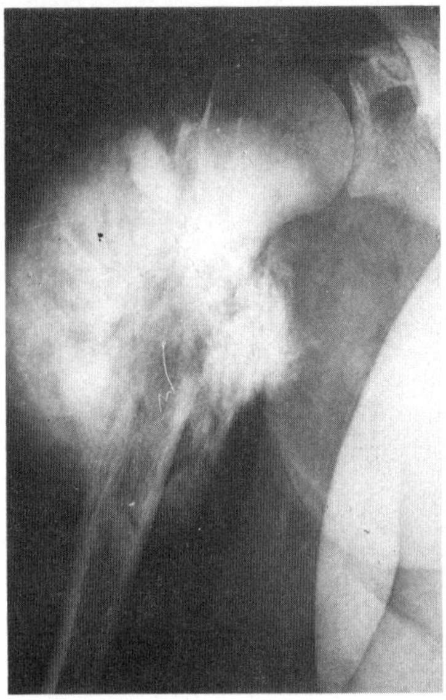

Abb. 3.121 **Osteosarkom des Humerus bei einem 15jährigen Jungen.** Die Röntgenaufnahme zeigt die Osteolyse, periostale Knochenneubildung und die typischen, sonnenstrahlartigen Spikulae in den Weichteilen.

3.122

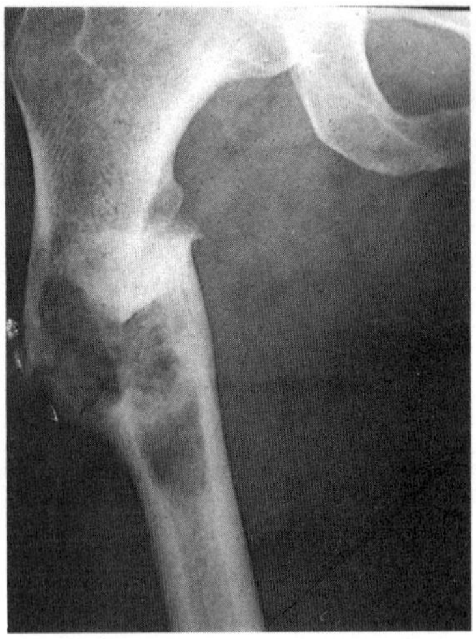

Abb. 3.122 **Eine einzelne lytische Metastase im Femur**, die bis auf eine pathologische Fraktur kaum Knochenreaktionen verursacht hat. Der Primärtumor befand sich in der Schilddrüse.

3.123

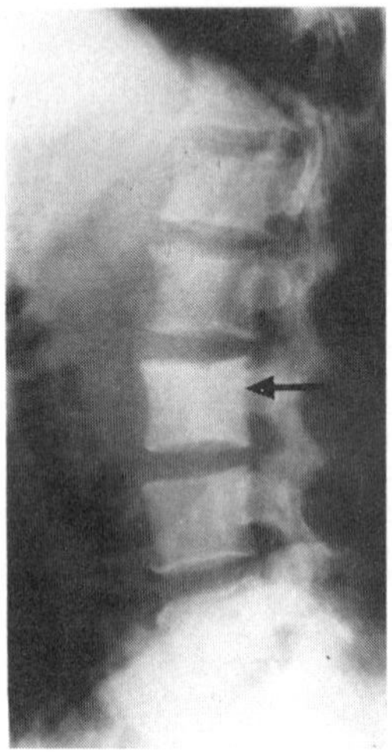

Abb. 3.123 **Sklerotisierende Metastase** (Pfeil) im Körper des dritten Lumbalwirbels. Primärtumor ist ein Prostatakarzinom.

3.124

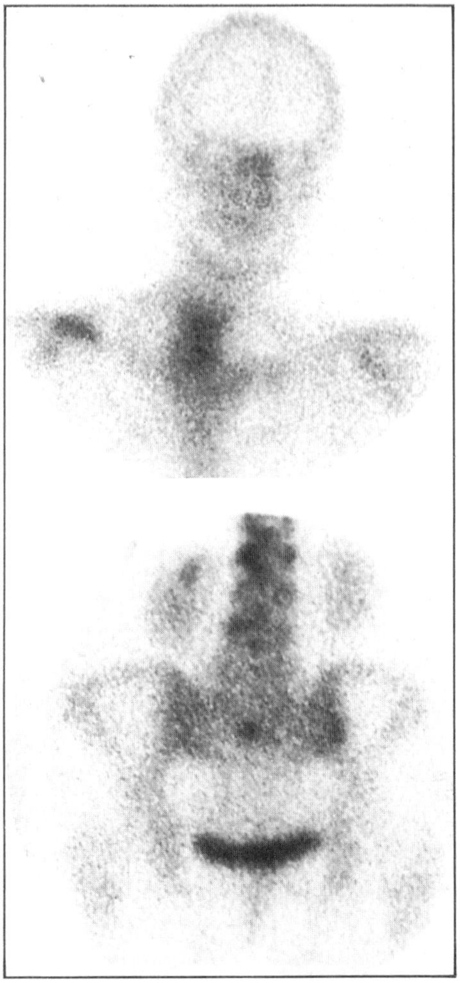

Abb. 3.124 **Multiple Knochenmetastasen** einer 60jährigen Frau mit Brustkrebs auf einem 99m Tc-MDP Knochenszintigramm. Andere Tumoren, z.B. der Nieren, können gleiche Befunde verursachen.

4 Atemwegserkrankungen

4.1 Anamnese und Untersuchung

Bei Patienten mit respiratorischen Symptomen ist eine vollständige Anamnese wichtig. Folgende Dinge sollten immer erfragt werden:

- Husten
- Sputum: Produktion, Menge, Farbe
- Atemnot: akutes Einsetzen, Dauer, Körperposition
- Giemen
- Fieber
- Thoraxschmerzen
- Symptome der Nase und oberen Atemwege
- Gewichtsverlust
- Zigarettenkonsum
- Beruf

Schon eine Allgemeinuntersuchung kann Hinweise auf zugrundeliegende Erkrankungen geben:

- Kachexie (**4.1**): maligne Erkrankungen; schwere chronische Lungenerkrankungen wie Fibrose, Infektionen, Emphyseme;
- Wachstumsstörungen bei Kindern oder Jugendlichen: chronisches Asthma; Asthmabehandlung mit systemischen Steroiden (**4.2**);
- Nikotinflecken an den Fingern: starker Raucher (**4.3**); pigmentierte Narben: häufig bei Bergarbeitern (**4.4**); gemeinsam mit Trommelschlegelfingern (**2.90, 2.91, 4.3, 4.67, 4.108, 11.104**) kann beides ein Hinweis sein auf: Bronchialkarzinom; Lungenfibrose; Bronchiektasien; chronische Sepsis;

.1

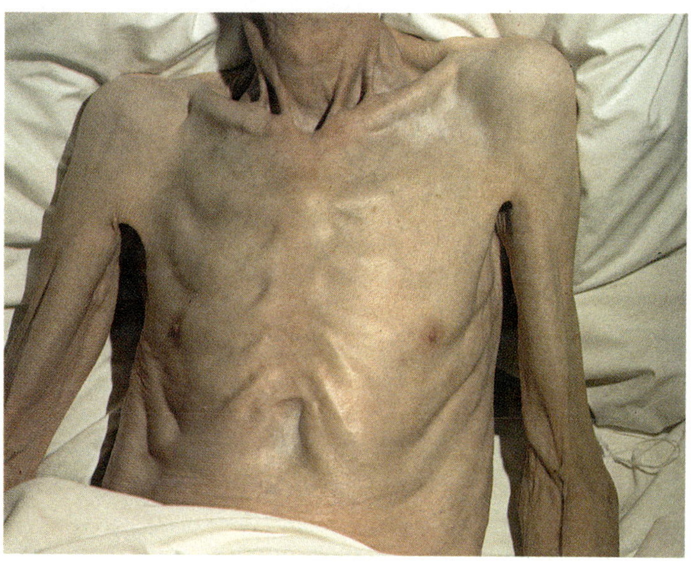

Abb. 4.1 Kachexie, Symptom verschiedener maligner Erkrankungen und chronischer Lungenkrankheiten wie Lungenfibrose, Tuberkulose und Emphysem. Man beachte den offensichtlichen Gewichtsverlust mit ausgedehntem Muskel- und Weichteilschwund.

Abb. 4.2 Wachstumsverzögerung bei einer 19jährigen Asthmatikerin. Laut Skala ist sie 1,47m groß. Asthma allein verursacht Wachstumsverzögerungen, aber hier, wie so oft, hat die Langzeittherapie mit systemischen Steroiden das Problem verstärkt. Man beachte das typische Steroidgesicht. Inhalationssteroide haben keine so ausgeprägte Wirkung auf das Wachstum, aber bei manchen Patienten sind systemische Steroide noch nötig. Wo möglich, sollten Steroide in kurzen „Schüben“ oder alle 2 Tage gegeben werden, da unerwünschte Nebenwirkungen so minimiert werden können.

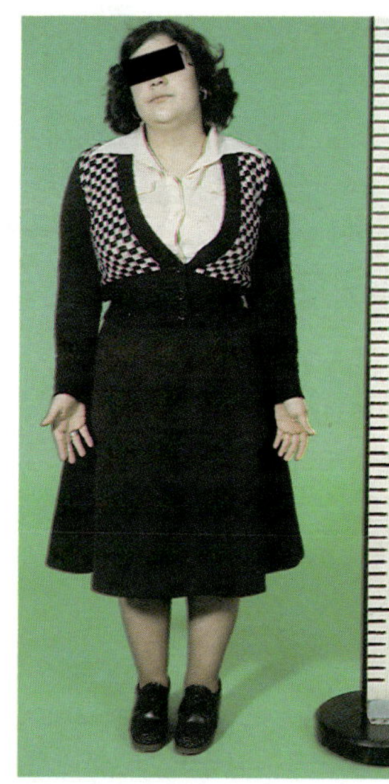

4.2

- Zyanose (sichtbar an Lippen (**4.64**), Zunge (**4.5**), Fingern (**4.67**): signifikante Abnahme des Sauerstoffs im Blut;
- Erhöhter Blutandrang: Polyzythämie (**4.6**), meist aufgrund einer chronischen Hypoxie bei einer Lungenerkrankung.

Thoraxuntersuchung:

- Vielgestaltige Thoraxdeformitäten deuten auf chronische Erkrankungen hin:
  - Faßthorax: obstruktive Atemwegserkrankungen
  - Flacher Thorax: überlagernde Lungenschäden; Kollaps;
  - Kyphoskoliose: primäre Besonderheit (**4.8**); sekundär (**3.41**, **3.99**);
  - Narben vorangegangener Thoraxoperationen;
- Atemfrequenz und -tiefe können erhöht oder erniedrigt sein:
  - Hypoventilation? Hyperventilation?
  - Aktive Atemhilfsmuskulatur (**4.9**)?
  - Erschöpfung?
  - Atmung mit „Lippenbremse" (**4.10**)?
- Asymmetrische Atembewegungen?
- Zervikale Lymphknoten: sichtbar (**4.11**)? Palpabel?
- Kropf
- Brustbeinausschnitt (Palpation): tracheale Deviation?
- Sputumuntersuchung
- Die wichtigsten Palpations-, Perkussions- und Auskultationsbefunde der hauptsächlichsten Lungenerkrankungen sind in **Tabelle 4.1** zusammengestellt.

4.3

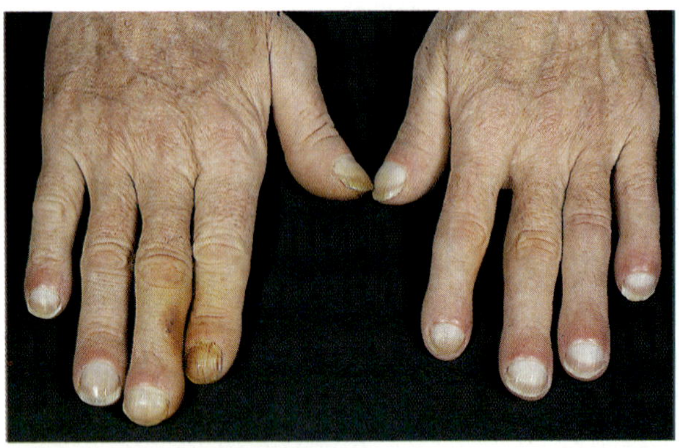

Abb. 4.3 Nikotinflecken an den Fingern, eigentlich verursacht durch den Teer aus den Zigaretten. Dieser Patient rauchte 40 Zigaretten am Tag, aber für die Flecken spielt weniger die gerauchte Menge eine Rolle, als die Gewohnheit, bis zum Stummel zu rauchen. Dieser Patient hat seit kurzer Zeit auch ausgeprägte Trommelschlegelfinger (man beachte Rötung und Schwellung der Nagelfalze). Er hatte Lungenkrebs.

Abb. 4.4 Imprägnation von Kohlenstaub bei Bergarbeitern ist ein wichtiger Hinweis auf berufsbedingte Lungenerkrankungen (Staublunge).

4.

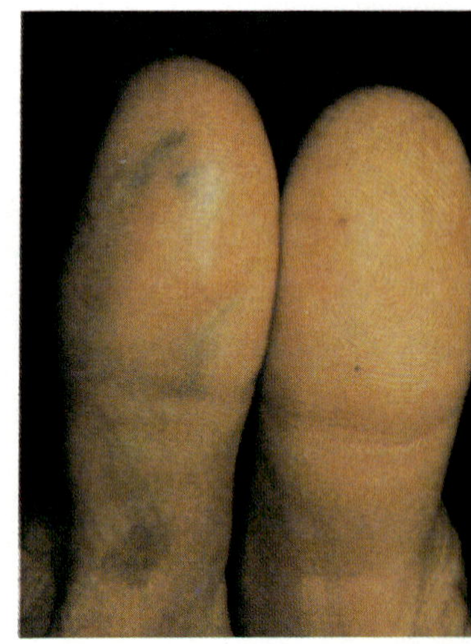

4.5

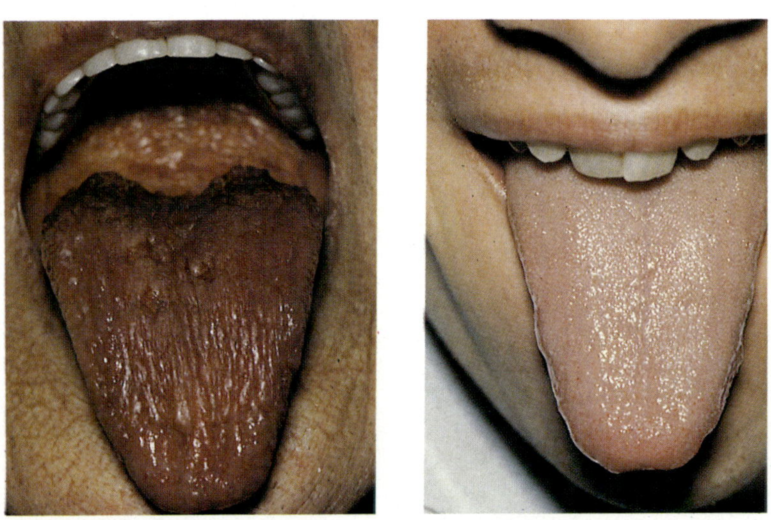

Abb. 4.5 Zentrale Zyanose, sichtbar an Zunge, Lippen und Ohrläppchen. Ursache sind erhöhter Gehalt an reduziertem Hämoglobin (> 5 g/dl). Hier sieht man die zyanotische Zunge (links) neben der gesunden (rechts). Typisch ist die blaue Färbung, die bei verschiedenen Atemwegs- oder kardiovaskulären Erkrankungen auftreten kann.

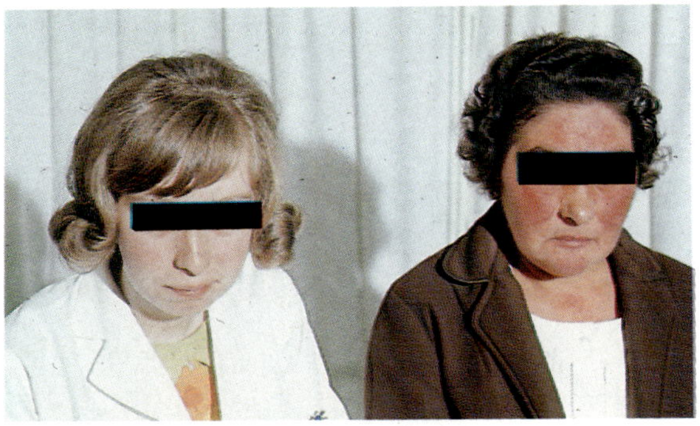

Abb. 4.6 Sekundäre Polyzythämie hat sich bei der rechten Patientin wegen einer chronisch-hypoxischen Lungenerkrankung entwickelt. Man vergleiche ihr Aussehen mit dem der gesunden Frau rechts im Bild.

4.7

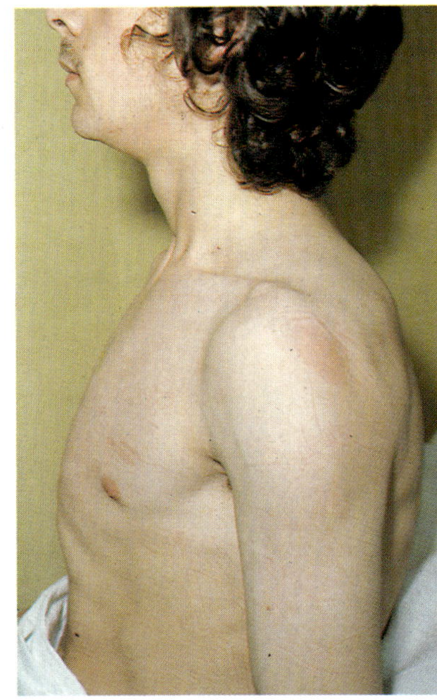

Abb. 4.7 Faßthorax bei einem Asthmatiker. Das Bild wurde während einer akuten Attacke aufgenommen. Die Lungenüberblähung resultiert aus Luftretention mit entzündlichen Veränderungen, Hypersekretion zähen Schleims und Kontraktion der glatten Muskulatur der kleinen Atemwege. Man beachte das damit verbundene Einziehen der Interkostalmuskulatur. Gleiche Bilder findet man bei Patienten mit chronischer Bronchitis und Emphysem.

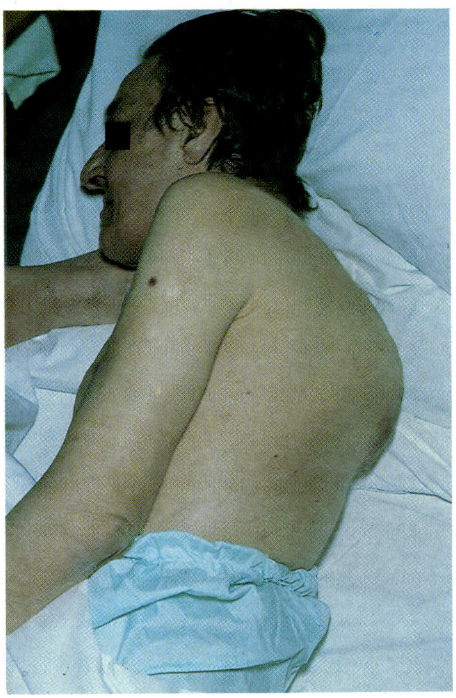

Abb. 4.8 Schwere Kyphoskoliose unbekannter Ätiologie. Flexion (Kyphose) und laterale Deviation (Skoliose) der Wirbelsäule gemeinsam reduzieren das Thoraxvolumen (siehe 4.33). Dadurch wird die Atemfunktion eingeschränkt, so daß an sich harmlose Infektionen zu Ateminsuffizienz führen können.

4.9

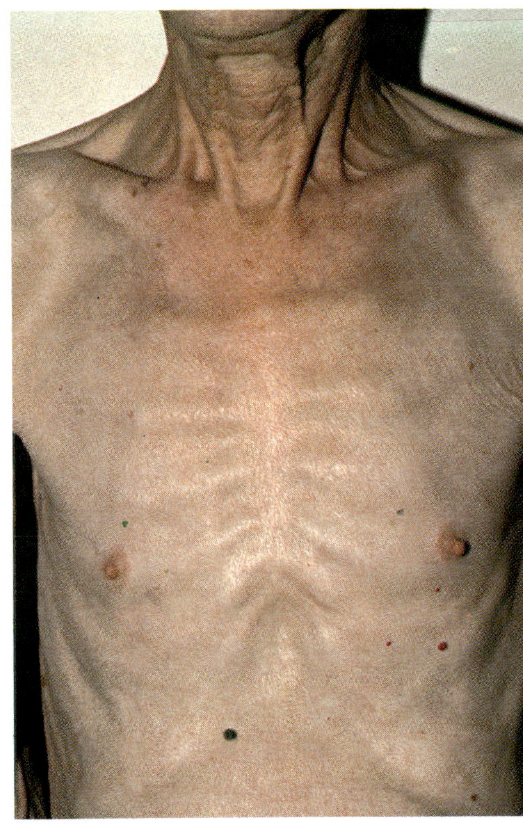

Abb. 4.9 Dyspnoe bei einem schweren Asthmatiker. Man beachte die Kontraktion der Atemhilfsmuskulatur.

4.10

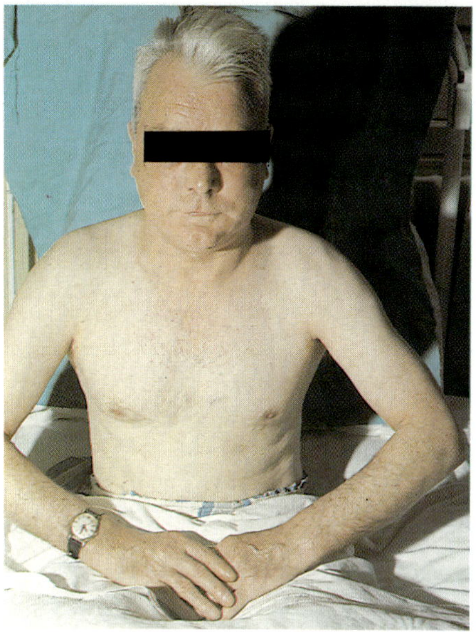

Abb. 4.10 Die „Lippenbremse“ ist eine Atemtechnik von Patienten mit chronischer Bronchitis und Emphysem. Der Patient atmet gegen die geschlossenen oder fast geschlossenen Lippen, um den intrabronchialen Druck hoch zu halten und so das Kollabieren der Bronchialwände und expiratorische Obstruktion zu vermeiden. Später im Ausatmungsvorgang werden die Lippen nach vorn offen geblasen, oft mit einem Grunzlaut.

Abb. 4.11 Stark vergrößerte supraklavikuläre und zervikale Lymphknoten. Dieses Bild kann sich bei Tuberkulose, Lymphomen, chronisch lymphatischer Leukämie und disseminierten malignen Erkrankungen zeigen. Eine definitive Diagnose ermöglicht meist erst die Biopsie.

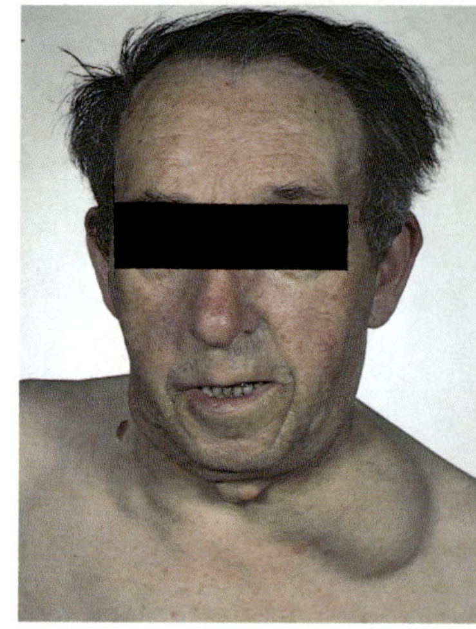

Tabelle 4.1 Physische Symptome bei Atemwegserkrankungen

pathologische Veränderungen	*Thorax-ausdehnung*	*Mediastinal-verschiebung*	*Perkussions-schall*	*Atemgeräusche*	*Stimme*	*Zusatzgeräusche*
Asthma	auf beiden Seiten reduziert	keine	normal	vesikulär mit verlängerter Expiration	normal	Giemen bei Expiration
Chronische Bronchitis	auf beiden Seiten reduziert	keine	normal	vesikulär mit verlängerter Expiration	normal	Giemen bei Expiration und Rasseln
Verdichtung (Lobärpneumonie)	auf betroffener Seite reduziert	keine	vermindert	bronchial	lauter	Rasseln
Lungen- und Lappenatelektase	auf betroffener Seite reduziert	auf betroffene Seite	vermindert	vermindert vesikulär	leiser	keine
Lokalisierte Fibrose	auf betroffener Seite reduziert	auf betroffene Seite	vermindert	bronchial	lauter	Rasseln
Pneumothorax	auf betroffener Seite reduziert	auf die Gegenseite	Hyperresonanz	vermindert vesikulär	leiser	keine
Pleuraerguß	auf betroffener Seite reduziert	auf die Gegenseite	stark gedämpft	vermindertvesikulär, gelegentlich bronchial bis zur Flüssigkeitsgrenze	leiser	selten Pleurareiben

4.2 Untersuchungen

Sputum

Bereits die Untersuchung mit bloßem Auge kann wertvolle Hinweise geben:

- ständig auffallend große Mengen: Bronchiektasen;
- Plötzliche große Mengen: Ruptur eines Abszesses, eines Empyems oder einer Zyste in den Bronchus;
- Grüne oder gelbe Farbe (wegen großer Zahlen polymorpher Zellen): infektiöses Sputum;
- Blut im Sputum: hellrote Färbung des typisch schaumigen Sputums bei Linksinsuffizinez des Herzens; tiefrote Flecken bei Bronchialkarzinom und Lungenembolie; rostige Farbe bei Pneumokokkenpneumonie (**4.12**);
- Schwarzes Sputum: Arbeit in staubiger Umgebung; Rauchinhalation;
- Asthma: dicklich-zäh, manchmal Curschmann-Spiralen (**4.13**)
- Ruptur eines Amöbenabszesses der Leber in die Lunge: „anchovissaucenartiges“ Aussehen des Sputums;
- Ruptur einer hepatischen Hydatidenzyste (Echinococcus) in den rechten unteren Bronchiallappen: Gallenflecken im Sputum;

Mögliche Befunde einer mikroskopischen Sputumuntersuchung sind Asbestfasern (**4.14**), Charcot-Leyden-Kristalle aus eosinophilen Leukozyten, Pilzsporen oder Klumpen pathogener Bakterien (**4.15**).

Sputumkulturen dienen dem Nachweis von Bakterien, Pilzen und deren Empfindlichkeit gegenüber Antibiotika. Die Kultur pyogener Bakterien dauert gewöhnlich 24-48 Stunden (bis zu 8 Wochen bei Mykobakterien). Die Therapie sollte oft vor Erhalt der Befunde begonnen werden.

Für eine zytologische Untersuchung muß dem Labor so viel frisches Sputum wie möglich geschickt werden. Bei zentralen Tumoren sind die Ergebnisse hervorragend (80-90% positiv, **4.16**), weniger bei peripheren Tumoren.

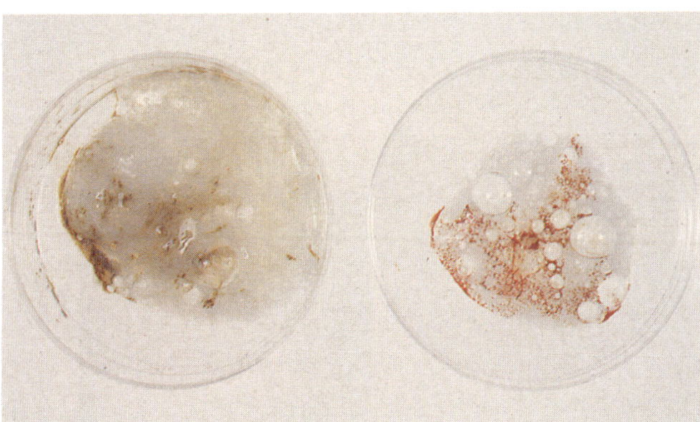

Abb. 4.12 Rostrotes Sputum (links) im Vergleich zu frischer Hämoptyse (rechts). Das erstere stammt von einem Patienten mit Pneumokokkenpneumonie, das letztere von einem Patienten mit kleinzelligem Lungenkrebs.

4.13

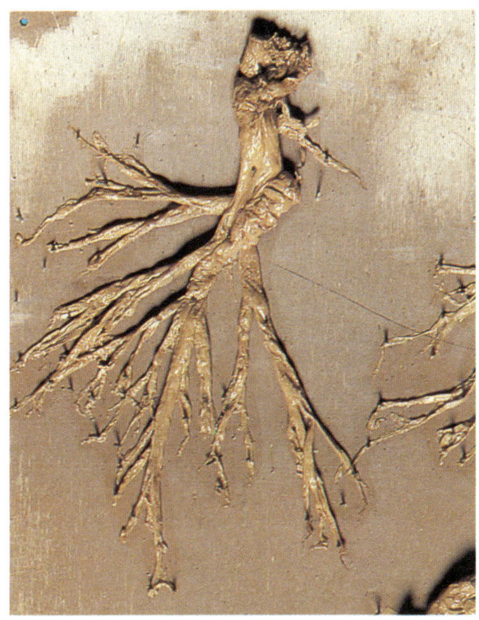

Abb. 4.13 Asthmatiker produzieren meist zähe, gummiartige Schleimpfropfen. Gelegentlich kann man in ihnen Curschmannsche Spiralen nachweisen.

4.14

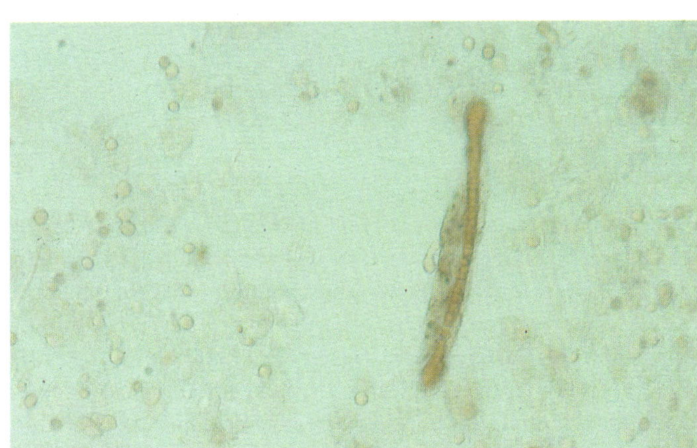

Abb. 4.14 Asbestkörper im Sputum. Die typische Trommelschlegelform besteht aus einer Asbestfaser, umgeben von einem Ferroproteinkomplex – ein Hinweis auf Asbestexposition mit erhöhter Gefahr von Bronchialkrebs und Mesotheliomen.

4.15

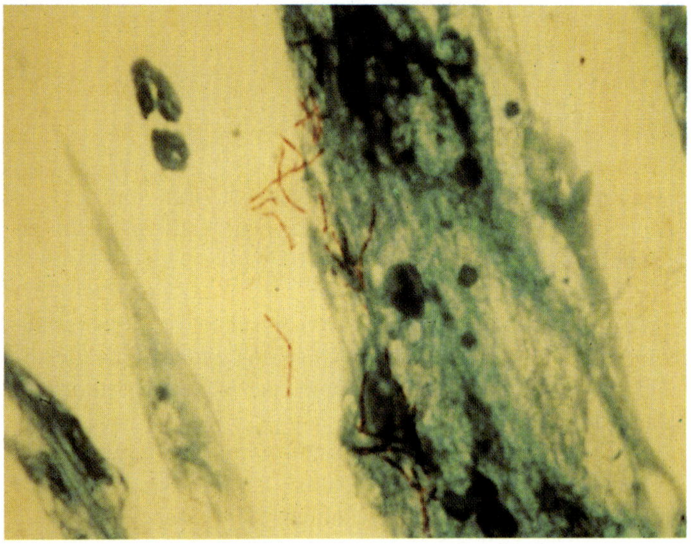

Abb. 4.15 Ziehl-Neelsen-Färbung des Sputums wies bei diesem Patienten viele, sich rot anfärbende Tuberkelbazillen nach.

4

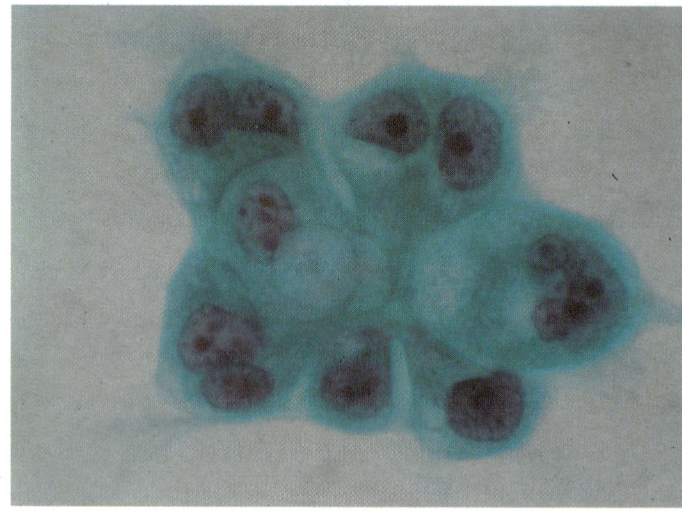

Abb. 4.16 Adenokarzinomzellen im Sputumausstrich. Die Auswertung einer zytologischen Sputumuntersuchung ist ein sehr spezialisiertes Gebiet, und für die sichere Diagnose einer malignen Erkrankung ist ein Experte notwendig.

Hauttests

Skinpricktests dienen zum Nachweis einer Hypersensibilität auf verbreitete Antigene (*siehe* S. 90). Mehrfach positive Tests sind bei Asthmatikern normal (**4.17**). Radioallergosorbenstests (RASTs) venösen Blutes können spezifische IgE-Antikörper nachweisen.

Tuberkulintests (**1.127**) sind wenig sinnvoll für die Tuberkulosediagnose beim einzelnen Patienten. Sie dienen dem Screening von Kontaktpersonen und der Beurteilung des spezifischen Immunstatus vor einer BCG-Impfung.

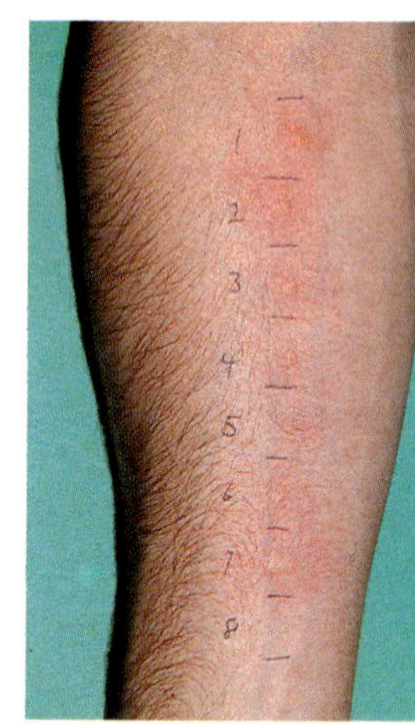

4.17

Abb. 4.17 Multiple positive Hauttests, ein häufiger Befund bei Asthmatikern. Man beachte den negativen Kontrolltest (8), der Dermographismus als Grund der positiven Ergebnisse ausschließt (*siehe* auch **2.9, 2.10**).

Bluttests

Proben venösen Blutes für Laborautomaten können Hinweise auf Atemwegserkrankungen geben oder den Verdacht bestätigen. Ein hoher Hämoglobinwert kann eine primäre oder sekundäre Polyzythämie bedeuten (**4.6**), ein niedriger Hb-Wert Atemnot verursachen. Bei verschiedenen akuten bakteriellen Infektionen ist die Gesamtzahl der weißen Blutkörperchen erhöht, nachfolgende Verringerung spricht für eine erfolgreiche Behandlung. Normale oder verringerte Leukozytenzahlen findet man bei Mykoplasma- oder Virusinfektionen. Eosinophilie (**1.17**) deutet auf eine allergische Komponente oder Parasiteninfektion hin.

Verschiedene serologische Agglutinations-, Präzipitations- und Komplementbindungstests geben Hinweise auf spezifische Antikörper gegen Viren, Bakterien, Pilze, Protozoen und Helminthen. Blutproben sollten bei der Erstuntersuchung und noch einmal nach 10-14 Tagen untersucht werden, um steigende Titer festzustellen.

Blutgasuntersuchungen

Eine zentrale Zyanose ist Hinweis auf eine Ateminsuffizienz. Art und Ausmaß der Hypoxämie sollten festgestellt werden, am besten durch Messung des Partialdrucks im arteriellen Blut (PaO2 und PaCO2), Sauerstoffsättigung (SaO2) und des pH-Wertes (**4.18**). Das Ansprechen auf Medikamente und Sauerstoffgabe kann so problemlos verfolgt werden. Die Hämoglobinsättigung spiegelt den Sauerstofftransport im Blut wider und erlaubt Schlußfolgerungen über die Sauerstoffversorgung des Gewebes (bei zufriedenstellender Perfusion) und die Notwendigkeit einer Sauerstofftherapie. Der arterielle CO2-Partialdruck ist ein guter Ventilationsindikator. Niedrige Werte bedeuten Hyperventilation und umgekehrt. Meist ist er für die Beurteilung der Notwendigkeit einer unterstützenden Ventilation wichtiger als der PaO2.

4.18

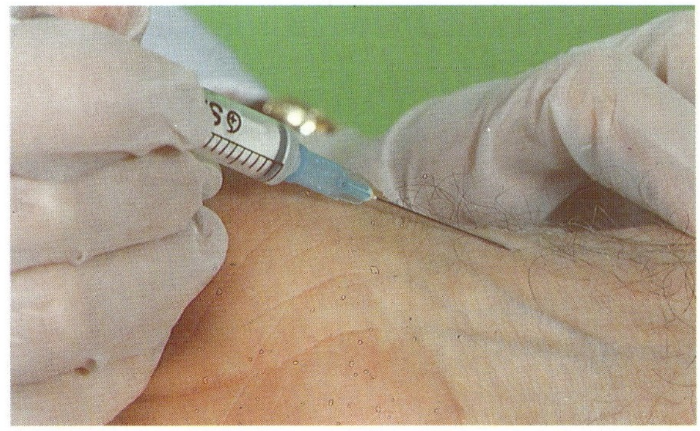

Abb. 4.18 Proben arteriellen Blutes gewinnt man aus den femoralen, brachialen oder radialen Arterien. Am günstigsten ist die Blutentnahme aus der Arteria radialis des von dem Patienten nicht bevorzugten Armes. Nach Absetzen der Nadel muß fester Druck ausgeübt werden, um lokale Hämatome zu vermeiden.

Lungenfunktionstests

Einfache Lungenfunktionstests können zu Hause oder im Krankenbett mit Peak-flow-Metern oder Manometern (**4.19**) durchgeführt werden. Man gewinnt relativ zuverlässige und wiederholbare Ergebnisse, die zur Beobachtung einer Therapie bei Asthma und chronisch obstruktiven Atemwegserkrankungen verwendet werden können.

Mittels eines Spirometers (**4.20**) und anderer Geräte können verschiedene Volumen- und Atemstromwerte festgestellt werden:

- Forcierte Vitalkapazität (FVK): Gesamtmenge des ausgeatmeten Gasvolumens;
- Sekundenkapazität (FEV1): Gasvolumen, das innerhalb der ersten Sekunde der Exspiration ausgeatmet werden kann;
- Exspiratorischer Peak flow (EPF): maximale Flußgeschwindigkeit;
- Nach einer vollständigen Exspiration verbleibt ein Gasrest in der Lunge, das Residualvolumen. Um diesen Wert zu erhalten, mißt man das Gasvolumen in der Lunge nach einer vollständigen Inspiration (Totalkapazität, TK) und subtrahiert davon die Vitalkapazität. TK wird normalerweise durch Heliumdilution gemessen. Der Patient atmet Helium in bekannter Menge und Konzentration ein, das in der Lunge dilutiert. Die TK kann durch Messung der Dilution errechnet werden.

4.19

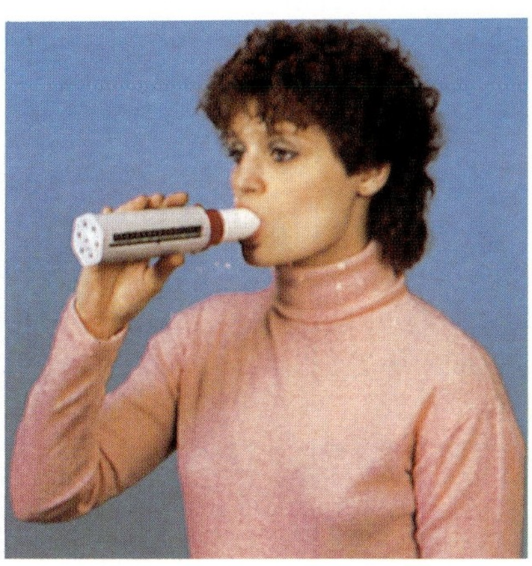

Abb. 4.19 Kleines Peak-flow-Meter in Gebrauch. Der Patient atmet tief ein und mit maximaler Anstrengung durch das Gerät aus. Die Prozedur wird dreimal wiederholt, der höchste exspiratorische Peak flow (EPF) wird festgehalten. Er kann mit einem Nomogramm, das Geschlecht, Alter und Gewicht des Patienten zeigt, verglichen werden. Es wird eine Kurve erstellt, die über einen Zeitraum den Therapieeffekt aufzeigt.

4.20

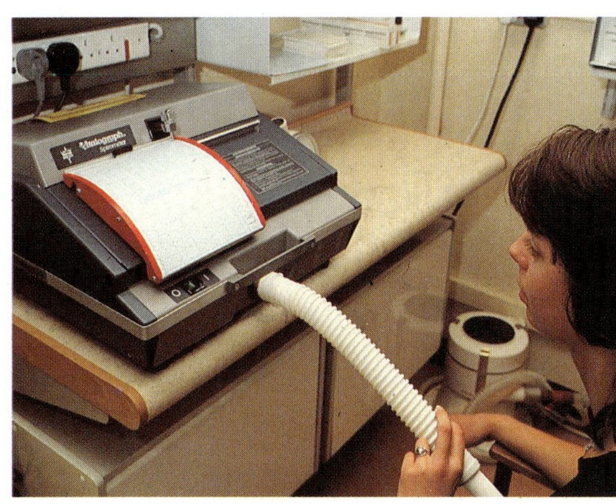

Abb. 4.20 Ein Spirometer dient zur leichten Feststellung einer Atemwegsobstruktion. Nach einer maximalen Inspiration atmet der Patient so schnell und lange wie möglich aus. Das in dieser Zeit exspirierte Volumen wird gemessen. Das forcierte exspiratorische Volumen in einer Sekunde (FEV1) und die forcierte totale Kapazität (FVK) können aus dem Graphen ermittelt werden (**4.22**).

- Der **Atemwegswiderstand** kann mittels einer Ganzkörperplethysmographie festgestellt werden (**4.21**).
- Bei der Messung des Sauerstofftransfers von der Lunge ins Blut gibt es methodologische Probleme, also wird meist die **Kohlenmonoxiddiffusionskapazität** gemessen. Der CO2-Transfer ist abhängig davon, wieviel Hämoglobin das inspirierte Gas "erkennen" kann. Schädigung oder Passagebehinderung der Lungenkapillaren durch Ventilations- oder Perfusionsstörungen führen also zu niedrigen Werten. Die CO2-Diffusion ist ebenfalls vermindert bei Anämie und erhöht bei Polyzythämie oder nach Blutungen in die Lunge.

Einfache Spirometrie (**4.22**) und Lungenfunktionstests sind von großem Nutzen bei der Beobachtung von Krankheitsverlauf und Therapieeffekten.

4.21

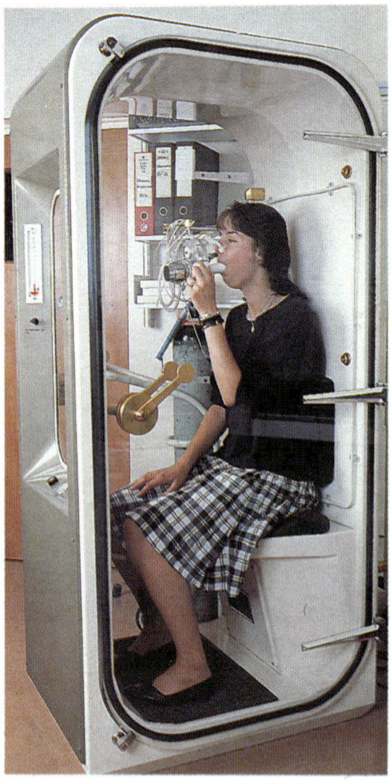

Abb. 4.21 Ganzkörperplethysmographie ermöglicht die gleichzeitige Messung von Atemvolumen und Atemwegswiderstand. Derartige Techniken sind nicht überall verfügbar, können aber wichtige Zusatzinformationen geben, vor allem bei der Beurteilung der Effektivität einer Therapie.

4

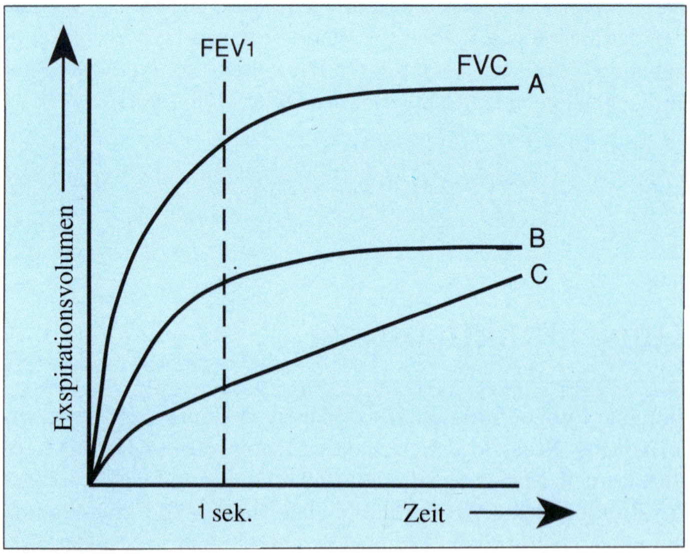

Abb. 4.22 Typische Ergebnisse einer Spirometrie bei einem gesunden Patienten (A), einem Patienten mit restriktiver (B) und einem Patienten mit obstruktiver Atemwegserkrankung (C). Bei (B) ist das FEV1/FVK-Verhältnis normal, mit Verminderung der absoluten Werte. Bei (C) sind die absoluten Werte vermindert, aber mit gleichzeitiger signifikanter Verringerung des FEV1/FVK-Verhältnisses, da für die Erreichung des FVK eine erheblich längere Zeit benötigt wird.

Aufnahmen

Eine posterior-anteriore (pa) Röntgenaufnahme des Thorax gibt oft Hinweise auf Art und Lokalisation einer Atemwegserkrankung (**4.23-4.30**).

Eine laterale Aufnahme erleichtert die Lokalisation der Befunde auf der pa-Aufnahme (**4.31-4.35**) und kann gelegentlich signifikante Veränderungen, die auf dieser nicht erkennbar sind, aufzeigen.

Die Tomographie ermöglicht die Röntgenaufnahme einer bestimmten Thoraxschicht. Sie ist besonders sinnvoll für die Darstellung von Lungenkavernen (**4.36, 4.37**), des Lumens von Trachea und Hauptbronchien sowie Lokalisation und Art anormaler Schatten auf der Standardaufnahme.

Das Computertomogramm (CT) der Lunge wird meist für die Beurteilung des Ausmaßes eines Lungenkrebses, aber auch immer häufiger bei diffusen Lungenerkrankungen (**4.38**) und Verdacht auf Bronchiektasien (früher durch Bronchographie) eingesetzt.

Die Kernspinresonanz-Tomographie, bei Lungenerkrankungen noch nicht sehr häufig eingesetzt, zeigt die kardiovaskulären Strukturen im Thorax.

Lungen- und Aortenangiographie stellen die Anatomie des Arterienbaumes dar (**5.155**).

Lungenszintigramme (V/Q-Scan) sind besonders wichtig bei Verdacht auf Lungenembolie (**5.154**). Bei dieser Technik wird Xenon inhaliert, und eine Gammakamera produziert ein Bild der alveolaren Verteilung der Radioaktivität (**4.39**). Dann werden Makroaggregate (jedes 100µ) des 99mTc-markierten Humanalbumins intravenös injiziert. Diese Mikrosphären embolisieren harmlos in den Lungenkapillaren. Die Verteilung der Radioaktivität spiegelt die Lungendurchblutung wider (**4.40**).

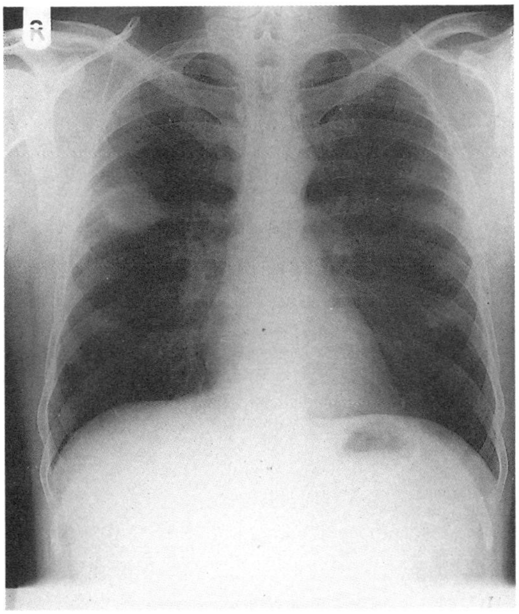

Abb. 4.23 Peripheres Bronchialkarzinom im Frühstadium im rechten Mittelfeld, zufällig festgestellt bei einer Thoraxaufnahme. Der Hilus erscheint gesund, was die Tomographie bestätigt. Dieser Patient unterzog sich einer erfolgreichen und wahrscheinlich kurativen Lobektomie.

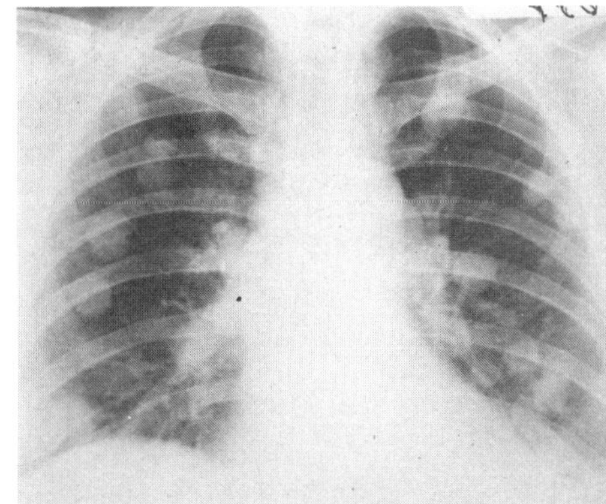

4.24

Abb. 4.24 Rundherdmetastasen in beiden Lungenhälften. Einzelne oder multiple, runde, getrennte Schatten durch Metastasen findet man z.B. bei Nieren-, Ovarial-, Brust-, Pankreas- und Hodentumoren sowie malignen Melanomen.

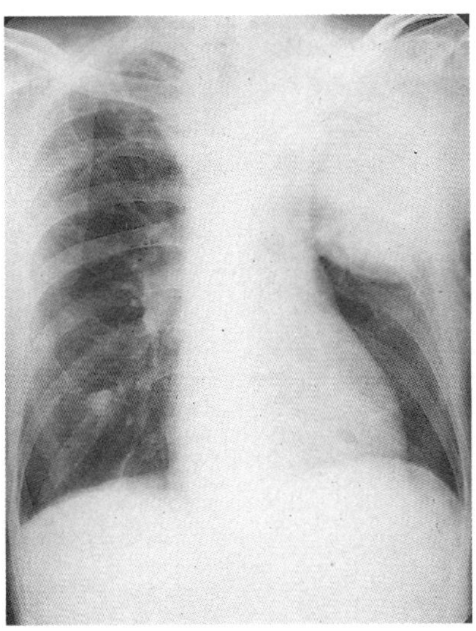

Abb. 4.25 Verschattung im linken oberen Flügel. Der Patient kam mit Thoraxschmerzen und Hämoptyse (**4.12**), zugrundeliegende Erkrankung war ein kleinzelliges Bronchialkarzinom. Die Verschattung ist großenteils zurückzuführen auf Infektion und Verdichtung der Lunge distal von der Stelle, wo der Tumor Bronchialobstruktion verursacht. Man beachte die ausgeprägte Verkalkung des rechten Hilus und Unterfeld durch eine verheilte Tuberkulose.

Abb. 4.26 Bronchialkarzinom unter Beteiligung des rechten Hilus und des Mediastinums. Die Bronchoskopie zeigte eine Erweiterung der Carina, was Befall der Lymphknoten im Mediastinum und einen bröckeligen, blutenden Tumor im rechten Hauptbronchus annehmen ließ. Das CT bestätigte die Beteiligung der großen Gefäße. Der Tumor war demzufolge inoperabel.

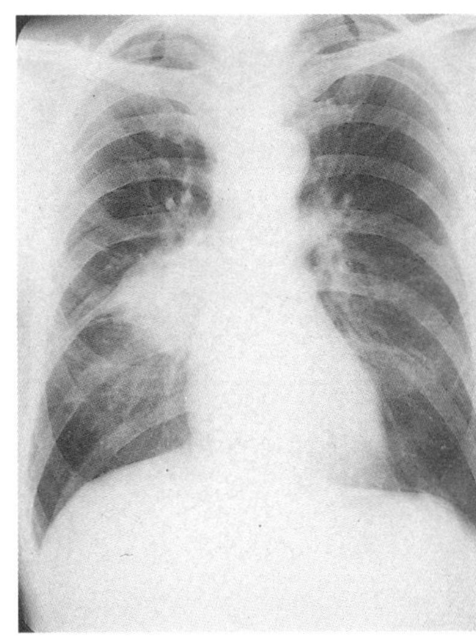

4.26

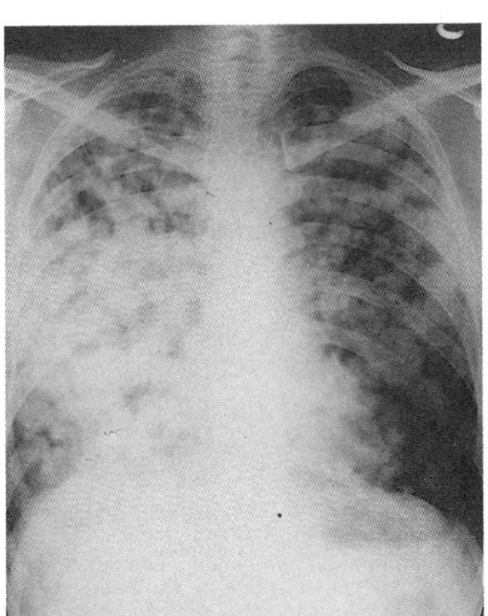

Abb. 4.27 „Schneesturm"-artige miliare Flecken in beiden Lungenhälften. Zugrunde lag ein testikuläres Seminom mit disseminierten hämatogenen Metastasen. Derart extremes Bild ist gewöhnlich Folge einer malignen Erkrankung, obwohl einige Infektionen (Miliartuberkulose, (**1.121**) und Staublunge) gleiche Bilder verursachen können.

Abb. 4.28 Die Thoraxaufnahme ist wenig hilfreich bei der Feststellung des Ausmaßes einer Asthmaerkrankung. Obwohl dieses 4jährige Mädchen unter akutem, stark behandlungsbedürftigem Asthma litt, zeigte die Röntgenaufnahme nur eine leichte Hyperventilation.

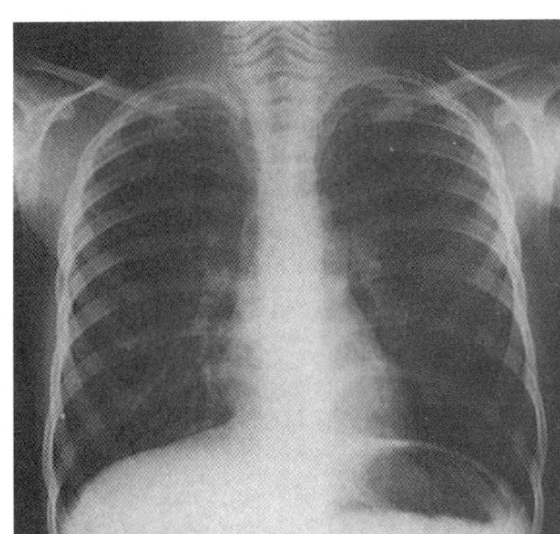

4.28

4.29

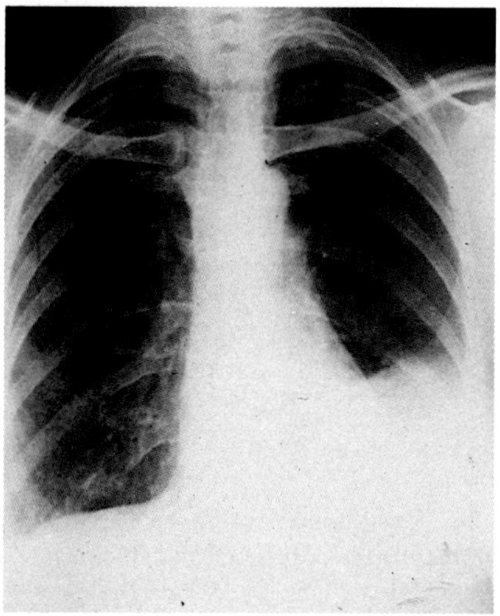

Abb. 4.29 Pleuraerguß links. Der Erguß bildete sich bei einer jungen Frau während einer Influenza-ähnlichen Erkrankung und verursachte Fieber und Pleuraschmerzen.

4

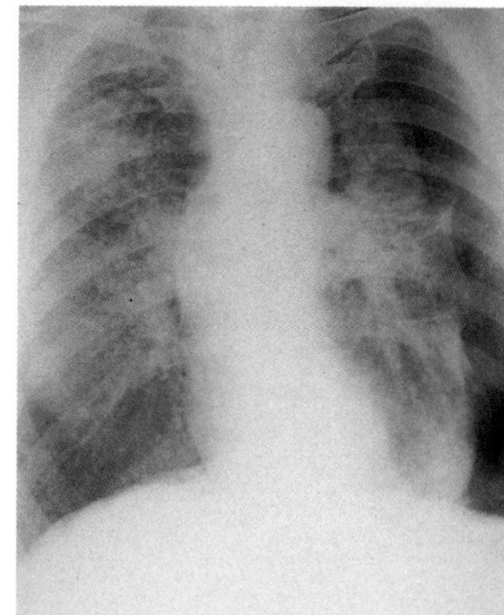

Abb. 4.30 Bei diesem Bergarbeiter mit manifester Pneumokoniose entwickelte sich links ein Pneumothorax. Man beachte die deutliche Lungengrenze im linken Thorax und die diffuse miliare Fleckung der Pneumokoniose in beiden Lungen.

4.31

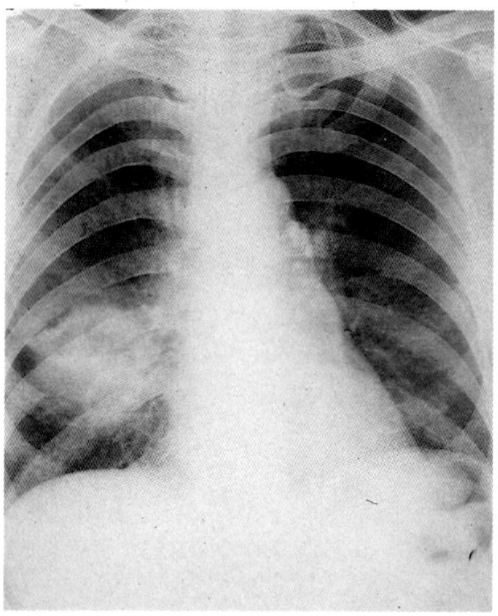

4

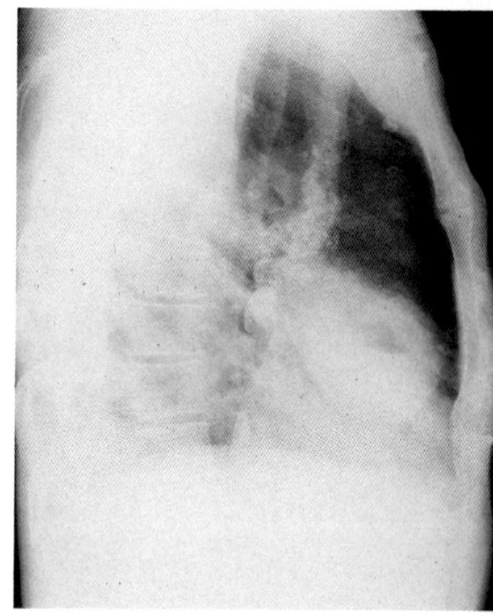

Abb. 4.31, 4.32 Staphylokokkenabszeß im rechten Lungenflügel eines Fixers. Auf dem pa-Film befindet er sich im Unterfeld, und die laterale Aufnahme zeigt ihn oberhalb der Fissura obliqua, also im Mittellappen. Man beachte die starke Verkalkung des linken Hilus von einer verheilten Tuberkulose.

4.33

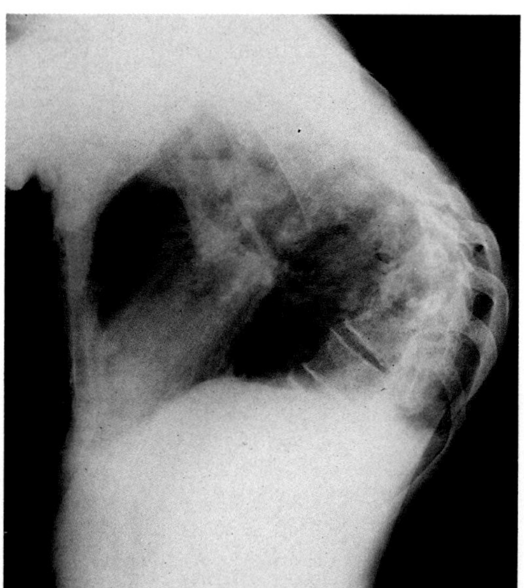

Abb. 4.33 Kyphoskoliose durch Tuberkulose der Brustwirbelkörper (Th6-8). Die erhebliche Verringerung des Lungenvolumens ist offensichtlich (*siehe* **4.8**).

4

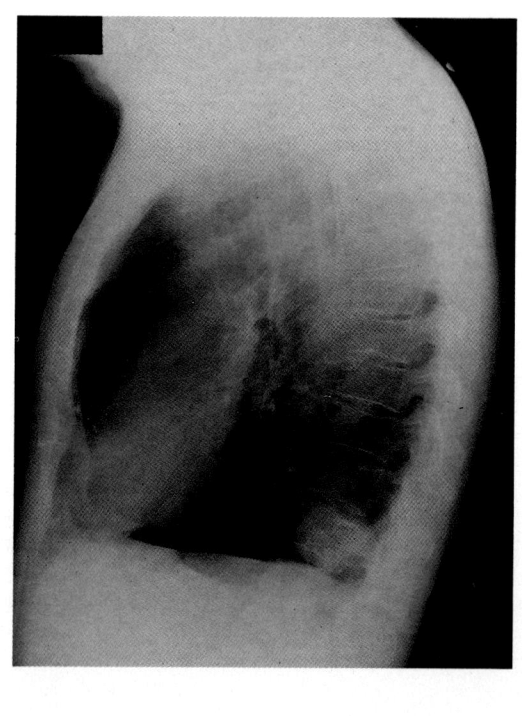

Abb. 4.34 Verschattung im posterioren Segment des linken unteren Lappens, deutlich sichtbar auf dieser linken lateralen Aufnahme, aber kaum zu erkennen auf der Standard-pa-Aufnahme, da sie sich hinter dem Herzschatten befand. Die Läsion war ein benignes Hamartom, wie die Form der Verkalkung bereits andeutete (*siehe* **4.121**).

4.35

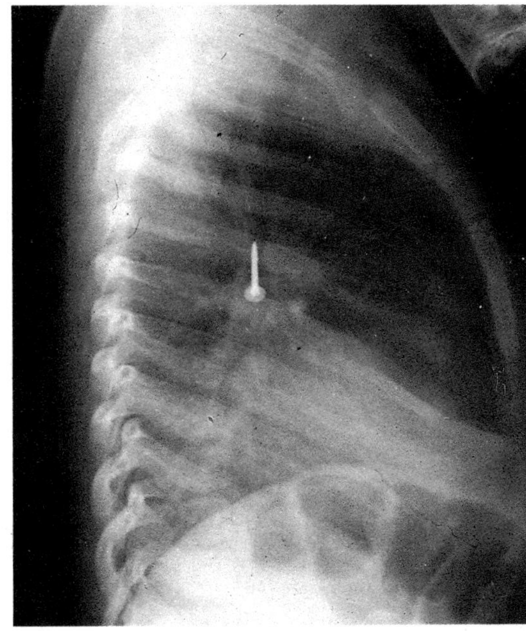

Abb. 4.35 Aspirierter Fremdkörper, ein Nagel, im Bronchus des rechten Unterlappens. Dieser junge Patient kam mit persistierendem Husten und Giemen, wußte aber nicht, daß er einen Nagel „verschluckt" hatte. Bei Giemen, vor allem bei Kindern, sollte als Differentialdiagnose immer an Fremdkörper gedacht werden.

4.36

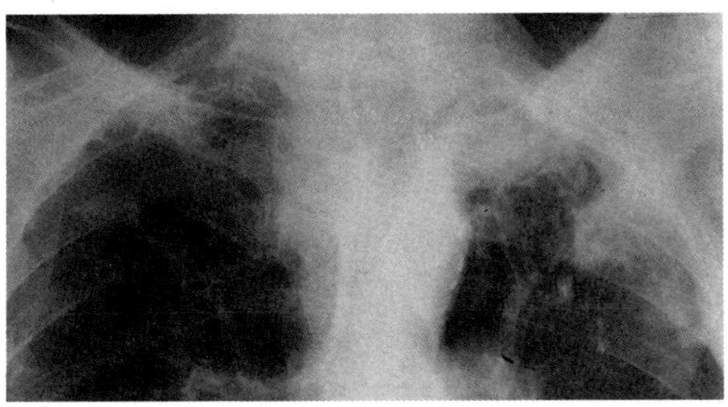

4.37

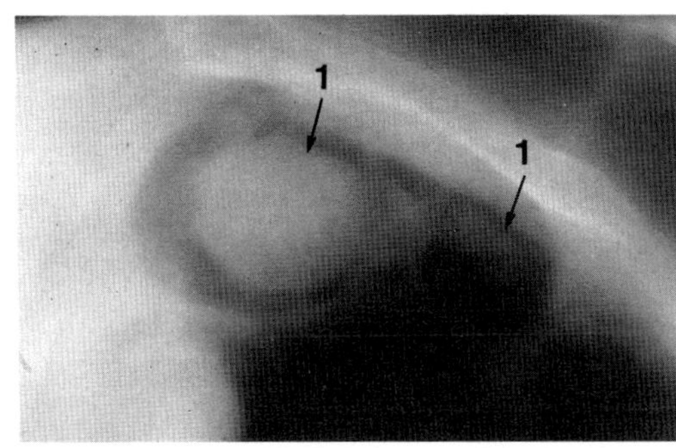

Abb. 4.36, 4.37 Tuberkulöse Kavernen mit Aspergillomen am linken Apex. Die linke apikale Verschattung wurde mit einer Tomographie weiter untersucht, die deutlich die runden Myzetome oder Pilzbälle (Pfeil) innerhalb der Kavernen zeigte.

4.38

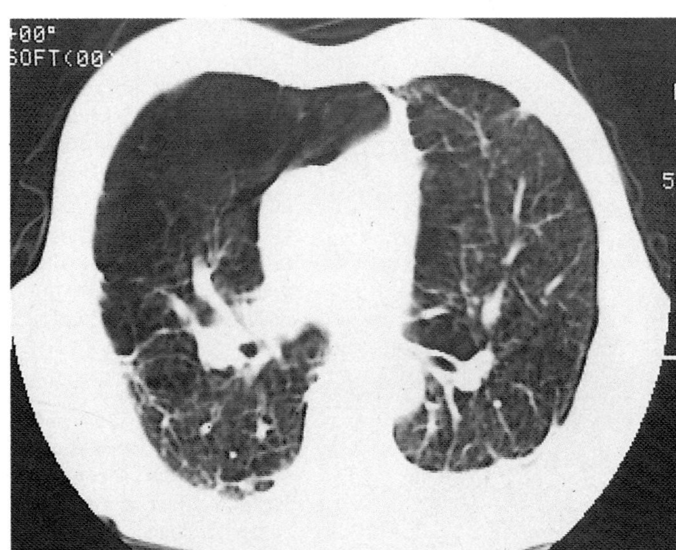

Abb. 4.38 CT-Scan des oberen Hilus mit einem bullösen Emphysem. In der Abbildung erkennt man links vorn eine große Blase, zusammen mit multiplen kleinen Blasen in beiden Lungen.

4.39

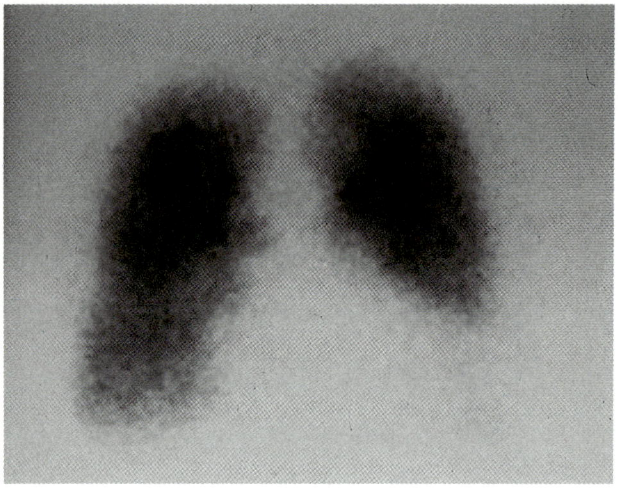

4.40

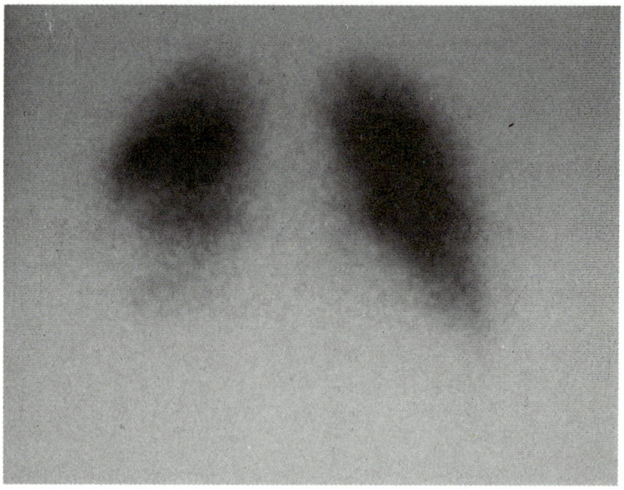

Abb. 4.39, 4.40 Ventilations- (**4.39**) und Perfusionsszintigramm (**4.40**). **Abb. 4.39** zeigt die normale Verteilung des Xenon während der Ventilation, während **4.40** nach Injektion der 99mTc-markierten Albuminmikrosphären multiple Perfusionsdefekte im rechten Lungenflügel erkennen läßt, typisch für multiple Lungenemboli.

Bronchoskopie

Durch das flexible fiberoptische Bronchoskop (**4.41**) ist die Brochoskopie leichter, schneller, sicherer und weniger belastend als früher. Haupt- und Segmentbronchien sind hervorragend zu sehen (**4.42**), Schleimhautproben können über den Aspirationskanal entnommen werden, durch den auch Bürstenbiopsien, Absaugkatheter und Biopsiezangen eingeführt werden können. Proben für Kulturen, Zytologie und Histologie sind leicht zu entnehmen.

Bronchoskopie ist die Untersuchung der Wahl bei Verschattungen in Zentral- und Mittelzonen, vor allem bei Verdacht auf brochienzerstörende Karzinome (**4.43**). Bei empfindlichen Personen sollte eine zytologische Untersuchung des Sputums erwogen werden. Bei Patienten mit Lungeninfiltraten wird heute zur Gewinnung von Proben für mikrobiologische und histologische Zwecke häufiger eine Bronchoskopie als eine offene Lungenbiopsie durchgeführt. Mittels einer Bronchoskopie können Sekrete oder Fremdkörper entfernt werden. Einige zentrale Tumoren können über das Bronchoskop einer Laserresektion unterzogen werden. Bei der Lungenbiopsie wird der Biopsiekatheter unter Röntgenkontrolle durch das Lungenparenchym eingeführt (**4.44**), wodurch eine offene Biopsie bei vielen Patienten vermieden werden kann.

4.41

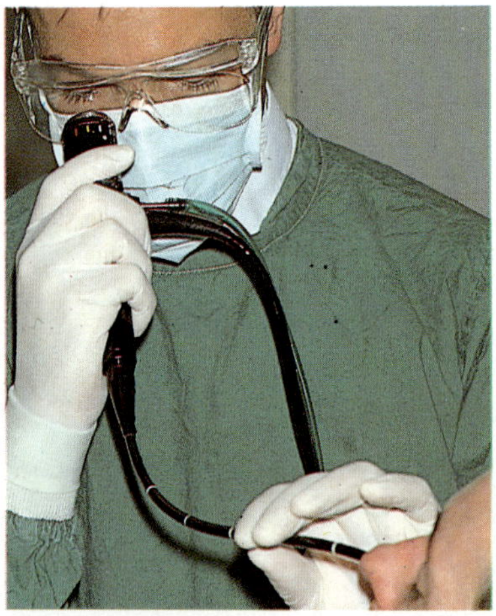

Abb. 4.41 Die fiberoptische Bronchoskopie ist eine einfache Technik, die ohne allgemeine Anästhäsie durchgeführt werden kann. Das Bronchoskop wird meist durch die Nase eingeführt. Dieses Bild zeigt Kleidung, Maske, Handschuhe und Augenschutz, die bei HIV-positiven Patienten, die wegen opportunistischer Lungeninfektionen oft einer diagnostischen Biopsie bedürfen, nötig sind.

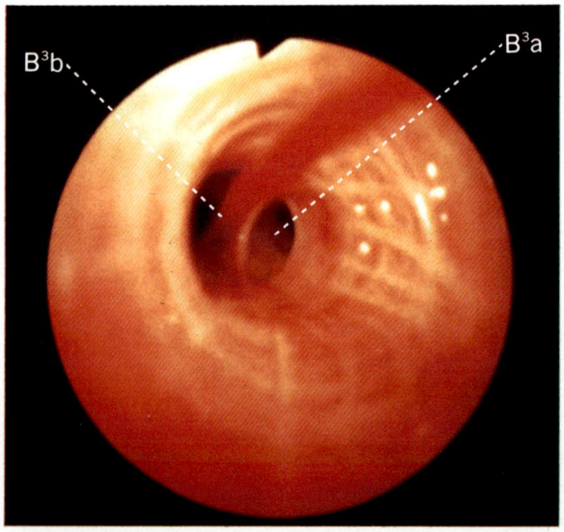

Abb. 4.42 Die Ursache von Hämoptyse kann oft mit dem Bronchoskop festgestellt werden. Hier wurde es zu dem mit B3b gekennzeichneten Teil des Oberlappenbrochus geführt.

4.43

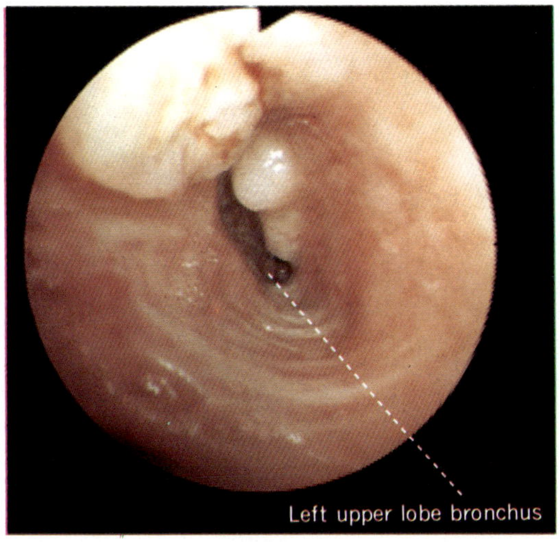

Abb 4.43 Plattenepithelkarzinom an der Öffnung des linken Oberlappenbronchus durch das Bronchoskop. Der weiße Tumor hat eine relativ glatte Oberfläche. Mit dem Bronchoskop ist die Biopsie unproblematisch.

4.44

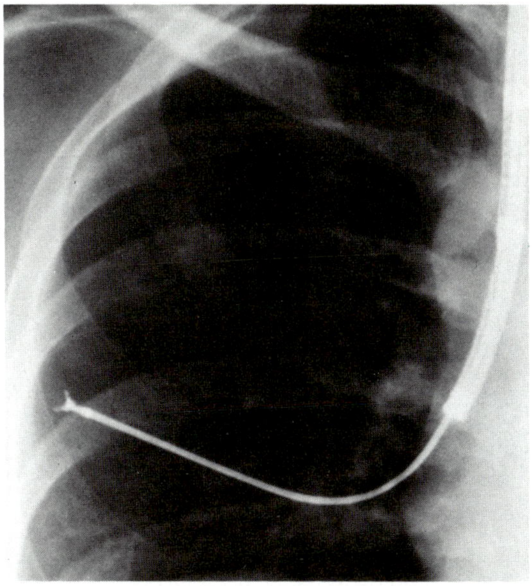

Abb. 4.44 Biopsie einer peripheren Läsion durch das fiberoptische Bronchoskop. Ein direkter Blick ist nicht möglich, aber die Spreiznadel ist unter Röntgenkontrolle positioniert worden. Eine Biopsie sollte nun möglich sein.

Pleuraaspiration und -biopsie

Die Aspiration von Pleuraflüssigkeit ist wichtig für diagnostische und therapeutische Zwecke. Im Aspirat können Eiter, Blutflecken (Karzinom, Lungenembolie) oder milchige Färbung (meist durch einen Tumor verursachte Obstruktion des Ductus thoracicus) mit bloßem Auge erkannt werden.

- Pleuratranssudat (generalisierte Ödeme): blasse Farbe, spezifisches Gewicht unter 1,015, Eiweißgehalt unter 2,5g/100ml;
- Pleuraexsudat (Entzündung): dunklere Farbe, spezifisches Gewicht über 1,018, Eiweißgehalt über 3g/100ml;
- Bei Infektionen ist der Glukosespiegel im Gegensatz zu rheumatischen Pleuraergüssen niedrig.
- Leukozytenzahlen und -arten sind wichtig. Polymorphe Zellen sprechen für eine bakterielle Infektionen; Lymphozyten lassen an Tuberkulose denken. In Kulturen kann der Erregernachweis gelingen. Die Zytologie ermöglicht die Tumordiagnose.

Meist wird gleichzeitig mit der Pleuraaspiration eine Biopsie mit einer Harefieldnadel durchgeführt, eine "blinde", aber relativ atraumatische Prozedur. Für eine Biopsie unter Sicht empfehlen sich Pleuroskopie oder Mediastinoskopie. Steht die Diagnose bereits fest, können so auch Antibiotika, Zytotoxika oder Sklerosemittel eingeführt werden.

Pleuraaspiration und -biopsie sind nicht immer harmlos und können Schäden an Lunge oder abdominalen Organen, Pneumothorax oder Hämatothorax (**4.45**) verursachen. Langfristig kann die Biopsie eines Mesothelioms zu Dissemination des Tumors führen (**4.46**).

4.45

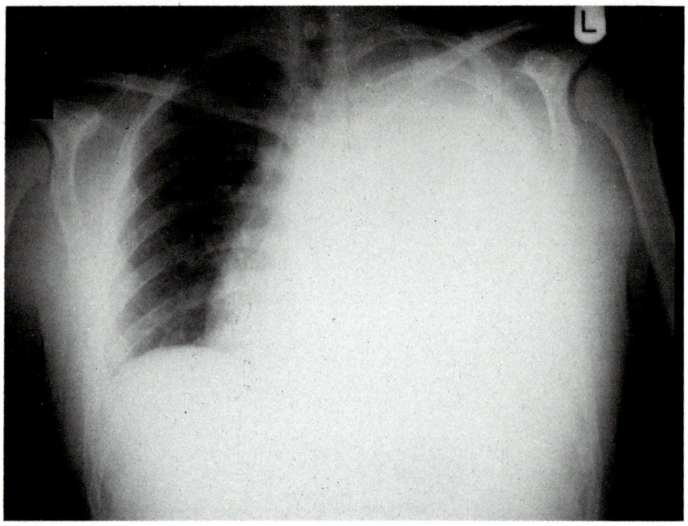

Abb. 4.45 Hämatothorax nach Pleuraaspiration und -biopsie. Vor der Biopsie hatte der Patient nur einen kleinen Pleuraerguss, aber Arterienblutungen führten zu diesem Hämatothorax, der eine Verdrängung des Mediastinums nach rechts verursacht hat.

4.46

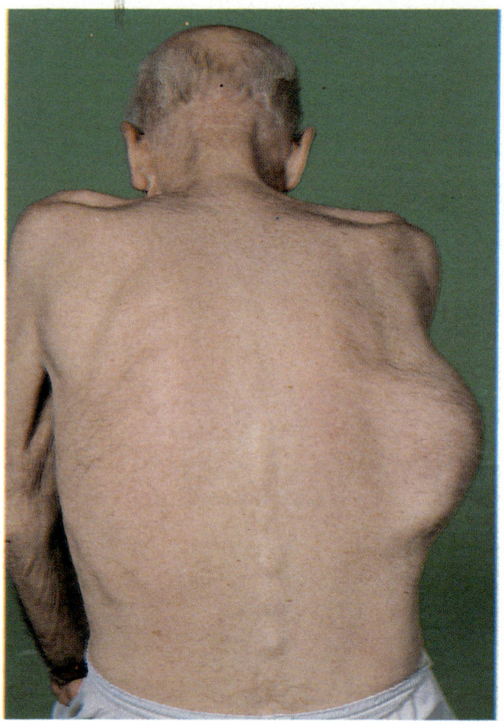

Abb. 4.46 Das Mesotheliom ist entlang der Nadelspur einer früheren Pleurabiopsie in das Subkutangewebe dieses Patienten mit einer Asbest-induzierten pleuralen Plaque gewandert (*siehe* **4.119**).

Lymphknotenbiopsie

Die Biopsie eines palpablen Knotens, gewöhnlich am Hals, kann eine schnelle histologische Diagnose ermöglichen. Gibt es keine fühlbaren Knoten, empfiehlt sich eine Skalenusbiopsie.

4.3 Erkrankungen der oberen Atemwege

Die banale, einfache Erkältung wird auf S. 20 behandelt. Rhinitis, Sinusitis, Tonsillitis, Pharyngitis und Laryngitis können auch im Rahmen einiger exanthematöser Kinderkrankheiten wie Masern (S. 24) oder bei Mononucleosis infectiosa (S. 32) und Streptokokkeninfektionen (S. 38) auftreten.

Weitere Erkrankungen der oberen Atemwege sind die allergische und die nichtallergische Rhinitis. Die allergische Rhinitis (**4.47**) kann saisonal (Allergien auf Gräser oder andere Pollen - Heuschnupfen) oder ganzjährig (z.B. durch Exkremente der Hausstaubmilbe) auftreten. Prick-Tests ermöglichen meist die Diagnose (*siehe* S. 90 und 166).

Die nichtallergische oder vasomotorische Rhinitis hat die gleiche Symptomatik, die Ätiologie ist aber meist unklar.

Allergische Rhinitis ist häufig verbunden mit weiteren atopischen Störungen wie Konjunktivitis, Asthma, Urtikaria und Ekzemen. Sie spricht meist auf äußerliche Kortikosteroidgaben oder Natriumcromoglycintherapie an. Im Unterschied zu Asthma können die Symptome einer allergischen Rhinitis häufig erfolgreich mit oralen Antihistaminika behandelt werden.

Ursache einer chronischen Rhinitis können Nasenpolypen (**4.48**) sein, vor allem bei einer Gruppe von Asthmatikern, die gegen Aspirin und Salicylaten überempfindlich sind. Zur Bekämpfung der obstruktiven Symptome kann eine chirurgische Resektion der Polypen nötig sein.

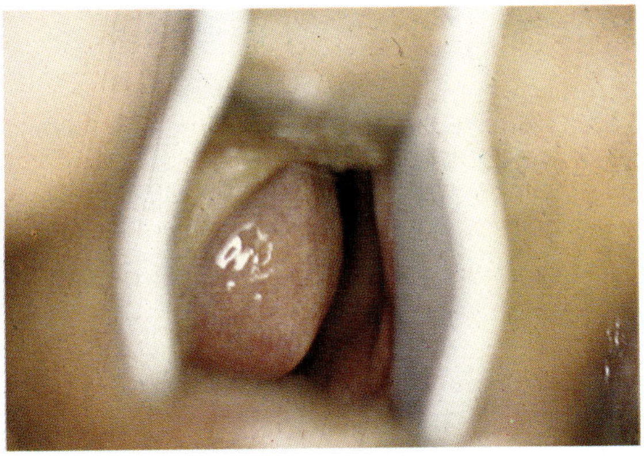

Abb. 4.47 **Bei allergischer Rhinitis** ist die Nasenschleimhaut gräulich verfärbt, vor allem wenn sie chronisch ist.

Abb. 4.48 Nasenpolypen verursachten eine fast vollständige Obstruktion der Nase und Anosmie. Die Nase war sichtlich vergrößert.

4.48

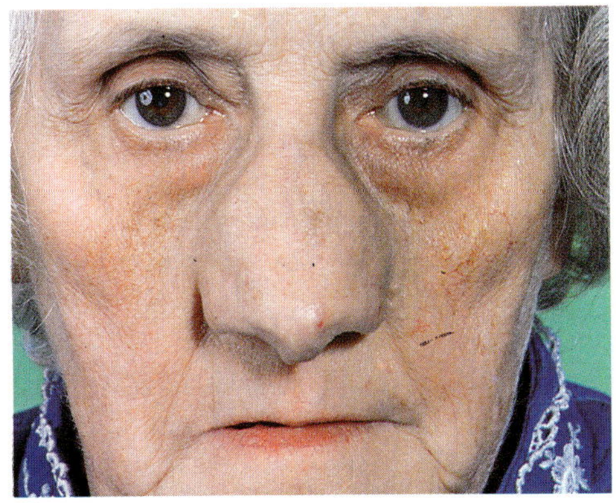

4.4 Aspiration/Inhalation von Fremdkörpern

Fremdkörper können eingeatmet werden und sich überall im Respirationssystem festsetzen (z.B. **4.35**). Große Gegenstände können auf der Larynxebene eine potentiell tödliche Obstruktion verursachen. Ist der Patient bei Bewußtsein, können die Gegenstände oft durch feste Schläge auf den Rücken oder durch den Heimlich-Griff gelöst werden (**4.49**).

Versagt diese Technik, muß über eine Notkrikothyreotomie (Nottracheotomie) mit einer intravenösen Kanüle (**4.50**) oder sogar mit einem scharfen Messer und einem Kugelschreiber die Luftzufuhr wieder hergestellt werden.

Tiefer im Respirationstrakt sind Fremdkörper gewöhnlich nicht sofort lebensbedrohlich (**4.35**). Werden sie aber nicht entdeckt und entfernt, können sie zu traumatischen Schäden in der Lunge oder zum Kollaps der Lungensegmente distal von der Obstruktion mit nachfolgender Lobärpneumonie führen.

Thoraxaufnahmen sind pathognomonisch bei röntgendichten Fremdkörpern, die oft bronchoskopisch entfernt werden können.

9

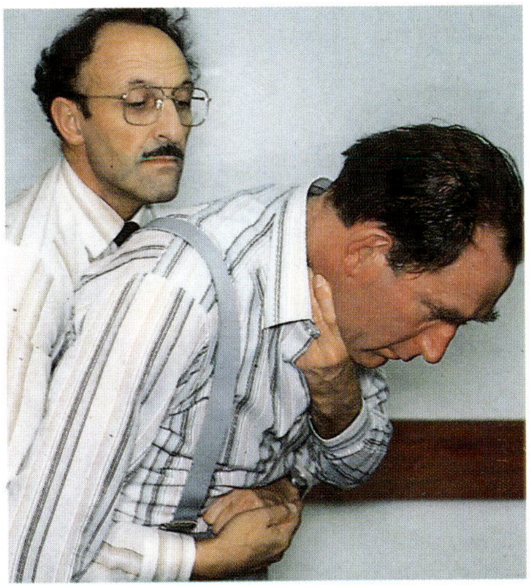

Abb. 4.49 Mit dem Heimlich-Griff können inhalierte Fremdkörper entfernt werden. Eine geballte Faust liegt im Epigastrum, die andere Hand darüber. So versetzt man dem Patienten einen kräftigen Druckstoß nach rückwärts-oben, so daß aus der Lunge Luft mit starkem Druck ausgetrieben wird.

4.50

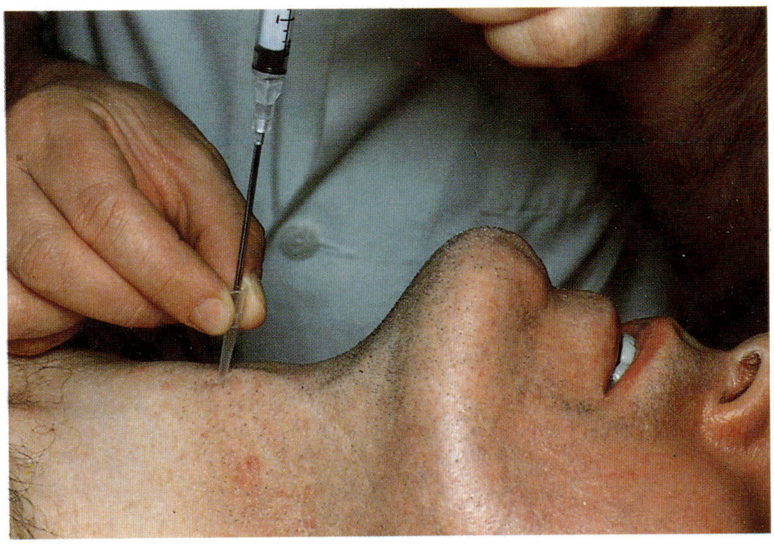

Abb. 4.50 Krikothyreotomie, letztes Mittel bei einer obstruktiven Asphyxie, wenn eine endotracheale Intubation aufgrund eines Fremdkörpers, Ödems oder fehlender Ausrüstung unmöglich ist. Die Oberflächenmarkierung zur Einführung der Nadel ist der Raum zwischen Schild- und Ringknorpel. Die Spritze wird aufgezogen, um sicherzugehen, daß Nadel und Kanüle in der Trachea liegen. Spritze und Nadel werden dann entfernt, die Kanüle bleibt liegen.

4.5 Asthma

Asthma wird allgemein definiert als eine episodische Funktionsstörung mit Dyspnoe von variablem Schweregrad, entweder spontan oder infolge von Behandlung, verursacht durch Verengung der peripheren Atemwege in der Lunge.

Asthma ist eine verbreitete Krankheit, am häufigsten im zweiten Lebensjahrzehnt, in dem ca. 10-15% der Bevölkerung in Europa, den USA und Neuseeland betroffen sind. In den meisten asiatischen Ländern ist es sehr viel seltener. Als Berufskrankheit ist es ein verbreitetes Problem, wenn Menschen in der Industrie mit sensibilisierenden Stoffen arbeiten.

Bei nicht berufsbedingtem Asthma entsprechen die Allergene denen von Rhinitis und Konjunktivitis, wobei Pollen (**4.51**) seltener Asthma verursacht (wahrscheinlich wegen der Größe der Pollenkörner) und Hausstaubmilben wohl weltweit der häufigste Auslöser allergischen Asthmas sind (**4.52**).

Asthma wird begleitet von bronchialer Hyperreaktivität, einer gesteigerten Reaktion der Atemwege auf nicht-spezifische Stimuli, deren Ausmaß durch allergische Mechanismen beeinflußt werden kann. Ihre Pathogenese ist unklar, und nichtallergische Faktoren sind ebenfalls beteiligt. Es wird vermutet, daß Asthma im Grunde ein entzündlicher Prozeß ist.

Asthma wird häufig in zwei Untergruppen eingeteilt:

- Extrinsisches Asthma: eine äußere Ursache steht fest;
- Intrinsisches Asthma: ohne bekannte Ursache;

Patienten mit extrinsischem Asthma sind meist typische Atopiker, bei denen Pricktests auf verbreitete, inhalierbare Allergene positiv ausfallen, im Gegensatz zu Patienten mit intrinsischem Asthma. Neunzig Prozent der asthmatischen Kinder haben positive Hauttests auf eine oder mehrere Substanzen einer Standardauswahl (*siehe* S. 90) aber nur 50% der Erwachsenen.

Diese Klassifikation ist von wenig praktischem Wert. Nicht-Atopiker können in mittleren Jahren Asthma durch äußere Ursachen wie Beruf, Aspirinunverträglichkeit, Betablocker bei Hypertonie oder Angina entwickeln. Derartige Ursachen sollten also bei allen Asthmatikern berücksichtigt und, wenn möglich, vermieden werden. Die Therapie ist für beide Untergruppen gleich.

4.51

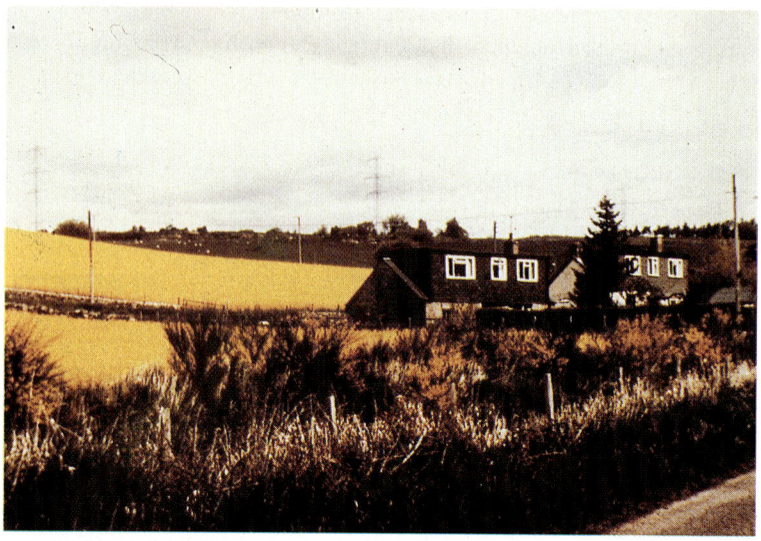

4.52

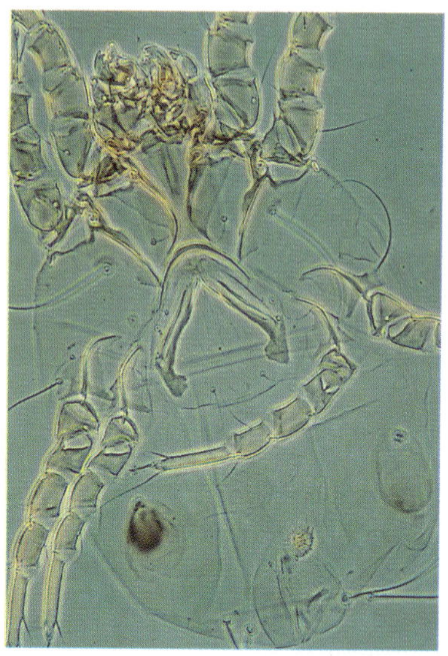

Abb. 4.51 Pollen des Rapses, eine der Pollenarten, die bei empfänglichen Personen Asthma verursachen können. An umwelt- und berufsbedingte Faktoren sollte bei Beurteilung und Behandlung von Asthmatikern immer als Auslöser gedacht werden.

Abb. 4.52 Die Haustaubmilbe, *Dermatophagoides pteronyssinus*. Die Exkremente dieser und verwandter Milben sind weltweit die häufigste Ursache für allergisches Asthma. Die Partikel haben einen Durchmesser von ca. 20µm, ungefähr die Größe eines Pollenkorns. Hausstaubmilben bevorzugen feuchtwarme Umgebung. Sie ernähren sich von menschlichen und tierischen Schuppen und finden sich daher besonders häufig in Matratzen, Kissen, Teppichen und Polstermöbeln. Sie sind ca. 0,5 mm lang und für das bloße Auge unsichtbar. Hausstaubmilbenallergie ist ebenfalls eine Ursache für ganzjährige Rhinitis und möglicherweise für Ekzeme.

Weit über 200 verschiedene Auslöser für berufsbedingtes Asthma sind nachgewiesen worden. Einige spielen in der Industrie eine wichtige Rolle (**Tabelle 4.2**) und verursachen Asthma durch einen klassischen Typ-I-Mechanismus. Im Serum können dann spezifische IgE nachgewiesen werden. In anderen Fällen ist der genaue Mechanismus noch unklar.

Die klinischen Manifestationen des Asthmas variieren von leichten Symptomen (**4.53**) bis zu akuten, lebensbedrohlichen Attacken (**4.54**).

Die Symptome des Asthmas sind abhängig vom Stadium der Erkrankung (**Tabelle 4.3**), aber man sollte sich darüber im klaren sein, daß auch der schwere Asthmatiker wenig auffällig sein kann. Vor allem das Giemen kann bei schwerer Obstruktion verschwinden. Die Thoraxaufnahme kann sogar bei schweren Asthmatikern keinen Befund oder nur leichte Überblähung zeigen (**4.28**), obwohl sie auch Komplikationen wie Pneumonie oder Pneumothorax deutlich machen kann (**4.135**).

Einfache Funktionstests helfen bei Diagnose und Behandlung, müssen aber gewöhnlich wiederholt werden. Sogar wiederholte Messungen zur gleichen Tageszeit verschleiern Veränderungen im Expiratorischen Peak flow (EPF) (**4.55**). Man sollte also mehrere Messungen an einem Tag durchführen. Messungen nach leichten Belastungstests, z.B. Gymnastik, können wichtig für die Beurteilung des Patienten sein (**4.56, 4.57**). Einige Patienten, besonders Kinder, klagen bei niedrigen EPF-Werten nicht über Beschwerden, werden diese aber erkannt und behandelt, erhöht sich die Lebensqualität der Betroffenen enorm (**4.58**).

Bei schwerem, akutem Asthma ist eine Krankenhauseinweisung für Sauerstofftherapie, vernebelte Bronchodilatatoren und systemische Kortikosteroide (**4.59**) notwendig. Primärtherapie bei chronischem Asthma sind regelmäßig inhalative Kortikosteroide (**4.60**), unterstützt durch inhalative ß2-Antagonisten für gelegentliche symptomatische Erleichterung. Inhalative Natriumcromoglycinsäure, orale Theophylline und orale ß2-Antagonisten können manchmal sinnvoll sein. Orale Steroide sind wirkungsvoll, die Langzeitanwendung sollte jedoch wegen der Nebenwirkungen vermieden werden (**4.2**).

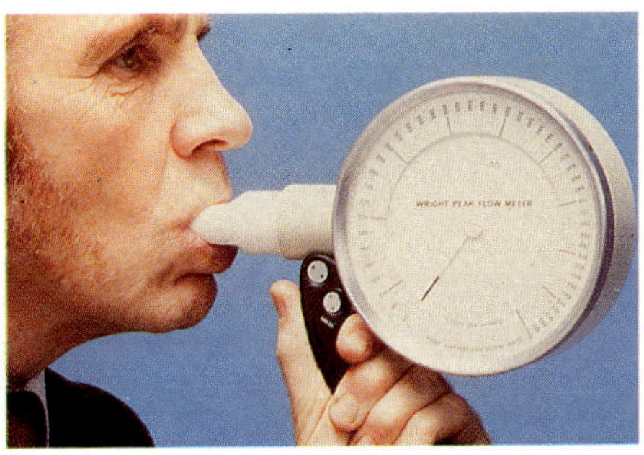

Abb. 4.53, 4.54 Verschiedene Manifestationen von Asthma. Bei dem Patienten auf **4.53** wurde zufällig eine reversible Atemwegsobstruktion festgestellt. Er hatte keine Symptome bemerkt. Der Patient auf **4.54** dagegen kam als Notfall mit schwerer Atemnot und benötigte sofortige intensive Pflege, einschließlich intermittierender Hochdruckventilation.

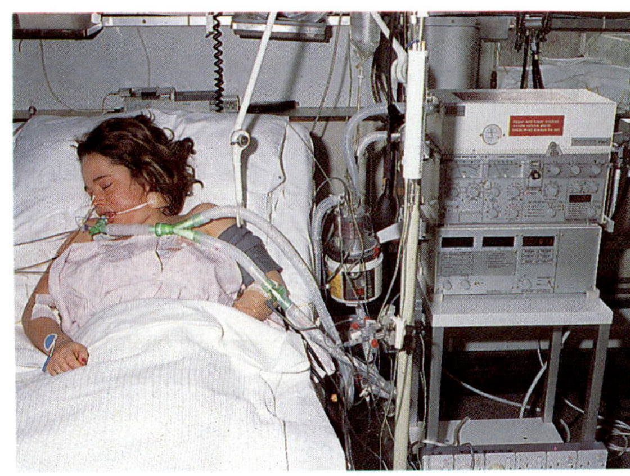

4.54

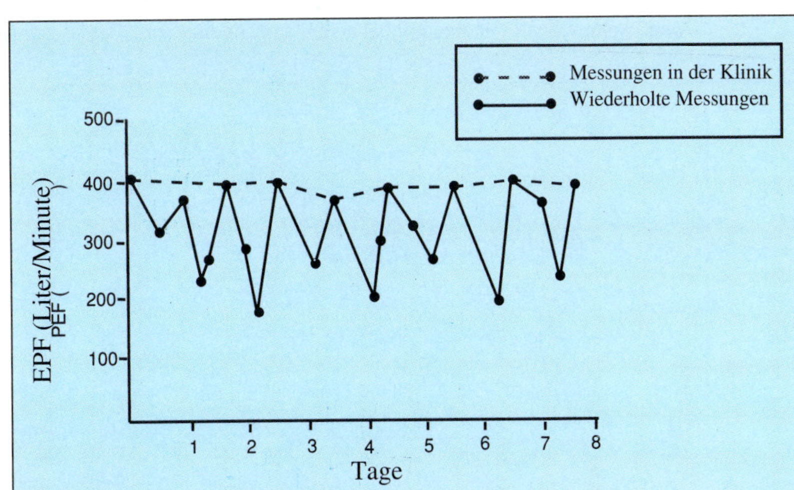

4.55

Abb. 4.55 Veränderungen im EPF an einem Tag. Sogar tägliche Messungen der Exspirationsstärke in einer Klinik oder einer Allgemeinpraxis können manchmal keine Hinweise auf eine Obstruktion geben, denn der typische morgendliche Abfall des EPF geschieht gewöhnlich zwischen 4.00 h und 7.00 h, mit spontaner Besserung für die nächsten paar Stunden. Unter diesen Umständen zeigt nur die Beobachtung zu Hause das Ausmaß der Erkrankung.

Tabelle 4.2 Einige wichtige Auslöser berufsbedingten Asthmas

IgE-vermittelt	
Tierische Allergene (einschließlich Insektenstiche)	Laboratorien
Allergene aus Mehl und Korn	Landwirte, Müller, Getreidehändler
Proteolytische Enzyme	Herstellung „biologischer" Waschmittel (nicht der Gebrauch)
Komplexe Platinsalze	Metallverarbeitung
Säureanhydride und Polyamidhärter	Industrieanstriche
Nicht-IgE-vermittelt	
Isozyanate	Polyurethanfirnis, Industriefarben
Kolophoniumdämpfe	Lötarbeiten, Elektronikindustrie

4.56

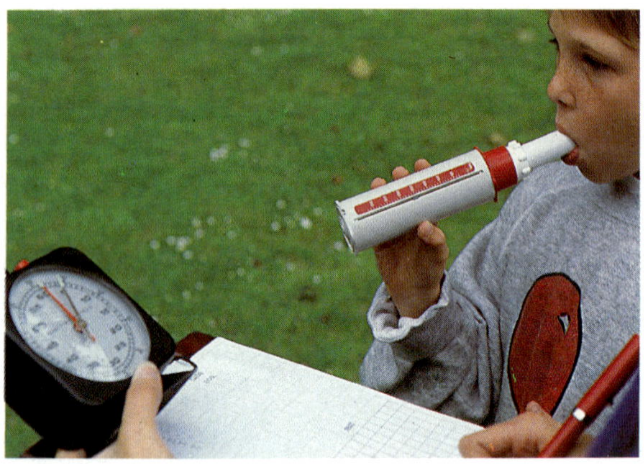

4.57

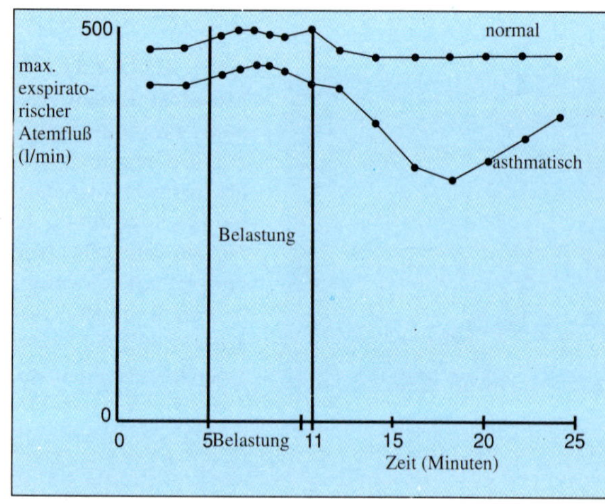

Abb. 4.56, 4.57 EPF-Reaktionen auf einen Belastungstest. Sowohl der gesunde Patient als auch der Asthmatiker zeigen während der Belastung leichte Bronchodilatation, der aber bei dem Asthmatiker eine Bronchokonstriktion folgt, die ihren Höhepunkt ungefähr 5-10 min nach der Belastung hat. Ein 15%iger Abfall von der EPF-Grundlinie gilt als positiver Test. Der Abfall kann schnell mit einem inhalativen Bronchodilatator aufgefangen werden.

4.58

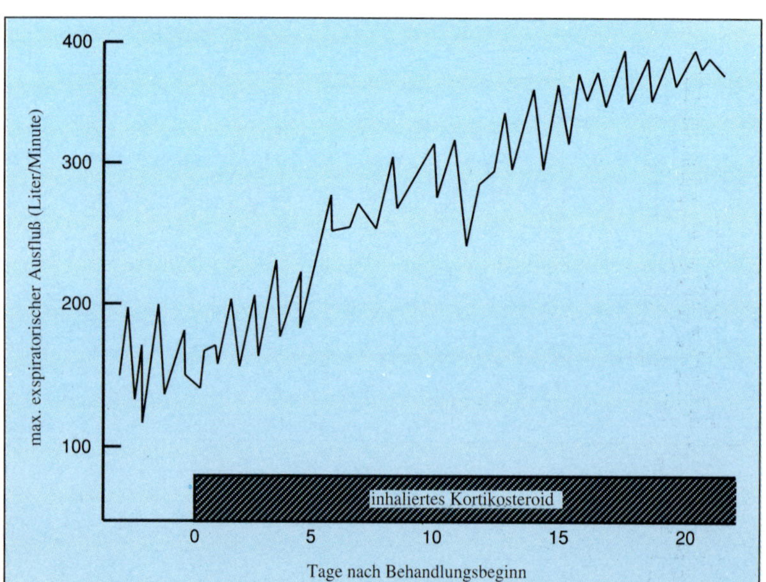

Abb. 4.56, 4.57 EPF-Reaktionen auf einen Belastungstest. Sowohl der gesunde Patient als auch der Asthmatiker zeigen während der Belastung leichte Bronchodilatation, der aber bei dem Asthmatiker eine Bronchokonstriktion folgt, die ihren Höhepunkt ungefähr 5-10 min nach der Belastung hat. Ein 15%iger Abfall von der EPF-Grundlinie gilt als positiver Test. Der Abfall kann schnell mit einem inhalativen Bronchodilatator aufgefangen werden.

9

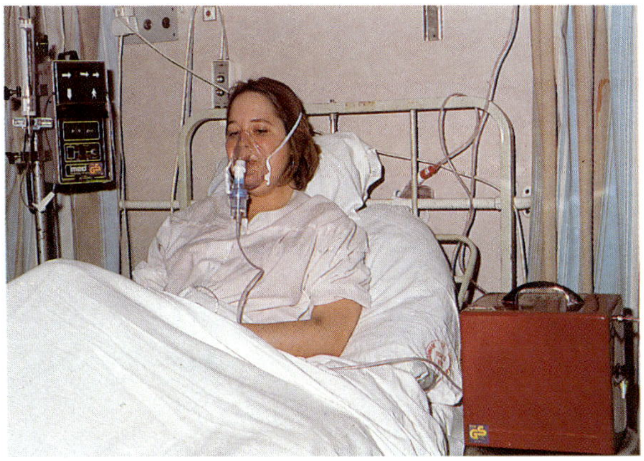

Abb. 4.59 Patient mit akutem Asthma in der Klinik: Gabe von O2, ß2-Sympathomimetika-Aerosol und i.v. Hydrokortison. Genaue Therapiekontrolle ist nötig.

4.60

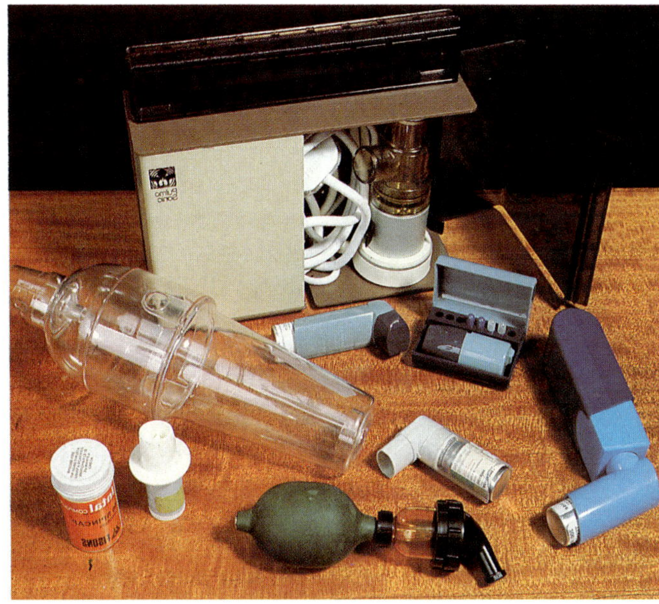

Abb. 4.60 Antiasthmatika-Applikatoren-Arsenal eines einzigen Patienten. Wie die meisten Erkrankungen erfordert Asthma bei Arzt und Patient klare Vorstellungen über den Therapieplan, um die Medikamentenzahl und damit mögliche Verwirrungen zu minimieren.

Tabelle 4.3 Klinische Zeichen bei Asthma

Akuter Anfall

- Tachypnoe
- überblähter Thorax mit symmetrisch reduzierter Wandbewegung
- verlängerte Exspiration mit Vesikuläratmen
- exspiratorisches Giemen
- Husten - besonders bei Kindern
- dickes grün-gelbes Sputum - nicht unbedingt ein Infektionszeichen
- keine Mediastinalverziehung
- normale Perkussion
- normale Stimmresonanz

Schwerer akuter Anfall

- Tachykardie
- Giemen möglicherweise bei abnehmendem Atemvolumen verschwunden
- Pulsation der Vena jugularis (Druckanstieg bei Exspiration)
- Pulsus paradoxus (Abnahme des systolischen RR inspiratorisch)
- rascher Übergang zu lebensbedrohlicher Atemstörung mit Zyanose

Chronisches oder rezidivierendes Asthma

- Hinweise für Allergieneigung oft vorhanden
- Hühnerbrust - bei Asthmabeginn in der Kindheit
- Wachstum verzögert - bei Asthmabeginn in der Kindheit
- Cushing-Zeichen nach Langzeitsteroidbehandlung

4.6 Infektionen der Atemwege

Akute Bronchitis

Eine Infektion des oberen Respirationstrakts mit Viren führt oft zur bakteriellen Infektion des unteren, besonders bei vorbestehender Atemwegserkrankung. Bei geschädigtem Bronchialepithel kann es zur Exazerbation von Asthma oder chronisch obstruktiver Atemwegserkrankung mit dann folgender Bronchitis oder Pneumonie kommen (gewöhnlich mit *S. pneumoniae* oder *H. influenzae siehe* S. 186).

Chronische Bronchitis und Emphysem

Die chronische Bronchitis ist ein klinisches Zeichen der exzessiven Schleimsekretion durch bronchiale Becherzellen. Mindestens drei Monate im Jahr wird täglich unter Husten Sputum produziert. Bei den häufigen bakteriellen oder viralen Infektionen ist das Sputum gelb, grün oder rötlich. Viele Patienten haben ein intermittierendes Giemen bei eingeschränkter Lungenfunktion. Seltener tritt eine akute schwere Bronchokonstriktion bei respiratorischen Infektionen oder Exposition mit Allergenen oder Reizstoffen auf (asthmatische Bronchitis).

Das Emphysem wird eher radiologisch oder pathologisch als klinisch diagnostiziert, vor allem bei chronischer Bronchitis. Der Verlust der Alveolarsepten führt unter Bildung großer Lungenblasen zu Thoraxaufblähung (**4.61, 4.62**) und eingeschränkter Atemfunktion.

Die häufige Kombination von chronischer Bronchitis und Emphysem wird chronisch obstruktive Atemwegserkrankung (COA) oder chronisch obstruktive Lungenerkrankung (COL) genannt. Bis zu 20% aller erwachsenen Männer (in hochindustrialisierten Ländern noch mehr) leiden daran. Starke Raucher haben meistens eine chronische Bronchitis, doch selten eine merkliche Atembehinderung oder ein Emphysem.

Typische klinische Zeichen von chronischer Bronchitis und Emphysem sind Husten, zähes gelb-grünes Sputum und zunehmende Atemnot. Die Symptome sind stärker im Winter, bei Infektionen oder in verschmutzter oder trockener Luft, Staub oder durch reizende Gase.

4.61

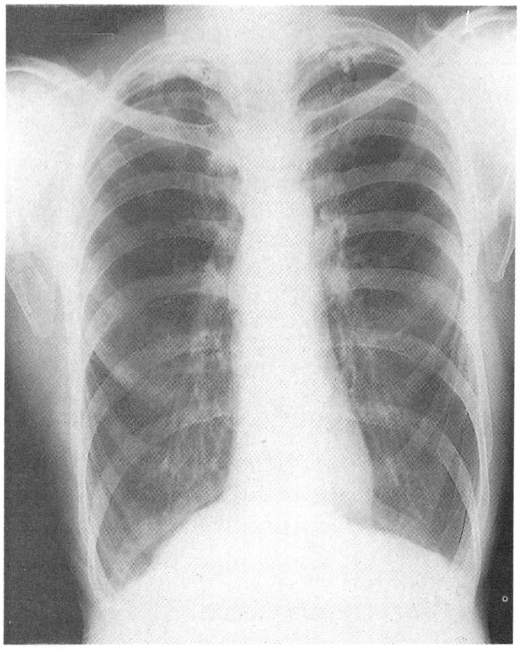

Abb. 4.61 Emphysem. Thorax p.a. mit Überblähung beider Lungenfelder und charakterisch langgezogenem, schmalem Mediastinum. Über den abgeflachten Zwerchfellkuppen Pleuraadhäsionen als Zeichen alter Infekte. Verkalkungen in beiden Lungenspitzen und Hili verweisen auf eine abgeheilte Tuberkulose.

4.62

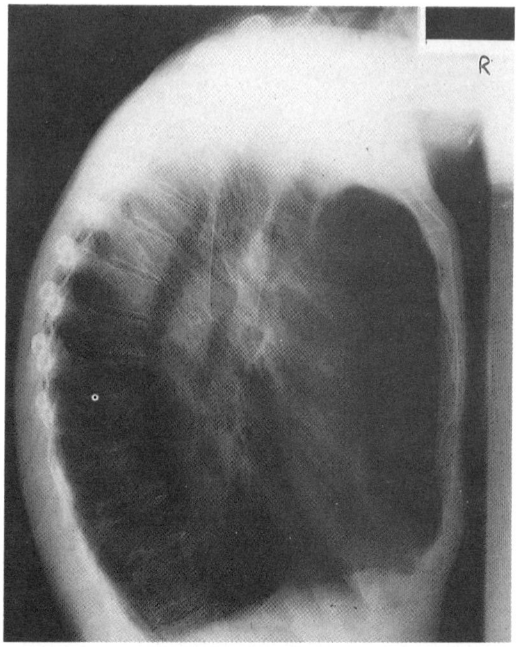

Abb. 4.62 Emphysem. Im Rechtsseitenbild vergrößerter Sagittaldurchmesser des Thorax und deutliche Zwerchfellabflachung. Hiläre Verkalkungen als Ergebnis einer alten abgeheilten Tuberkulose. Vermehrte Osteophyten und degenerative WS-Veränderungen (Schmorl-Knötchen).

Es gibt zwei besondere Verlaufsformen:

- der rosige „pink puffer“ (**4.63**) mit deutlichem Emphysem und faßförmigem Thorax. Er ist dünn und hat bei gesteigerter Atemfrequenz einen normalen PaCO2.
- der blaue „blue bloater“ (**4.64**) ist dicker, hat eine Polyzytämie, zentrale Zyanose und Zeichen der pulmonalen Hypertonie (**4.65, 4.66, 5.93**, *siehe* S. 241). Längere Erkrankung steigert den PaCO2 und führt zur kompensierten respiratorischen Azidose (**4.67, 4.68**).

Der wichtigste (und schwierige) Behandlungsschritt besteht darin, den Patienten vom Rauchen abzubringen. Bronchodilatatoren können einige Atemwegsobstruktionen aufheben.

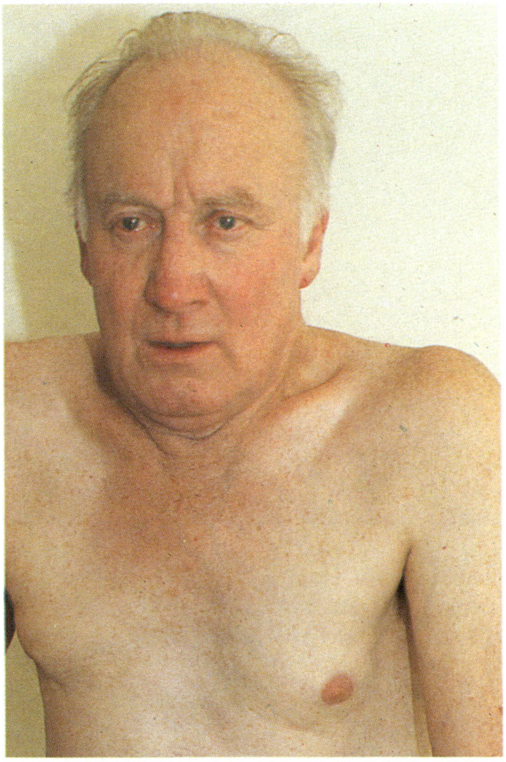

Abb. 4.63 „pink puffer“. Einige Patienten mit schwerer langer chron. Bronchitis und Emphysem haben einen überblähten Thorax. PaCO2 und PaO2 sind fast normal. Die Atemnot führt zum Term „pink puffer“.

4.64

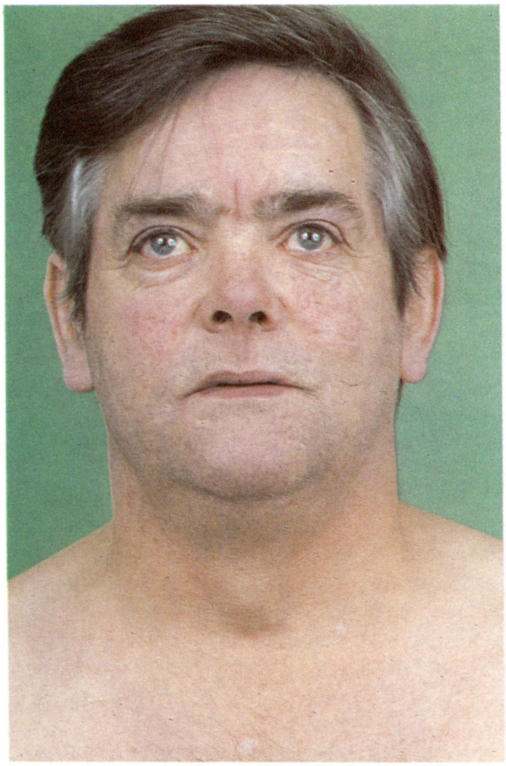

Abb. 4.64 „blue bloater“. Bei gestiegenem PaCO2 und gesunkenem PaO2 fehlt die vermehrte Ruheatmung, der Patient wirkt entspannter. Das Rechtsherzversagen bewirkt periphere Ödeme. Diese und die Zyanose führen zum Term „blue bloater“. Viele Patienten liegen zwischen diesen beiden Extremformen.

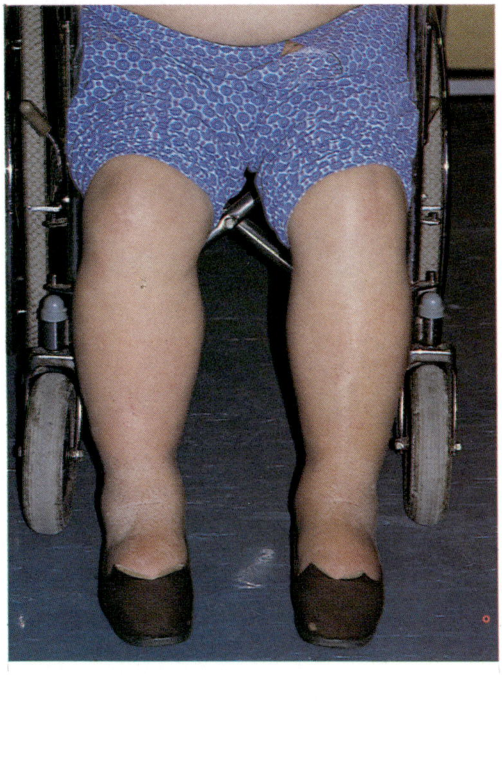

Abb. 4.65 Chronische Bronchitis mit Rechtsherzversagen führt zu peripheren Ödemen. Der Patient war ein typischer „blue bloater“ und war nicht übermäßig atemlos.

4.66

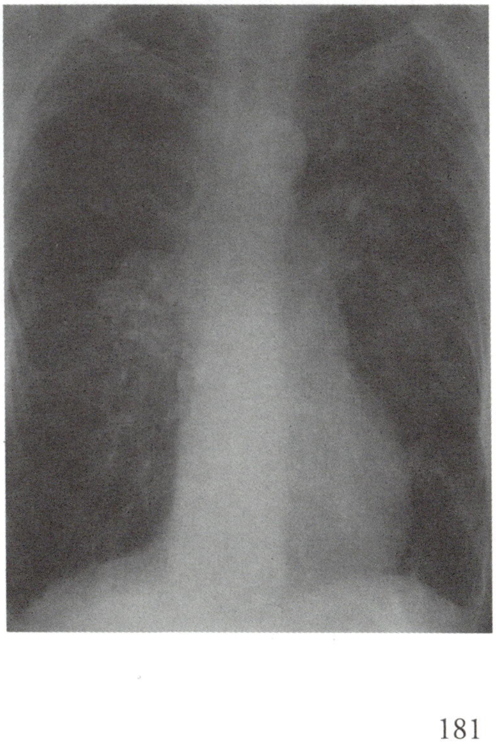

Abb. 4.66 Cor pulmonale bei einem Emphysempatienten. Die Gefäße sind beidseits hilär betont. Die Pulmonalarterien sind wegen der Hypertonie dilatiert. Die Herzsilhouette ist vergrößert.

Kortikosteroide sind manchmal hilfreich. Komplikationen wie Rechtsherzversagen und Polyzytämie (**4.6**) erfordern eine Therapie. Die O2-Langzeitinsufflation (über 15 Stunden täglich) kann Letalität und Morbidität in schweren Fällen verringern (**4.69**).

Es ist wichtig, den Patienten die Frühzeichen der häufigen Infektionen zu lehren: Fieber oder zunehmendes Giemen, Veränderungen von Sputumfarbe und -qualität. Oft ist eine Selbstmedikation mit Antibiotika aus einem Hausvorrat nützlich. Wertvoller als die Langzeitprophylaxe mit Antibiotika ist die Grippeimpfung.

Nichtraucher haben sehr selten eine chronische Bronchitis oder ein Emphysem. Atemwegsobstruktionen bei Nicht- oder Leichtrauchern treten bei Asthma auf. Raritäten sind Emphyseme durch -I-Antitrypsinmangel, obliterierende Bronchiolitis oder bei Staubexposition, z.B. Byssinose.

4.67

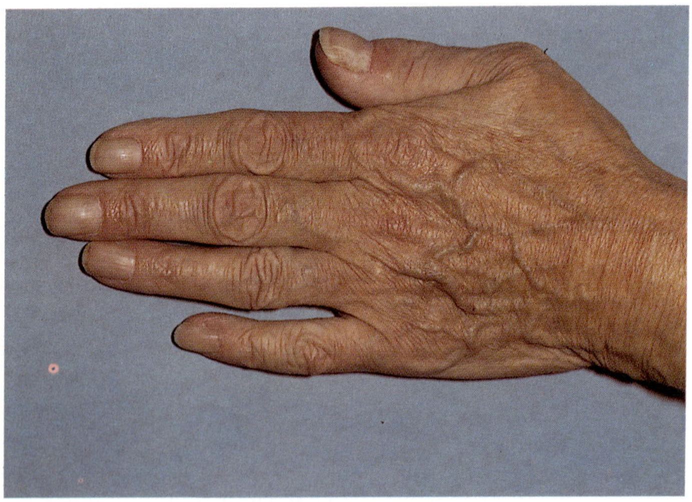

Abb. 4.67 Respiratorische Azidose verursacht periphere Vasodilatation. Die trockenen warmen Hände haben Zyanose und Zeichen einer vermehrten Durchblutung: springender Puls bei Tachykardie, Dilatation der peripheren Venen. Ein leichter Tremor kann auftreten. Hier liegen auch beginnende Uhrglasnägel vor.

4.68

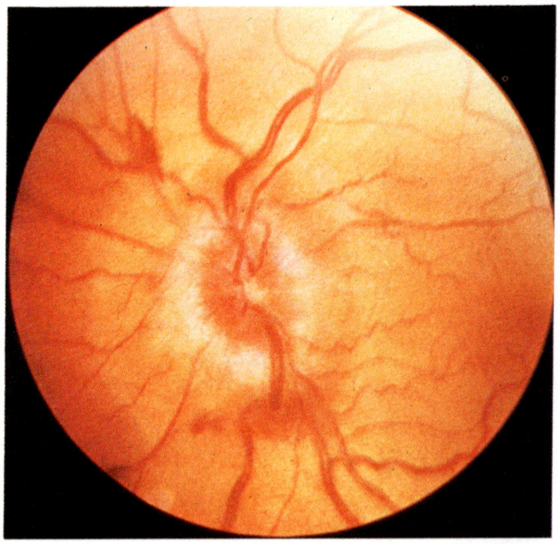

Abb. 4.68 Papillenödem bei respiratorischer Störung: verursacht durch den vermehrten zerebralen und retinalen Blutstrom bei CO2-Retention. Bild wie bei erhöhtem intrakraniellem Druck anderer Genese.

4.69

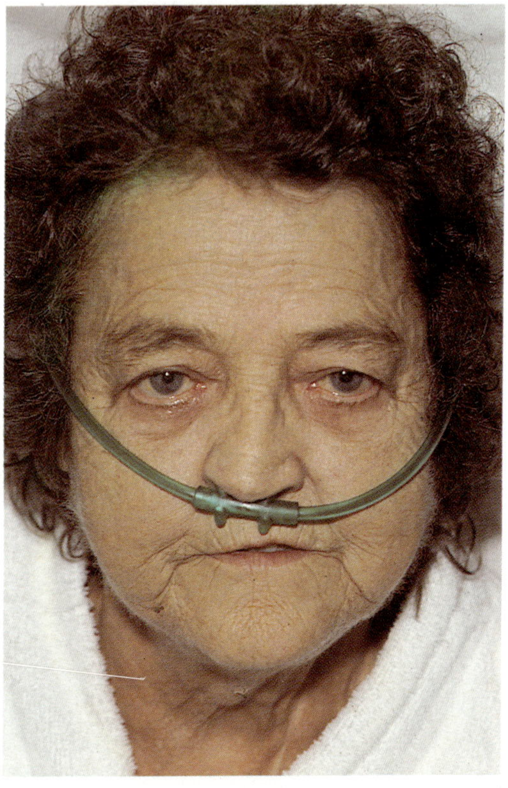

Abb. 4.69 O2-Langzeitinsufflation aus Flaschen oder O2-Konzentratoren kann Patienten mit stabiler chronischer respiratorischer Insuffizienz helfen. O2-Flußrate und -Konzentration sind so einzustellen, daß weder eine arterielle Hypoxämie noch eine CO2-Narkose auftreten.

Schlafapnoesyndrom

Viele Formen von Schlafstörungen sind erst mit den Methoden des Schlaflabors entdeckt worden: direkte und Videoüberwachung, EEG, EKG und Oximetrie am Ohr. Am häufigsten ist das Schlafapnoesyndrom, welches aus intermittierenden Pharynxverschlüssen im REM-Schlaf resultiert. Es tritt oft bei extrem übergewichtigen Bronchitikern mit Obstruktionen der Nase und Hypnotika- oder Alkoholabusus auf. Während der Patient selber über schlechten Schlaf und ständige Müdigkeit klagt, gibt der Partner starkes, explosionsartiges Schnarchen an. Die Ohr-Oximetrie ergibt oft einen alarmierenden PO2-Abfall während der Apnoephase (**4.70**).

Die Behandlung besteht in Gewichtsabnahme, Alkohol- und Medikamentenabstinenz und eventuellen nasalen Eingriffen. Die O2-Zufuhr mittels Sonde kann, ebenso wie momentan erforschte Prosthetiken, hilfreich sein.

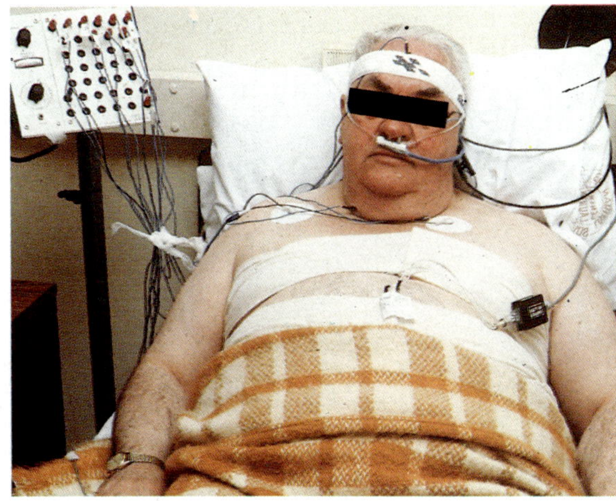

4.70

Abb. 4.70 Patient mit Schlafapnoe im Schlaflabor. Bei chronischen Erkrankungen des Respirationstrakts lassen Schläfrigkeit tagsüber und Angaben des Partners zu Schnarchen oder nächtlicher Apnoe an das Syndrom denken. Im Anfall kann der PO2 stark absinken, nächtliche Todesfälle sind bekannt.

Bronchiektasien

Bei geschädigten elastischen und Muskelfasern der Bronchuswand kann Bronchiektasie, d.h. die abnorme Dilatation des Bronchus, eintreten. Bei häufig unklarer Pathogenese ist eine Reihe von auslösenden Faktoren bekannt. Dazu zählen:

- behinderte Mukoziliarfunktion wie bei Karthagenersyndrom und zystischer Fibrose.
- Immunschwäche wie bei Hypogammaglobulinämie mit Neigung zu rekurrenten Infektionen.
- akute suppurative oder nekrotisierende Pneumonie bei viralen oder bakteriellen Infektionen einschließlich Tuberkulose.
- persistierende Aspergillusinfektion wie bei Asthma.
- Bronchialobstruktion durch Lymphknoten oder Fremdkörper.
- Inhalation ätzenden Materials (Magensaft, industrielle Hydrokarbone)
- vererbte Neigung zu Bronchiektasien (manche Rassen).

Am Ende entwickelt sich immer ein Teufelskreislauf aus gestörter Drainage und Schleimproduktion, aus rezidivierenden bakteriellen Superinfektionen und weiterer Lungenzerstörung.

Der Beginn ist unauffällig. Zuerst wird unter chronischem Husten immer mehr gelbes, grünes oder bluttingiertes Sputum produziert. Bei basaler Bronchiektasie kann bisweilen nach einem Lagewechsel viel Sputum abgehustet werden. Während einer Superinfektion können Fieber, Pneumoniezeichen, Lungenabszesse, Empyeme und Septikämie auftreten. Es fällt reichlich stinkendes Sputum an, eine größere Hämoptyse kann zu Blutarmut führen. In den Ruhephasen sind oft Residualzeichen vorhanden, besonders Krepitationen bei verschärftem Bronchialatmen. Trommelschlegelfinger und Uhrglasnägel (**2.90, 2.91**) sind typisch.

Gewöhnlich nehmen die Symptome zu, die Lungenfunktion verschlechtert sich, im Endstadium tritt ein Cor pulmonale auf. Selten tritt eine sekundäre Amyloidose auf, die periphere Ödeme und Proteinurie zeigt (*siehe* S. 290).

Die Diagnose beruht auf Anamnese und körperlicher Untersuchung, die Lokalisierung erfolgt mittels Röntgen-Thorax (**4.73**), Tomographie, Bronchographie (**4.71**) oder CT (**4.72**). Wichtig ist die Überwachung von Lungen- und Nierenfunktion sowie der Blutgase. Weißes Blutbild und BSG werden bei akuter Exazerbation bestimmt.

Die Behandlung erfordert intensive Physiotherapie und lageabhängige Drainage. Antibiotika nützen bei der akuten Exazerbation und als langfristige Prophylaxe. Bronchodilatatoren verbessern die Lungenfunktion. Bei lokal begrenzter Erkrankung und ansonsten gesunder Lunge bietet sich ein chirurgischer Eingriff an. Die Grippeimpfung könnte vor viral getriggerter Exazerbation schützen.

4.71

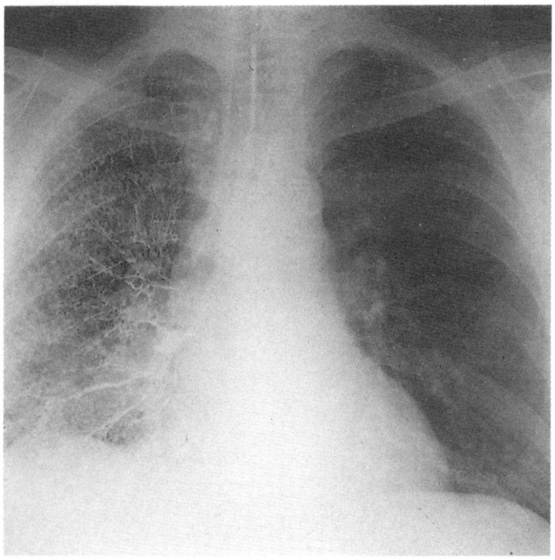

Abb. 4.71 Bronchiektasien (diffus) rechtsseitig zeigt diese Bronchographie. Bronchien proximal dilatiert, basal mit Kontrastmittelpool.

4.72

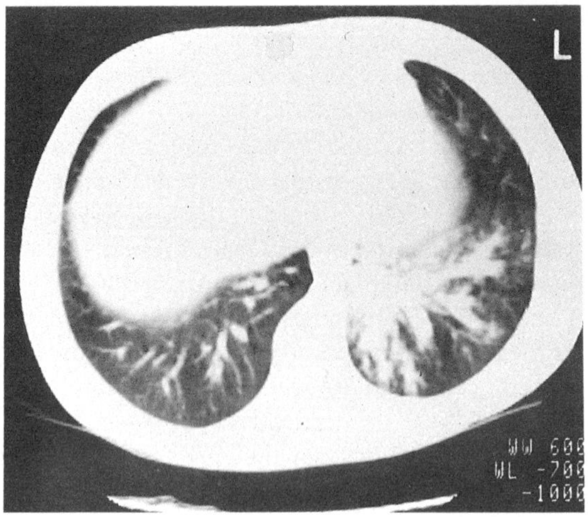

Abb. 4.72 Bronchiektasien im linken Unterlappen im CT. Zysten, verdickte Wand und verschlossene schlauchartige Aufzweigungen der Bronchi sind typisch. Das Bronchiektasie-Screening mit CT ist gut und weniger belastend als die Bronchographie.

Zystische Fibrose

Die zystische Fibrose (Mukoviszidose) ist die häufigste tödliche Erbkrankheit in Europa. Jeder 20. hat das Gen, eines von 2.000 Kindern erkrankt. Gerade wurde das abnorme Gen auf Chromosom 7 lokalisiert und die falsche Proteinstruktur identifiziert. Somit ist neben der exakten Pränataldiagnostik auch theoretisch das Screening auf heterozygote Genträger möglich.

Die Krankheit ist charakterisiert durch die Produktion hochmukösen Schleims und stark vermehrte NaCl-Konzentration im Schweiß (3-5 mal über Norm). Klinisch wichtig ist die Bronchiektasieneigung (**4.73**, *siehe* S. 183). Die Mehrheit der Patienten hat eine Pankreasmalfunktion und benötigt oral Pankreasenzyme (**4.74**). Zu den weiteren Komplikationen zählen der Mekoniumileus bei der Geburt (**4.75**), Pneumothorax, Hämoptyse, Cor pulmonale und Diabetes mellitus.

Früher starben die meisten Patienten als Kinder an schwersten Atemstörungen. Frühe Diagnose und Prophylaxe haben die Lebenserwartung verlängert. Nun treten andere Symptome in den Vordergrund wie Wachstumsstörungen (durch Malabsorption), Infertilität (durch gestörten Zilienschlag im Vas deferens), Neigung zu Gallensteinen und ggf. Leberzirrhose.

Die Therapiepfeiler sind die Behandlung der Bronchiektasien und eine ausreichende Ernährung. Manchen Patienten wird mit einer erfolgreichen Herz-Lungen-Transplantation geholfen, die Mehrzahl freilich stirbt immer noch früh an Atemstörungen (**4.76**). Betroffene Familienn sollten genetische Beratung und Pränataldiagnostik angeboten werden.

3

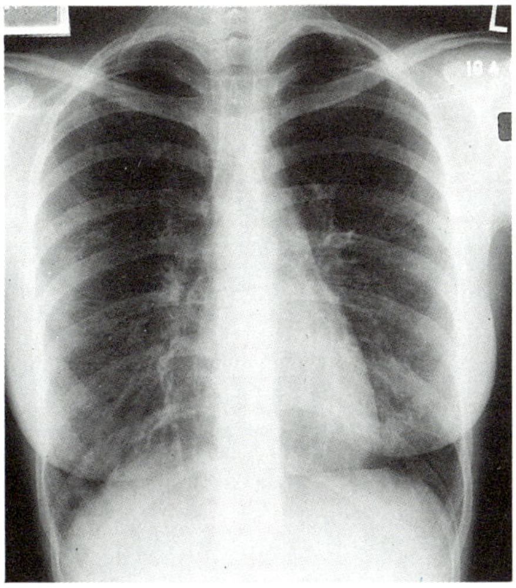

Abb. 4.73 Bronchiektasien bei zystischer Fibrose. Röntgen-Thorax einer 18jährigen mit Überblähung, verdickten Bronchialwänden und schienenartigen Schatten in den befallenen Gebieten.

4.74

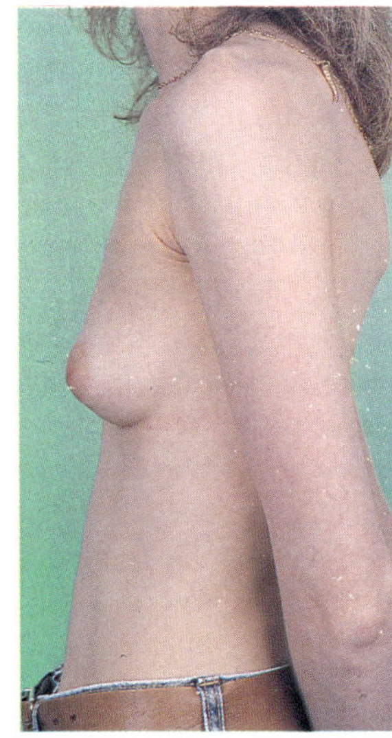

Abb. 4.74 Zystische Fibrose bei 18jähriger (selbe Patientin wie in **4.73**). Bei der Vordiagnose Asthma fiel bei ihr Gewichtsverlust auf (beachte Hose und Gürtel). Ein Schweißtest sicherte die Diagnose. Die Malabsorption wurde mit oraler Pankreasenzymgabe korrigiert.

5

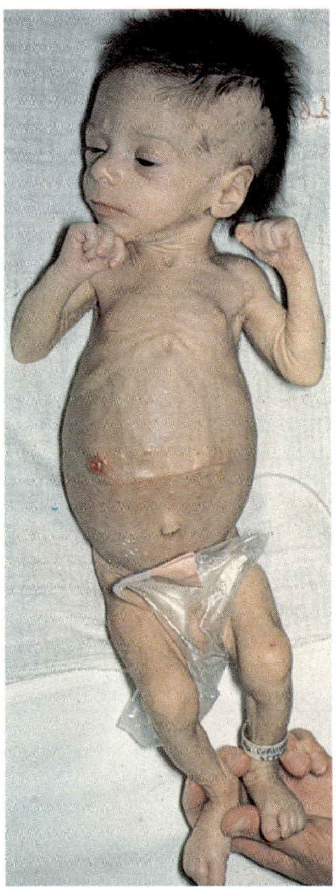

Abb. 4.75 Zystische Fibrose beim Neugeborenen. Beachte ausgemergelte Erscheinung und aufgedunsenes Abdomen nach Mekoniumileus-Op. Das Mekonium ist hierbei sehr zäh, kann den Darm verkleben und eine Peritonitis verursachen.

4.76

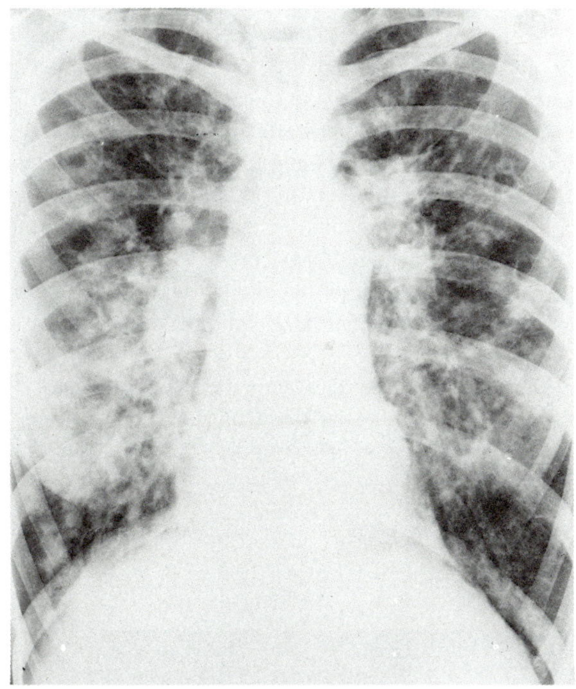

Abb. 4.76 Terminale zystische Fibrose bei 16jähriger. Lungenüberblähung und -zerstörung, „Schienenzeichen" und vergrößerte Pulmonalgefäße. Patientin hatte pulmonale Hypertonie und starb 2 Tage nach der Aufnahme.

Pneumonie

Die Pneumonie ist eine Entzündung der Lunge, normalerweise verursacht durch Viren, Bakterien oder Protozoen. Bei komplettem Befall von ein bis zwei Lungenlappen spricht man von „Lobärpneumonie“, bei disseminierte Infektion mit Bronchialbeteiligung von „Bronchopneumonie“. Viele Infektionserreger sind bekannt (**Tabelle 4.4**). In maximal 30% der Fälle ist keiner nachweisbar, normalerweise wegen voriger Antibiotikagabe. Oft geht eine Virusinfektion der oberen Atemwege vorweg. Im Alltag erworbene Pneumonien können meist zuhause behandelt werden und haben eine geringe Letalität. Bei stationärer Therapie liegt die Letalität bei 6-24% je nach Studienpopulation, Alter und Grunderkrankung.

Die *Strep. pneumoniae*-Pneumonie beginnt für gewöhnlich akut mit Abgeschlagenheit, Fieber, Schüttelfrost, Husten, Brustschmerz, Tachykardie und Tachypnoe. Verwirrtheit tritt oft, v. a. bei Älteren, dazu. Klinische Zeichen sind Fieber, Klopfschallverkürzung und Pleurareiben. Herpes labialis kann auftreten. Hinweise auf Grunderkrankungen wie chronische Bronchitis, Emphysem oder Herzininsuffizienz bei Älteren mögen vorliegen. Binnen 24 h wird das Sputum rot tingiert (**4.12**). Die Diagnose wird nach der Klinik gestellt und durch den Röntgen-Thorax bestätigt (**4.77**). Meist liegen Lymphozytose und beschleunigte BKS vor. Blutkulturen sind vor Antibiotikagabe anzusetzen, die weitere Blutabnahme dient der Serologie. Auch Sputumkulturen sind anzulegen. Die Gramfärbung des Sputums kann die Bakterien zeigen. Pneumokokkenantigene sind in Sputum, Urin und Serum nachweisbar. Die Antibiotikagabe darf nicht auf das Kulturergebnis warten.

Normalerweise verschwinden die Symptome nach 7-10 Tagen. Nach 12 Wochen sollte der Röntgen-Thorax eine abgeheilte Erkrankung zeigen. Persistieren die radiologischen

Tabelle 4.4 Pneumonie: Infekterreger geordnet nach Häufigkeit.

	*Prozent**
im Alltag erworben	
Streptococcus pneumoniae	34
Mycoplasma pneumoniae	18
Influenzavirus A	7
Haemophilus influenzae	6
Legionella pneumophila	2
Staphylococcus aureus	1
Coxiella burneti	(selten, Epidemie möglich)
Chlamydia psittaci	
im Krankenhaus erworben	
gramnegative Bazillen	50
Staph. aureus	
Staph. pneumoniae	
L. pneumophila	30-40 (lokal unterschiedlich)
H. influenzae	
Pseudomonas spp.	
Patienten mit Immunschwäche	
Pneumocystis carnii	85
Zytomegalievirus	
Mycobacterium avium-intracellulare	
Mycobacterium tuberculosis	
Strep. pneumoniae	
H. influenzae	
L.pneumophila	
Actinomyces israelii	
Aspergillus fumigatus	
Nocardia asteroides	

* Daten des British Thoracic Society Survey, 1991.

4.77

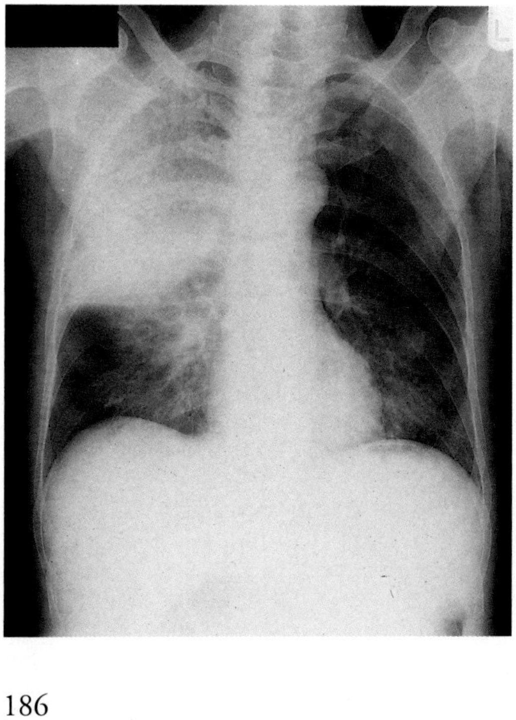

Abb. 4.77 Pneumonie des rechten Oberlappens durch *Streptococcus pneumoniae*. Verschattung des gesamten Lappens, etwas Flüssigkeit in der Horizontalfissur. Geringe Verschattung beidseits basal, vermutlich Folge einer transbronchialen Infektionsausbreitung. Der Patient hatte typisch rostbraunes Sputum (**4.12**).

Veränderungen oder kommt es zu einem Rückfall, muß an andere Erkrankungen gedacht und nach einem Karzinom geforscht werden. Auch bei klinischen AIDS-Zeichen steht eine sorgfältige Untersuchung an (**siehe** S. 16).

Mycoplasma pneumoniae (S. 60) ist der häufigste Erreger der „atypischen" Pneumonie. Zumeist sind ältere Kinder oder Jugendliche mit Pharyngitis oder Bronchitis betroffen. Selten entwickeln sie eine – dann leichte – Pneumonie (**4.78**). Die Psittacose (S. 60) wird von Vögeln, das Q-Fieber (S. 61) von Nutztieren übertragen. Beide verursachen eine serologisch zu diagnostizierende „atypische" Pneumonie. Der Q-Fieber-Erreger *Coxiella burnetii* führt auch zur Endokarditis.

Die Staphylokokken-Pneumonie ist typischerweise eine Grippekomplikation, besonders bei Älteren und hat eine hohe Letalität. Sie ist destruierend und hinterläßt Lungenkavernen (**1.64, 1.93, 4.31, 4.32**). Früher wurden diese eher bei Tuberkulose gefunden, jetzt aber mehr bei Staphylokokken-, Klebsiellen- oder Anaerobierbefall.

Die Pneumonie durch *Legionella pneumophila* („Legionärskrankheit", *siehe* S. 53 und **1.142**) betrifft zumeist debile oder immungeschwächte Personen. Neben sporadischen Fällen sind Epidemien bei Wasserreservoirbefall bekannt. Es treten u. a. Kopfschmerz, zerebellare Ataxie, Nierenversagen und Leberbeteiligung auf. Die Kultur gelingt im Spezialmedium, die Diagnose erfolgt eher mittels Serologie.

Die durch Aspiration von Mageninhalt verursachte Pneumonie kann bei gestörtem Bewußtsein (z.B. Anästhesie **4.79**, Epilepsie, Alkoholismus) oder Dysphagie auftreten. Viele Erreger sind nachweisbar.

Die nosokomiale Pneumonie ist nach Infektionen im Krankenhaus anzutreffen. Die Patienten können debil, immunsupprimiert oder in der postoperativen Phase sein. Neben dem grampositive *S. aureus* sind gramnegative Erreger häufig. Die vorliegende Grundkrankheit erklärt die hohe Letalität. Lungenabszeß und/oder Empyem (Eiteransammlung in der Thoraxhöhle) werden durch diverse Organismen verursacht und können Komplikationen der Aspirationspneumonie sein. Die Abszesse entstehen auch bei septischer Lungenembolie oder distal von Bronchusverschlüssen. Aus Lungeninfarkten können infizierte Höhlen werden.

Die Therapie sollte sofort beginnen. Antibiotika werden nach vermuteter Ursache und Krankheitsgrad gewählt. Bei ambulant erworbener Pneumonie ist Penicillin (oder Erythromycin) in hohen Dosen effektiv. Besteht der Verdacht auf eine Legionellen-Epidemie, sollten Rifampicin und Erythromycin gegeben werden. Ist eine Staphylokokkeninfektion wegen vorangegangener Grippe möglich, dann ist Flucloxazillin ratsam. Nosokomiale Infektionen erfordern eine Breitspektrum-Therapie, besonders gegen gramnegative Erreger. Möglich ist die Kombination von Gentamycin und Piperacillin oder einem Cephalosporin. Metronidazol gegen Anaerobier sollte bei Aspiration zugefügt werden. Zu den weiteren Maßnahmen zählen O2-Gabe, i.v.-Flüssigkeitsersatz, bei Bedarf inotrope Mittel, Absaugung und Beatmung. Physiotherapie und Bronchodilatatoren helfen bei vorliegender chronischer Bronchitis und Emphysem.

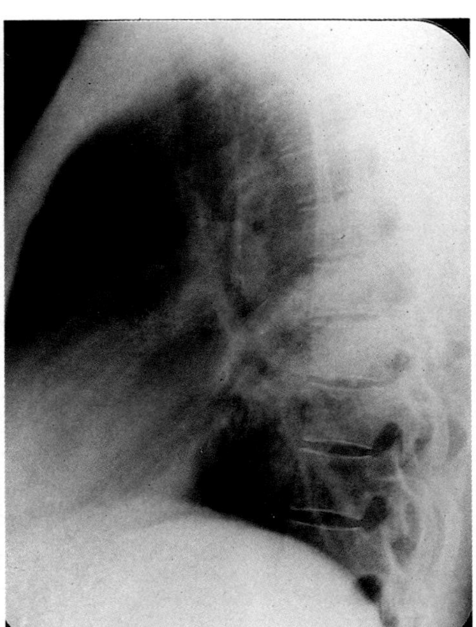

Abb. 4.78 Pneumonie durch Mycoplasma pneumoniae. Der Patient hatte Fieber und links posterobasal Pleuraschmerz. Das linkslaterale Bild zeigt fleckige Schatten im linken Unterlappen.

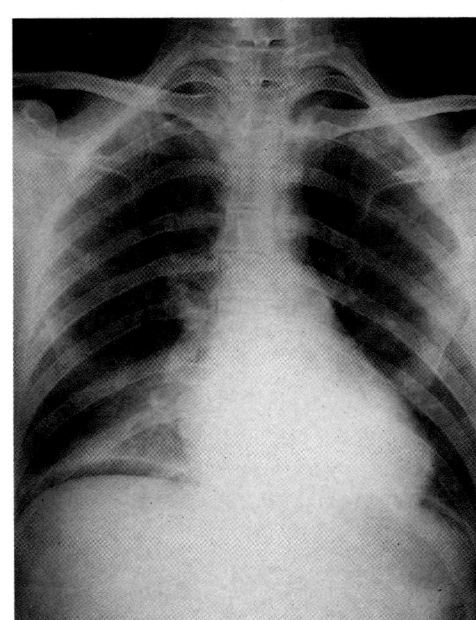

4.79

Abb. 4.79 Postoperative Pneumonie ist häufig nach abdominellen Eingriffen. Hier war ein perforiertes Duodenalulkus notoperiert worden. Beachte: Gas beidseits subdiaphragmal. Rechtsbasale Verschattung in Folge von Aspiration und postoperativ eingeschränkter Atmung.

Infektionen unter Immunschwäche

Die Zahl der Patienten mit gestörtem Immunsystem, verursacht durch Malignome, Organversagen, Medikamente oder HIV-Virus, steigt. Die Betroffenen erleiden häufig Lungenentzündungen, auch durch normalerweise apathogene Organismen. Bei Neutropenie wird vermehrter Pilzbefall gesehen, wogegen T-Zell-Defekte oft zu Infektionen mit Viren, Mykobakterien und Protozoen wie *Pneumocystis carinii* führen. Da bei Immunschwäche der Krankheitsverlauf rasant sein kann, ist ein früher Therapiebeginn bei rascher Erregeridentifikation wichtig.

Pneumocystis carinii

Die Infektion mit diesem Keim ist die wichtigste Ursache einer tödlichen Pneumonie bei Immungeschwächten. Vermutlich erfolgt die Besiedelung in früher Kindheit, bei Immunstörung kommt es zur Reaktivierung. Nach einer 1-2-monatigen Inkubationszeit zeigt sich eine subakute Pneumonie mit schwerer Atemnot bei minimalem Untersuchungs- wie Röntgenbefund (**4.80**). Letzterer wird unter schneller Progredienz beeindruckender (**1.32**). Zur Diagnose braucht man den Erregernachweis in Sputum, Bronchialflüssigkeit oder Lungengewebe (evtl. Lungenbiopsie, **4.44**). Behandelt und vorgebeugt wird mit Sulfonamiden oder Pentamidin. Die Letalität ist hoch.

4.80

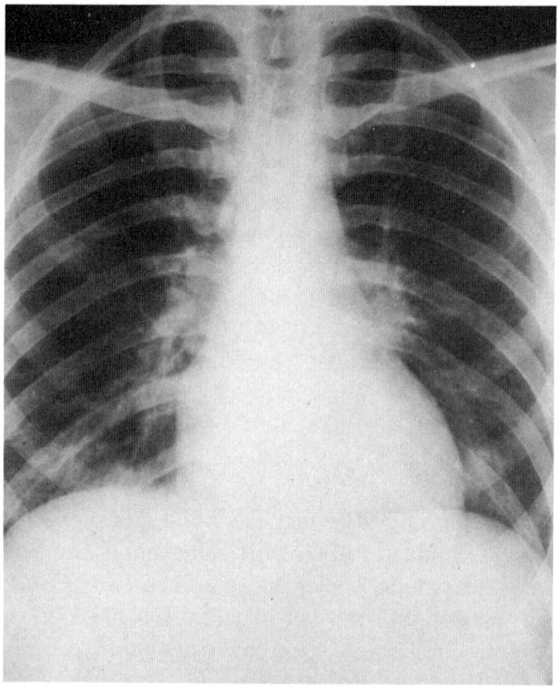

Abb. 4.80 Pneumocystis carinii-Pneumonie (AIDS-Patient). Kaum radiologische Zeichen. Bei deutlicher Hypoxie zeigte die transbronchiale Biopsie P. carinii. Unbehandelt droht Lungenzerstörung (*siehe* **1.32**).

Lungentuberkulose

Die Tuberkulose befällt viele Organe (*siehe* S. 46), am häufigsten die Lunge.
Der Primäraffekt liegt gewöhnlich in der Lunge (**1.119, 1.120**). Nach Monaten können sich Komplikationen wie Lappenkollaps, Bronchiektasie, Miliartuberkulose (**1.121**) oder Pleuraerguß (**4.81**) einstellen.
Häufiger heilt der „Primärkomplex" ab und verkalkt. Die Gesundheit bleibt erhalten. Wird aber die Widerstandskraft durch ein Malignom bzw. dessen Therapie, durch Diabetes mellitus, Unterernährung, Infektion mit HIV oder vielen Erregern gleichzeitig geschwächt, kann eine aktive Erwachsenentuberkulose der Lunge entstehen.
Bei Lungentuberkulose kommt es zu Fieber, Müdigkeit, Abgeschlagenheit, Anorexie und Gewichtsverlust bei zunehmend produktivem Husten. Die körperliche Untersuchung kann o.B. sein. Radiologisch sind stets Zeichen wie fleckige oder noduläre Verschattung der Lungenspitzen (4.82), Kavitation (**4.82-4.84**), Verkalkung (**4.85**), Fibrosierung (**4.86**) oder vergrößerte Lymphknoten (**1.124-1.126, 4.11**) vorhanden. Pleuraerguß (**4.81**) und -verkalkung sind möglich.

Der Röntgen-Thorax kann diagnostisch wegweisend sein. Aber der mirkobiologische Nachweis ist nötig zum Ausschluß einer

4.81

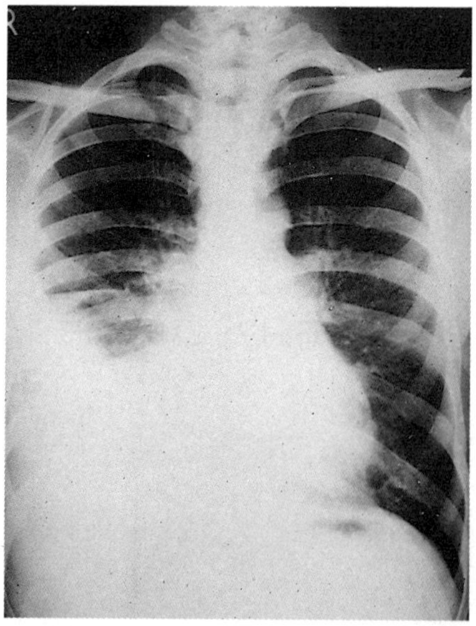

Abb. 4.81 Tuberkulöser Pleuraerguß. Seit 6 Mon. Abgeschlagenheit und Gewichtsverlust beim Patienten, keine direkten Thoraxsymptome. Großer Erguß rechts mit Flüssigkeit in Horizontalfissur. Diagnosesicherung nach Aspiration durch Kultur.

4.82

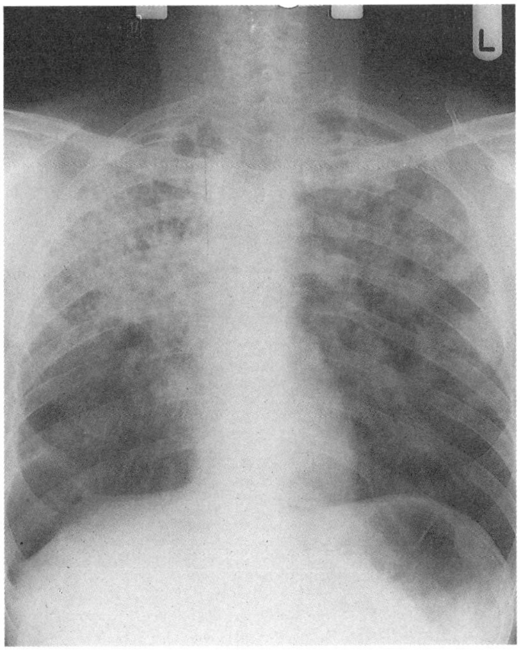

4.83

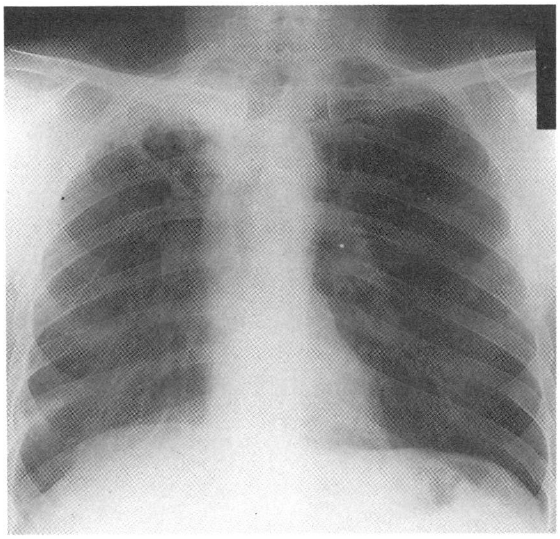

Abb. 4.82, 4.83 Aktive Tuberkulose bei griechischem Einwanderer nach GB (**4.82**). Symptome: Gewichtsverlust, leichtes Fieber, frische Hämoptysen. TB in Familie bekannt. Multiple Verschattungen beidseitig apikal, Kavernenbildung. Sehr guter Erfolg der Chemotherapie: 3 Jahre später (**4.83**) nur minimale Narben beidseitig apikal.

4.84

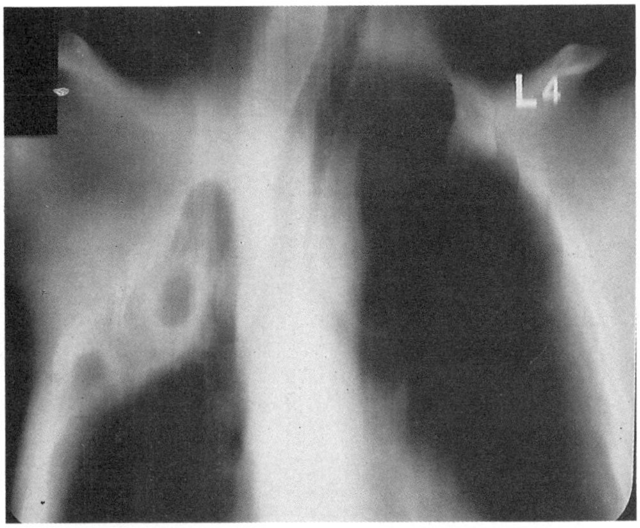

Abb. 4.84 Rechtsapikal Tuberkulosehöhle (Tomographie). Schicht zeigt 3 separate Höhlen, umgeben von starker Entzündung und Fibrose. Rechtsverziehung der Trachea. Z. n. Teilresektion der Brustwand (Thorakoplastik). Bei effektiver Chemotherapie jetzt obsolet, früher zu besserer Heilung der Kavität gemacht.

4.85

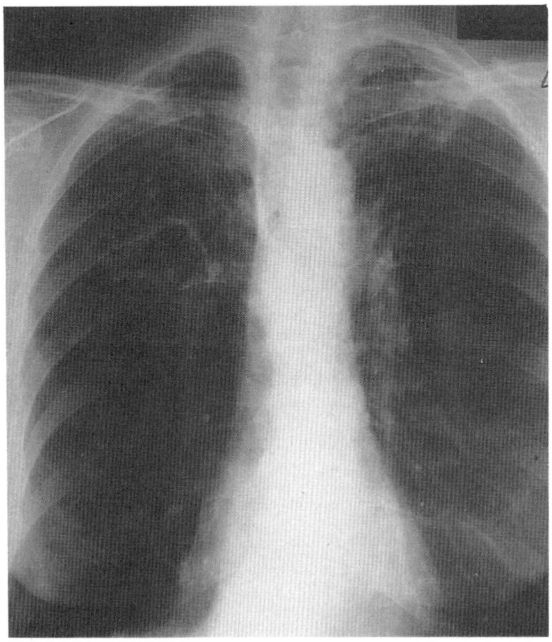

Abb. 4.85 Bilaterale apikale Fibrose nach Lungentuberkulose. Angehobene Hili mit streifig-linearen Schatten nach apikal. Dort bds. vereinzelt verkalkte Noduli.

chronisch nekrotisierenden Lungenaspergillose, die ähnlich aussieht, einer Histoplasmose (S. 62), einer Kokzidioidomykose (S. 64, besonders bei Patienten aus Endemiegebieten) oder einer Kryptokokkose bei Immunschwäche. Normale wie immunschwache Patienten können ähnliche Bilder bei einer Infektion mit atypischen Mykobakterien zeigen (*siehe* S. 49).

Die Lungentuberkulose muß 6-9 Monate chemotherapiert werden. Identifikation und Immunisierung der Kontaktpersonen sind nötig (S. 46). Stehen bei Hinweisen auf eine durchgemachter TB (wie in 4.82, 4.87) Immunsuppression oder Dialysebehandlung an, sollte prophylaktisch antituberkulös behandelt werden.

4.86

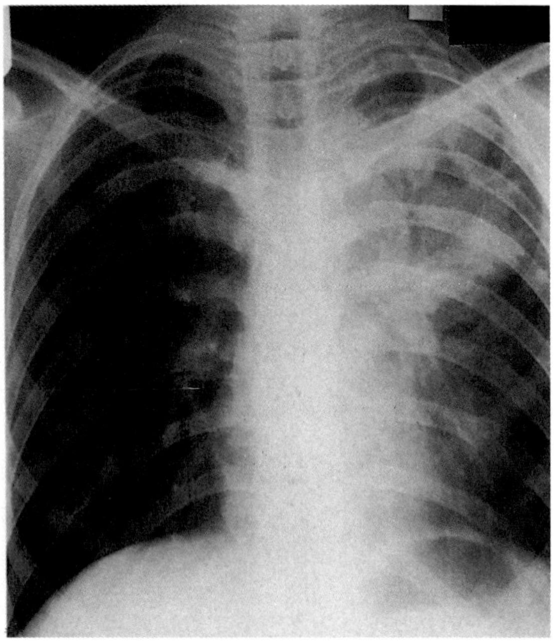

Abb. 4.86 Lungentuberkulose linksapikal, bestätigt durch Sputumanalyse. Das linksapikale Luftbronchogramm zeigt, daß Konsolidierung, nicht Kollabierung vorliegt.

4.

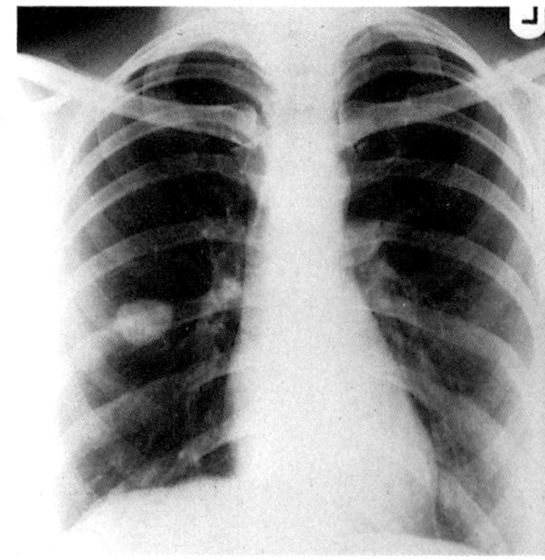

Abb. 4.87 Tuberkulom. Solider verkalkter Herd im rechten Unterlappen (bestätigt durch Seitaufnahme) zeigt die abgeheilte TB an. Verkalkung der zugehörigen hilären Lymphknoten. Solitäre Lungenveränderungen verlangen immer den CA-Ausschluß.

4.7 Lungeninfiltrationen

Sarkoidose

Diese Multisystemerkrankung findet man am häufigsten in Lungenparenchym und benachbarten Lymphknoten, doch können auch Haut, Augen, periphere Lymphknoten, Darm, Leber, Knochen und ZNS befallen sein. Histologisch liegt eine granulomatöse Reaktion wie auf Fremdstoffe vor, die Ursache ist unbekannt. Sie steckt nicht an, tritt aber familiär gehäuft auf und bevorzugt Frauen (in den USA bei Farbigen vermehrt).

Die Klinik betrifft besonders den Respirationstrakt. Oft zeigt der Röntgen-Thorax bei unspezifischen Symptomen wie Müdigkeit, Gewichtsverlust oder rezidivierendem Fieber typische Läsionen:

- Bilateral hiläre Lymphadenopathie (**4.88**), gewöhnlich asymptomatisch, verschwindet unbehandelt bei 80-90% der Patienten.
- Lungeninfiltration mit bilateral hilärer Lymphadenopathie (**4.89**, **4.90**), kann zu Symptomen wie Dyspnoe, Husten, Fieber führen. Klingt unbehandelt bei 40% der Patienten ab.
- Lungenfibrose nach diffuser Infiltration, führt letztlich zu Blasen und/oder Fibrose (**4.91**, **4.92**). Zeigt Symptome, hinterläßt eingeschränkte Lungenfunktion.

4.

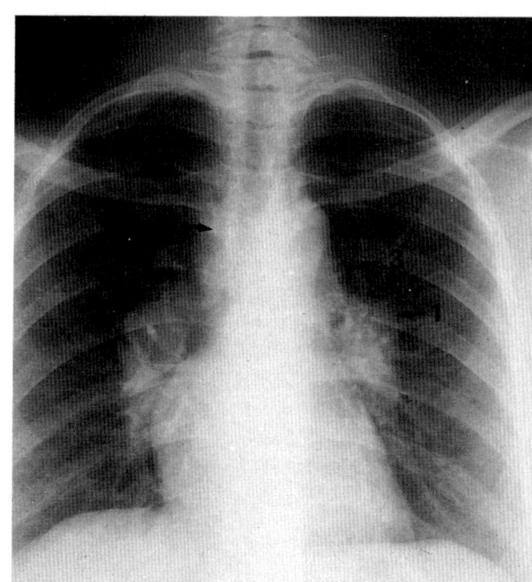

Abb. 4.88 Bilaterale hiläre Lymphadenopathie (1) bei Sarkoidose. Vermehrte Verschattungen rechts paratracheal (2) und im aortopulmonalen Fenster (3) sprechen für vermehrten Lymphknotenbefall. Die Prognose ist in diesem Stadium aber auch unbehandelt gut.

Nach Symptomen sollte man in der Haut, den Augen und peripheren Lymphknoten suchen.

Die häufigste, freilich unspezifische Hautveränderung ist das Erythema nodosum (**1.123, 2.40**). Es tritt meist als Reaktion auf Sulfonamide auf. Sarkoidoseknoten liegen bei 5% in der Haut, vor allem auf der Nase (lupus pernio)(**4.93, 4.94**) und über Narben (**4.95**).

Bei Augenbefall kann es akut zu Schmerzen oder Visuseinbuße (**4.96**) kommen. Häufiger ist der graduelle Visusverlust durch eine posteriore Uveitis (**4.97**). Auch die Tränendrüsen (Symptom: trockene Augen) oder beide Parotiden (Symptom: trockener Mund) können erkranken. Diese oder mehr peripher gelegene Veränderungen können den N. facialis treffen. Bei lokalem Knochenbefall treten druckempfindliche Schwellungen (**4.98**) oder Zysten auf. Herz, Darm und Leber sind selten beteiligt.

Nach längerer Erkrankung kann eine zusätzliche a-Hydroxylierung in den pulmonalen Knoten oft eine Hyperkalzämie bewirken. Möglich sind metastatische Verkalkungen oder Harnsteine (*siehe* S. 301).

Die Biopsie aus den Lymphknoten, der Haut oder der Lunge erlaubt die Diagnose. Oft ist der Mendel-Mantoux-Test negativ, die Lungenfunktion restriktiv eingeschränkt. Wegen der Gefahr der HIV-Übertragung hat der Kveim-Test nur noch historischen Wert.

Die Behandlung richtet sich nach dem Ausmaß der Erkrankung und dem betroffenen Gewebe. Bei Befall des Lungenparenchyms oder des Herzens, akuter Augen- oder ZNS-Beteiligung müssen langfristig Steroide gegeben werden. Bei geringer Haut- oder Lymphknotenbeteiligung kann auf eine Spontanremission gewartet werden. Nicht für die Diagnose, aber für die Verlaufsbeurteilung eignet sich die Bestimmung des Angiotensin-converting-Enzyms.

4.89

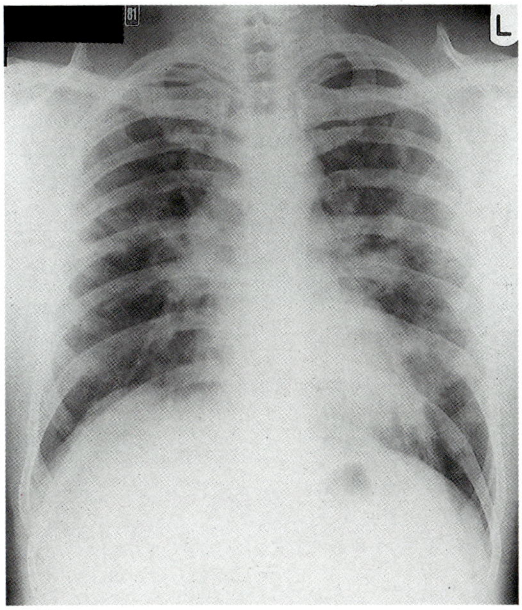

Abb. 4.89 Lungeninfiltration mit bilateraler hilärer Lymphadenopathie bei Sarkoidose. Beachte die Knoten in beiden Lungenflügeln mit relativer Aussparung der Spitzen. Bei diesem jungen Mann betraf die wichtige Differentialdiagnose sekundäre Ablagerungen. Die Lungenbiopsie sicherte die Sarkoidose. Eine zystische Hodenschwellung war eine Hydrozele.

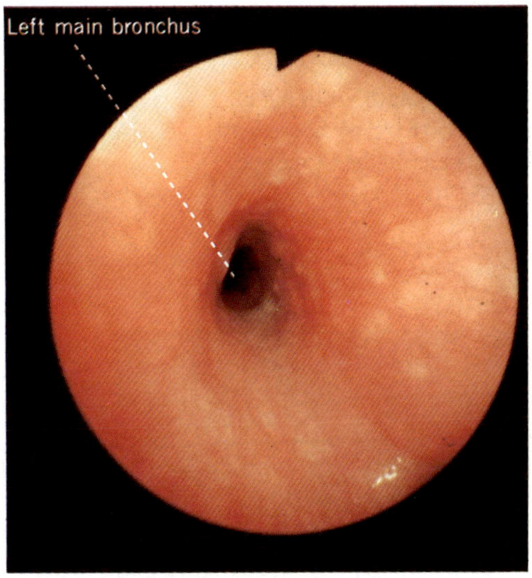

4.90

Abb. 4.90 Bronchoskopie bei infiltrativer Sarkoidose. Durch den verengten linken Hauptbronchus kann das Bronchoskop kaum passieren. In der Mukosa dilatierte Gefäße und multiple Sarkoidknoten.

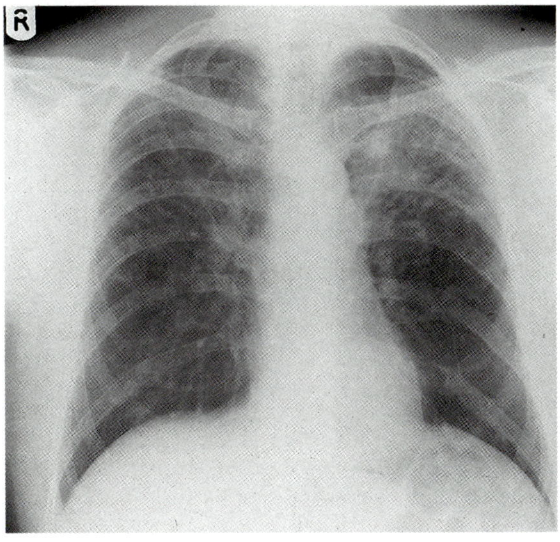

Abb. 4.91 Ausgedehnte chronische fibröse Sarkoidose. Diese führt zu irreversibel schwer eingeschränkter Lungenfunktion.

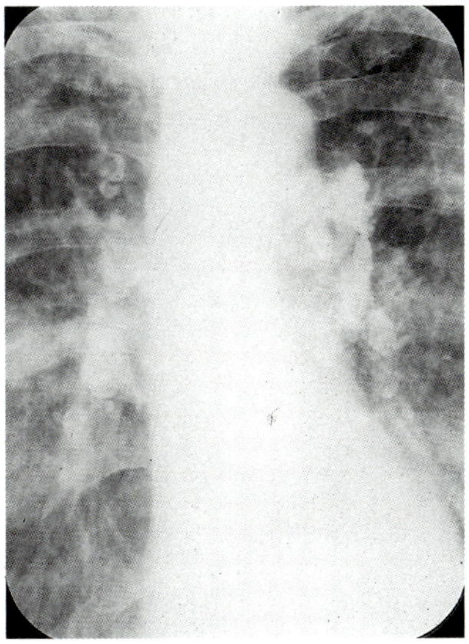

4.92

Abb. 4.92 „Eierschalenverkalkung" wird oft bei chronischer Sarkoidose gesehen, wie hier in den linkshilären Lymphknoten.

4.93

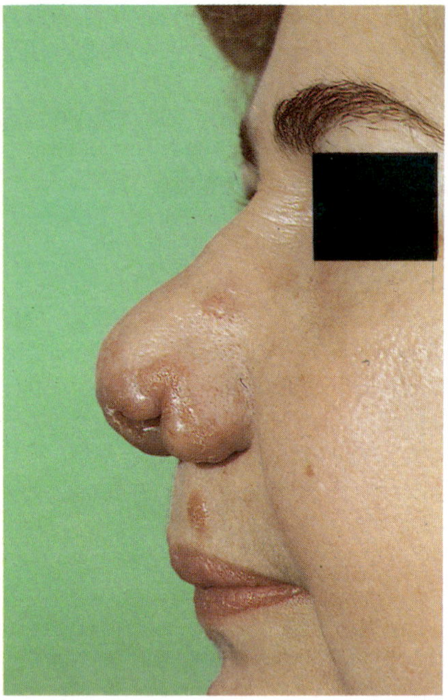

Abb. 4.93 **Hautbefall** hat hier zur Nasendestruktion bei Sarkoidose geführt. Beachte separate Läsion der Oberlippe.

4.94

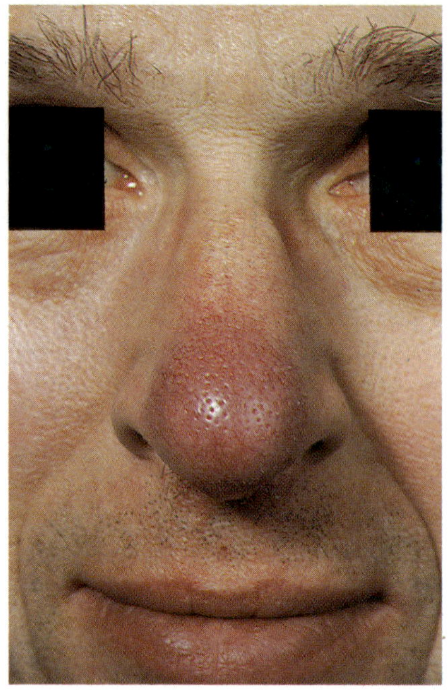

Abb. 4.94 **Lupus pernio** nennt man eine purpurrote Infiltration der Nasenhaut bei chronischer Sarkoidose. DD: Rhinophym, Acne rosacea.

4.95

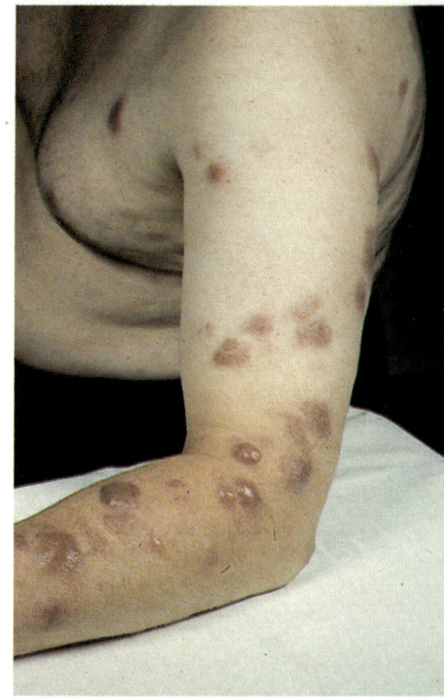

Abb. 4.95 **Sarkoidale Läsionen können** die ganze Haut betreffen und nodulär, papulös oder Plaque-artig sein. Normalerweise benötigt die Diagnose die Biopsie.

4.96

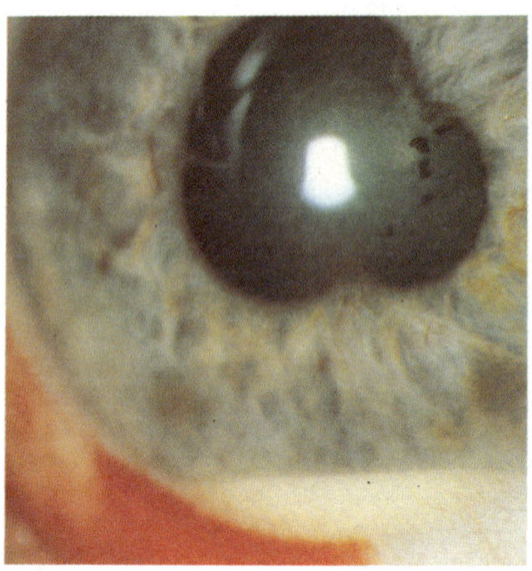

Abb. 4.96 **Akute vordere Uveitis bei Sarkoidose.** Eiterspiegel in der Vorderkammer (Hypopyon), Pupillenverzerrung durch hintere Synechien. Bei mangelnder Therapie droht eine Katarakt.

4

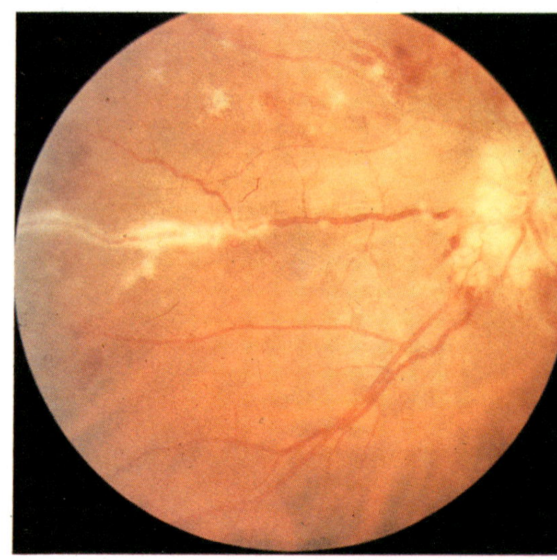

Abb. 4.97 **Hintere Uveitis** ist bei Sarkoidose relativ häufig und kann Choroiditis und Retinitis verursachen. Hier wechselt eine fokale retinale Periphlebitis mit Gebieten gesunder Venen ab.

4.98

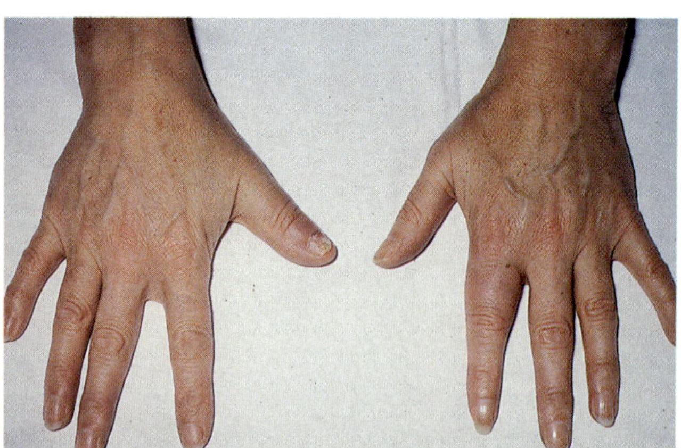

Abb. 4.98 **Daktylitis bei Sarkoidose.** Der linke Zeigefinger ist verdickt und geschwollen, besonders die proximale Phalanx und das Interphalangealgelenk. Beteiligung der anderen Finger.

4.99

Histiozytosis X

Die Ätiologie dieser Erkrankung, bei der eosinophilenreiche Granulome auftreten, ist unbekannt. Zwei Formen betreffen Kleinkinder (Letter-Siwe- und Hand-Schüller-Christian-Krankheit), eine Erwachsene (eosinophile Granulome). Die Granulome sitzen in Knochen und Lungenparenchym, wo sie eine zunehmende restriktive Funktionsstörung bewirken und zum Pneumothorax führen können (**4.99**). Bei Beteiligung der Hypothalamus-Epiphysen-Achse können Diabetes insipidus, Panhypopituitarismus oder Fettleibigkeit eintreten.

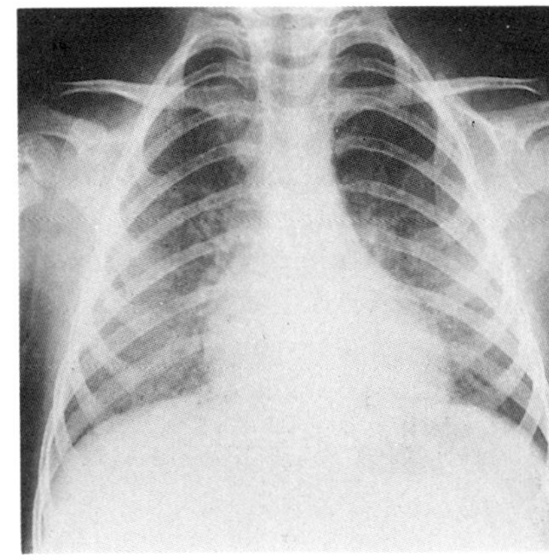

Abb. 4.99 Histiozystosis X bei einem Kind. Generalisierte Granulombildung.

4.8 Vaskulitis

Von den Vaskulitiden findet man in der Lunge häufig die Wegener-Granulomatose und das Churg-Strauss-Syndrom. Die klassische Polyarteriitis nodosa befällt selten die Atemwege, eher sind die Nieren beteiligt (*siehe* S. 287).

Wegener-Granulomatose

Die klinische Triade besteht aus: Granulome der oberen Atemwege (**3.94**), flüchtige Lungenverschattungen und nekrotisierende Glomerulonephritis (*siehe* S. 149).

Im Röntgen-Thorax sieht man noduläre Massen und Lungeninfiltrate (**4.100**). Höhlenbildung kommt vor. Zu Beginn sind die radiologischen Infiltrate flüchtig und verändern die Lokalisation. Immunsuppression vermag die Lungenveränderungen zu stoppen, die Nierenbeteiligung erfordert normalerweise eine komplexere Therapie (*siehe* S. 288).

Churg-Strauss-Syndrom

Hier findet man - meist bei Asthmatikern - (*siehe* S. 150) hohe Eosinophilie, Lungeninfiltrate und Befall von Bewegungsapparat, Haut, Darm und Nervensystem, selten der Nieren.

Polyarteriitis nodosa

Kennzeichen dieser Multisystemerkrankung ist eine allgemeine Vaskulitis (siehe S. 148ff). Die seltene Lungenbeteiligung zeigt Husten, Hämoptysen, Fieber oder asthmatische Symptome. Im Röntgen-Thorax kann ein pneumonisches Infiltrat zu sehen sein (**4.101**) Die Diagnose braucht u.U. eine Biopsie.

4.100

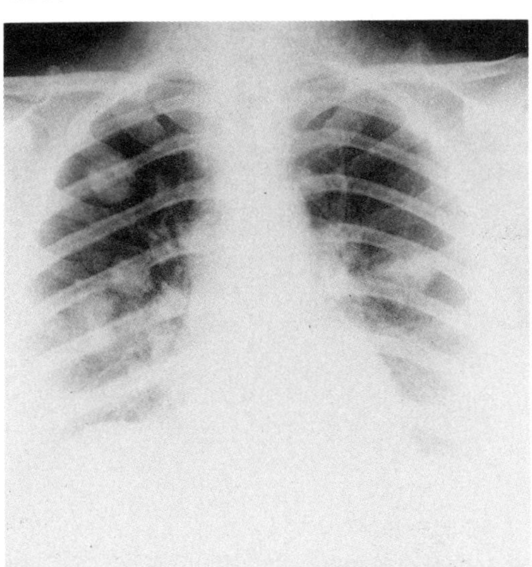

Abb. 4.100 Wegener-Granulomatose. Multiple bilaterale Knoten und basale pneumonische Infiltrate.

4.101

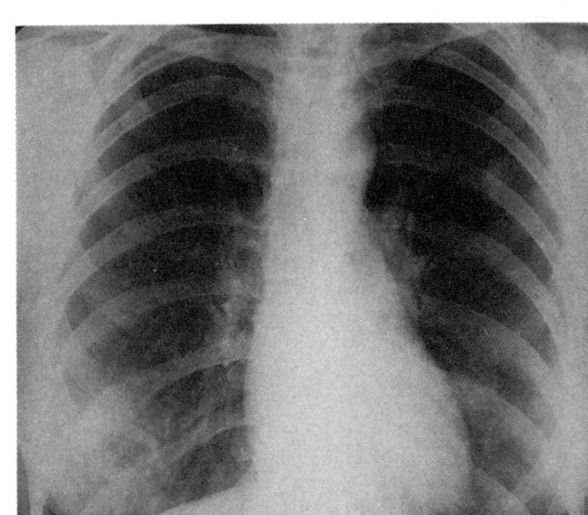

Abb. 4.101 Polyarteriitis nodosa mit Lungeninfiltration beidseits basal. Da das Bild unspezifisch ist, beruht die Diagnose auf der Klinik und wird durch Angiographie und/oder Biopsie bestätigt.

Lungenbeteiligung bei Bindegewebserkrankungen

Die fibrosierende Alveolitis (gleicht der kryptogenen Variante (**4.102**)(*siehe* S. 196)) tritt bei allen Kollagenosen auf, am häufigsten bei rheumatoider Arthritis. Bei letzterer finden sich vermehrt Atemwegsinfektionen (auch tödliche). Zu weiteren bronchialen Komplikationen zählen Bronchitis, obliterative Bronchiolitis und Bronchiektasien, einzelne (**4.103**) oder multiple (**3.33**) Lungenknoten mit möglicher Kavitierung sowie Pleuraergüsse (**3.32**), besonders bei Männern. Beim Caplan-Syndrom treten Silikose und rheumatoide Arthritis nach Kohlen- oder Industriestaubexposition auf. Im Endstadium kann eine massive Pulmonalfibrose vorliegen (**4.115**). Weitere Komplikationen der Kollagenosen sind: Pleuritis, Pleuraerguß und Lungenatelektasen beim systemischen Lupus erythematodes, Pulmonalhypertonie und basale Fibrose bei der systemischen Sklerose, schließlich Spitzenfibrose bei der ankylosierenden Spondylitis.

4.102

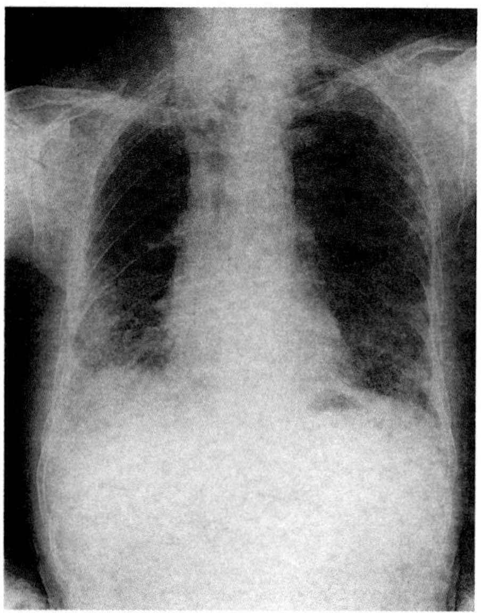

Abb. 4.102 Fibrosierende Alveolitis mit diffuser basaler Verschattung bei rheumatoider Arthritis. Kein Unterschied zu kryptogener fibrosierender Alveolitis und Lungenbeteiligung bei anderen Kollagenosen. Scheinbare Mediastinalverschiebung bei mangelnder Positionierung wegen Arthritis.

4.103

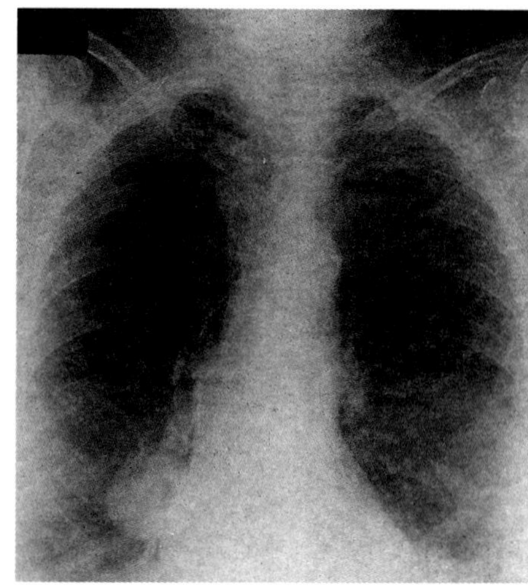

Abb. 4.103 Einzelner Rheumaknoten rechtsbasal bei 55jähriger mit rheumatoider Arthritis. Beachte rheumatoide Veränderungen in der linken Schulter. Männer haben öfter Rheumaknoten. Ggf. Biopsie zum Malignitätsausschluß.

Lungeninfiltrate und Eosinophilie

Bei diversen - oft nicht genau bekannten - Veränderungen treten Lungenverschattungen und Eosinophilie gemeinsam auf.

Die einfache Lungeneosinophilie klingt nach Husten und leichtem Fieber rasch ab, radiologisch sieht man leichte Verschattungen (**4.104**). Es scheint sich um eine allergische Reaktion auf ein Allergen (Würmer, Medikamente, oft nicht eruierbar) zu handeln, die selbst heilt.

Bleibende Lungenveränderungen können bewirkt werden durch die allergische Aspergillose (**1.166**) (*siehe* S. 63, gibt es bei Asthma), die tropische pulmonale Eosinophilie (gewöhnlich verursacht durch Befall mit Wuchereria bancrofti, *siehe* S. 72) und das „Hypereosinophilie"-Syndrom, dessen Ursache nicht bekannt ist.

4.104

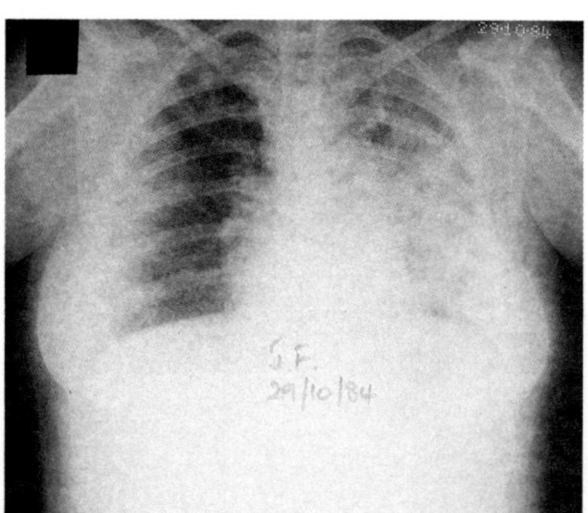

Abb. 4.104, 4.105 Lungeninfiltrate bei Eosinophilie (Löffler-Syndrom)(4.104). Hier war das Infiltrat linksseitig, es dauerte 2-3 Wochen an. Außer leichtem Fieber und Husten keine Symptome. **4.105** wurde 4 Wochen nach **4.104** gemacht. Normale Spontanheilung erfolgt binnen eines Monats, Symptome sind selten.

4.105

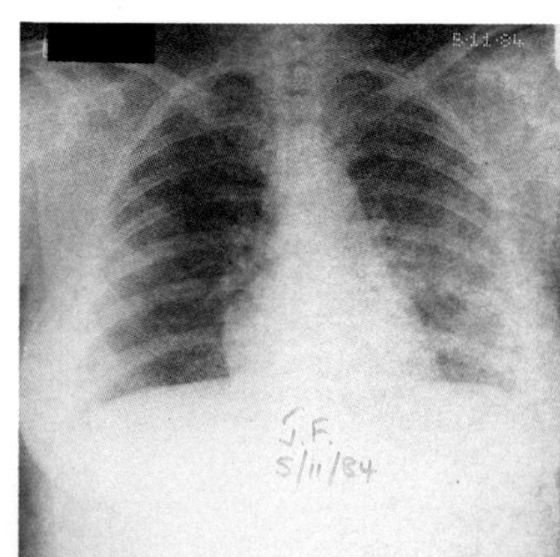

Goodpasture-Syndrom

4.106

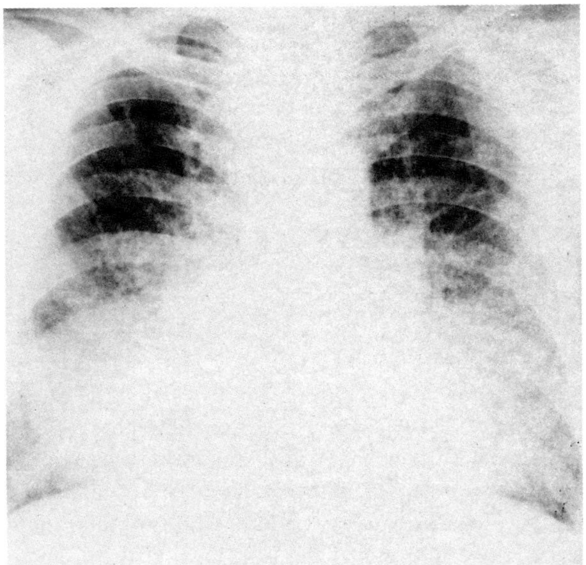

Die Krankheit hat eine unbekannte Ätiologie, sie tritt häufig nach Infekten der oberen Atemwege auf. Gewöhnlich entwickelt der Patient nach anfänglich leichten Hämoptysen eine zunehmende Dyspnoe mit Husten. Massive intrapulmonale Blutungen treten auf (**4.106**). Diese können einer akuten Glomerulonephritis vorangehen. Letztere bewirkt oft ein Nierenversagen (*siehe* S. 286). Antikörper gegen die Basalmembran spielen eine entscheidende Rolle hierbei. Die Therapie ist oft frustran (*siehe* S. 286).

Abb. 4.106 Goodpasture-Syndrom. Starke Lungenblutungen haben zu Aufhellungen in beiden Mittel- und Unterfeldern geführt. Hohe Letalität bei Lungen- und Nierenbeteiligung.

Kardiales und nichtkardiales Lungenödem

Bei Herzkrankheit führt ein Anstieg des hydrostatischen Drucks in den Lungenkapillaren zum Lungenödem. Dies tritt meist akut auf, etwa nach Herzinfarkt, Lungenembolie, Arrhythmie oder Hypertonie. Chronisch wird es bei Klappenfehler, pulmonaler oder auch systemischer Hypertonie (**5.14, 5.23**).

Auch die Permeabilitätserhöhung der Lungenkapillaren verursacht ein akutes Ödem (**Tabelle 4.5**). Zumeist geht eine akute internistische oder chirurgische Erkrankung voraus, der nach Stunden oder Tagen zunehmende Hypoxie und Dyspnoe mit Rasseln und Krepitationen über der gesamten Lunge folgen (sog. Atemnotsyndrom des Erwachsenen). Im Röntgen-Thorax sieht man diffuse fleckförmige „Infiltrate" (**4.107**). In schneller Folge kommt es oft zu Herzkreislaufversagen und Tod, rasche Beatmung ist vielfach unumgänglich.

4.107

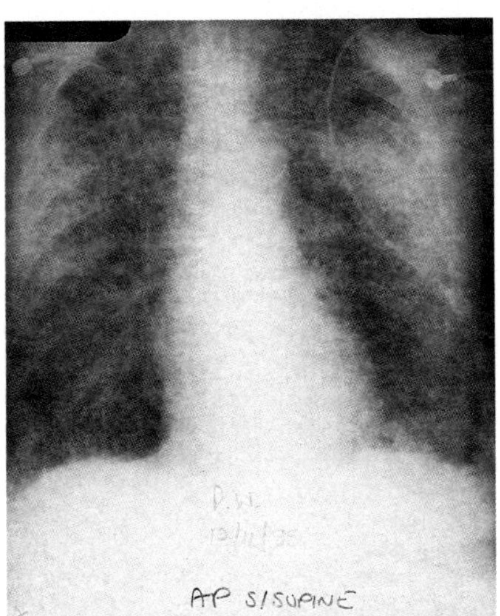

Abb. 4.107 Atemnotsyndrom des Erwachsenen. Röntgenbild ähnelt demjenigen von kardialem Lungenödem, Ursache ist aber eher eine vermehrte Permeabilität der Lungenkapillaren (hier nach Rauchinhalation) als Herzversagen.

Tabelle 4.5 Ursachen des Atemnotsyndroms bei Erwachsenen

Rauchinhalation
starke Infektion
Aspiration von Mageninhalt
Ertrinken
Urämie
Pankreatitis
massive Bluttransfusion
disseminierte intravasale Gerinnung
Paraquatvergiftung
Zustand nach Bypass-Operation
akute Strahlenpneumonie

4.9 Lungenfibrose

Viele Lungenerkrankungen führen zu lokalisierter oder generalisierter Fibrose. Beispiel sind:

- die lokalisierte einseitige Fibrose kann Resultat einer destruierenden Pneumonie sein.
- die lokalisierte beidseitige Fibrose kann nach chronischen Infektionen wie Tuberkulose, Histoplasmose u.a. auftreten.
- die generalisierte Fibrose ist als Endstadium vieler parenchymaler Lungenerkrankungen wie Asbestose, Kollagenose, Sarkoidose möglich, aber auch nach kryptogener fibrosierender und extrinsischer allergischer Alveolitis.

Kryptogene fibrosierende Alveolitis

Die idiopathische Fibrose ist die häufigste der interstitiellen Lungenkrankheiten. Die Alveolitis zerstört die Lungenbläschen und hinterläßt Narben (Fibrosen), welche die Lungenfunktion stören. Das Tempo ist verschieden: manche Patienten sterben wenige Monate nach der Diagnose, bei anderen folgt der Zufallsdiagnose jahrelange Stabilität. In der Regel vergehen bis zu Atemstörungen einige Jahre. Hauptsymptome sind Dyspnoe und unproduktiver Husten. Charakteristisch sind Trommelschlegel finger mit Uhrglasnägeln (**4.108**) und Knistern über der Lungenbasis. Im Röntgen-Thorax ist vor allem Letztere verschattet (**4.109**). Korrekte Aufnahmen bei tiefer Inspiration zeigen im Zeitvergleich die Abnahme des Lungenvolumens. Funktionstests ergeben eine restriktive Störung. Autoantikörper sind oft nachzuweisen, andere Autoimmunkrankheiten sind assoziiert (**4.102**). Bei akuter Entzündung sind Immunsuppressiva wirksamer als bei erfolgter Fibrosierung. Junge, ansonsten gesunde Patienten kommen für eine Herz-Lungen-Transplantation in Frage.

4.108

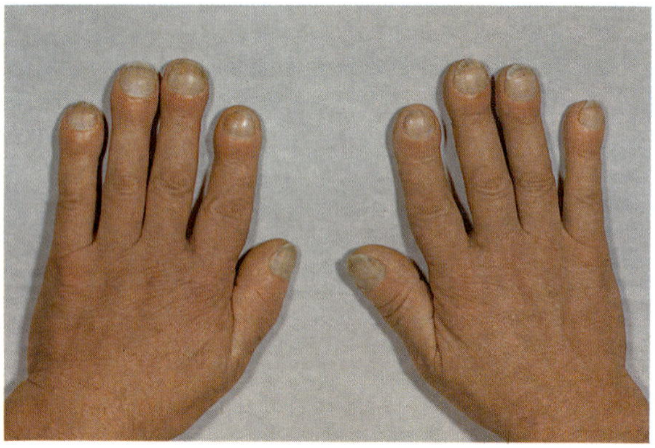

Abb. 4.108 Trommelschlegelfinger und Uhrglasnägel sind typisch bei kryptogener fibrosierender Alveolitis (*siehe* auch **2.89, 2.90**). Nikotinflecken (Pat. rauchte trotz Atemnot weiter)!

4.109

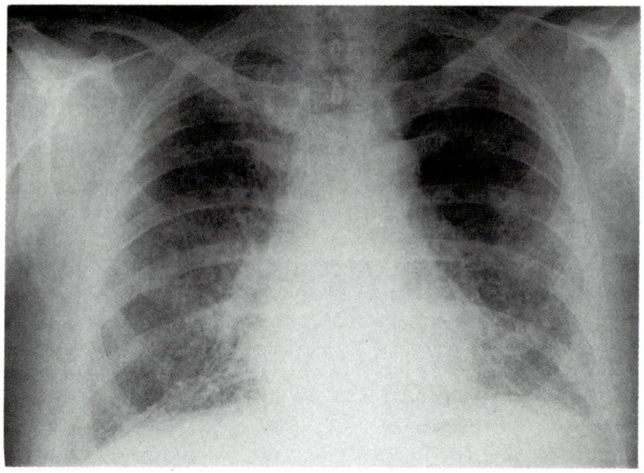

Abb. 4.109 Kryptogene fibrosierende Alveolitis verursacht v. a. basale Lungenverschattung. Ähnliches Bild wie bei rheumatoider Fibrose (**4.102**).

Extrinsisch-allergische Alveolitis

Diese (Synonyme: allergische Bronchioalveolitis, Hypersensitivitäts-Pneumonie) entwickelt sich nach einer Hypersensitivitätsreaktion auf organische Stäube in der Lunge. Oft erfolgt die Exposition am Arbeitsplatz oder bei Hobbies (Vogelhaltung). **Tabelle 4.6** zeigt eine Reihe von Ursachen.

Wiederholte Allergenkontakte führen zur Bildung zirkulierender Antikörper und Immunkomplexe, letztlich zu Makrophagenaktivierung und Epitheloidzellgranulomen.

Die prädisponierenden Faktoren sind kaum bekannt. Es gibt Hinweise auf familiäre Belastungen, doch scheinen Atopie, vermehrte IGE oder Eosinophilenzahlen keine Rolle zu spielen.

Die Symptome können 6 Stunden nach Exposition beginnen und umfassen Atemnot, trockenen Husten und grippeartige Zeichen (Abgeschlagenheit, Fieber, Muskelschmerzen). In der Akutphase zeigt der Röntgen-Thorax feingranuläre Zeichnung (**4.110**), bei Chronifizierung eine apikale Fibrose (**4.111**), welche die Lungenfunktion beeinträchtigt. Auch bei Sarkoidose sind die Spitzen betroffen, bei der kryptogenen fibrosierenden Alveolitis mehr die basalen Anteile.

Tabelle 4.6 Einige häufige Ursachen der extrinsisch-allergischen Alveolitis

Krankheit	*Auslöser*	*Antigene*
Farmerlunge	Arbeit mit verschimmeltem Material, besonders Heu	thermophile Aktinomyzeten *Micropolyspora faeni*
Vogelzüchterlunge	Taubenhaltung, Reinigung der Käfige	Proteine aus Federn und Exkrementen
Malzarbeiterlunge	Umwenden keimender Gerste	*Aspergillus clavatus*
Befeuchterlunge	Arbeit in Räumen mit verseuchten Luftbefeuchtern oder Klimaanlagen	vermutlich Bakterien oder Protozoen (bes. *Naegleria gruberi*)

4.110

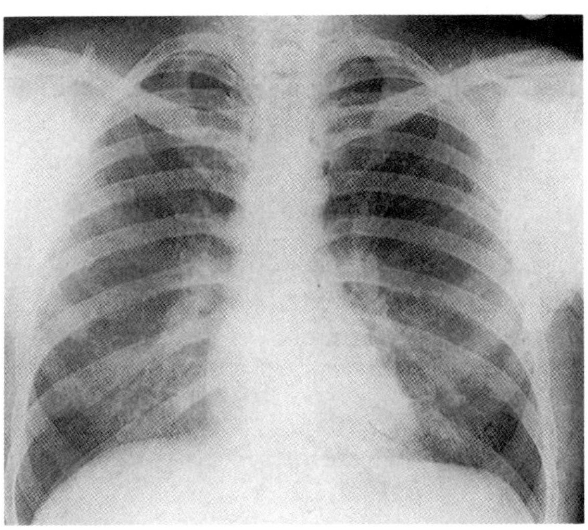

Abb. 4.110 Akute extrinsisch-allergische Alveolitis-hier eine Taubenzüchterlunge. Nach Käfigreinigung akute Symptome. Bild zeigt diffuse Verschleierung der Lunge, normale Gefäße z.T. verdeckt.

4.111

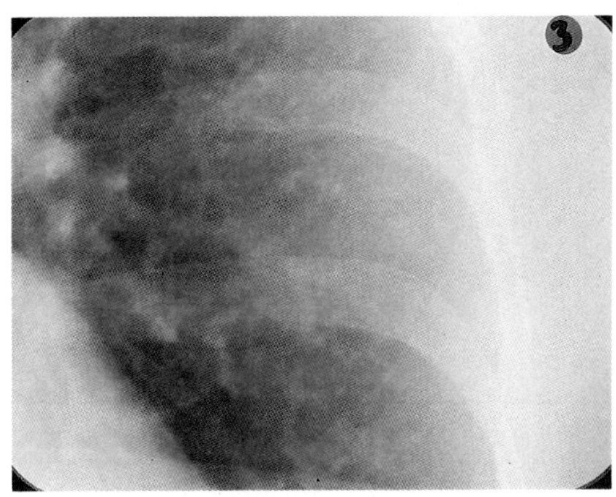

Abb. 4.111 chronische extrinsisch-allergische Alveolitis-Sittichzüchterlunge. Kann wie bei Taubenzüchtern (**4.110**) oder Farmern aussehen. Bei Tierhaltung im Haus ist die Exposition konstanter und der Verlauf chronischer. Bild mit diffuser Fibrosierung und hilusnahen Bullae. Folgen sind schwere restriktive und Diffusionsstörungen.

4.10 Iatrogene Lungenschäden

Am häufigsten führt die Radiotherapie wegen Malignomen in Brust, Bronchien, Thymus oder Lymphknoten zur iatrogenen Schädigung der Lunge. Bestimmend für die Läsionen sind Gesamtdosis, Dauer und Frequenz der Bestrahlung. Die akute Strahlenpneumonie tritt Tage bis Wochen nach der Exposition auf und zeigt Husten, Fieber und progressive Dyspnoe. Kortikosteroide können helfen. Nach Monaten ist Fibrose möglich (**4.112**), bei zunehmend restriktiver Ventilationsstörung sinkt der CO-Transfer.

Viele Medikamente können – allein oder in Kombination – Ventilationsprobleme verursachen. Beispiele sind:

- Asthma.
- Infiltration/Fibrose.
- Eosinophilie.
- Systemischer Lupus erythematodes und ähnliche Syndrome.
- Atemdepression.
- Opportunistische Infektionen.

4.112

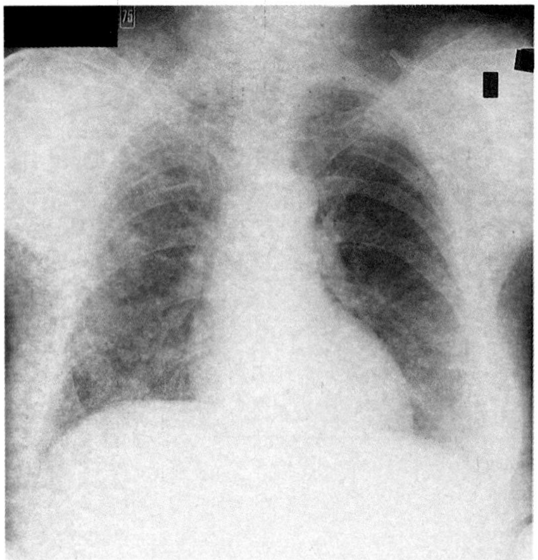

Abb. 4.112 Strahlenfibrose. Z.n. Mastektomie rechts (beachte fehlenden Mammaschatten) wegen Mamma-CA, danach Strahlentherapie. Fibrotische Lungenveränderungen mit geschrumpftem Oberlappen (bes. rechts) und nach rechts verzogener Trachea. Zusätzlich dislozierte Rippenfrakturen rechts nach Metastasierung.

4.11 Berufsbedingte Lungenerkrankungen

Bei viele Beschäftigungen können die Lungen geschädigt werden. Zur Vermeidung müssen Arbeitsschutzregeln beachtet werden, welche vor allem Ventilation und Masken betreffen. In **Tabelle 4.7** stehen Erkrankungen nach Industriestaubinhalation. Asthma (S.176) und extrinsisch-allergische Alveolitis (S.197) sind weitere verbreitete Komplikationen.

Tabelle 4.7 Durch Industriestaub verursachte Lungenkrankheiten

Krankheit	*Staubart*	*Besonderheiten*
Kohlengrubenpneumokoniose	Kohle	einfach/kompliziert
Silikose	kristallines Silizium	einfach/kompliziert
Asbestose	Serpentin (Chrysotil), Amphibol (Crocidolit, Amosit, Anthophyllit)	
Pneumokoniose	Talkum, Schiefer, Kaolin	macht selten noduläre Fibrose und Pleuraplaques
Stannose	Zinnoxid	selten
Baritose	Bariumsulfat	selten
Berylliose	Beryllium	akute Bronchiolitis, Pneumonie und Lungenödem möglich

Pneumokoniose bei Kohlenbergwerksarbeitern (CWP)

Die Pneumokoniose resultiert aus Kohlenstaubexposition. Vor der effektiven Staubbeseitigung war die CWP häufig. Früher galt die Quarzstaubinhaltaion als Auslöser (Silikose), nunmehr ist gesichert, daß die Inhalation von siliziumfreiem Kohlenstaub genügt. Mineralien im Staub beeinflussen freilich Inzidenz und Progreß. Röntgenologisch werden CWP und Silikose bei feinen Mikronoduli (gewöhnlich apikal, **4.30, 4.113**) als einfach eingestuft. Bei konfluierenden Verschattungen von über 1 cm Größe ist die Lunge geschädigt, die Funktion gestört: komplizierte Form. Zur Beurteilung der international weit anerkannten Berufskrankheit gibt es viele Kriterien. Restriktive wie obstruktive Ventilationsstörungen kommen vor. Bei komplizierter CWP kann Atemnot unter Belastung oder in Ruhe auftreten. Produktion von schwarzem Sputum (Melanoptysis) ist häufig. Die Progredienz ist nicht zu stoppen. Nikotinabusus, chronische Bronchitis, Emphyseme und (seltener) TB komplizieren das Bild.

Das Caplan-Syndrom zeigt rheumatoide Arthritis und CWP. Die Knoten entwickeln sich rasch und können zerfallen (**4.115**). Gleichzeitig sieht man meist subkutane Knoten, Arthritis und einen hohen Titer des Rheumafaktors.

4.113

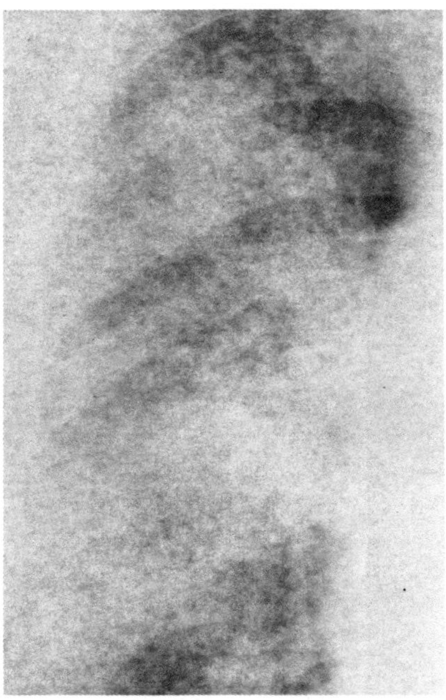

Abb. 4.113 Einfache Pneumokoniose. Vergrößerung zeigt feines Netzwerk nach Kohlenstaubinhalation. Das Bild gleicht anderen miliaren Erkrankungen. Symptome können fehlen.

4.114

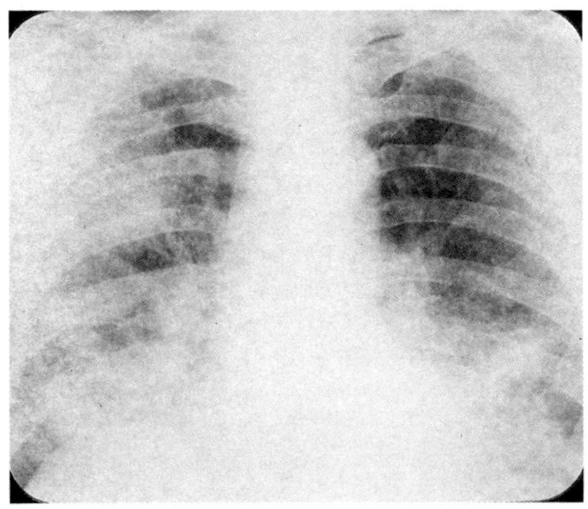

Abb. 4.114 Komplizierte Pneumokoniose. Große irregulär geformte fibrotische Massen, besonders basal und in den Mittelfeldern. Bild gleicht oft dem der komplizierten Silikose.

4.115

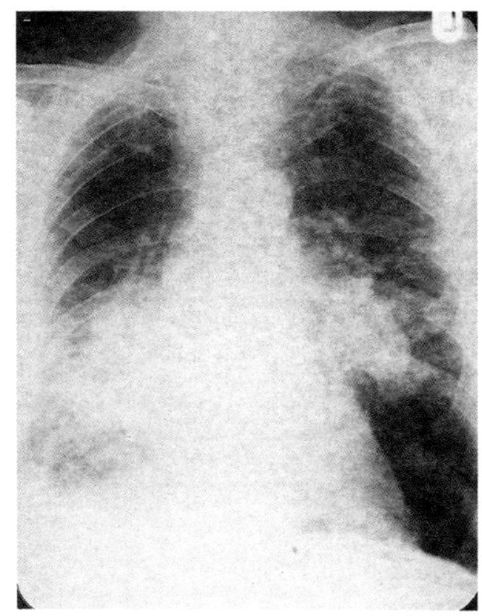

Abb. 4.115 Progressive massive Fibrose (PMF) bei Caplan-Syndrom. Zunehmend ausgedehnte Fibrose in beiden Mittelfeldern. Kaverne mit Spiegel nach Nekrose rechts, Material kann abgehustet werden.

Silikose

Sie betrifft Bergwerks- und Tunnelarbeiter sowie Steinmetze, die Quarzstaub einatmen. Die einsetzende progressive Lungenfibrose reicht von Mikronoduli bis zur Massivform. Die inhalierte Staubmenge bestimmt die Geschwindigkeit der Veränderungen. Eine einfache Silikose ist symptomlos und wird im Routinethoraxröntgenbild gesehen. Die komplizierte Form bringt Dyspnoe, Gewichtsverlust, Husten und rezidivierende Infekte mit sich. Der Röntgen-Thorax zeigt eine progressive Fibrose (**4.114**), Pleurabeteiligung und vergrößerte Hiluslymphknoten kommen vor. Es treten restriktive und obstruktive Ventilationsstörungen auf. Gleichzeitiger Nikotinabusus, Infektionen mit TB, Bakterien oder Pilzen verschlimmern die Krankheit. Eine spezifische Therapie gibt es nicht, die Quarzstaubvermeidung ist der Schlüssel zur Prävention.

Asbestose

Je nach Auslöser zeigt die Asbestose verschiedene Formen der Lungenschäden. Früher inhalierten Arbeiter im Schiffbau, bei Isolierungen und Abbrüchen viele Asbestfasern. Besonders gefährlich sind blauer (Crocidolit) und weißer (Chrysotil) Asbest. Zu den Langzeitschäden (international als Berufskrankheit anerkannt) gehören Lungenfibrose, Pleuraerguß und -verdickung mit eventueller Verkalkung, Mesotheliom und Bronchialkarzinom. Die Diagnose stützt sich auf die Arbeitsanamnese. langjährige restriktive Störungen sind möglich. Der Röntgen-Thorax zeigt viele Veränderungen (**4.116-4.119**). Im Sputum können Asbestkörper sein (**4.14**): Nikotinabusus in der Anamnese ist wichtig, da dieser und Asbest synergistische Auslöser des Bronchial-Ca zu sein scheinen. Zur Diagnose des hochmalignen Pleuramesothelioms ist eine Biopsie nötig. Die Therapie der Asbestschäden ist ineffektiv, wichtiger ist die Expositionsvermeidung.

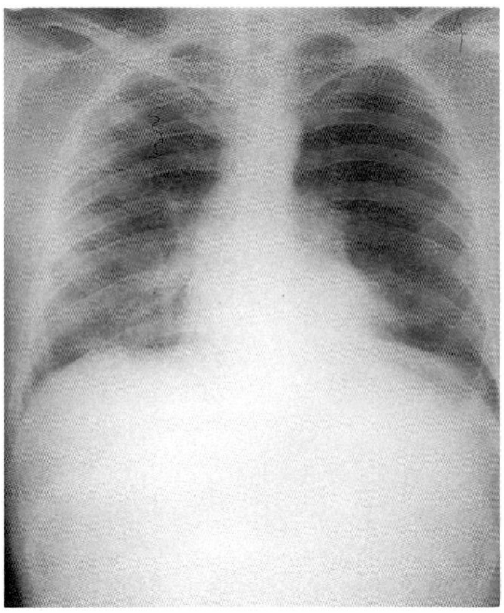

Abb. 4.116 Asbestose. Frühe Fibrosierung basal und in Herznähe. Ehemaliger Schiffbauer.

4.117

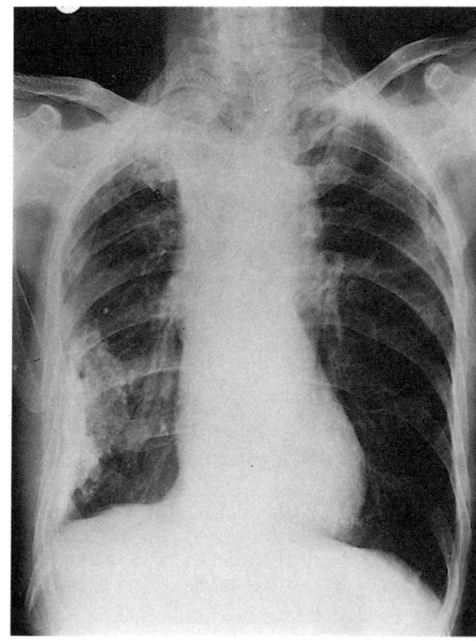

Abb. 4.117 Extensive Pleuraverkalkung nach langjähriger Asbestexposition. Viele Plaques in der rechten Pleura parietalis.

4.118

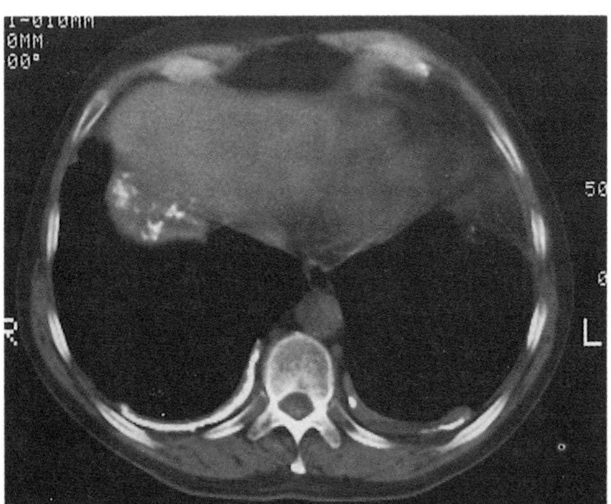

Abb. 4.118 Pleuraverkalkung im CT (derselbe Fall wie **4.117**). Deutlicher Befall rechts sowohl hinten wie diaphragmal.

4.119

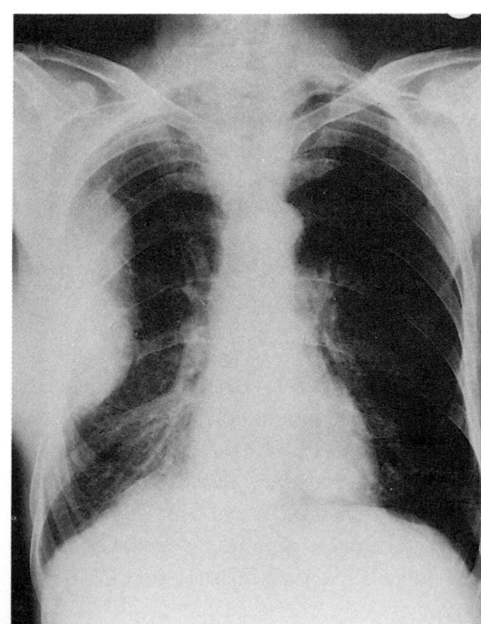

Abb. 4.119 Mesotheliom der rechten Pleura. Langjährige Asbestexposition. Große Pleuraverdickung, welche die Brustwand überschreitet (Weichteilschatten, *siehe* **4.46**).

4.120

Abb. 4.120 Bronchialkarzinom bei Asbestose. Vermehrt netzförmige Zeichnung mit Noduli beider Lungenflügel, besonders basal. Verdichtung hinter dem Herzen im linken Unterlappen. Die perkutane Nadelbiopsie ergab ein Plattenzellkarzinom. Der Patient war ehemaliger Schiffbauer.

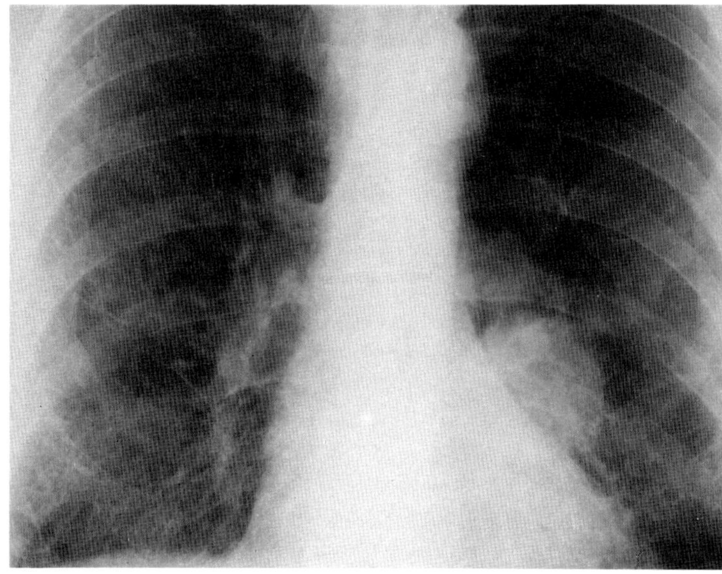

4.12 Lungentumoren

Gutartige Tumoren

Rund 2% aller Lungentumoren sind benigne. Entweder sieht man im Röntgen-Thorax einen symptomlosen soliden Knoten oder - bei endobronchialer Lage - es treten Husten, Hämoptysis oder Pneumonie auf. Auf häufigsten ist das Hamartom, gewöhnlich ein Solitärknoten bei jungen asymptomatischen Erwachsenen (**4.34, 4.121**). Weitere gutartige Veränderungen sind selten. Das endobronchiale Karzinoid kann zu Atelektasen, rezidivierenden Infektionen und Bronchiektasien führen. Selten tritt ein Karzinoidsyndrom auf, ganz selten eine Metastasierung.

Die Therapie besteht in der operativen Entfernung.

4.121

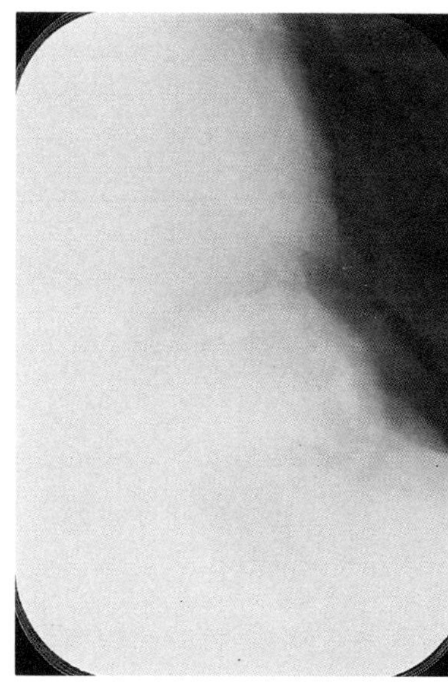

Abb. 4.121 Hamartom der Lunge als Solitärknoten. Gewöhnlich sind Biopsie oder chirurgische Entfernung nötig. Gelegentlich zeigt die typische „Popcorn"-Verkalkung der Knorpelbestandteile die Benignität an. Sie ist in bis zu 40% (wie hier) sichtbar. 4.34 ist eine Seitaufnahme dieses Patienten.

Bronchialkarzinom

Das Lungen- oder Bronchialkarzinom ist das häufigste Malignom in Industrieländern. In England und Wales sterben daran 35.000 Menschen jährlich – zu 80% Männer. In den letzten Jahren scheint der stetige Mortalitätsanstieg bei Männern gebrochen zu sein, bei Frauen hält er an. Die Ätiologie ist multiform, Hauptverursacher aber ist der Tabak. Zigarettenrauchen wird für 85% aller Bronchialkarzinome verantwortlich gemacht. Da aber nur die Minderheit der Raucher erkrankt, muß es weitere Faktoren geben. Es gibt Hinweise auf die Einflüsse von Abstammung und Ernährung.

Intrathorakale Manifestationen

Bronchialkarzinome zeigen eine große Varianz der Klinik:

- bei bis zu 5% wird ein symptomloser Tumor im Routinethorax-Röntgenbild gefunden (4.23), andere Fälle führen bei großer Ausbreitung rasch zum Tode (4.122).
- Husten ist das häufigste Initialsyndrom. Da die meisten Betroffenen Raucher sind, ist die Änderung der Hustenart wichtiger als der Husten selber.
- Hämoptysis tritt bei etwa 50% auf und ist bei Rauchern über 40 Anlaß zur Bronchoskopie (4.43), auch bei normalem Röntgen-Thorax.
- Ursachen der häufigen Dyspnoe sind tumoröse Obstruktionen der Atemwege, Pneumonie oder Kollaps distal des Tumors (4.122, 4.123), großer Pleuraerguß, selten ein Befall von Lungen- (Lymphangitis carcinomatosa) oder Perikardlymphgefäßen.
- Brustschmerz ist häufig und oft nicht exakt beschreibbar. Er kann Brustwandbefall, Rippenmetastasen oder Pleuritis anzeigen.
- von der Schulter in die Oberarminnenseite ausstrahlender Schmerz kann das erste Zeichen eines Pancoasttumors sein, der vom Lungenapex aus Rippen, Wirbel, Truncus sympathicus, Plexus brachialis und Arterien infiltriert (4.125-4.128).
- das von 10% der Patienten beschriebene Pfeifen geht auf Stridor bei Bronchusverschluß zurück.
- Heiserkeit kann durch Paralyse des linken N.recurrens an der Aortenwurzel bewirkt werden. Anders als bei chronischer Laryngitis der Raucher kann bei Stimmbandlähmung nicht explosiv gehustet werden (4.129).
- Verschluß der Vena cava superior tritt zumeist bei kleinzelligen Karzinomen auf. Gleichzeitig schwellen Hals und Kopf an, die Halsvenen sind bei fehlender Pulsation gestaut, auf der Brustwand entstehen venöse Kollateralen (4.130, 4.131).
- Dysphagie kann bei mediastinalem Lymphknotenbefall mit Vedrängung entstehen.

4.122

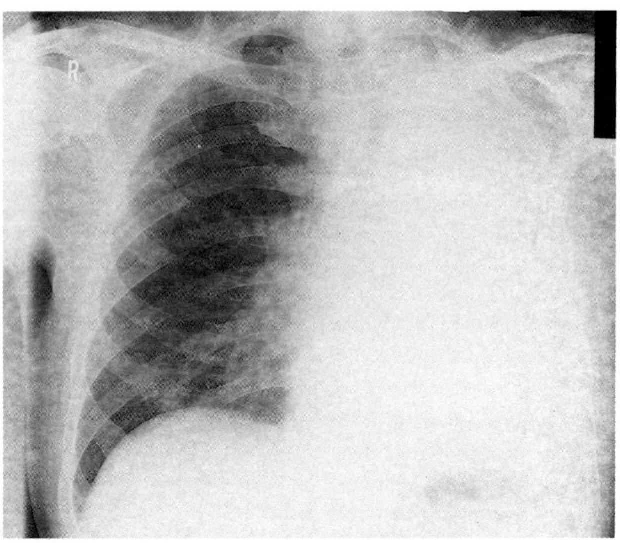

Abb. 4.122 Bronchialkarzinom mit komplettem linksseitigem Lungenkollaps nach Okklusion des linken Hauptbronchus. Trachea und Mediastinum nach links verzogen, kompensatorische Überblähung des rechten Lungenflügels. Erstsymptom war rapide zunehmend Atemnot.

4.123

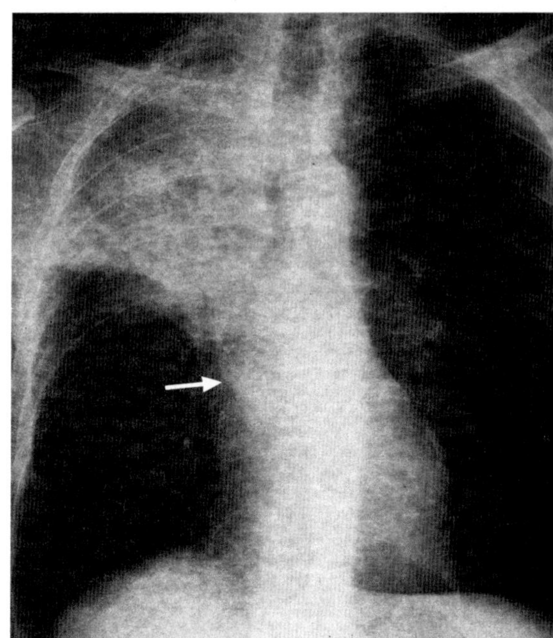

Abb. 4.123 Bronchialkarzinom mit Pneumonie rechts. Das Karzinom sitzt am rechten Hilus (Pfeil) und hat den Bronchus des rechten Oberlappens verschlossen.

4.124

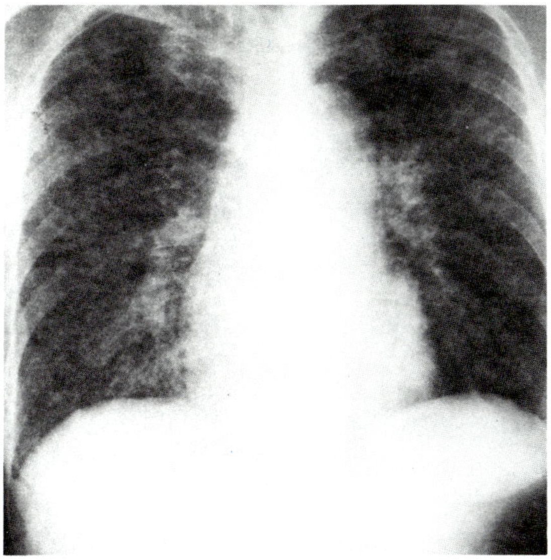

Abb. 4.124 **Lymphangitis carcinomatosa.** Mikronoduläre Schatten über gesamter Lunge. Streifenzeichnung bei Infiltration der Lymphgefäße.

4.125

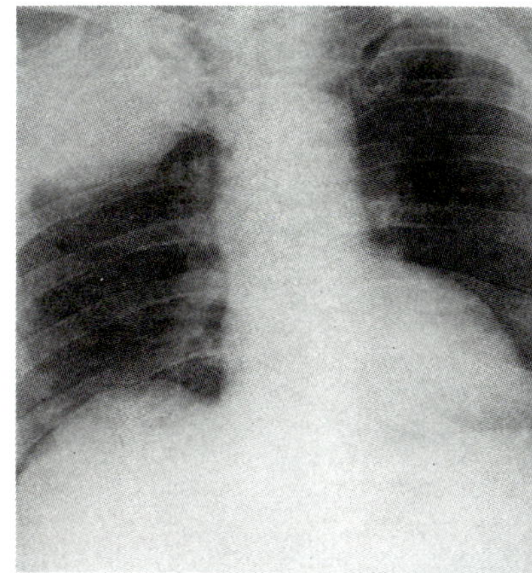

Abb. 4.125 **Bronchialkarzinom rechts apikal** (Pancoast-Tumor). Kann an dieser Stelle andere Symptome verursachen (siehe **4.126-4.128**).

4.126

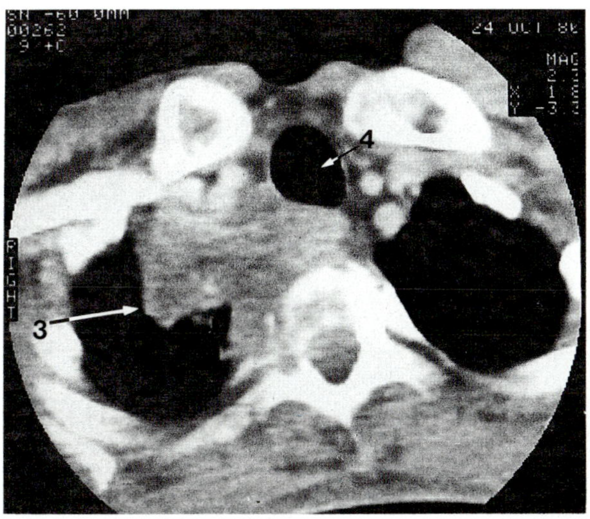

Abb. 4.126 **Bronchialkarzinom rechts apikal.** CT zeigt Tumorausdehnung (3) zwischen Trachea (4) und bereits infiltriertem Wirbel.

4.127

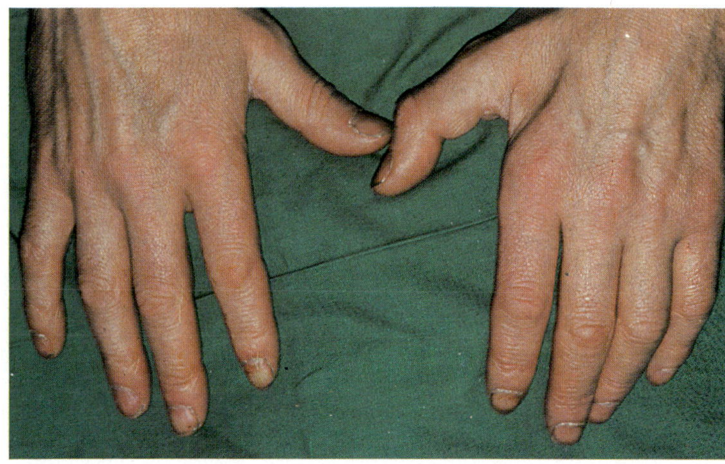

Abb. 4.127 **Atrophie der kleinen Handmuskeln links** (v.a. erster M. interosseus dorsalis) als Folge eines linksapikalen Lungenkarzinoms.

4.128

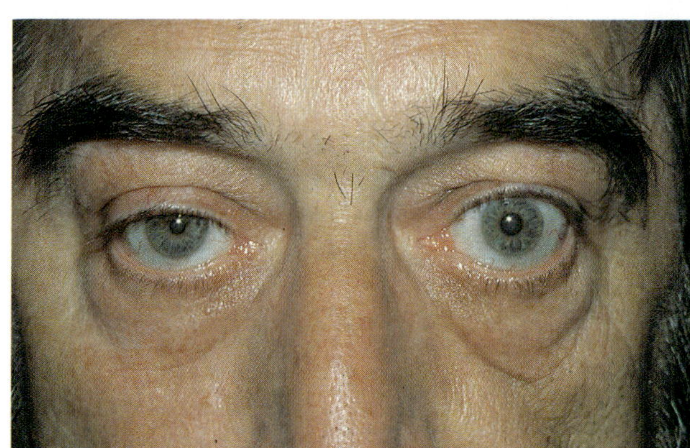

Abb. 4.128 **Horner-Syndrom** als Folge von Pancoast-Tumor rechts. Ptosis und Miosis rechts, der Tumor hatte die unteren zervikalen Grenzstrangganglien infiltriert.

4.129

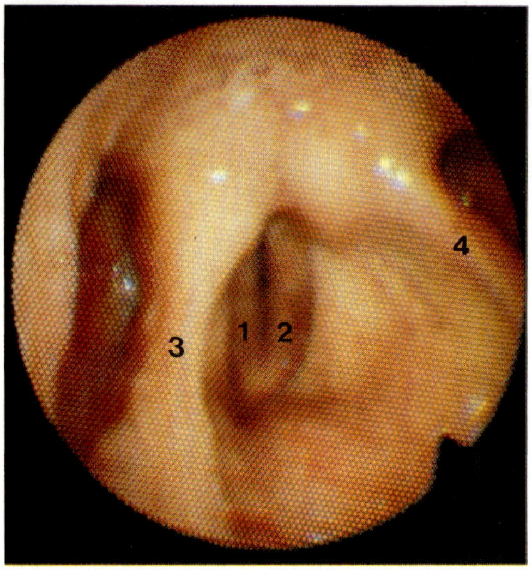

Abb. 4.129 Gelähmtes linkes Stimmband (Phonation) bei Befall des N. recurrens durch Bronchialkarzinom. In der Laryngoskopie sieht man, wie sich das rechte normale Stimmband (1) der Mittellinie nähert, während das linke (2) absinkt und tiefer liegt. Bei inkomplettem Glottisverschluß spricht der Patient leicht aspiriert und hat einen hohl klingenden Husten. Die rechte Plica aryepiglottica (3) ist straff und normal positioniert, wogegen die linke (4) schlaff ist und falsch liegt.

4.130

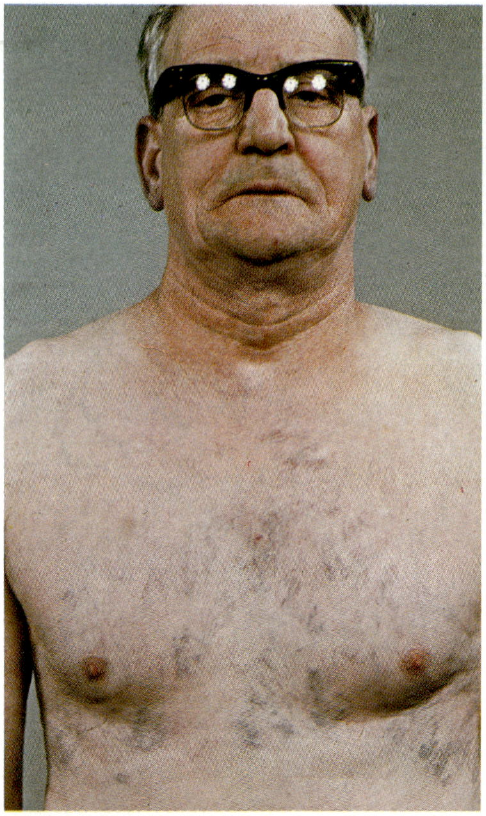

Abb. 4.130 Obstruktion der Vena cava supeior durch Bronchialkarzinom. Beachte geschwollenen Kopf und Hals, gestaute Halsvenen und Kollateralvenen in der Brustwand.

4.131

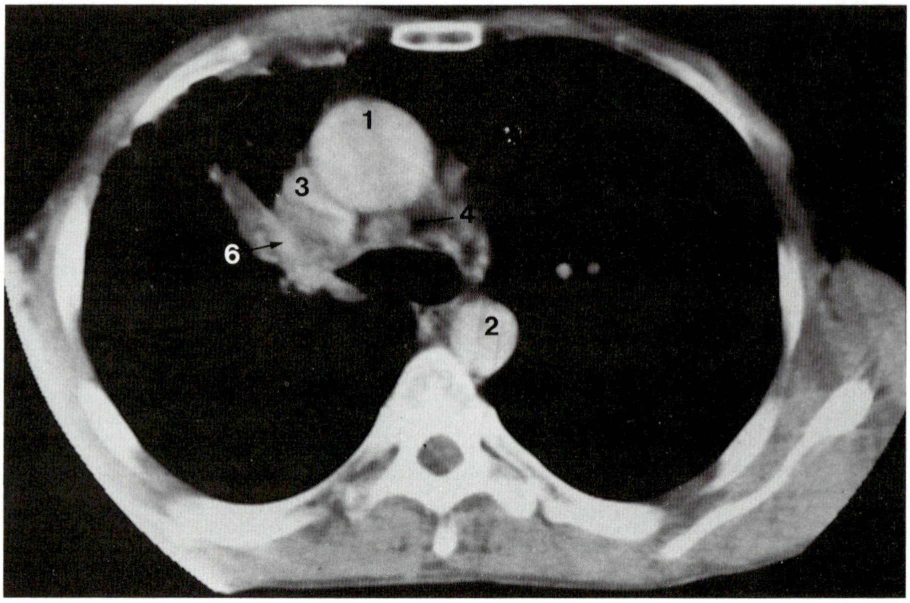

Abb. 4.131 Verschluß der Vena cava superior durch Bronchialkarzinom. Die obere Hohlvene (3) wird durch den Tumor (6) fast ganz verschlossen. Vergrößerter befallener prätrachealer Lymphknoten (4). Markierung von Aorta ascendens (1) und descendens (2). Das mediastinale CT zeigt die Inoperabilität des Tumors.

Extrathorakales Auftreten

Etwa jeder dritte Patient zeigt Metastasen-Symptome, jeder Fünfte hat zuerst Knochenschmerzen (*siehe* S. 159). Hirnmetastasen (**4.132**) gehen meist von Lungentumoren aus. Leber (siehe S. 407), adrenale und paraaortale Lymphknoten sind häufig befallen.

Das Bronchialkarzinom hat viele assoziierte Symptome wie Anämie, Gewichtsverlust, Dermatomyositis, Enzephalopathie und Myelopathie. Seltener sind Thrombophlebitis, Venenthrombosen und Hautveränderungen wie die Acanthosis nigricans. Beim Kleinzell-CA treten Übersekretion von ADH und ektopische ACTH-Sekretion auf. Hyperkalzämie, seltener Gynäkomastie (**4.133**) und Hyperthyreose gehen mit dem Plattenepithel-CA einher. Neuromyopathien (**11.104, 11.105**), Trommelschlegelfinger (**2.90, 2.91, 4.3, 4.108**) sind häufig, außer beim kleinzelligen CA. Ein Übergang zur hypertrophen pulmonalen Osteoarthropathie ist möglich: bei schmerzenden Hand- und Sprunggelenken wird an den Röhrenknochen periostal Knochen neu gebildet (**4.134**).

4.132

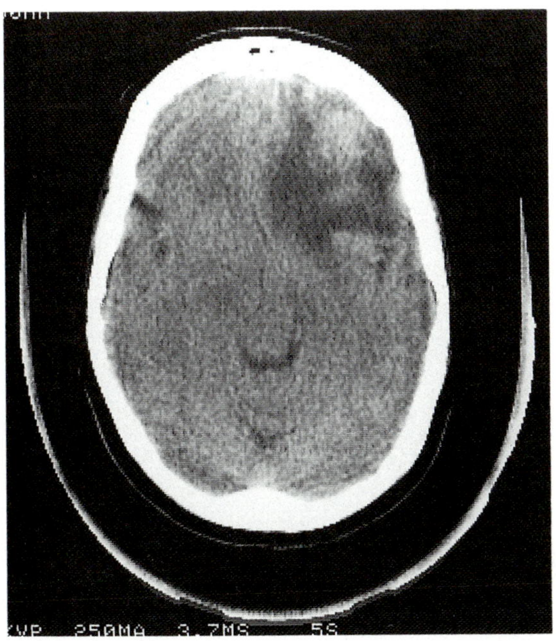

Abb. 4.132 Große Metastase im Frontalhirn im CT ohne Kontrastmittel. Der Primärtumor der 45jährigen Raucherin war ein kleinzelliges Karzinom der Lunge.

4.133

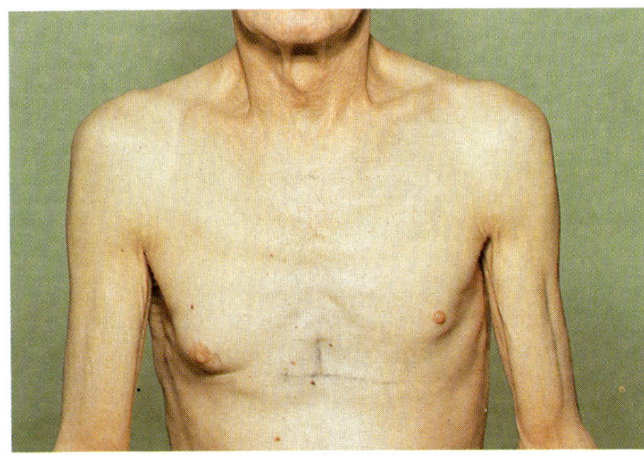

Abb. 4.133 Einseitige Gynäkomastie trat hier bei einem Plattenepithelkarzinom der Lunge auf. Beachte Hautmarken für Bestrahlung. Der Patient zeigt neben Gewichtsabnahme auch eine wohl früh generalisierte Hyperpigmentierung.

4.134

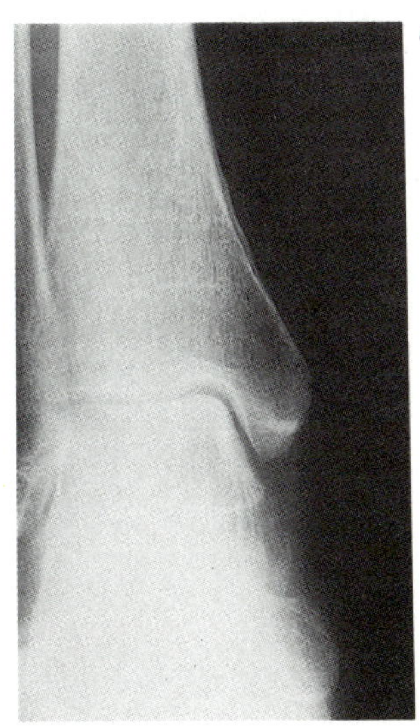

Abb 4.134 Hypertrophe pulmonale Osteoarthropathie (HPOA) am Sprunggelenk eines Patienten mit Bronchialkarzinom. Knochenneubildung: Doppelkontur der medialen Tibiakante.

Diagnose und Therapie

Die meisten Tumoren sieht man im Röntgen-Thorax, die Diagnose wird gesichert durch Sputumzytologie (**4.16**) oder Histologie von Tumor- oder MetastasenBioptaten. Gelegentlich ist eine Lungenbiopsie nötig. Es gibt viele Malignomformen, klinisch bewährt hat sich die Einteilung in kleinzelliges oder nicht-kleinzelliges Karzinom sowie benignen Tumor.

- Das kleinzellige CA hat zum Diagnosezeitpunkt fast immer metastasiert und ist kaum chirurgisch anzugehen. Chemo- und Radiotherapie können die Überlebenszeit bei guter Remission verlängern, bringen aber keine Heilung.
- Patienten mit nicht-kleinzelligem CA haben nach Resektion die beste Aussicht. Dazu müssen zwei Bedingungen erfüllt sein: zum einen guter Allgemeinzustand mit ausreichender Lungenfunktion nach Lungenresektion, zum anderen muß der Tumor in toto entfernt werden können (präoperatives CT zur Metastasenbestimmung erforderlich). Die Bestrahlung hilft bei Lungenblutung, Verschluß der V. cava superior und schmerzenden Knochenmetastasen.

Der gefürchtete Krebsschmerz kann fast immer durch einfache Analgetika, Morphine, Radiotherapie und Techniken wie die transkutane Nervenstimulation beherrscht werden. Die Prognose ist schlecht: die 5-Jahres-Überlebensrate liegt bei 5%, die meisten Überlebenden hatten eine Totalresektion.

Sekundäre Tumoren

Lungenmetastasen sind häufig. Sie kommen einzeln oder mehrfach als Knoten (**4.24**), in feiner multipler Form (**4.26**) sowie als Lymphangitis carcinomatosa (**4.124**) vor und sind meist in Nieren, Brust, Prostata, Darm, Zervix und Ovarien lokalisiert. Das Auftreten auch symptomloser Metastasen verschlechtert die Prognose. Selten gelingt die operative Entfernung.

4.13 Erkrankungen der Pleura

Pleuraergüsse

Pleuraergüsse stellen häufige klinische Probleme dar und werden in Transsudate und Exsudate getrennt (*siehe* S. 173).

- Erhöhter Kapillardruck und verminderter onkotischer Plasmadruck führen zu Flüssigkeitstranssudation. Gewöhnlich bei Herzversagen und Hypoalbuminämie.
- Entzündungen wie bei Karzinomen, Pneumonie (**4.29**), TB (**4.81**), rheumatoider Arthritis (**3.32**), Asbestose oder Lungeninfarkt bewirken einen exsudativen Pleuraerguß. Zytologie, Gramfärbung, Kultur, Pleurabiopsie, Bestimmung von Glukose, Amylase, pH und LDH können die Ursachen erklären.
- Blutige Ergüsse treten bei Tumorbefall der Pleura auf (**4.119**), aber auch bei Lungeninfarkt, TB, Trauma, Gerinnungsstörung oder Aneurysmaruptur.
- Beschädigung des Ductus thoracicus (durch Trauma oder Malignom) bewirkt einen Chylothorax mit Chylus im Pleuraspalt.

Bei großem Pleuraerguß mag eine Drainage sinnvoll sein, um die Atmung zu erleichtern. Im allgemeinen ist aber die Behandlung der Grundkrankheit wichtiger.

Pneumothorax

Beim Pneumothorax gelangt Luft in den Pleuraspalt, gewöhnlich von der Lunge aus, seltener durch die Thoraxwand (bei Operationen, nach Trauma etc.). Am häufigsten ist der „Spontan"-Pneumothorax nach Ruptur einer kongenitalen Lungenblase (meist apikal, kann multipel sein). Diese kommen öfter bei jungen, großen, dünnen, gesunden Sportlern vor, welche während oder nach größeren Anstrengungen einen Pneumothorax erleiden können. Die Spontanform tritt auch beim Marfan-Syndrom (*siehe* S. 318), bei Tauchern, Asthmatikern, chronischer Bronchitis mit Emphysem, Bronchialkarzinom sowie nach Lungenabszeß oder Pleuraverklebungen auf.

Die Klinik beginnt normalerweise dramatisch, mit plötzlichem einseitigem pleuritisartigem Schmerz und gelegentlich zunehmender Dyspnoe. Vermutlich heilen die meisten kleinen Pneumothoraces unerkannt ab. Größere können durch die körperliche Untersuchung entdeckt und durch das Röntgen-Thoraxbild bestätigt werden (**4.30, 4.135**). Selten entsteht bei der Ruptur ein Ventilmechanismus, der Luft im Pleuraspalt hält und zur Mediastinalverlagerung führt (Spannungspneumothorax). Dann muß schnell entlastet werden, etwa mit einer Bülau-Drainage (**4.136, 4.137**). Meistens schließt sich die Ruptur von selbst und die Erkrankung heilt alleine. Nur selten ist eine Pleurodese oder eine Pleurektomie zur Rezidivprophylaxe notwendig.

4.135

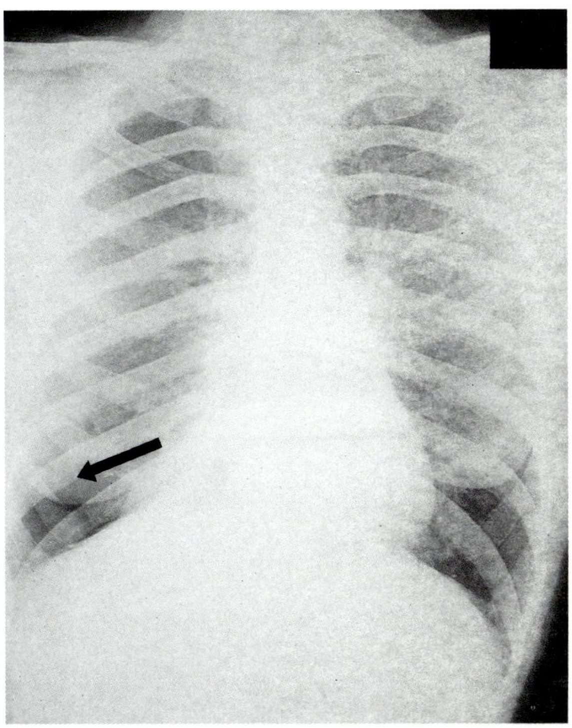

Abb. 4.135 Pneumothorax rechts bei erwachsener Frau mit Asthma. Die Kontur der kollabierten Lunge ist nicht so deutlich wie in **4.30** und **4.100** (hier mit Pfeil markiert). Jede Interpretation eines Röntgen-Thorax wegen akuter Atemnot sollte den Pneumothorax bedenken.

4.136

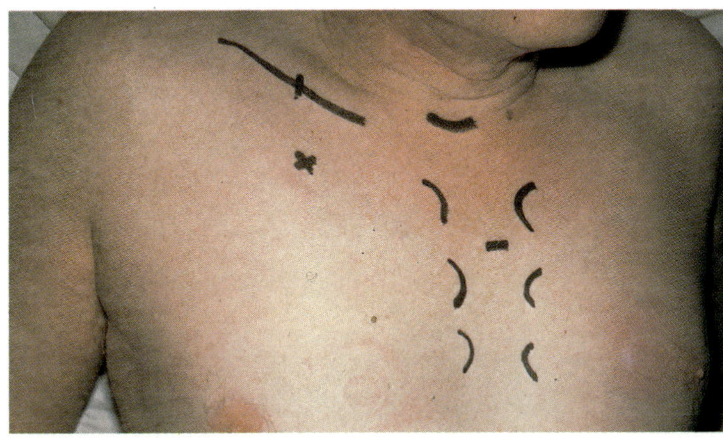

Abb. 4.136 Pneumothorax-Drainage: punktiert wird normalerweise im zweiten Interkostalraum in der Medioklavikularlinie (hier mit X gekennzeichnet).

4.137

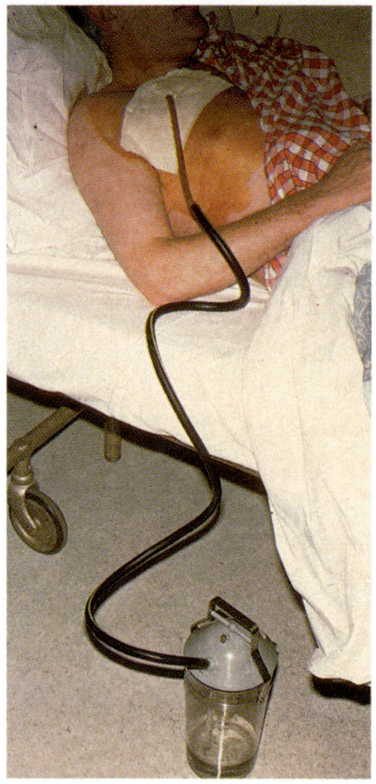

Abb. 4.136 Pneumothorax-Drainage: punktiert wird normalerweise im zweiten Interkostalraum in der Medioklavikularlinie (hier mit X gekennzeichnet).

5 Kardiovaskuläre Erkrankungen

5.1 Anamnese

Viele herzkranke Patienten bleiben bis zu einem relativ späten Krankheitsstadium symptomlos. Dann kann es zu katastrophalen Ereignissen kommen. Besonders gilt dies für Atherome: die Läsionen können seit der Jugend vorhanden sein, doch erst ab dem mittleren Alter kommt es dann zu Herzinfarkt, Schlaganfall oder Embolie. Auch Klappenfehler, kongenitale Vitien, Fettstoffwechselstörung oder Hypertonie können lange Jahre asymptomatisch bleiben.

Die meisten Symptome der Herzkrankheit beruhen auf Myokardischämie, Rhythmusstörungen oder mangelnder Pumpleistung. Oft wird über Müdigkeit, Leistungsmangel und Anorexie geklagt, Hauptsymptome aber sind Brustschmerz und Atemnot.

Der Herzschmerz hat zwei Hauptursachen: Myokardischämie und Perikarditis. Der Ischämieschmerz beginnt plötzlich, sitzt zentral und sticht oder umklammert. Ausstrahlung in den linken Arm, den Hals oder den Rücken ist möglich. Ausgelöst wird er oft durch physische oder psychische Belastung. Angina pectoris dauert selten länger als 30 min und klingt nach Entlastung und Gabe von Nitraten ab. Der Schmerz bei Herzinfarkt dauert länger, manchmal Stunden.

Herzversagen kann Blutfülle der Lungen und somit Dyspnoe (Atemnot) verursachen. Es wird nach den 4 Stadien der New York Heart Association eingeteilt (**Tabelle 5.1**). Bei der Orthopnoe besteht Luftnot im Liegen, die beim Aufrichten zurückgeht. Paroxysmale nächtliche Dyspnoe tritt nachts im Bett auf: im Liegen werden die peripheren Ödeme abgebaut und wandern in die Lungen. Die Atemnot läßt den Patienten aufsitzen oder zum Fenster gehen.

Unter Palpitationen versteht man das Bewußtwerden des Herzschlags. Bei Aufregung, Angst und nach körperlicher Anstrengung sind sie normal, sie können auch auf Rhythmusstörungen weisen.

Ist die Blutversorgung des Hirns ungenügend, kann eine Synkope auftreten. Sie kann ohne Vorzeichen sein und zum Kollaps führen.

Wichtig ist die Erforschung der Familienanamnese hinsichtlich kongenitaler Herzfehler und Mißbildungen mit Herzbeteiligung. Bedeutsam sind vorzeitige Todesfälle durch Herzinfarkt oder Schlaganfall, Hyperlipidämie und Hochdruck bei nahen Angehörigen.

Tabelle 5.1 Funktionelle Einteilung der Herzinsuffizienz (New York Heart Association)

Stadium I	Aktivität nicht beschränkt, d.h. symptomlos.
Stadium II	keine Beschränkung in Ruhe, aber Symptome erscheinen bei starker Anstrengung
Stadium III	Beschränkung bei leichter Anstrengung
Stadium IV	Beschränkung in Ruhe, Patient an Bett oder Stuhl gefesselt

5.2 Körperliche Untersuchung

Das akuteste Symptom der Herzkrankheit ist der Herzstillstand. Der Patient kollabiert, die Atmung setzt aus, die Pulse fehlen (5.1). Ohne erfolgreiche Wiederbelebung stirbt der Patient (siehe S. 225).

Die Untersuchung beginnt mit der Inspektion. Atemnot mag sogar in Ruhe bei Herzversagen sichtbar sein. Der Patient ist aufgerichtet. Gesichtszyanose ist möglich. Schwere zentrale Zyanose (am deutlichsten an Zunge und Lippen erkennbar) ist oft ein Symptom kongenitaler Herzfehler (4.5).

5.1

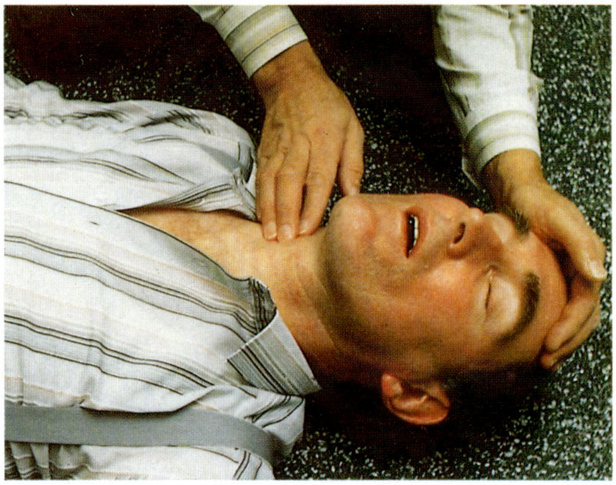

Abb. 5.1 Herzstillstand. Wird klinisch durch Palpation der Karotis- oder Femoralispulse diagnostiziert. Bei überstrecktem Kopf wird auf einer Seite des Schildknorpels 10 sek lang der Karotispuls gesucht. Fehlender Karotis- oder Femoralispuls bedeutet den Herzstillstand, die Abwesenheit peripherer Pulse oder des Herzschlags sind unsichere Zeichen.

Gesichtsrötung kommt bei Mitralklappenstenose vor (**5.2**). Arcus lipoides bei jungen Menschen (**7.112**), Xanthelasmen (**7.113**) und Xanthome in Haut oder Sehnen (**7.114-7.117**) deuten auf eine Hyperlipidämie. Bei Herzversagen kann eine Leberstörung zu Gelbsucht führen.

Trommelschlegelfinger finden sich bei infektiöser Endokarditis, häufiger bei zyanotischen kongenitalen Herzfehlern (**5.3**). Erstere kann Splitterhämorrhagien in den Nägeln (**3.28**) und druckempfindliche Knoten in den Finger- und Zehenspitzen verursachen (**5.102**).

Aufstau und ein verändertes Pulsationsmuster der Jugularvenen (**5.4**) erscheinen bei Rechtsherzversagen, Trikuspidalklappenschäden und bei Arrhtythmie, wenn der rechte Vorhof gegen die verschlossene Trikuspidalis pumpt.

Träger des Marfan-Syndroms (**7.48-7.51**) neigen zu Aortenaneurysmen und Aortenklappeninsuffizienz.

Ein aufgetriebens Abdomen weist auf Aszites bei Herzinsuffizienz hin, möglich sind ferner Ödeme von Skrotum und Beinen (**5.5**).

Ein einseitige Beinschwellung wird gewöhnlich durch eine tiefe Venenthrombose hervorgerufen (**5.6**). Beingangrän findet man bei arterieller Embolisation wie bei diffuser Arteriosklerose.

Der Radialispuls liefert Hinweise über Herzschlag und -rhythmus, aus dem Pulscharakter kann auf Abnormitäten der Aortenklappe, des Perikards oder auf Kardiomyopathien geschlossen werden.

Der Spitzenstoß kann eine Herzvergrößerung anzeigen. Die Auskultation erlaubt es, bei Klappenfehlern und kongenitalen Mißbildungen pathologische Herztöne sowie -geräusche zu hören (**5.7-5.9**).

Krepitationen über den Lungen, die nach Abhusten andauern, zeigen gewöhnlich ein Herzversagen an. Der Fundus hypertonicus ist ein Kennzeichen des Bluthochdrucks (*siehe* S. 251).

5.2

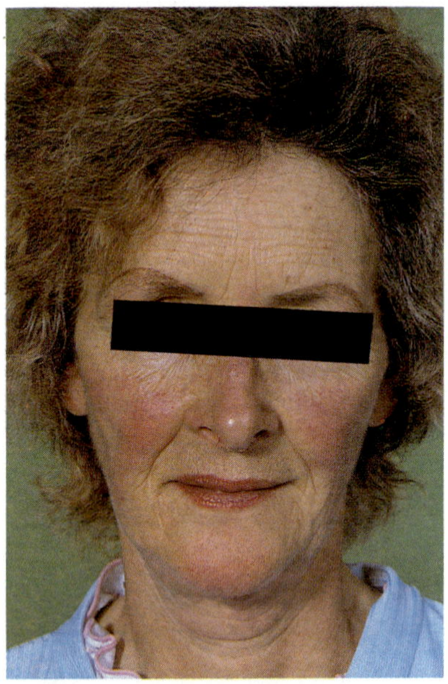

Abb. 5.2 Gesicht bei Mitralstenose. Gerötete Wangen treten aber auch bei Gesunden auf. Wichtig ist die Unterscheidung zum Schmetterlingserythem des systemischen Lupus erythematosus (**3.72, 3.73**) und zur Acne rosacea (**2.70**).

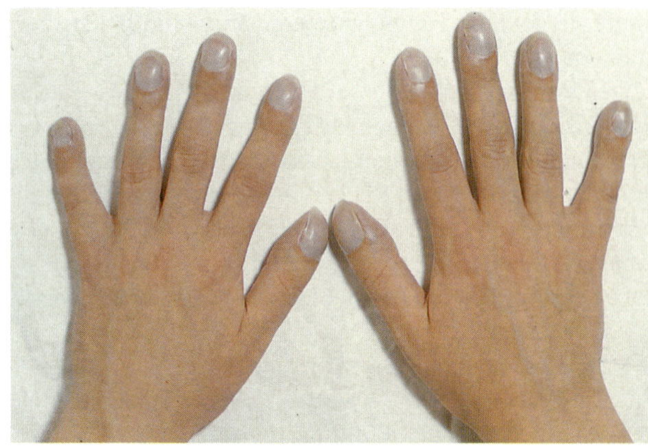

Abb. 5.3 Deutliche Trommelschlegelfinger bei zyanotischer kongenitaler Herzkrankheit. Die Fingerform kann andere Ursachen haben (**2.90, 2.91**), aber die Nagelbetten sind sichtbar zyanotisch.

5.4

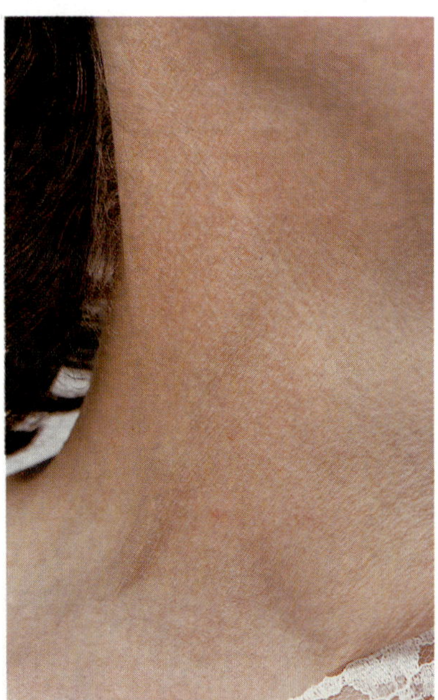

Abb. 5.4 Erhöhter Jugularvenendruck ist bei Rechtsherzversagen vorhanden. Die Pulsform vor allem der inneren Jugularvenen gibt Hinweise auf Krankheiten der Trikuspidalis oder Arrhythmien, sie ist in der V. jugularis externa lageabhängig.

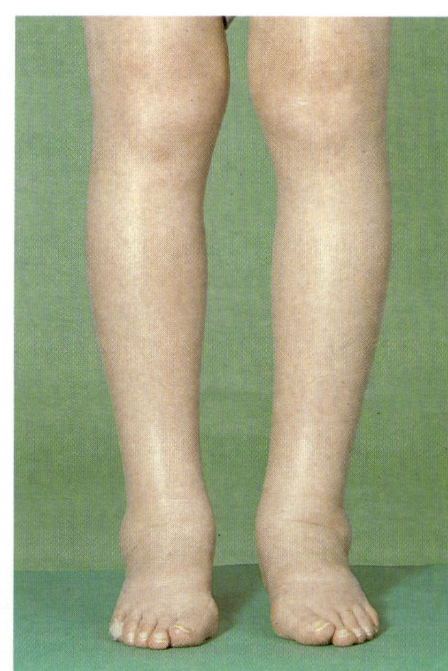

Abb. 5.5 Beinödem beidseits bei Patienten mit Herzversagen. Beachte die Eindellungen durch die Schuhe an beiden Füßen.

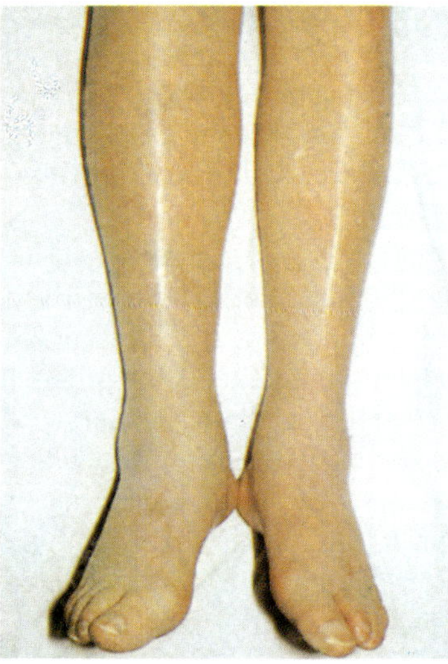

Abb. 5.6 rechtsseitiges Ödem, entstanden 6 Tage nach Bauch-OP, verursacht durch tiefe Venenthrombose. Letztere entsteht auch häufig bei kongestivem Herzversagen.

5.7

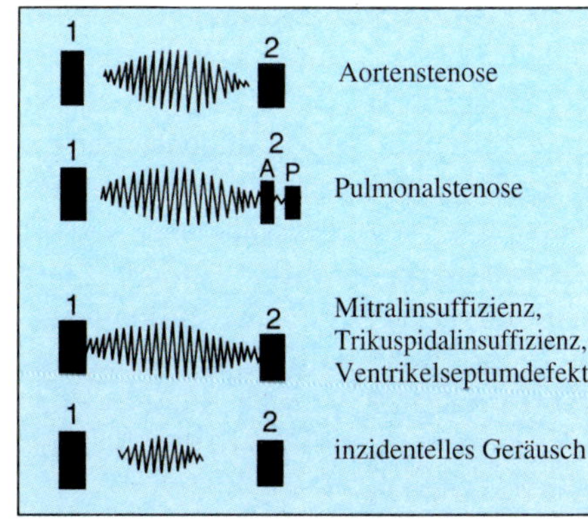

Abb. 5.7 häufige systolische Herzgeräusche: 1 = 1. Herzton; 2 = 2. Herzton (A = aortale Komponente; P = pulmonale Komponente)

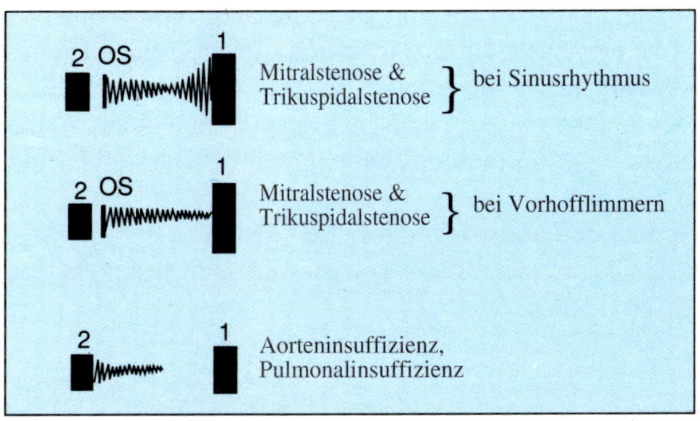

Abb. 5.8 häufige diastolische Herzgeräusche: 1 = 1. Herzton; 2 = 2. Herzton; OS = Mitralöffnungston.

5.9

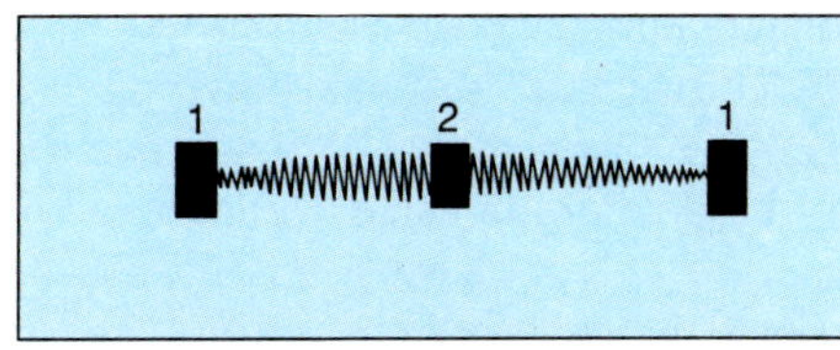

Abb. 5.9 kontinuierliches Geräusch, häufigste Ursache offener Ductus arteriosus. 1 = 1. Herzton; 2 = 2. Herzton.

5.3 Apparative Diagnostik

Die wichtigsten Techniken der Herzuntersuchung sind EKG, Thorax-Röntgenaufnahme, Magnetresonanztomographie (MRT), Echokardiographie, Farbdoppler, Isotopen-Einsatz, Herzkatheter und Angiographie.

Die elektrischen Potentiale des Herzens werden mit der **Elektrokardiographie** (EKG) abgelesen:

- Das Ruhe-EKG hilft bei der Diagnose von Herzinfarkt, Hypertrophie und Rhythmusstörungen. Charakteristische EKG-Veränderungen entstehen normalerweise bald nach Verschluß von Koronarien und halten über die Erholungsphase an (*siehe* S. 227). Auch die ventrikuläre Hypertrophie und Überleitungsstörungen (z.B. faszikulärer Block) werden so erkannt.
- Das Ruhe-EKG ist bei Patienten mit Angina pectoris oft normal. Dann zeigen sich normalerweise im Belastungs-EKG für die Myokardischämie charakteristische Zeichen (**5.10, 5.11**).
- Das Langzeit-EKG dient der Aufspürung von gelegentlichen Rhythmusstörungen. Die Aufzeichnung erfolgt ambulant (**5.12**), zumeist über 24 Stunden, und kann per Computer analysiert werden. Subjektive Symptome (Palpitationen etc.) werden mit dem EKG verglichen.

5.10

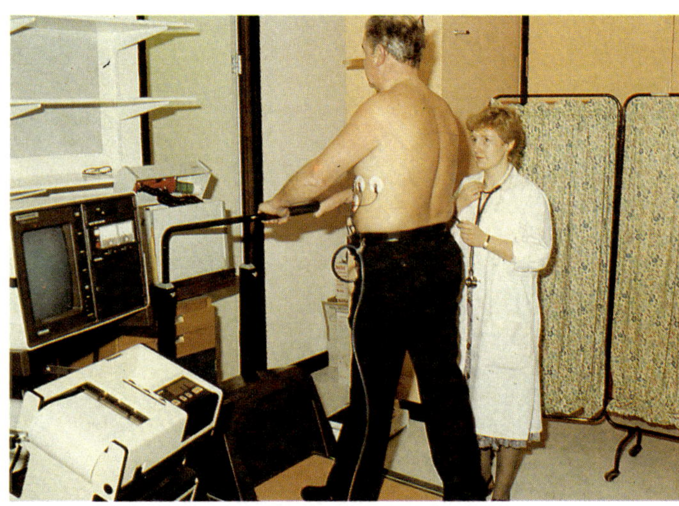

Abb. 5.10 Bei Belastung auf dem Laufband (und normalem Ruhe-EKG)(**5.11**) können im EKG Ischämiezeichen sichtbar werden

Die **Röntgenaufnahme** ist wichtig für Diagnose und Schweregradeinteilung vieler Herzkrankheiten (**5.13**). Bei Herzversagen ist sie dem Stethoskop überlegen und zeigt Charakteristika wie Lungenstauung oder -ödeme (**5.14**). Vergrößerungen von Herz und großen Gefäßen sind ebenso sichtbar wie Perikardverkalkungen und -ergüsse.

Echokardiographie, einfache und **Farbdoppleruntersuchungen** analysieren die Reflexionen von Ultraschallwellen, die vom Schallkopf ausgehen. In Echtzeitbildern der Klappenfunktion werden Stenose und Insuffizienz sichtbar. Wanddicke und Kontraktilität des linken Ventrikels können gemessen werden.

- Die älteste Technik erzeugt das eindimensionale M-Mode-Bild. Hier werden die intrakardialen Größen gemessen unter simultan abgenommenem EKG (**5.15**).
- Die Dopplersonographie liefert in Kombination mit M-Mode oder zweidimensionalen Bildern Informationen zum Blutfluß.
- Zweidimensionale (2D) Bilder stellen die Anatomie besser dar (**5.17**). Viele Erkrankungen wie Klappenfehler, kongenitale Vitien, Tumoren oder Perikarderguß sind leicht zu diagnostizieren.
- Die farbkodierte Doppler-Echokardiographie zeigt die intrakardialen Blutflüsse deutlicher. Klappenstenose und -insuffizienz sowie die diastolische Funktion des linken Ventrikels sind genauer zu diagnostizieren (**5.18**).

Die **Nuklearmedizin** bietet Methoden, die Funktion des Herzmuskels zu messen. Technetium 99 wird an Erythrozyten oder Albumin gebunden, Thallium 201 kann i.v. gespritzt werden. Abgebildet werden die Herzhöhlen (mit Technetium, Bestimmung der Herzfunktion) (**5.19**) oder die Herzwände (mit Thallium, Diagnose von Ischämie oder Infarkt)(**5.20**).

Herzkatheter und **Angiographie** sind invasiv. Unter Röntgen-Kontrolle werden Katheter in das linke oder rechte Herz geschoben. An der Katheterspitze wird der Druck gemessen und damit eine Stenose analysiert. Septumdefekte sind mit der Kontrolle des PO2 bestimmbar. Während der Untersuchung wird ein Kontrastmittel durch den Katheter in Herzhöhlen oder Gefäße injiziert. Am linken Herzen wird so die Innenkontur nebst systolischer Funktion und mitraler Regurgitation sichtbar. Viele Katheteruntersuchungen wurden durch die nichtinvasive Echokardiographie abgelöst. Doch nur mit der Koronarangiographie sind Ausmaß und Schwere einer koronaren Herzerkrankung exakt zu bestimmen - eine conditio sine qua non für operative Eingriffe. Dazu wird der Katheter in die Öffnung einer Koronarie plaziert und dann Kontrastmittel injiziert (**5.21**). Vorteile der digitalen Subtraktionsangiographie sind die i.v. Gabe der - geringeren - Kontrastmittelmenge und die Darstellbarkeit peripherer Arterien.

Die **Magnet-Resonanztomographie** (MRT) ist nichtinvasiv und kann EKG-synchrone Bilder von Systole und Diastole liefern (**5.22**).

5.11

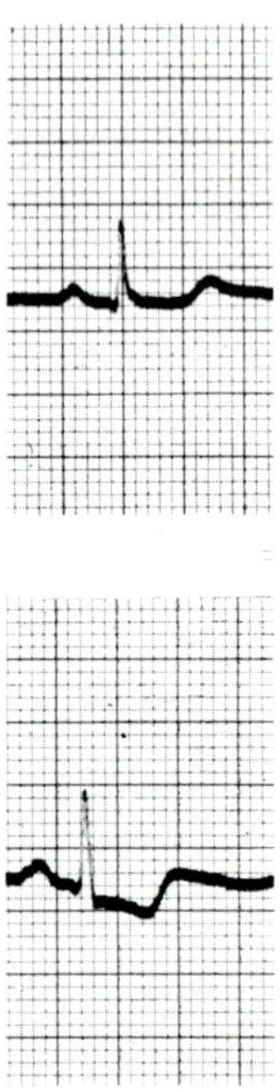

Abb. 5.11 Positives Belastung-EKG in Ableitung II. Vor der Belastung unauffälliges EKG, zwei Minuten danach ST-Senkung mit T-Inversion.

5.12

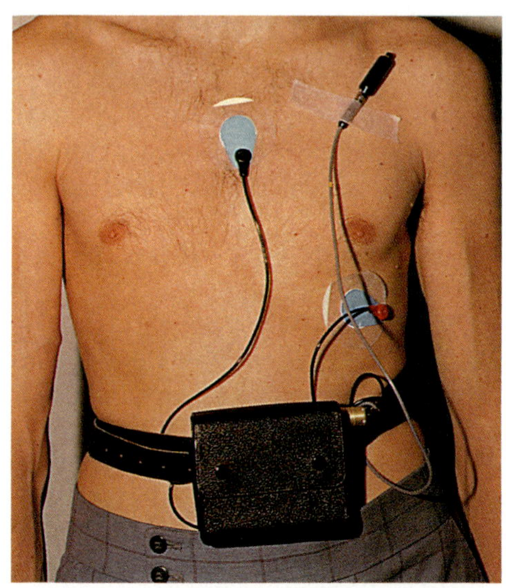

Abb. 5.12 Ambulantes Langzeit-EKG. Der Patient trägt während 24 Stunden mit normaler Aktivität einen tragbaren Recorder. Auf diesem kann er eine Taste bei symptomatischen Episoden drücken. Nach Abschluß wird das gesamte Band per Computer analysiert.

5.13

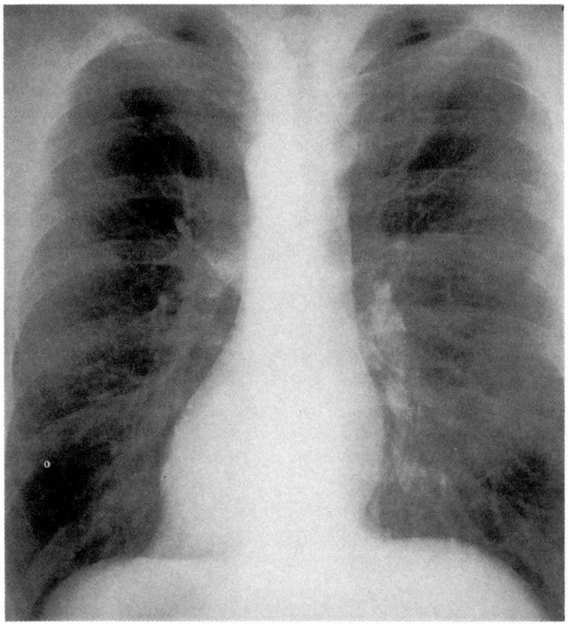

Abb. 5.13 Situs inversus im Röntgen-Thorax entdeckt. Die Herzspitze liegt rechtsthorakal. Die linke Diaphragmakuppel ist höher als die rechte, da die Leber links und Magen sowie Milz rechts liegen. Der Situs inversus hat selber keinen Krankheitswert. Allerdings ist er gelegentlich mit dem Kartagener-Syndrom verbunden, einem Erbleiden mit Zilienstörung, bei dem der Patient Sinusitis, Bronchiektasien und (falls Mann) Infertilität hat.

5.14

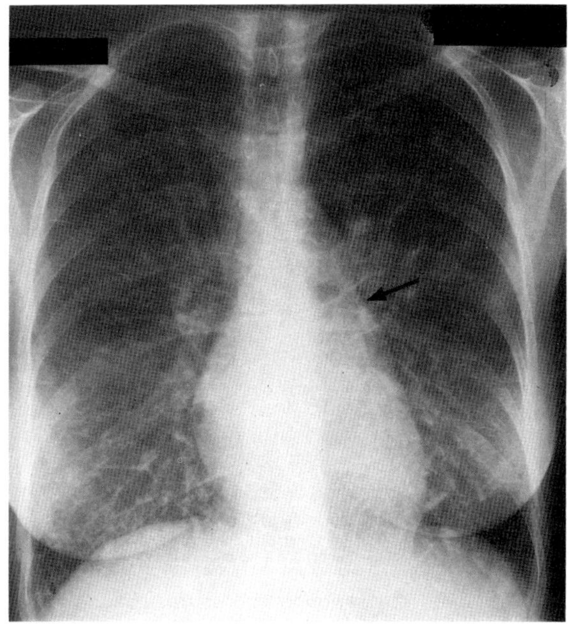

Abb. 5.14 Herzversagen bei Patienten mit Mitralstenose. Der linke Vorhof ist vergrößert (Pfeil). In den Oberfeldern sind die Blutgefäße erweitert. In der Peripherie der Unterfelder sind Streifen (Kerley-B-Linien) sichtbar. Dies sind Zeichen eines mäßigen Lungenödems.

5.15

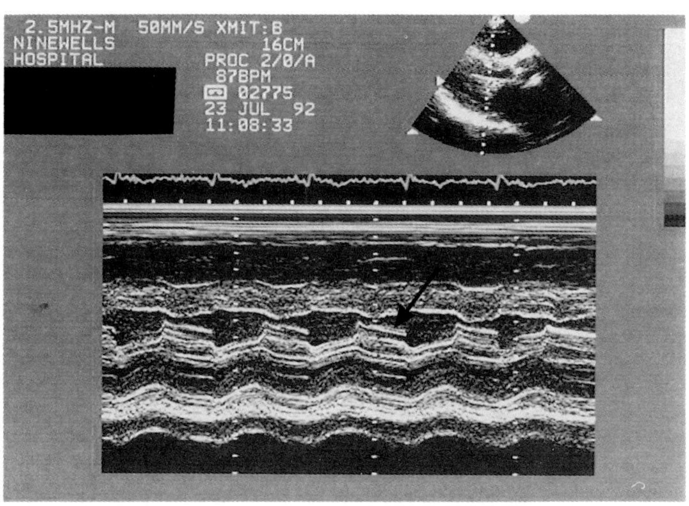

Abb. 5.15 Mitralstenose im M-Mode-Echokardiogramm. Ultraschallwellen werden eindimensional („Eispick“) ausgestrahlt. Sie werden z.T. zwischen Geweben verschiedener Impedanz reflektiert. Aus dem Echo kann die relative Bewegung von Herzteilen errechnet werden. Hier sieht man eingeschränkte (abgeflachte) Bewegunglichkeit der Mitralsegel (Pfeil).

5.16

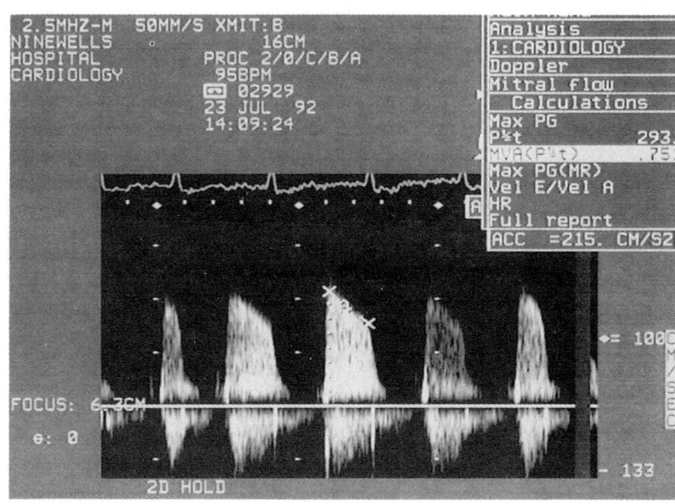

Abb. 5.16 Dopplerflußkurve bei Mitralstenose. Beim Dopplern wird der Ultraschall von den Erythrozyten reflektiert und gestattet so eine Flußanalyse. In diesem Fall (Patient wie in **5.15**) ist der Strom durch die Mitralis vermindert. Bezogen auf den Herzschlag hängt die frühdiastolische Flußgeschwindigkeit vom Stenoseausmaß ab. Hier wurde die Geschwindigkeit (A) benutzt, um die Öffnungsfläche zu errechnen. Sie beträgt 0,75 cm2, der mögliche Normwert liegt bei 3,5 cm2.

5.17 5.18

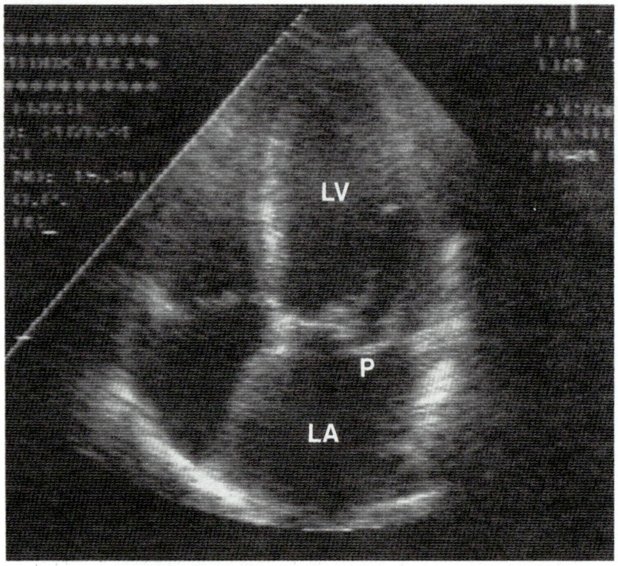

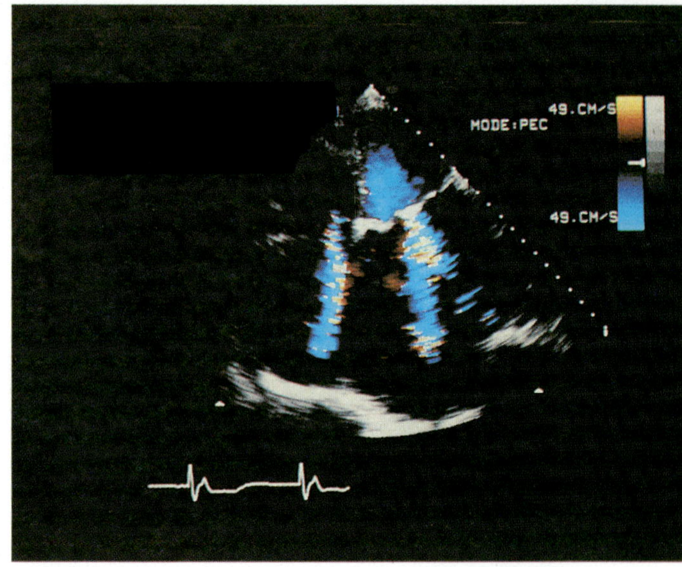

Abb. 5.17 Die 2D-Echokardiographie erlaubt Betrachtung in Echtzeitmodus. Hier apikaler Vier-Kammer-Blick bei Patient mit Mitralisprolaps. In der Systole schlagen Klappenteile in das linke Atrium zurück. LV = linker Ventrikel; LA = linkes Atrium; P = prolabierte Klappe.

Abb. 5.18 Im farbkodierten Dopplerechokardiogramm sieht man in Echtzeit ein dynamisches Bild von anatomischen, funtionellen und hämodynamischen Einzelheiten. Dieser systolische apikale Vierkammerblick entspricht **Abb. 5.17**. Sichtbar sind Mitral- und Trikuspidalinsuffizienz. Der linke Ventrikel erscheint im Bild oben blau. Rechts ist der Rückstrom durch die Mitralis und links (schmaler) der durch die Trikuspidalis sichtbar.

5.19

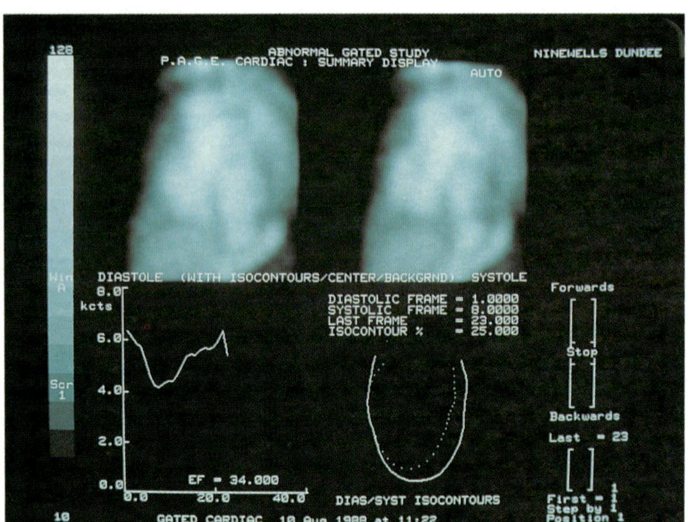

Abb. 5.19 Technetiumszintigramm bei Minderfunktion des linken Ventrikels nach Myokardinfarkt. Oben sind typische Bilder der Systole (links) und der Diastole (rechts) gezeigt. Rechts unten ist die Kontur des linken Ventrikels abgebildet. Die Blutmengen in jedem der 16 Bilder des Herzzyklus sind links unten in einem Diagramm zusammengefaßt. Die danach gemessene Ejektionsfraktion des linken Ventrikels ist mit 34% sehr gering. Die Herzwandbewegungen sind am besten kinetisch sichtbar. Das Septum war hypokinetisch, spitzennah lag ein beginnendes Aneurysma.

5.20

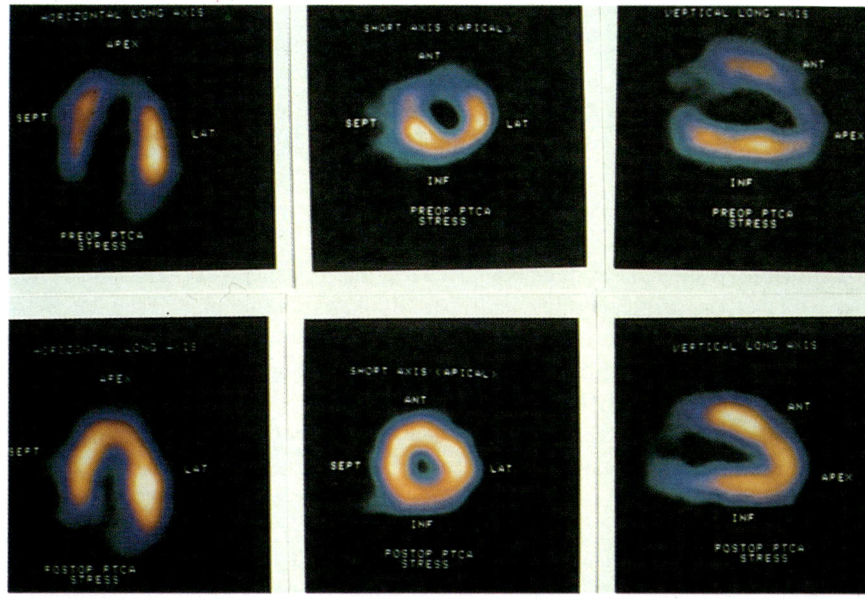

Abb. 5.20 Nukleares Belastungstomogramm nach Injektion von radioaktivem Thallium vor (oben) und nach (unten) perkutaner transluminaler koronarer Angioplastik (PTCA) einer 90%igen Stenose des vorderen Astes der A. coronaria sinistra. Nach der PTCA ist der Durchfluß normal, zuvor waren distale Vorderwand und Apex minderdurchblutet.

5.21

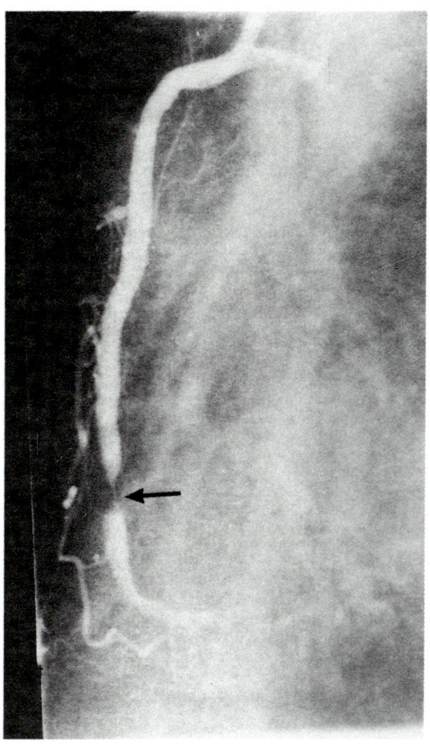

Abb. 5.21 Koronarangiogramm mit starker Verengung der Arteria coronaria dextra (Pfeil). Die isolierte Striktur könnte mit der perkutanen transluminalen koronaren Angioplastik (PTCA) aufgedehnt werden.

5.22

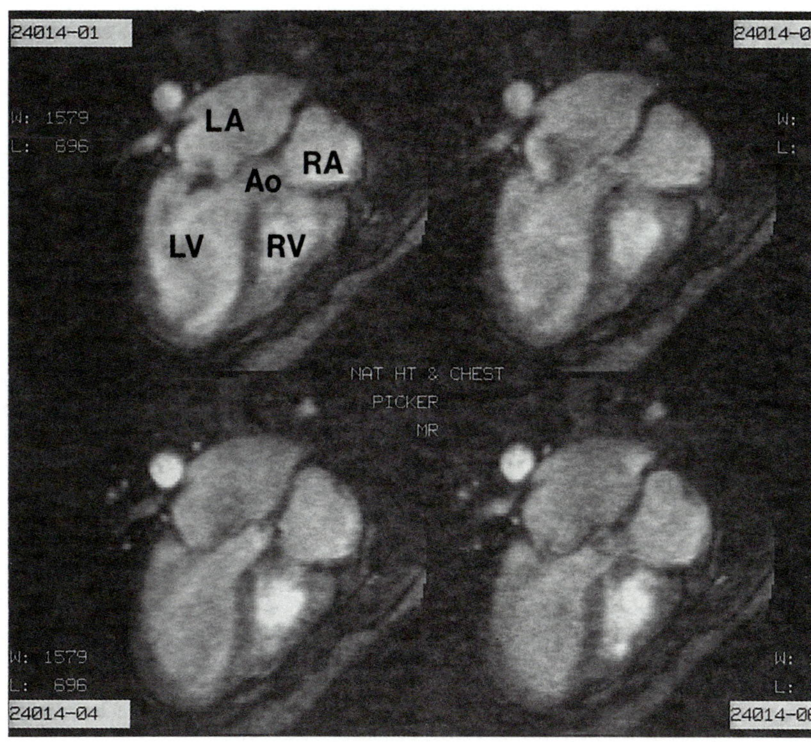

Abb. 5.22 Magnetresonanzscan in der Ebene der horizontalen langen Achse zeigt bei dieser dilatierenden Kardiomyopathie einen deutlich vergrößerten LV mit schlechter Kontraktilität. In den vier Bildern bewegt und kontrahiert sich die Wand des LV schwach. Oben rechts deutet eine Signalabschwächung im Blutstrom auf eine kleine mitrale Regurgitation hin. LV = linker Ventrikel; LA = linkes Atrium; RV = rechter Ventrikel; RA = rechtes Atrium; Ao = Aortenwurzel.

5.4 Kreislaufversagen

Reicht die Blutversorgung der Gewebe nicht aus, spricht man von Kreislaufversagen. Verursacht wird es durch durch ungenügende Herzauswurfleistung oder durch Volumenmangel, etwa bei stärkeren Blutungen, Dehydrierung oder beim septikämischen Schock.

Zum Herzversagen kommt es bei geschädigtem Herzmuskel oder bei Überbeanspruchung. Die häufigste Myokarderkrankung ist die Ischämie bei Atheromen in den Koronarien. Weiter zu nennen sind Kardiomyopathie und Hypertonie. Zu groß wird die Beanspruchung bei Insuffizienz oder Stenosen der Klappen, Vorhofflimmern sowie Obstruktionen der Auswurfbahn oder Kompression durch Tamponade oder konstriktive Perikarditis. Vergleichbare Wirkung zeigen Anämie, Hyperthyreose, Beriberi und der Morbus Paget.

Reicht die Blutfördermenge nicht aus, treten Kompensationsmechanismen auf. Diese sind für viele Zeichen des Herzversagens verantwortlich und können wiederum Schäden bewirken. Ein Anstieg des Sympathikatonus führt zur Tachykardie, eine Zunahme der Aldosteronkonzentration zu Salz- und Wasserretention. Die Symptome hängen von der Chronizität des Herzversagens ab. Es wird zwar in Links- und Rechtsherzversagen eingeteilt, zeigt aber meist Elemente beider.

Das Hauptsymptom des **Linksherzversagens** ist die Atemnot in Ruhe oder nach Belastung. Paroxysmale nächtliche Dyspnoe kommt vor. Akutes Lungenödem kann auftreten, kenntlich an Abhusten von viel weiß-schaumigem Sputum mit Blutbeimengung. Cheyne-Stokes-Atmung wird auch gesehen. Die kardialen Symptome variieren je nach Ursache, meistens kommt es zu Tachykardie, seltener zum Pulsus alternans und zum dritten Herzton in der Systole (Galopprhythmus). Über den Lungen sind basal feuchte Rasselgeräusche zu hören.

Das **Rechtsherzversagen** führt zur Stauung in den Hohlvenen. Auffällig sind die gestauten Vv. jugulares (**5.4**), die vergrößerte Leber und die Flüssigkeitsretention: Beinödeme (**4.65, 5.5**), Aszites, Hydrothorax und manchmal Perikarderguß gehören dazu. Eine starke Zyanose ist möglich (**4.5**).

Das Ausmaß des Herzversagens kann im Röntgen-Thorax bestimmt werden (**5.14, 5.23**). Die Echokardiographie demonstriert die systolisch eingeschränkten Wandbewegungen, der Doppler die unvollkommene Ventrikelfüllung in der Diastole.

Die medikamentöse Therapie des Herzversagens zielt auf die Verbesserung oder Beseitigung der Lungenödeme und der Flüssigkeitsretention. Nach Möglichkeit soll auch die Auswurfleistung gesteigert werden.

Diuretika, Nitrate und Angiotensin-Converting-Enzym(ACE)-Hemmer reduzieren die Herzbelastung, viele Medikamente können positiv inotrop wirken.

5.23

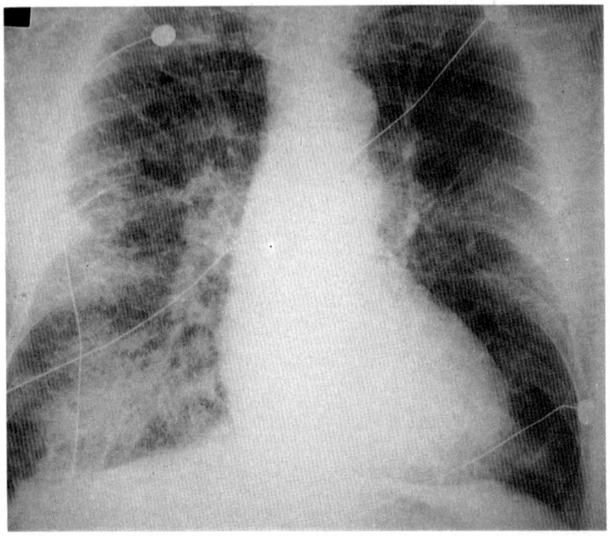

Abb. 5.23 Herzversagen nach Myokardinfarkt. Schwerere Veränderungen als in **5.14**: in den Oberfeldern sind die Gefäße aufgeweitet, beidseits basal sind feine Streifen zu sehen (Kerley B-Linien). Stellenweise Verdichtungen als Hinweis auf alveoläres Lungenödem.

5.5 Herzrhythmusstörungen

Arrhythmien unterteilt man nach Ursachen oder Lokalisation der Störung bzw. nach der Wirkung auf den Herzschlag. Da die Ätiologie oft unklar ist, werden in diesem Abschnitt die Herzrhythmusstörungen in **Tachykardie** (Puls über 100/min) und **Bradykardie** (Puls unter 60/min) eingeteilt. Die normale Untersuchungsmethode ist das 12-Kanal-EKG mit langem Streifen (meist Ableitung II).

Typische Beispiele für das EKG bei Tachykardie sieht man in **5.24-5.37**, die für Bradykardie in **5.38-5.40**.

Blockierungen, also Reiz- oder Überleitungsstörungen, können im AV-Knoten auftreten (**5.41-5.45**). Sind sie vollständig, kann die Indikation zum Schrittmacher bestehen (**5.46-5.48**). Der intraventrikuläre Block kann auf gestörte Überleitung im rechten, linken oder in den beiden Hälften des linken Faszikel des His-Bündels zurückgehen. Links- (**5.49**) wie rechtsfaszikulärer Block zeigen typische Bilder im EKG, doch werden diese oft durch einen alten Infarkt oder andere Grundkrankheiten beeinflußt. Bei dem bifaszikulären Block sind zwei der drei Hauptüberleitungen im Ventrikel gestört. Die Behandlung orientiert sich an der Grundkrankheit und den hämodynamischen Auswirkungen.

5.24

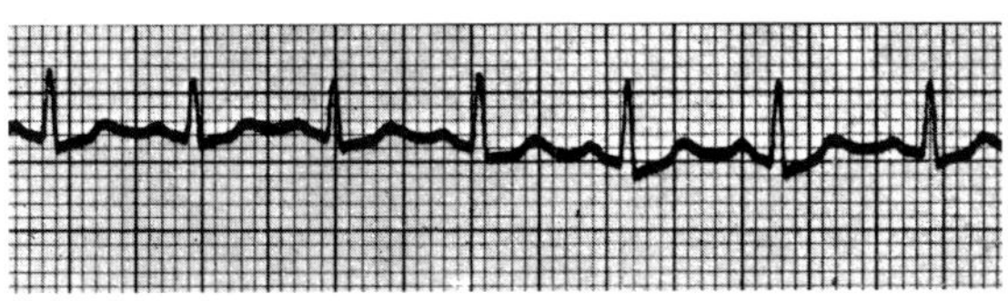

Abb. 5.24 Sinustachykardie - die Erregungsbildung erfolgt im SA-Knoten. Ist physiologisch bei Anstrengung, Aufregung oder Angst. Tritt auch bei Fieber, Blutverlust, Hyperthyreose, Blutdruckabfall oder Herzversagen auf. Jedem Schlag geht eine normale P-Welle voraus, die Pulsrate beträgt maximal ca. 180/min und ist - anders als bei der paroxysmalen Tachykardie - variabel. Karotiskompression senkt den Herzschlag normalerweise.

5.25

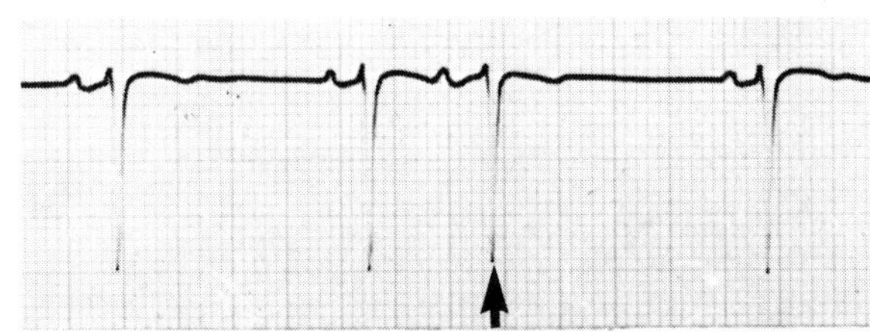

Abb. 5.25 Vorhofextrasystole (Pfeil). Der QRS-Komplex gleicht den anderen, doch die P-Welle ist leicht verändert und deformiert die T-Welle der vorherigen Aktion. Der nächste Schlag folgt nach einer Pause, die annähernd so lang wie die normalen Intervalle ist. Wie alle Extrasystolien wird auch die des Vorhofs durch ein ektopes Erregungszentrum verursacht, doch hat sie normalerweise keine klinische Bedeutung.

5.26

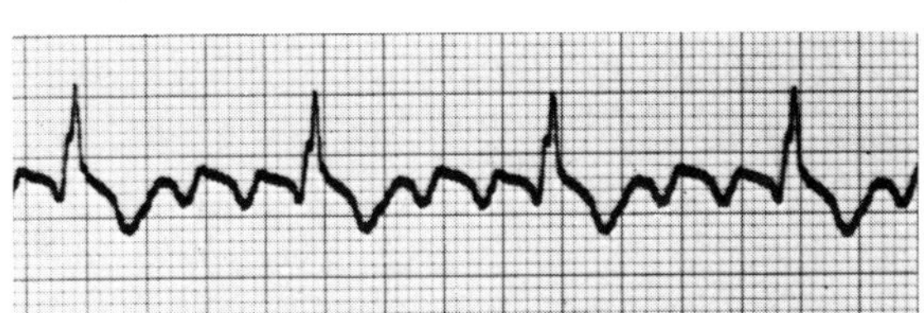

5.27

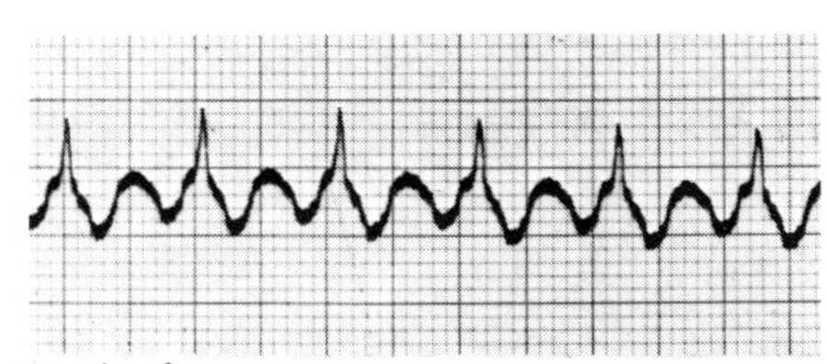

Abb. 5.26, 5.27 Vorhofflattern tritt bei organischen Herzerkrankungen auf und ist charakterisiert durch schnelle regelmäßige Vorhofwellen von 220-360 Aktionen/min. Bei fixiertem oder wechselndem AV-Block wird nur jede 2., 3. oder 4. Erregung übergeleitet. Im EKG erzeugen die Vorhofwellen ein „Sägezahnmuster" (verschwindet manchmal im QRS-Komplex). In **5.26** besteht Vorhofflattern mit einem 4:1 AV-Block, in **5.27** mit einem 2:1 AV-Block. Das Flattern findet man bei ischämischen Herzerkrankungen, rheumatischen Klappenschäden und Cor pulmonale. Bei chronischem Vorhofflattern gibt man normalerweise Digoxin.

5.28

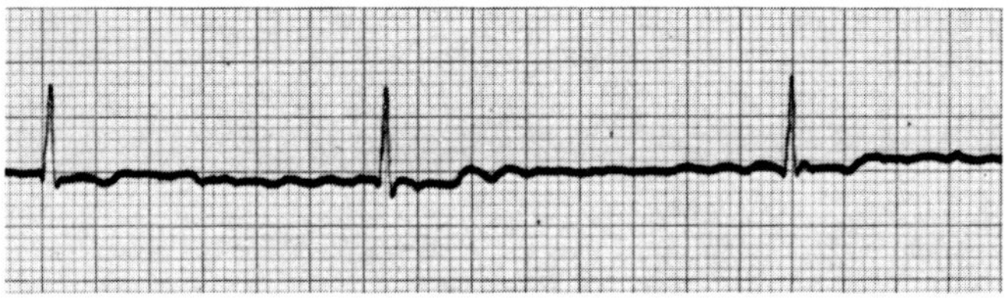

5.29

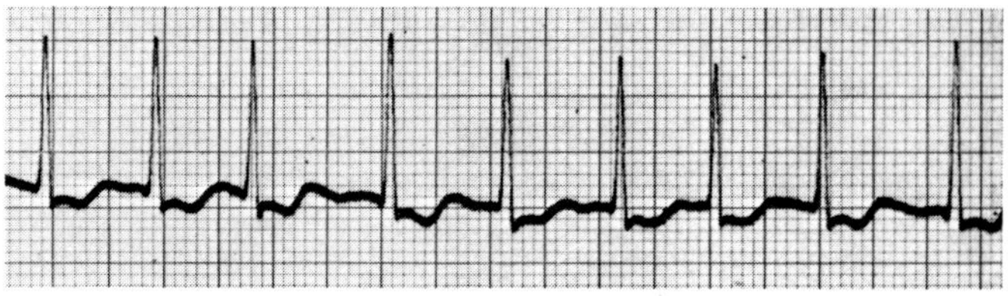

Abb. 5.28, 5.29 Vorhofflimmern. Unregelmäßige Vorhofaktionen, Frequenz 400-600/min. Die Vorhöfe kontrahieren sich nicht mehr. Die AV-Knoten-Überleitung ist gestört, daraus resultiert ein irregulärer langsamer (**5.28**) oder schneller (**5.29**, 150 Aktionen/min) Ventrikelschlag. Die Palpation ergibt einen irregulären peripheren Puls. An die Stelle der P-Wellen sind unregelmäßige Ausschläge (F-Wellen) getreten. Beachte QRS-Arrhythmie. Diese häufigen Herzrhythmusstörungen findet man bei rheumatischen Herzerkrankungen, Ischämie, Hypertonie und Thyreotoxikose. Auch ca. 15% aller älteren (ansonsten symptomlosen) Patienten haben sie. Akutes Vorhofflimmern kann mit Kardioversion oder Medikamenten beseitigt werden. Ist es chronisch, kann eine medikamentöse Beeinflussung der Ventrikelaktionen nötig sein.

5.30

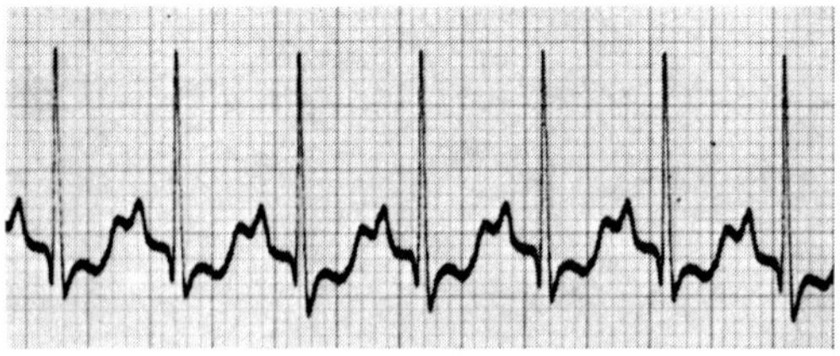

5.31

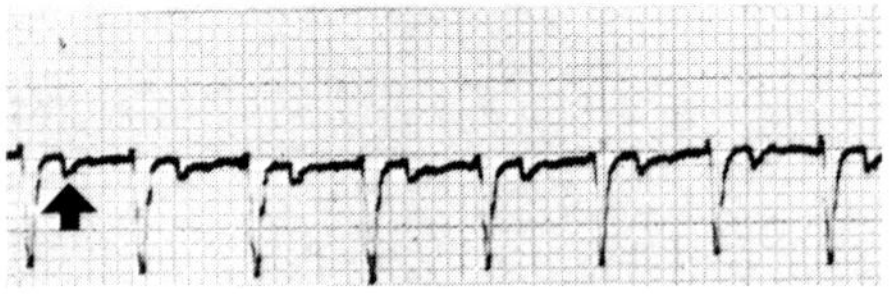

Abb. 5.30, 5.31 Der junktionalen Ventrikeltachykardie liegt ein Wiedereintritts(re-entry)-Mechanismus zugrunde, wobei der Impuls durch ein akzessorisches Bündel zwischen Vorhöfen und Ventrikeln geht. Sie tritt paroxysmal auf und kann durch Kaffee oder Alkohol ausgelöst werden. Palpitationen, Atemnot und Polyurie sind möglich. Schwerere Herzerkrankungen sind dabei selten. Bei der atrialen re-entry-Tachykardie (**5.30**) kreist der Impuls in AV-Knoten, His-Bündel, ventrikel, abnormer Überleitung und Vorhof. Bei regelmäßigem Rhythmus beträgt die Frequenz 140-280/min. In **5.30** liegt sie etwa bei 150/min, die P-Wellen sind vor den QRS-Komplexen gut zu erkennen. Das Bild ist das einer Vorhoftachykardie. In **5.31** verschwinden negative P-Wellen im QRST-Komplex (Pfeil), also liegt eine retrograde Erregung aus dem AV-Knoten vor. Diese Tachykardien lassen sich durch Vagusmanöver (Druck auf den Karotissinus), Medikamente oder gelegentlich durch Kardioversion unterbrechen.

5.32

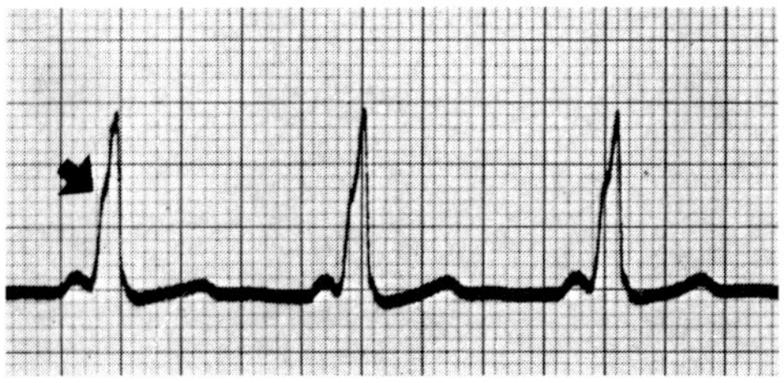

Abb. 5.32 Wolff-Parkinson-White(WPW)-Syndrom. Hier verlaufen akzessorische Myokardfasern vom Vorhof zur Kammer (Kent-Bündel). Die Erregung kann über diese Fasern und den AV-Knoten gehen. Dadurch entfällt die normale AV-Verzögerung, die PQ-Zeit ist kurz. Der QRS-Komplex ist verbreitert, direkt nach der P-Welle folgt der Anstieg zur „Deltawelle" (Pfeil). Das WPW-Syndrom kann mit der re-entry-Tachykardie oder Vorhofflimmern assoziiert sein. Bei schweren oder häufigen paroxysmalen Attacken ist eine Therapie nötig. Das zusätzliche Bündel kann durchtrennt oder elektrokoaguliert werden.

5.33

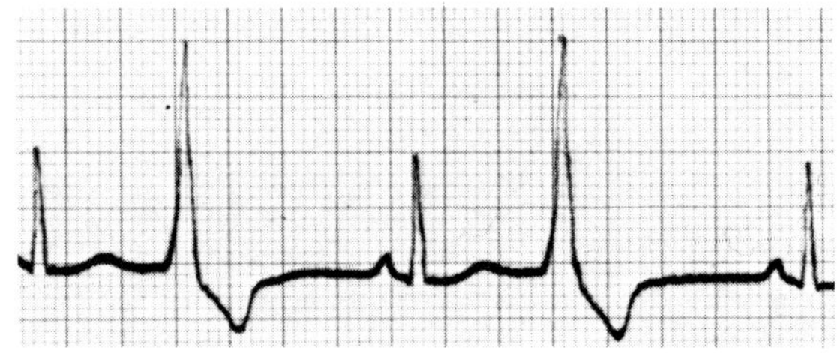

Abb. 5.33 Ventrikuläre Extrasystolien gehen auf einen irregulären Fokus in der Kammer zurück. Bei gelegentlichem Vorkommen haben sie keine klinische Bedeutung. Erscheinen sie aber nach akuten Erkrankungen (z.B. Infark), können sie Vorläufer von „Couplets" (jedem regulären Schlag folgt eine Extrasystolie, hier zu sehen), Kammertachykardie oder -flimmern sein. Couplets wie diese können die Hämodynamik verschlechtern, da der Extraschlag wenig oder gar kein Blut auswirft.

5.34

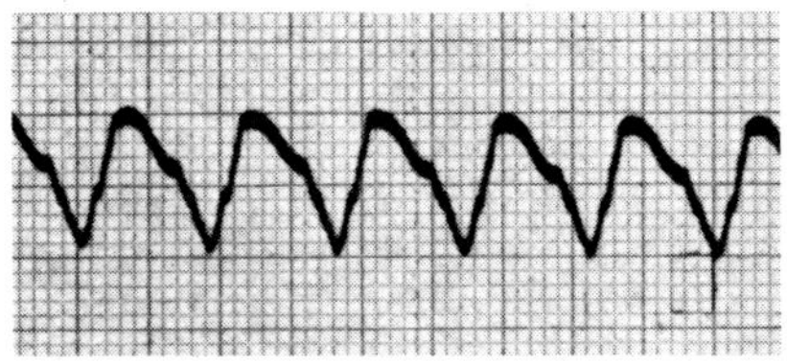

5.35

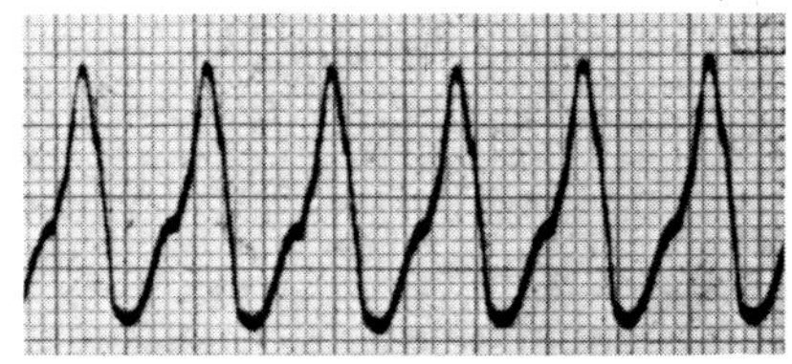

Abb. 5.34, 5.35 Ventrikuläre Tachykardie (VT). Von den vielen Formen dieser ernsten Rhythmusstörung werden hier zwei gezeigt. Die breiten QRS-Komplexe verlaufen ineinander, der Puls beträgt 150-200/min. Die VT kann durch die andauernde Aktivität eines ektopen Erregungsherdes der Kammern verursacht werden. Spontaner Abbruch wie Übergang zu Kammerflimmern sind möglich. Die VT tritt bei Ischämie, rheumatischer Herzerkrankung, Kardiomyopathie und Digoxinvergiftung auf und erfordert sofortige Therapie.

5.36

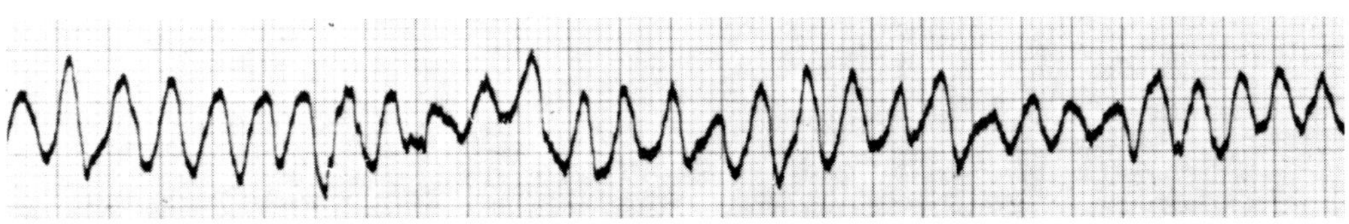

5.37

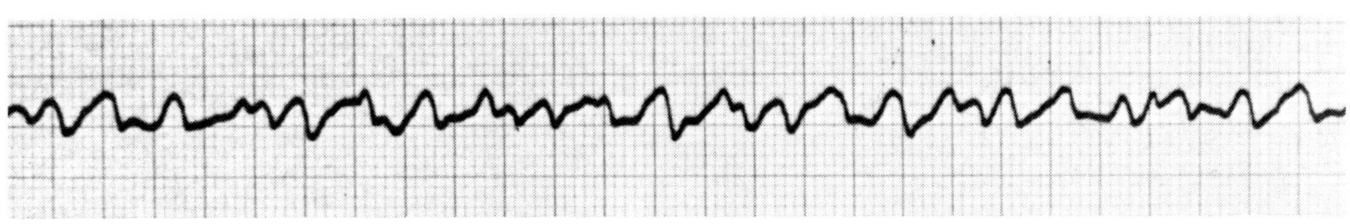

Abb. 5.36, 5.37 Kammerflimmern. Bei dem sterbenden Herzen hört die koordinierte Kammerkontraktion auf. Trotz elektrischer Impulse pumpt das Herz nicht. Der Patient wird bewußtlos, die Pulse sind nicht mehr zu tasten. Wiederbelebungsmaßnahmen sind unumgänglich. Das EKG zeigt irreguläre Wellen unterschiedlicher Größe. In **5.36** sind die Flimmerwellen von ausreichender Amplitude, zeitweise scheint Flattern vorzuliegen. Hier kann die Defibrillation wahrscheinlich noch helfen, nicht aber mehr im Fall **5.37**, wo sehr variable Wellen geringer Höhe vorliegen.

5.38

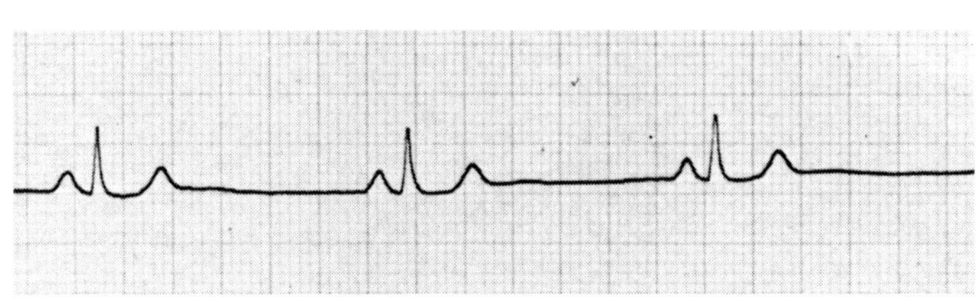

Abb. 5.38 Sinusbradykardie. Normale Komplexe, doch liegt der Puls unter 60/min (hier etwa 45/min). Bei gesunden Sportlern kann sie physiologisch sein, doch nach Herzinfarkt verschlechtert sie die Prognose. Geringere Auswurfleistung, Hypotonie und verminderte koronare Durchblutung können resultieren. Dann sollte Atropin gegeben werden.

5.39

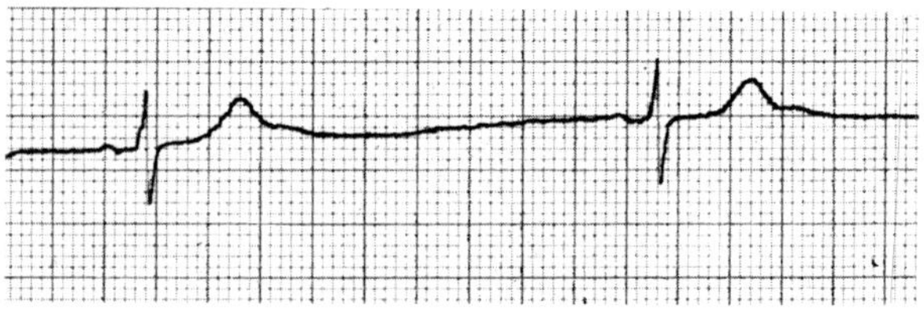

5.40

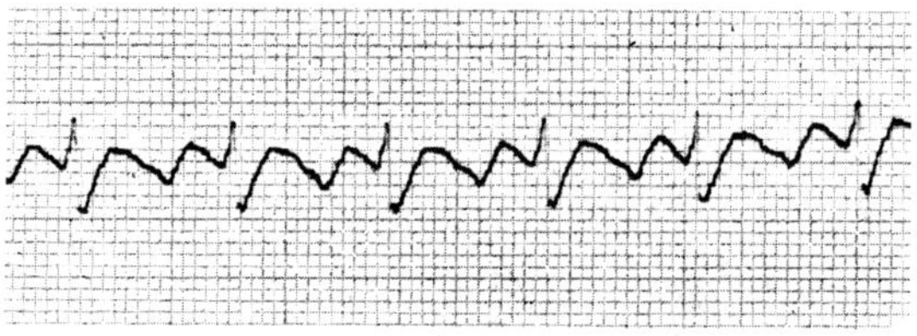

Abb. 5.39, 5.40 Sinusknotenerkrankung („sick sinus"-Syndrom). Es wird durch Ischämie, Infarkt oder degenerative Veränderungen des Sinusknotens hervorgerufen. Charakteristisch sind lange P-P-Intervalle. Es kann sich eine Tachykardie dazwischenschieben, woraus ein Wechsel von Brady- und Tachykardie folgt (Tachy-Brady-Syndrom). Hier kam es nach extremer Sinusbradykardie (**5.39**) zu Vorhofflattern mit 2:1-Block (**5.40**).

5.41

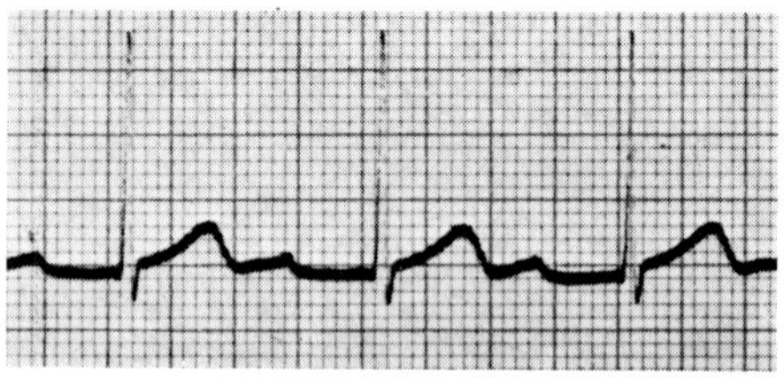

5.42

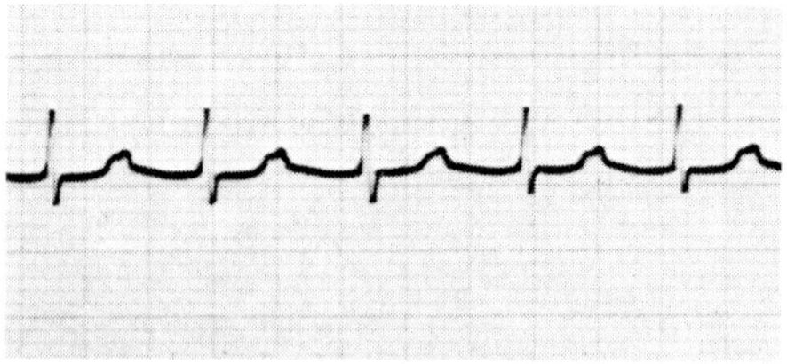

Abb. 5.41, 5.42 AV-Block 1.Grades. Die PQ-Zeit ist länger als 0,22 Sekunden, damit ist die AV-Überleitung verlängert, doch folgt jeder P-Welle ein Kammerkomplex. In **5.41** ist die PQ-Zeit leicht zu messen, doch in **5.42** ist die P-Welle in der T-Welle versteckt und leicht zu verfehlen.

5.43

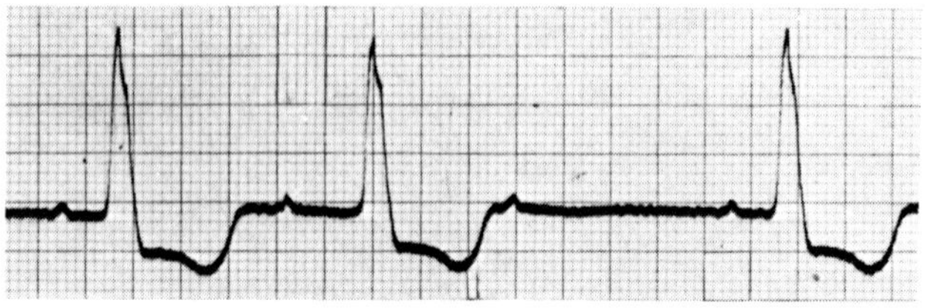

5.44

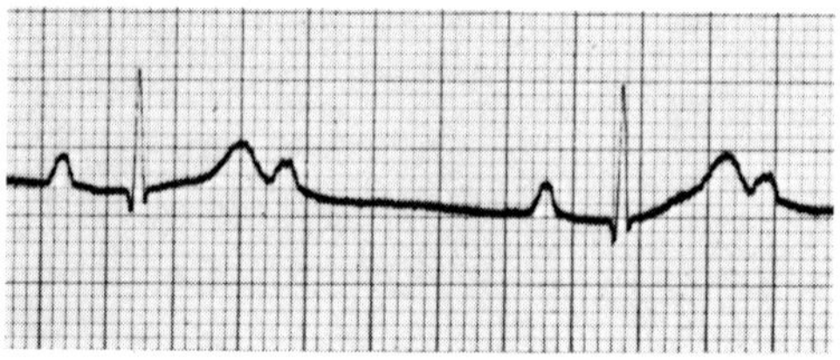

Abb. 5.43, 5.44 AV-Block 2. Grades. Es gibt zwei Formen. Bei der einen verlängert sich die PQ-Zeit zunehmend, bis eine Vorhoferregung nicht übergeleitet wird (Wenckebach-Periodik, **5.43**). Bei der anderen wird die P-Welle intermittierend blockiert. **5.44** zeigt eine 2:1-Überleitung. Oft kommt es hier zum kompletten Block.

5.45

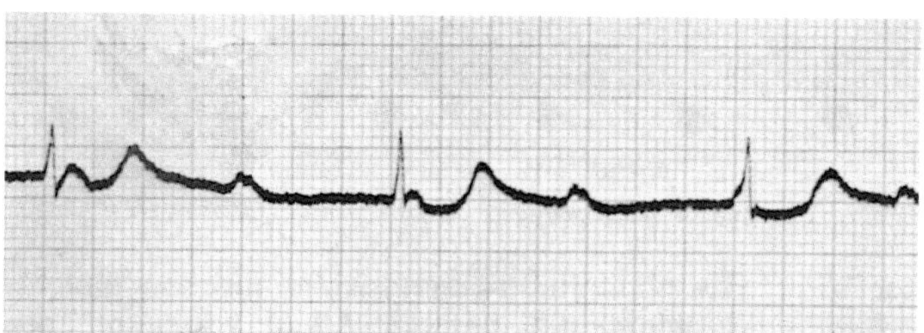

Abb. 5.45 AV-Block 3. Grades. Hier wird die Vorhofaktion nicht mehr übergeleitet, Atrien und Ventrikel kontrahieren sich unabhängig. Die Kammern schlagen 40-50-mal/min, die P-Wellen sind oft schlecht erkennbar (Pfeile). Häufigste Ursache des kompletten Blocks ist der Myokardinfarkt, doch findet man ihn bei vielen kongenitalen oder erworbenen Erkrankungen. Definitive Heilung bringt meist nur der Herzschrittmacher.

5.46

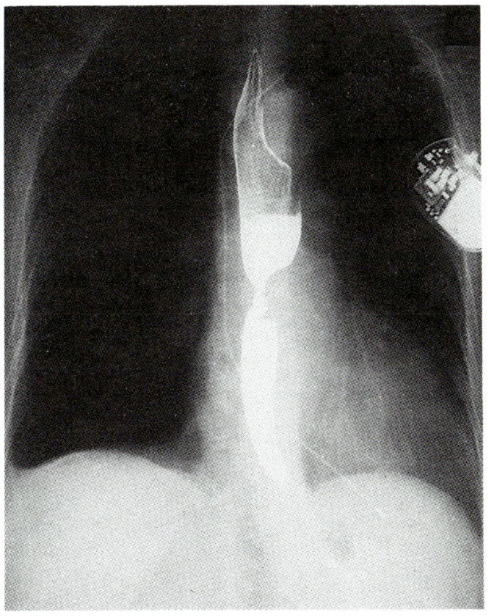

Abb. 5.46 Im Röntgen-Thorax sichtbarer implantierter Herzschrittmacher, sitzt in der linken Pektoralisregion. Kabelspitze im Endokard des rechten Ventrikels. Zusätzlich karzinomatöse Striktur des Ösophagus, Aufnahme erfolgte mit Bariumbreischluck (*siehe* S. 361).

5.47

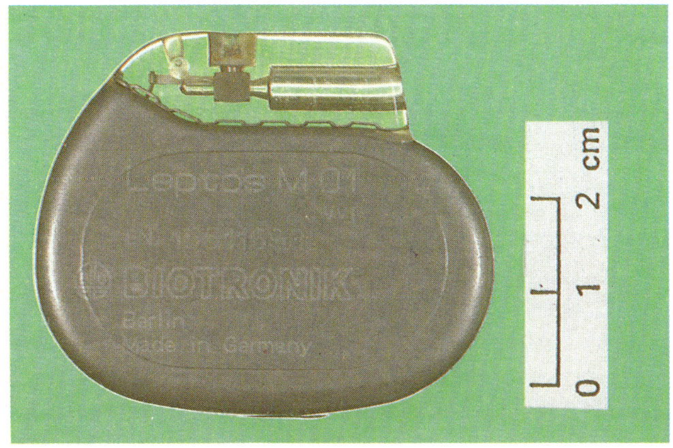

Abb. 5.47 Moderner permanenter Herzschrittmacher. Die neuen Modelle sind klein und können leicht und unauffällig subkutan implantiert werden. Allerdings können sie Alarmanlagen auslösen und umgekehrt durch Mikrowellen oder Magnetresonanztomographie gestört werden. Vor Einäscherung sollte man sie entfernen.

5.48

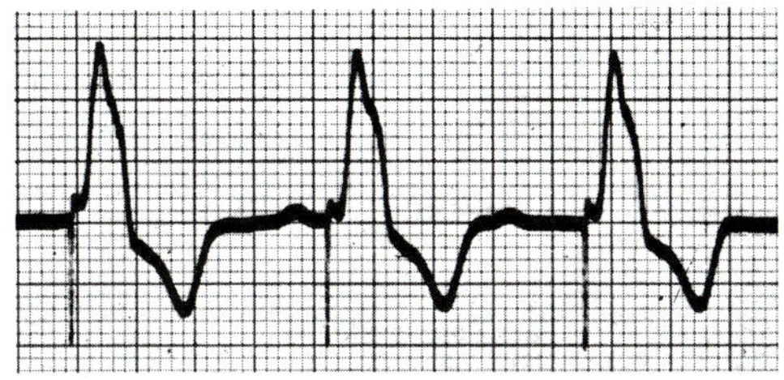

Abb. 5.48 Die Schrittmacheraktion wird als Artefakt im EKG sichtbar. Hier unipolare Elektrode spitzennah im rechten Ventrikel.

5.49

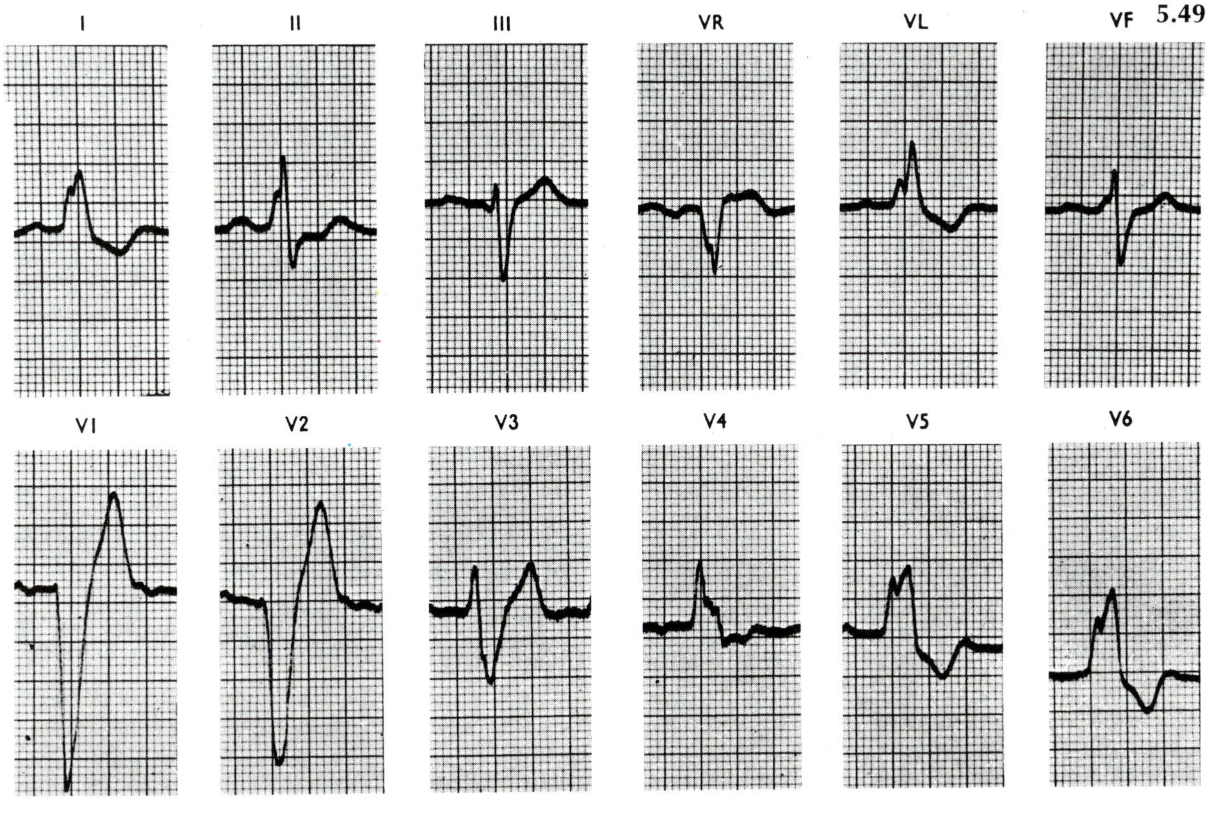

Abb. 5.49 Linksschenkelblock. QRS-Komplex verbreitert und über dem linken Ventrikel geknotet, da die Impulse über den rechten Faszikel geleitet werden. Gestörte Repolarisation, daher in den betreffenden Ableitungen auch T-Inversion. Die normalerweise in V6 sichtbare kleine Q-Zacke fehlt, da das Septum nicht mehr von links aktiviert wird.

5.6 Koronare Herzkrankheit

Die koronare Herzkrankheit (KHK) ist die häufigste Todesursache in der westlichen Welt und wird multifaktoriell (Lebensstil, Erbbelastung, Zigarettenrauchen)(**Tabelle 5.2**) verursacht.

Charakeristikum dieser Krankheit ist die subendotheliale Ablagerung von atheromatösen Plaques in den Herzkranzgefäßen. Prädilektionsstelle der Atherome ist der proximale Abgang der Gefäße. Dort wird das Lumen verengt, so daß der Blutdurchfluß abnimmt. Eine weitere Verengung kann aus Striktur-nahen Spasmen der Gefäßmuskulatur und der Ablagerung fibrinöser Thromben resultieren. Normalerweise treten Symptome erst auf, wenn 75% des Gefäßlumens verschlossen sind. Die Plaques können aufreißen und spontan heilen, auch Thrombusbildung an der Fissur kommt vor. Eine solche Thrombose liegt gewöhnlich bei Entwicklung einer instabilen Angina pectoris oder eines Herzinfarkts vor.

Die koronare Herzkrankheit bewirkt drei Hauptsymptome:

- Angina pectoris
- instabile Angina pectoris
- Herzinfarkt.

Alle drei können von Herzversagen begleitet sein. Plötzliche Todesfälle durch Arrhythmien ohne vorhergehende Symptome kommen vor.

Tabelle 5.2 Risikofaktoren für koronare Herzkrankheit (KHK).

unbeeinflußbare Faktoren

männliches Geschlecht
KHK in der Familienanamnese
zunehmendes Alter

beeinflußbare Faktoren

Zigarettenrauchen
hohe Cholesterin(LDL)-Konzentration
Hypertonie
Übergewicht
„westliche" Kost
Diabetes mellitus
Bewegungsmangel
Einnahme oraler Kontrazeptiva
hohe Plasmafibrinogenkonzentration

weitere Faktoren harren noch ihrer Entdeckung

Angina pectoris

Bei der Angina pectoris handelt es sich um ein Gefühl der Brustenge sowie um Schmerzausstrahlung in Arme, Kehle, Rücken und Epigastrium. Hervorgerufen wird es gewöhnlich durch Aktivitäten, welche den Puls beschleunigen, den Blutdruck steigern und somit den myokardialen O2-Bedarf anheben: körperliche Anstrengung, Aufregung, Stress, Angst oder Geschlechtsverkehr. Schmerz oder Druck bei der „stabilen" Angina beginnen normalerweise beim Gehen. Bei Ruhepausen oder unter sublingualer Nitratgabe klingen sie ab.

Oft ist das Ruhe-EKG bei stabiler Angina unauffällig. Erst im Anfall (**5.50**) oder bei Belastung (**5.10, 5.11**) werden charakteristische Veränderungen sichtbar.

Medikamente der Wahl sind Betablocker, Nitrate und Kalziumantagonisten. Kann der Patient bei üblicher Medikation kein annähernd normales Leben führen, sollte eine Koronarangiographie erfolgen. So werden die Strikturen lokalisiert (**5.21**) und können möglicherweise durch eine Angioplastik oder einen Bypass behandelt werden.

Bei der koronaren Angioplastik wird die stenosierte Arterie mit einem (normalerweise durch die V. femoralis eingeführten) Ballonkatheter dilatiert (**5.51-5.54**). Dadurch wird die Angina meist erfolgreich beseitigt (5.20), doch treten bei 30% der Patienten binnen 6 Monaten Rezidive auf. Dann sind erneute Eingriffe - ggf. Operationen - nötig.

Zur Bypass-Operation wird dem Patienten eine V. saphena oder eine A. mammaria interna entnommen und als Umleitung der Striktur reimplantiert. Die Mortalitätsrate beträgt 1-2%. Nach der Behandlung sind fast alle Patienten für mehrere Jahre beschwerdefrei, die Lebenserwartung wird meist verlängert.

5.50

Abb. 5.50 Angina pectoris mit EKG-Veränderungen. Im Anfall sieht man gewöhnlich ST-Strecken-Veränderungen. Bei diesem Belastungs-EKG traten pektanginöse Beschwerden auf, zu erkennen sind ST-Strecken-Senkungen von bis zu 4 mm in den Ableitungen V4-6 sowie II und III.

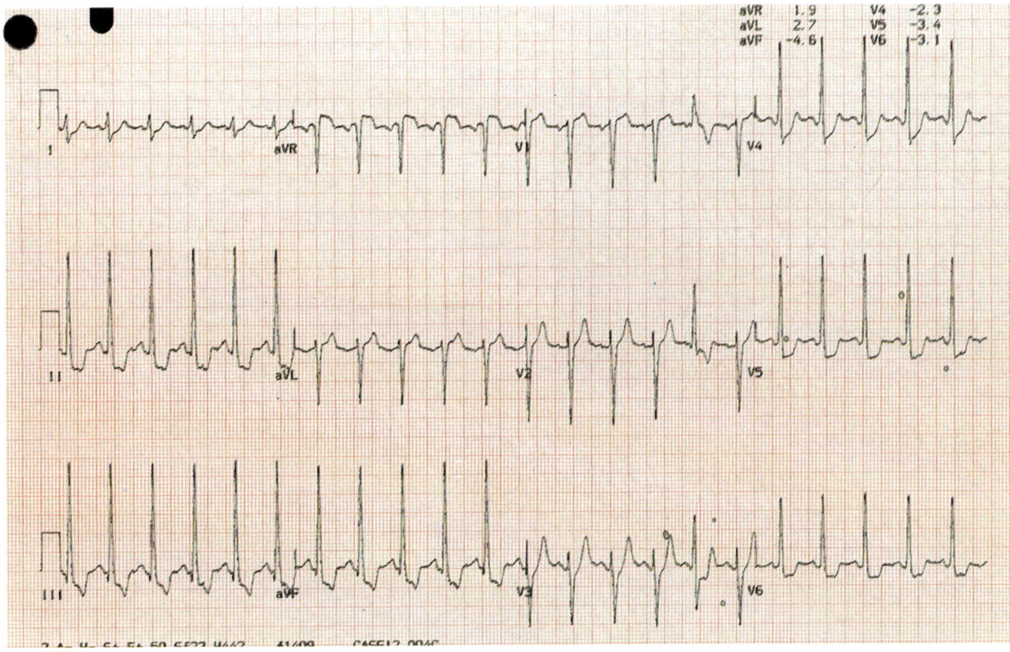

5.51

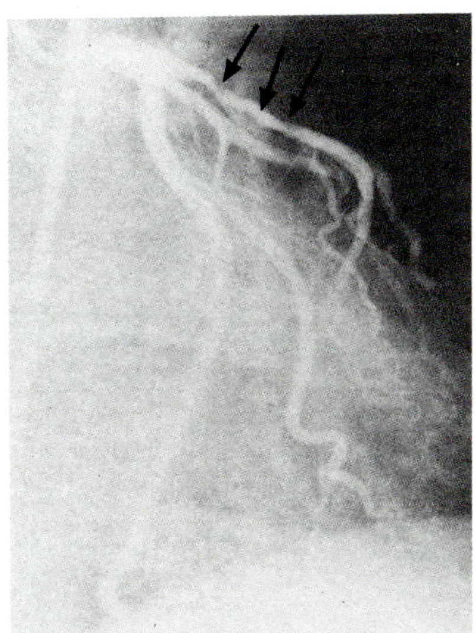

5.52

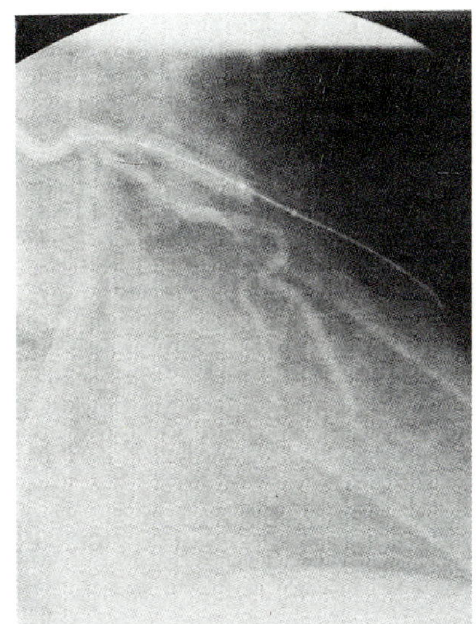

5.53

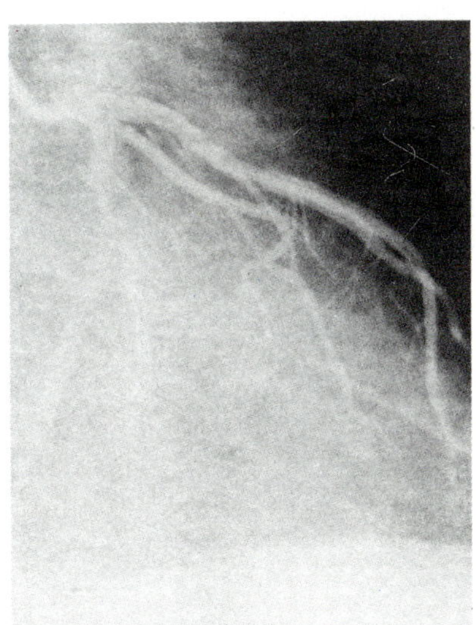

5.54

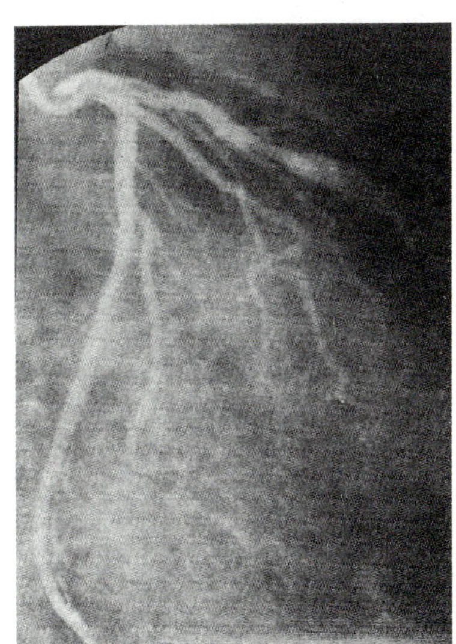

Abb. 5.51-5.54 Perkutane transluminale koronare Angioplastik (PTCA) einer Stenose im vorderen Ast der linken A. coronaria. In Angiogramm **5.51** ist die Striktur (Pfeil) vor der PTCA erkennbar. In **5.52** ist der Katheterballon in Stenosehöhe plaziert und aufgeblasen. Direkt nach Katheterentfernung zeigt **5.53** eine erfolgreiche Dilatierung. **5.54** gibt den Zustand einen Monat nach Eingriff wieder. Die leichte Verengung ist normal und kein Kennzeichen einer Restenose. Nach der PTCA war das Befinden des Patienten außerordenlich verbessert.

5.55

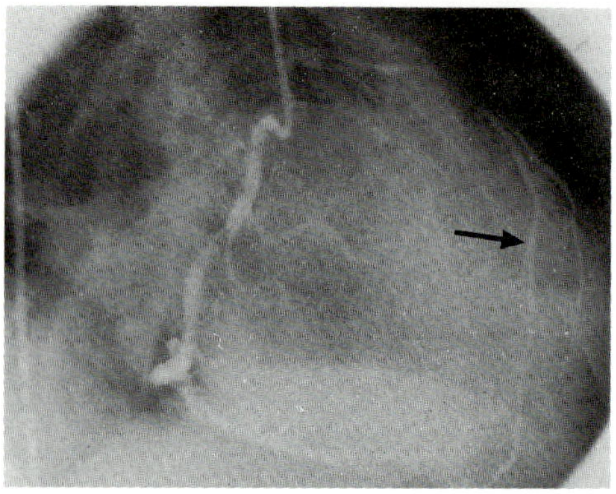

Abb. 5.55, 5.56 Koronares Angiogramm bei V. saphena-Bypass wegen Angina pectoris. **5.55** ist der Zustand vor dem Eingriff. Die A.coronaria dextra ist stenosiert, füllt sich aber orthograd. Der vordere deszendierende Ast der A.coronaria sinistra (Pfeil) füllt sich nur über Kollateralen bei kompletter Abgangsstenose. Nach der Op sieht man in **5.56** die Füllung des A.coronaria sinistra-Astes durch den venösen Bypass (Pfeil). Die pektanginösen Beschwerden nahmen ab.

5.56

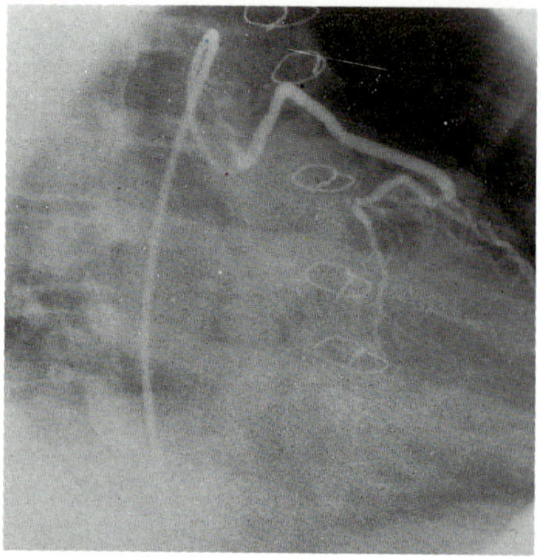

5.57

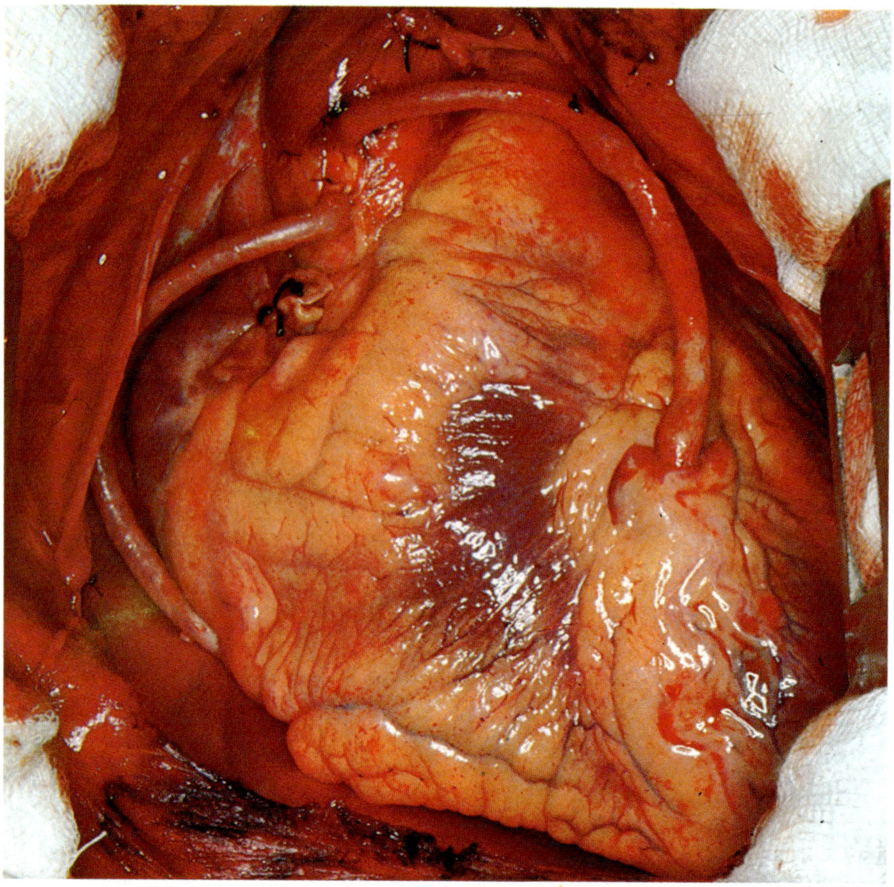

Abb. 5.57 Operation der Herzkranzgefäße. An den vorderen absteigenden Ästen beider Koronararterien sind Bypässe eingefügt. Unmittelbar vor Thoraxverschluß werden die Anastomosen auf Dichtigkeit geprüft.

Instabile Angina pectoris

Bei instabiler Angina pectoris treten die Beschwerden in Ruhe oder bei geringer Belastung auf, doch fehlen Hinweise auf Herzinfarkt. Das EKG kann in Ruhe oder im Anfall ST-Strecken-Veränderungen zeigen.

Das ernste Symptom erfordert Bettruhe und intensive medikamentöse Therapie. Bei anhaltendem Schmerz sollte sofort ein Angiogramm mit anschließender Angioplastik oder Gefäßoperation erfolgen.

Herzinfarkt

Der Herzinfarkt (HI) resultiert gewöhnlich aus dem vollständigen Verschluss einer oder mehrerer Koronararterien durch Atherome oder Thromben. Erstsymptom ist der starke Brustschmerz, der demjenigen der Angina pectoris gleicht, aber länger als 30 Min. anhält. Blässe, Angst, Schweißausbruch und Übelkeit treten meist dazu. Gelegentlich fehlt der Schmerz.

Die akute Ischämie bewirkt oft Rhythmusstörungen. Am wichtigsten ist dabei das Kammerflimmern (**5.36, 5.37**), da der nachfolgende Kreislaufstillstand tödlich ist. Es macht Wiederbelebungsmaßnahmen (**5.58-5.63**) nötig. Seltener ist der Herzstillstand nach Asystolie.

Der akute Myokardinfarkt hat typische EKG-Zeichen. Lokalisation und Alter des Infarktes sind dabei bestimmend. In den ersten Minuten wird die T-Welle überhöht und spitz, die ST-Strecke wird rasch angehoben. Binnen weniger Stunden kommt es dann zu einer T-Wellen-Invertierung. Ist die gesamte Herzwand betroffen, nimmt dann die Höhe der R-Zacke ab, es entwickelt sich ein pathologisches Q (**5.64**). Die ST-Strecke normalisiert sich gewöhnlich in wenigen Tagen. Die T-Welle gewinnt binnen einiger Wochen wieder ihre Höhe zurück, doch das pathologische Q bleibt als Zeichen eines abgelaufenen Infarktes.

Die Diagnose eines frischen Infarktes wird durch die Bestimmung von Enzymen gestützt, welche der verletzte Herzmuskel in das Blut abgibt: Kreatinkinase (CK) und ihre Isoenzyme (bes. CK-MB), Glutamat-Oxalazetat-Transaminase (GOT) und Laktatdehydrogenase (LDH)(**5.65**).

Der Herzinfarkt sollte stationär behandelt werden, doch kann die Behandlung schon ambulant beginnen. Meist ist eine Schmerzbekämpfung mit Morphin oder Diamorphin nötig. Acetylsalicylsäure (ASS) sollte sofort verabreicht werden. Sobald im EKG die Diagnose bestätigt wurde, muß ein Thrombolytikum gegeben werden. Dieses löst den obturierenden Thrombus auf, verbessert die Blutversorgung des Myokards, steigert damit die Ventrikelfunktion und verbessert die Prognose. ASS und Heparin können nach erfolgreicher Thrombolyse einen Wiederverschluß des betroffenen Gefäßes verhindern. Zusätzlich bestehende Arrhythmien sind gleichfalls zu behandeln.

Abb. 5.58-5.63 Behandlung des Herzstillstands

5.58

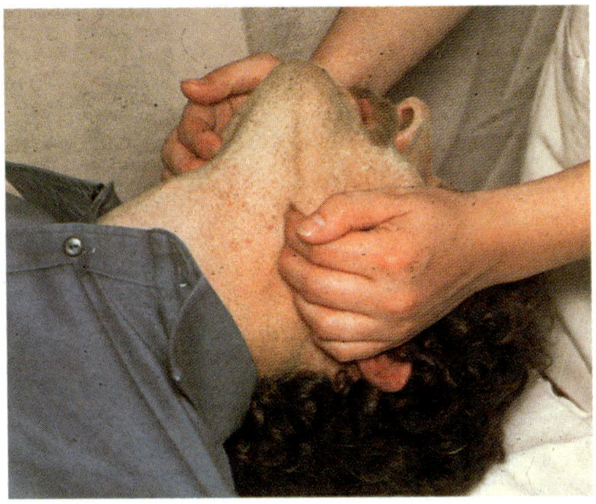

Abb. 5.58 Der Patient mit Herzstillstand wird flach auf eine harte Unterlage gelegt. Der Kopf wird durch Zug an den Kiefern überstreckt, um die Atemwege freizuhalten. Letztere müssen durch Absaugen zusätzlich gesäubert werden.

5.59

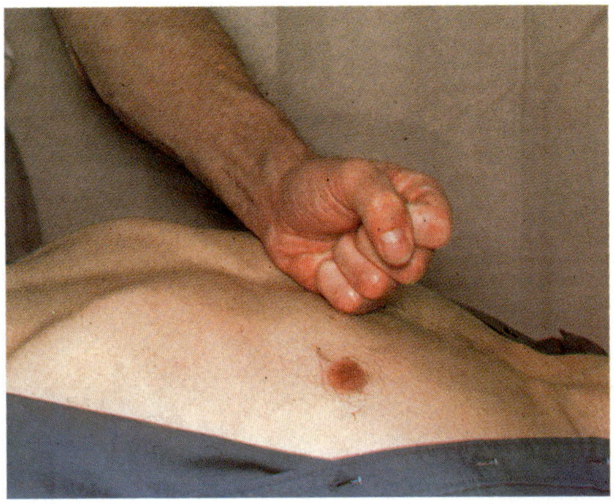

Abb. 5.59 Mit geschlossener Faust wird einmal auf das Sternum geschlagen. Manchmal schlägt danach das Herz wieder.

5.60

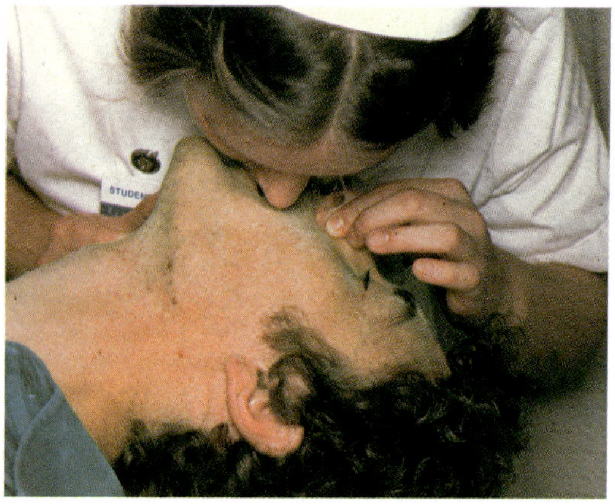

Abb. 5.60 Die künstliche Beatmung sollte mit der Mund-zu-Mund-Methode beginnen. Die Nase wird mit Daumen und Zeigefinger verschlossen. Die Thoraxbewegungen geben einen Anhalt für die Wirksamkeit der Beatmung.

5.61

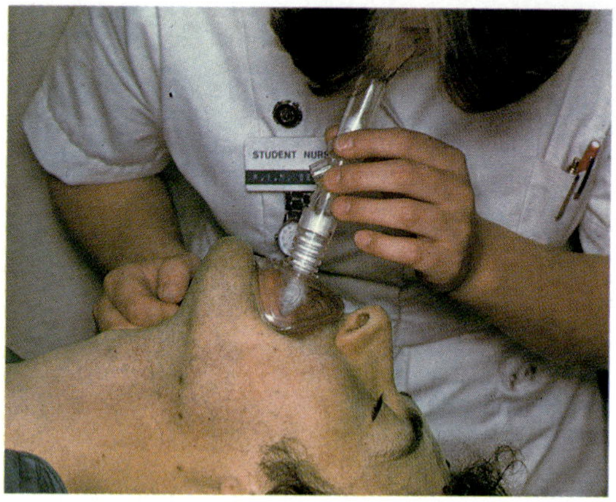

Abb. 5.61 Um einen Mund-zu-Mund-Kontakt zu vermeiden und freie Atemwege zu sichern, kann die Beatmung mittels Brooke-Tubus erfolgen. So schnell wie möglich wird reines O2 unter Verwendung von Ambu-Beutel und Atemmaske gegeben. Der nächste Schritt besteht in der endotrachealen Intubation.

5.62

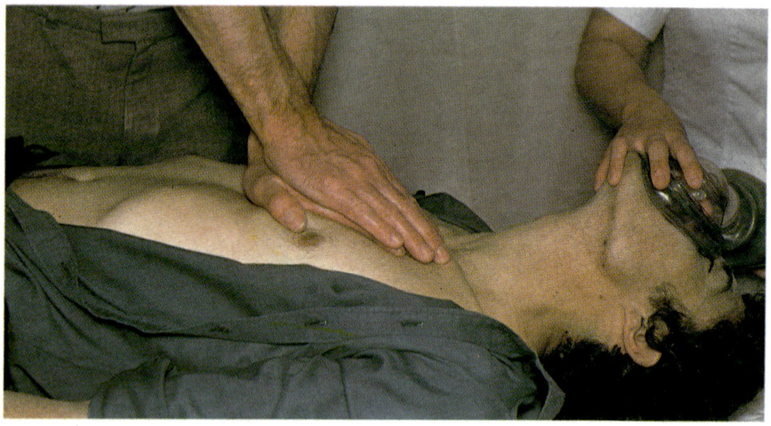

Abb. 5.62 Herzmassage. Ein Handballen wird auf das untere Drittel des Sternums gesetzt, der andere Ballen kommt darauf. Die Arme sind gestreckt. Das Sternum wird kurz und kräftig 60-90 mal /Min. etwa 3-5 cm imprimiert. Nach jeder Aktion müssen die Hände schnell hochgehoben werden, damit der Brustkorb die Ausgangslage erreicht und sich das Herz füllt. Gleichzeitig muß ein Helfer einen venösen Zugang legen und Natriumbikarbonat applizieren. Danach ist ein EKG anzufertigen.

5.63

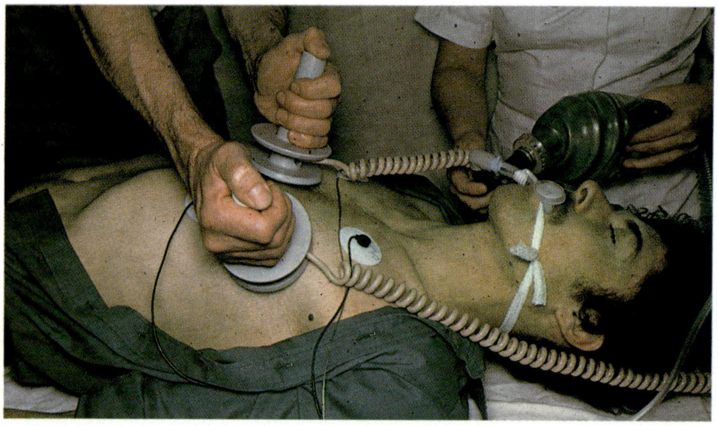

Abb. 5.63 Schlägt das Herz noch nicht und/oder zeigt das EKG Kammerflimmern, muß defibrilliert werden. Zur Vermeidung eines Kurzschlusses sind die Elektroden gut getrennt aufzusetzen. Um keinen Schlag zu bekommen, muß das Behandlungspersonal zurücktreten.

5.64

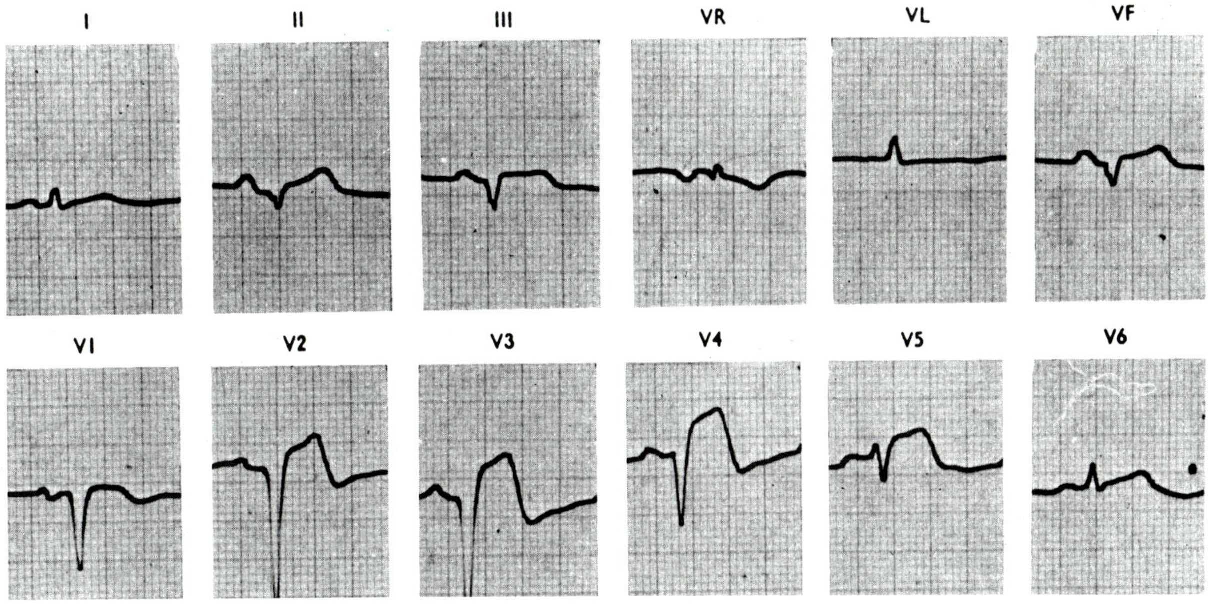

Abb. 5.64 Akuter anterio-inferiorer Herzinfarkt; drei Stunden nach Beginn. Die ST-Hebung zeigt den transmuralen Infarkt an, nach 3-6 Wochen ist sie normalerweise verschwunden. Dauert sie an, ist dies ein Hinweis auf ein Aneurysma. Das EKG wurde 10 Wochen nach dem Infarkt bei einem Patienten mit Zeichen der Herzinsuffizienz gemacht. Die QRS-Komplexe in den präkordialen Ableitungen zeigen das Bild eines transmuralen Infarktes.

5.65

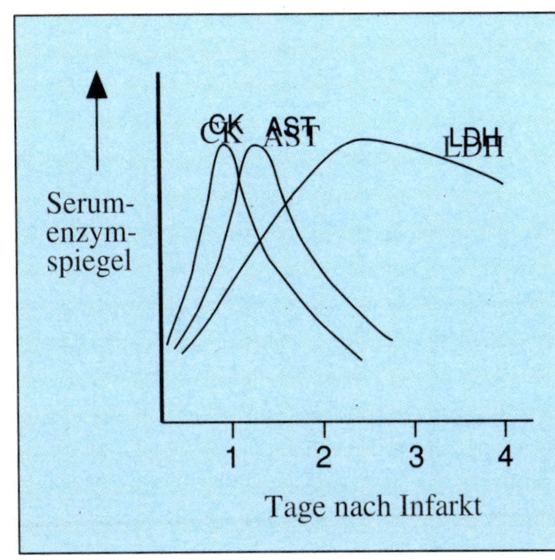

Abb. 5.65 Muster der Serumenzyme nach akutem Herzinfarkt. CK = Kreatinkinase inklusive der MB-Fraktion (CK-MB); GOT = Glutamat-Oxalazetat-Transferase; LDH = Laktatdehydrogenase.

Weitere Komplikationen des akuten Herzinfarkts

Herzversagen und Schock (*siehe* auch S. 216)

Eine leichte Funktionseinschränkung des linken Ventrikels ist häufig Folge eines akuten Infarktes. Das einzige Symptom ist beidseits basales Rasseln, das nach Diuretikagabe rasch verschwindet. Bei schwereren Formen ist die Prognose schlecht: trotz Therapie liegt die Letalität des kardiogenen Schocks bei 90%.

Herzruptur

Diese tritt selten bei Infarkt auf und wenn, dann 7-10 Tage danach, wenn die Muskelnekrose ihr Maximum hat. Das Ausmaß reicht von der Papillarmuskelruptur (mit nachfolgender akuter Mitralisinsuffizienz) bis zu der Ruptur der linken Ventrikelwand. Letztere führt über eine akute Herztamponade rasch zum Tod.

Thrombose des linken Ventrikels

Etwa 30% aller anterioren Herzinfarkte werden von der Bildung wandständiger Thromben begleitet. Diese können durch Ultraschall (**5.66**) oder Ventrikulographie dargestellt werden. Überraschenderweise folgt aber nur in 5% dieser Fälle eine klinisch signifikante Embolisation in Hirn, Nieren, Mesenterium oder Extremitäten. Zur Prävention eignet sich Heparin.

5.66

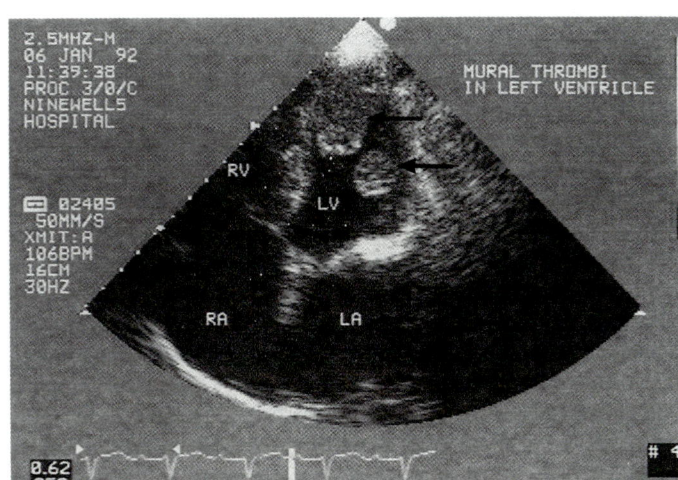

Abb. 5.66 Thrombus im linken Ventrikel nach Herzinfarkt. Der apikale Vierkammerblick zeigt wenigstens zwei große Thromben apikal und anterior (Pfeil). Thromben im linken Ventrikel sind nach Infarkt häufig. Durch eine Heparinisierung kann deren Inzidenz und damit das Embolierisiko drastisch gesenkt werden.

Tiefe Venenthrombose

Immobilität im Verein mit Gewebsuntergang und Herzversagen führt zu einer Inzidenz venöser Thromben von 5-10% (*siehe* S. 261). Einige dieser Thromben bewirken eine Lungenembolie (*siehe* S. 262). Eine niedrigdosierte Heparinisierung kann davor schützen.

Schulter-Arm-Syndrom

Aus unbekannter Ursache können auf einen Herzinfarkt Versteifungen der Schulter- und Oberarmgelenke folgen. Die Behandlung besteht in Krankengymnastik und der Gabe von Antiphlogistika.

Dressler-Syndrom

Das ist eine Autoimmunantwort auf akuten Herzinfarkt, bei der neugebildete Autoantikörper ein leichtes Fieber mit Perikarditis und Perikarderguß etwa 10-14 Tage nach dem Ereignis hervorrufen.

Aneurysma des linken Ventrikels

Durch den Untergang von Muskelzellen und deren bindegewebigen Ersatz kann die Kammerwand so dünn werden, das ein Aneurysma entsteht. Im EKG sieht man dann persistierende Veränderungen von ST-Strecke und T-Welle (**5.67**), im Röntgen-Thorax ein typisches Bild (**5.68**).

In Szintigramm (**5.69**), Echokardiographie oder Ventrikulographie zeigt die Kammerwand fehlende Kontraktion. Einige Aneurysmen können chirurgisch entfernt werden.

5.67

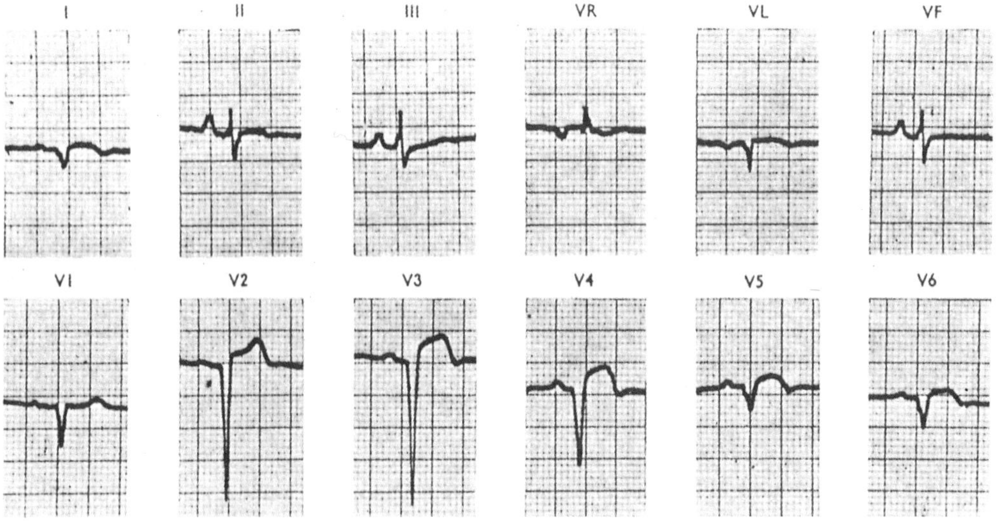

Abb. 5.67 Bei linksventrikulärem Aneurysma verharrt das EKG im ST-T-Stadium. Nach einem unkomplizierten Infarkt hat die ST-Strecke nach 3-6 Wochen die Isoelektrische wieder erreicht. Bleibt sie erhöht, deutet dies auf ein Aneurysma. Dieses EKG wurde 10 Wochen nach Infarkt bei einem Patienten mit Zeichen der Herzinsuffizienz gemacht. Die QRS-Komplexe zeigen in allen präkordialen Ableitungen, daß es sich um einen ausgedehnten transmuralen Infarkt handelte.

5.68

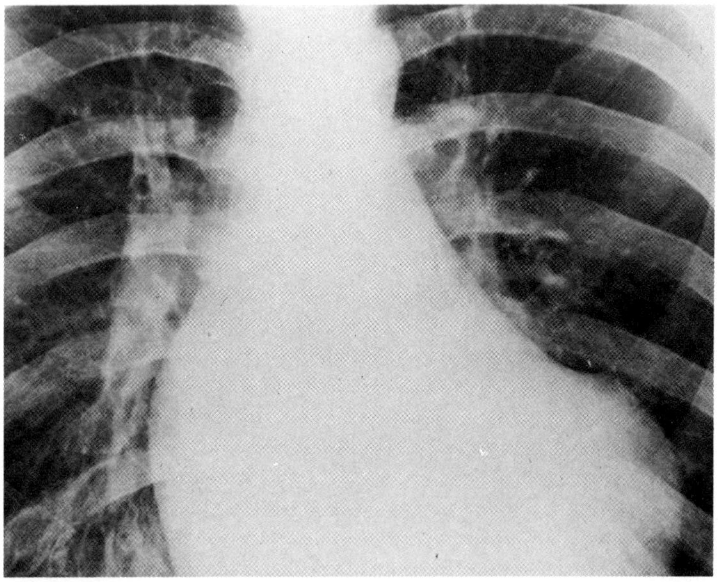

Abb. 5.68 Ventrikelaneurysma im Röntgen-Thorax 3 Wochen nach akutem Herzinfarkt. Beachte die Aussackung an der linken Herzkontur. Diese würde sich bei Durchleuchtung paradox bewegen-nach außen in der Systole.

Abb. 5.69 Linksventrikuläres Aneurysma im „MUGA"-Szintigramm. Die Analyse der Amplitude (links oben) zeigt, daß diese nur bei einem kleinen Teil des Ventrikels gut ist. Der große unbewegliche Abschnitt ist nicht in Phase mit dem Rest (links unten). Die Ejektionsfraktion des Ventrikels ist mit nur 14% sehr gering, doch beträgt diese im sich noch kontrahierenden Teil 32%. Es ist daher möglich, daß eine Aneurysma-Ablation die Ventrikelfunktion insgesamt verbessert.

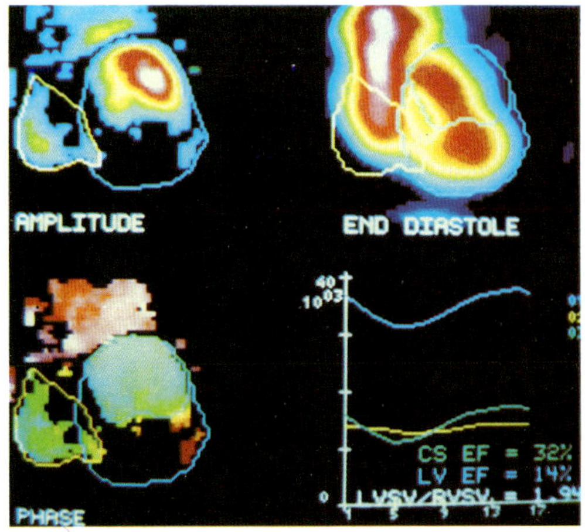

5.69

Rehabilitation und sekundäre Prävention der koronaren Herzkrankheit

Nach einem einwöchigen stationären Aufenthalt können die meisten Infarktpatienten entlassen werden. Sie sollten an Rehabilitationsprogrammen teilnehmen, die kontrollierte Übungen und Anweisungen zu gesünderem Verhalten beinhalten. Die Einnahme von ASS und Beta-Blockern kann das Re-Infarkt-Risiko vermindern. Belastungs-EKG und -Szintigramm sowie die Angiographie erlauben eine Aussage zur Prognose. Ist sie schlecht, kann sie oft durch Gefäßchirurgie verbessert werden.

Alle Patienten mit symptomatischer KHK müssen Anweisungen zu einem gesünderen Lebensstil (z.B. Senkung der Blutfette durch Diät oder Medikamente, Nikotinabstinenz, körperliche Übungen) erhalten. Dadurch kann die Prognose auch verbessert werden. Es gibt sogar Hinweise, wonach eine Regression der atheromatösen Plaques möglich ist.

5.7 Rheumatisches Fieber

Es handelt sich hierbei um eine Entzündung des Bindegewebes nach Infektion mit Streptokokken der Gruppe A (*siehe* S. 38). Herz, Haut, ZNS und Gelenke können beteiligt sein. In Industrieländern ist die Krankheit selten geworden, doch bleibt sie anderswo endemisch. In den ersteren gibt es noch viele Patienten, die Klappenschäden nach einer Erkrankung in der Jugend haben.

Typische Hautsymptome sind das Erythema anulare (**5.70**) und subkutane Knoten. Die Knoten sind fest, schmerzlos und diskret, messen 0,5-1 cm und treten meist über Knochenvorsprüngen oder Sehnen auf. Nach wenigen Wochen verschwinden sie.

Die Arthritis kann als Arthralgie oder als flüchtige Polyarthritis auftreten. Betroffen sind vor allem große Gelenke wie Knie-, Handwurzel- ,Sprung- oder Ellenbogengelenke. Diese schwellen akut an und werden überwärmt, in der Synovialflüssigkeit finden sich reichlich polymorphe Zellen.

Die Karditis ist, da sie Langzeitschäden verursacht, der wichtigste Krankheitsaspekt. Endokarditis, Myokarditis und Perikarditis sind möglich. Zur Diagnose dient der Nachweis von:

- neuen Herzgeräuschen
- Kardiomegalie
- Perikarditis
- kongestivem Herzversagen.

Die Geräusche finden sich apikal systolisch (Mitralinsuffizienz), übergangsweise apikal mitteldiastolisch (Turbulenzen an der entzündeten Mitralis) und basal diastolisch (Aorteninsuffizienz). Weitere Herzsymptome sind Tachykardie, Perikard-

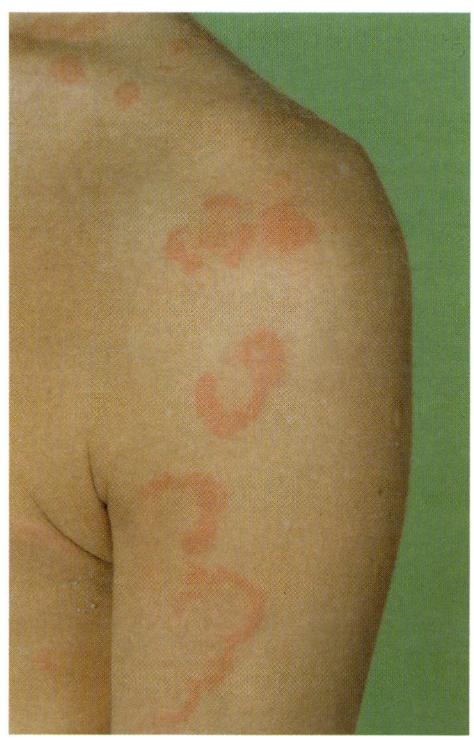

5.70

Abb. 5.70 Erythema anulare nennt man ein charakteristisches Erythem, welches auf Streptokokkeninfektionen, bes. Tonsillitis, folgt. Es ist häufig bei rheumatischem Fieber und sollte an eine Herzbeteiligung denken lassen.

reiben, Dämpfung der Herztöne bei Perikarderguß und Anzeichen der Herzinsuffizienz.

Ungewöhnlich ist der Befall des Nervensystems (Sydenham-Chorea), der nach einer Latenz von mehreren Wochen bemerkbar wird. Der Patient entwickelt schnell unwillkürliche ziellose Bewegungen meist in Gliedern und Gesicht (*siehe* S. 504).

Zu den sinnvollen Untersuchungen gehören eine Kultur aus dem Rachenabstrich und die Bestimmung der Antikörperantwort auf Streptococcus (Antistreptolysintiter O). Meist besteht eine beschleunigte BSG, eine Leukozytose sowie ein Anstieg der Konzentration des C-reaktiven Proteins. Im Röntgen-Thorax wird evtl. neben einem Perikarderguß eine Pneumonie mit Lappenatelektase sichtbar. Das EKG zeigt oft einen AV-Block I. Grades (**5.41, 5.42**).

Grundlage der Therapie ist die Eliminierung jeder residualen Streptokokkeninfektion mit Penizillin. Gegen die Entzündungssymptome hilft ASS. Manchmal wird die Langzeitgabe von Oralpenizillin zur Rezidivprävention nötig sein.

Die Dauerschäden durch das rheumatische Fieber können eine lebenslange Therapie erfordern.

5.8 Erworbene Herzklappenschäden

Am häufigsten sind die Mitral- und die Aortenklappe betroffen, diese Schäden führen zu Linksherzversagen und Lungenstauung. Die Klappenöffnung (Stenose) oder der Klappenschluß (Insuffizienz oder Regurgitation) können gestört sein, wobei beides parallel auftreten kann. In jedem Fall ist die Hämodynamik und damit die Herzfunktion beeinträchtigt.

Anhalt für eine Klappenschädigung liefern Herzgeräusche. EKG und Röntgen-Thorax können weitere Hinweise geben, doch die wichtigste Untersuchungsmethode ist hier die Echokardiographie. Mit der Doppler-Echokardiographie kann das Ausmaß von Stenose oder Insuffizienz bestimmt werden. Steht eine Klappenoperation an, wird die Diagnose bei Erwachsenen gewöhnlich noch durch einen Herzkatheter und eine Angiographie (gestattet gleichzeitig die Beurteilung der Koronarien) gesichert.

Mitralklappenstenose

Die häufigste Ursache der Mitralstenose ist das rheumatische Fieber, umgekehrt findet man bei der Hälfte aller Patienten mit rheumatischem Herzschaden diese Ventilerkrankung. Normalerweise stenosiert die Mitralis allmählich, sodaß sich die Lungengefäße dem steigenden Druck in Lungenkapillaren, Lungenvenen und linkem Vorhof anpassen können.

Die Wände der Lungengefäße werden dicker. Zwar nehmen damit Blutfluß und Herzauswurfmenge ab, doch ist der Patient so vor einem Lungenödem geschützt. Meist bemerkt der Betroffene nur eine leichte Leistungseinbuße. Nur der Wechsel von Sinusrhythmus zu Vorhofflimmern bringt eine schnelle Verschlechterung. Bei starker Stenose kann es zum akutem Lungenödem kommen, der Patient bemerkt neben akuter Dyspnoe (auch paroxysmal nachts) evtl. eine Orthopnoe. Mit Zunahme des Blutdrucks im kleinen Kreislauf findet sich Hämoptysis. Thromben im vergrößerten linken Atrium verursachen systemische Embolisation, vor allem bei Vorhofflimmern. Die Emboli sitzen zerebral (*siehe* S. 454), mesenterial, renal und in den Gliedern (**5.71**).

5.71

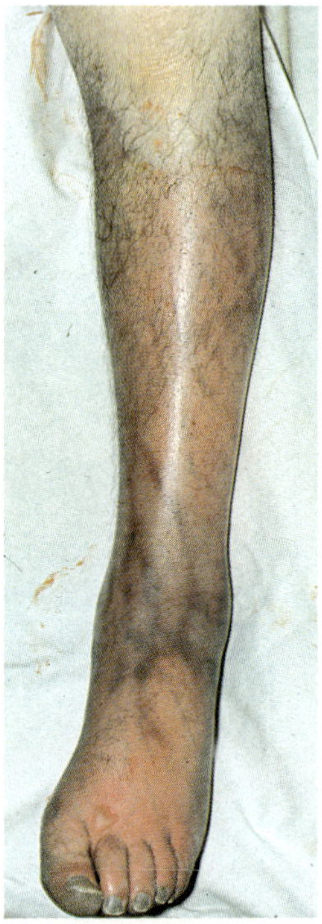

Abb. 5.71 Akute Ischämie durch arterielle Embolie im Bein eines Patienten mit Mitralstenose. Es lag Vorhofflimmern vor, der Embolus kam aus dem linken Atrium (**5.74**).Die anfängliche Blässe in Bein und Fuß weicht einer reaktiven Hyperämie bei Öffnung der Kollateralen.

Zwei Drittel der Patienten sind Frauen. Neben Wangenröte (**5.2**) ist zentrale Zyanose möglich, weiterhin finden sich Gewichtsabnahme und periphere Ödeme. Nur bei Rechtsherzversagen pulsieren die Vv. jugulares. Am Herzen imponieren ein hebender Spitzenstoß und ein rauhes Mittelsystolikum apikal (**5.8**). Präsystolisch kann ein zusätzlicher Ton auftreten, manchmal hört man vor dem Systolikum die schnappende Klappenöffnung. Mit steigendem pulmonaler Hypertonie wird der Pulmonaliston betont und ein rechtsventrikuläres Schwirren vernehmbar. Bilaterale basale Krepitationen können das Linksherzversagen ankündigen.

Radiologisch sieht man ein kleines Herz mit Betonung der linken oberen Kontur (vergrößerter linker Vorhof) sowie oft Zeichen des Lungenödems (**5.14**). Das EKG zeigt ein doppelgipfeliges P (P-mitrale)(**5.72**), auch Hinweise auf eine Rechtsherzhypertrophie und Vorhofflimmern tauchen auf (**5.28, 5.29**). Die Diagnose muß echokardiographisch verifiziert werden.

Dabei sieht man die unbeweglichen Mitralklappensegel (**5.15, 5.16, 5.73**) und eventuelle Vorhofthromben (**5.74**). Vor einer Operation wird das Herz katheterisiert.

Behandelt wird mit Diuretika gegen das Herzversagen und Digoxin gegen das Vorhofflimmern. Warfarin reduziert die Gefahr von linksatrialer Thrombosierung mit Embolie. In schweren Fällen können die Klappen operativ gesprengt (Valvutomie) oder ersetzt werden (**1.9**).

5.72

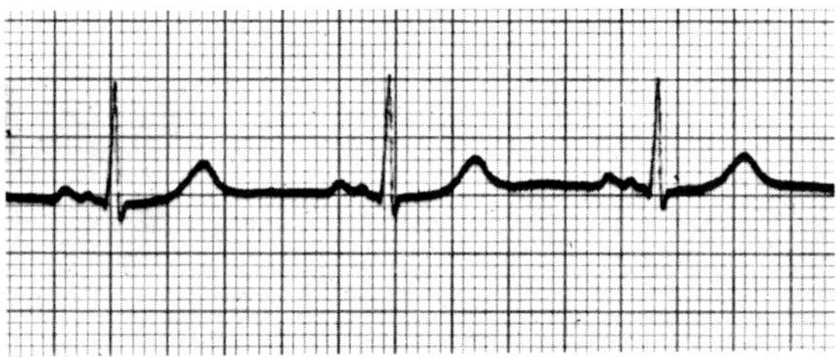

Abb. 5.72 P-mitrale, es ist doppelgipflig und beträgt über 0,12 Sek. Der erste Gipfel stammt vom rechten Vorhof, der zweite vom vergrößerten linken.

5.73

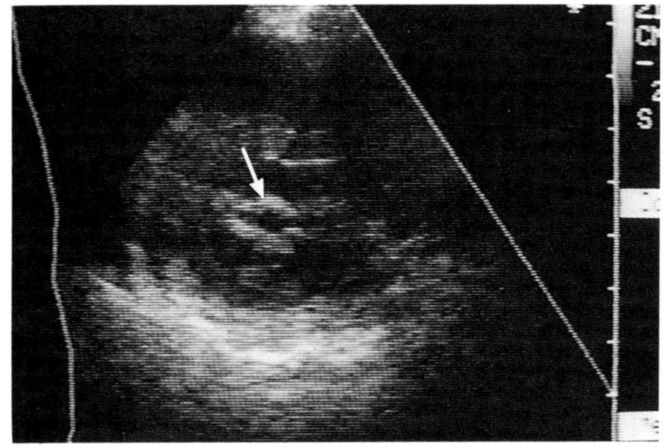

Abb. 5.73 Echokardiographie (kurze Achse) mit starker Mitralstenose. Pfeil zeigt die kleine Mitralöffnung.

5.74

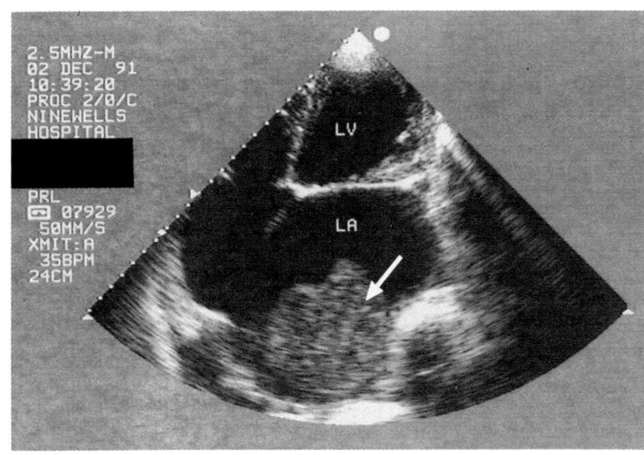

Abb. 5.74 Echokardiographie (parasternale kurze Achse) bei rheumatischer Mitralstenose. Großer wandständiger Thrombus im linken Vorhof (Pfeil). Der Patient hatte einen Schlaganfall (*siehe* S. 454), er zeigte Vorhofflimmern und ein Diastolikum. Antikoagulation als Embolieprophylaxe war nötig.

Mitralklappeninsuffizienz

Die Ursachen der Mitralinsuffizienz sind mannigfach. Selten führt das rheumatische Fieber dazu, es sei denn in Verbindung mit einer Mitralstenose. Die Klappensegel können durch Myxome, SLE oder Endokarditis geschädigt werden, die Klappenfäden können reißen, die Papillarmuskeln können bei Minderdurchblutung unvollkommen arbeiten. Die Mitralinsuffizienz führt zu einer Vergrößerung des linken Vorhofs, möglich ist eine atriale Hypertrophie mit pulmonaler Hypertonie und Lungenödem. Dieser Zustand kann auch akut bei Ruptur der Chordae tendineae auftreten. Eine infektiöse Endokarditis ist möglich.

Symptome können erst nach einiger Zeit auftreten - zu nennen sind Dyspnoe (erst bei Belastung, dann in Ruhe) und Palpitationen. Nach Eintritt einer pulmonalen Hypertonie kann es zu Rechtsherzversagen kommen.

Die Symptome werden durch den vergrößerten linken Ventrikel dominiert: hebender, nach links verlagerter Herzspitzenstoß, apikal ein systolisches Schwirren und ein hochfrequentes Pansystolikum mit Fortführung in die linke Axilla (**5.7**). Im weiteren Verlauf kommt es zur Betonung des zweiten Pulmonalistons. Die Diagnose wird gesichert durch:

- Vergrößerung von linkem Vorhof und Ventrikel im Röntgen-Thorax (**5.75**), dort auch gelegentliche Verkalkung der Mitralklappe.
- Im EKG Zeichen der linksventrikulären Hypertrophie (**5.121**), oft Vorhofflimmern (**5.28, 5.29**).
- Darstellung der Schließungsstellung der Segel (**5.76**) echokardiographisch sowie des retrograden Jets im Farbdoppler (**5.18**).
- Messung der Kammerdruckdifferenzen mittels Herzkatheter, Nachweis des Rückstroms in der Ventrikulographie.

Die Behandlung besteht in der Endokarditisprophylaxe, Kontrolle des Herzversagens und Antikoagulation zur Vermeidung von Thromboembolie. Bei schwerem Klappenschaden ist ein Ersatz möglich.

5.75

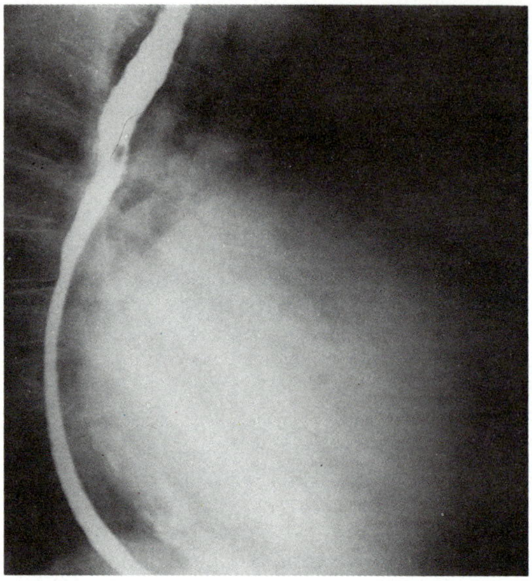

Abb. 5.75 **Seitliches Röntgen-Thorax-Bild mit Bariumbreischluck bei Mitralinsuffizienz.** Diese Technik wurde durch die Echokardiographie abgelöst, doch wird hier der vergrößerte linke Vorhof gut sichtbar. Er verdrängt dorsal den Ösophagus.

5.76

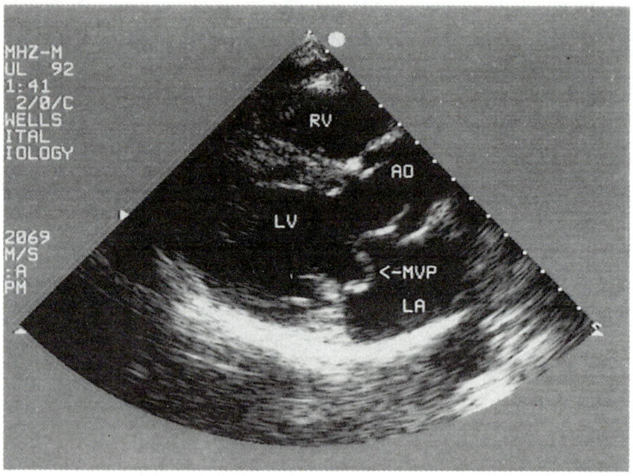

Abb. 5.76 Insuffizienz und Prolaps der Mitralis (2-D-Echokardiographie, parasternale lange Achse in der Systole). Beachte die geöffneten Aortensegel. Das hintere Mitralsegel fällt systolisch in den Vorhof zurück (MVP). Dieser Befund ist bei jungen Frauen aus unbekannten Gründen recht häufig. Wird auch bei Marfan-Syndrom (S. 318) und anderen Bindegewebserkrankungen gefunden. LA = linkes Atrium;LV = linker Ventrikel; Ao = Aorta; RV = rechter Ventrikel.

Aortenklappenstenose

Die erworbene Aortenstenose resultiert oft aus degenerativer Veränderung und Verkalkung einer bikuspidal angelegten Klappe. Seltenere Ursachen sind rheumatisches Fieber und Arteriosklerose. Die Stenose bewirkt eine Hypertrophie und relative Ischämie des linken Ventrikel, es folgen Angina pectoris, Infarkt, Linksherzversagen oder Arrhythmien. Kammerflimmern führt häufig zum plötzlichen Herztod. Perivalvuläre Sklerosierungen können auf das Leitungssystem übergreifen und somit einen Schenkelblock, ggf. Synkopen, verursachen.

Klinisch imponieren ein flacher Puls, ein verstärkter Herzspitzenstoß, ein Schwirren über der Herzbasis und ein Mittelsystolikum über der Aorta mit Ausstrahlung in den Hals (**5.7**).

In EKG und Röntgen-Thorax sieht man Zeichen der linksventrikulären Hypertrophie (**5.121**). Echokardiographisch fallen verdickte und sklerosierte Klappensegel auf (**5.77**). Herzdoppler und/oder-katheter (**5.78**) lassen eine Bestimmung des Schweregrades zu.

Gewöhnlich wird eine neue Herzklappe eingesetzt. Alternativ kann mit einem Ballonkatheter die Stenose dilatiert werden, freilich ist der Langzeiterfolg nicht gesichert.

5.77

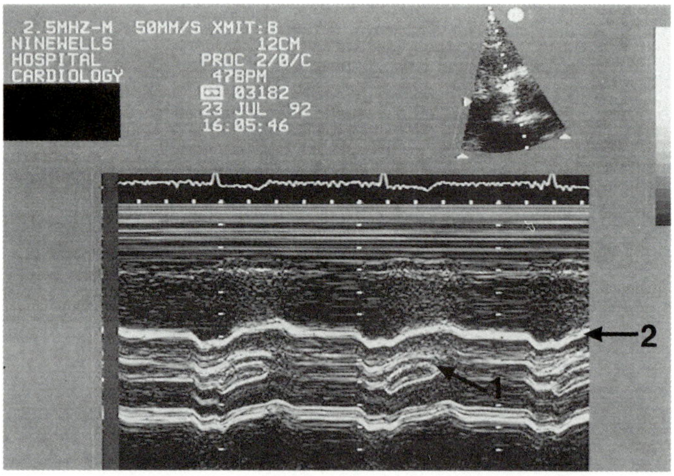

Abb. 5.77 Sklerosierte Aortenstenose. Parasternal in der langen Achse (M-Mode) sieht man die typische Schachtelform der systolischen Klappenöffnung (1). Die hohe Helligkeit deutet auf Verkalkung von Klappe und Klappenring hin (2).

5.78

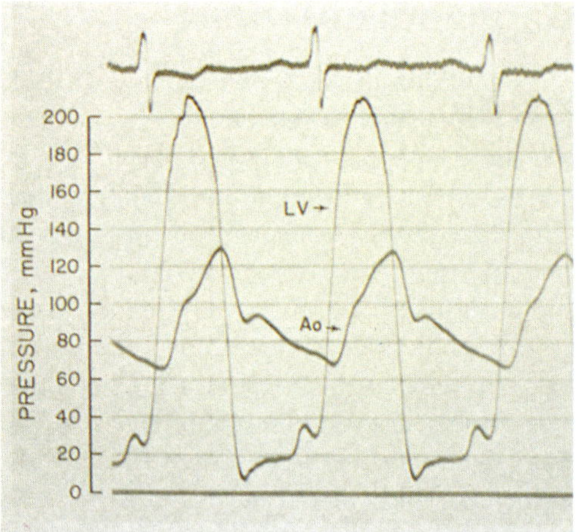

Abb. 5.78 Bestimmung der Druckgradienten über der Aortenklappe mittels Herzkatheter bei Aortenstenose. Geringer aortaler (Ao) und hoher linksventrikulärer (LV) Druck; Peak ist in der Aorta verzögert - beides typisch bei starker Aortenstenose.

Aorteninsuffizienz

Die Aorteninsuffizienz kann Folge einer Erweiterung des Aortenklappenrings, eines Aneurysma dissecans, einer Spondylitis ancylosans oder einer Syphilis sein, oder sie resultiert aus einer Degeneration der Aortenklappe, etwa nach rheumatischem Fieber oder Endokarditis. Die Aorteninsuffizienz verursacht zuerst eine Hypertrophie und dann ein Versagen des linken Ventrikels. Die klinischen Symptome treten meist spät als Angina pectoris oder Herzversagen auf. Mögliche Frühzeichen sind Palpitationen, Synkopen oder Kopfschmerzen wegen des hohen systolischen Blutdrucks, besonders bei Belastung.

Viele Symptome reflektieren das Insuffizienzausmaß: springender Puls, Kapillarenpulsation, sichtbarer Karotidenpuls, Kopfdruck und Strömungsgeräusche über der A. femoralis. Die Untersuchung ergibt eine linksventrikuläre Hypertrophie. Ein frühes Diastolikum ist linksparasternal am besten bei Exspiration des nach vorn gebeugten Patienten zu hören. Selten kann man linksparasternal ein diastolisches Schwirren tasten.

Röntgen-Thorax (**5.79**), EKG (**5.121**) und Echokardiographie zeigen den vergrößerten linken Ventrikel. Durch Aortographie (**5.80**) oder farbkodierten Doppler (**5.81**) ist der Rückstrom nachweisbar.

Therapieziele sind die Bekämpfung der Angina pectoris, Korrektur des Klappenfehlers und Endokarditisprophylaxe. Eine definitive Behandlung erfordert den Klappenersatz.

Abb. 5.79 Hypertrophie und Dilatation des linken Ventrikels bei schwerer Aorteninsuffizienz. Bei Hypertrophie der linken Kammer nimmt die Konvexität der linken Herzkontur zu. Die Vergrößerung des ganzen Herzens weist auf eine linksventrikuläre Dilatation hin.

5.79

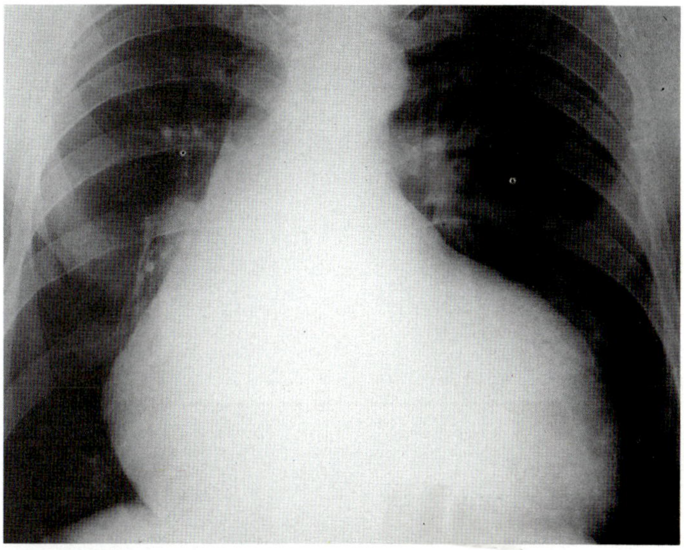

5.80

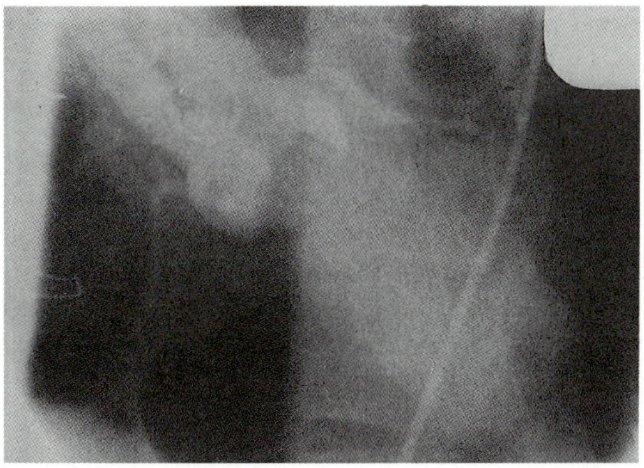

Abb. 5.80 Aortogramm bei schwerer Aorteninsuffizienz. Kontrastmittel wurde in die Aorta gespritzt, man erkennt hier in der Systole den Rückfluß in die linke Kammer. Pfeil auf der Aortenklappe. Der „Ring" über der Aortenwurzel stammt von einer EKG-Hautelektrode.

5.81

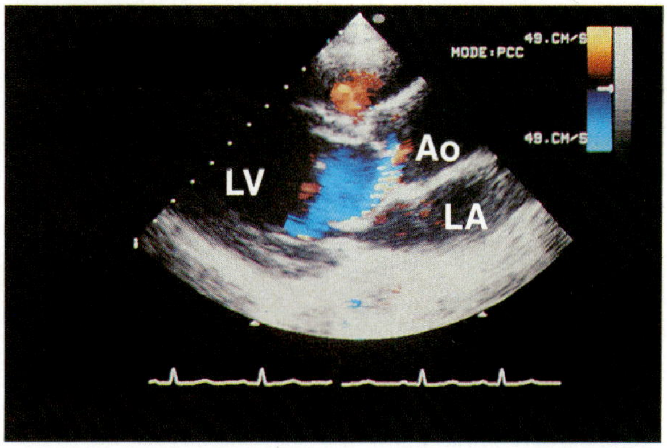

Abb. 5.81 Farbkodierte Doppleruntersuchung bei leichter Aorteninsuffizienz. Der Rückfluß (blau) geht retrograd von der Aortenklappe aus und zielt auf das vordere Mitralklappensegel. Die Untersuchungstechnik hat die nichtinvasive Diagnostik solche. Fälle revolutioniert. LV = linker Ventrikel; LA = linkes Atrium; Ao = Aorta.

Erkrankungen der Trikuspidal- und der Pulmonalklappe

Diese Klappen stenosieren kaum nach rheumatischem Fieber. Eine leichte Insuffizienz hat bei ihnen keinen Krankheitswert. Eine schwere Pulmonalisinsuffizienz ist meist Folge von Linksherzversagen oder Lungenerkrankungen: der erhöhte Lungenarteriendruck bewirkt eine Dilatation zuerst der Lungengefäße und dann des Pulmonalisansatzrings. Das Geräusch der insuffizienten Pulmonalis gleicht dem der Aorteninsuffizienz (**5.8**), doch fehlen die Auswirkungen auf die Pulse.

Die Trikuspidalisinsuffizienz ist das Resultat einer Rechtsherzdilatation. Ist sie da, treten Zeichen des Rechtsherzversagens auf: gestaute Jugularvenen, vergrößerte Leber, Aszites und Ödeme. Ein Pansystolikum wird links basal parasternal hörbar (**5.7**). Der Röntgen-Thorax mag einen vergrößerten rechten Vorhof zeigen (**5.82**). Am besten kann die Erkrankung von Pulmonalis oder Trikuspidalis echokardiographisch diagnostiziert werden (**5.18**).

Die Ausflußbahn des rechten Ventrikels kann über, auf Höhe oder unter der Pulmonalis stenosiert sein. Bedeutsam ist das Ausmaß, nicht der Ort der Stenose. Meist sind die Patienten asymptomatisch und werden nur bei Stenoseprogredienz auffällig: sie zeigen Müdigkeit, Synkopen und Hinweise des Rechtsherzversagens. Die Klinik ist die der Rechtsherzhypertrophie (rechtsventrikuläres Schwirren), auch hört man ein lautes Systolikum in zweiten Interkostalraum links (mit vorangehendem Klick bei Klappenstenose). Im Röntgen-Thorax kann man einen vergrößerten rechten Ventrikel oder eine poststenotische Dilatation sehen. Die Pulmonalstenose läßt sich echokardiographisch diagnostizieren, ihr Ausmaß wird mittels Doppler bestimmt. Die Klappenstenose wird durch eine Valvuloplastik korrigiert.

5.82

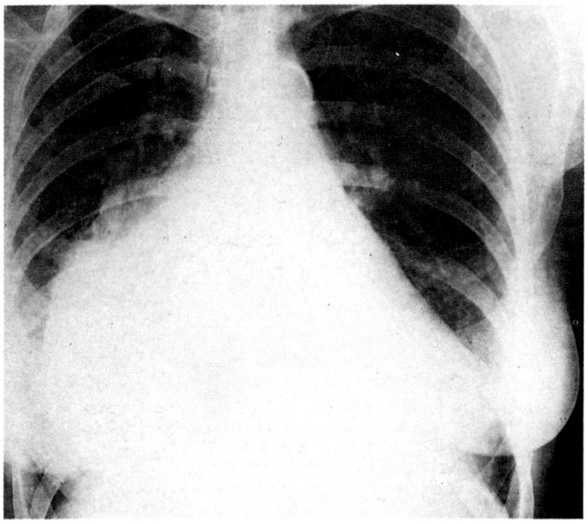

Abb. 5.82 Röntgen-Thorax bei Trikuspidalinsuffizienz. Der stark vergrößerte rechte Vorhof bewirkt eine Vergrößerung des Herzschattens rechts. Beachte den verkalkten Aortenbogen (und die leichte bilaterale hiläre Verkalkung, Folge einer alten Tuberkulose). Die Klappeninsuffizienz dieser Patientin wurde durch eine ischämische Herzkrankheit hervorgerufen.

5.9 Kongenitale Herzfehler

Schwere kongenitale Herzfehler betreffen 1 von 1000 Neugeborenen. Häufiger ist die bikuspidale Aortenklappe, die freilich nur bei Verkalkung problematisch wird. Dank verbesserter chirurgischer und konservativer Behandlung werden viele Betroffene heutzutage erwachsen.

Es gibt viele teratogene Faktoren wie etwa Alkohol- oder Drogensucht der Mutter, Rötelninfektion in der Schwangerschaft (weniger wichtig in Industrieländern) oder - selten - Genmutationen. Viele Syndrome mit kongenitalen Herzfehlern sind anderweitig beschrieben, so etwa Down-Syndrom (S. 352), Turner-Syndrom (S. 317), Ehlers-Danlos-Syndrom (S. 151), Friedreich-Ataxie (S. 509) und Noonan-Syndrom (S. 317). Kongenitale Herzfehler treten auch bei vielen ungenau definierten Anomalien auf (**5.83**).

Der Herzschaden kann bereits bei der Geburt (**5.84**), mit Zyanose oder anderen assoziierten Symptomen in der Kindheit (**5.85, 5.86, 7.145**) oder erst bei dem Erwachsenen auftreten. Häufig sind Trommelschlegelfinger (**5.3**).

Kongenitale kardiale Anomalien können in zwei Grupppen eingeteilt werden:

- Verbindungen zwischen Herzhöhlen oder Blutgefäßen.
- Stenosen der Blutwege.

Kombinationen sind möglich, wie etwa bei der Fallot-Tetralogie oder anderen komplexen Mißbildungen.

Besteht eine Öffnung zwischen den Herzhälften, fließt das Blut von links (hoher Blutdruck) nach rechts (niedriger Blutdruck). Beispiele sind Defekte der Vorhof- oder Kammerscheidewand, oder wenn bei offenem Ductus arteriosus Blut aus der Aorta in die Lungenarterien fließt. Die Lungendurchblutung nimmt zu. In Extremfällen reagieren Lungenkapillaren und -arteriolen mit einer Wandverdickung und Lumeneinengung. Das vermehrt die Arbeit des rechten Ventrikels, der mit erhöhtem Druck ein ausreichendes Auswurfvolumen sicherstellt (pulmonale Hypertonie). Der erhöhte Druck vermag eine Shuntumkehr zu bewirken, so daß Blut von rechts nach links fließt. Es gelangt somit nicht-oxygeniertes Blut in den großen Kreislauf (Eisenmenger-syndrom).

5.83

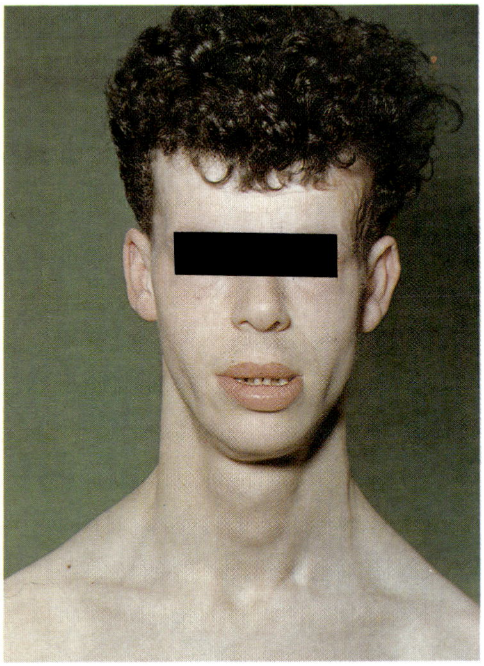

5.84

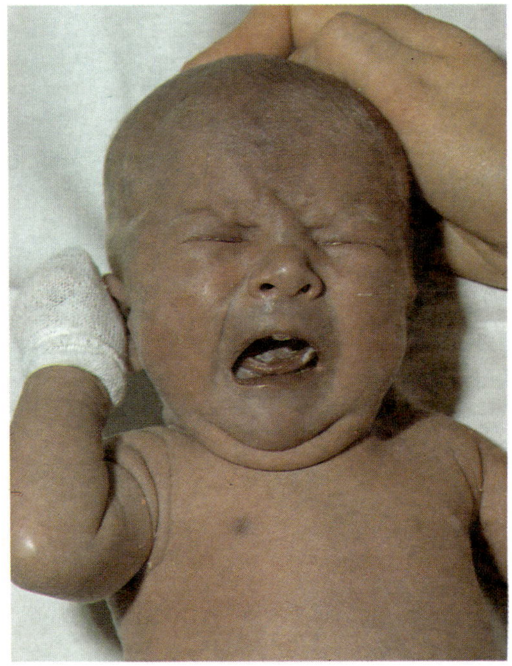

Abb. 5.83 Kongenitaler Herzschaden in Verbindung mit anderen Mißbildungen. Dieser junge Mann hatte neben einer kongenitalen Aortenstenose Halsfalten, ein kleines Gesicht, hypoplastische Mandibula, tief ansetzende Ohren und weitere muskuloskeletale Abnormalitäten (kein Syndrom bekannt). Beachte die kariösen Zähne - ein Risikofaktor für infektiöse Endokarditis und Hirnabszeß. Antibiotikaprophylaxe vor Dentalbehandlung ist hier wichtig.

Abb. 5.84 Kongenitale Herzmißbildungen führen bei oder kurz nach der Geburt zur Zyanose („blue baby"). Hier müssen die Diagnose und die etwaige Operationsplanung rasch erfolgen. Die Ernährung ist oft sehr schwierig. Dieses Baby hatte eine Transposition der großen Arterien (S. 240).

5.85

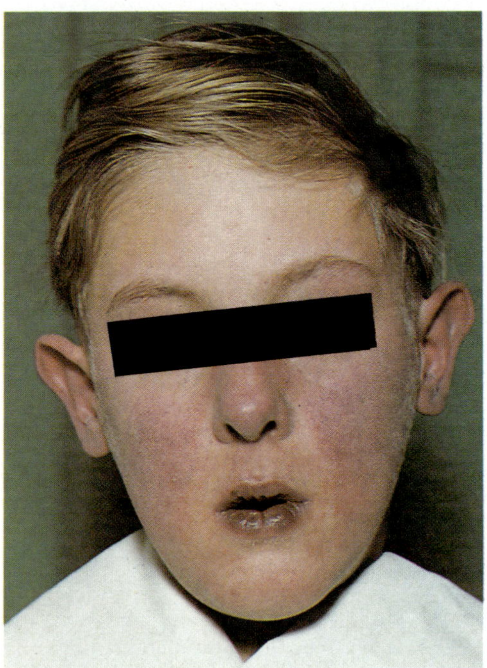

5.86

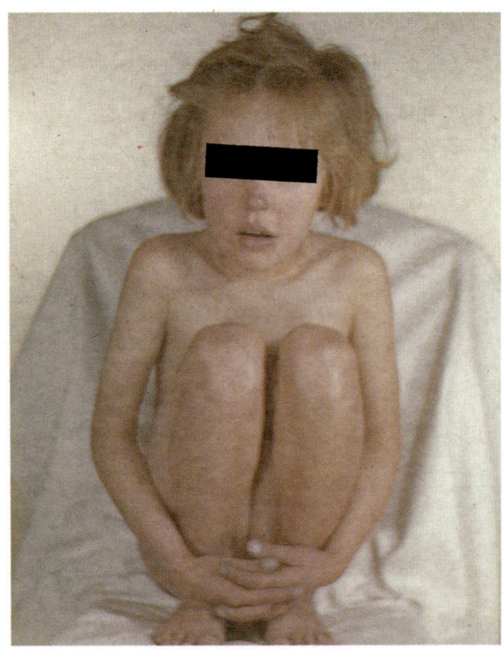

Abb. 5.85 Schwere zentrale Zyanose bei einem Jungen mit Fallot-Tetralogie (Aufnahme kurz vor Operation). Dieses Syndrom ist die häufigste Ursache einer zyanotischen Herzerkrankung bei über 1jährigen.

Abb. 5.86 Kinder mit zyanotischem kongenitalem Herzfehler (besonders Fallot-Tetralogie) kauern sich oft nieder. Dies geschieht nach Anstrengungen, wohl um Atemnot zu lindern. Der Mechanismus ist nicht klar, möglicherweise kommt es über eine Zunahme des systemischen Gefäßwiderstands zu einer Abnahme des Links-Rechts-Shunts, zu einem Pooling O2-armen Blutes in den Beinen oder zu einem Anstieg des systemischen venösen Rückstroms und der Lungendurchblutung.

Vorhofseptumdefekt

Vom Vorhofseptumdefekt ist meist die Mitte der Scheidewand betroffen (Ostium-secundum-Defekt), seltener der obere (Sinus-venosus-Defekt) oder untere Teil (Ostium-primum-Defekt). Der letztere tritt oft mit Mißbildungen der Mitralis oder Trikuspidalis auf und ist daher ernster. Anamnese und Klinik hängen vom Ausmaß der Störung und dem Erstmanifestationsalter ab. Kinder mit Sekundeum-Defekten sind meist symptomlos, erst bei den Erwachsenen treten Herzversagen und Rhythmusstörungen (oft Vorhofflimmern) auf. Meist ist daher der Verschluß angezeigt. Bei Spätmanifestation sieht man ein Rechtsherzversagen mit rechtsventrikulärer Hebung, einem fixiert gespaltenen P2-Ton sowie einem Systolikum, welches aus der vermehrten Durchströmung der Pulmonalis resultiert. Nimmt der Lungengefäßwiderstand zu, kommt es zu einem Rechts-Links-Shunt. Radiologisch sieht man möglicherweise einen hypertrophierten und dilatierten rechten Ventrikel, eine prominente A. pulmonalis sowie Lungenplethora (**5.87**). Das EKG zeigt einen Rechtsschenkelblock. Echokardiographisch werden die rechtsventrikuläre Hypertrophie und die Dilatation der Pulmonalarterie bestätigt, manchmal kann so auch der Defekt lokalisiert und ausgemessen werden (**5.88**). Weitere Diagnostik ist durch MRT und Herzkatheter möglich (**5.89**). Therapie der Wahl ist die Operation.

5.87

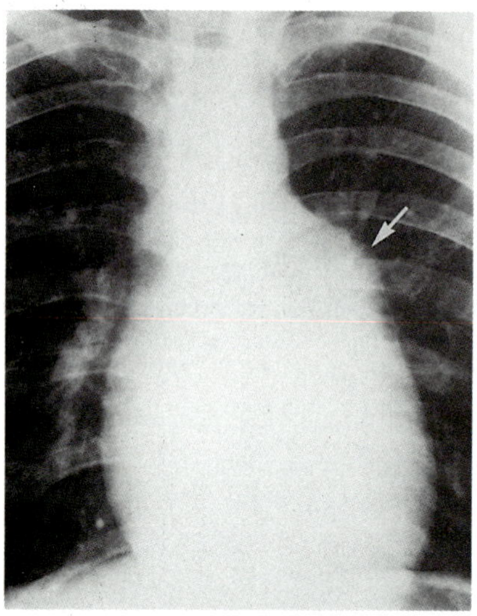

Abb. 5.87 Vorhofseptumdefekt mit großem Links-Rechts-Shunt. Prominente Lungenarterien, bes. links (Pfeil).

5.88

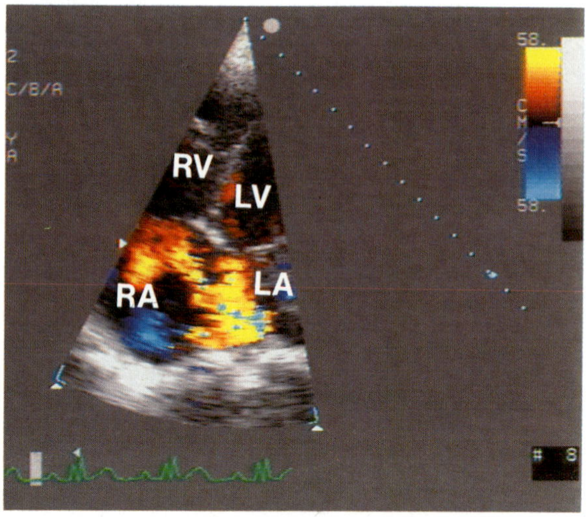

Abb. 5.88 Vorhofseptumdefekt. Apikaler Vierkammerblick im farbkodierten Doppler. Durch den mittelgroßen Defekt fließt Blut aus dem linken in das rechte Atrium. LA = linkes Atrium; RA = rechtes Atrium; LV = linker Ventrikel; RV = rechter Ventrikel.

5.89

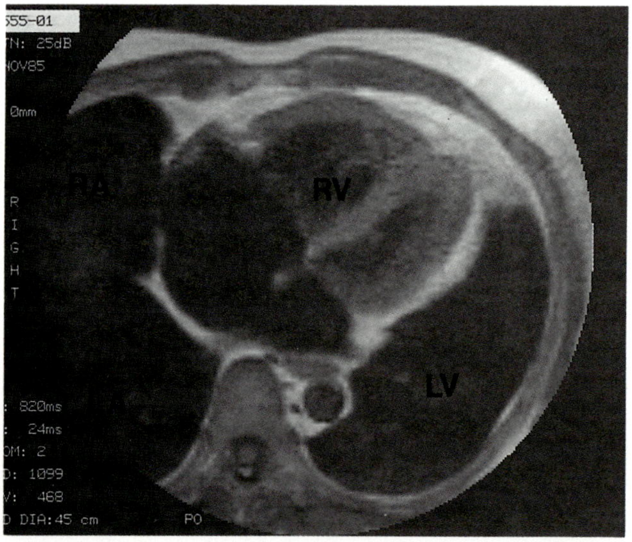

Abb. 5.89 Vorhofseptumdefekt. MRT, Transversalebene. Zu erkennen ist ein Ostium-secundum-Defekt der Scheidewand (Pfeil). Rechts sind Atrium und Ventrikel dilatiert. In der Klappenebene steht ein kleiner Teil des atrialen Septums, der Rest fehlt. LA = linkes Atrium; RA = rechtes Atrium; LV = linker Ventrikel; RV = rechter Ventrikel.

Ventrikelseptumdefekt

Ventrikelseptumdefekte (VSD) sind häufig. Meist handelt es sich um eine Einzelöffnung in der Pars membranacea. Die Symptome hängen vom Defektumfang, vom Zustand der Lungengefäße und von der Gegenwart anderer Mißbildungen ab. Die Mehrzahl der Defekte ist klein, asymptomatisch und schließt sich in der Kindheit. Zu Beginn bewirkt die Druckdifferenz einen systolischen Links-Rechts-Shunt, kenntlich an einem lauten Systolikum links parasternal (Roger-Syndrom). Bei mäßigem Shunt können Müdigkeit und Belastungsdyspnoe vorhanden sein. Große Shunts führen zu rezidivierenden Lungeninfektionen, Wachstumsverzögerung und frühem Herzversagen. Aus großen Defekten resultiert ein Rechts-Links-Herzversagen. Werden sie nicht verschlossen, tritt das Eisenmengersyndrom mit Zyanose, Trommelschlegelfingern und Polyzythämie auf. Dann ist die Prognose schlecht, Abhilfe verspricht nur die Herz-Lungen-Transplantation.

Die Klinik bei großen Defekten folgt der rechtsventrikulären Hypertrophie und der pulmonalen Hypertonie. So findet man eine Kardiomegalie mit hebendem Spitzenstoß und deutlichem systolischem Schwirren links parasternal. Der zweite Pulmonaliston ist betont. Ein charakteristisches Pansystolikum hört man im 3. und 4. Interkostalraum links parasternal mit Ausstrahlung in die vordere Brustwand (5.7). Bei kleinem VSD sind EKG und Röntgen-Thorax unauffällig. Größere Defekte können radiologisch ein vergrößertes linkes Atrium, beidseitige Ventrikelhypertrophie, große Lungenarterien und vermehrte Lungengefäßzeichnung zeigen (5.90). Das EKG gibt Hinweise für eine Hypertrophie beider Kammern. Die Echokardiographie bestätigt die Diagnose (5.91). Bei Komplikationen sind farbkodierter Doppler (5.92), MRT und Herzkatheter gelegentlich nötig. VSD-Patienten haben, besonders bei kleinem Defekt, ein erhöhtes Endokarditisrisiko. Operativ sollte ab einem mittleren Links-Rechts-Shunt behandelt werden.

5.90

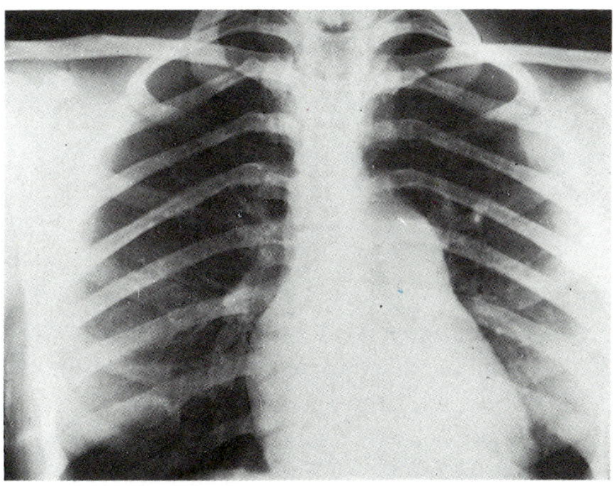

Abb. 5.90 Großer Ventrikelseptumdefekt. Im Röntgen-Thorax Kardiomegalie mit prominenten Lungenarterien und Lungenplethora. Ein kleiner VSD kann mit einem normalen Röntgen-Thorax, ggf. leicht vermehrter Lungengefäßzeichnung, einhergehen.

5.91

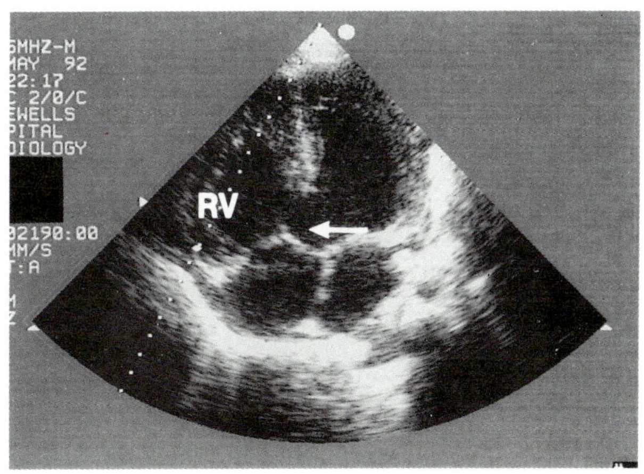

Abb. 5.91 Ventrikelseptumdefekt. Echokardiographie, apikaler Vierkammerblick. Pfeil weist auf den deutlichen Defekt im Septum interventriculare. Wegen des Links-Rechts-Shunts ist der rechte Ventrikel (RV) vergrößert. Der Patient hatte ein Down-Syndrom.

5.92

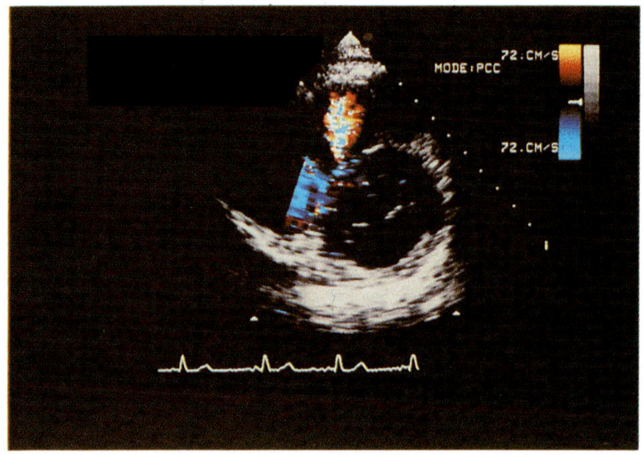

Abb. 5.92 Ventrikelseptumdefekt. Farbkodierter Doppler, parasternale kurze Achse. Blut strömt mit hoher Geschwindigkeit durch einen kleinen septalen Defekt aus dem linken (unten) in den rechten (oben) Ventrikel. Der Defekt war im normalen 2D-Echo unsichtbar.

Offener Ductus arteriosus Botalli

5.93

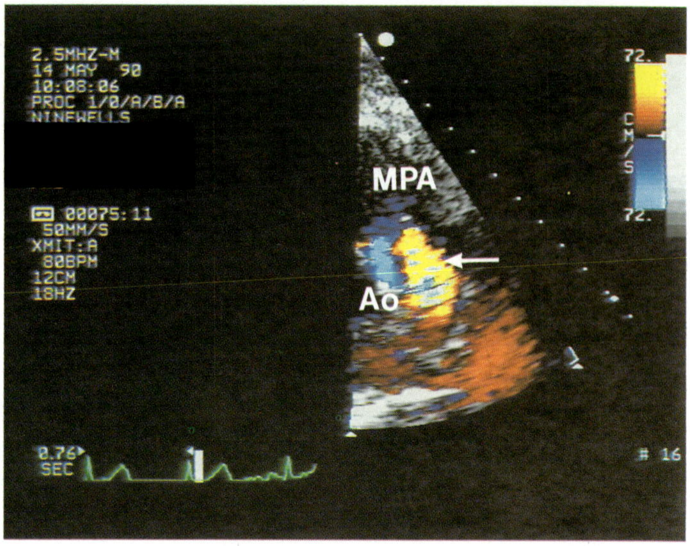

Abb. 5.93 Offener Ductus arteriosus. Farbkodierter Doppler, kurze Achse. Man sieht den charakteristischen Jet (Pfeil), weil das Blut aus der Aorta (Ao) in die Lungenarterie (MPA) fließt. Es handelte sich um eine 43jährige Frau aus einem Entwicklungsland, die mit Kurzatmigkeit und Zeichen des Herzversagens vorstellig wurde.

Normalerweise schließt sich der Ductus arteriosus (D.a.)(er verbindet die Aorta mit der Lungenarterienbifurkation) direkt nach der Geburt, wohl unter Einfluß vaskulärer Prostaglandine. Die Öffnungspersistenz kann alleine oder kombiniert mit anderen Mißbildungen auftreten. Dann stellt der D.a. den einzigen Weg zu Pulmonalarterien oder Aorta dar. Der Blutfluß im D.a. hängt von der Lumengröße und der Druckdifferenz zwischen Aorta und Pulmonalarterien ab. Die Klinik wird durch Größe und Dauer der Öffnung bestimmt. Bei weit offenem D.a. kann es rasch zum Herzversagen kommen. Dann findet man oft ein linkssternales Schwirren sowie ein „Maschinengeräusch" an der oberen Sternumkante im ersten Interkostalraum (**5.9**). Auch ist dann die Pulsamplitude hoch. Im Röntgen-Thorax erkennt man eine Vergrößerung von linkem Vorhof und Ventrikel, Prominenz von Aorta und Pulmonalarterien sowie vermehrte Lungenfüllung (ähnlich wie in **5.90**). In EKG und Echokardiographie findet man Hinweise auf eine Hypertrophie des linken Herzens, gelegentlich kann man den D.a. im Echo (**5.93**) sehen. Manchmal braucht man einen Herzkatheter zur Diagnosesicherung. Bei Herzversagen muß sofort operiert werden.

Angeborene Stenosen der Aorta

Die Coarctatio aortae ist relativ selten: sie betrifft 5-10% der Patienten mit angeborenen Herzfehlern. Diese kongenitale Aortenstenose tritt meist im Isthmusabschnitt, direkt nach dem Abgang der A. subclavia sinistra, auf. Häufig ist sie beim Turner-Syndrom (S. 317), sie wird kombiniert mit anderen Herz- oder Gefäßmißbildungen gefunden. Meist sind die Kinder asymptomatisch, und man konstatiert bei einer Routineuntersuchung, daß nur in der oberen Körperhälfte eine Hypertonie vorliegt. In schweren Fällen kommt es zu Claudicatio intermittens und kalten Beinen, oder Kopfschmerzen und Epistaxis bei Bluthochdruck. Das wichtigste klinische Zeichen ist ein im Vergleich zum Radialispuls abgeschwächter, verzögerter oder fehlender Femoralispuls. Auch ist der Blutdruck der Arme deutlich höher als der der Beine. Bei Erwachsenen kann man pulsierende Kollateralen zwischen den Scapulae, in den Achseln und den Interkostalräumen finden. Auskultatorisch fällt ein Mittelsystolikum über der vorderen Brustwand und im Rücken auf.

Radiologisch kann man eine linksventrikuläre Hypertrophie mit Dilatation der Aorta ascendens diagnostizieren, selten sieht man die Stenose. Häufig sind Rippenusuren durch die Kollateralen (**5.94**). Im EKG sieht man Zeichen der linksventrikulären Hypertrophie (**5.121**). Mit Hilfe der Aortographie kann man Position und Länge der Stenose genau bestimmen, auch die MRT liefert elegante Resultate (**5.95**). Mit Echokardiographie und Herzkatheter kann man andere Läsionen ausschließen, vor allem die bikuspidal oder kongenital stenosiert angelegte Aortenklappe sowie den offenen Ductus arteriosus.

5.94

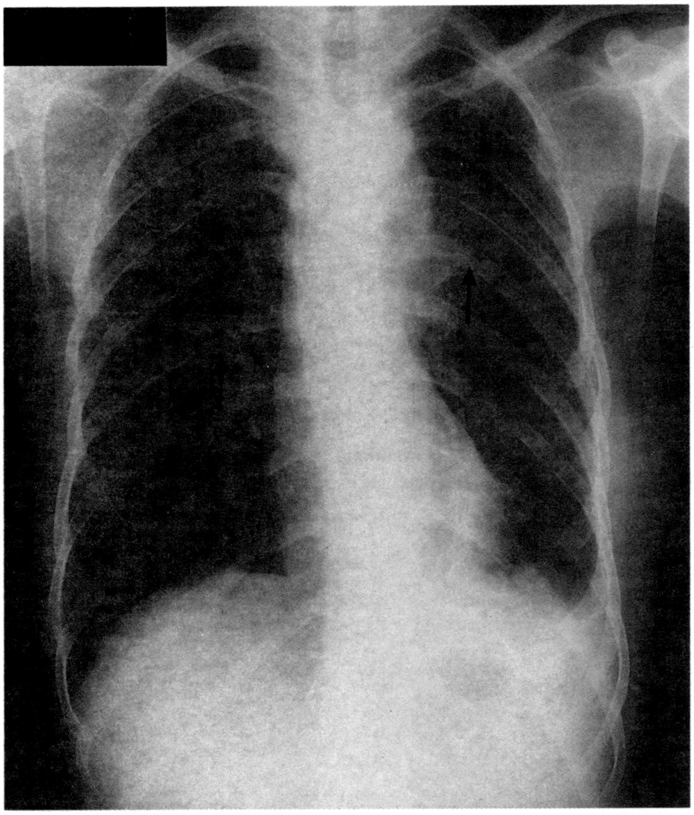

Abb. 5.94 **Aortenisthmusstenose.** Das Herz ist nicht vergrößert, doch haben die dilatierten Interkostalarterien zu Rippenusuren geführt (Pfeile).

5.95

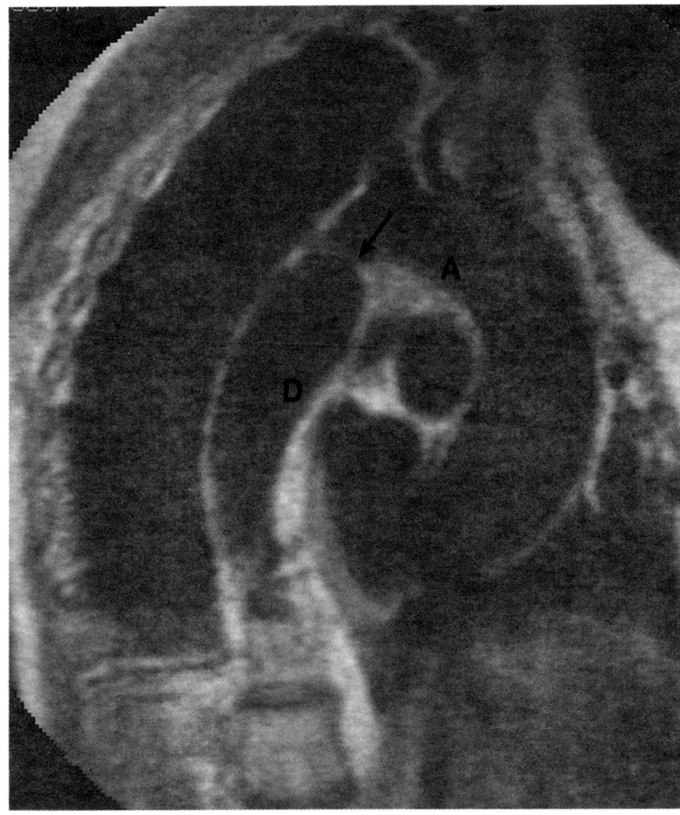

Abb. 5.95 Aortenisthmusstenose. MRT-Aufnahme, Sagittalebene. Die Aorta ist durch ein dünnes Band verschlossen (Pfeil). Nicht in der Bildebene liegt das schmale Restlumen, durch welches noch Blut floß. A = Aorta scendens; D = Aorta descendens.

Aorten- und Pulmonalklappenstenose

2-4% aller Herzmißbildungen sind Aortenklappenstenosen. Die Stenose besteht von Geburt an, die Klappe kann später verkalken (**5.77**). Symptome, Klinik und Therapie gleichen denjenigen bei erworbener Stenose (*siehe* S. 232). Die Pulmonalklappenstenose kann gleichfalls als isolierte (*siehe* S. 234) oder kombinierte Mißbildung auftreten.

Fallot-Tetralogie

Bei etwa 10% aller Herzmißbildungen handelt es sich um die Fallot-Tetralogie. Von allen Herzfehlern verursacht sie bei über 1jährigen am häufigsten eine Zyanose. Vier Mißbildungen kommen hierbei zusammen:

- Ventrikelseptumdefekt.
- Auf dem Defekt reitende Aorta.
- Stenose der Arteria pulmonalis.
- Rechtsventrikuläre Hypertrophie als Stenosefolge.

Die Betroffenen haben von Geburt an Zyanose (**5.84, 7.145**), zuerst Belastungs- (**5.86**), dann Ruhedyspnoe, Wachstumsretardierung, Trommelschlegelfinger (**5.3**) und eine sekundäre Polyzythämie. Am Herzen fallen eine Dilatation und Hypertrophie der rechten Kammer auf, parasternal links kann man ein Schwirren tasten. Turbulenzen über der Pulmonalisstenose führen zu einem lauten Systolikum mit Maximum im 2. Interkostalraum links.

Im Röntgen-Thorax sieht man ein normal großes, aber holzschuhförmiges Herz (prominenter rechter Ventrikel, kleine Pulmonalarterien) (**5.96**). Das EKG zeigt erst eine Hypertrophie des rechten Ventrikels, später eine des rechten Vorhofs. Der Defekt ist im Herzecho sichtbar, sein Ausmaß wird mit der Angiographie bestimmt (**5.97**).

Mangels Operationsmöglichkeit (Korrektur des Septumdefekts und der Stenose) starben früher alle Kinder. Die Patienten sind vor dem Eingriff zyanotisch (**5.85, 5.86**) und brauchen wiederholte Aderlässe (Polyzythämie), sie neigen zu Endokarditis und Hirnabszessen. Die Operation kann zweizeitig erfolgen. Zuerst wird über eine eine aortopulmonale oder subclaviopulmonale Anastomose die Lungendurchblutung verbessert. Eine weitere Defektkorrektur kann dann in der Adoleszenz erfolgen.

5.96

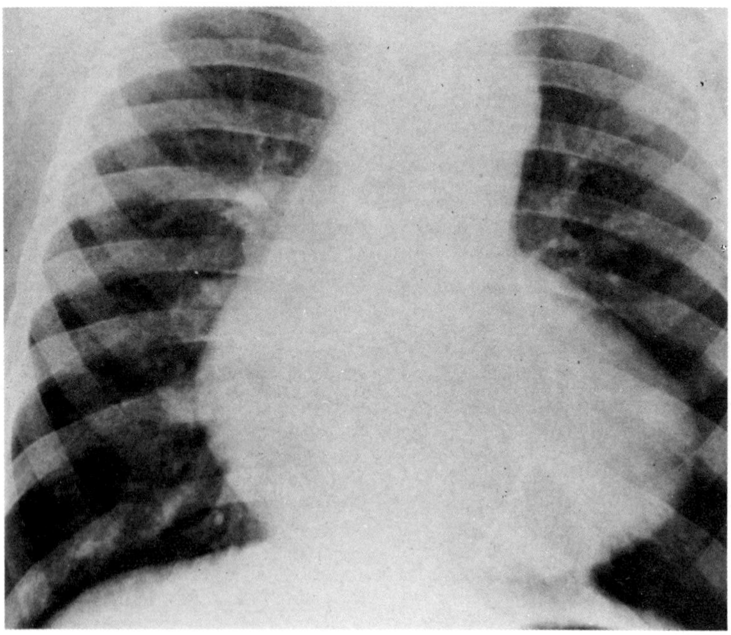

Abb. 5.96 Fallot-Tetralogie. Klassisches Holzschuhherz. Die Form ergibt sich durch eine Hypertrophie des rechten Ventrikels bei kleinen Lungenarterien. Letztere führen zu einer eingezogenen Herzbucht links. Die in den Lungenfeldern sichtbaren Gefäße werden eher vom großen Kreislauf gespeist.

5.97

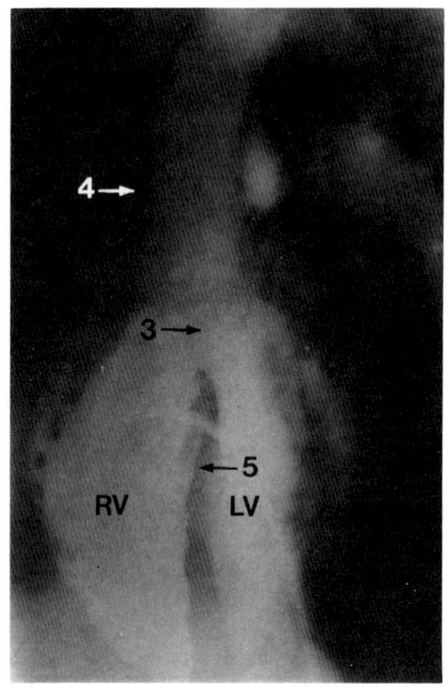

Abb. 5.97 Fallot-Tetralogie. Nach Kontrastmittelgabe sieht man den vergrößerten rechten Ventrikel, einen subaortalen Ventrikelseptumdefekt (3) und die über dem Septum (5) reitende Aorta (4). LV = linker Ventrikel; RV = rechter Ventrikel.

Komplette Transposition der großen Arterien

Diese Mißbildung ist recht häufig (**5.84**), die Betroffenen erreichen kaum das Erwachsenenalter. Die Aorta entspringt dem rechten Ventrikel, die A. pulmonalis dem linken. Großer und kleiner Kreislauf sind getrennt. Fehlen Anastomosen, ist der Tod unausweichlich. Zum Glück haben viele Patienten einen zusätzlichen Ventrikelseptumdefekt. Auch kann man direkt postnatal einen Ballonkatheter durch das Vorhofseptum ziehen und somit einen Defekt erzeugen. Ohne weitere Operation sterben die Patienten in der Jugend.

5.10 Pulmonale Hypertonie

Die pulmonale Hypertonie tritt bei vielen Herz- und Lungenveränderungen auf (**Tabelle 5.3**). Nach einiger Zeit bewirkt sie eine Hypertrophie und Dilatation des rechten Herzens. Die Betroffenen können unter ischämie-artigen Schmerzen, Zeichen des Rechtsherzversagens, Synkopen und gelegentlicher Heiserkeit (Druck der vergrößerten A.pulmonalis auf den linken N.recurrens) leiden. Der plötzliche Herztod ist häufig, er kann während diagnostischer Prozeduren auftreten. Bei der Untersuchung findet man ein Rechtsherzversagen mit hebender rechter Kammer, Stauung und Pulsation der Vv.jugulares, peripheren Ödemen und vergrößerter Leber. Der 2. Pulmonaliston ist akzentuiert. Später kann eine Pulmonalisinsuffizienz eintreten.

Radiologisch sieht man eine Vergrößerung des rechten Herzens und eine Dilatation der Lungenarterien (**4.66**). Die Lungenfelder wirken blutarm. Im EKG sieht man einen Rechtstyp, Rechtshypertoniezeichen (**5.98**) und gelegentlich einen Rechtsschenkelblock. Echokardiographie und farbkodierter Doppler können die Ursachen der Hypertonie gelegentlich aufdecken (z.B. Scheidewanddefekte, Mitralstenose). Mit dem Herzkatheter kann man die Läsion lokalisieren sowie Druck und Sauerstoffsättigung messen. Die Behandlung der Hypertonieursache steht im Vordergrund. Wichtig ist die Gabe von Diuretika, Vasodilatatoren, Antikoagulatien und Sauerstoff. Die Herz-Lungen-Transplantation bildet die letzte Therapiemöglichkeit.

Tabelle 5.3 Erkrankungen mit Pulmonalishypertonie

Chronisch obstruktive Lungenerkrankungen
Chronische parenchymale Lungenerkrankungen
Rezidivierende Lungenembolie
Chronisches Linksherzversagen
Mitralklappenfehler
Herzmißbildungen (VSD, ASD, PDA und Pulmonalisstenose)
Idiopathische (primäre) pulmonale Hypertonie
Bindegewebserkrankungen (SLE, Sclerodermia diffusa etc.)
Periphere arteriovenöse Anastomosen

5.98

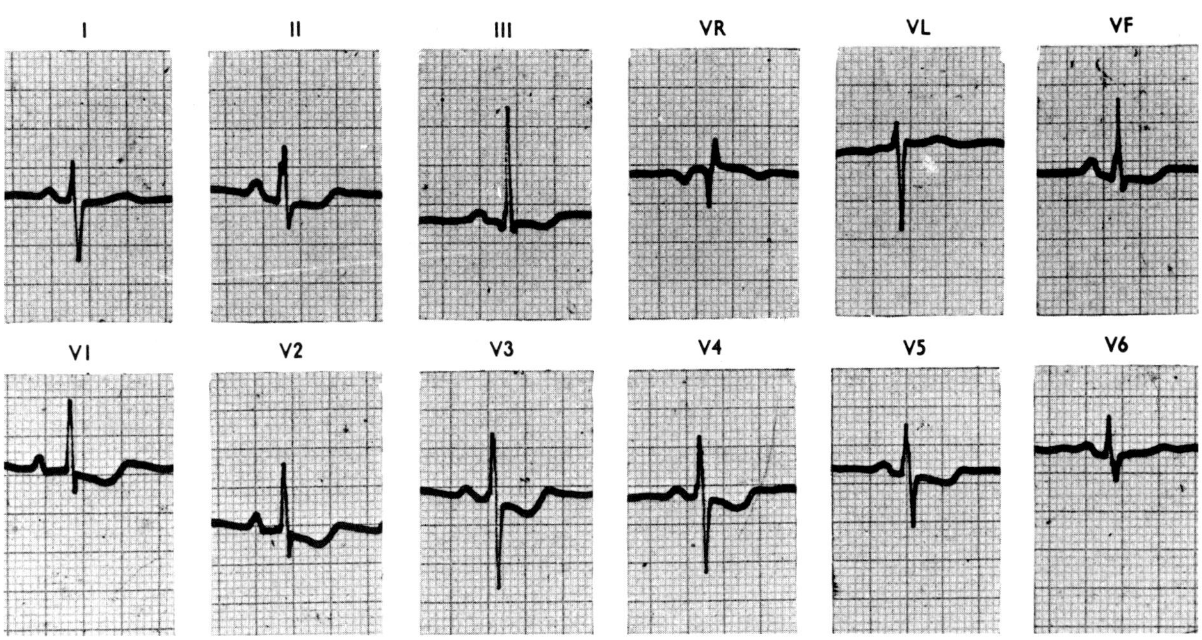

Abb. 5.98 Rechtshypertrophie bei pulmonaler Hypertonie. Hohe R-Welle in V1 (+ 7mm), Summe von R in V1 und S in V6 höher als 10 mm, ST-Strecken-Senkung und T-Inversion in V1 - V5 - all dies sind Zeichen der Rechtsherzbelastung. Häufig sieht man auch ein P-pulmonale (hohe, spitze P-Welle, höher als 2,5 mm), allerdings nicht hier.

5.11 Infektiöse Endokarditis

Bei der infektiösen Endokarditis kommt es im Rahmen einer Bakterieämie zur Besiedelung der Herzklappen („Vegetationen"). Meist sind (etwa durch rheumatisches Fieber) vorgeschädigte Mitral- und Aortenklappen betroffen. Auch auf Mißbildungen (Scheidewanddefekte, Aortenisthmusstenose) kann sich eine Infektion setzen. Die Erreger sind meist Kommensalen aus Mund und Rachen (*Streptococus viridans*) oder Darm (*Streptococcus faecalis*). Seltener befallen virulente Bakterien (*Streptococcus pyogenes, Staphylococcus aureus*) gesunde Herzklappen von i.v.-Drogenabhängigen, Patienten mit Venenkathetern oder Herzschrittmachern. Empfindlich sind auch ersetzte Klappen. Hier trifft man seltenere Erreger: *Staphylococcus epidermidis*, gramnegative Organismen und Pilze wie *Candida albicans*, *Histoplasma* oder *Aspergillus*. Spontan kann eine Bakteriämie bei Karies auftreten, häufiger ist sie nach zahnärztlichen Eingriffen, endotrachealer Intubation, Bronchoskopie in Kolon und Urogenitaltrakt sowie Operationen. Patienten mit Herzmißbildungen oder Klappenfehlern sollten vor solchen Eingriffen prophylaktisch Antibiotika erhalten.

Auf vier Arten werden die Vegetationen symptomatisch:

- Sie verursachen febrile Symptome: Schweißausbruch, Gewichtsabnahme.
- Sie können Herzklappen und -sehnen schädigen und so zu Klappen- und Herzinsuffizienz führen. Bei befallenem Leitungssystem kann ein Schenkelblock eintreten.
- Durch Ischämie kommt es zu Schlaganfall, Ischämie der Extremitäten, Infarkten von Nieren und Milz, gelegentlich auch von Herz und Lunge.
- Ihre Anwesenheit führt zu Immunkomplexbildung. Neben fokaler Glomerulonephritis können diese eine Vaskulitis von Augen und Haut hervorrufen.

Unbehandelt endet die Endokarditis tödlich. Von den zahlreichen Symptomen sieht man heutzutage nur wenige. Die meisten Patienten haben leichtes Fieber und fühlen sich krank. Tritt dann nach wenigen Wochen ein Herzgeräusch wie bei Insuffizienz auf, ist die Diagnose wahrscheinlich. Zusätzlich findet man Gewichtsverlust, Hämaturie, Anämie, Splenomegalie, Petechien und arterielle Embolien unter den Nägeln (**3.28**), in Sklera (**5.100**), Konjunktiva, Retina (**5.101**), Fingern und Zehen (Osler-Knötchen)(**5.102**). Trommelschlegelfinger sind jetzt sehr selten geworden.

Bei Endokarditisverdacht sollte eine Echokardiographie gemacht werden. Nicht die kleinen, wohl aber die größeren Vegetationen (**5.103, 5.104**) sowie das Ausmaß der Klappeninsuffizienz werden sichtbar. Schwierig ist die Beurteilung bei Klappenprothesen, hier helfen farbkodierte oder ösophageale Beschallung weiter. Laborchemisch auffällig sind eine normochrome und -zytische Anämie, polymorphe Leukozytose, beschleunigte BSG, vermehrtes C-reaktives Protein. Es zirkulieren Immunkomplexe, die Immunglobuline nehmen zu und das Komplementsystem ab.

Mehrfache Abnahmen von Blutkulturen bei Fiebergipfeln sind nötig. Nach Erregeridentifikation wird eine mehrwöchige Therapie mit i.v.-Gaben hochdosierter Antibiotikakombinationen eingeleitet. Weniger aggressive Maßnahmen bleiben erfolglos. Bei negativen Kulturen muß mittels Serologie nach anderen Ursachen (z.B. Pilze, Q-Fieber, Psittakose) gesucht werden.

Unterdrücken Antibiotika die Infektion nicht, kann eine Notoperation nötig werden. Die infizierte Klappe wird ersetzt. Weitere Indikationen zum sofortigen Klappenersatz sind Herzversagen oder schwere Embolien, etwa Hirnschlag. Der Klappenersatz bei Endokarditis hat eine höhere Mortalitätsrate als der elektive Eingriff bei sterilen Klappen.

9

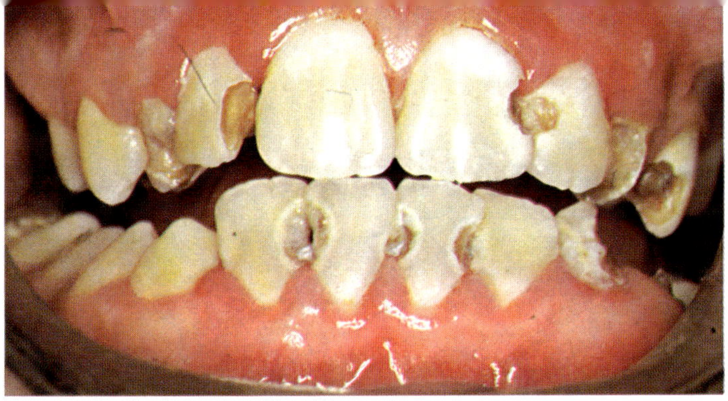

Abb. 5.99 Schwere Zahnkaries prädisponiert zu Bakteriämie und somit zu infektiöser Endokarditis bei vorgeschädigtem Herzen. Kariesbehandlung und Zahnextraktionen sollten unter Antibiotikaschutz erfolgen.

5.100

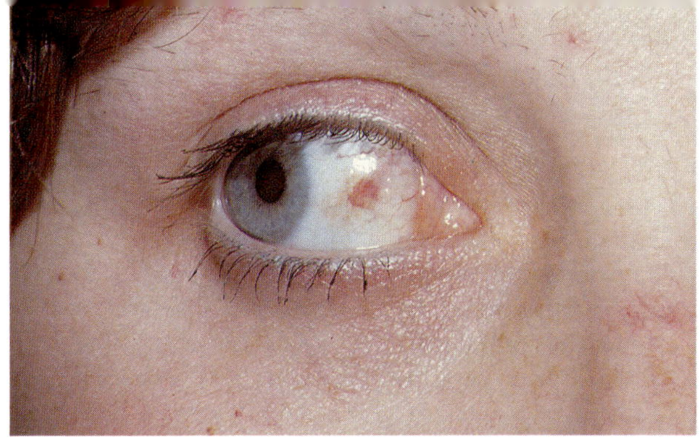

Abb. 5.100 Hämorrhagien in Sklera und Konjunktiva sind spezifische, doch seltene Zeichen einer infektiösen Endokarditis. Vermutlich handelt es sich um infizierte Mikroembolie, doch gibt es sie auch bei Thrombozytopenie.

5.101

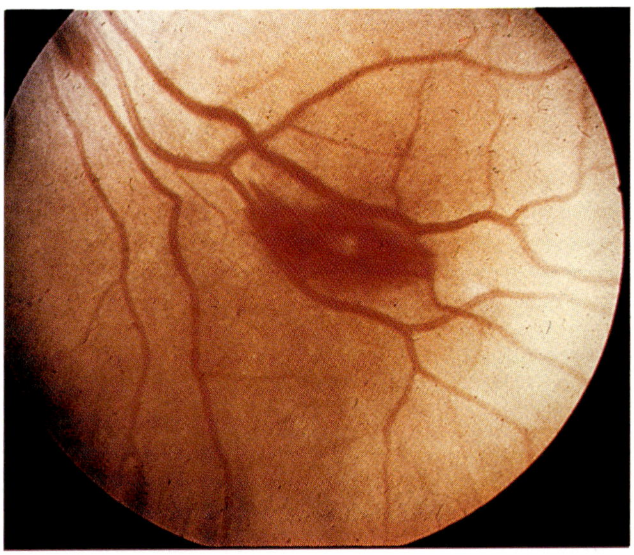

Abb. 5.101 Roth-Fleck in der Retina bei infektiöser Endokarditis. Diese ovalen hämorrhagischen Läsionen mit weißer Mitte sollen Folgen einer septischen Embolie sein, doch findet man sie auch bei Anämie und Leukämie.

5.102

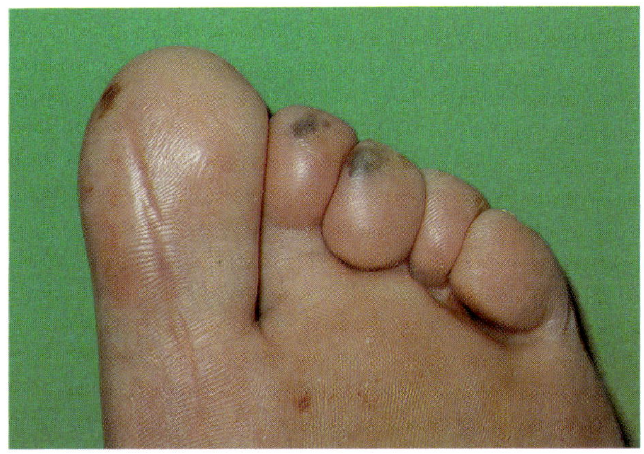

Abb. 5.102 Kleine Hautinfarkte bei infektiöser Endokarditis. Sind sie palpabel, nennt man sie Osler-Knoten. Diese Infarkte sind meist weich. Sie können durch septische Embolie aus kardialen Vegetationen, aber auch bei Vaskulitis durch zirkulierende Immunkomplexe entstehen.

5.103

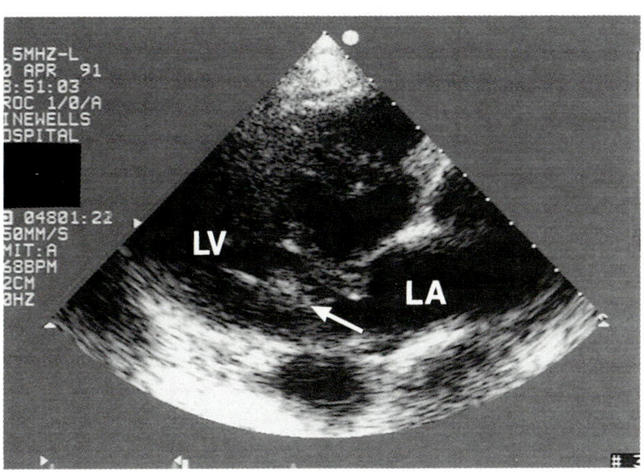

Abb. 5.103 Echokardiogramm bei infektiöser Endokarditis. Parasternale lange Achse. Vegetationen auf dem vorderen Mitralsegel (Pfeil). Patient hatte zuvor eine Divertikulitis sowie einen lokalen intra-abdominalen Abszeß. Die Blutkultur ergab *Streptococcus faecalis*. LA = linkes Atrium; LV = linker Ventrikel.

5.104

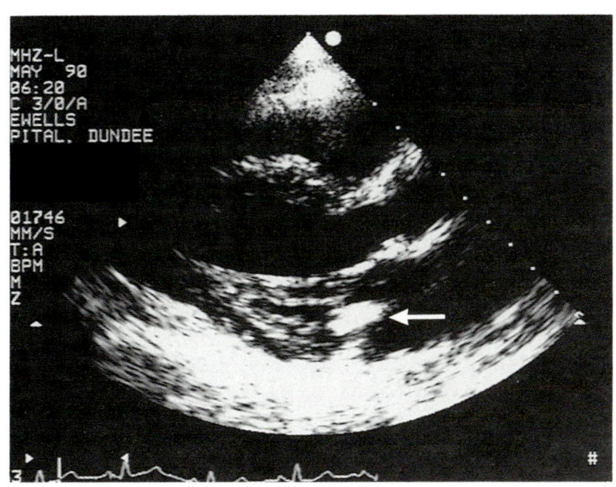

Abb. 5.104 Verkalkte Vegetationen auf der Mitralis bei infektiöser Endokarditis. Parasternale lange Achse. Große verkalkte Vegetationen am hinteren Segel (Pfeil). Dieser junge Mann hatte mehrere Endokarditisepisoden gehabt.

5.12 Myokarditis

Als Myokarditis bezeichnet man jede Entzündung mit Herzbeteiligung. Sie wird durch Infektionen, chemische oder physikalische Noxen sowie Medikamente ausgelöst (**Tabelle 5.4**).

Die Anamnese hängt von der Ursache ab. Am häufigsten kommt es in der westlichen Welt nach einer Virusinfektion (besonders der oberen Atemwege) zur Myokarditis. Sie beginnt unauffällig mit Symptomen des Herzversagens, Fieber und Abgeschlagenheit. Tachykardie bei flachem Puls, Hypotonie, leise Herztöne, ein 3. Herzton und Perikarditiszeichen folgen. Radiologisch sieht man eine Kardiomegalie (**5.105**), manchmal mit Perikarderguß. Im EKG tauchen Arrhythmien, diffuse ST- sowie T-Veränderungen, weiterhin Blockbilder auf. Bei andauernder Entzündung bleiben die Herzenzyme hoch. Virusantikörpertiter können steigen. Die Behandlung besteht aus Bettruhe und Kontrolle von Herzversagen und Rhythmusstörungen. Steroide sind hilfreich. Normalerweise heilt die Myokarditis ab, bei Fortschritt verhält sie sich wie eine chronische Kardiomyopathie.

Tabelle 5.4 Ursachen der Myokarditis

Infektionen	Viren	Coxsackie Influenza Adenoviren Echoviren Rubella
	Bakterien	*Corynebakterium diphteriae* *Chlamydia* *Rickettsia* *Coxiella burnetii*
	Protozoen	*Trypanosoma cruzi* *Toxoplasma gondii*
Physikalisch	Bestrahlung	im Rahmen einer Radiatio bei Mamma- oderLungenkarzinom, Thymom, Lymphom
Chemisch	Blei	
	Alkohol	
Medikamente	Emetin	bei Amöbiasis
	Chloroquin	Malariaprophylaxe

5.105

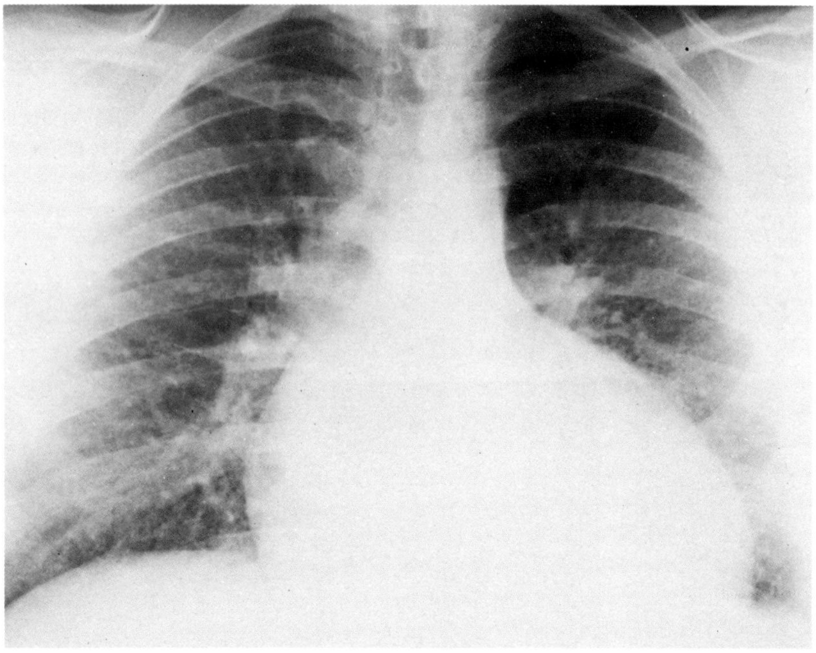

Abb. 5.105 Die akute Myokarditis bewirkt eine Vergrößerung aller Herzkammern und Lungenvenenstauung. Im EKG besteht generalisierte T-Wellen-Inversion. Hier zeigte die Serologie eine Coxsackievirusinfektion, binnen weniger Wochen erholte sich der Patient völlig. Dilatierende Kardiomyopathie erzeugt ein gleiches Bild.

5.13 Kardiomyopathie

Häufigste Ursachen einer Herzmuskelschädigung (Kardiomyopathie) sind KHK, Hypertonie und Klappenfehler. Seltener sind längerer Alkoholmißbrauch, Hypothyreoidismus, Akromegalie, Phäochromozytome, neuromuskuläre Erbkrankheiten, Bindegewebs- und Speicherkrankheiten oder Medikamente (z.B. Adriamycin) verantwortlich.

Bei der idiopathischen Kardiomyopathie ist die Ursache unbekannt. Sie läßt sich pathophysiologisch in drei Formen mit unterschiedlicher Symptomatik einteilen:

- Dilatierende Kardiomyopathie.
- Hypertrophische Kardiomyopathie.
- Restriktive Kardiomyopathie.

Dilatierende Kardiomyopathie

Bei der dilatierenden Kardiomyopathie erschlafft der Herzmuskel, die Kammern werden erweitert. Die Ätiologie ist unbekannt, vorhergehende Coxsackievirusinfektionen scheinen bedeutsam zu sein. Die Patienten haben neben Atemnot Zeichen des Herzversagens mit Lungenödem, Kardiomegalie, gelegentlicher Arrhythmie und Embolie. Die Kammmerdilatation kann eine funktionelle Mitralis- oder Trikuspidalis-Insuffizienz bewirken.

In Echokardiographie, Röntgen-Thorax (**5.105**) und MRT (**5.22**) wird ein vergrößertes Herz mit ungenügender Kontraktilität des linken Ventrikels gefunden. Das EKG zeigt ST-Veränderungen und Arrhythmien.

Patienten mit idiopathischer dilatierender Kardiomyopathie sprechen manchmal nicht auf Diuretika und Vasodilatatoren an, Herzversagen führt dann binnen weniger Jahre zum Tod. Bei manchen jungen Patienten kann eine Herztransplantation erfolgen.

Hypertrophische Kardiomyopathie

Als hypertrophische oder hypertrophe Kardiomyopathie bezeichnet man die Verdickung eines Herzmuskelsegments. Meist ist das interventrikuläre Septum betroffen, der Muskelwulst behindert die diastolische Füllung der linken Kammer. Ist auch die Ausflußbahn zur Aorta verengt, spricht man von hypertrophischer obstruktiver Kardiomyopathie (HOCM). Der erkrankte Muskel löst gefährliche Arrhythmien aus, besonders ventrikuläre Tachykardien mit Gefahr des Kammerflimmerns. Die Erkrankung kann lebensbedrohlich sein. Die Betroffenen sollten Belastungen vermeiden, die den Rhythmus stören könnten. Die Erkrankten können symptomfrei sein. Manche haben Angina pectoris, da der hypertrophierte Muskel mehr O2 benötigt. Andere haben Schwindel und Synkopen wegen der geringen Auswurfmenge. Diese Patienten können auch durch die Stenose ein Systolikum über dem linken Sternumrand haben. Bei fortschreitender Obstruktion verzieht sich die Mitralis und ein Insuffizienzgeräusch wird hörbar. Die beste Diagnosetechnik ist die Echokardiographie (**5.106, 5.107**). Im EKG sieht man Zeichen einer linksventrikulären Hypertrophie und ein pathologisches Q, das aus der Hypertrophie des Septum interventrikulare resultiert. Therapeutisch müssen die Angina pectoris und die drohenden Arrhythmie angegangen werden. Eine Resektion des Muskelwulstes unterhalb der Aortenklappe kann bei starker Obstruktion sinnvoll sein.

Etwa die Hälfte aller bekannten Fälle ist vererbt. Daher sollte bei allen Familienangehörigen mittels Ultraschall nach einer asymptomatischen Erkrankung geforscht werden. Auch sollten diese langzeitüberwacht werden, um rechtzeitig Komplikationen erkennen und behandeln zu können.

5.106

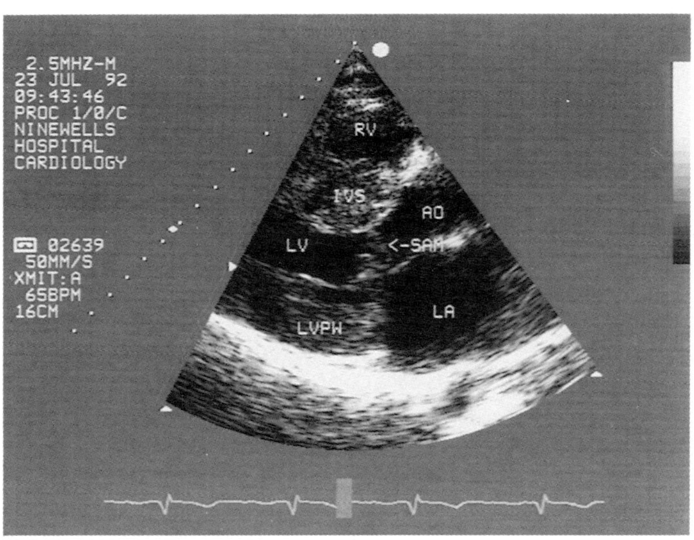

5.107

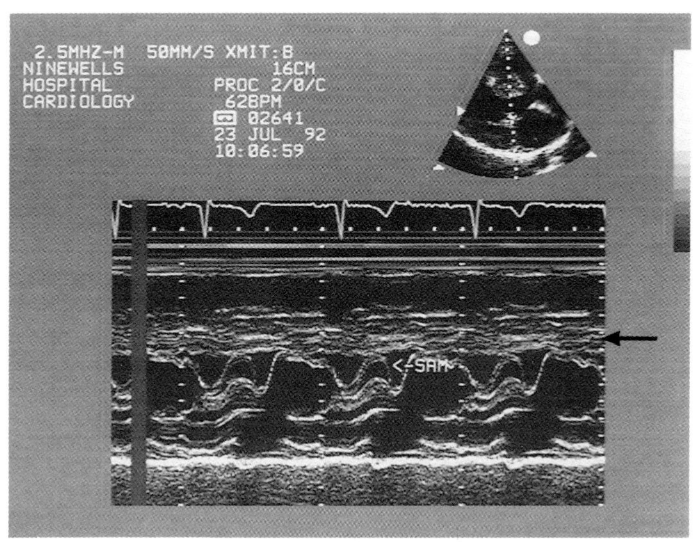

Abb. 5.106 und 5.107 Hypertrophische obstruktive Kardiomyopathie. 2D-Bild in der langen Achse parasternal (**5.106**): Block auf die Herzkammern (LA = linkes Atrium; RV = rechter Ventrikel; LV = linker Ventrikel). Die Hinterwand des LV (LVPW) ist verdickt, auffälliger ist die Hypertrophie des interventrikulären Septums (IVS). Charakteristisch ist der auftretende Venturi-Effekt: das aus dem LV strömende Blut zieht das anteriore Mitralklappensegel nach vorne - systolische anteriore Bewegung (SAM). Diese SAM ist in **5.107** (parasternale lange Achse, M-Mode) deutlicher. Auch hier erkennt man das verdickte IVS (Pfeil).

Restriktive Kardiomyopathie

Die restriktive Kardiomyopathie ist in Industriestaaten sehr selten. Sie tritt bei Erkrankungen wie Amyloidose, Sarkoidose und Leukämie auf. In den Tropen ist die Endomyokardfibrose die häufigste Ursache.

Durch Gewebeveränderungen wird das Myokard steif und verliert an Elastizität. Das wird in der Diastole deutlich und im Doppler sichtbar. Die Patienten bekommen ein kongestives Herzversagen mit Aszites und peripheren Ödemen. Die klinischen Zeichen sind ähnlich wie bei der konstriktiven Perikarditis (S. 249): erhöhter Jugularvenendruck und Herzvergrößerung. Letztere ist auch im Röntgen-Thorax (**5.109**) und EKG zu sehen. Im Echogramm erkennt man ein verdicktes Myokard mit beeinträchtigter Kammerfüllung.

5.14 Herztumoren

Primäre Herztumoren sind selten, doch zeigen Sektionen oft inzidentelle Metastasen, welche das Perikard (seltener Myokard) infiltrieren. Bei Metastasierung in das Perikard sind Ergüsse mit nachfolgender Herztamponade und -stillstand möglich.

Häufigster Primärtumor im Herzen ist das atriale Myxom. Meist sitzt es an einem Stiel direkt hinter der Mitralis im linken Vorhof. Wird dadurch der Blutstrom in die linke Kammer behindert, können Synkopen auftreten. Tumorfragmente können embolisieren. Periphere Embolisation bei einem Herzgeräusch läßt an infektiöse Endokarditis denken, doch Ultraschall (**5.108**) und MRT (**5.109**) machen die Diagnose klar. Myxome sind operabel, die Langzeitprognose ist gut.

Tumoren im Myokard sind meist Metastasen von Lungen- und Mammakarzinomen. Sie können Blutfluß und Reizleitung stören. Neben dem kompletten Schenkelblock treten ventrikuläre, auch supraventrikuläre, Tachykardien auf. Meist ist keine Therapie möglich.

5.108

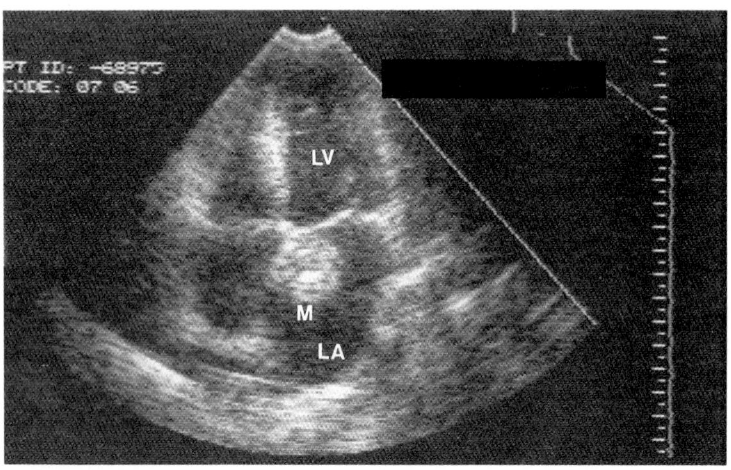

Abb. 5.108 Myxom im linken Vorhof. Herzecho, apikaler 4-Kammer-Blick. Ein runder Körper (M) sitzt in typischer Position am interatrialen Septum gerade über der Mitralis (LA = linkes Atrium; LV = linker Ventrikel).

5.109

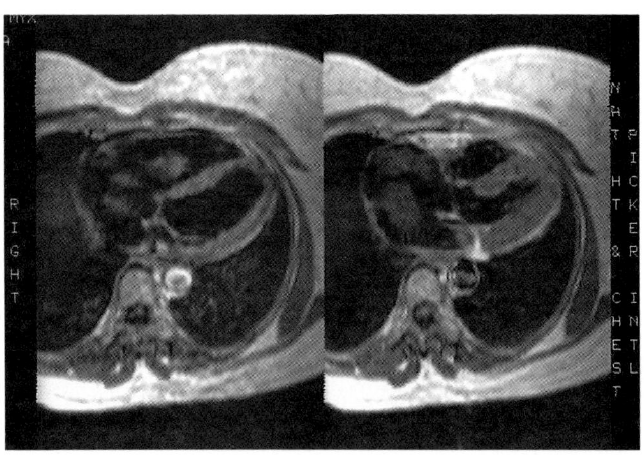

Abb. 5.109 Myxom im rechten Vorhof (MRT). Transversale Bildebene. In Diastole (links) und Systole (rechts) sieht man einen dreiteiligen Tumor. Diastolisch prolabiert er durch die Trikuspidalis, systolisch liegt er ganz im rechten Vorhof.

5.15 Erkrankungen des Perikards

Affektionen des Herzbeutels nehmen drei Formen an: Perikarditis, Perikarderguß oder konstriktive Perikarditis.

Perikarditis

Zu den Ursachen der Perikarditis zählen:

- Akute und chronische Infektionen.
- Herzinfarkt.
- Stoffwechselstörungen.
- Bindegewebserkrankungen.
- Akutes rheumatisches Fieber.
- Malignome.
- Strahlentherapie.
- Idiopathische Ursachen.

Gewöhnlich beginnt die Perikarditis mit akutem scharfem Schmerz in der Brustmitte, der in Schultern und Hals ausstrahlen und bewegungsabhängig sein kann. Meist tritt Fieber, seltener Myalgie dazu. Häufigste Ursachen sind Coxsackie B-Virus-Infektionen und akuter Herzinfarkt (S.225). Perikardreiben kann hörbar werden. Im Blut findet man eine beschleunigte BSG und Leukozytose. Liegt kein Infarkt vor, zeigt das EKG typischerweise eine ST-Hebung bei normalem QRS-Komplex (**5.110**). Fast immer kommt es nach wenigen Tagen zu einer T-Inversion. Die Herzenzyme können ansteigen, im Herzecho ist möglicherweise ein Perikarderguß sichtbar. Im Röntgen-Thorax erscheint das Herz normal konfiguriert, größere Ergüsse kann man erkennen. Gleichzeitig können pneumonische Infiltrate auftreten. Sinnvoll ist die Gabe von Antiphlogistika und Analgetika.

5.110

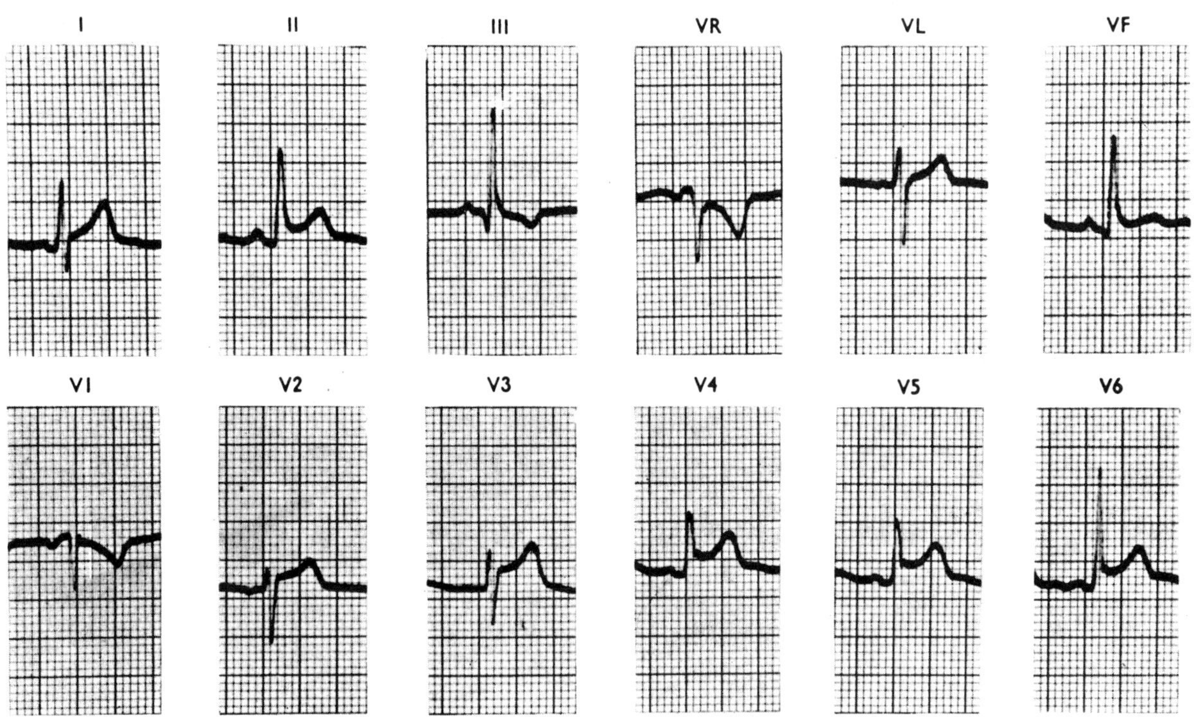

Abb. 5.110 Akute Perikarditis. In den ersten Tagen erscheint eine nach oben konkave ST-Hebung (klassischerweise in II deutlicher als in I oder III). Die T-Wellen sind in fast allen Ableitungen o.B. Es gibt kein pathologisches Q. An der fehlenden ST-Senkung unterscheidet man die akute Perikarditis von einem frühen Herzinfarkt. Später findet man in den meisten ABleitungen eine T-Negativierung. Die EKG-Veränderungen gehen auf eine die Perikarditis begleitende oberflächliche Myokarditis zurück.

Perikarderguß

Bei dem Perikarderguß handelt es sich um eine Flüssigkeitsansammlung im Herzbeutel, oft als Resultat einer akuten oder chronischen Perikarditis. Je schneller Flüssigkeit gebildet wird, desto mehr ist die Herzfunktion eingeschränkt. Zunächst ist der venöse Zustrom zum Herzen gedrosselt. Erhöhter Jugularvenendruck, Lebervergrößerung und periphere Ödeme sind die Folgen. Dann wird die Füllung des Herzens behindert, die Auswurfleistung sinkt. Nimmt die Herztamponade weiter zu, tritt über ein Herzversagen der Tod ein. Die Diagnose kann nach einer körperlichen Untersuchung gestellt werden, wenn man neben einem Herzversagen (erhöhter Jugularvenendruck, periphere Ödeme, Hepatomegalie) auf einen verminderten Auswurf (dünner Pulsus paradoxus, zentrale Zyanose, Hypotonie) trifft. Das Gebiet der Herzdämpfung kann zunehmen, die Herztöne werden leiser. Perikardreiben fehlt meist.

Im Röntgen-Thorax gibt die verbreiterte Herzsilhouette (**5.111**) einen diagnostischen Anhalt (**5.112**). Niedervoltage und T-Negativierung zeigt das EKG (**5.113**). Im Herzecho wird das Ergußausmaß sichtbar (**5.114**). Eine eingeschränkte Herzfunktion macht sofortige Punktion nötig (**5.115**). Die Analyse des Aspirats kann Hinweise zur Ätiologie liefern und die Therapie beeinflussen.

5.111

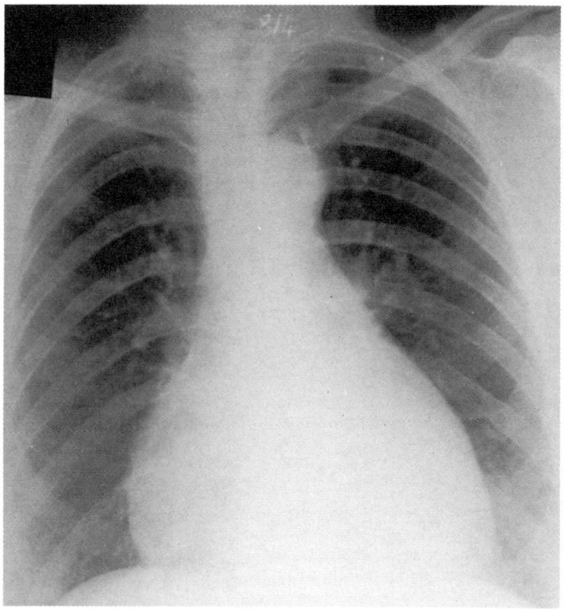

Abb. 5.111 Perikarderguß. Der verbreiterte Herzschatten ist nicht spezifisch. Herzversagen, Myokarditis und dilatierende Kardiomyopathie ergeben ein gleiches Bild.

5.112

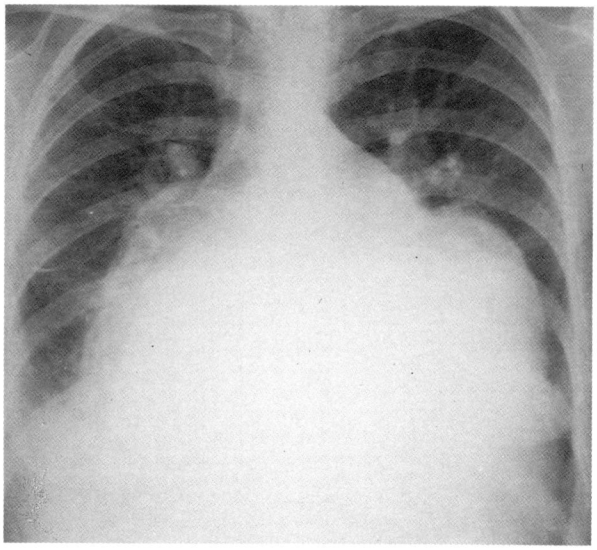

Abb. 5.112 Perikarderguß bei Malignom. Herzschattenverbreiterung. Die unregelmäßige Kontur deutet auf Perikardmetastasen hin. Hier lag ein Ovarialkarzinom vor.

5.113

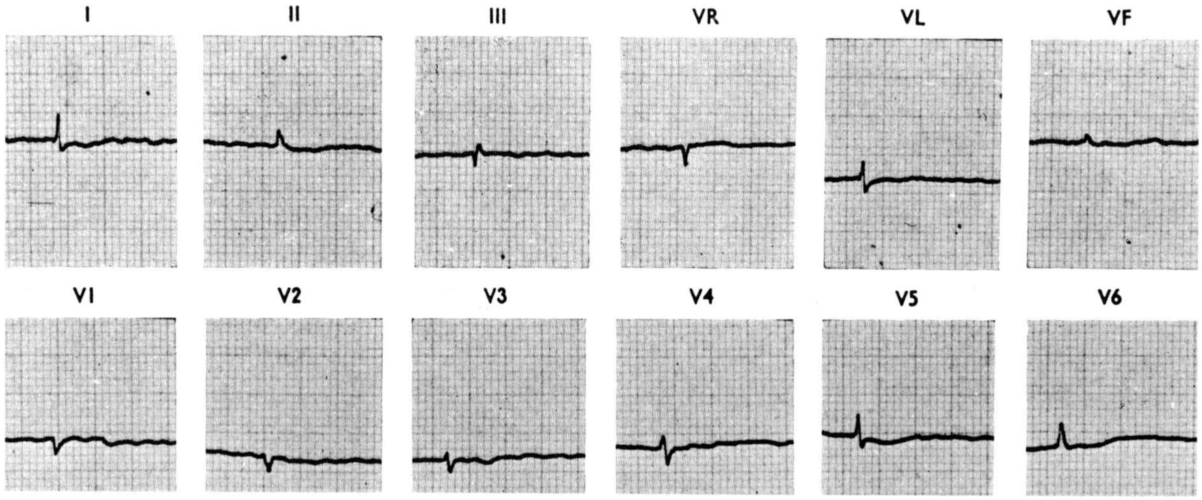

Abb. 5.113 Perikarderguß. Bei großem Erguß zeigt das EKG eine Niedervoltage, die T-Welle ist abgeflacht oder negativiert. Ursachen hierfür sind die Isolierung durch den Erguß und eine oberflächliche Myokarditis. Beachte hier das gleichzeitige Vorhofflimmern.

5.114

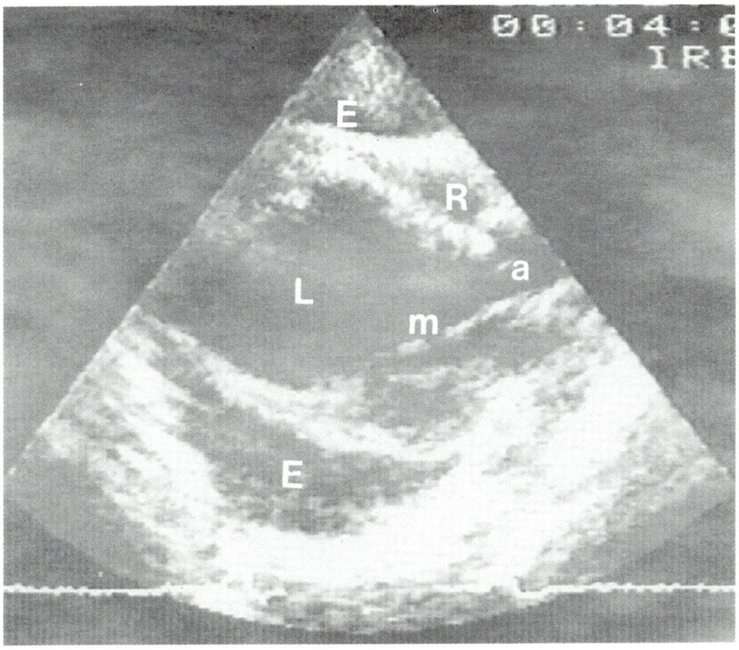

Abb. 5.114 Perikarderguß. Im Herzecho (parasternale lange Achse) Erguß (E) rund um das Herz. Der linke Ventrikel (L) ist dilatiert, der rechte (R) komprimiert - Folge der Herztamponade (m = Mitralis; a = Aortenklappe).

5.115

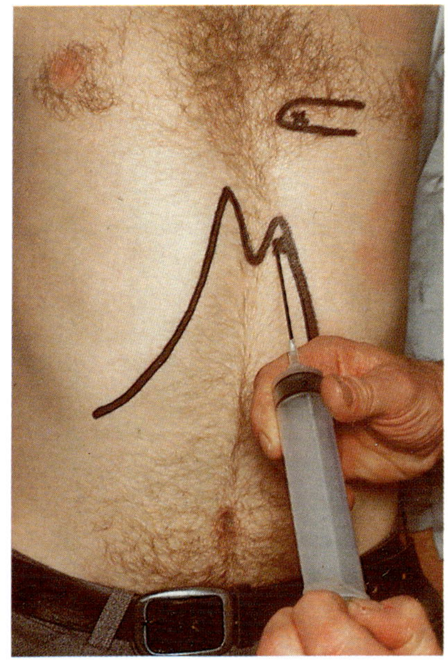

Abb. 5.115 Aspiration von Flüssigkeit bei Herztamponade. Eine großlumige Kanüle wird im Epigastrium im linken Sternum-Rippen-Winkel eingeführt und in Richtung auf das mediale Drittel der rechten Klavikula vorgeschoben (Markierung über der linken Brust ignorieren). Ist die Nadel mit einer der V-Ableitungen des EKG verbunden, sieht man eine ST-Hebung, wenn die Spitze das Epikard berührt. Das ist hilfreich bei der Unterscheidung eines blutigen Perikardergusses von einer versehentlichen Herzpunktion.

Konstriktive Perikarditis

Fibrosierung und Verkalkung des Perikards, die Kennzeichen der konstriktiven Perikarditis, können nach einer akuten Perikarditis, aber auch schleichend auftreten. Bei fortgeschrittenen Veränderungen kommt es zu gestörter Herzfüllung und Ventrikelfunktion. Hauptsymptome sind gestaute Halsvenen, periphere Ödeme, Aszites und Hepatomegalie. Bei Inspiration kann die Halsvenenstauung zunehmen (Kussmaul-Zeichen). Ein Pulsus paradoxus tritt auf. Im Röntgen-Thorax sieht man ein kleines Herz mit gelegentlichen Perikardverkalkungen (**5.116**). Die EKG-Veränderungen sind unspezifisch, neben einer Niedervoltage findet man im Endstadium oft ein Vorhofflimmern. Im Herzecho erkennt man ein verdicktes Perikard und kleine Herzhöhlen. Die Therapie besteht in der Perikardektomie.

5.116

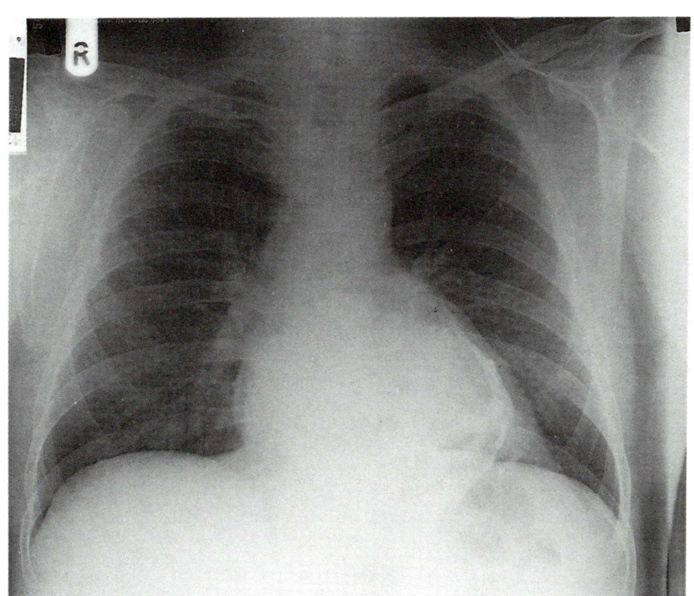

Abb. 5.116 Perikardverkalkung sichtbar an linker und unterer Herzkontur.Hier ist das Herz normal groß, doch bei weiterer Verkalkung kann es zu konstriktiver Perikarditis kommen.

5.16 Hypertonie

Unter Hypertonie versteht man einen erhöhten Druck im arteriellen Schenkel des großen Kreislaufs, welcher die Wände von Arterien, Arteriolen und linkem Vorhof schädigt. Dadurch werden Hirn, Herz, Nieren und Augen in Mitleidenschaft gezogen.

Der hohe Druck bewirkt eine Verdickung der Media und Zerstörung der Elastika von den Wänden großer und mittlerer Arterien. Die Gefäße schlängeln sich, dilatieren und können wegen des hohen Drucks reißen. Geschieht dies im Hirn, stirbt der Betroffene an den Folgen der Hämorrhagie oder bleibt wegen eines „Schlages" gelähmt. Hypertonie begünstigt auch die Bildung von Atheromen in mittleren und großen Arterien. Ein Schlaganfall kann daher auch durch Verschluß einer Hirnarterie durch einen Thrombus an einem solchen Atherom erfolgen, oder durch Embolisation von atheromatösem Material aus extrakraniellen Gefäßen (*siehe* S.494). Die bei Hypertonikern häufige Sklerose der Koronarien begünstigt Angina pectoris, Herzinfarkt und plötzlichen Tod.

Bei den kleineren Arterien und Arteriolen ist neben der Mediahypertrophie noch eine Intimaverdickung anzutreffen. Im Falle einer „malignen" Hypertonie mit hohem Druck oder plötzlichem Druckanstieg kann die verdickte Intima das Lumen stenosieren und eine akute Ischämie hervorrufen. Dies betrifft vor allem die Nieren mit Nierenversagen (*siehe* S.294). Sind die Wände der kleinen Hirngefäße geschädigt, kann es wegen Permeabilitätssteigerung zum Hirnödem kommen. Dies ist die Ursache der „hypertensiven Enzephalopathie", welche Kopfschmerzen, Verwirrung, Krämpfe und Koma zeigt. Auch gibt es Sehstörungen bei Schädigung der Retinagefäße (durch Funduskopie beurteilbar).

Der linke Ventrikel beantwortet die Hypertonie mit einer Hypertrophie. So steigert er zunächst seine Kontraktilität und behält eine normale Auswurfleistung, doch letztlich wird die O_2-Versorgung insuffizient, sodaß Angina pectoris und Herzversagen folgen.

Nur bei 1-2% aller Hypertoniker läßt sich eine Ursache finden, man spricht hier von „sekundärer" Hypertonie. Bei allen anderen fehlt eine erkennbare Ursache, hier spricht man von "primärer" oder "essentieller" Hypertonie. Erbfaktoren sind hier wichtig, wie man an positiven Familienanamnesen und rassenabhängiger Prävalenz sieht. Weiterhin sind Lebensgewohnheiten wichtig: Übergewicht, Alkoholzufuhr, Bewegungsmangel, vermutlich auch vermehrte Kochsalzaufnahme. Rauchen verursacht keine Hypertonie, beschleunigt aber die Arteriosklerose.

Viele Hypertoniker sind symptomfrei. Die Hypertonie wird dann bei einer Routineuntersuchung oder erst nach einem Schlaganfall, einem Infarkt oder einer anderen vaskulären Katastrophe gefunden. Auch bei schwerer Hypertonie können zuerst Nieren- oder Herzversagen oder Angina pectoris entdeckt werden. Nur bei Anstieg des intrakraniellen Drucks treten Kopfschmerzen auf. Eine Retinopathie kann zu Sehstörungen führen.

Die Untersuchung des Patienten mit unkomplizierter Hypertonie ergibt wenig Auffälliges. Man muß auf Anzeichen von Organschäden (Nieren- oder Herzversagen, zerebrovaskuläre Prozesse) achten und die Fundusveränderungen einteilen (**5.117-5.120**).

Wichtig ist auch, nach möglichen Ursachen einer „sekundären" Hypertonie zu forschen (**Tabelle 5.5**).

Tabelle 5.5 Ursachen der sekundären Hypertonie

Nierenkrankheiten		
	Bilateral	Chronische Glomerulonephritis
		Chronische Pyelonephritis (Refluxnephropathie)
		Polyzystische Nieren
		Analgetikanephropathie
	Unilateral	Chronische Pyelonephritis (Refluxnephropathie)
		Nierenarterienstenose
Endokrine Erkrankungen		
	Conn-Syndrom	
	Cushing-Syndrom	
	Phäochromozytom	
	Akromegalie	
	Hyperparathyreoidismus	
Kardiovaskuläre Erkrankungen		
	Aortenisthmusstenose	
Schwangerschaft		
	Prä-Eklampsie und Eklampsie	
Medikamente		
	Orale Kontrazeptiva	
	Kortikosteroide	
	Carbenoxolon	
	Monoaminooxidasehemmer (Interaktion mit Tyramin)	

Im obligatorischen EKG muß man auf Zeichen der linksventrikulären Hypertrophie (**5.121**) und Ischämie achten. Im Röntgen-Thorax wird die Herzgröße gemessen (**5.122**), selten gibt es Hinweise für eine Aortenisthmusstenose (**5.88**). In der Echokardiographie läßt sich die Hypertrophie exakt bestimmen.

Proteinurie ist ein Zeichen möglichen Nierenversagens. Die Bestimmungen von Elektrolyten, Harnstoff, Kreatinin sowie Spezialuntersuchungen dienen der Überwachung solcher Patienten (S. 294) und dem Ausschluß von Ursachen der sekundären Hypertonie.

Die Behandlung muß individuell erfolgen. Hier fließen die Ergebnisse mehrfacher Blutdruckmessungen, Alter, Geschlecht und bereits eingetretene Komplikationen ein. Bei einem diastolischen Druck von 90 bis 105 mm Hg kann, bei höherem Druck sollte therapiert werden. Aus der Vielzahl der Antihypertensiva mit unterschiedlicher Wirkung können Kombinationen gegeben werden. Eine Senkung des Blutdrucks führt zu einer Abnahme der Risiken von Schlaganfall, Herz- und Nierenversagen. Noch wurde nicht klar gezeigt, ob auch die Mortalität von Herzerkrankungen sinkt.

Bei den relativ wenigen Patienten mit erkennbarer Hypertonieursache kann diese konservativ oder chirurgisch behandelt werden.

5.117

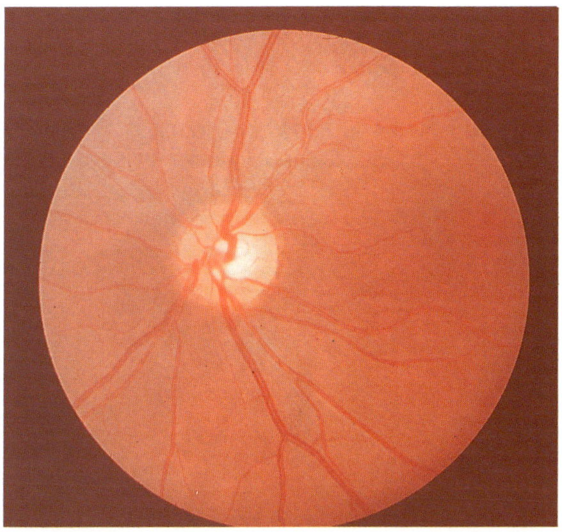

5.118

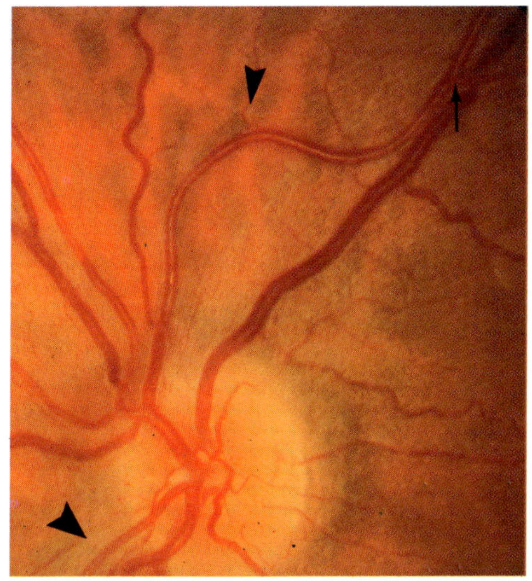

5.119

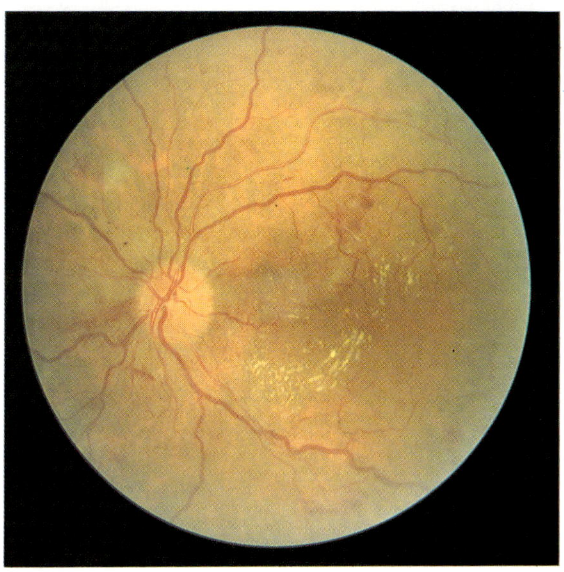

5.120

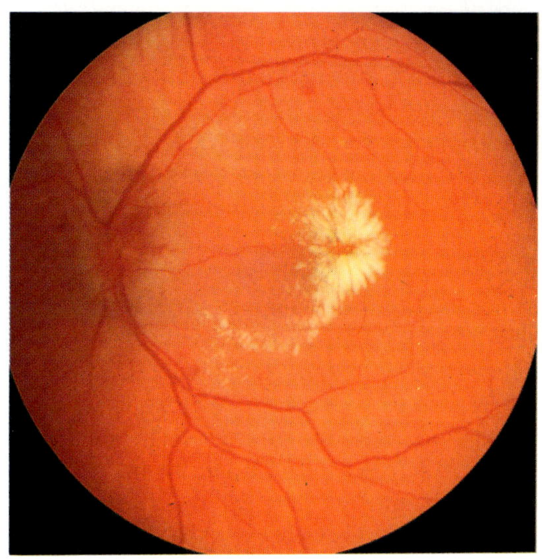

Abb. 5.117-5.120 Der **Fundus hypertonicus** wird üblicherweise in 4 Stadien eingeteilt. **Stadium I** (**5.117**) bei einem jungen Patienten zeigt geringe, frühe Veränderungen: bei 1 Uhr ist ein Gefäß vermehrt geschlängelt und reflektierend (Silberdraht), der übrige Fundus ist völlig normal. **Stadium II** (**5.118**) zeigt wieder Schlängelung und Silberreflexe (dicke Pfeile). Weiterhin werden die Venen an Gefäßkreuzungen leicht komprimiert (dünner Pfeil). Bei **Stadium III** (**5.119**) treten zu den obigen Veränderungen noch retinale Hämorrhagien und weißliche „cotton-wool"-Exsudate. Im **Stadium IV** (**5.120**) sieht man ein Ödem von Retina und Papilla nervi optici. Um die Makula können dichtere Exsudate auftreten, die einen typischen „Makulastern" bilden.

5.121

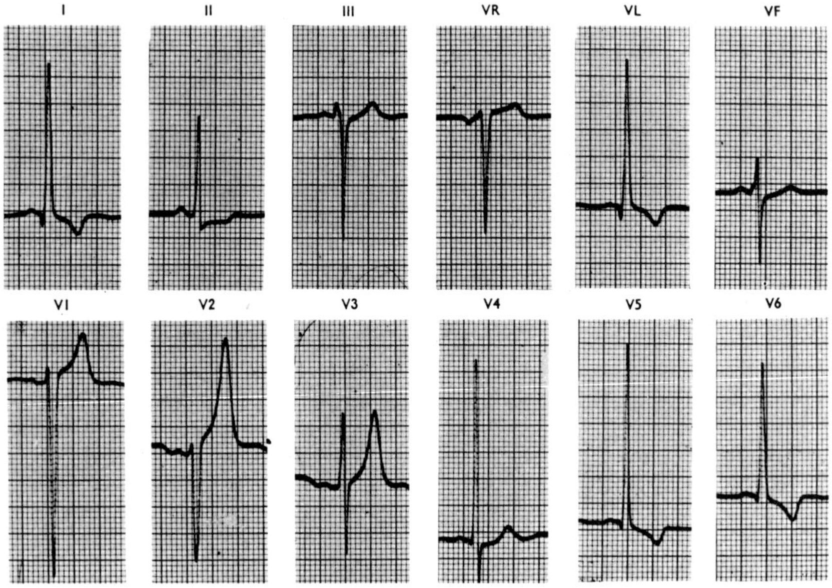

5.122

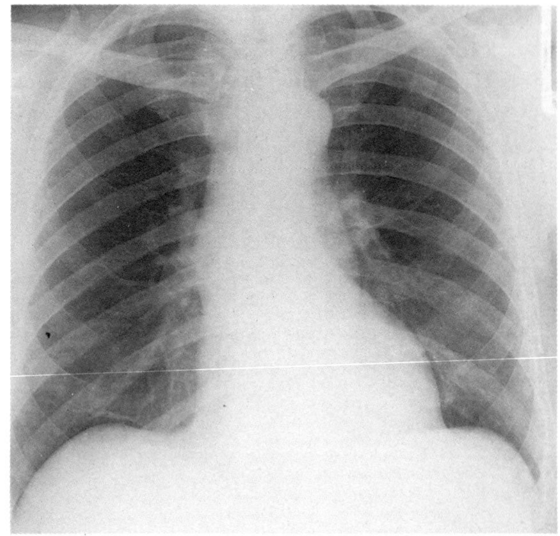

Abb. 5.121 Linksventrikuläre Hypertrophie (LVH) **bei Hypertonie** deutlich im EKG sichtbar: Summe der R-Zacke in V5 oder V6 und der S-Zacke in V1 oder V2 übersteigt hier 25mm bei normal gebautem Erwachsenen. Hier sieht man auch Zeichen der Linksherzbelastung: T-Negativierung über dem LV (V5-6) und, bei quergelagertem Herzen, auch in I und VL.

Abb. 5.122 Hypertonie. Leichte und mäßige Hypertonie zeigen einen normalen Röntgen-Thorax, erst später tritt Herzvergrößerung mit linksventrikulärer Hypertrophie (wie hier) auf. Kein Hinweis für Herzinsuffizienz beim Patienten.

5.17 Periphere Gefäßerkrankungen

Der Verschluß der Beinarterien ist ein Problem vieler älterer Menschen in den Industriestaaten. Häufigste Ursache ist die Arteriosklerose, die dann auch andere Manifestationen hat: KHK, Schlaganfall, transiente ischämische Attacken und intestinale Ischämie. Die Läsionen sitzen punktuell in Aorta, A. femoralis und A. poplitea, vor allem an der Aortengabel und am Abgang kleinerer Gefäße. Sie wachsen langsam und reduzieren allmählich den Blutstrom.

Symptome treten erst ab einer Stenose von 50-75% auf. Am häufigsten ist der belastungsabhängige Schmerz in den Oberschenkel- und Wadenmuskeln, der nach wenigen Ruheminuten aufhört („claudicatio intermittens"). Oft nimmt die schmerzfreie Gehstrecke im Krankheitsverlauf ab. Welche Muskelgruppe betroffen ist, hängt vom Stenosesitz ab: ist sie in der A. femoris profunda lokalisiert, tritt neben einer Claudicatio in Gesäß, Hüften und Oberschenkeln ggf. eine Impotenz auf.

Manche Patienten klagen über Muskelschwäche, Taubheit oder Parästhesien. Mit Gangrän und Ulzera kann ein konstanter Ruheschmerz auftreten. Bei Diabetikern ist die Arteriosklerose disseminierter und die Symptomatik komplexer, weil sie oft eine periphere Neuropathie, Befall kleinerer Gefäße, Verlust der Tiefensensibilität und des Sympathikotonus haben.

Die körperliche Untersuchung zeigt:

- Hautatrophie, Haarverlust, trophische Nagelveränderungen (**5.123**).
- Kalte, blasse oder bläuliche Extremität (**5.124, 5.125**).
- Langsame Kapillarfüllung nach Druck auf Nagelbett.
- Abgeschwächte oder fehlende Pulse im betroffenen Bein.
- Strömungsgeräusch über dem stenosierten Gefäßabschnitt.
- Ulzerationen oder Gangrän, besonders an den Zehen.
- Sensibilitätssörungen.

Zu den besonderen Untersuchungen zählen die Messung des systolischen Blutdrucks an Armen und Beinen (hier geringer), des Knöchelblutdrucks nach Belastung (sinkt stark ab) sowie die Angiographie (**5.127**). Letztere zeigt Lokalisation und Umfang der Stenose (gelingt auch nichtinvasiv mit farbkodiertem Doppler) sowie Kollateralen. Steht eine Amputation an, kann man mit der Thermographie die Hautdurchblutung messen (**5.128**).

Grundlage der Therapie ist die gesunde Lebensführung (Nikotinkarenz, Gewichtsabnahme, Blutfett- und Blutdruckkontrolle, Bewegung). Die Sympathektomie ist manchmal sinnvoll. Wichtig ist die medizinische Fußpflege, gerade bei Diabetikern. Medikamente helfen meist nicht. Gefäßchirurgische Eingriffe können die Durchblutung verbessern, doch bei Gangräne ist eine Amputation notwendig (**5.129**).

5.123

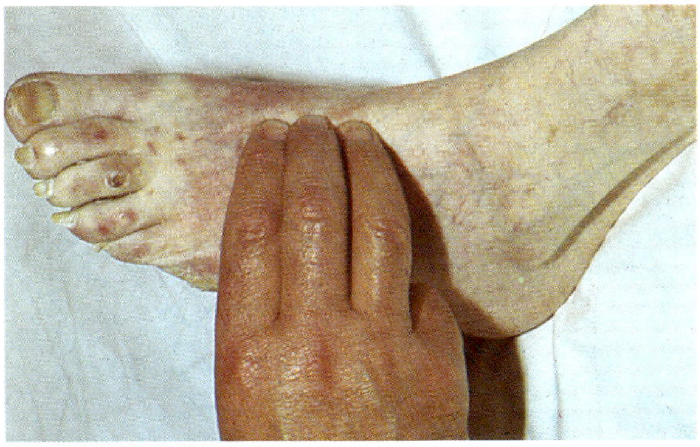

5.124

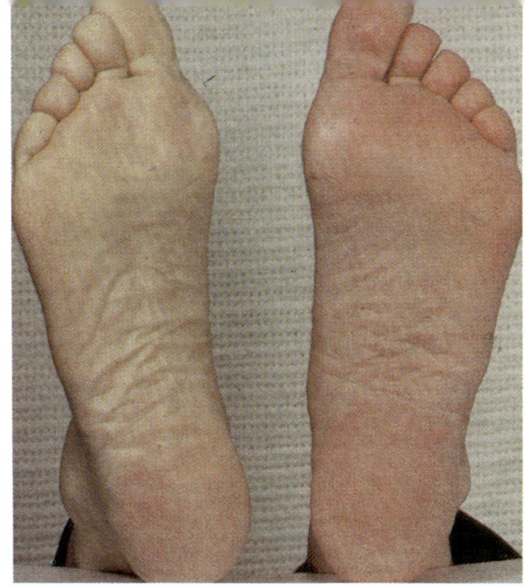

Abb. 5.123 Durchblutungsstörungen der Extremitäten. Typische Veränderungen der Haut sind u.a. Atrophien, Blässe, Haarverlust und manchmal trophische Nagelveränderungen. Hier ist ebenso eine frühe Ulzeration dorsal auf drei Zehen zu beobachten. Wichtig ist, periphere Pulse zu kontrollieren. Hier waren die dorsalen Fußpulse nicht zu palpieren.

Abb. 5.124 Ischämische Blässe im rechten Fuß. Beachte die durch Elevation verstärkte Farbdifferenz beider Füße.

5.125

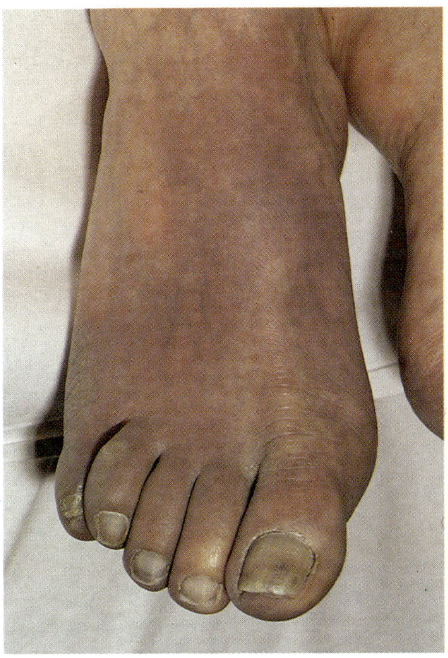

Abb. 5.125 „Kritische" Ischämie des Fußes. Der Patient hatte plötzlich Schmerzen, Kältegefühl und Sensibilitätsverlust in den Zehen und auf dem Fußrücken. Eine Claudicatio intermittens lag vor, die Haare fehlten, die Haut war dünn. Die Angiographie muß nun die Natur der Stenose klären.

5.126

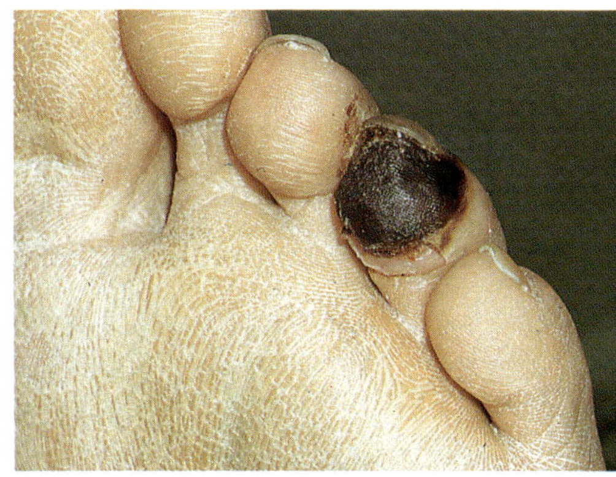

Abb. 5.126 Typische trockene Gangrän einer Zehe bei diffusen Atheromen. Claudicatio intermittens lag vor, Therapie der Wahl ist die Amputation.

5.127

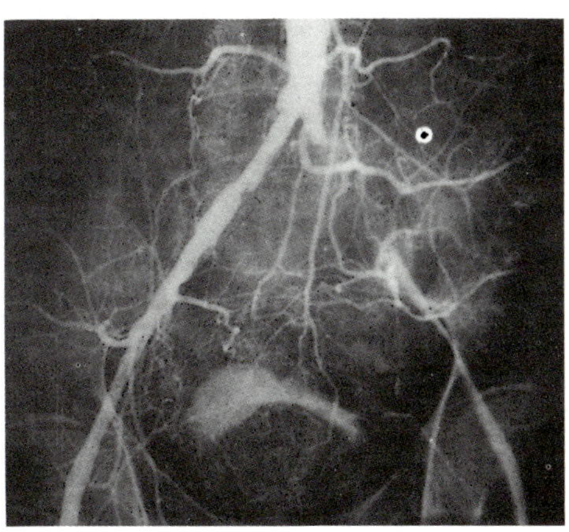

Abb. 5.127 Disseminierte Arteriosklerose, Verschluß der linken A. iliaca externa mit Kollateralen. Patient hatte starke Claudicatio intermittens links und ischämische Hautveränderungen.

5.128

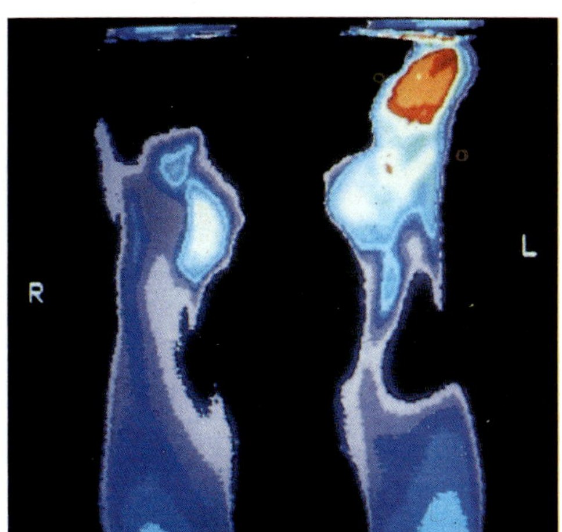

Abb. 5.128 Thermographie kann helfen, die Hautdurchblutung ischämischer Beine zu bestimmen. Dieser Patient hatte eine schwere Ischämie rechts.

5.129

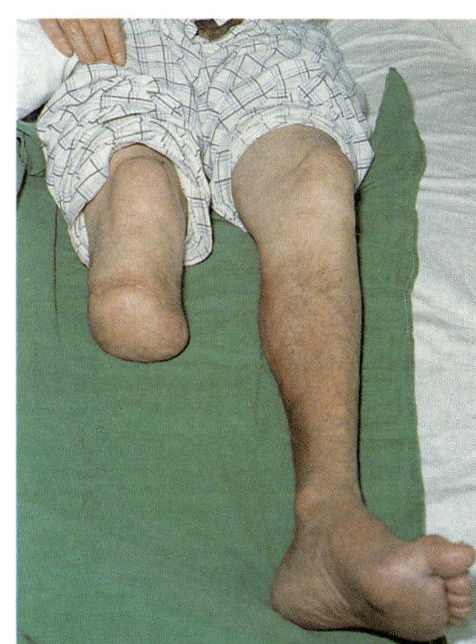

Abb. 5.129 Noch immer sind bei schweren peripheren Gefäßerkrankungen Amputationen notwendig. Hier: massive Gangrän von Fuß und Bein.

Thrombangiitis obliterans (Buerger-Krankheit)

Die Krankheit (auch von Winiwarter-Buerger-Syndrom) befällt junge männliche Raucher mit Fingerulzerationen und -gangrän. Spasmen der Digitalarterien werden von starken entzündlichen Reaktionen begleitet, die Venen und Nerven schädigen können (**5.130**). Atherome liegen nicht vor. Die Hauptsymptome sind durch die Ischämie von Fingern und Zehen erklärbar, doch viele Patienten haben auch Claudicatio intermittens, besonders der Wade und Fußinnenseite, seltener der Hand. Im Extremfall kommt es zu starkem Ruheschmerz und Gangrän (**5.131**). Bei der körperlichen Untersuchung stößt man auf kalte Finger, Fingerulzera, Phlebitiden und fehlende Pulse an Händen und Füßen. Die Patienten sollten nicht mehr rauchen. Vasodilatatoren sind oft wirksam, seltener die Sympathektomie. Eine Fingeramputation kann nötig werden.

5.130

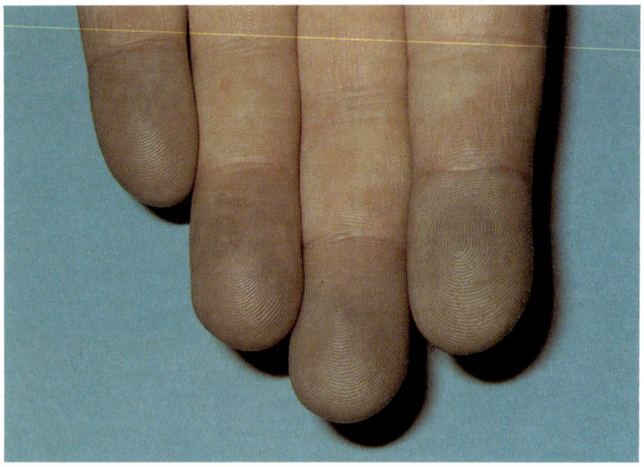

Abb. 5.130 Digitale Ischämie bei Thrombangiitis obliterans. Zyanotische Fingerspitzen, noch keine bleibenden Schäden. Der Mann rauchte weiter und bekam Gangrän.

5.131

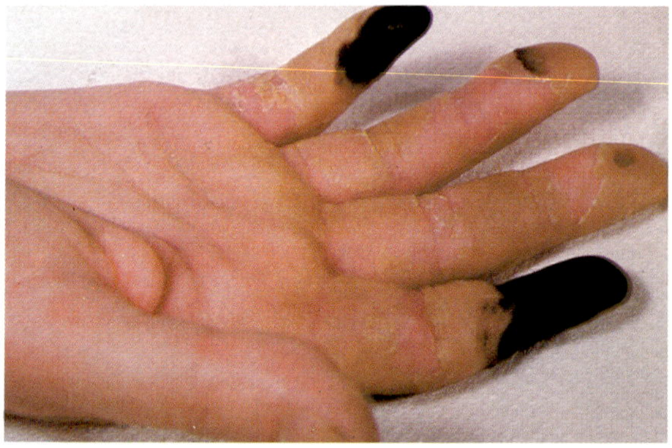

Abb. 5.131 Fingergangrän bei Thrombangiitis obliterans. Bei diesem jungen Raucher mußte amputiert werden.

Akute Ischämie

5.132

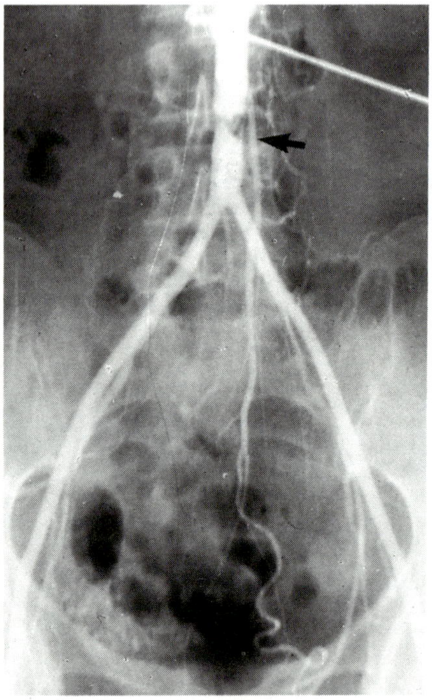

Thrombosierung an einem atheromatösen Plaque oder Embolie können zu akuter Ischämie führen. Emboliеursachen sind: durch rheumatische Endokarditis geschädigte Mitral- oder Aortenklappen (**5.74**), besonders bei Vorhofflimmern; wandständiger Thrombus nach Infarkt des linken Ventrikels (**5.66**); Klappenersatz (**1.9**); Vegetationen bei infektiöser Endokarditis (**5.103, 5.104**): atheromatöse Plaques oder Aneurysmen der Aorta (**5.144**). Man beobachtet akut einsetzende Schmerzen, Gliedblässe, Fehlen von Pulsen und Kapillarfüllung, gefolgt von reaktiver Hyperämie (**5.71**) oder von Zyanose und Gangrän (**5.124-5.126**). Der Verschluß kann mit farbkodiertem Doppler oder Angiographie (**5.132**) lokalisiert werden. Distale Embolien und Thrombosen sind Thrombolytika zugänglich. Proximalere Verschlüsse können mit Thrombektomie oder Angioplastik behandelt werden. Der Rezidivprophylaxe dient die Gabe von ASS und Antikoagulantien.

Abb. 5.132 Ein aortaler Thrombus (Pfeil) verursachte Ischämie und Embolie im Bein. Er hatte sich an einem atheromatösen Plaque gebildet und wurde operativ entfernt.

Raynaud-Syndrom

Das Raynaud-Syndrom betrifft besonders junge Frauen und besteht in rezidivierenden Gefäßspasmen, wobei ein oder mehrere Finger weiß und taub werden. Nach einigen Minuten folgt eine blau-purpurne Zyanose und Rötung (reaktive Arteriendilatation) (**3.29, 5.133**). Die Zehen sind selten beteiligt. Die Attacken sind meist bilateral symmetrisch und kommen familiär gehäuft vor. Dem primären Raynaud-Syndrom gehen oft Kälteexposition oder Aufregung voraus. Die meisten Patienten sind ansonsten gesund und durch das Phänomen nur leicht gestört. Selten kommt es zu Ulzerationen der Fingerkuppen und Gangrän (**5.134**).

Bei der sekundären Form liegt eine auslösende Grundkrankheit vor (**Tabelle 5.6**). Die Diagnose ist wahrscheinlich, wenn die Erkrankung in höherem Alter, bei einem Mann, einseitig oder abrupt beginnt und rasch zu Ulzera und Gangrän führt.

Wichtig in der Anamnese sind Zigarettenrauchen, die Einnahme von Betablockern, Ergotaminderivaten oder oralen Kontrazeptiva sowie der Gebrauch von vibrierenden Werkzeugen (Schlagbohrer, Kettensägen)(**5.135**). Löst eine bestimmte Armhaltung das Syndrom aus, muß an ein Thoracic-outlet-Syndrom gedacht werden (*siehe* S. 260).

Bei der primären Form ist die Prognose sehr gut, die Hände und Füße sollten warm gehalten werden. Heizbare Handschuhe sind hier effektiv. Der Patient sollte weder rauchen noch anfallsauslösende Medikamente einnehmen.

Bei der sekundären Form sollte die Grundkrankheit gesucht und kuriert werden. Selten hilft die zervikale Sympathektomie. Besser ist die Gabe von Kalziumantagonisten oder die transdermale Prostazyklinapplikation.

5.133

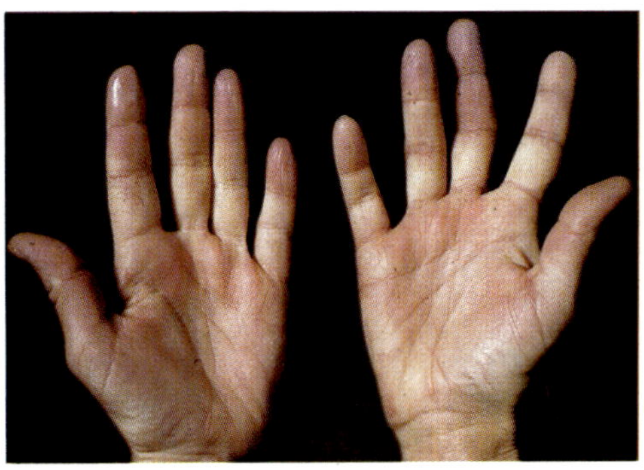

Abb. 5.133 Raynaud-Phänomen bei Sklerodermie (*siehe* S.144). Hier sind die Fingergrundglieder blaß, die Kuppen gestaut und zyanotisch (vergleiche mit dem Bild in **3.29**).

5.134

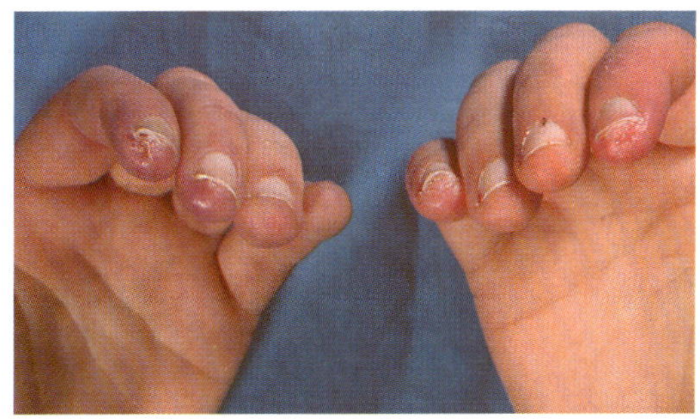

Abb. 5.134 Das primäre Raynaud-Syndrom führt selten zu Ulzera und Gangrän. Diese 36jährige Frau hatte schmerzhafte rezidivierende nekrotisierende Ulzera an den Fingerspitzen, Kuppenschwund und gestörtes Nagelwachstum.

Tabelle 5.6 Ätiologie des sekundären Raynaud-Syndroms.

- Bindegewebserkrankungen, besonders SLE und Sklerodermie
- Medikamenteneinnahme - besonders Nikotin, orale Kontrazeptiva, Betablocker und Ergotaminderivate
- Gebrauch vibrierender Werkzeuge ("Vibrationsfinger")
- Thoracic-outlet-Syndrom
- Neurogen
- Malignome
- Hyperviskositätssyndrome
- Polyzythämie

5.135

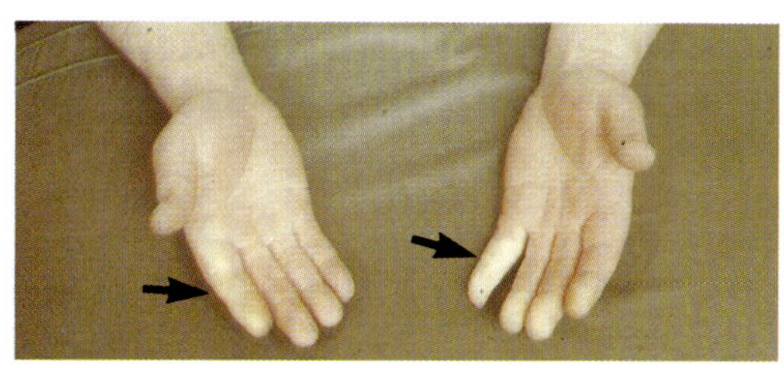

Abb. 5.135 Vibrationsfinger. Der Patient entwickelte nach regelmäßiger Benutzung einer Motorsäge schmerzhafte Vasospasmen (Pfeile). Die Symptome begannen ein Jahr nach Arbeitsbeginn.

Erfrierung

Abkühlung bewirkt Vasokonstriktion, steigende Plasma- und Gesamtblutviskosität und eingeschränkten Sauerstofftransport. Eiskristalle, die unterhalb des Gefrierpunkts entstehen, führen zum Zelluntergang.

Die Naßerfrierung der Füße ist die Folge von längerer feuchter Abkühlung. Es gibt mehrere Phasen. Zuerst sind die Füße kalt, weiß und pulslos (Ischämie). Dann werden sie schmerzhaft, rot und ödematös (Hyperämie). Erholung ist möglich, bei oberflächlicher Gangrän kann eine Hautverpflanzung nötig sein. Bei der reinen Erfrierung ist die Blutzufuhr permanent eingeschränkt und es kommt zu Gewebsnekrosen. Das betroffenen Gebiet ist taub und blutarm. Bei Erwärmung schmerzt es (**5.136**) und es bildet sich eine Demarkationszone zwischen gesundem und totem Gewebe. Gangrän kann folgen (**5.137**). Die medikamentöse oder chirurgische Sympathektomie kann wertvoll sein.

5.136

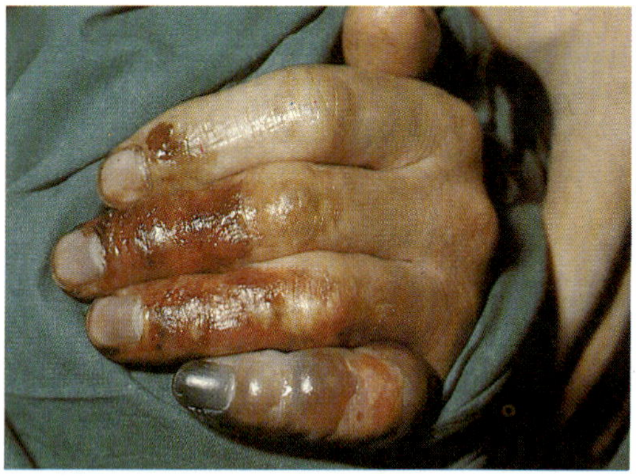

Abb. 5.136 Erfrierungen an der Hand eines Bergsteigers. Bei Erwärmung wird die Hand schmerzhaft, rot und ödematös, Gangrän im 5. Finger ist wahrscheinlich.

5.137

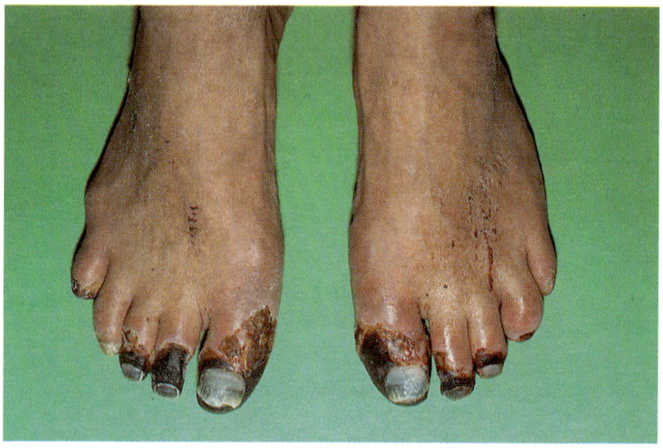

Abb. 5.137 Gangrän nach Erfrierungen. Der Patient hatte im Winter in London draußen geschlafen. Er entwickelte symmetrische Veränderungen an beiden Füßen, die die Amputation einiger Zehen notwendig machten.

5.18 Hypothermie

Viele Krankheiten können die Körpertemperatur senken: Myxödem, Morbus Addison, Hyperglykämie, Schlaganfall, Herzinfarkt sowie Drogen- oder Alkoholaufnahme. Vor allem Ältere sind betroffen. Hypothermie kann auch durch Wärmeverlust eintreten: Kontakt mit Schnee oder kaltem Wasser, Exposition in kaltem, feuchtem und windigem Wetter. Oft kommen Faktoren zusammen, wenn etwa der Betrunkene im Winter draußen liegen bleibt oder der ältere Infarktpatient im ungeheizten Haus stürzt. Die Geschwindigkeit der Abkühlung hängt von Faktoren wie Ernährungszustand, Bekleidung, kürzliche Alkohol- oder Drogenaufnahme sowie Umgebungstemperatur ab.

Die Klinik hängt von der Körperkerntemperatur ab. Bei leichter Hypothermie (35-37 °C) fühlt man sich nur unwohl, zittert und friert, bleibt aber wach und kann sich zu helfen versuchen. Niedrigere Körpertemperaturen schädigen die ZNS-Funktion zunehmend: Koordination und Urteilsvermögen sind eingeschränkt, der Patient wird bewußtlos. Unterhalb von 32 °C steigt die Mortalität exponentiell an.

Die Patienten sind meist kalt, blaß, bradykard und hypoton. Sie atmen langsam und zeigen „Leichenstarre“. Im Labor findet man Azidose, Hämokonzentration und Nierenversagen. Es kommt zur peripheren Hypoxie, da die O2-Bindungskurve bei niedriger Temperatur nach links verschoben wird und weniger O2 peripher abgegeben wird. Die ZNS-Reflexe (z.B. Pupillenreflex) werden gestört. Am häufigsten tritt der Tod durch Herzrhythmusstörungen (Tachykadrie oder Flimmern) ein, das EKG zeigt oft viele Veränderungen (z.B. Bradykardie, Vorhofflimmern, die charakteristische J-Welle (**5.138**).

Die leichte Hypothermie kann man mit langsamer Erwärmung (warmer Raum, Bett, mittels Silberfolie)(**5.139**) und Allgemeinmaßnahmen behandeln. Bei Körperkerntemperaturen über 32 °C reicht das meist aus. In schwereren Fällen muß O2 gegeben werden, Stoffwechsel und Wasserhaushalt sind zu kontrollieren. Externe Erwärmung (Heizdecke) ist kontraindiziert, doch i.v. applizierte Flüssigkeiten sind zu wärmen. Mit Antibiotika muß einer Pneumonie, die hierbei häufig ist, begegnet werden.

5.138

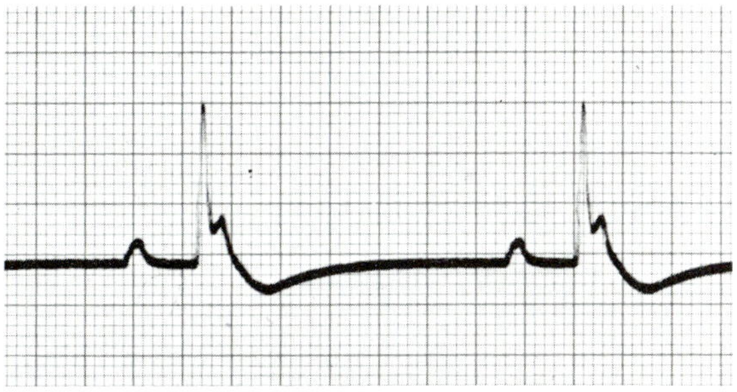

Abb. 5.138 Hypothermie. Charakteristisch ist die in allen Ableitungen sichtbare J-Welle, ein positiver Ausschlag zwischen QRS-Komplex und ST-Strecke. Mit sinkender Temperatur wird sie höher und breiter.

5.139

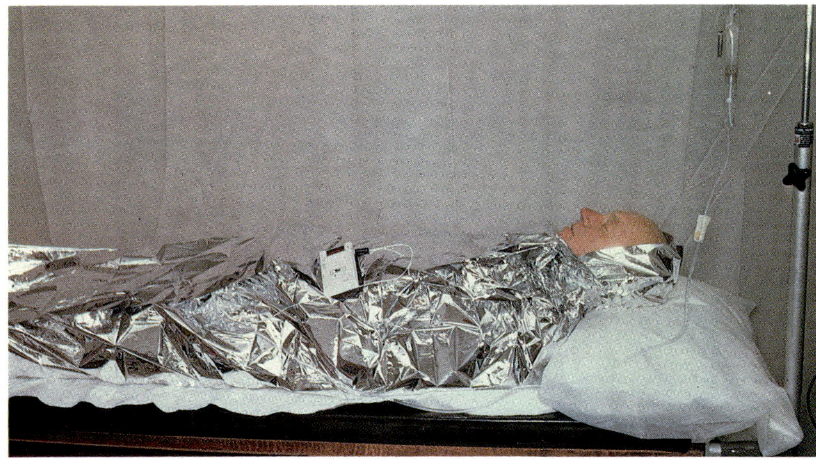

Abb. 5.139 Therapie bei Unterkühlung. Die Metallfolie hilft bei langsamer Erwärmung. Rektale konstante Temperaturmessung. Zentraler Venenkatheter mit Infusion, auch wird hier der Druck gemessen, um eine Hypotonie durch Vasodilatation früh zu erkennen.

5.19 Aortale Erkrankungen

Aneurysmen

Ein Aneurysma ist eine abnormale Aufweitung aller vier Arterienwandschichten. Die Aorta thoracalis und abdominalis kann betroffen sein.

Aneurysma der Aorta abdominalis

Abdominelle Aneurysmen sind am häufigsten bei über 50jährigen Männern mit Arteriosklerose. Man kann sie zufällig bei einer Routinepalpation des Abdomens oder radiologisch finden. Gelegentlich klagen die Patienten über einen Schmerz im Epigastrium mit Ausstrahlung in die Flanken. Selten tritt der akute Abdominalschmerz mit schwerer Hypotonie durch Ruptur mit anschließendem Tod auf. Mit zunehmender Größe lagern sich Thrombenschichten im Aneurysma ab. Dies kann bei großen Aneurysmen unter Verbrauch von Thrombozyten und Gerinnungsfaktoren zur disseminierten intravasalen Koagulation führen. Der Thrombus kann multiple Embolisationen der unteren Extremität herbeiführen. Gelegentlich greift das Aneurysma auf Vena cava oder Darm über und bildet eine Fistel.

Die Diagnose kann mittels einfachem Röntgen-Bild (**5.140**), Ultraschall (**5.141**) oder Angiographie (**5.142**) gestellt werden. Letztere gestattet eine exakte Ausmessung und die Planung eines chirurgischen Eingriffs. Ist die Operation elektiv, beträgt die Letalität 5-10%, bei Notoperationen liegt sie über 50%.

5.140

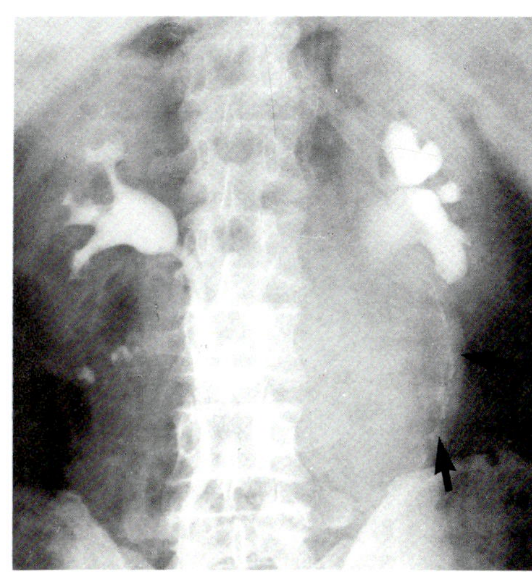

Abb. 5.140 Aneurysma der Aorta abdominalis. Bei einem i.v.-Urogramm (dilatiertes linkes Nierenbecken) fand man zufällig eine dilatierte und sklerosierte Aorta (Pfeil).

5.141

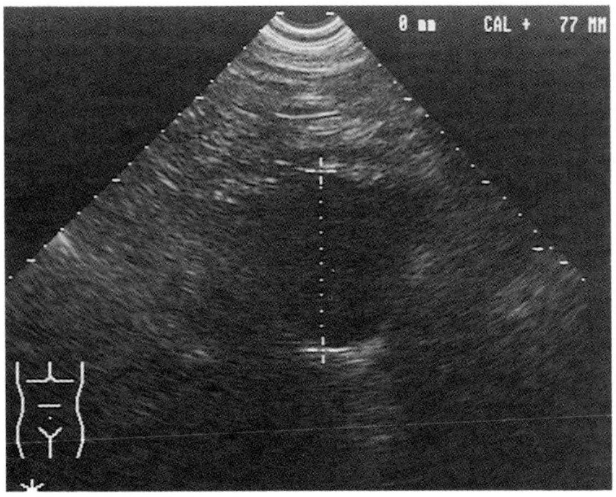

Abb. 5.141 Aneurysma der Aorta abdominalis im Ultraschall. Vergrößerter Aortendurchmesser, Konturunregelmäßigkeit. Echogenes Material im Lumen repräsentiert Thrombusschichten. Ab einem Lumendurchmesser von 4 cm (hier 6,2 cm) besteht die Operationsindikation. Das Aneurysma begann unterhalb der Nierenarterien. Es wurde eine Aortenplastik eingesetzt.

5.142

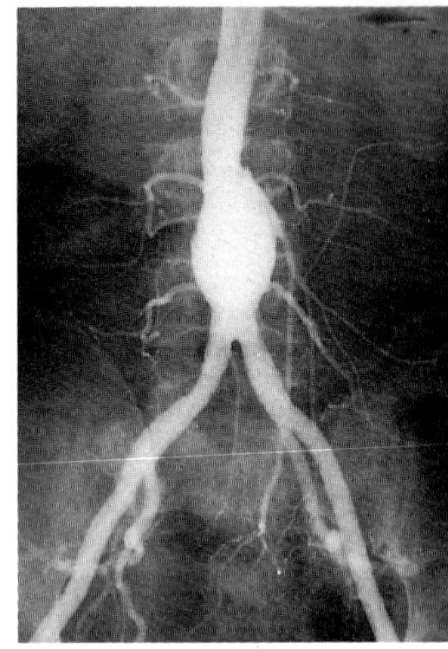

Abb. 5.142 Kleines abdominales Aortenaneurysma (Angiographie). Ein Strömungsgeräusch über dem Abdomen war der erste Hinweis.

Aneurysma der Aorta thoracalis

Die Aussackung des intrathorakalen Aortenabschnitts (Pars ascendens, P. descendens und Arcus aortae) war früher eine häufige Langzeitkomplikation der Syphilis (**1.235**). Liegt sie im aufsteigenden Schenkel, können die Koronarostien und die Aortenklappe einbezogen sein. Angina pectoris kann bei mangelnder diastolischer Koronarienfüllung folgen. Bei großem Aneurysma spürt man eine schmerzhafte (bei Erosion von Rippen und Sternum) pulsierende Masse im vorderen Thorax. Mögliche Komplikationen bei Arcusbefall sind: Kompression des linken Hauptbronchus mit Atelektasen und Atemnot, Husten, Verziehung der Trachea, Lähmung des linken N. recurrens, selten ein linksseitiges Horner-Syndrom. Dysphagie kann nach Ösophaguskompression eintreten. Aortenrupturen in Ösophagus, Bronchus oder intrathorakal kommen vor. Die Syphilisdiagnose sollte serologisch gefestigt werden, ehe man geeignete Antibiotika gibt. Diese Aneurysmen sind in industrialisierten Ländern extrem selten geworden. Doch kann man zufällig im Röntgen-Thorax ein nicht-syphilitisches Aneurysma der Aorta descendens finden (**5.143, 5.144**), welches meist symptomlos ist.

5.143

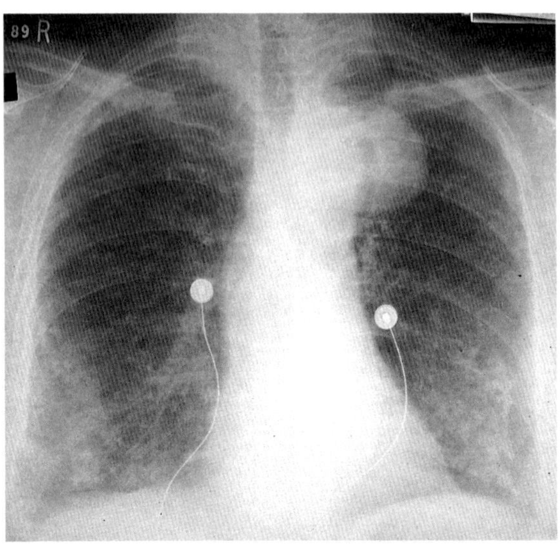

Abb. 5.143 Aneurysma auf Höhe des Aortenbogens. In der p.a.-Aufnahme ist die Diagnose nicht sicher, möglich wäre auch eine Raumforderung in Lunge oder Mediastinum. Kompliziert wird der Befund durch extensive bilaterale basale Pleuraverkalkungen noch vorheriger tuberkulöser Pleuritis.

5.144

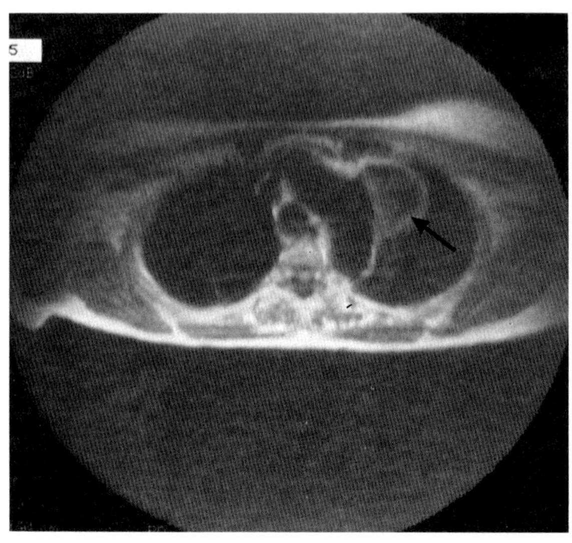

Abb. 5.144 MRT-Bild (transversaler Schnitt) des Patienten aus **5.143**. Man sieht, daß die Masse im Röntgen-Bild ein thrombosiertes Aortenaneurysma ist (Pfeil).

Andere Aneurysmen

Aneurysmen gibt es in vielen Arterien.

- Aneurysmen im Circulus arteriosus Willisii werden durch eine angeborene Schwäche an Gefäßgabeln hervorgerufen (man vermutet eine Entwicklungsstörung von Media und Elastika). Die Aussackung wird allmählich größer und kann reißen, wobei es zur Subarachnoidalblutung kommt (*siehe* S. 498).
- Mykotische Aneurysmen treten in allen Arterien auf, am häufigsten im Hirn. Hier wird bei einer Embolie (oft septischer Natur) wird die Gefäßwand zerstört. Die m.A. sind in Industriestaaten selten.
- Im Rahmen einer Panarteriitis nodosa können multiple Mikroaneurysmen entstehen (*siehe* S. 148, 193, 287).
- Das Kawasaki-Syndroms ist vermutlich eine Infektionskrankheit (Erreger unbekannt), die Arteriitis und Aneurysmen der Koronarien bewirkt.

Aneurysma dissecans der Aorta

Das Aneurysma dissecans beginnt meist mit einem Intimariß der Aorta. Austretendes Blut formt in der Media einen Tunnel, aus dem es wieder in das wahre Lumen fließt. Zur Hälfte ist der Pars ascendens, zu einem Drittel der Bogen und im Rest der Fälle der Pars descendens der Aorta betroffen. Der Riß kann spontan bei vorgeschädigter Aortenwand (z.B. Marfan-Syndrom, Ehlers-Danlos-Syndrom, zystische Medianekrose), bei Aortenisthmusstenose und bei Hypertonie auftreten. Oder er ist iatrogen und entsteht bei einer Angiographie oder Bypass-Operation.

Meist beginnt die Klinik akut mit einem scharfen Schmerz in Brust, Abdomen oder Rücken. Ist die Aorta ascendens betroffen, können die Koronarienostien und die Aortenklappe mit einbezogen werden. So kann es zu akuter Aorteninsuffizienz mit Herzversagen oder zum Herzinfarkt kommen. Eine Dissektion im Aortenbogen verursacht gelegentlich eine Armischämie oder Hemiplegie (bei Verschluß der abgehenden Arterien). Das Aneurysma kann in das Perikard, das Mediastinum, die linke Pleurahöhle oder das Abdomen rupturieren.

Oft wird die Diagnose klinisch gestellt, wenn neben fehlenden oder abgeschwächten Pulsen Blutdruckdifferenzen gefunden werden. Die Bestätigung erfolgt mittels Röntgen-Thorax (**5.145**), Angiographie, Ultraschall, CT (**5.146**) oder MRT (**5.145**). EKG und normale Herzenzyme lassen einen akuten Herzinfarkt ausschließen. Die hohe Mortalität hängt von Sitz und Länge der Dissektion ab. Behandelt wird nur chirurgisch, wobei der geschädigte Aortenteil möglichst ersetzt wird.

5.145

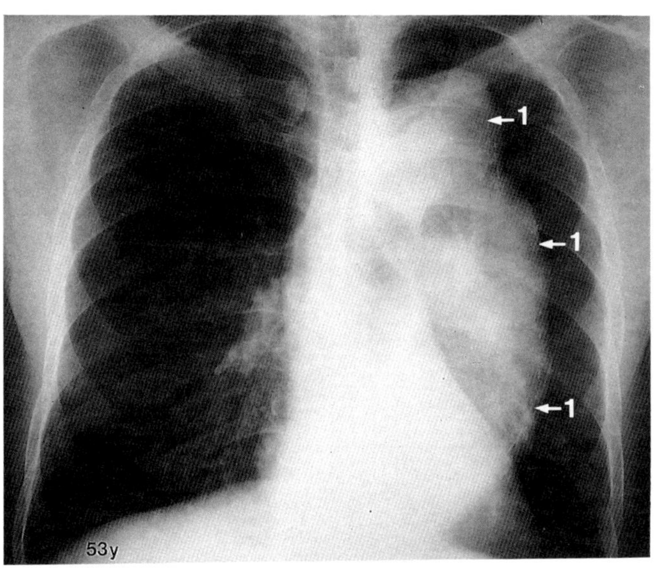

Abb. 5.145 Aneurysma dissecans der Aorta. Die Kontur der stark dilatierten Aorta ist markiert (1). Erstsymptom des 53jährigen Hypertonikers war Brustschmerz. Weitere mögliche Untersuchungen sind Angiographie, Ultraschall, MRT oder CT (*siehe* **5.138**).

5.146

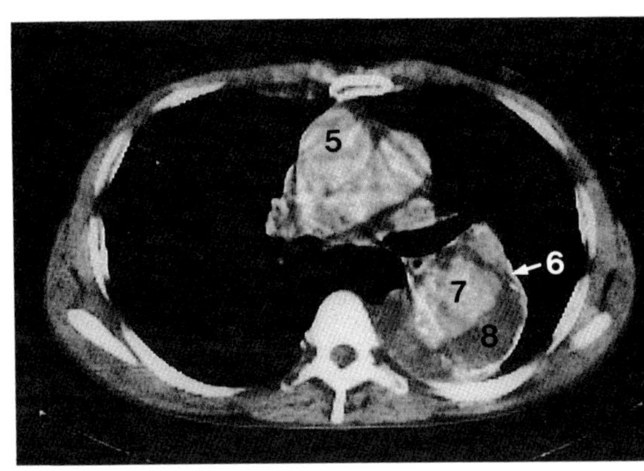

Abb. 5.146 Aneurysma dissecans der Aorta im Kontrastmittel-CT (derselbe Fall wie **5.145**). Sichtbar ist die normale Aorta ascendens (5), eine dilatierte A. descendens (6), das dunklere echte Lumen (7) und das thrombosierte falsche Lumen (8).

Aortenbogensyndrom

Diese Bezeichnung umfaßt Erkrankungen des Aortenbogens, die den Blutstrom in den großen abgehenden Arterien stören. Die Ätiologie ist vielseitig (Tabelle 5.7). Übliche Symptome sind Ischämien des Kopfes und der Arme.

Tabelle 5.7 Ursachen des Aortenbogensyndroms

Arteriosklerose
Aneurysma dissecans
Takayasu-Arteriitis
Syphilis (Aortitis, Aneurysmen)
Mykotisches Aneurysma
Rezidivierende Polychondritis
Riesenzellaortitis
Spondylitis ankylosans
Kawasaki-Syndrom

Thoracic-outlet-Syndrom

5.147

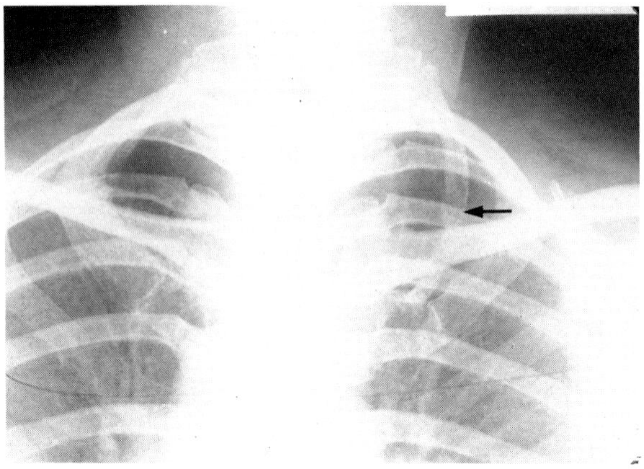

Abb. 5.147 Halsrippe (Pfeil). Die meisten Betroffenen sind symptomfrei, manche entwickeln ein Raynaud-Phänomen oder andere Thoracic-outlet-Syndrome.

Das Gefäßnervenbündel des Armes verläuft im Winkel zwischen M. scalenus anterior und erster Rippe. Eine zusätzliche Rippe (Halsrippe) oder ein fibröses Band an deren Stelle kann den unteren Trunkus des Plexus brachialis (C8, Th1) und die A. subclavia bei Schulterabduktion komprimieren. Die Patienten kennen oft den Zusammenhang von Symptomen wie Parästhesien, Taubheit und Fingerblässe mit der Armhaltung und wissen, daß diese bei Lagewechsel schlagartig aufhören. Gelegentlich bildet sich ein Aneurysma der A.subclavia, welches zu Ischämie und Embolie führenkann.

Die Diagnose erfolgt, indem der Arm um 90o abduziert und auswärts rotiert wird. Dann verschwindet der Radialispuls und es treten Symptome auf (Adson-Test). Im Röntgen-Bild erkennt man uni- oder bilateral Halsripppen (diese können halb verknöchert, halb fibrös sein)(5.147). Die Behandlung besteht in der operativen Entfernung der Rippe(n).

5.20 Venenthrombose und Lungenembolie

Zu den häufigsten vermeidbaren Todesursachen zählt in den Industriestaaten die Lungenembolie nach tiefer Venenthrombose. Seziert man stationär Verstorbene, weisen bis zu 25% Lungenembolien auf, und man schätzt, daß in über der Hälfte der Fälle Venenthrombose mit Lungenembolie die Haupttodesursache ist. Ein Prozent aller stationär Behandelten kann an Lungenembolie sterben. Die meisten Emboli entstammen den tiefen Beinvenen, recht wenige aus dem Becken und der V.cava inferior. Tabelle 5.8 listet gefährdete Patienten auf. Das Risiko der tiefen Venenthrombose und damit der Lungenembolie läßt sich mit Thromboseprophylaxe effektiv und nebenwirkungsarm senken. Diese Prophylaxe schützt auch vor dem Entstehen eines postthrombotischen Beines, welches eine Prävalenz von etwa 5% hat.

Tabelle 5.8 Risikofaktoren für thromboembolische Komplikationen nach Operationen oder Bettruhe

Alter über 40	Östrogentherapie
Übergewicht	Nierentransplantatempfänger
Malignome	Paralyse
Infektionen	Operationsarten:
Vorangegangene Thromboembolie	Knieoperationen
	Hüftgelenksoperation (elektiv)
Thromboembolie in der Familienanamnese	Hüftgelenksoperation (nach Bruch)
Herzversagen	Retropubische Prostatektomie
Varikosis	Abdominelle Eingriffe
Trauma	Gynäkologische Operationen
Re-Operation	Neurochirurgische Eingriffe

Tiefe Phlebothrombose (TPT)

Anamnese und Symptomatik der häufigen TPT sind unspezifisch. Etwa die Hälfte aller Patienten hat vor der Lungenembolie keine Symptome. Daher muß man oft eine TPT vermuten, besonders bei Patienten aus **Tabelle 5.8**. Wichtige Zeichen sind Wadenschmerz, Krämpfe, Schmerz bei Druck oder Belastung. Dem Patienten kann eine bläuliche oder wachsweiße Hautfarbe auffallen (**5.6**), oft ist das Bein dann geschwollen. Weitere Zeichen sind: Erwärmung, druckschmerzhafte tiefe Venen, Venendilatation und oberflächliche Phlebitis. Varikosen sind häufig (**5.148**). Thrombophlebitis migrans gilt als Malignomzeichen (**9.60**).

Ein thrombotischer Verschluß der V. femoralis kann zu „Phlegmasia coerulea dolens" und venöser Gangrän führen. Erste Anzeichen sind akuter Beinschmerz, verhärtete Ödeme und tiefe Zyanose des gesamten Beins (**5.149**). Es folgen multiple petechiale Hämorrhagien sowie extrem schmerzhafte Gangräne von Haut und Unterhaut.

Die TPT wird durch die Phlebographie gesichert (**5.150**), oberhalb des Knie eher durch Dopplersonographie. Die Differentialdiagnose umfaßt Muskelzerrungen und -hämatome, rupturierte Baker-Zysten, Zellulitis, Verschluß der Lymphwege und andere Ödemursachen.

Zuerst therapiert man mit Heparin, dann mit Markumar über mindesten 3-6 Monate. Von Nutzen sind auch Analgetika, Stützstrümpfe und (seltener) Thrombektomien oder Fibrinolyse. Alle hospitalisierten Risikopatienten sollten niedrig dosiertes Heparin und Stützstrümpfe bekommen.

Eine TPT der Arme ist sehr ungewöhnlich. Ihr gehen meist körperliche Anstrengungen oder komatöse Zustände mit extremer Haltung oder Kompression der Arme voraus. Auch kommt sie bei Malignomen vor. Die Symptome gleichen denen der Beinthrombose, doch sind keine bleibenden Schäden zu erwarten. Die Therapie besteht in der Kurzzeitgabe von Antikoagulantien.

5.148

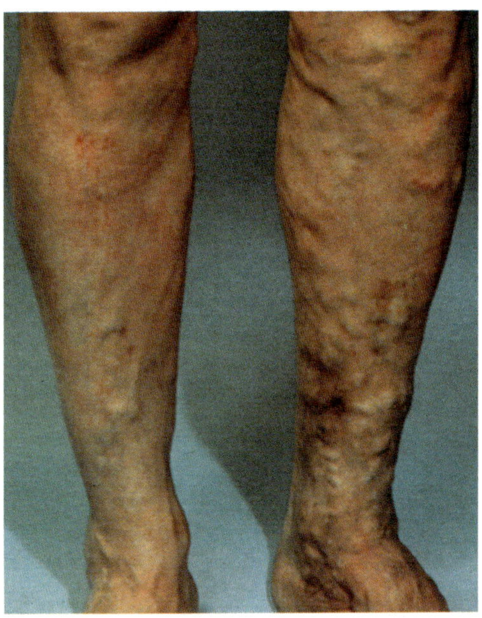

Abb. 5.148 Varizen können sowohl ein Risikofaktor für als auch die Folge von tiefer Phlebothrombose sein.

5.149

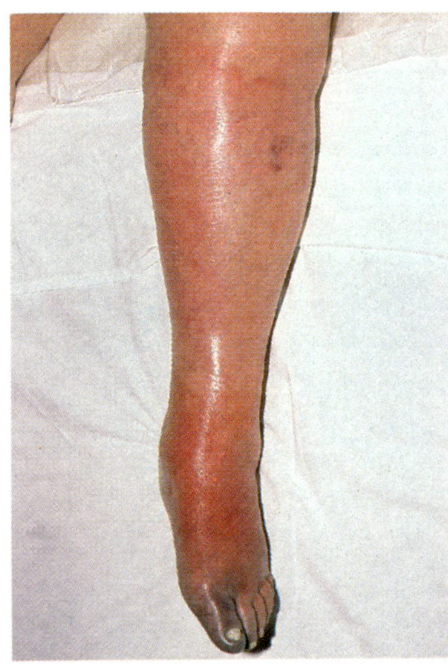

5.150

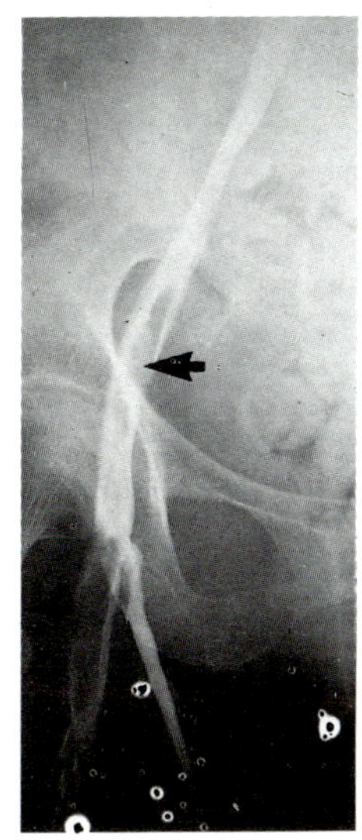

Abb. 5.149 Phlegmasia coerulea dolens. Massive Phlebothrombose stoppt den Blutfluß. Das Bein ist blau, geschwollen und schmerzt. Wird der hohe Gewebedruck nicht durch Thrombektomie gesenkt, folgt eine venöse Gangrän. Selten tritt die TPT so auf, die Symptome sind eher diskret (typisch ist **5.6**).

Abb. 5.150 TPT in der V.iliaca. Die Phlebographie ist noch immer die Standarduntersuchung bei der TPT-Diagnose. Jede TPT ist potentiell gefährlich, bei dieser droht besonders Embolie, da der Thrombus nicht an der Venenwand sitzt.

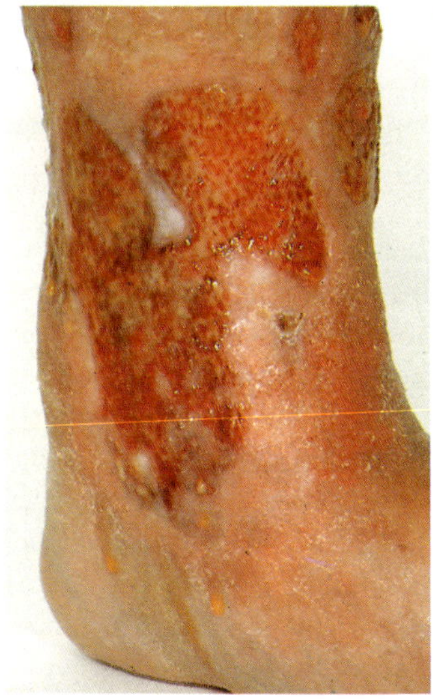

5.151

Abb. 5.151 „Variköse" Ulzera der Beine dürften meist eine Langzeitfolge einer TPT sein. Sie können ausgedehnt und indolent sein.

Thrombosen entstehen in den Beinvenen meist in Klappennähe. Nach Thrombolyse bleiben die Klappen oft insuffizient. Das Blut kann, vor allem im Stehen und nach Belastung, retrograd strömen und die peripheren Venen aufweiten. Dies führt letztlich zur Bildung von Varizen mit erhöhtem Druck (**5.148**). Die Haut wird bräunlich (Hämosiderineinlagerung nach rezidivierenden kleinen Hämorrhagien) und dick (Fibrosierung). Lokale Anoxie und Ödeme begünstigen die Geschwürentwicklung. Die schlecht heilenden Ulzera (**5.151**) liegen oft über dem Innenknöchel. Die Therapie besteht in Erhöhung des hydrostatischen Drucks (Druckverband, Stützstrumpfhosen) Beinhochlagerung, ggf. Hauttransplantation.

Lungenembolie

Bei der akuten Lungenembolie gelangen ein oder mehrere Emboli (meist aus thrombosierten Beinvenen) in die Lungenarterien. Die Lungenembolie zählt zu den häufigsten vermeidbaren Todesursachen. Oft gestaltet sich die Klinik dramatisch: ein Patient, der sich von einem größeren Eingriff erholt, stirbt plötzlich. Manchmal kündigt sich die Embolie durch Husten, Beklemmung, Atemnot oder Synkopen an. Diese Symptome werden durch kleine Emboli verursacht und oft übersehen. Da aber viele Embolien stumm beginnnen, bleibt es der Wachsamkeit des Klinikers überlassen, rechtzeitig daran zu denken.

Bei eingetretener Embolie findet man Dyspnoe, Pleuraschmerz, Husten, Angst, Hämoptysen, Schweißausbrüche und Synkopen. Unspezifische Zeichen sind gesteigerte Atemfrequenz (> 20/min), bronchospastische Geräusche, ein akzentuierter 2. Herzton, Tachykardie (> 100/min), Fieber, Phlebitis, Pleurareiben und Zyanose. Im EKG zeigen Veränderungen die abrupte Rechtsherzbelastung an (z.B. Arrhythmie, Lageveränderung, Rechtsschenkelblock, akutes Cor pulmonale (SI, QIII, TIII), P-pulmonale und T-Veränderungen (**5.152**)). Der einfache Röntgen-Thorax kann normal sein oder (seltener) Infiltrationen, Verschattungen, einseitigen Zwerchfellhochstand, Pleuraerguß, Atelektasen oder fokale Oligämie zeigen (**5.153**).

Zur Diagnose zieht man eine Ventilations/Perfusions-Szintigraphie heran, bei der radioaktives Xenongas eingeatmet und Technetium-markiertes Humanalbuminaggregate für die Perfusion genommen wird (**4.39, 4.40, 5.154**). Standarduntersuchung ist die Lungenangiographie (5.155), welche freilich invasiv, aber mit einer geringen Morbidität und Letalität behaftet ist. Die Therapie besteht in der Gabe von Antikoagulantien: zuerst Heparin, dann Marcumar für 3-6 Monate. Fibrinolyse kann bei der akuten Embolie ebenso lebensrettend sein wie die Embolektomie.

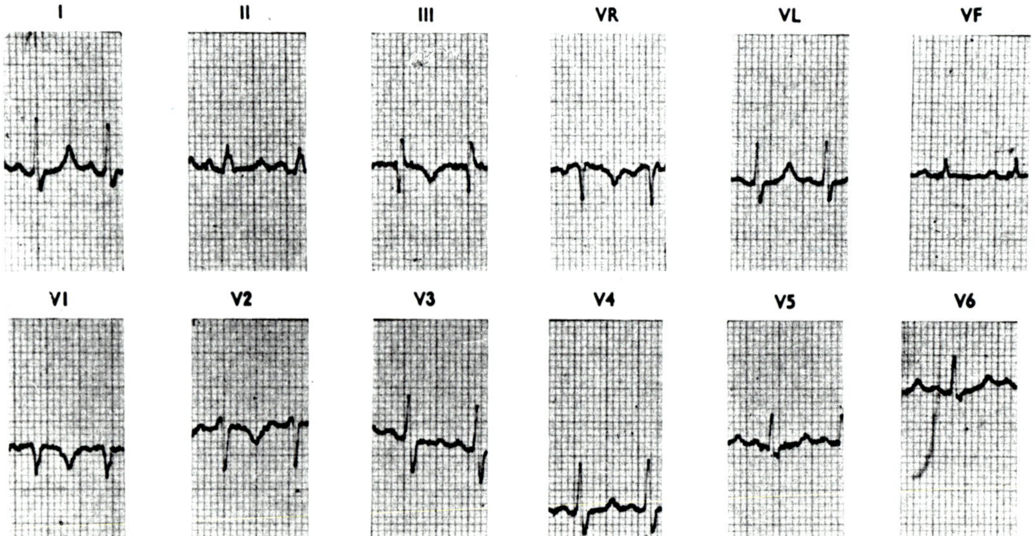

5.152

Abb. 5.152 Akute Lungenembolie. Klassische EKG-Zeichen. Dazu gehören Tachykardie, Rechtsdrehung, ein S in Abl. I und ein Q in Abl. III, T-Negativierung in Abl. III und über dem rechten Ventrikel und inkompletter Rechtsschenkelblock. Die geringen Veränderungen werden oft übersehen. Deutlicher sind die Zeichen bei massiver Lungenembolie.

5.153

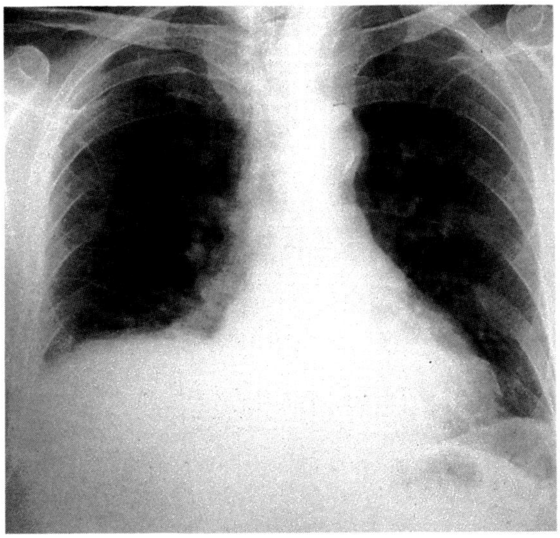

Abb. **5.153 Lungenembolie.** Der Röntgen-Thorax hilft wenig bei der Diagnose: man sieht Zwerchfellhochstand rechts, rechtsbasale Verschattung und einen verstrichenen rechten kostodiaphragmalen Winkel. Damit ist die Diagnose unklar, doch wurde bei rechtsthorakalen Schmerzen und leichter Hämoptysis ein Lungenszintigramm gemacht (**5.154**).

5.154

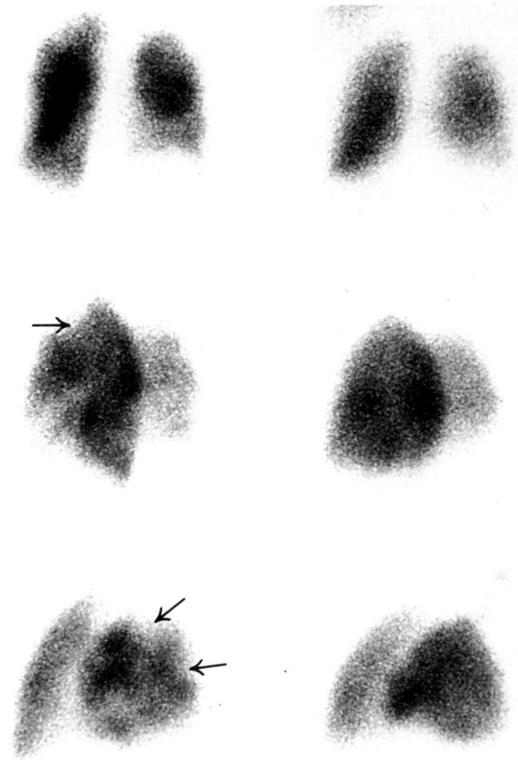

Abb. 5.154 Lungenembolie. Ventilations/Perfusions-Szintigramm des Patienten von **5.153**. Multiple Perfusionsdefekte (Pfeile) bei normaler Ventilation in denselben Gebieten. Die Kombination macht eine Lungenembolie sehr wahrscheinlich. LPO = linke posteriore schräge Achse; RPO = rechte posteriore schräge Achse.

5.155

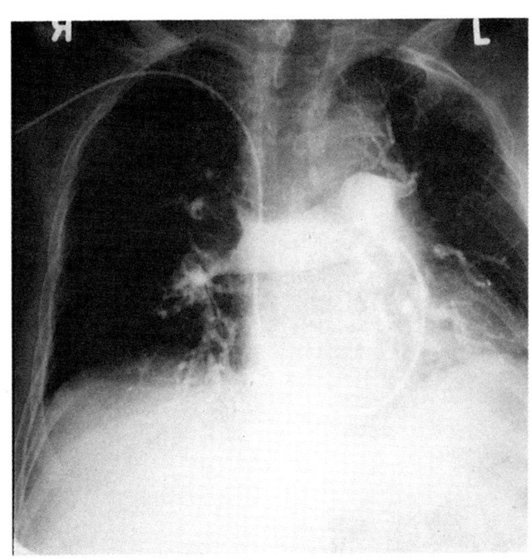

Abb. 5.155 Akute massive Lungenembolie. Im Angiogramm füllen sich links nur einige superiore und mediale segmentale Gefäße, die anderen sind fast völlig embolisiert. Streptokinaseinfusionen besserten das Bild dramatisch.

5.21 Erkrankungen der peripheren Lymphgefäße

Lymphangitis

Die Krankheitsursache ist ein infektiöser Fokus (meist eine Hautinfektion durch Streptokokken), der in die regionalen Lymphbahnen streut. In den Gefäßen kommt es zur akuten Entzündung mit Erythem, Schwellung, Ödem und schmerzhaften Lymphbahnen und -knoten (*siehe* S. 39).

Lymphödem

5.156

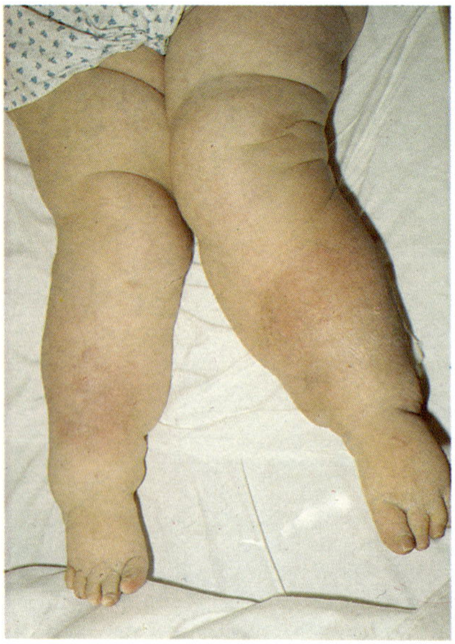

Abb. 5.156 Bilaterales Lymphödem unbekannter Ursache. Es betrifft hauptsächlich das subkutane Gewebe, in dem die meisten Lymphbahnen liegen. Das chronische Lymphödem ist über dem Knöchel stärker ausgeprägt als darunter.

Ist der Lymphabfluß in einer Extremität verlegt, bildet sich ein Lymphödem. Sekundäre Ödeme sind häufiger. Sie entstehen, wenn durch Infiltration von Malignomen und Parasiten (**1.196, 1.197**) oder durch chirurgische oder Radiotherapie die Lymphgefäße geschädigt werden. Bei der primären Form liegt eine vererbte Gefäßwandschwäche vor. Sie tritt öfter bei dem Trophödem und seltener bei Noonan-Syndrom oder Ovarialdysgenesie auf.

Der Symptomatikbeginn hängt von der Ätiopathogenese ab. Läßt sich das Ödem zu Anfang noch eindrücken, so wird es in späteren Stadien hart wie Holz, die Haut verdickt und wird runzelig (**5.156**). Die Lymphangiographie sichert die Diagnose.

Die Behandlung ist schwierig, Chirurgie ist hier sinnlos. Hochlagern des Gliedes und Kompressionsbandagen können helfen.

6 Nierenerkrankungen

6.1 Anamnese und Untersuchung

Bei Verdacht einer Nierenerkrankung ist eine ausführliche Anamnese wichtig. Man darf nicht vergessen, daß die Niere endokrin wie exkretorisch arbeitet.
Im einzelnen sollten folgende Einzelheiten abgefragt werden:

- Urinvolumen-hoch bei Diabetes mellitus, Diabetes insipidus und verlorenem Konzentrationsvermögen; gering bei fortgeschrittenem Nierenversagen und Abflußstörung.
- Frequenz von Miktion und/oder Nykturie-hoch bei vermehrtem Urinvolumen oder Harnwegsinfektion.
- Farbe und Aussehen des Urins kann durch viele Krankheiten oder aufgenommene Stoffe (**Tabelle 6.1**) verändert werden. Schmerzlose Hämaturie erweckt Melanomverdacht und muß sofort abgeklärt werden.
- Schmerzen-in Rücken, Leisten, Abdomen, suprapubisch? Konstant oder intermittierend? Zusammenhang mit Miktion? Der Schmerz kann durch Infektionen, Steine, Tumoren oder Erbkrankheiten von Nieren oder Harnwegen verursacht werden.
- Unspezifische Begleitsymptome des Nierenversagens, wie Müdigkeit, Übelkeit, Gewichtsabnahme, Blässe, Atemnot und Symptome des Herzversagens (*siehe* S. 216).

Die körperliche Untersuchung kann bei Patienten mit Nierensteinen, Harnwegsinfektionen oder anderen unkomplizierten Nierenkrankheiten, ja sogar mit Nierenversagen, einen Normalbefund ergeben.

Bei der akuten Nephritis zeigen die Patienten (meist Kinder) neben einem akuten Gesichtsödem (**6.1**) noch Hypertonie, Hämaturie, Proteinurie und Oligurie. Das nephrotische Syndrom geht mit schweren Ödemen und Aszites einher (6.2).

Das chronische Nierenversagen hat viele Begleitsymptome (**6.3-6.6**).

Wenn die Niere im Rahmen einer Systemerkrankung betroffen ist (Diabetes mellitus, systemischer Lupus erythematodes etc.), ist mit anderen Zeichen dieser Primärerkrankung zu rechnen.

Tabelle 6.1: Makroskopisches Urinaussehen

Aussehen	*Ursache*
Milchig	Saurer Urin: Uratkristalle Alkalischer Urin: ausgefällte Phosphate Infektionen: Eiter Chylurie
Rotbraun	Hämaturie (> 0,54 ml Blut/l Urin)
Schaumig	Proteinurie
Blau/Grün	Infektion mit Pseudomonas Bilirubin Methylenblau
Rosa/Rot	Anilinfarbstoffe aus Süßigkeiten Porphyrine (im Stehen) Blut, Hämoglobin, Myoglobin Medikamente, z.B. Phenindion, Phenolphtalein Anthocyaninurie (Rote Beete)
Orange	Medikamente: Anthraquinon (Laxantien), Rifampicin Urobilinogenurie
Gelb	Mepakrin Konjugiertes Bilirubin Phenazetin Riboflavin
Braun/Schwarz	Melanin (im Stehen) Myoglobin (im Stehen) Alkaptonurie
Grün/Schwarz	Phenol Lysol
Braun	Medikamente: Phenazopyridin, Furazolidin, L-Dopa, Niridazol Hämoglobin und Myoglobin (im Stehen) Bilirubin

6.1

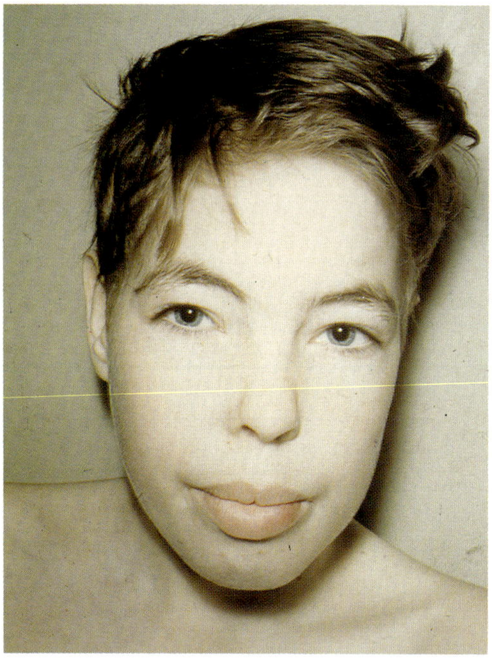

Abb. 6.1 Akute Nephritis. Das aufgedunsene Gesicht und das erythematöse Periorbitalödem sind typisch. Dieser Junge hatte auch Hypertonie und prätibiale Ödeme.

6.

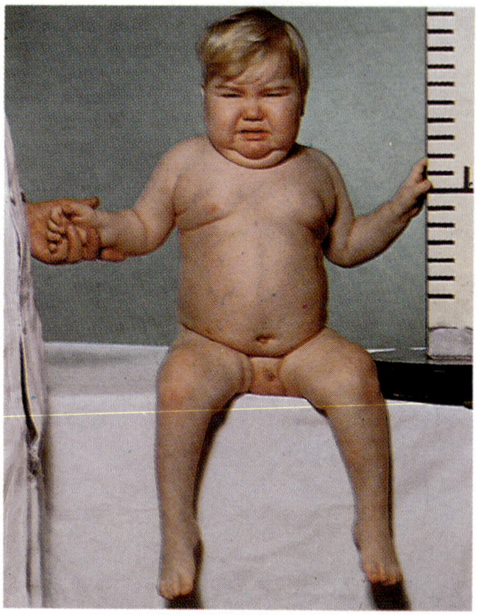

Abb. 6.2 Nephrotisches Syndrom bei männlichem Kleinkind. Schwere Gesichts- und Körperödeme. Erstere wirken Cushing-artig, doch wurde die Aufnahme vor Beginn der Steroidgaben gemacht. Der Junge hatte auch Aszites.

6.3

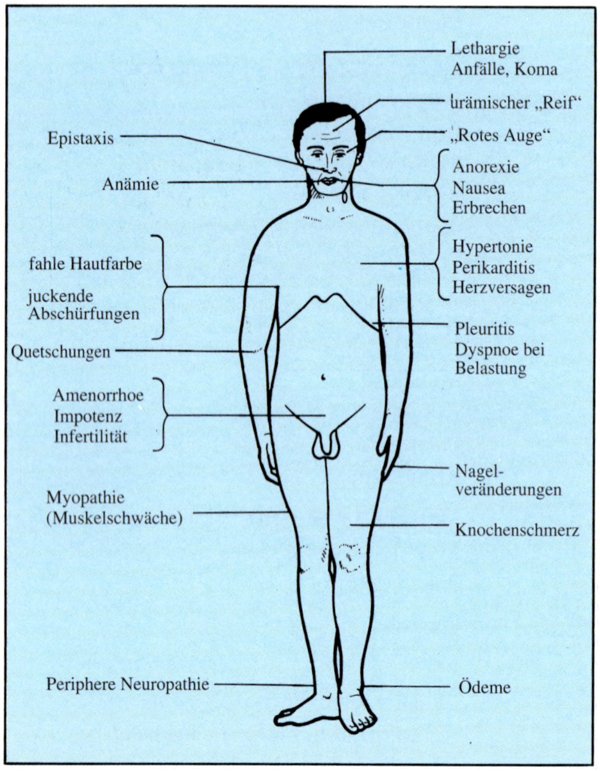

Abb. 6.3 Chronisches Nierenversagen: übliche Symptome.

6.

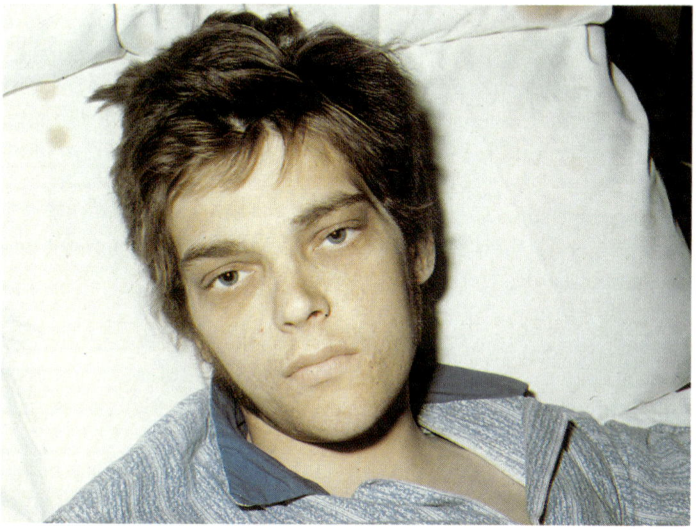

Abb. 6.4 Gesicht bei Urämie. Blaß-gelbliche Haut, anämische Skleren.

5

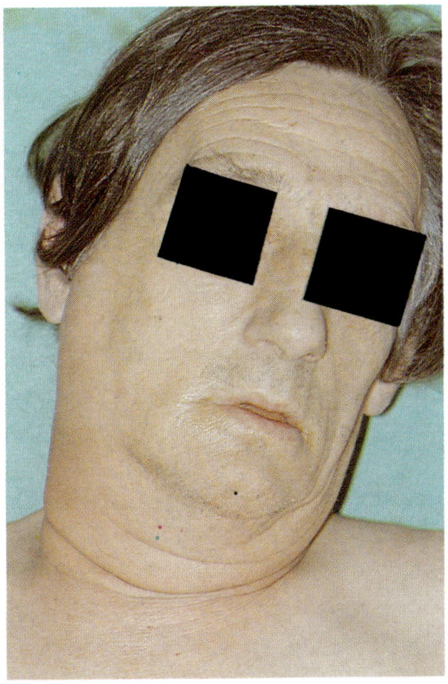

Abb. 6.5 Parotitis ist eine häufige Komplikation des chronischen Nierenversagens. Hier sieht man auch die charakteristisch weiß-gelbe Haut und anämische Lippenblässe.

6.6

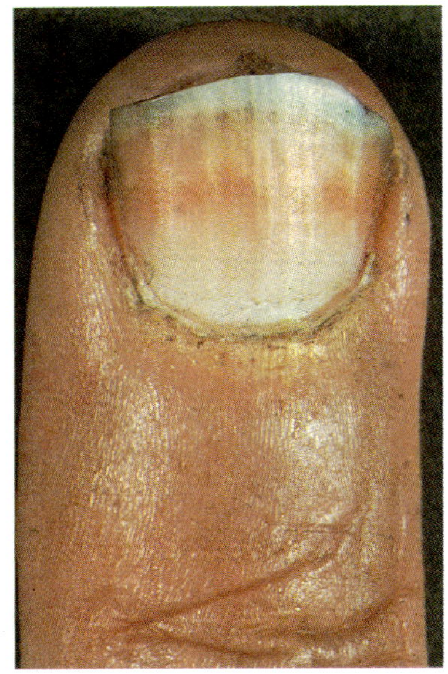

Abb. 6.6 Nägel bei chronischem Nierenversagen. Zu den verschiedenen Veränderungen gehören auch diese hier: Entfärbung des distalen Nagels, Blässe von proximalem Nagel und Lunula, Pigmentierung der Haut über der Nagelbasis.

6.2 Weitere Untersuchungen

Untersuchungen bei Nierenerkrankungen haben drei Hauptziele:

- Diagnosefindung.
- Aufdeckung von Komplikationen des Nierenversagens.
- Überwachung von Krankheitsverlauf und Therapie-Erfolg. Die optimale Untersuchungsreihenfolge richtet sich nach der Klinik, ein grobes Schema enthält Tabelle 6.2.

Tabelle 6.2 Untersuchungen bei Verdacht auf Nierenerkrankungen

Grunduntersuchungen	
Urinsticks:	Blut
	Protein
	Glukose
	pH
Urinmikroskopie:	Zellen
	Zylinder
Kultur aus dem Mittelstrahlurin	
Plasma:	Harnstoff
	Kreatinin
	Elektrolyte: Natrium, Kalium, Chlorid, Bikarbonat, Kalzium, Phosphate
Hämatologie:	Großes Blutbild
Fakultative Untersuchungen	
24-Stunden-Urin:	Kreatininclearance
	Proteinausscheidung
Ultraschall	
Röntgenübersichtaufnahme der Harnwege:	Niere
	Ureter
	Blase
i.v.-Urogramm	
Spezielle Untersuchungen	
Weitere Röntgenaufnahmen	
Nierenszintigraphie	
Spezielle Funktionstests der Nierentubuli	
Biopsie	
Endoskopie	
Tests auf Systemerkrankungen	

Untersuchungen von Blut und Urin

- Urinsticks (**6.7, 6.8**). Die Teststreifen müssen als Minimum pH, Glukose, Blut und Protein bestimmen, sinnvollerweise auch Ketone, Bilirubin, Urobilinogen und Nitrit. Da die meisten Keime Nitrat in Nitrit umwandeln, ist der Nitritnachweis ein einfaches Infektionsscreening.
- Mit Urinmikroskopie gelingt der Nachweis von Erythrozyten (**6.9**), Leukozyten, Zylindern (**6.10**) oder Parasiten.
- Urinkultur. Besonders bei Frauen muß eine Kontamination vermieden werden-nach Säuberung der äußeren Genitalien wird Mittelstrahlurin aufgefangen. Die Kultur kann in Petrischalen oder auf Eintauchstreifen erfolgen (**6.11**). Bei Verdacht auf TB des Harntrakts wird eine Kultur aus drei konzentrierten Morgenurinproben angelegt.
- Blutuntersuchungen zeigen die Nierenfunktion auf. Zur Routine (Laborautomaten) gehört die Bestimmung von Harnstoff, Kreatinin, Natrium, Kalium, Chlorid, Bikarbonat, Kalzium, Phosphate, alkalische Phosphatase sowie Albumin. Sinnvoll ist auch die C3- und C4-Bestimmung. Das Cholesterin ist bei dem nephrotischen Syndrom erhöht.
- Blutbild. Bei gestörter Nierenfunktion nimmt die Konzentration von Erythropoietin und damit von Hämoglobin ab. Eine normochrome normozytäre Anämie wird oft durch akute Hämolysen (mikro-angiopathische hämolytische Anämie, MAHA) oder Eisenmangel kompliziert. Eine Leukozytose dient als guter Indikator einer Harnwegsinfektion, schwindet sie, wirkt die Antibiotikatherapie. Eine Thrombozytopenie findet man bei Verbrauchskoagulopathien im Rahmen der hämolytischen Urämie.
- Die 24-Stunden-Ausscheidung von Kreatinin wird zur Kreatininclearancebestimmung benötigt. Auch Quantität und Qualität einer Proteinurie werden so ermittelt. Zeigt die Elektrophorese Kappa- oder Lambda-Leichtketten, muß man an ein multiples Myelom denken (*siehe* S. 465).
- Der Abgang von Steinen oder Grieß kann eine metabolische Störung anzeigen. Die Konkremente sollten analysiert werden (S.301).

6.7

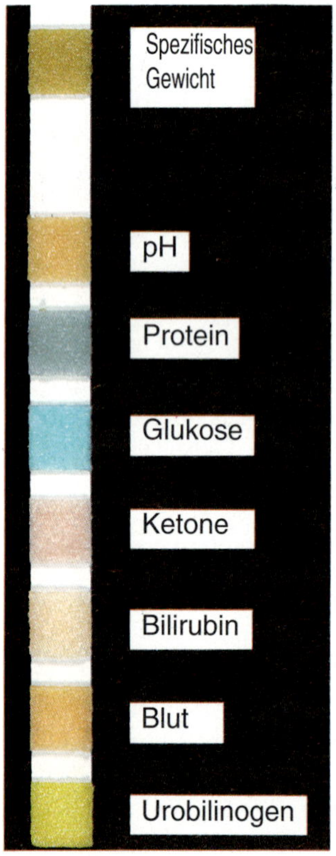

Abb. 6.7 Mit dem typischen Urinstick wird sofort eine Reihe von Veränderungen erfaßt.

6.8

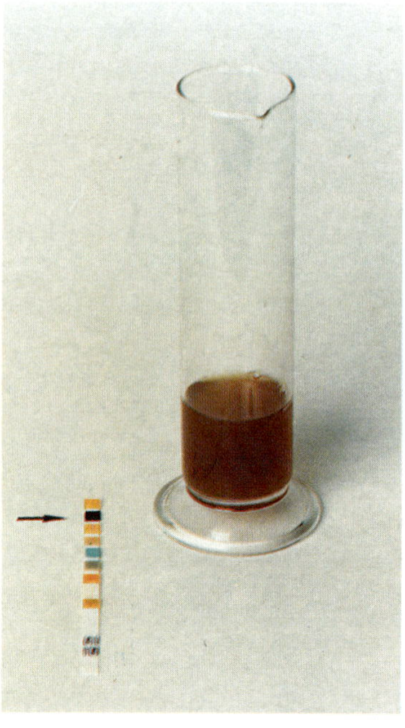

Abb. 6.8 Positiver Blutnachweis (Pfeil) mittels Standardstick bei diesem rotbraunen Urin.

6.9

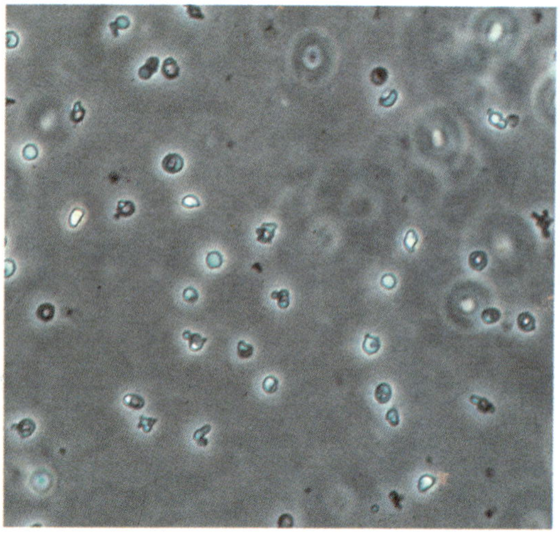

Abb. 6.9 Urinsediment (Phasenkontrastmikroskopie): dysmorphe Erythrozyten. Diese weisen im frischen Urin auf glomeruläre Blutungen hin, hier muß nach renalen Erkrankungen gesucht werden. Isomorphe Erythrozyten deuten auf Blutungen des unteren Harntrakts hin, urologische Abklärung ist dann sinnvoll.

6.10

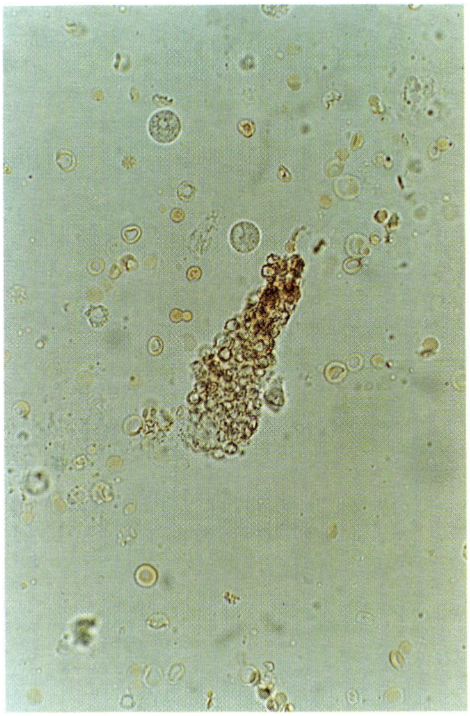

Abb. 6.10 Erythrozytenzylinder (Mikroskopie) bei akutem nephrotischem Syndrom. Existenz und Art der Zylinder liefern Hinweise auf Nierenerkrankungen: Erythrozytenzylinder deuten auf glomeruläre Blutungen hin, Leukozytenzylinder gibt es am häufigsten bei akuter bakterieller Pyelonephritis.

6.11

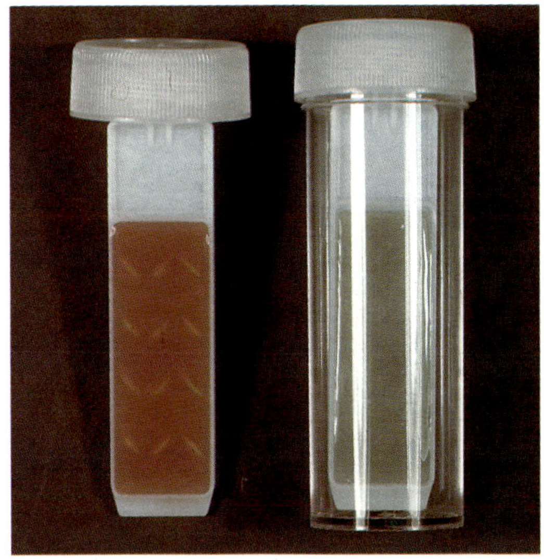

Abb. 6.11 Tauchträger mit Kulturmedium (CLED-grün; MacConkey-braun), dient der sofortigen Urinkultur in Labor, Praxis und Klinik.

Bildgebende Verfahren

- **Ultraschall** steht an erster Stelle. Es ist eine billige, nichtinvasive und wiederholbare Technik, mit der Größe, Form und Lage der Nieren, An- oder Abwesenheit von Obstruktionen oder Raumforderungen bestimmt werden können. Angehörige von Patienten mit polyzystischen Nieren (**6.12**) können damit ideal gescreent werden. Rektale Sonographie gestattet die Beurteilung der Prostata sowie einer eventuellen Tumorentwicklung (**6.13**).
- Die **Abdomenübersichtsaufnahme** wird vor spezielleren Röntgen-Aufnahmen angefertigt. So werden Verkalkungen und größere Veränderungen im Urogenitaltrakt erkannt (**6.14**).
- Das **I.v.-Urogramm (IVU)** bedarf der Kontrastmittelinjektion. Die Bilder der Urinproduktion- und -ausscheidung zeigen parenchymale Läsionen und die Form von Kelchen, Ureteren und Blase (**6.15, 6.16**). Bei verminderter Nierenfunktion lassen sich auch nach Stunden noch Kontraste nachweisen, doch oft zeigt erst das CT genau die Nieren (**6.17**).
- Im renalen **Angiogramm** werden alle Zweige der Nierenarterien genau sichtbar. Wichtig ist dies bei Stenosen (**6.78**), Aneurysmen (**6.62**) und Tumorgefäßen (**6.18**).
- Für die hochauflösenden **Bilder der digitalen Subtraktions-Angiographie** wird Kontrastmittel arteriell injiziert und die Aufnahmen mit einem Computer verarbeitet. Diese Technik hat die Arteriographie zum Teil abgelöst, denn sie ist billiger, weniger invasiv und leicht zu wiederholen (**6.19**).
- Die **Venographie** ergibt Bilder der Nierenvenen, auch kann hier das Blut untersucht werden (etwa auf Renin bei Verdacht auf renovaskuläre Hypertonie).
- Die **retrograde Pyelographie** erfolgt im Rahmen einer Zystoskopie. Durch einen in den Ureter geschobenen Katheter wird Kontrastmittel injiziert. So kann man meist Sitz und Ursache einer Obstruktion darstellen (**6.20**).
- Das **CT** ist wichtig bei der Ausmessung retroperitonealer Läsionen und Hindernissen der Harnwege. Neben Lokalisierung und Staging von Tumoren ist hier der Nachweis von Veränderungen wie polyzystischer Nieren zu nennen (**6.21**).
- Das **Miktionszystogramm** zeigt den ureterovesikalen Reflux bei Miktion. Die Blase wird katheterisiert und mit Kontrastmittel gefüllt, die Bilder werden während und nach Miktion gemacht (**6.22**).
- Mit der **Szintigraphie** werden statische wie dynamische Aufnahmen gemacht. Das Isotop 99m-Technetium wird an Dimerkaptosuccininsäure (99mTc-DMSA)(statisch, **6.23**) oder an Diäthylen-Triamin-Penta-Essigsäure (99m-Tc-DTPA) (dynamisch, **6.24**) gebunden. Die Technik ist einfach, wiederholbar und relativ nichtinvasiv.

6.12

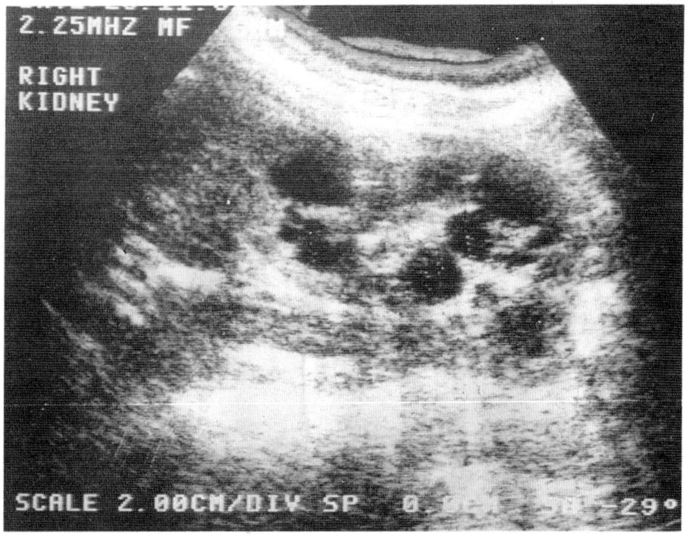

Abb. 6.12 **Sonographisch werden zuerst Größe, Kontur und Lage der Nieren bestimmt.** Hier typische große polyzystische Nieren. Im Parenchym multiple Zysten gut sichtbar.

6.1

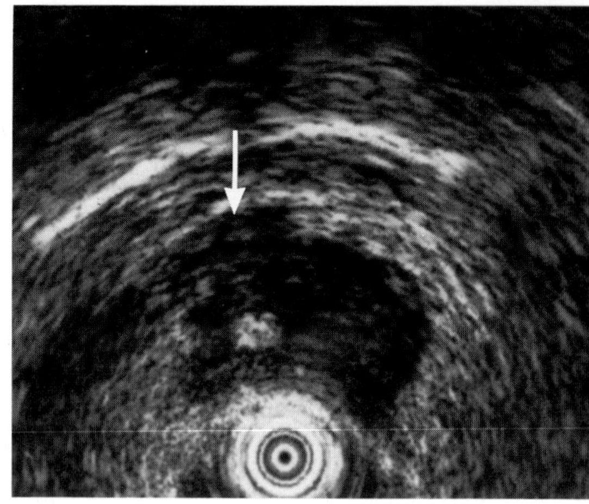

Abb. 6.13 Rektale Sonographie: erlaubt Diagnose und Staging des Prostatakarzinoms. Hier Befall des rechten Prostatalappens. Der Riß der vorderen Kapsel deutet auf ein extrakapsuläres Tumorwachstum hin.

6.14

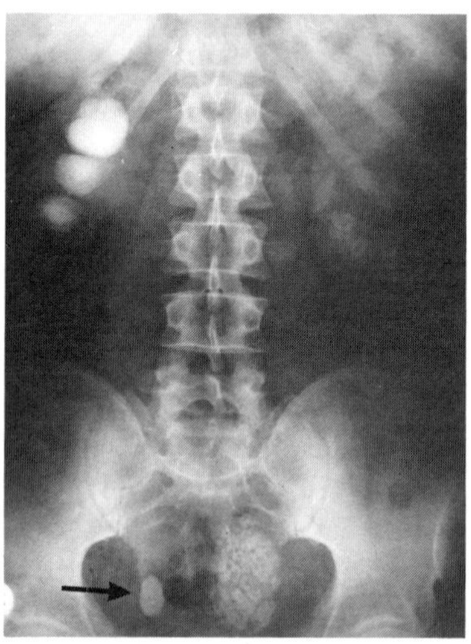

Abb. 6.14 Abdomenröntgenübersichtsaufnahme. Hier selten zu findende Konkremente in beiden Nieren (rechtsbetont), im unteren rechten Ureter und in einem Blasendivertikel.

6.15

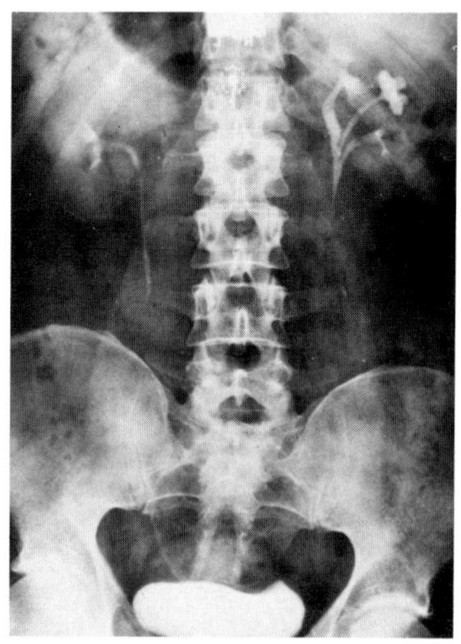

Abb. 6.15 I.v.-Urogramm: rechts normale Niere und Ureter, links verplumpte Nierenkelche. Besonders im mittleren und oberen Drittel sind die Kelche gestaut. Hier lag neben einem einseitigen Reflux eine chronische Infektion vor.

6.16

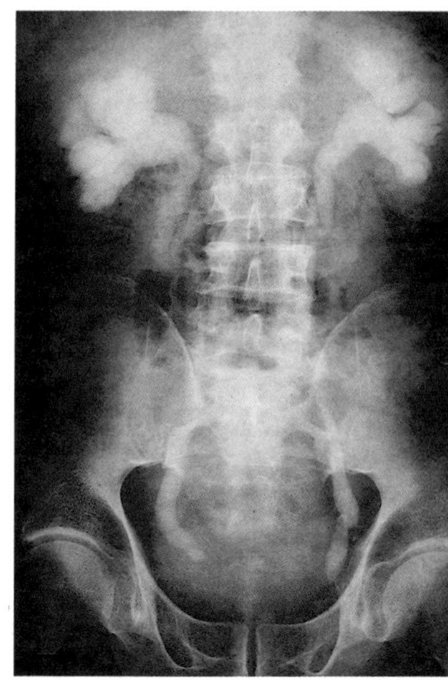

Abb. 6.16 I.v.-Urogramm: beidseits Hydronephrose und Hydroureteren, vergrößerte Blase. Typisch bei älteren Patienten mit chronischem Harnstau durch vergrößerte Prostata. Nur eine operative Ausflußtraktkorrektur bewahrt vor chronischem Nierenversagen.

6.17

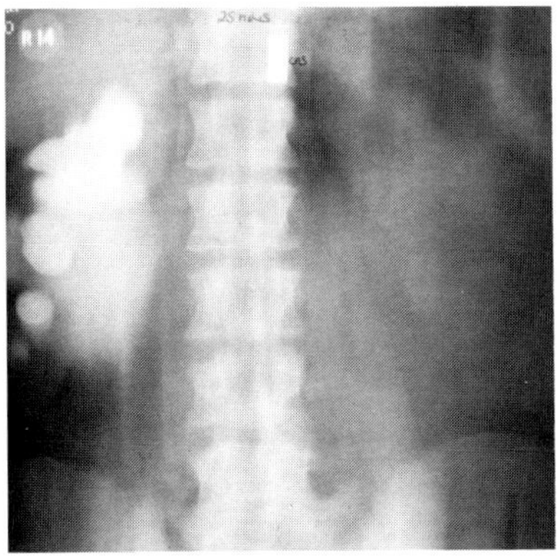

Abb. 6.17 I.v.-Urogramm: Tomographie. Auf der Übersicht war die hydronephrotische rechte Niere zu sehen, für die Ausmessung war im Urogramm die Tomographie nötig.

6.18

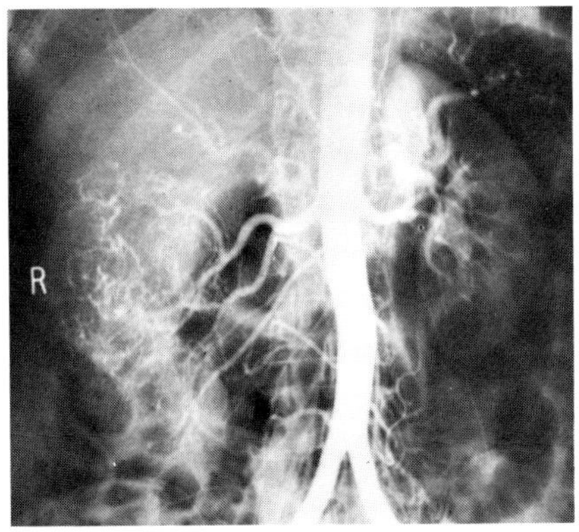

Abb. 6.18 Renale Arteriographie. Das Kontrastmittel fließt aus der Aorta in beide Nierenarterien. Links Normalbefund. Rechts abnorme Tumorgefäße. Selektive Darstellung gelingt bei Katherisierung einzelner Nierenarterien, die DSA (**6.19**) liefert weitere Detailinformationen.

6.19

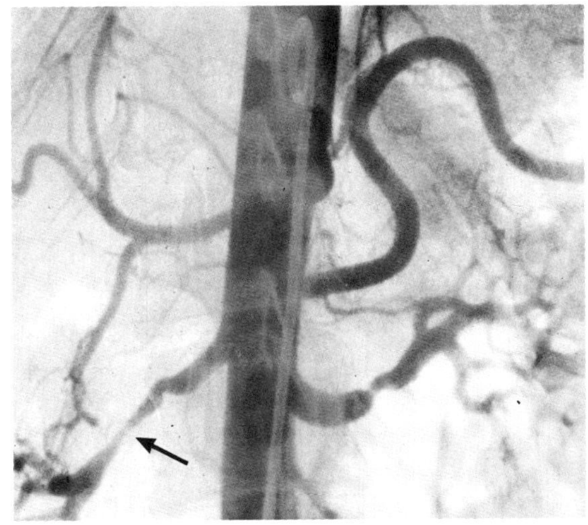

Abb. 6.19 Digitale Subtraktionsangiographie (DSA): bilaterale Nierenarterienstenose (rechts ausgeprägter). Das Bild spricht mehr für eine fibromuskuläre als eine arteriosklerotische Stenose. Die Stenosen wurden erfolgreich mit einem Ballonkatheter dilatiert.

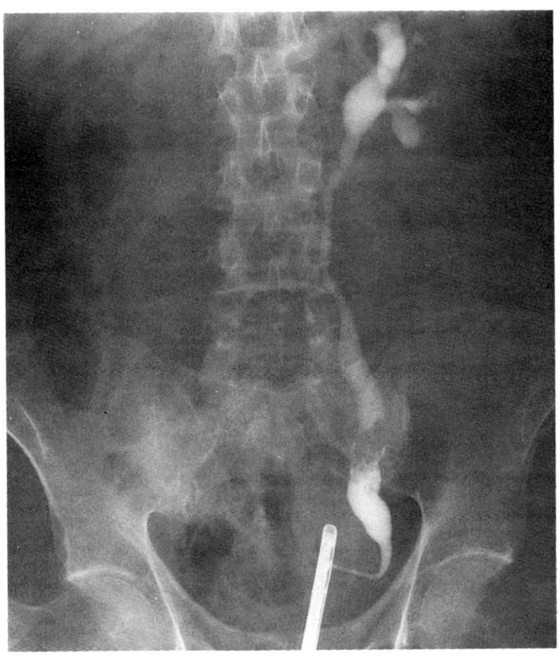

Abb. 6.20 Retrogrades Pyelogramm: große Aussparung im linken Ureter durch Übergangszellkarzinom. Diese Methode ist hilfreich bei der Diagnose und Lokalisation von Ureterenverschlüssen.

6.21

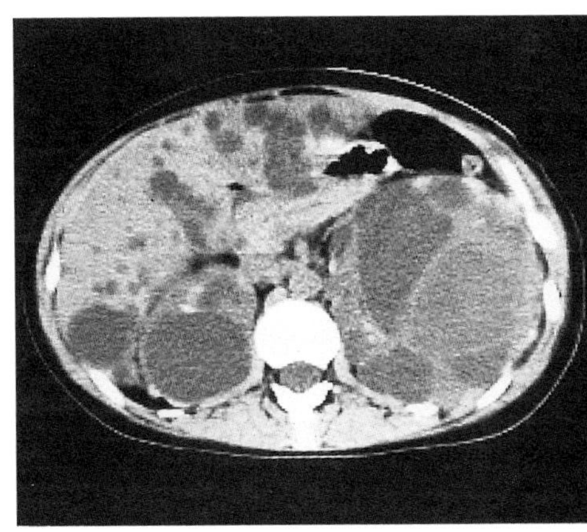

Abb. 6.21 CT: bilaterale kongenitale polyzystische Nieren. Auf der linken Seite des Patienten (rechts im Bild) größer. Multiple Zysten auch in der Leber. Pankreas gut sichtbar, scheint zystenfrei zu sein.

6.22

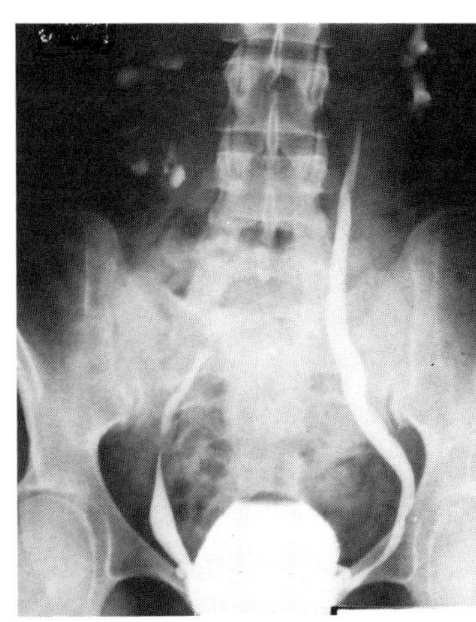

Abb. 6.22 Miktions-Zystogramm: bilateraler ureteraler Reflux. Es gibt 3 Reflux-Stadien: I=Kontrastmittel geht nur in die Ureteren; II=Kontrastmittel erreicht Nierenbecken und -kelche; III=Dilatation von Kelchen und Ureteren. Hier sind die Ureteren etwas erweitert, die Kelche folgen, also liegt III vor.

6.23

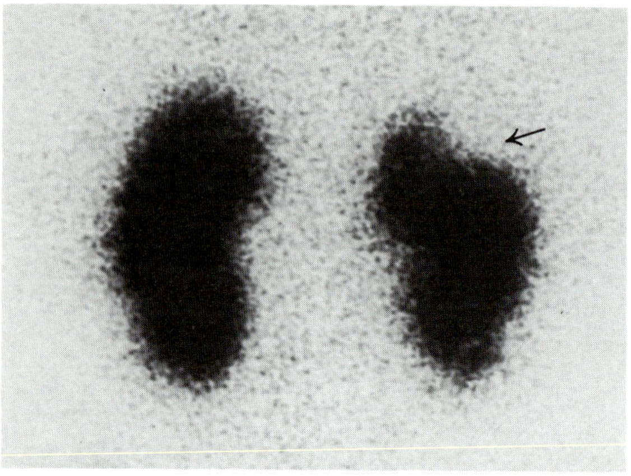

Abb. 6.23 99m-Tc-DMSA-Szintigraphie: Defekt am rechten oberen Nierenpol (Pfeil). Es handelte sich um ein junges Mädchen mit Harnwegsinfekt. Häufigste Ursache ist der vesikoureterale Reflux. Rezidivierende Pyelonephritiden führen zu Narben. Ein Miktionszysturogramm bestätigte die Diagnose.

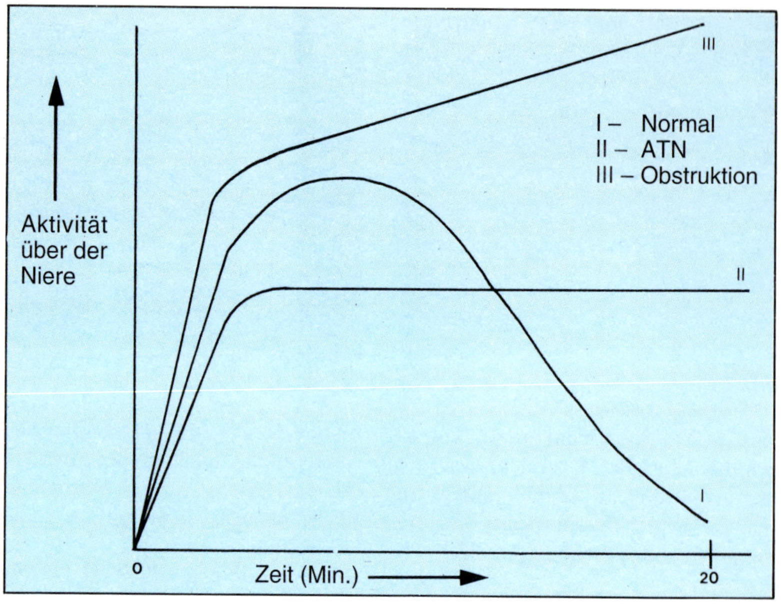

Abb. 6.24 99mTc-DTPA-Renogramm. Nach Injektion des Isotops wird die Aktivität über der Niere gegen die Zeit gemessen. Hier typische Kurven bei Normalbefund, akuter Tubulusnekrose (ATN) und Obstruktion.

Weitere Diagnostik

Die perkutane Nierenbiopsie erfordert folgende Patientenkriterien: Kooperation, muß die Luft anhalten können, normale Gerinnung, zwei Nieren, kontrollierter Blutdruck, Hämoglobin über 8g/dl (**6.25**). Sind diese nicht erfüllt, ist die offene Biopie ratsam.

Indikationen der Nierenbiopsie sind nephrotisches Syndrom, Nephritis und Nierenversagen unbekannter Ursache. Lichtmikroskopie von spezialgefärbten Präparaten reicht oft aus, zusätzlich können Elektronenmikroskopie und Immunfluoreszenz eingesetzt werden.

Elektronenmikroskopisch erkennt man bei Glomerulonephritis, wie elektronendichte Ablagerungen zur Glomerulusbasalmembran (subepithelial, intramembranös, subendothelial) oder zum Mesangium liegen. Für die Immunfluoreszenz werden Gefrierschnitte mit Floureszin-markiertem Antiserum behandelt. Man sieht dann, wie diverse Immunglobuline im Glomerulus liegen (granulär, linear, mesangial).

Mittels Zystoskopie gelingen Aufsicht und Biopsie der Blasenwand (**6.26**), weiterhin kann so ein Katheter für die retrograde Pyelographie oder die Steinentfernung in den Ureter gelegt werden.

Tests auf Systemerkrankungen können nötig sein, z.B. Infektionsnachweise (Rachenabstrich, ASO-Titer, Hepatitis B-Marker, Syphilisserologie etc.), Autoantikörpernachweis (dazu zählen antinukleäre Faktoren, Rheumafaktor, ds-DNA-Antikörper, Kryoglobuline, antineutrophile zytoplasmatische Antikörper (ANCA), Glomerulusbasalmembran-Antikörper) sowie die Suche nach Diabetes und anderen Grunderkrankungen.

6.25

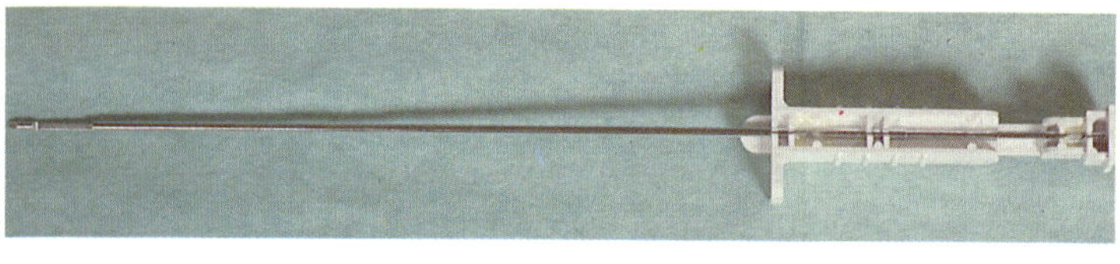

Abb. 6.25 Trucut-Biopsienadel, wie sie oft für die perkutane Nierenbiopsie (auch bei Leber und Prostata) eingesetzt wird. Die Biopsie ist wichtig bei der Diagnostik von Nieren (besonders Glomerulus-)-Erkrankungen.

Abb. 6.26 Zystoskopie zeigt Übergangszellkarzinom der Harnblase. Der Patient hatte eine schmerzlose Hämaturie.

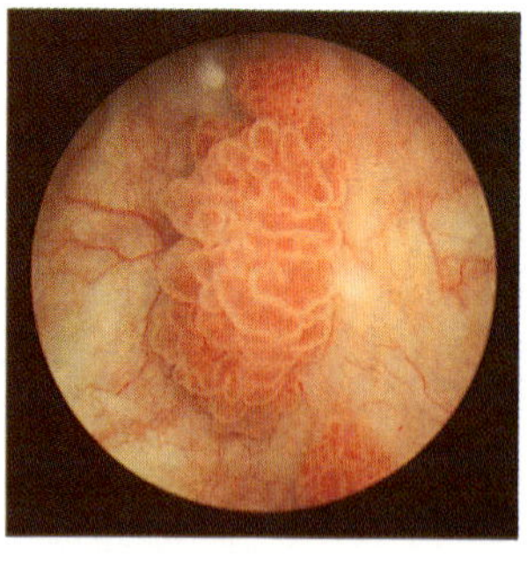

6.3 Klinische Symptomatik der Nierenerkrankungen

Akutes Nierenversagen

Das **akute Nierenversagen** ist definiert als rasche und schwere Abnahme der Nierenfunktion, wogegen bei dem **rapid progressiven Nierenversagen** die Abnahme eher in Wochen als in Tagen erfolgt. Zur Diagnose sind daher mehrfache Messungen von Serumkreatinin und Urinvolumen nötig.

Meist erscheinen die Patienten mit Oligurie, doch sind über 25% aller Patienten mit akutem Nierenversagen nicht-oligurisch (Urinvolumen über 400 ml/die). Es gibt keine typischen klinischen Zeichen.

Gewöhnlich teilt man die Ursachen in drei Gruppen ein (prärenal, renal oder postrenal), abhängig davon, ob zu Beginn eher eine renale Minderperfusion, eine intrinsische Nierenerkrankung oder eine Obstruktion der ableitenden Harnwege vorliegt (**Tabelle 6.3**). Liegt eine prärenale Form vor, kann man durch Korrektur einer Hypovolämie oder Steigerung der Herzleistung das endgültige Nierenversagen oft abwenden. Sie ist wahrscheinlich, wenn Urinkonzentrierung (Urin-/Plasma-Osmolalität > 1,7) oder Natriumretention(Urin-Natrim-Gehalt > 20 mmol/l) ausreichend sind.

Ein durch Nephrotoxine (Myoglobulinurie, Hämoglobinurie, Aminoglykoside, organische Lösungsmittel, Kontrastmittel), Ischämie (Hypovolämie, Herzversagen), Septikämie oder Operationen verursachtes Nierenversagen ist potentiell reversibel. Histologisch sieht man meist eine akute Tubulusnekrose.

Bei diesen Formen tritt meist in der 2. oder 3. Woche nach Beginn des Nierenversagens spontan eine Polyurie auf. Funktionelle und histologische Störungen können völlig schwinden. Ist das akute Nierenversagen durch Glomerulusschäden verursacht, tritt kaum Spontanheilung auf. Bei Verdacht sollte biopsiert werden. Das postrenale Nierenversagen ist auch potentiell reversibel, weshalb es bei jedem Nierenversagen ausgeschlossen werden muß.

Um die Ätiologie des akuten Nierenversagens aufzudecken, genügen meist Anamnese, körperliche Untersuchung, Urinanalyse und -mikroskopie, sowie Sonographie.

Die Therapie des akuten Nierenversagens erfordert die sorgfältige Überwachung der Flüssigkeits- und Nahrungsaufnahme. Hyperkaliämie, Hypervolämie, Azidose oder Urämie werden durch Dialyse kontrolliert bzw. vermieden (**6.27**). Die Ursachen werden möglichst beseitigt (**6.28**). Bei rapid progressivem oder akutem Nierenversagen durch nachgewiesene glomeruläre, interstitielle, vaskulitische oder systemische Erkrankungen ist oft eine Immunsuppression nötig.

Tabelle 6.3 Häufige Ursachen des akuten Nierenversagens

Prärenale Ursachen	Renale Ursachen	Postrenale Ursachen
Hypovolämie	Rhabdomyolyse	Obstruktion der ableitenden Harnwege
verminderte Herzleistung	Hämolyse	
Sepsis	Medikamente/Nephrotoxine	
Trauma	Glomerulonephritis	
	Interstitielle Nephritis	
	Systemerkrankungen	
	Maligne Hypertonie	
	Arterielle Verschlüsse	

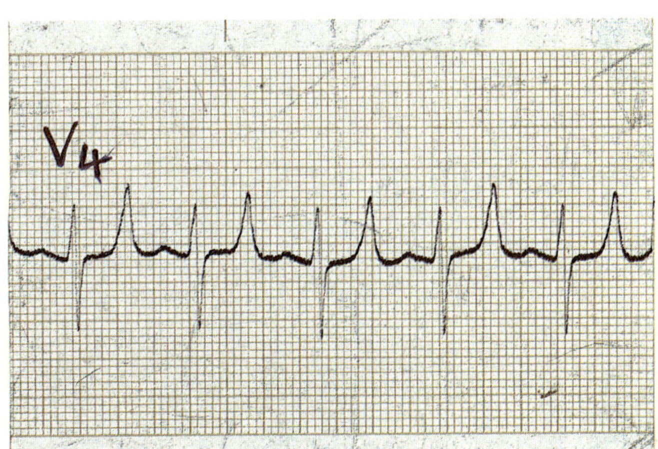

6.27

Abb. 6.27 Schwere Hyperkaliämie ist eine häufige Komplikation des akuten Nierenversagens und kann im EKG diagnostiziert werden: man sieht symmetrisch spitze T-Wellen. Die Hyperkaliämie ist eine Indikation zur sofortigen Dialyse, weitere Indikationen sind schwere Azidose, Lungenödem und Perikarditis.

6.28

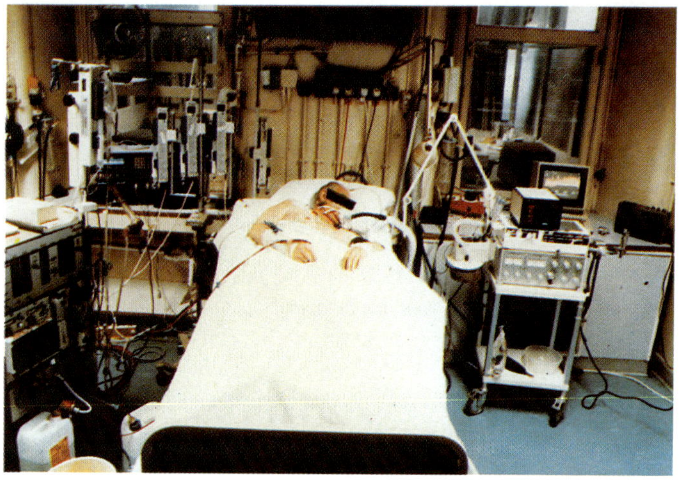

Abb. 6.28 Patienten mit akutem Nierenversagen sind oft schwerkrank und benötigen Beatmung und Hämodialyse. In der letzten Dekade stieg die Überlebensrate der Erkrankten nicht wesentlich. Dies ist teilweise durch den zunehmenden Anteil derjenigen zu erklären, die mit Multiorganversagen in die Niereninsuffizienz geraten.

Chronisches Nierenversagen

Das chronische Nierenversagen ist definiert als eine mindestens dreimonatige stete Abnahme der Nierenfunktion. Der Verlust funtionierender Nephrone bei Nierenerkrankungen führt im Endstadium oft zu einem exponentiellen Anstieg des Serumkreatinins. Folglich nimmt die Nierenfunktion linear ab, wenn man die umgekehrten Kreatininwerte gegen die Zeit aufträgt (**6.29**). Die Abnahme der exkretorischen, homöostatischen, metabolischen und humoralen Leistung der Nieren bewirkt diverse unspezifische Symptome (**6.3, 6.29**). Die Diagnose erfordert daher oft laborchemische Untersuchungen. Das Syndrom der fortgeschrittenen Urämie beinhaltet Anämie, Osteodystrophie (S. 156), metabolische Azidos, Pruritus (**6.5**), Übelkeit und Erbrechen, Perikarditis (S. 247) und Hypervolämie. Patienten mit langsamer Entwicklung des Nierenversagens begeben sich oft erst im Endstadium in Behandlung (**6.4, 6.5, 6.30**). Anämie oder Hyperparathyreoidismus (S. 154) wecken den Verdacht auf eine langdauernde Nierenerkrankung, radiologisch findet man dann oft beidseitige Schrumpfnieren (**6.31**). Die Ätiologie des chronischen Nierenversagens ist gemischt (**Tabelle 6.4**).

Das zunehmende Nierenversagen kann aufgehalten werden, wenn behandelbare Harnabflußstörungen oder -infektionen, Hypertonie oder Dehydratation vorliegen. Sind die Ursachen nicht therapierbar, ist das chronische Nierenversagen konservativ anzugehen: eingeschränkte Protein- und Kaliumzufuhr, Kontrolle des Wasser-Salz-Haushalts, Gabe von Phosphatbindern und aktiven Vitamin-D-Metaboliten (gegen Hyperparathyreoidismus).

Die Anämie bei chronischem Nierenversagen resultiert hauptsächlich aus einer zu geringen Erythropoietinproduktion durch die Nieren, weitere Ursachen sind Eisen- und Folatmangel, chronische Blutungen, Aluminiumtoxizität und Hyperparathyreoidismus. Heutzutage gelingt die Behandlung der renalen Anämie durch die Gabe von humanem rekombinantem Erythropoietin und die Behandlung anderer Faktoren.

Tabelle 6.4 Primäre Nierenerkrankungen bei 2143 Patienten, die in Großbritannien einen Nierenersatz erhielten.

Nierenerkrankung	*% der Patienten*
Chronische Glomerulonephritis	19
Unbekannt	19
Diabetes mellitus	13
Pyelonephritis/interstitielle Nephritis	13
Nierenarterienerkrankungen	12
Nierenzysten	9
Systemkrankungen	7
Amyloidose	1,5
Hypoplastische Nieren	1
Andere Erbkrankheiten	1
Sonstiges	3,5

Zahlen von 1987, entnommen dem Combined Report on Regular Dialysis and Transplantation in Europe, XIX, 1988

6.29

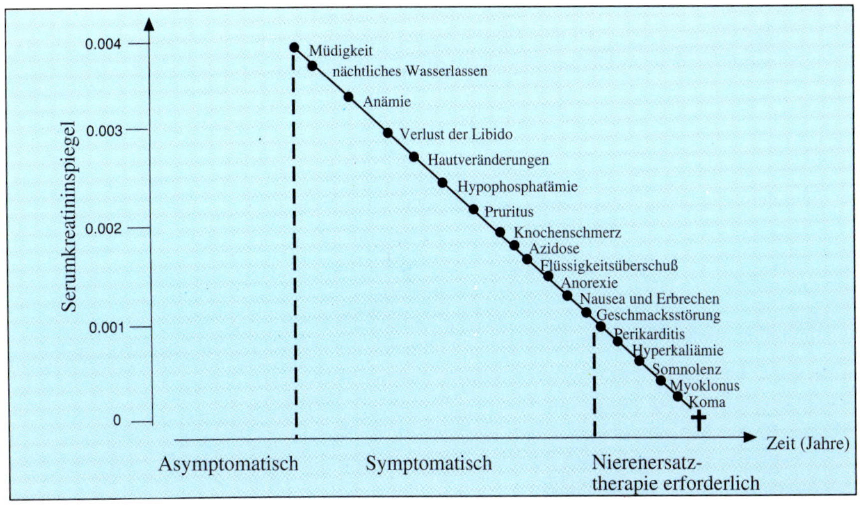

Abb. 6.29 Unspezifische progressive Symptome des chronischen Nierenversagens.

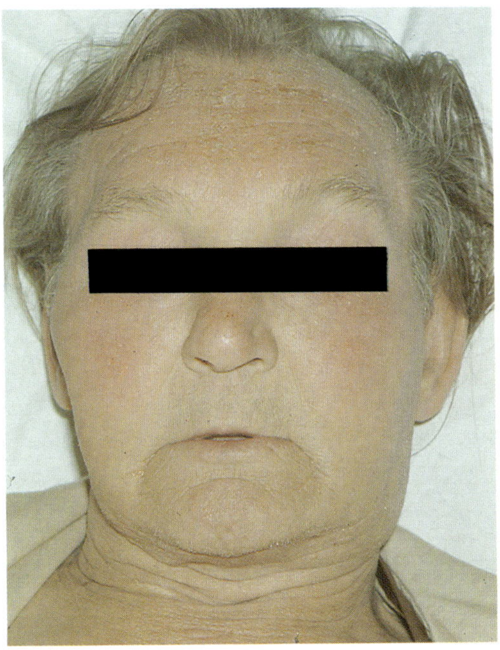

Abb. 6.30 Gesicht bei Urämie. Ein weiterer Patient (*siehe* **6.4**) mit blaß-gelber Farbe und Ödem des Gesichts nach längerem nephrotischem Syndrom und chronischem Nierenversagen.

6.31

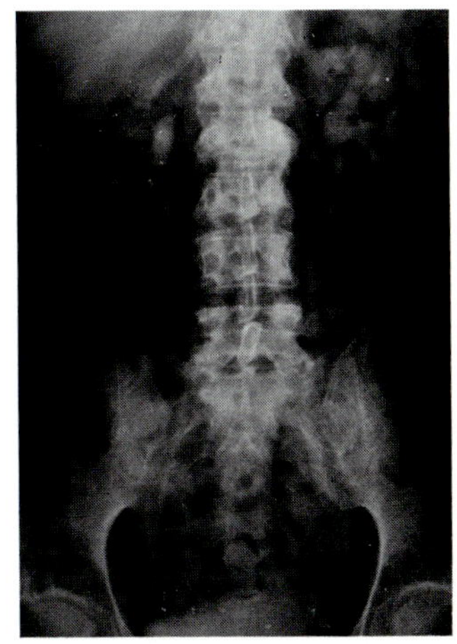

Abb. 6.31 I.v.-Urogramm zeigt zwei Schrumpfnieren. Die oberflächlichen Narben und die Dilatation und Deformierung der Kelche sind Zeichen der Refluxnephropathie (chronische Pyelonephritis), doch Schrumpfnieren ohne diese Zeichen treten auch im Endstadium glomerulärer oder interstitieller Erkrankungen auf.

Nierenersatz

Die meisten Patienten mit chronischem Nierenversagen benötigen eine Nierenersatztherapie, wenn die Nieren weniger als 5% der altersgemäßen Leistung erbringen, das entspricht einer Kreatininclearance von 5-10 ml/min.

Im Endstadium des Nierenversagens gibt es drei Therapiealternativen:

- **Hämodialyse.** Die meisten der kontinuierlich hämodialysierten Patienten haben eine arteriovenöse Fistel als venösen Zugang (**6.32**). Die Dialyse dauert durchschnittlich 12 Stunden/Woche (aufgeteilt in 3 Perioden) und kann im Krankenhaus (**6.33**) oder zuhause erfolgen. Auch hierbei müssen Diät- und Flüssigkeitsrestriktionen beachtet werden.
- **Kontinuierliche ambulante Peritonealdialyse (CAPD).** Bei der Standard-CAPD werden 2 l Dialysat durch einen implantierten Peritonealkatheter (**6.34, 6.35**) viermal täglich unter aseptischen Kautelen ausgetauscht. Die CAPD ist weniger einschränkend als die Hämodialyse und kann zuhause erfolgen, Nahrungs- oder Flüssigkeitsbeschränkungen bestehen nicht.
- Nierentransplantation. Hämodialyse und CAPD belasten den Patienten und seine Umgebung psychisch und physisch. Eine erfolgreiche Nierentransplantation normalisiert die Nierenfunktion fast völlig und verbessert die Lebensqualität (**6.36, 6.37**). Seitdem in die Immunsuppression Cyclosporin aufgenommen wurde, beträgt die Ein-Jahres-Überlebensrate der Transplantate über 80%.

Die meisten der Patienten mit chronischem Nierenversagen wünschen eine Transplantation, doch reicht in den meisten Ländern die Zahl der Spendernieren nicht aus.

6.32

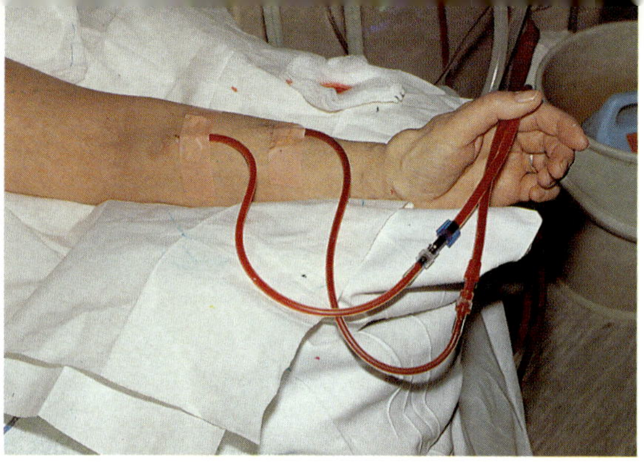

Abb. 6.32 Der Gefäßzugang bei Langzeithämodialyse erfolgt meist über eine künstliche arteriovenöse Fistel. Das Blut fließt durch die distale Kanüle in die künstliche Niere und durch die proximale Kanüle zurück. Die Patienten gewöhnen sich meist an die Punktion.

6

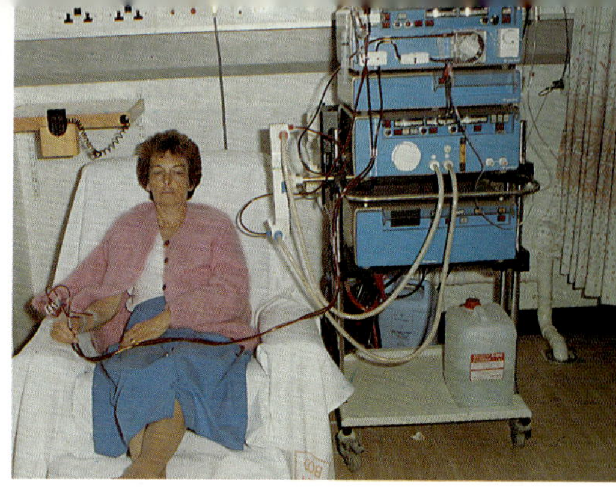

Abb. 6.33 Hämodialyse bei Patientin mit chronischem Nierenversagen im Hospital. In vielen Ländern können die Patienten zuhause in einem dafür hergerichteten Raum die Dialyse vornehmen.

6.34

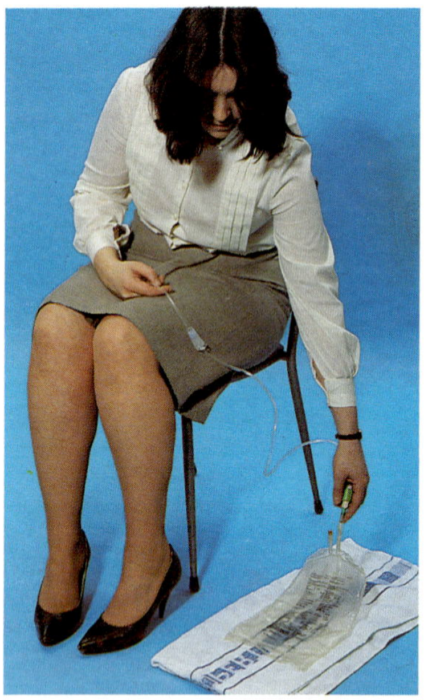

Abb. 6.34 Die kontinuierliche ambulante Peritonealdialyse (CAPD) ist einfacher und weniger beengend als die Hämodialyse, sie erlaubt ein fast normales Leben. Es wird viermal täglich ein Beutel mit Spülflüssigkeit an den Peritonealkatheter angeschlossen.

6

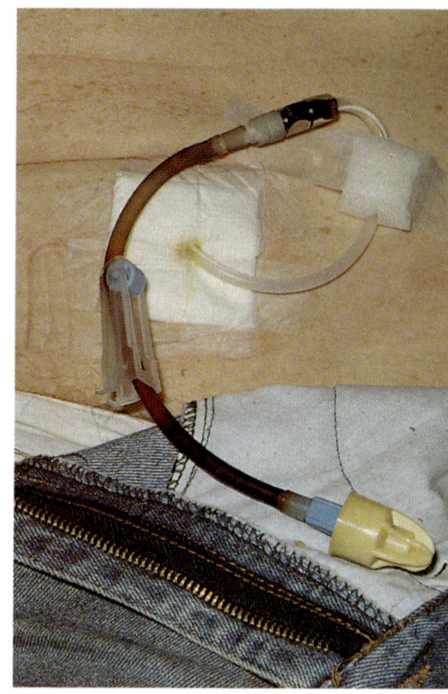

Abb. 6.35 Der Tenckhoff-Peritonealdialysekatheter bleibt ständig implantiert. Wird nicht gespült, kann er an der Bauchwand befestigt werden.

6.36

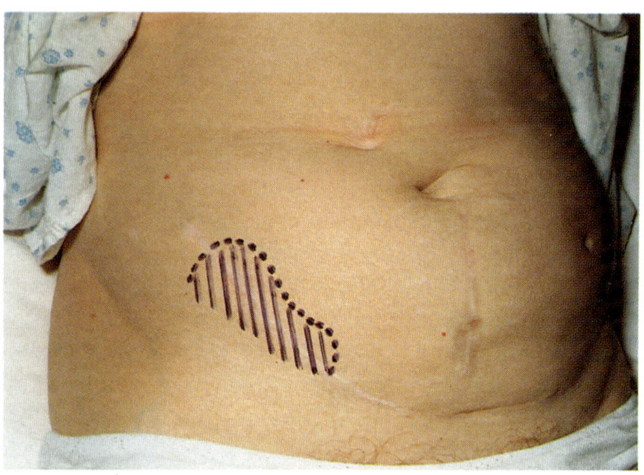

Abb. 6.36 Nierentransplantation-typische Oberflächenmarkierung. Die Niere wird meist extraperitoneal in die linke oder rechte Fossa iliaca implantiert. Dort kann sie leicht palpiert und bei Bedarf perkutan biopsiert werden.

6

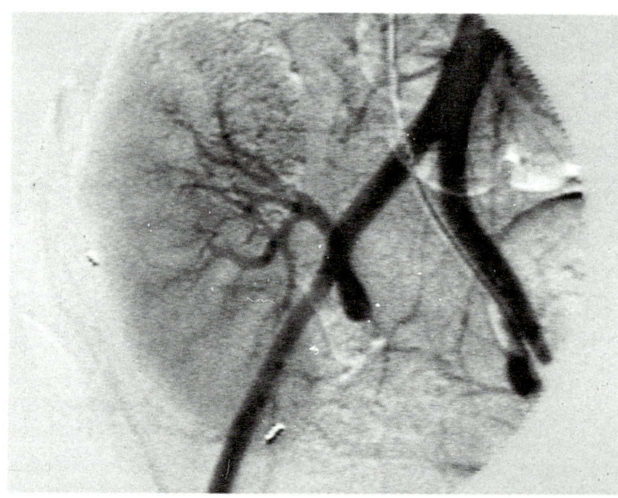

Abb. 6.37 Normale transplantierte Niere in situ. In der DSA erkennt man die normale Lage des Transplantats, dessen Arterie mit der rechten A. iliaca externa anastomosiert wurde.

Akutes nephritisches Syndrom

Bei der akuten Nephritis treten plötzlich Hämaturie und Proteinurie auf, parallel zu einer Wasser- und Salzretention und einer verringerten Nierenfunktion. Symptome sind: Gesichts-(**6.1**) und Knöchelödeme, braunen bis dunkelbraunen Urin (**6.8**) und Hypertonie. Gelegentlich fällt dem Patienten (oder den Eltern) verringertes Harnvolumen auf. Hämaturie und Proteinurie sind obligat, das Ausmaß der Funktionsstörung ist variabel. Erythrozytenzylinder im Urin deuten auf glomeruläre Blutungen hin (**6.10**).

Die akute Nephritis kann Folge sein von:

- Infektionen: post-Streptokokken-Glomerulonephritis, infektiöse Endokarditis oder Shunt-Nephritis.
- Systemerkrankungen: systemischer Lupus erythematodes, Purpura Schönlein-Henoch, Vaskulitis oder Goodpasture-Syndrom.
- Primärer Glomerulonephritis: mesangiokapillare Glomerulonephritis, IgA-Nephropathie oder Glomerulonephritis mit Halbmondbildung.

Bei akuter Nephritis sollte man daher nach Hinweisen für eine Infektion oder extrarenale Krankheit suchen. Die Ätiologie der akuten Nephritis muß rasch eruiert werden, da eine spezifische Therapie die Niere schützt.

Nephrotisches Syndrom

Das nephrotische Syndrom ist charakterisiert durch eine Trias aus schwerer Proteinurie, Hypoalbuminämie und Ödemen (**1.186, 6.2, 6.38, 6.39**) und wird bei vielen glomerulären Störungen gefunden. Eine länger dauernde Proteinurie führt zu Hypoalbuminämie, sinkendem onkotischem Plasmadruck, Hypovolämie, Natrium- und Wasserretention durch die Niere bei aktivierter Renin-Angiotensin-Aldosteronachse und extravaskulärer Flüssigkeitsansammlung. Die oft eintretende Hypercholesterinämie wird als Folge gesteigerter Albumin- und Cholesterinsynthese in der Leber angesehen. Zu den ernsten Komplikationen gehören bakterielle Infektionen (bes. Peritonitis) sowie Thrombosen.

Die häufigsten Ursachen des nephrotischen Syndroms enthält **Tabelle 6.5**. In etwa 80% der Fälle liegt keine systemische Ursache vor, die Nierenbiopsie ergibt hierbei diverse glomeruläre Erkrankungen (Minimal-change-Glomerulonephritis (GN), fokale und segmentale Glomerulosklerose, membranöse GN, mesangiokapilläre GN und mesangial-proliferative GN). In knapp 20% aller nephrotischen Syndrome liegt eine Nierenbeteiligung bei Systemerkrankung vor (z.B. Diabetes mellitus, Amyloidose, systemischer Lupus erythematodes). Den übrigen Fällen liegen Medikamente, Neoplasien oder seltene Erbkrankheiten zugrunde.

Die unspezifische Therapie des nephrotischen Syndroms besteht in Wasser- und Natriumrestriktion, hoher Proteinzufuhr und vorsichtiger Diuretikagabe. Unter Behandlung ist ein leichtes abendliches Knöchelödem erwünscht, um Komplikationen durch eine Hypovolämie auszuschließen. Albumininfusionen sind Fällen mit schwerer Hypovolämie oder refraktären Ödemen vorbehalten. Ob die Niere sich erholt, hängt von dem Grundleiden ab. Bei der Minimal-change-GN ist die Gabe von Kortikosteroiden sinnvoll (*siehe* S. 280), vielleicht auch bei anderen GN-Formen. Doch kann bei zu hoher Dosierung ein iatrogener Morbus Cushing entstehen (**6.40**), daher sind diese Mittel nur kontrolliert zu verabreichen.

Tabelle 6.5 Ursachen des nephrotischen Syndroms

Glomerulonephritis
Diabetes mellitus
Amyloidose
Systemerkrankungen
Medikamente: Goldpräparate, Penicillamin, Captopril
Drogen: Heroin
Neoplasmen
Infektionen
Erbkrankheiten

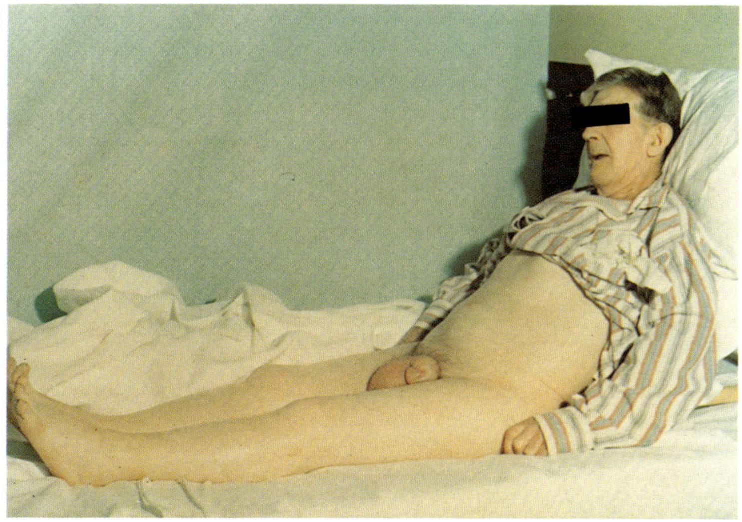

6.38

Abb. 6.38 Nephrotisches Syndrom-ein typischer erwachsener Patient mit Atemnot (durch Lungenödem), Ödemen an Knöcheln, Waden, Skrotum und Penis sowie aufgeblähtem Abdomen (durch Ödeme der Bauchwand und Aszites).

6.39

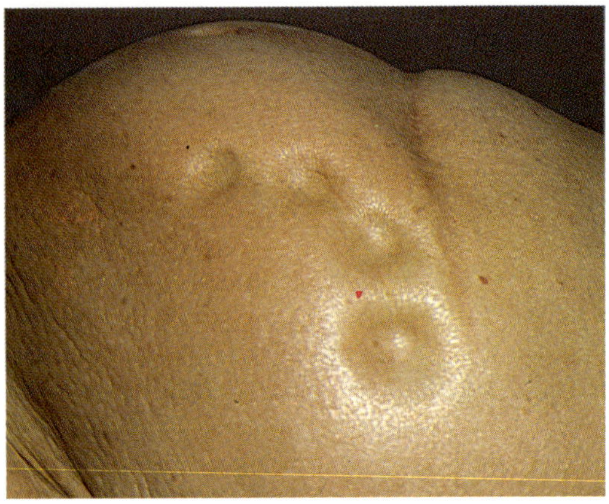

Abb. 6.39 Nephrotisches Syndrom: starke, imprimierbare Ödeme der Bauchwand, Folge einer schweren Hypoalbuminämie.

6.40

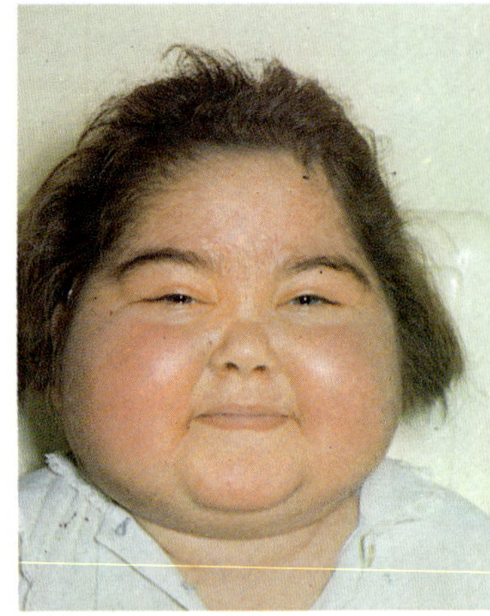

Abb. 6.40 Mondgesicht wie bei Morbus Cushing (*siehe auch* S. 310) bei 7jährigem Mädchen nach Kortikosteroidbehandlung. Obwohl Kortikosteroide bei Kindern mit Minimal-change-GN sinnvoll sind, sollten derartige Nebenwirkungen durch eine sorgfältige Dosierung vermieden werden.

Asymptomatische Proteinurie

6.41

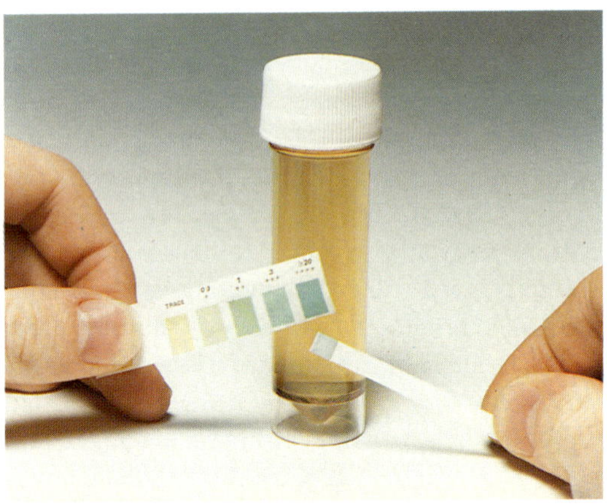

Abb. 6.41 Die asymptomatische Proteinurie kann bei einer „Routine"-Untersuchung gefunden werden. Sie kann benigne sein, man muß aber eine progrediente Nierenerkrankung ausschließen.

Reihenuntersuchungen bei anscheinend gesunden Personen können eine persistierende asymptomatische Proteinurie (**6.41**) und/oder eine mikroskopische Hämaturie aufdecken. Diese können einzige Hinweise für eine Nierenerkrankung sein. Eine gestörte Urinzusammensetzung deutet bei Hypertonikern auf eine Nierenerkrankung hin. Eine asyptomatische Proteinurie sollte stets auf behandelbare Ursachen des Nierenversagens abgeklärt werden.

6.4 Glomeruläre Erkrankungen

Glomeruläre Erkrankungen werden nach drei Kriterien eingeteilt:

- Klinische Syndrome.
- Histologie.
- Ätiologie.

Zu den klinischen Syndromen der glomerulären Erkrankungen zählen asymptomatische Proteinurie, Hämaturie, akute Nephritis, nephrotisches Syndrom und rasch oder langsam progredientes Nierenversagen.

Das klinische Bild (**Tabelle 6.7**) hängt mit dem histologischen Aussehen der Glomeruli (**Tabelle 6.6**) zusammen. Die Histologie liefert oft Hinweise auf Prognose und Therapieerfolg.

Sind primär die Glomeruli betroffen, ist die Ätiologie normalerweise unklar; die Klassifikation nach Ätiologie hilft bei sekundären Glomerulopathien.

Die Diagnostik bei glomerulären Erkrankungen sollte neben den Grunduntersuchungen (**Tabelle 6.2**) noch eine Sonographie oder ein i.v.-Urogramm, die Bestimmung der Konzentrationen des Serumkomplements und der Autoantikörper sowie Tests auf Systemerkrankungen enthalten. Bei Erwachsenen schließt sich die Nierenbiopsie mit nachfolgender licht(**6.42**)- oder elektronenmikroskopischer (**6.43**) Analyse (ggf. Immunfluoreszenz) an.

Bei Kindern wartet man den Erfolg von Steroidgaben ab, ehe man biopsiert.

Tabelle 6.6 Terminologie der histologischen Beschreibung glomerulärer Läsionen.

Diffus:	alle Glomeruli sind uniform betroffen
Fokal:	einige Glomeruli sind betroffen
Segmental:	nur Teile der Glomerulusschlingen sind betroffen
Halbmondförmig:	wenigstens 70% der Glomerulusschlingen sind durch proliferierende Makrophagen und Epithelzellen der Bowman-Membran halbmondförmig komprimiert

Die Lichtmikroskopie des Nierengewebes gibt auch Aufschluß über die Beteiligung von Interstitium, Tubuli und Blutgefäßen.

Tabelle 6.7 Korrelation zwischen Histologie und Klinik bei der primären Glomerulopathie.

Histologie	*klinische Zeichen*
Minimal-change-Glomerulonephritis	Nephrotisches Syndrom
Fokale und segmentale Glomerulosklerose	Nephrotisches Syndrom, progrediente Niereninsuffizienz
Membranöse Glomerulonephritis	Nephrotisches Syndrom
Mesangiokapilläre Glomerulonephritis	Hämaturie, Proteinurie, akute Nephritis, progrediente Niereninsuffizienz
Mesangial-proliferative Glomerulonephritis	Hämaturie, Proteinurie
Diffuse endokapilläre proliferative Glomerulonephritis	Akute Nephritis, progrediente Niereninsuffizienz

6.42

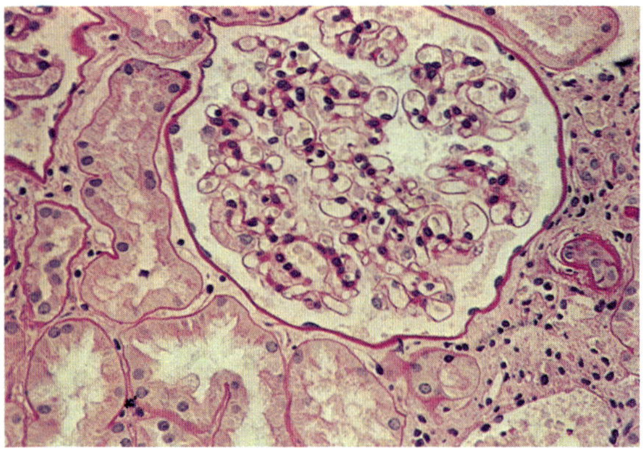

Abb. 6.42 Normalbild von Glomerulus und proximalem Tubulus (oben rechts)(PAS, x352).

6.43

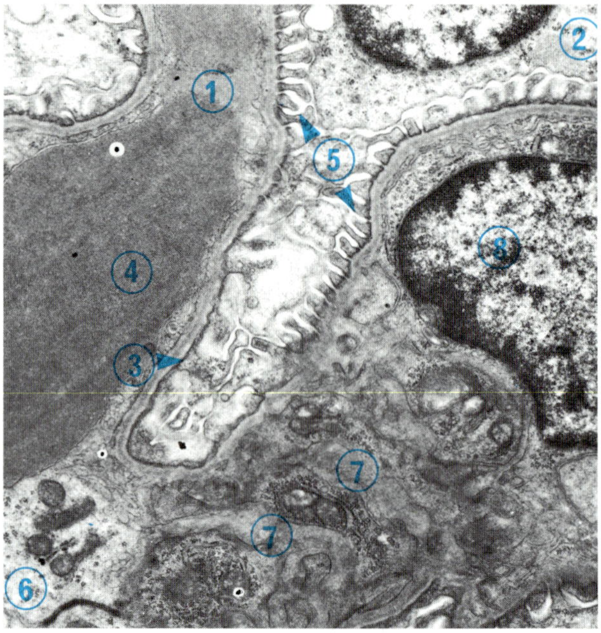

Abb. 6.43 Normalbild des Glomerulus (Elektronenmikroskopie): 1 = Kapillarlumen; 2 = Deckzelle; 3 = Basalmembran; 4 = Erythrozyt; 5 = Deckzellfüßchen; 6 = Endothelzelle; 7 = mesangiale Matrix; 8 = Mesangiumzelle.

Primäre Glomerulopathien

Minimal-change- Glomerulonephritis

Fast immer findet man bei der Minimal-change-Glomerulonephritis ein nephrotisches Syndrom (S. 277), selten eine alleinige asymptomatische Proteinurie, eine Hypertonie oder Hämaturie. Die Krankheit ist die Ursache von 80% aller nephrotischen Syndrome bei Kindern und von knapp 20% bei Erwachsenen. Autoantikörper und Komplementfaktoren sind normal, die Proteinurie ist hochselektiv (das Verhältnis Transferrin/IgG im Urin ist hoch). Histologisch sind die Glomeruli unauffällig (**6.44**), nur elektronenmikroskopisch sieht man einen Verlust der Deckzellfüßchen (**6.45**), wie bei allen Proteinurien glomerulären Ursprungs.

Da unter Prednisongaben die Proteinurie fast immer schwindet, wird bei Kindern blind therapiert ohne Biopsie. Nur bei Steroidresistenz oder rezidivierendem nephrotischem Syndrom wird ein Kind biopsiert. Hingegen ist bei Erwachsenen die Biopsie bei nephrotischem Syndrom immer indiziert. Treten häufige Rezidive oder starke Steroidnebenwirkungen auf, kann ein 8wöchiger Cyclophosphamidzyklus (2 mg/kg) eine längere Remission erzielen. Selten treten gleichzeitig Lymphome auf, wobei die Heilung nach erfolgreicher Behandlung der Grundkrankheit zu erwarten ist. Hierbei ist die Prognose für die Niere gut, nur bei Diuretika-Überdosierung kann gelegentlich ein Nierenversagen auftreten.

6.44

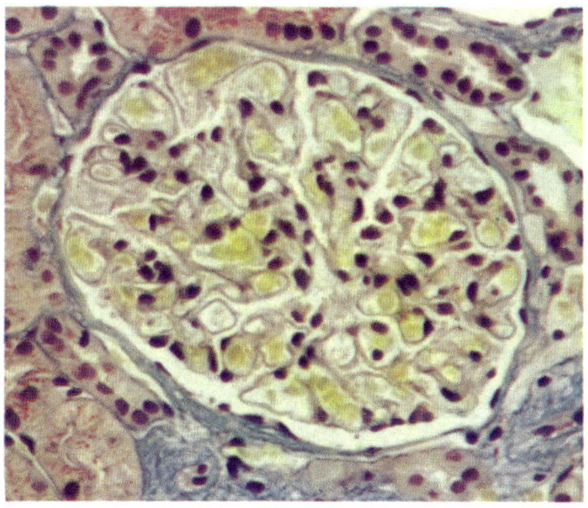

Abb. 6.44 Minimal-change-Glomerulonephritis: normaler Glomerulus im Bioptat (Lichtmikroskopie, MSB, x224).

6.45

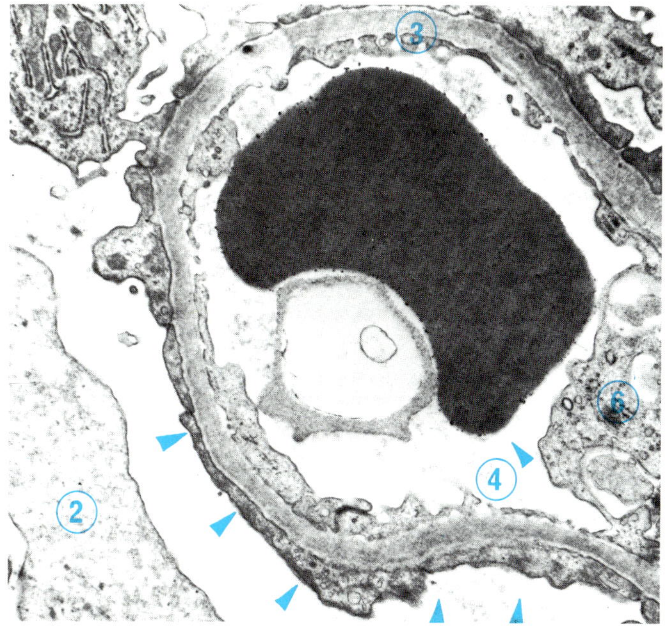

Abb. 6.45 Minimal-change-Glomerulonephritis (Elektronenmikroskopie). Deckzellfüßchenverlust (Pfeile), keine elektronendichten Ablagerungen sichtbar (Vergrößerung x10.750): 2 = Deckzellzytoplasma; 3 = Basalmembran; 4 = Erythrozyt in Kapillarlumen; 6 = Endothelzelle.

Fokale und segmentale Glomerulosklerose

Bei dieser Erkrankung besteht meist ein nephrotisches Syndrom, sie ist für knapp 10% aller kindlichen nephrotischen Syndrome verantwortlich. Autoantikörper und Komplementsystem sind normal. Die Biopsie ergibt segmentale Sklerosierungen. Diese sind zu Beginn nur in den juxtamedullären Glomeruli vorhanden und frei von Anzeichen einer Zellproliferation oder Nekrose (**6.46**). Unter Immunfluoreszenz erkennt man oft Ablagerungen von IgM und C3 an den betroffenen Glomeruli. Die Frühformen können kaum von der Minimal-change-Glomerulonephritis unterschieden werden, weil nur fokal Glomeruli erkrankt sind. Eine Verdachtsdiagnose kann gestellt werden, wenn ein nephrotisches Syndrom im Kindesalter steroidresistent oder rezidivierend ist. Unter Gabe von Cyclophosphamid oder Cyclosporin kann es zu einer partiellen oder kompletten Remission kommen, doch in mehr als 50% der Fälle nimmt die Nierenfunktion stetig ab, sodaß nach 10 Jahren 20-40% der Patienten niereninsuffizient werden. Die Langzeitprognose wird noch verschlechtert durch die Tatsache, daß nach Nierentransplatation etwa ein Drittel der Patienten ein Rezidiv erleidet.

6.46

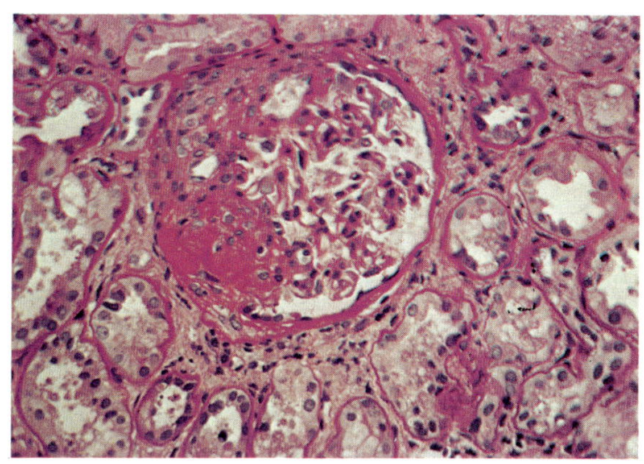

Abb. 6.46 Fokale und segmentale Glomerulosklerose. Gut sichtbar die segmentale Sklerose in dieser Nierenbiopsie (Lichtmikroskopie, PAS, x330).

Membranöse Glomerulonephritis

6.47

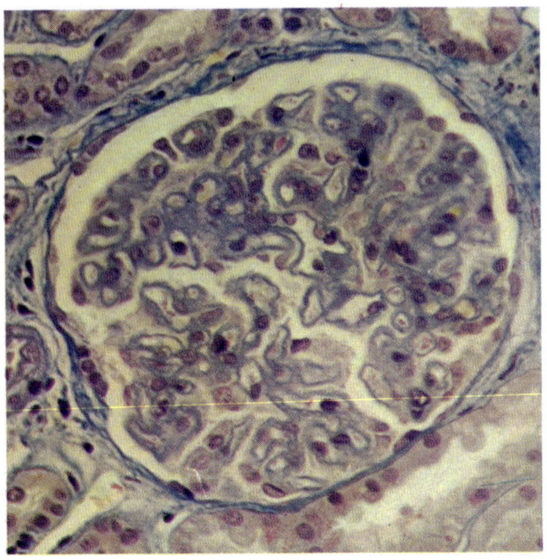

Abb. 6.47 Membranöse Glomerulonephritis. Im Bioptat uniforme Verdickung der Basalmembran der Kapillaren. Vgl. **6.42** und **6.44** (MSB, x224).

Diese Erkrankung ist die häufigste Ursache des nephrotischen Syndroms des Erwachsenen, selten des Kindes. Die mikroskopische Hämaturie findet man meistens, die Hypertonie in einem Drittel der Fälle. Zu den mikroskopischen Diagnosekriterien gehören: gleichförmige Verdickung der Kapillarwände aller Glomeruli (**6.47**), subepitheliale elektronendichte Ablagerungen (**6.48**), diffuse IgG-Granula an den Kapillarschlingen (**6.49**). Häufig ist die Erkrankung idiopathisch, doch ist der Ausschluß von Infektionen (Syphilis, Hepatitis B), Neoplasmen, SLE oder Medikamentennebenwirkungen (Goldpräparate, Penicillamin, Captopril) wichtig. Bei sekundärer Erkrankung ist die Prognose von der Grundkrankheit abhängig. Ohne Behandlung kommen 20% der idiopathischen Fälle in die Remission, bei 50% tritt nach 10 Jahren das Nierenversagen ein. Kortikosteroide helfen nicht. Neue Studien bei nephrotischen Patienten zeigten eine Rückgang der Proteinurie und eine verbesserte Nierenfunktion nach der Kombinationsbehandlung mit Prednisolon und Chlorambucil.

6.48

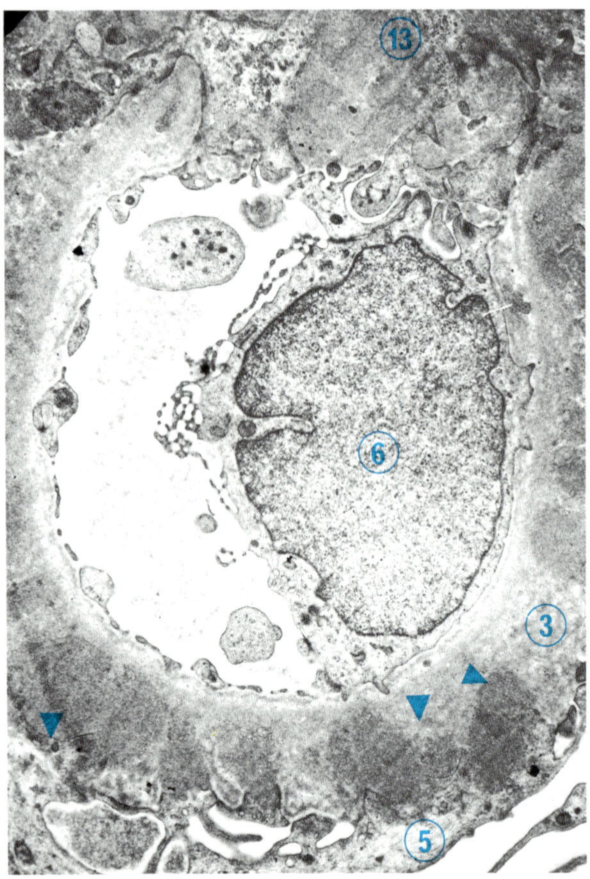

Abb. 6.48 Membranöse Glomerulonephritis. Elektronenmikroskopie: deutlich verdickte Basalmembran mit elektronendichten Ablagerungen (Pfeile)(= subepitheliale, d.h.unter den fusionierten Deckzellfüßchen gelegene Antigen-Antikörper-Komplexe, 5). 3= Basalmembran; 5 = Deckzellfüßchen; 6 = Endothelzelle; 13 = Mesangium. (Vergrößerung x10750).

6.49

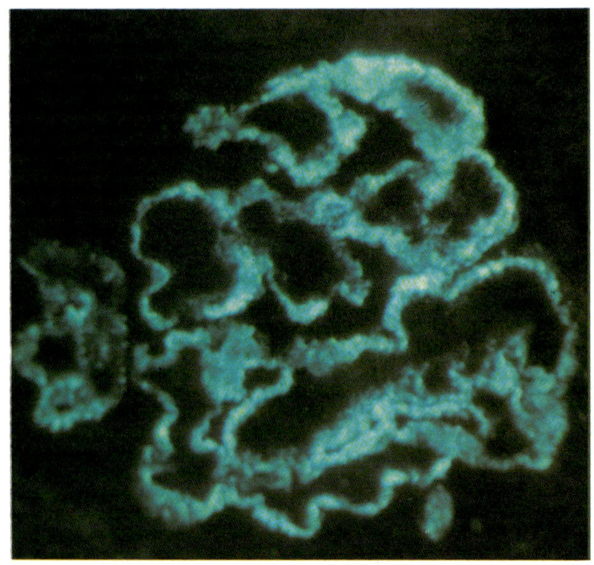

Abb. 6.49 Membranöse Glomerulonephritis. Immunfluoreszenzmikroskopie: diffuse granuläre Ablagerungen von IgG in den Kapillarschlingen (x300).

Mesangiokapilläre Glomerulonephritis

Die Klinik dieser Krankheit variiert: 20% der Patienten haben Symptome einer akuten Nephritis, alle anderen haben Proteinurie. Jeweils 50% weisen Hypertonie oder Nierenversagen auf, etwa 30% zeigen eine Hämaturie. Hauptsächlich sind Schulkinder und junge Erwachsene weiblichen Geschlechts betroffen. Bei Typ 1 ist die C3-Serumkonzentration vorübergehend vermindert, bei Typ 2 dauernd. Die Unterscheidung folgt der Nierenbiopsie. Beiden Typen sind Proliferation der Mesangiozyten sowie Verdickung der Glomerulus-Kapillarwand (**6.50**) gemeinsam. Bei dem subendothelialen Typ (Typ 1) findet man: Mesangiozyten zwischen Endothelzellen und glomerulärer Basalmembran, subendotheliale elektronendichte Ablagerungen (**6.51**) sowie Granula von IgG und C3 (Immunfloureszenz). Der Typ mit dichten Ablagerungen (Typ 2) zeigt linear verdichtete intramembranöse Ablagerungen (**6.52**) und C3-Depots in der Immunfloureszenz. Für diese Form der Glomerulonephritis gibt es keine spezifische Therapie und die Prognose ist relativ schlecht: nach 10 Jahren erleidet über die Hälfte der Betroffenen ein Nierenversagen. Die Typ 2-Glomerulonephritis kann nach Nierentransplantation rezidivieren.

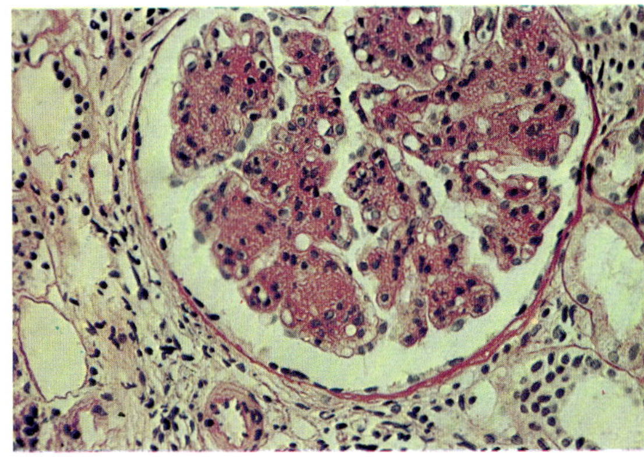

6.50

Abb. 6.50 Mesangiokapilläre Glomerulonephritis. Lichtmikroskopie: Zunahme von Mesangium-Matrix und -Zellen, punktförmig verdickte Basalmembran. Der Glomerulus zeigt auch vermehrte Einteilung in Lobuli (PAS, x330).

1

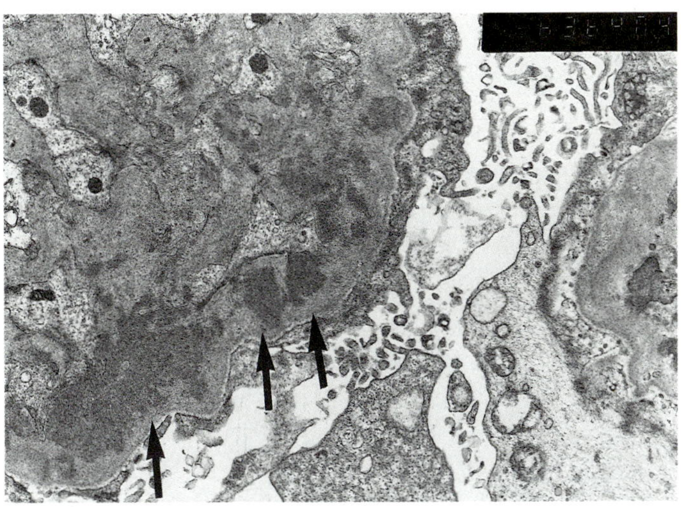

Abb. 6.51 Mesangiokapilläre Glomerulonephritis. Elektronenmikroskopie: subendotheliale elektronendichte Depots (Pfeile) bei Typ 1. (Vergrößerung x13200)

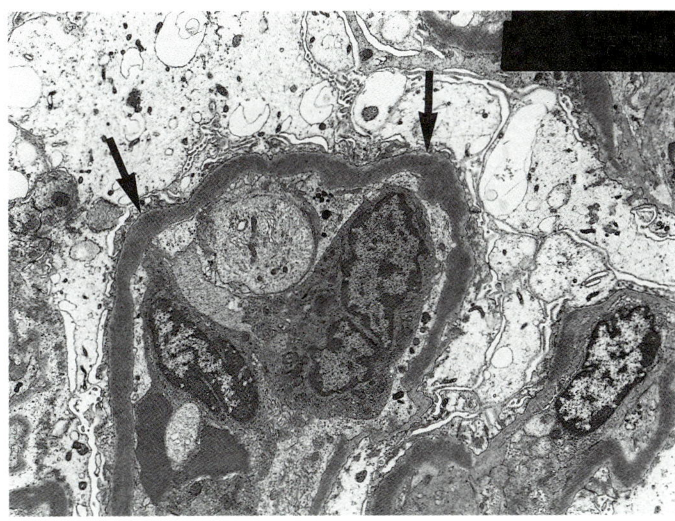

6.52

Abb. 6.52 Mesangiokapilläre Glomerulonephritis. Elektronenmikroskopie: lineare verdichtete intramembranöse Ablagerungen (Pfeile) bei Typ 2. (Vergrößerung x5200)

6.53

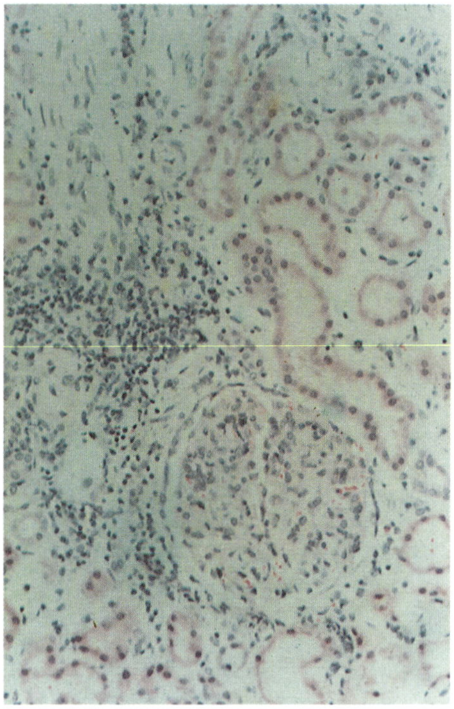

Abb. 6.53 Mesangioproliferative Glomerulonephritis. Lichtmikroskopie: Vermehrung der Mesangiumzellen. Präparat eines Patienten mit initialer Mikrohämaturie und asymptomatischer Proteinurie (H&L).

Früher war das häufigste Erstsymptom der Krankheit eine Makrohämaturie (meist zwei Tage nach einer Infektion der oberen Atemwege). Als Folge von Routineuntersuchungen findet man heute zuerst eine Mikrohämaturie und/oder asymptomatische Proteinurie. Relativ häufig sind die Erkrankten junge Männer. Ein anfängliches Nierenversagen ist ungewöhnlich. Sofern der Erkrankung kein systemischer Lupus erythematodes zugrundeliegt, sind Autoantikörper und Komplementsystem unauffällig. Bei Purpura Schönlein-Henoch ist das IgA vermehrt. Histologisch sieht man ein Wachstum von Mesangiumzellen und -matrix (**6.53**). Die Elektronenmikroskopie zeigt Depots im Mesangium (**6.54**), die Immunfluoreszenz oft Anhäufungen von IgA (**6.55**)(sogenannte IgA-Nephropathie, Berger-Krankheit). Seltener werden IgM oder IgG abgelagert. Die IgA-Nephropathie ist in Elektronen- wie Immunflouoreszenzmikroskopie nicht von dem Henoch-Schönlein-Syndrom zu unterscheiden. Letztere zeigt neben der Purpura (**2.116**) noch Bauchschmerzen und Arthropathien, ist häufiger bei Kindern und zeigt meist eine Nephritis (histologisch diffuse Halbmondbildung).

Weder gegen die Purpura Schönlein-Henoch noch für die IgA-Nephropathie gibt es eine Therapie, doch ist die Prognose gut. Nur 5-10% der Patienten mit IgA-Nephropathie entwickeln nach 10 Jahren ein Nierenversagen. Schlechtes Zeichen sind dabei initiale Hypertonie oder nephrotisches Syndrom.

6.54

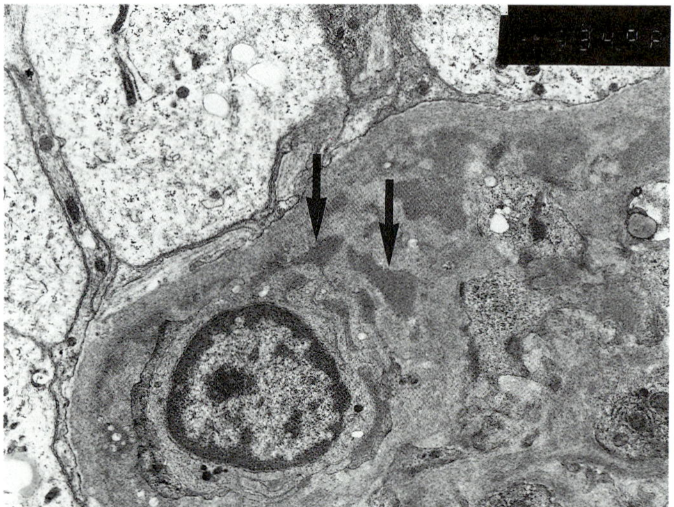

Abb. 6.54 Mesangioproliferative Glomerulonephritis. Elektronenmikroskopie: elektronendichte Depots im Mesangium (Pfeile). (Vergrößerung x13.200.)

6.55

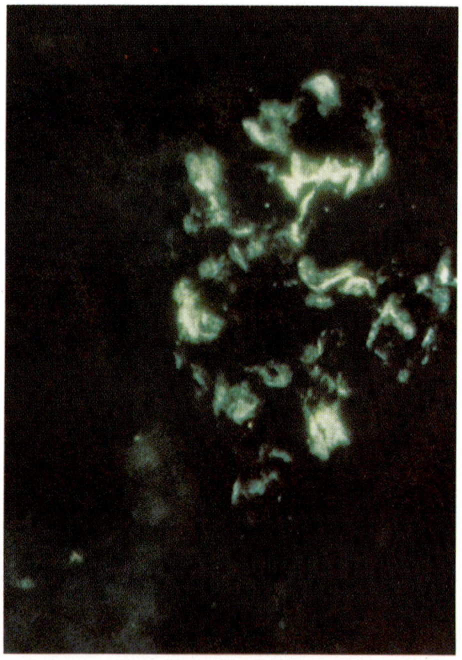

Abb. 6.55 Mesangioproliferative Glomerulonephritis. Immunfluoreszenzmikroskopie (derselbe Patient wie in 6.54): IgA-Depots im Mesangium, damit IgA-Nephropathie (Berger-Krankheit).

Diffuse endokapilläre proliferative Glomerulonephritis

Das normale Erstsymptom ist hierbei die (nicht immer völlig ausgeprägte) Nephritis. Kinder und Heranwachsende erkranken häufiger. Gelegentlich tritt die Erkrankung 10-14 Tage nach einer extrarenalen Infektion auf, doch meist ist sie idiopathisch.

Im klassischen Fall tritt zuerst eine Haut- oder Racheninfektion mit nephritogenen Streptokokken der Gruppe A auf. Aber nur selten gelingt der Nachweis von Streptokokken an der vermuteten Infektionsstelle oder der Zunahme von Streptokokken-Antikörpern (Anti-Streptolysin-O-Titer). Die Autoantikörper sind negativ, die Serum-C3-Konzentration nimmt vorübergehend ab. Die Biopsie ergibt eine Zellvermehrung in allen Glomeruli (**6.56**), nicht selten Halbmondbildung (**6.57**). Im Akutstadium findet man elektronenmikroskopisch subepitheliale elektronendichte Depots (**6.58**), mittels Immunfluoreszenz sieht man C3- und IgG-Granula in den Glomeruli. Die Prognose der Poststreptokokken-Glomerulonephritis ist gut, behandelt wird eine Woche lang mit Penicillin. Meist heilt sie ab, nach 10 Jahren erreichen weniger als 5% der Patienten die Niereninsuffizienz. Letztere ist häufiger bei Erwachsenen mit persistierender Hypertonie, nephrotischem Syndrom oder rapid progressiver Niereninsuffizienz. Weniger eindeutig ist die Langzeitprognose der idiopathischen Fälle, doch ist auch sie bei rascher Erholung gut.

6.56

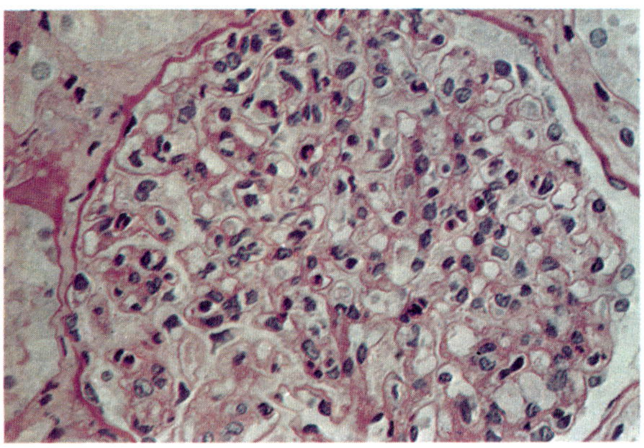

Abb. 6.56 Diffuse endokapilläre proliferative Glomerulonephritis. Glomerulus mit Proliferation der Endothel- und Mesangiumzellen sowie polymorpher Infiltration.(PAS, x330)

6.57

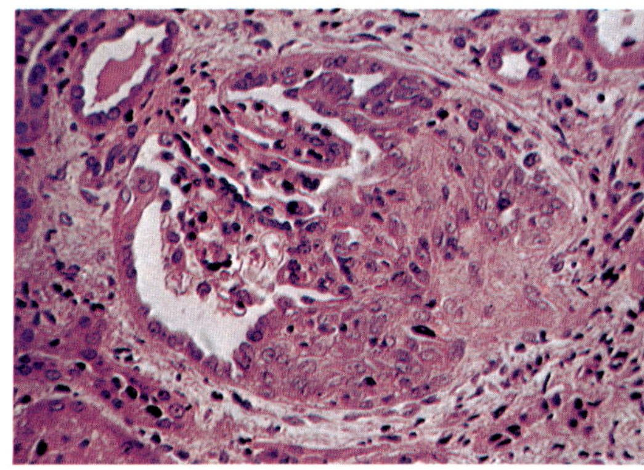

Abb. 6.57 Diffuse endokapilläre proliferative Glomerulonephritis mit Halbmondbildung. Im Glomerulus sieht man einen großen Halbmond, der die Schlingen komprimiert (HE, x330). Die Halbmonde sieht man bei allen Formen der akuten Nephritis mit rapid progressivem Nierenversagen.

6.58

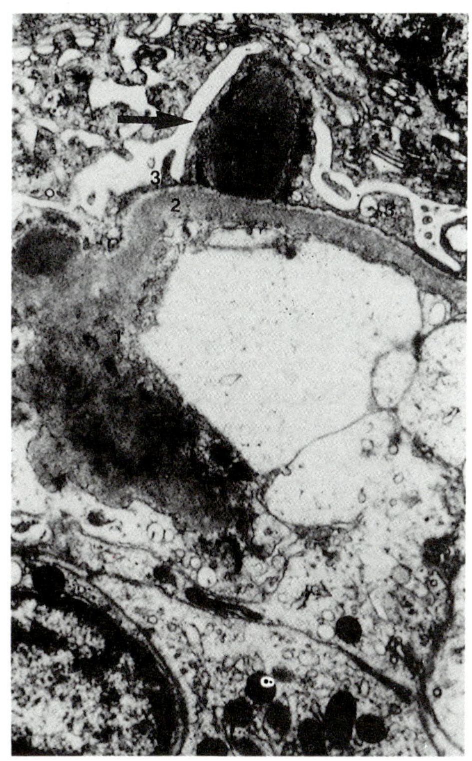

Abb. 6.58 Diffuse endokapilläre proliferative Glomerulonephritis. Elektronenmikroskopie: große subepitheliale elektronendichte Depots (Pfeile). 1 = Endothelzelle; 2 = Basalmembran; 3 = Deckzelle.

Sekundäre Glomerulopathien

Affektionen der glomerulären Basalmembran

Die anti-glomeruläre Basalmembrankrankheit (anti-GBM-Krankheit) zeigt anfangs rapid progressives Nierenversagen, Hämaturie und Proteinurie. Tritt neben einer Makrohämaturie eine Hämoptysis auf, spricht man von Goodpasture-Syndrom (S. 195). Meist sind junge Männer betroffen. Die Krankheit (sowie deren Rezidive) kann mit Infektionen oder Kohlenwasserstoffexposition verbunden sein. Im Serum tritt ein Antikörper gegen die glomeruläre Basalmembran auf, dessen Titer der Diagnostik und der Therapieüberwachung dient. Das Komplementsystem und die anderen Autoantikörper sind meist unauffällig. Die Immunfluoreszentechnik zeigt lineare Ansammlungen von IgG (manchmal auch von C3) an den glomerulären Kapillarschlingen (**6.59**). Lichtmikroskopisch erkennt man eine fokal nekrotisierende Glomerulonephritis mit Halbmondbildung (**6.60**).

Die Prognose hängt von dem Ausmaß des anfänglichen Nierenversagens und der Anwesenheit pulmonaler Hämorrhagien ab. Die Therapie orientiert sich an diesen beiden Symptomen. Unbehandelt ist die pulmonale Hämorrhagie tödlich. Muß der Patient zu Beginn einer Immunsuppression bereits dialysiert werden, kann nicht mit einer Erholung der Nierenfunktion gerechnet werden. Deshalb wird die Immunsuppression (mit Methylprednisolon i.v., Prednisolon oral, Cyclophosphamid, Plasmaaustausch) nur bei Patienten mit Goodpasture-Syndrom oder nicht dialysepflichtigen Patienten eingesetzt. Die Risiken einer intensiven Immunsuppression bei bereits Dialysierten ohne pulmonale Hämorrhagien übersteigen die geringen Chancen einer Nierenfunktionsverbesserung.

6.59

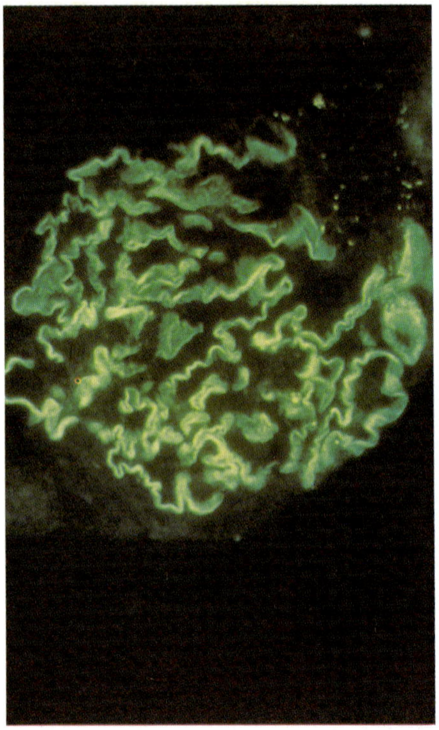

Abb. 6.59 Anti-glomeruläre Basalmembrankrankheit bei einem Patienten mit Nierenversagen, Proteinurie und Hämaturie. Die Immunfluoreszenzmikroskopie zeigt linear angeordnetes IgG entlang der Kapillarschlingen. Im Serum wurden Antikörper gegen die glomeruläre Basalmembran nachgewiesen.

6.60

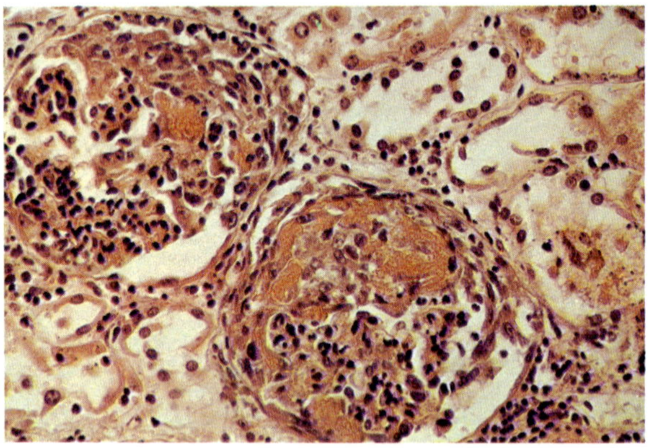

Abb. 6.60 Anti-glomeruläre Basalmembrankrankheit. Lichtmikroskopie: fokal nekrotisierende Glomerulitis mit kleinem Halbmond (HE, x308).

Renale Vaskulitiden

Findet man neben Zeichen einer renalen auch solche einer systemischen Erkrankung, besteht der Verdacht auf eine renale Vaskulitis. Die Klinik hängt etwas vom Vaskulitis-Typ ab. Gewichtsverlust, Anämie, Abgeschlagenheit, Fieber, hohe BSG und ein Anstieg des C-reaktiven Proteins treten meist auf. Die höchste Inzidenz besteht bei Männern ab dem mittleren Lebensalter. Die Kriterien, nach denen die häufigeren Vaskulitisformen eingeteilt werden, sind: Größe der befallenen Gefäße, An- oder Abwesenheit von Granulomata sowie Hinweise auf Beteiligung der gastrointestinalen oder respiratorischen Organe (**Tabelle 6.8**). Relativ selten ist das Churg-Strauss-Syndrom (allergische Granulomatose, S. 193), bei dem neben einer Nierenerkrankung gewöhnlich Asthma und Eosinophilie zu finden sind. Auch bei Patienten, deren Nieren im Rahmen eines systemischen Lupus erythematodes oder einer Purpura Schönlein-Henoch befallen sind, läßt sich histologisch eine Vaskulitis nachweisen.

Tabelle 6.8 Klassifikation renaler Vaskulitiden

	Größe der erkrankten Gefäße		
	Mittel	*Klein*	
ohne Granulomata	Panarteriitis nodosa Kawasaki-Syndrom	mikroskopische Polyarteriitis Schönlein-Henoch-Syndrom SLE	häufige Beteiligung des Gastrointestinaltrakts
mit Granulomata	Churg-Strauss-Syndrom	Wegener-Granulomatose	häufige Beteiligung des Respirationstrakts

Panarteriitis nodosa

Bei der Panarteriitis nodosa (klassische Panarteriitis) sieht man segmentale Nekrosen und fibrinoide Veränderungen in den Wänden mittlerer Arterien, oft gekoppelt mit intraluminaler Thrombose (**6.61**). Postokklusale Ischämien mit nachfolgenden Infarkten trifft man in allen Organen an. Die Klinik hängt von Lokalisation und Ausmaß der Läsionen ab (*siehe* S. 148). Häufig sind Infarkte in Mesenterium, Milz, Herz, Hirn und Niere. Die öfters multipel auftretenden Niereninfarkte können Flankenschmerzen, Makrohämaturie und Hypertonie bewirken. Am besten wird die Diagnose durch ein selektives renales Angiogramm gesichert, welches neben Aneurysmen der Nierengefäße auch Infarkte zeigen kann (**6.62**). Ohne Behandlung ist die Prognose schlecht, denn weniger als die Hälfte der nichttherapierten Patienten lebt länger als ein Jahr. Unter der hochdosierten Gabe von Prednisolon und Cyclophosphamid bessern sich die Symptome rasch, die Überlebenszeit wird anscheinend verlängert.

6.61

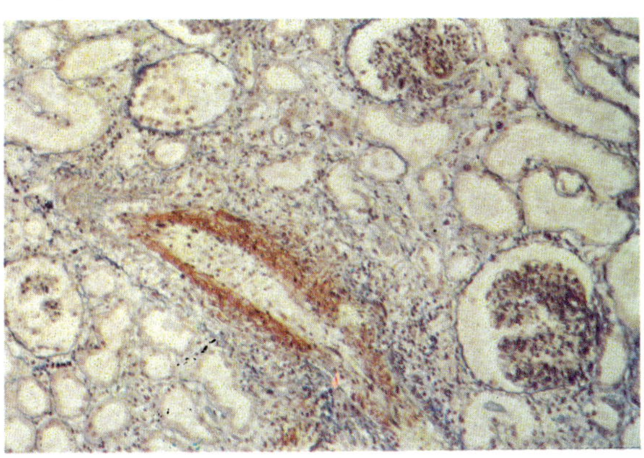

Abb. 6.61 Panarteriitis nodosa. Interlobärarterie mit fibrinoider Nekrose (rot gefärbt). Außerhalb der Infarktgebiete sind die Glomeruli meist normal.

6.62

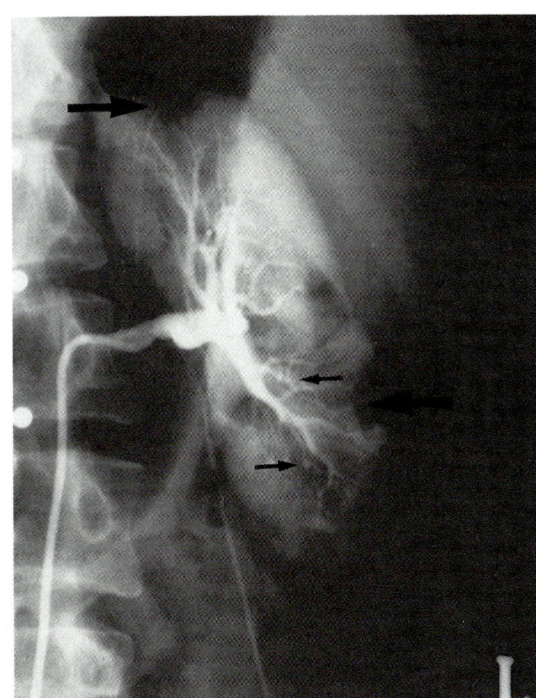

Abb. 6.62 Panarteriitis nodosa. Selektives Angiogramm der linken Niere: Aneurysmen der intrarenalen Gefäße (kleine Pfeile) und subkapsuläre Infarkte (große Pfeile).

Mikroskopische Panarteriitis

6.63 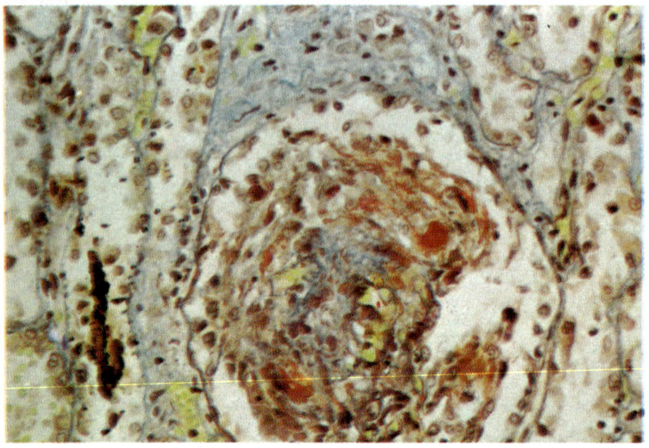

Abb. 6.63 **Mikroskopische Panarteriitis.** Glomerulus mit fokaler fibrinoider Nekrose und Proliferation (MSB, x330).

Die mikroskopische Panarteriitis (Hypersensitivitäts-Angiitis) betrifft hauptsächlich die Arteriolen und Kapillaren von Nieren, Haut und Lungen, seltener von anderen Organen. Der Nierenbefall ist meist kenntlich an progressivem Nierenversagen, Mikrohämaturie und Proteinurie. Maximal ein Drittel der Fälle weist einen positiven Rheuma- und antinukleären Faktor auf. Auch antineutrophile zytoplasmatische Antikörper (ANCA) kommen vor. Die Nierenbiopsie zeigt diffuse Proliferationen und fokale fibrinoide Nekrosen der Glomeruli (**6.63**), oft auch Halbmonde. Weder elektronen- noch immunfluoreszenzmikroskopisch sind Depots nachweisbar. Arteriolitis und Kapillaritis sind häufiger in Haut- als in Nierenbioptaten vorzufinden. Unbehandelt ist die Prgnose schlecht, besonders bei Patienten mit Oligurie oder wenn im Bioptat mehr als 70% der Glomeruli Halbmonde aufweisen. Die Intervalltherapie mit Methylprednisolon i.v., Prednisolon oder Cyclophosphamid oral hilft den Nieren und den Patienten. In einigen Zentren wird für kurze Zeit ein täglicher Plasmaaustausch vorgenommen bei Patienten, die bereits zu Therapiebeginn dialysepflichtig sind.

Wegener-Granulomatose

6.64 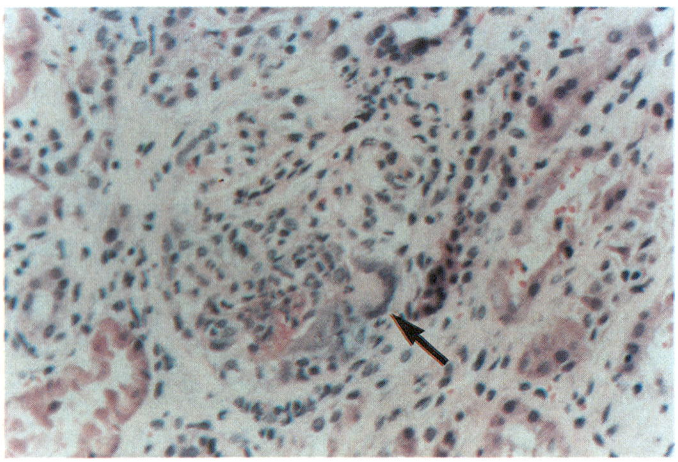

Abb. 6.64 Wegener-Granulomatose. Nierenbioptat mit fokaler Glomerulusnekrose und einem kleinen Granulom mit einer Langhans'schen Riesenzelle (Pfeil)(HE, x330).

Bei gleichzeitigem Auftreten von nasalen Symptomen, Hämoptysis, Pleuritis und Taubheit in Kombination mit einer Nierenerkrankung liegt der Verdacht auf eine Wegener-Granulomatose nahe (*siehe* S. 149, 193). In vielen Fällen wird die Nierenbeteiligung im Rahmen der Diagnostik von nasalen, respiratorischen oder Taubheitssymtomen entdeckt. Meist treten zu einem rapid progressiven Nierenversagen noch Hämaturie und Proteinurie. Gewöhnlich sind die anti-neutrophilen zytoplasmatischen Antikörper (ANCA) positiv, eine Biopsie aus Nase oder Atemwegen stützt die Diagnose. Die Niere zeigt histologisch ein ähnliches Bild wie bei der mikroskopischen Panarteriitis: nekrotisierende Glomerulitis, Halbmondbildung und Arteriitis. Granulome findet man selten in Nierenbioptaten (**6.64**), eher in der Nase. Die indirekte Immunfluoreszenzmikroskopie auf ANCA zeigt bei der Wegener-Granulomatose ein zytoplasmatisches Muster. Dadurch kann diese Erkrankung von der mikroskopischen Panarteriitis unterschieden werden. Die Überlebenszeiten von Patienten und Nieren haben sich durch die Einführung der intermittierenden Gaben von Methylprednisolon, Cyclophosphamid und Prednisolon verlängert. Zusätzlich ist die Langzeitimmunsuppression mit Cyclophosphamid oder Azathioprin nötig, da anderfalls häufige Rezidive drohen.

Nierenerkrankung bei systemischem Lupus erythematodes

Bis zu 75% der Patienten mit SLE (*siehe* S. 142) haben eine Nierenbeteiligung, wobei gelegentlich die Nieren das erste Manifestationsorgan des SLE sind. Die Schwere der Krankheit variiert stark: manche Patienten haben nur eine asymptomatische Proteinurie oder Mikrohämaturie, manche aber ein nephrotisches Syndrom oder rapid progressives Nierenversagen. Der Nachweis von Doppelstrang-DNA-Antikörpern sowie verminderter C3-Konzentration sichert die Diagnose.

Histologisch sind verschiedene Formen zu unterscheiden. Die mesangioproliferative und die membranöse Glomerulonephritis bei SLE gleicht in Klinik und Histologie dem idiopathischen Typ (S. 282, 284).

SLE-Patienten mit nephrotischem Syndrom oder Nierenversagen haben oft eine diffuse proliferative Glomerulonephritis (**6.65**) mit subepithelialen, intramembranösen oder subendothelialen elektronendichten Depots (**6.66**). Periphere Ablagerungen von IgG oder Komplementfaktoren kommen hinzu. Diese Form der Glomerulonephritis zeigt bei stärkerer Nierenschädigung auch Halbmondbildung (**6.67**), Vaskulitis und interstitielle Fibrose.

Die Behandlung richtet sich nach dem Ausmaß der Nierenschädigung und dem Biopsieergebnis. Bei mesangioproliferativer Glomerulonephritis sind die Nieren eher leicht betroffen, sodaß eher der extrarenale SLE zu therapieren ist. Eine membranöse Glomerulonephritis spricht gut auf Prednisolon an und hat eine gute Prognose. Anders die diffus proliferative Glomerulonephritis: hier kommt es eher zum Nierenversagen, die optimale Therapie benötigt neben Prednisolon meist noch Azythioprin oder Cyclophosphamid. Patientinnen müssen wissen, daß post partum oder bei Gebrauch oraler Kontrazeptiva die Nierenfunktion sich verschlechtern kann.

6.65

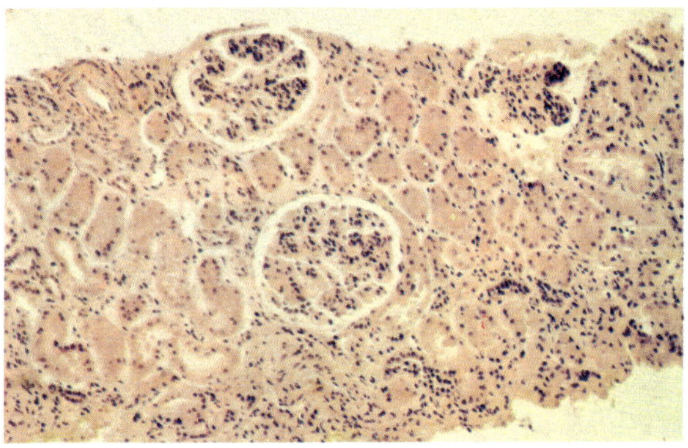

Abb. 6.65 Systemischer Lupus erythematodes. Im Nierenbioptat Proliferationen in drei Glomeruli (HE, x143).

6.66

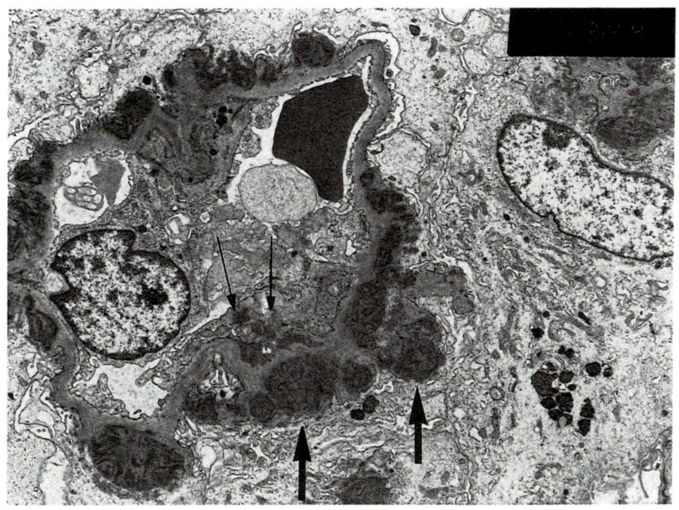

Abb. 6.66 Systemischer Lupus erythematodes mit nephrotischem Syndrom. Elektronenmikroskopie: subendotheliale (kleine Pfeile) und subepitheliale (große Pfeile) Depots. Die letzteren zeigen die klassischen „Fingerabdrücke". (Vergrößerung x5200)

6.67

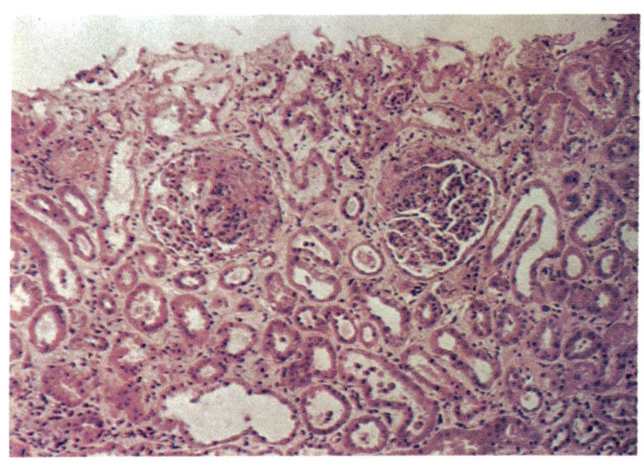

Abb. 6.67 Systemischer Lupus erythematodes. Im Nierenbioptat Proliferationen und Halbmonde in beiden Glomeruli (HV, x110).

Nierenamyloidose

Die Amyloidose der Niere wird meist als nephrotisches Syndrom mit Nierenversagen manifest. Selbst bei fortgeschrittener Insuffizienz können die Nieren ihre Größe wegen der Amyloideinlagerung behalten. Klinisch werden die Nieren eher bei primärer als bei sekundärer Amyloidose auffällig. Kongestive Kardiomyopathie, Hepatosplenomegalie, periphere Neuropathie und Malabsorption sind weitere Folgen der systemischen Amyloidose.

Das Amyloid ist aus Proteinfibrillen und einem Glykoprotein (sogenannte P-Komponente) aufgebaut. Es gibt zwei Arten der Proteinfibrillen: Amyloid-Leichtketten (AL)-Proteine treten beim Myelom und der primären Amyloidose auf; Amyloid-A (AA)-Proteine gibt es bei der sekundären Amyloidose nach chronischen Infektionen, rheumatoider Arthritis oder dem familiären Mittelmeerfieber. Die rektale oder renale Biopsie dient der Diagnosebestätigung. Die Nierenhistologie zeigt nach Anfärbung mit Kongorot rote glomeruläre und vaskuläre Ablagerungen (**6.68**), die in polarisiertem Licht apfelgrün schimmern (**6.69**). Im Elektronenmikroskop sieht man in den Amyloiddepots charakteristisch angeordnete Fibrillen. Immunglobuline oder Komplementfaktoren sind nicht nachweisbar. Mit monoklonalen Antikörpern gelingt die Unterscheidung in AL- und AA-Proteine.

Eine spezielle Therapie der Amysloidose gibt es nicht. Unter der Chemotherapie eines Myeloms kann sich die Nierenfunktion stabilisieren, das gilt auch für die Kolchizingaben bei familiärem Mittelmeerfieber. Meist ist die Prognose für die Nieren schlecht. Mehr als 50% der Patienten mit histologisch gesicherter Amyloidose erreichen binnen eines Jahres die Niereninsuffizienz.

6.68

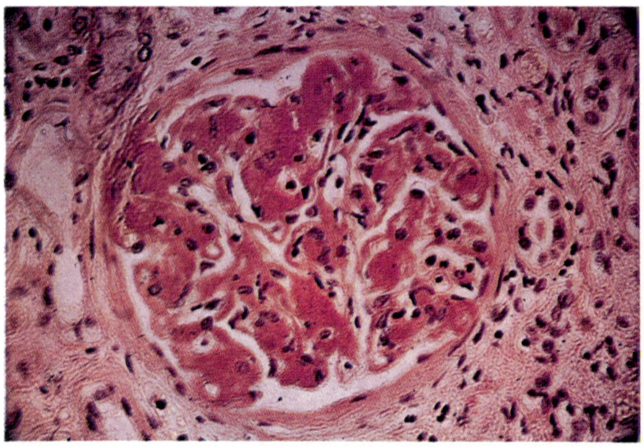

Abb. 6.68 Renale Amyloidose. Glomerulus mit Amyloidablagerung (Kongorotfärbung) in den glomerulären Kapillaren.

6.69

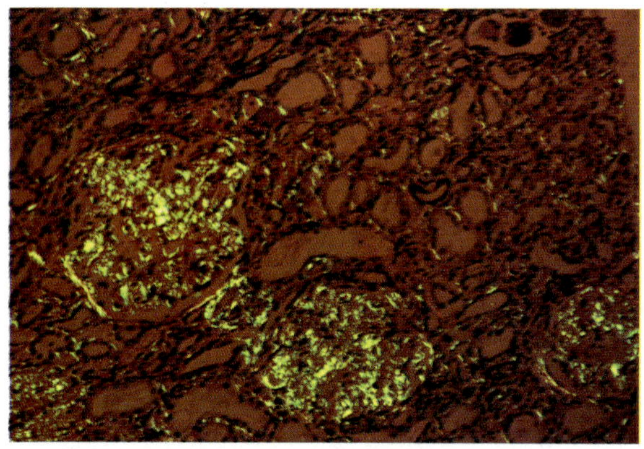

Abb. 6.69 Renale Amyloidose. Nierenbiopsie, Präparat nach Kongorotfärbung im polarisierten Licht. Apfelgrüne Doppelbrechung durch Amyloidablagerung in den Glomeruli und um die Tubuli (x198).

6.5 Diabetische Nephropathie

20 Jahre nach Auftritt eines insulinpflichtigen Diabetes mellitus (IDDM, *siehe* S. 327) ist bei 40% der Patienten eine Nierenbeteiligung nachweisbar, die bis vor kurzem die Haupttodesursache von Diabetikern war. Die Ätiologie der diabetischen Nephropathie ist multifaktoriell, doch scheinen metabolische wie genetische Faktoren eine Rolle zu spielen: mehr als 40% der IDDM-Patienten entwickeln trotz Langzeithyperglykämie keine Mikrovaskulopathie. Die Nierenbeteiligung bei IDDM geht im mehreren Schritten vor sich:

- **Stadium I.** Zum Diagnosezeitpunkt ist die glomeruläre Filtrationsrate wegen der Stoffwechselstörung gesteigert.
- **Stadium II.** Mit verbesserten Zuckerwerten normalisiert sich die Nierenfunktion, die Urin-Albumin-Exkretion (UAE) ist normal.
- **Stadium III.** Innerhalb der ersten 10 Jahre nach Diabetesbeginn entwickelt ein Teil der Patienten eine Mikroalbuminurie. Dabei liegt die UAE-Rate stets unter 20 µg/min, eine Proteinurie ist nicht nachweisbar.
- **Stadium IV.** Meist entwickelt sich aus der Mikroalbuminurie eine Nephropathie, die durch Proteinurie und Hypertonie gekennzeichnet ist, oft tritt eine Retinopathie hinzu. In diesem Stadium entwickelt sich ein nephrotisches Syndrom.
- **Stadium V.** Fast immer schreitet die Nierenfunktionsstörung fort bis hin zur Insuffizienz.

Für den nicht-insulinpflichtigen Diabetes mellitus (NIDDM) gibt es keine so exakte Beschreibung der Nierenbeteiligung, weil man hierbei den genauen Beginn des Diabetes schlecht festsetzen kann.

Findet man eindeutige klinische Zeichen und eine Retinopathie, geht man auch ohne Nierenbiopsie von einer diabetischen Nephropathie aus. Eine Biopsie ist nur erforderlich bei Verdacht auf eine nichtdiabetogene Nierenerkrankung. Am häufigsten sieht man im Bioptat eine diffuse Glomerulosklerose (**6.70**), gleichzeitig die klassischen Zeichen der diabetischen Nephropathie (**6.71, 6.72**). Elektronenmikroskopisch erkennt man immer eine verdickte Gloerulusbasalmembran. Wichtig ist, andere diabetesassoziierte urologische Krankheiten aufzuspüren, wie Nierenpapillennekrose (**6.73**), Harnwegsinfektion, perinephritischer Abszeß/Pyelonephritis und die neurogene Blase.

Der Fortschritt des Nierenversagens bei Patienten mit Proteinurie kann verzögert werden, wenn die Hypertonie gut eingestellt wird. Die positiven Wirkungen von Blutzuckerkontrolle und proteinarmer Diät müssen erst noch bewiesen werden. Zur Zeit wird geprüft, welche Vorteile Patienten mit Mikroalbuminurie von Normotonie und guter Zuckereinstellung haben. Wird die Hypertonie früh und aggressiv mit ACE-Hemmern behandelt, nimmt bei beginnender Nephropathie die Mikroalbuminurie ab. Diese Therapie bewirkt bei klinischer Nephropathie eine Abnahme der Proteinurie und Verbesserung der Nierenfunktion. Möglicherweise kann man so in der Zukunft das Nierenversagen aufhalten.

Bei einmal eingetretenem chronischem Nierenversagen muß dialysiert oder transplantiert werden, sofern keine behandelbaren Ursachen wie Harnwegsinfektionen oder -obstruktionen vorliegen. Die kontinuierliche ambulante Peritonealdialyse wird der Hämodialyse bei den Diabetikern vorgezogen. Sie gewährleistet ein Gleichgewicht des Metabolismus und des Wasserhaushalts, stabilisiert den Blutdruck und bedarf weder des venösen Zugangs noch der Heparinisierung. Lebensqualität und Überlebenszeit der Patienten werden durch eine Nierentransplantation optimiert.

6.70

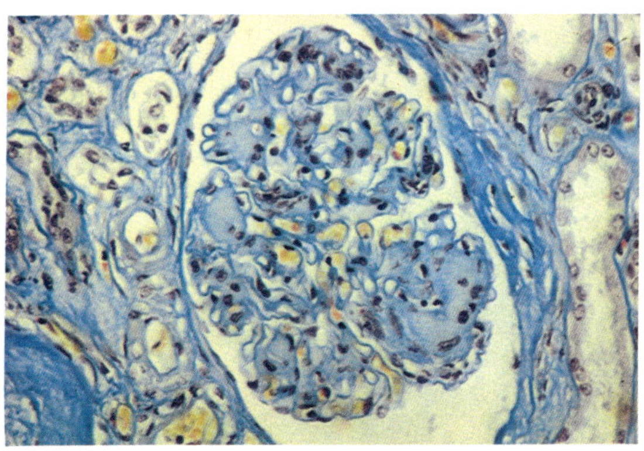

Abb. 6.70 Diffuse Glomerulosklerose ist die häufigste Glomerulusaffektion bei der diabetischen Nephropathie. Alle Kapillarschlingen haben eine verdickte Wand (MSB, x250).

6.71

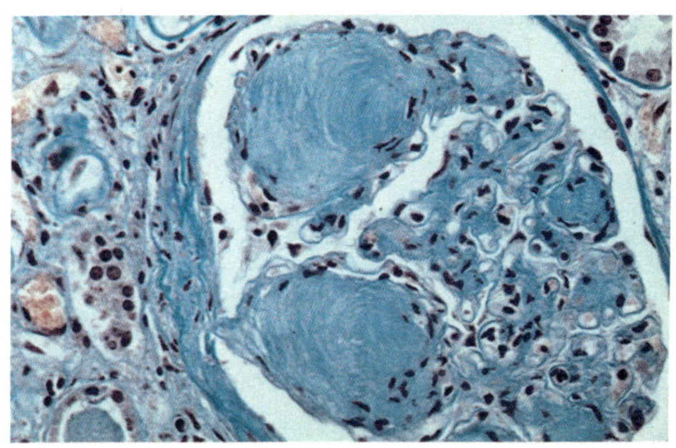

Abb. 6.71 Das klassische Bild der diabetischen Nephropathie zeigt Kimmelstiel-Wilson-Knötchen, welche einen Diabetes mellitus beweisen. Beachte die noduläre interkapilläre Glomerulosklerose (MS, x250).

6.72

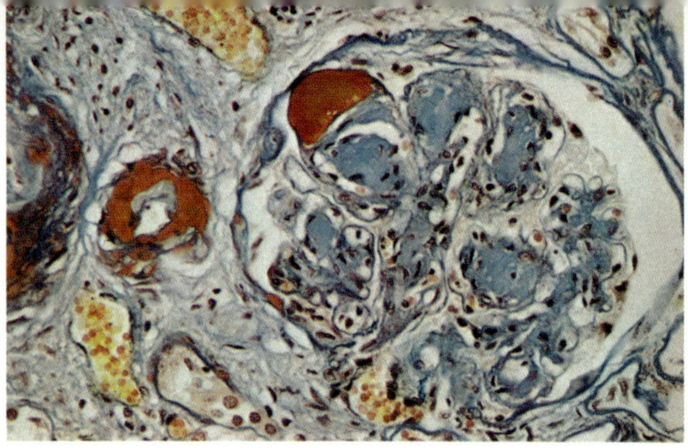

Abb. 6.72 Glomerulus bei Diabetes mit Fibrineinlagerung (rot) und Kimmelstiel-Wilson-Noduli (blau). Hyaline Infiltration der afferenten Arteriole (MS, x330).

6.73

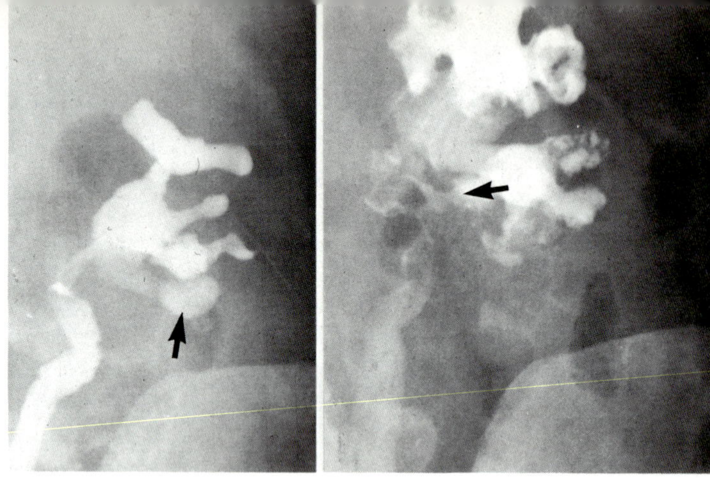

Abb. 6.73 Nierenpapillennekrose ist bei Diabetes möglich. Das retrograde Pyelogramm zeigt links verplumpte und deformierte Kelche. Einen Monat später (rechts) ist Kelchgewebe in das Nierenbecken abgestoßen worden.

6.6 Tubulointerstitielle Erkrankungen

Die Bezeichnung gilt für alle interstitiellen oder tubulären Läsionen ohne glomeruläre Beteiligung.

Akute interstitielle Nephritis

6.74

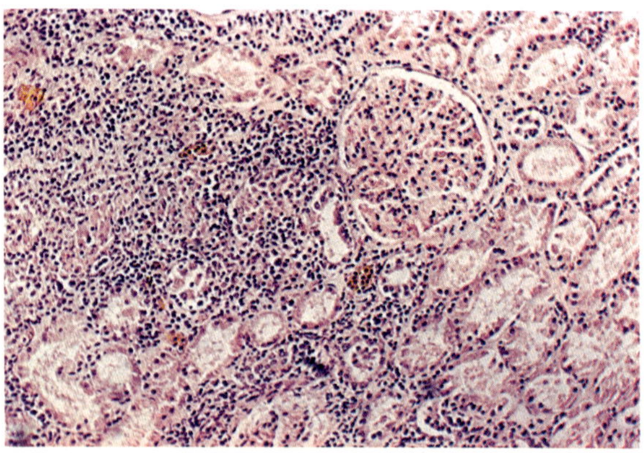

Akute interstitielle Nephritis bewirkt oft ein akutes Nierenversagen. Sie kann idiopathisch, durch Infektionen oder durch Medikamente (Antibiotika, nichtsteroidale Antiphlogistika, Diuretika) verursacht sein. Mit dem Nierenversagen treten oft Fieber, Exantheme, Eosinophilie, nicht-nephrotische Proteinurie und Mikrohämaturie auf. Histologisch sieht man eine interstitielle Infiltration durch Lymphozyten, Plasmazellen, Polymorphe und Eosinophile, ein interstitielles Ödem und unterschiedlich ausgeprägte Tubulusschäden (**6.74**). Meist normalisiert sich die Nierenfunktion nach Absetzen des fraglichen Medikaments oder Infektionsbekämpfung. In idiopathischen Fällen unterstützt Prednisolon die Remission.

Abb. 6.74 Akute interstitielle Nephritis. Nierenbiopsie mit interstitiellem Ödem, Infiltration ducrh Lymphozyten, Plasmazellen und Polymorphe sowie fehlendem Hinweis auf Glomerulusschäden (HE, x80).

Chronische interstitielle Nephritis

6.75

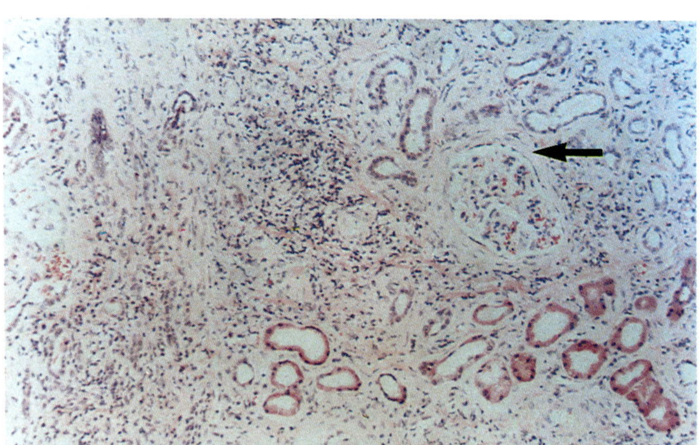

Bei der chronischen interstitiellen Nephritis wird ein chronisches Nierenversagen mit nicht-nephrotischer Proteinurie und gestörter Tubulusfunktion beobachtet. Häufig sind Polyurie, Salzverlustniere, Hypokaliämie und tubuläre Azidose, wobei trotz deutlicher Insuffizienz keine Symptome auftreten müssen. Nach längerer Krankheit sieht man im Bioptat interstitielle Fibrose, Tubulusatrophei und unterschiedlich starke interstitielle Infiltration (**6.75**). Zu den Ursachen zählen Analgetikaabusus, chronische Pyelonephritis, Strahlennephritis, Sjögrensyndrom, Gicht, Sichelzellanämie, Schwermetallexposition. Viele Fälle sind idiopathisch. Die Elektrolyt- und Volumenkontrolle erfordert die Gabe von Natrium, Kalium und Bikarbonat.

Abb. 6.75 Chronische interstitielle Nephritis. Nierenbiopsie mit diffusen lymphozytären Infiltraten, interstitieller Fibrose, fokaler Tubulusatrophie und periglomerulärer Vernarbung (Pfeil)(HE, x80).

Analgetikanephropathie

Die Analgetikanephropathie ist die Folge einer langdauernden Einnahme großer Schmerzmittelmengen (z.b. Phenacetin-ASS-Kombination). Sie ist in der Schweiz und Australien häufig Ursache des chronischen Nierenversagens bei Frauen. Neben Papillennekrosen kommt es zu tubulointerstitiellen Schäden. Die Patienten zeigen chronisches Nierenversagen, sterile Pyurie, Hämaturie, Nierenkoliken (nekrotisches Gewebe blockiert die Ureteren) oder Hypertonie. Die Anämie ist oft ausgeprägter als es die Nierenfunktion erwarten läßt. Im iv-Urogramm sieht man typischerweise beidseits Schrumpfnieren mit deformierten Kelchen und einem „Ring-Zeichen" (= geschrumpfte Papille in erweitertem Kelch **6.76**). Wichtigstes therapeutisches Ziel ist der Abbruch der Analgetikaufnahme, da ansonsten unweigerlich das Nierenversagen droht.

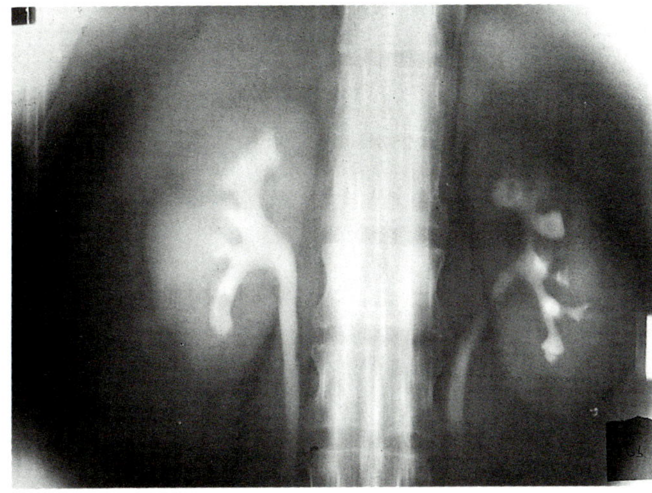

6.76

Abb. 6.76 Analgetikanephropathie. Das iv-Urogramm zeigt beidseits Schrumpfnieren mit typischen Kelchdeformierungen-dem klassischen „Ring-Zeichen", weiterhin „Hörnern" und dem „Ei im Glas".

Myelomniere

Die Myelomniere ist die häufigste Ursache des Nierenversagens bei Patienten mit multiplen Myelomen (*siehe* S. 465). Sie tritt häufiger bei einer Bence-Jones-Proteinurie auf. Fast immer findet man bei dem Nierenversagen eine Anämie. Die Diagnose basiert auf der Serum- und Urinelektrophorese, Knochenmarkspunktion und Skelettübersicht. Histologisch erkennt man in der Niere intraluminale eosinophile Zylinder, atrophische Tubuli und mehrkernige Riesenzellen in Tubuluswänden und Interstitium (**6.77**). Das Nierenversagen bei Myelomen kann auch Folge sein von AL-Amyloidose, Leichtkettennephropathie, Hyperkalzämie, Hyperurikämie, iv-Urogramm oder Dehydratation. Zum Therapieregime gehören eine ausreichende Volumensubstitution, die Gabe von Bikarbonat (erhöhen die Löslichkeit der Leichtketten im Urin) und von Allopurinol (Prävention einer Hyperurikämie nach Chemotherapie).

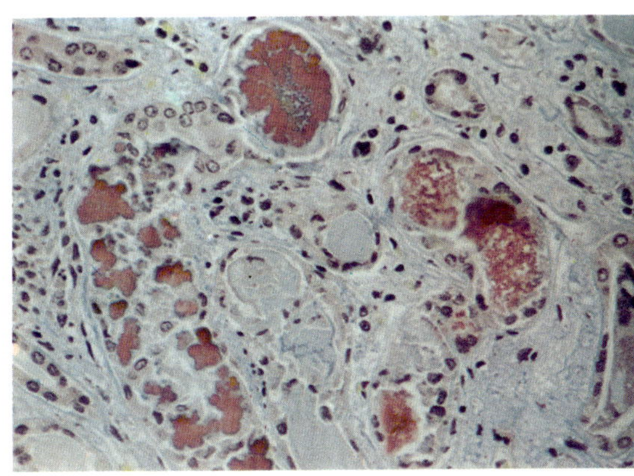

6.77

Abb. 6.77 Myelomniere. Man sieht ausgefälltes Eiweiß in den Tubuli und Riesenzellen (unten rechts)(MSB, x330).

Erkrankungen der Nierentubuli

Meist ist bei einer Nierenerkrankung auch die Tubulusfunktion gestört, doch wird die Klinik von anderen Zeichen der Nierenschädigung dominiert. Doch isolierte Tubuluserkrankungen mit nachfolgender Symptomatik sind möglich.

Es gibt viele seltene angeborene oder erworbene Tubulusfunktionsstörungen. Ihre Klassifizierung und Behandlung erfordert die Spezialisierung. **Tabelle 6.9** enthält die wichtigsten Arten der Nierentubuluserkrankungen.

Tabelle 6.9 Erkrankungen der Nierentubuli: eine vereinfachte Einteilung.

Renale Glykosurie
Aminoazidurie
Einfache, z.B. Zystinurie
Multiple
Phosphattransportdefekte
Multiple Tubulidefekte (Fanconi-Syndrom)
Vererbt
Erworben
Nierentubuliazidose
Typ I (distal)
Typ II (proximal)
Typ IV (distal mit Hyperkaliämie und Hyperchlorämie)
Salzverlustniere
Nephrogener Diabetes insipidus

6.7 Hypertonie und Niere

Renale Hypertonie

Nierenerkrankungen stellen die häufigste Ursache der sekundären Hypertonie dar und sollten bei allen jungen Hypertonikern ausgeschlossen werden (*siehe* auch S. 250). Es gibt vaskuläre und parenchymale Formen von Nierenschäden, die zur Hypertonie führen (**Tabelle 6.10**).

Die klinische Symptomatik hängt von der Grunderkrankung ab. Eine Nierenarterienstenose kann durch Atherome oder fibromuskuläre Dysplasie entstehen. Eine atheromatöse Stenose sollte man vermuten, wenn ein Patient von zumindest mittlerem Alter eine schwere Hypertonie ohne Anzeichen einer Nierenerkrankung entwickelt. Solche Patienten sind oft starke Raucher und tragen weitere Hinweise auf eine Arteriosklerose. Die fibromuskuläre Hyperplasie betrifft mehr Frauen in der dritten oder vierten Dekade und ist meistens bilateral. Über den Flanken ist manchmal ein Strömungsgeräusch vernehmbar, und öfter trifft man auf einen sekundären Hyperaldosteronismus. Das Screening auf eine einseitige Nierenarterienstenose erfolgt am bestens mittels einer DTPA-Nierenszintigraphie vor und nach Captoprilgabe. Die Szintigraphie zeigt verspätete Durchblutung und Aufnahme sowie eine verminderte Ausscheidungsrate in der betroffenen Niere, die Zeichen sind nach Captopril noch ausgeprägter. Die genauere Stenoselokalisation bedarf dann der Angiographie (**6.19, 6.78**). Die Heilungsrate der durch fibromuskuläre Hyperplasie verursachten Hypertonie liegt nach einer Gefäßoperation bei über 90%. Weitaus schlechter ist sie bei Patienten mit Arteriosklerose. Hauptsächlich wird hierbei operiert, wenn die Hypertonie unbeherrschbar ist oder Nierenversagen eintritt.

Etwa die Hälfte der Patienten mit systemischer Sklerose (*siehe* S. 144) entwickelt eine Nierenerkrankung. Oft tritt binnen weniger Monate neben einer schweren Hypertonie ein Nierenversagen auf. Histologisch sieht man dann eine stark verdickte Intima und Lumeneinengung der interlobulären Arterien. Hierbei ist die Bekämpfung der Hypertonie oft schwierig. Bei eingetretenem Nierenversagen besteht wenig Aussicht auf Nierenerholung.

Die sonstigen Ursachen der renalen Hypertonie werden andernorts in diesem Kapitel beschrieben.

Tabelle 6.10 Ursachen der renalen Hypertonie.

Gefäßerkrankungen	
Atheromatöse Nierenarterienstenose	
Fibromuskuläre Nierenarterienhyperplasie	
Niereninfarkt	
Renale vaskulitis	
Systemische Sklerose	
Parenchymerkrankungen	
Glomerulonephritis	
Chronische Pyelonephritis	
Polyzystische Nieren	
Systemerkrankungen	
Hydronephrose	

6.78

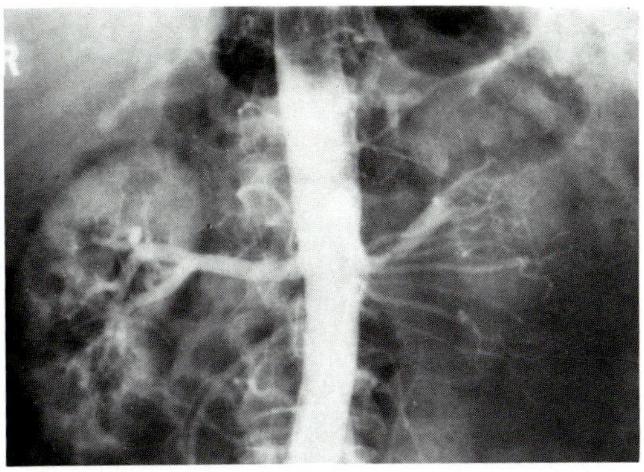

Abb. 6.78 Nierenarterienstenose. Atheromatöse Striktur der linken Nierenarterie mit geringer poststenotischer Dilatation und einer verkleinerten linken Niere.

Hypertensive Nephropathie

Bei der hypertensiven Nephropathie ist das Nierenversagen Folge einer ungenügenden Hypertoniebehandlung bei fehlender primärer Nierenerkrankung. Eine langdauernde moderate Hypertonie kann eine hyaline Wandverdickung der intrarenalen Arterien, partielle Nierenischämie und Glomerulosklerose verursachen. Patienten mit benigner hypertensiver Nephrosklerose zeigen meist eine milde Proteinurie und ein chronisches Nierenversagen ohne Hämaturie oder anderen Anzeichen einer Glomerulonephritis. Bei guter Hypertonieeinstellung stabilisiert sich oft die Nierenfunktion.

Die beschleunigte Nephrosklerose ist eine gefürchtete Komplikation der malignen Hypertonie. Vor der Ära effizienter Antihypertonika war sie die häufigste Ursache des progressiven oder akuten Nierenversagens. Neben der schweren Hypertonie ist bei ihr auch ein Fundus hypertonicus IV (**5.120**) anzutreffen. Herzversagen, hypertensive Enzephalopathie, Nierenversagen, sekundärer Hyperaldosteronismus und die hämolytische Anämie bei Mukroangiopathie können den Beginn der malignen Hypertonie begleiten. Die maligne Phase kann eine Komplikation bei essentieller wie bei sekundärer Hypertonie sein. Eine Biopsie hilft zu entscheiden, ob eine Nierenerkrankung vorliegt oder ob das Nierenversagen direkt auf die Hypertonie zurückgeht. Bei der malignen Hypertonie sieht man fibrinoide Nekrosen der afferenten Arteriolen, Endarteriitis der Arteriae interlobares et arcuatae und als Folge davon ischämische Atrophie oder Infarkte (**6.79**).

Ein erhöhter Blutdruck sollte langsam gesenkt werden. So sinkt das Risiko, durch abrupten Druckabfall einen Hirninfarkt oder eine verschlechterte Nierenfunktion zu bewirken. Oft stabilisiert oder erholt sich die Nierenfunktion nach Normalisierung des Blutdrucks. Die Prognose hängt dann von zerebralen oder kardialen Komplikationen ab.

6.79

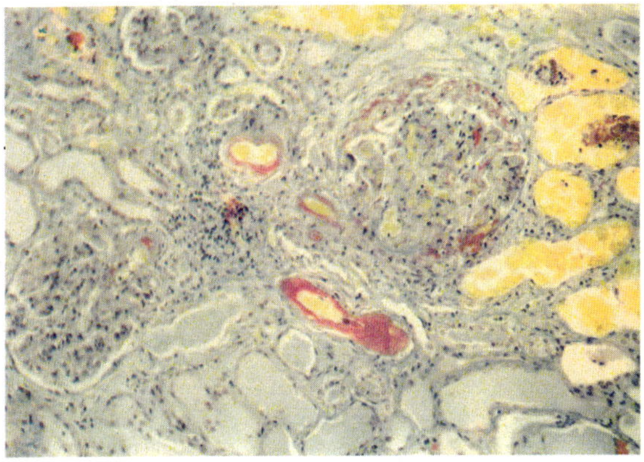

Abb. 6.79 Maligne Hypertonie. Nierenbiopsie: fibrinoide Nekrose der Arterien und der glomerulären Kapillaren (rot) und Blutungen in die Nierentubuli (gelb). (MSB, x132).

6.8 Erbkrankheiten der Niere

Es gibt viele hereditäre Affektionen von Nierenstruktur und -funktion. Einige davon, wie etwa ein- oder beidseitige Doppelnieren und -ureteren oder die Hufeisenniere prädisponieren zu ureteralem Reflux, zur Obstruktion oder zu rezidivierenden Infekten. Letztendlich droht dann die Niereninsuffizienz. Andere Erbkrankheiten, so die polyzystische Niere, können direkt (durch Verminderung von funktionierendem Parenchym) zum Nierenversagen führen.

Sowohl tubuläre wie glomeruläre Krankheiten können vererbt werden.

Zwei Erbkrankheiten sind besonders wichtige Ursachen des chronischem Nierenversagens: die polyzystische Niere vom Erwachsenentyp und das Alport-Syndrom.

Polyzystische Niere vom Erwachsenentyp

6.80

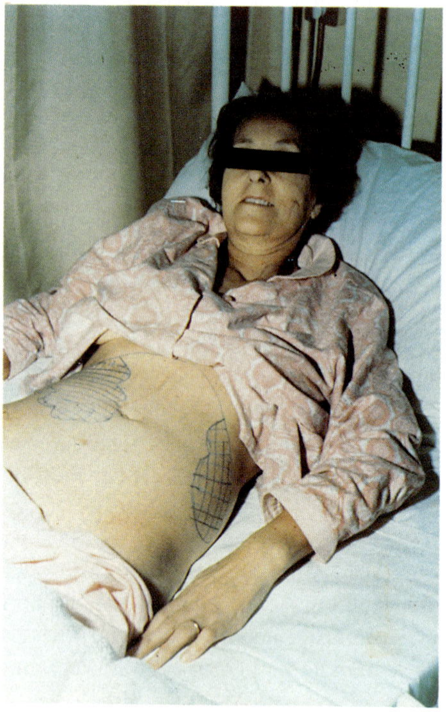

Abb. 6.80 Polyzystische Nieren vom Erwachsenentyp. Die großen Nieren sind leicht zu palpieren, wie die Hautmarkierung zeigt. Häufig gibt es auch Leber- und Pankreaszysten.

Auf die polyzystische Niere kann man stoßen, wenn man bei jungen Erwachsenen Hämaturie, Flankenschmerzen oder Hypertonie abklärt. Fehlen solche Symptome, wird die Krankheit erst im höheren Alter entdeckt, wenn chronisches Nierenversagen eingetreten ist. Es handelt sich um eine autosomal vererbte Krankheit von hoher Dominanz. Viele Fälle findet man heutzutage bei Familienscreening von Patienten. Fast immer sind beide Nieren durch multiple Zysten vergrößert. Oft sind diese palpabel (**6.80**). Bei der Diagnosebestätigung durch Sonographie (**6.12**) oder CT (**6.21, 9.42**) kann man auch Zysten in Pankreas und Leber entdecken. Im iv-Urogramm sieht man charakteristisch verlängerte und gedrehte Kelche, doch ist dieses Verfahren weniger sensitiv als der Ultraschall. Nicht selten kommt es zu Hämorrhagie oder Infektion einer Zyste, zu Hämaturie mit nachfolgender Kolik wegen der Koagel-Obstruktion, zu Harnwegsinfekten oder Nierensteinen. Über 75% der Patienten entwickeln eine Hypertonie. Die Nierenfunktion nimmt langsam ab, bis ab dem mittleren Lebensalter die völlige Insuffizienz erreicht wird. Patienten mit polyzystischen Nieren vom Erwachsenentyp haben bei der Niereninsuffizienz seltener eine Anämie als Niereninsuffiziente mit anderen Krankheiten. Die genetische Beratung ist ein wichtiger Bestandteil der Behandlung, vor allem im Rahmen des Familienscreenings. Mittlerweile kann man mit Hilfe der Gentechnik Überträger identifizieren. Die vergrößerten Nieren bereiten bei der Peritonealdialyse oder der Nierentransplantation meist keine Probleme.

Alport-Syndrom

31

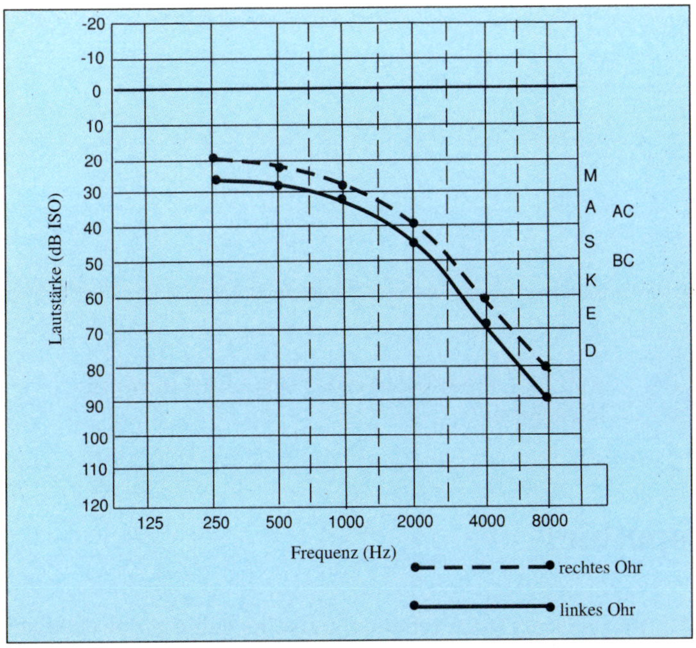

Abb. 6.81 Alport-Syndrom. Im Audiogramm bilaterale Innenohrschwerhörigkeit für hohe Frequenzen. Bei dem Alport-Syndrom tritt zu Taubheit und Linsenfehlern oft noch ein Nierenversagen.

Das Alport-Syndrom besteht aus erblicher Glomerulonephritis, Innenohrschwerhörigkeit (**6.81**) und gelegentlichen Mißbildungen des Auges (Linsenektopie, Katarakt). Es wird autosomal dominant vererbt, Männer erkranken schwerer. Frauen werden selten vor dem 40. Lebensjahr symptomatisch, während die Männer meist schon mit 30 niereninsuffizient werden. Männliche Patienten haben als Kinder rezidivierende Hämaturie, weiterhin eine nichtnephrotische Proteinurie, Hypertonie und chronisches Nierenversagen. Die Nierenbiopsie zeigt eine proliferative Glomerulonephritis, elektronenmikroskopisch erkennt man eine typische Aufsplitterung und Lamellierung der glomerulären Basalmembran. Bei Frauen ist das Nierenversagen häufig, doch Männer benötigen als Heranwachsende oder junge Erwachsene gewöhnlich einen Nierenersatz.

6.9 Harnwegsinfektion

Die Harnwegsinfektion (HWI) ist definiert als eine mikrobielle Besiedelung der Harnwege mit oder ohne Entzündungszeichen.

Eine Bakteriurie gilt als signifikant, wenn die Keimzahl mehr als 100 000/ml in einer korrekt abgenommenen Urinprobe beträgt. Eine Tauchkultur (**6.11**) sollte man ansetzen, falls der Transport von Mittelstrahlurin zum Labor zu lange dauert. Bei Kindern muß u.U. suprapubisch punktiert werden. Jeder Bakteriennachweis in suprapubisch gewonnenem Urin beweist eine Infektion.

Die häufigsten Mikroorganismen bei dem HWI enthält **Tabelle 6.11**.

Tabelle 6.11 Häufige Mikroorganismen bei HWI.

E. coli
Klebsiella sp.
Proteus sp.
Streptococcus faecalis
Pseudomonas aeruginosa
Koagulasenegative Staphylokokken
Staph. aureus
Corynebacterium sp.

Es gibt auch Infektionen der Harnwege mit Mycobacterium tuberculosis (S. 298) und dem Trematoden Schistosoma haematobium (S. 77).

Harnwegsinfektionen sind wichtig, weil sie häufig und oft mit einer Refluxnephropathie assoziiert sind. Bei Frauen steigt die HWI-Inzidenz mit dem Alter: 5% aller erwachsenen Frauen machen eine Infektion durch. Männer haben eine hohe Inzidenz bei den Neugeborenen (Mißbildungen der ableitenden Harnwege). In Kindheit und Erwachsenenalter ist die Inzidenz niedrig, sie steigt im höheren Alter. Findet man bei männlichen Kindern oder Erwachsenen eine symptomatische oder asymptomatische HWI, ist nach Mißbildungen der Harnwege zu forschen. Dies gilt auch für erwachsene Frauen mit rezidivierenden Infektionen (**6.82**).

Antibiotika reichen für die Therapie von Harnwegsinfekten meist aus. Bei Rezidiven oder Harnwegsmißbildungen kann eine Langzeitprophylaxe sinnvoll sein.

6.82

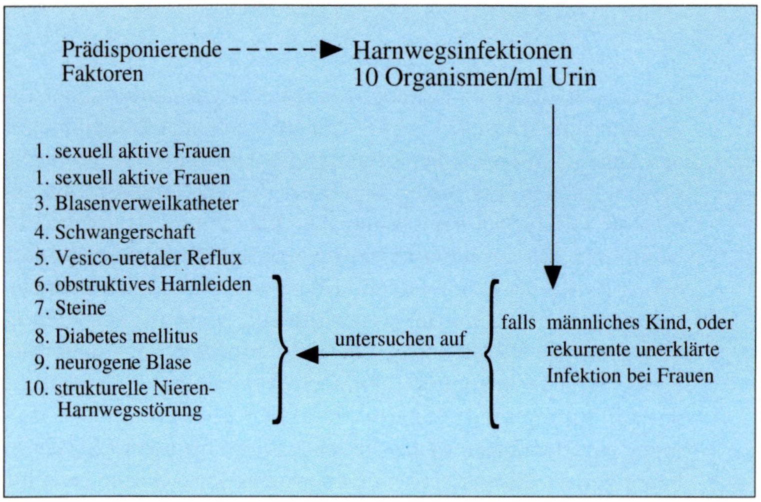

Abb. 6.82 Prädisponierende Faktoren bei Harnwegsinfektionen.

Chronische Pyelonephritis (Refluxnephropathie)

Eine chronische interstitielle Nephritis, bei welcher man eine bakterielle Infektion vermutet, bezeichnet man als chronische Pyelonephritis. Sie wird sowohl bei Patienten mit prädisponierenden urologischen Erkrankungen (vesikoureteraler Reflux, Obstruktion oder neurogene Blase) als auch bei Personen mit anscheinend gesunden Harnwegen gefunden. Bei Kindern mit pyelonephritischen Narben liegt ätiologisch neben einem Parenchymschaden ein gehemmtes Nierenwachstum vor, beides Folgen eines intrarenalen Reflux von infiziertem Urin. Daher sind rezidivierende Harnwegsinfekte in der Kindheit und Anzeichen eines vesikoureteralen Reflux Risikofaktoren für die Entwicklung fokaler Narben.

Bei einer Miktionszystographie kann das Kontrastmittel aus der Blase bis in den Ureter (Stadium I), bis in die Nieren, aber nicht in die Kelche (Stadium II) und schließlich bis in die Nierenkelche zurückfließen (Stadium III)(**6.22, 6.83**). Eine vesikoureteraler Reflux läßt sich bei 85% der Patienten mit vernarbten Nieren und 35% der Kinder mit symptomatischen Harnwegsinfekten nachweisen.

Um eine chronische Pyelonephritis bei Kindern zu verhindern, wurde bislang operativ (Ureter-Reimplantation zur Refluxverhütung) und konservativ (Antibiotikaprophylaxe) behandelt. Ein Vorteil der Operation gegenüber der Antibiotikatherapie wurde nicht nachgewiesen. Daher werden nunmehr nur noch Patienten operiert, die trotz Antibiotikaprophylaxe Infektionen haben. Nach dem 7. Lebensjahr ist eine weitere Nierenvernarbung unwahrscheinlich. Kinder mit vesikoureteralem Reflux und Harnwegsinfektionen erhalten meist bis dahin prophylaktisch Antibiotika. Sie sollten weiterhin viel trinken und zweizeitig urinieren.

Die chronische Pyelonephritis kann ein- wie beidseitig auftreten. Das iv-Urogramm zeigt die charakteristsich verplumpten Kelche mit darüber liegenden Oberflächennarben (zuerst apikal, dann generalisiert)(**6.15, 6.84**). Die narbige Nierenkontur zeigt auch die DMSA-Szintigraphie, eine einseitige Vernarbung ist nicht selten (**6.23**). Auf eine chronische Pyelonephritis stößt man gelegentlich bei der Abklärung von allgemeiner Gesundheitsschwäche, rezidivierenden Harnwegsinfekten, Hypertonie oder chronischem Nierenversagen. Zur völligen Niereninsuffizienz kann es bei bilateraler Erkrankung kommen (**6.31**), auch bei guter Hypertonietherapie und Vermeidung weiterer Infektionen.

Die Nierentuberkulose ist selten, muß jedoch bei steriler Pyurie in Erwägung gezogen werden. Die häufigsten Symptome sind Fieber, Dysurie, Hämaturie, Gewichtsverlust und Abgeschlagenheit (*siehe* S. 46 über Tuberkulose allgemein). Von mindestens drei Morgenurinproben sind Kulturen auf Mycobacterium tuberculosis anzulegen. Im iv-Urogramm kann man Kelchveränderungen (**6.85**), Hydronephrose, eine kontrahierte Blase oder Verkalkungen in allen Harnwegen sehen (**6.86**). Die Behandlung mit Antituberkulotika muß mindestens 6 Monate dauern. Gelegentlich sind Operationen zur Behebung einer Obstruktion oder Entfernung einer funktionslosen Niere erforderlich.

83

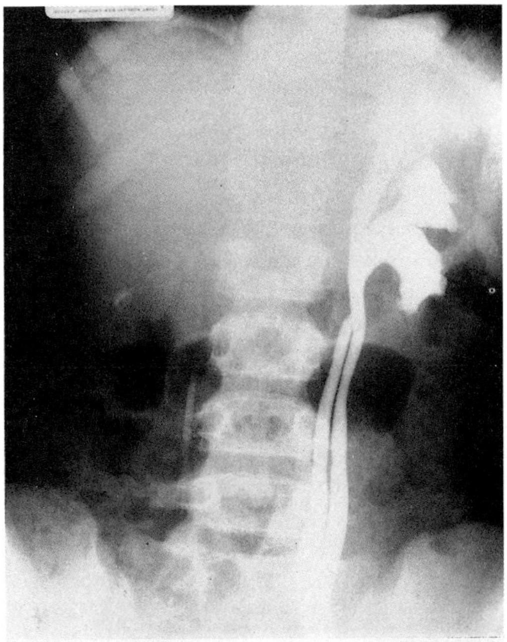

Abb. 6.83 Vesikoureteraler Reflux im Stadium III mit Ureter bifidus links (Miktionszystogramm).

6.84

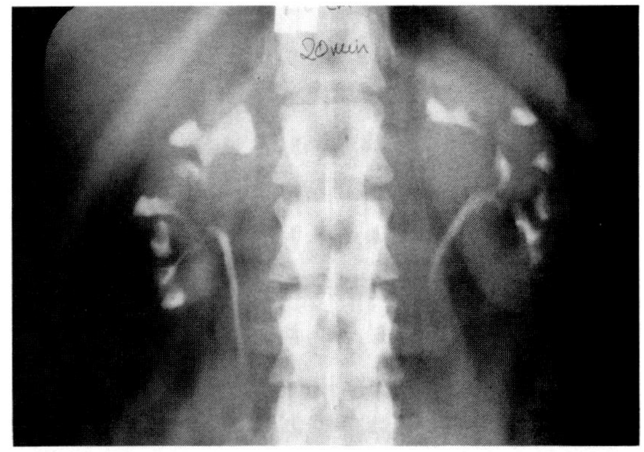

Abb. 6.84 Bilaterale chronische Pyelonephritis. Iv-Urogramm zeigt Schrumpfnieren, Kelchverplumpung und oberflächliche Einziehungen.

85

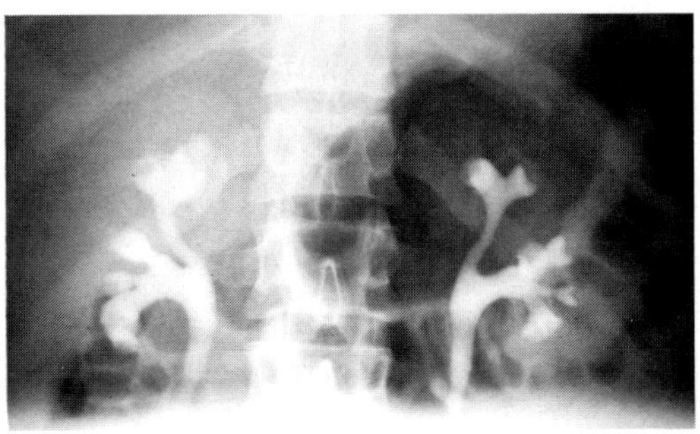

Abb. 6.85 Tuberkulose der rechten Niere. Aus einem kleineren apikalen Herd hat die Infektion sich ausgebreitet. Mehr als ein Kelch ist verändert, die Papillen ausgeweitet.

6.86

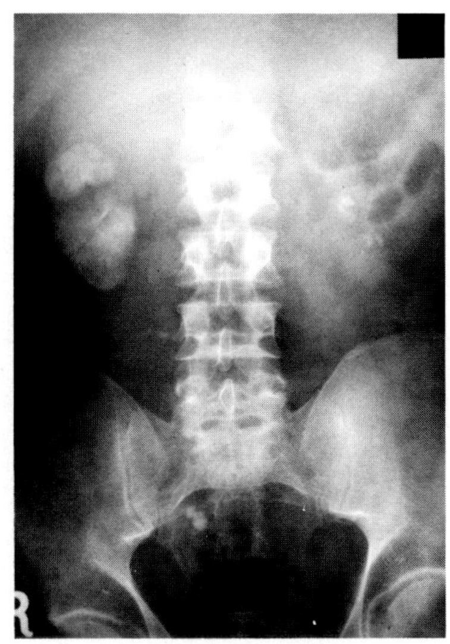

Abb. 6.86 Nierentuberkulose kann zu progressiver Nierendestruktion und -verkalkung führen: hier sind zwei Drittel der rechten Niere betroffen.

6.10 Verschlüsse der ableitenden Harnwege

Bei gestörtem Harnabfluß erhöht sich der Druck in den Harnwegen. Dies ist eine häufige Ursache für akutes oder chronisches Nierenversagen. Fließt der Urin bald wieder, können sich die Nieren erholen, ansonsten droht eine permanente Funktionseinbuße. Bei jedem akuten oder chronischen Nierenversagen unbekannter Ursache muß daher eine Obstruktion ausgeschlossen werden. Die mechanische Harnblockade kann überall zwischen Nierenkelchen und Meatus urethrae externum liegen. Ist sie in der Blase oder tiefer lokalisiert, resultiert eine bilaterale Dilatation von Ureteren (Hydroureterern), Nierenbecken und -kelchen (Hydronephrose). Ist sie über der Blase anzutreffen, sind die Veränderungen meist einseitig. Die mechanische Obstruktion kann angeboren (Urethraklappen, Ureterozelen, pelvi-ureterale Strikturen) sein sowie urologisch (Stein, Tumor, Koagulum, Papillennekrose, Striktur) oder extern (Retroperitonealfibrose, Fibroide, retroperitoneale oder Beckentumoren) erworben sein. Auch funktionelle Abflußstörungen (neurogene Blase) kommen als Ursachen in Betracht.

Eine akute Obstruktion kann zu suprapubischen oder Flankenschmerzen, zu Nierenkolik, Oligo- oder Anurie führen. Chronische Obstruktionen sind unauffälliger, auf genaues Befragen hin gibt der Patient oft Polyurie oder Nykturie an (verminderte renale Harnkonzentration). Verschlüsse in der Blase oder tiefer haben verlangsamten Harnstrahl, Nachtröpfeln, vermehrte Miktionsfrequenz und Dranginkontinenz als Symptome. Im Falle von Nierensteinen oder Harnwegsinfekten ohne sichtbare Ursache ist stets an die obstruktive Uropathie zu denken. Die Dilatation der Harnwege wird durch die Sonographie (**6.87, 6.88**), die funktionelle Obstruktion durch die DTPA-Szintigraphie (**6.24**) bestätigt. In dem iv-Urogramm (nur bei ausreichender Nierenfunktion) wird die Obstruktion anatomisch und funktionell dargestellt (**6.16, 6.17**). Seiten kommt die retrograde Pyelographie (**6.89, 6.90**) zum Einsatz.

Die Therapie richtet sich nach Ort und Natur des Verschlusses. Wie weit sich die Nieren wieder erholen, hängt vom Umfang der irreversiblen Schäden ab. Nach der Beseitigung einer bilateralen Obstruktion folgt der post-obstruktiven Polyurie nicht selten ein prärenales Nierenversagen. Dann ist zeitweiliger iv-Volumenersatz nötig.

6.87

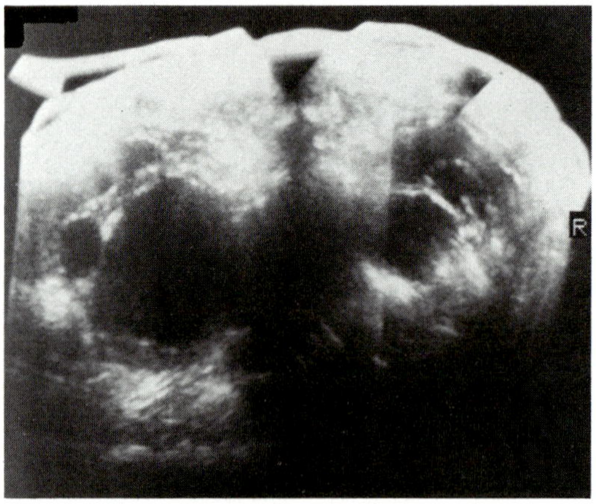

Abb. 6.87, 6.88 Bilaterale Hydronephrose in der Sonographie. Die Außenkonturen der Nieren sind durch die aufgestauten Nierenbecken deformiert.

6.

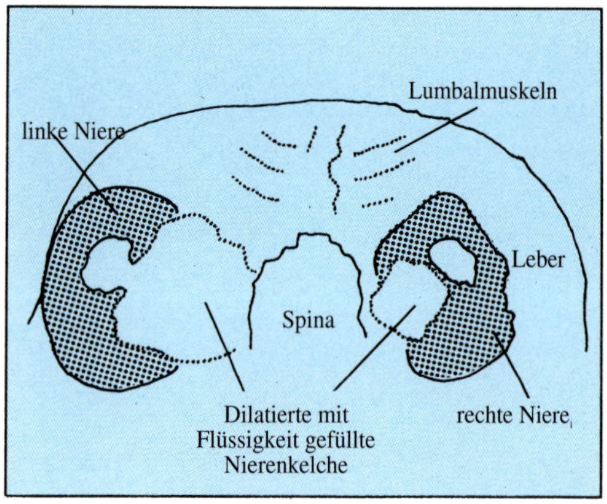

6.89

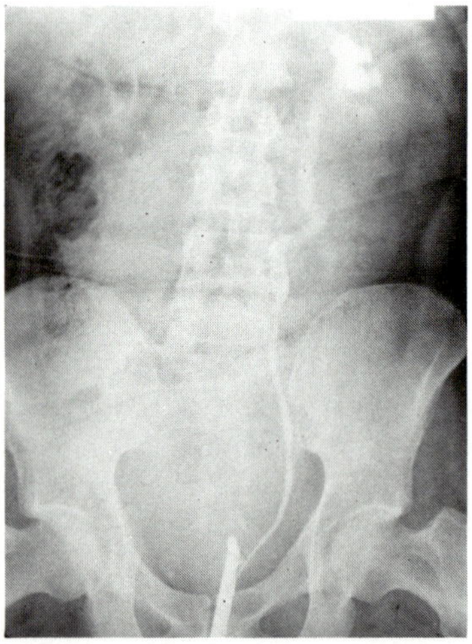

Abb. 6.89, 6.90 Retroperitonealfibrose. Diese betrifft häufiger beide als nur einen Ureter. Hier zeigt das linke retrograde Ureterogramm (**6.89**), wie der linke Ureter durch die Retroperitonealfibrose verzogen und obstruiert wird mit der Folge einer linksseitigen Hydronephrose. Das rechte retrograde Uretro- und Pyelogramm ist normal (**6.90**).

6.

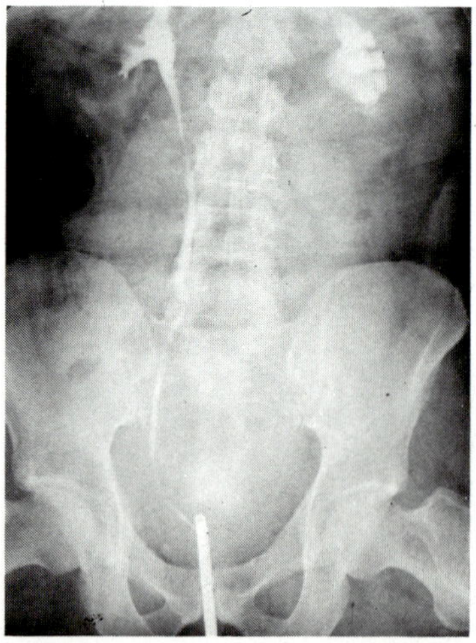

6.11 Nierensteine

Nierensteine sind häufig, vor allem in warmen, trockenen Ländern: 1-5% der Bevölkerung haben sie bei uns. Sie sind verschieden aufgebaut, Kalziumoxalat kann alleiniger Bestandteil sein oder kombiniert mit Hydroxyapatit oder Kalziumphosphat vorkommen. Reine Zystin- oder strahlendurchlässige Harnsäuresteine sind selten. Etwa 20-40% der Patienten mit Kalziumsteinen haben eine Hyperkalziurie. Seltener ist die diagnose- und therapiebedürftige Hyperkalzämie (*siehe* S. 154). In allen anderen Fällen ist nach dem Grund einer vermehrten Kalziumresorption (z.B. Vitamin D-Intoxikation, Nierentubulusazidose) zu suchen.

Die Klinik beginnt oft akut mit schmerzhaften Koliken, wenn ein Stein in Niere, Ureter, Blase oder Urethra festsitzt. Auch Hämaturie und Anurie sind möglich. Ein Weitertransport des Steins bewirkt sofortige Erleichterung, bei Sitz in Ureter oder Urethra können aber dumpfe zunehmende Rückenschmerzen eintreten. Die häufigen Infektionen (HWI, *siehe* S. 297) können zusammen mit der Obstruktion zur Pyonephrose führen.

Die Diagnose läßt sich anhand der Symptome stellen und mittels Röntgen-Abdomenübersicht (**6.14, 6.91, 6.92, 6.93**), iv-Urogramm (**6.94**), Sonographie oder retrograder Pyelographie sichern. Auf Bakteriurie und Mikrohämaturie ist zu achten. Hauptziel der Therapie ist die Schmerzbekämpfung, meist helfen Spasmolytika. Bei einer Größe von weniger als 5mm passieren die Steine spontan. Größere Steine bedürfen der Operation oder Lithotrypsie. Eine Harnwegsinfektion wird mit Antibiotika behandelt.

Eine Verkalkung der Nieren und der ableitenden Harnwege wird bei Nierentuberkulose (S. 298) und der Markschwammniere (Zystenbildung in den Sammelrohren der Nierenpapillen) beobachtet, auch hier treten Steine auf. Häufige Symptome sind Hämaturie, Nierenkolik und HWI. Die Nephrokalzinose (Kalziumablagerung im Nierenparenchym) tritt auch bei Hyperkalzämie (verursacht u.a. durch Sarkoidose, Hyperparathyreoidismus, Myelome, Malignome und Morbus Paget) und idiopathischer Hyperkalziurie auf.

Blasensteine können zum Diagnosezeitpunkt sehr groß sein, so daß sie operativ entfernt werden müssen. Sie können um abgegangene Nierensteine und Fremdkörper (z.B. Nahtmaterial) wachsen, aber auch die Ursachen der Nierensteine haben.

6.91

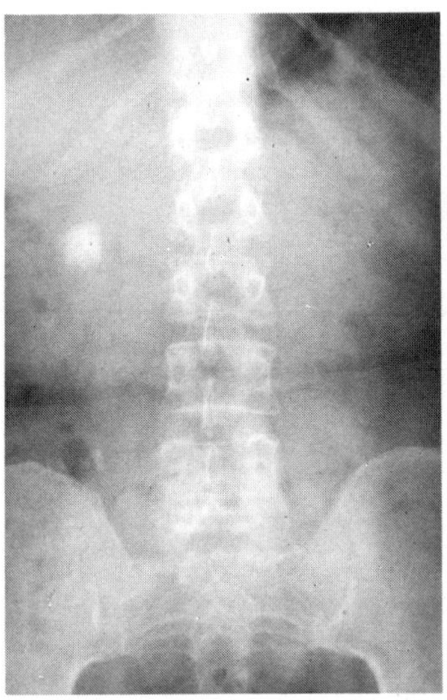

Abb. 6.91 Solitärstein im rechten Nierenbecken (Abdomenübersichtsaufnahme), bei Abklärung einer Nierenkolik gefunden.

6.92

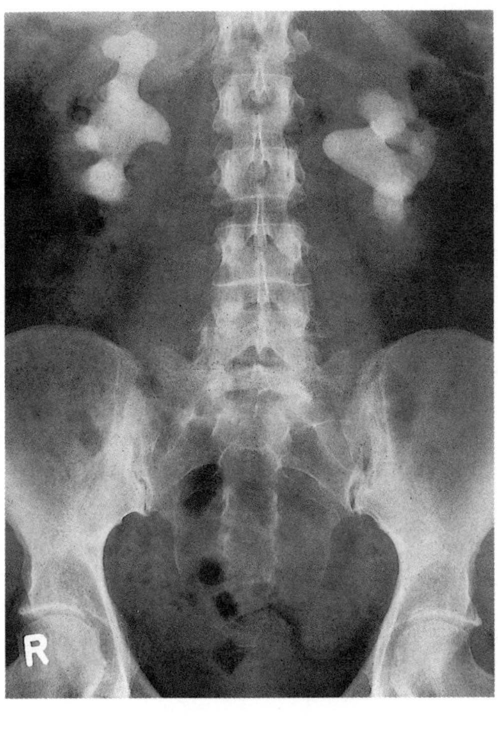

Abb. 6.92 Große beidseitige Ausgußsteine der Nierenbecken (Abdomenübersichtsaufnahme). Bekannt waren rezidivierende Harnwegsinfekte.

6.93

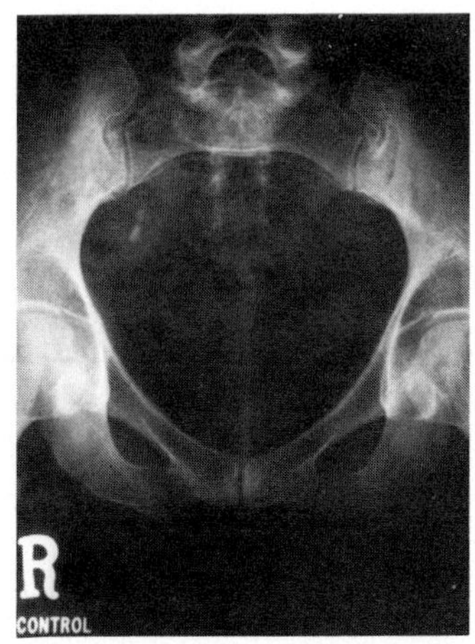

6.94

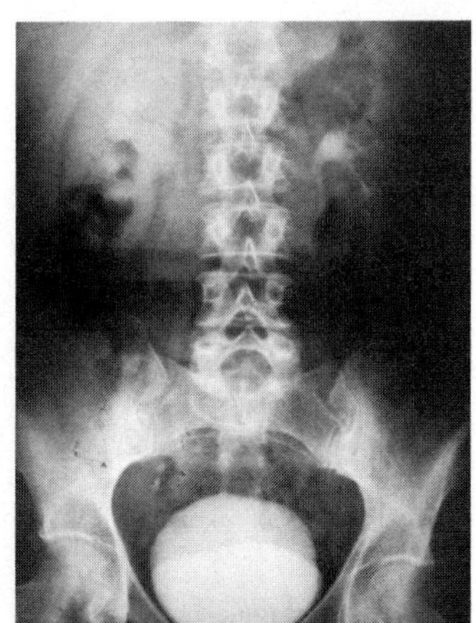

Abb. 6.93, 6.94 Zwei kleine Uretersteine sieht man in **6.93**. Solche Steine können symptomlos oder -arm abgehen. Hier aber war es zum Ureterverschluß gekommen (iv-Urogramm, **6.94**).

6.12 Nierentumoren

Neoplasmen sind im ganzen Harntrakt möglich, sind aber in Nieren und Blase am häufigsten. Sie können hinter jeder beschwerdefreien Mikro- oder Makrohämaturie stecken. Das den Tubulusepithelien entstammende Nierenzellkarzinom (Hypernephrom, Nierenadenokarzinom) ist das häufigste renale Neoplasma. Allgemeine (Gewichtsabnahme, Abgeschlagenheit, Fieber) wie spezielle Symptome (Hämaturie, Flankenschmerz, Abdominaltumor) sind möglich. Das Nierenzellkarzinom läßt sich in Sonographie, iv-Urogramm (**6.95**), Abdominal-CT (**6.96**) oder Nierenarteriographie (**6.18**) darstellen. Weil das Malignom gerne streut, muß nach Lungen- (**4.24**), Knochen- (**3.124**), Leber- und Hirnmetastasen (**9.46** und **11.49**) gesucht werden. Die Prognose wird hauptsächlich von der Tumorgröße zum Diagnosezeitpunkt bestimmt. Sind keine Metastasen nachweisbar, erfolgt eine radikale Nephrektomie. Danach beträgt die 5-Jahres-Überlebensrate 65%. Doch viele Patienten weisen zum Diagnosezeitpunkt bereits Metastasen auf und haben trotz Chemo- und Radiotherapie eine viel schlechtere Prognose.

Zweithäufigstes Nierenmalignom ist das Nephroblastom (Wilms-Tumor), bei Kindern ist es das häufigste Harntraktmalignom überhaupt. Die höchste Inzidenz liegt im Alter von 2 bis 4 Jahren (**6.97, 6.98**). Durch radikale Nephrektomie, prä- oder postoperative Radiatio und postoperative Chemotherapie wurde die Prognose verbessert, die 5-Jahres-Überlebensrate beträgt mehr als 75%.

Dem Übergangsepithel entstammen Neoplasmen in Nierenbecken, Ureteren und Blase. Sie sind häufig und neigen zu Rezidiven. Die Blasenkarzinominzidenz ist erhöht bei Arbeitern in der chemischen und Farbenindustrie mit Exposition gegen aromatische Amine. Erstsymptom ist meistens eine Hämaturie. Zur Größenbestimmung bedient man sich der Zystoskopie (**6.26**) mit Biopsie und des iv-Urogramms (**6.20**). Von der Infiltrationstiefe und dem Anaplasiegrad zum Diagnosezeitpunkt hängt die Prognose ab. Behandelt wird mit zystoskopischer Entfernung, Zystektomie oder lokaler Radiatio. Bei Urotheliomen des Nierenbeckens oder der Ureteren ist meist eine Nephroureterektomie angezeigt.

Nierenvergrößerung oder -versagen kann Folge einer diffusen Infiltration durch Lymphome oder Leukämien sein. Retroperitoneale Lymphome können auch über eine Ureterenkompression zur Niereninsuffizienz führen.

6.95

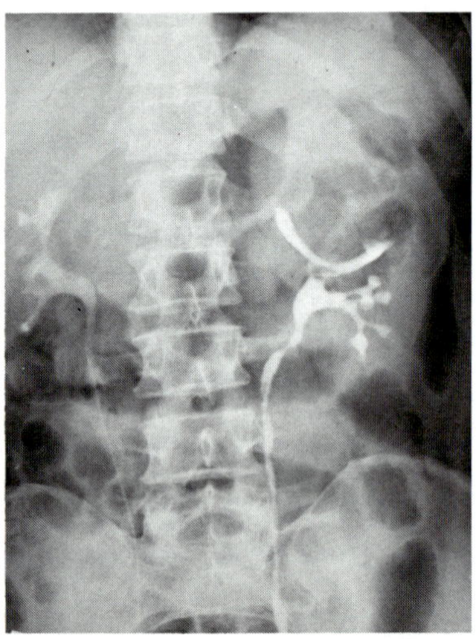

Abb. 6.95 Nierenzellkarzinom: Verziehung und Verdrängung der Kelche im linken oberen Nierenpol (iv-Urogramm).

6.

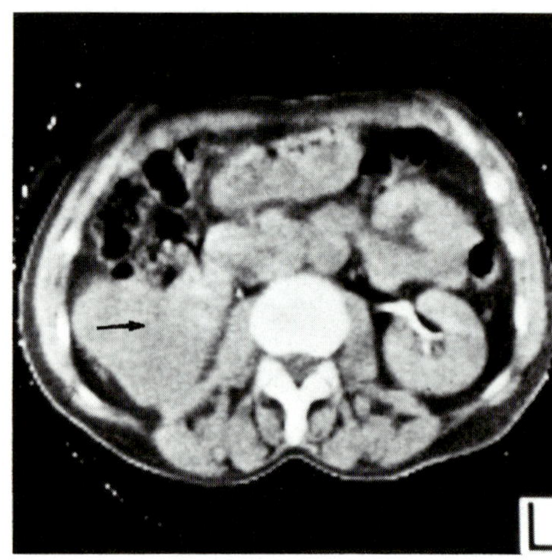

Abb. 6.96 Nierenzellkarzinom (CT). Vergleiche den soliden Nierentumor rechts (Pfeil) mit der normalen linken Niere.

6.97

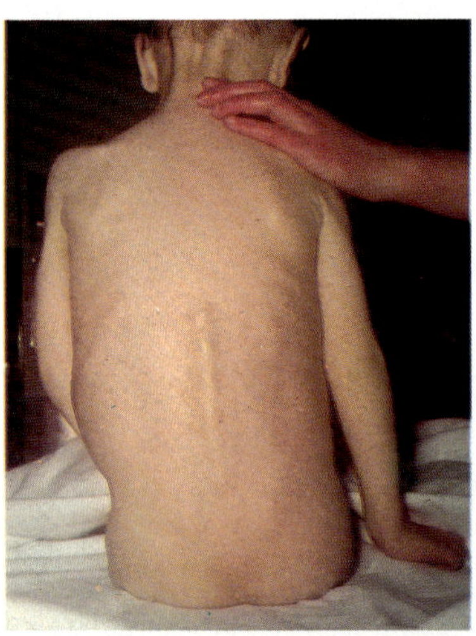

Abb. 6.97 Nephroblastom (Wilms-Tumor). Der 8jährige Junge hatte einen atem- und palpationsverschieblichen Tumor in der linken Flanke. Die Beziehung zur Niere wurde durch das iv-Urogramm bestätigt (**6.98**), die Operation ergab ein Nephroblastom.

6.

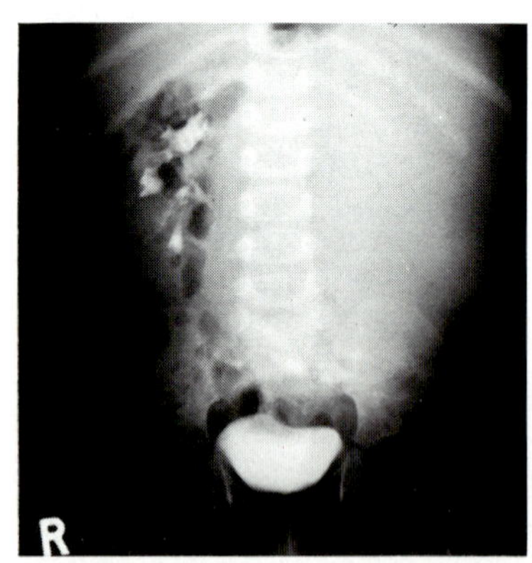

Abb. 6.98 Nephroblastom (Wilms-Tumor). Das iv-Urogramm zeigt eine große, die gesamte linke Flanke ausfüllende Masse.

7 Endokrine, metabolische und Ernährungskrankheiten

7.1 Anamnese, Untersuchung und Diagnosetechnik

Die vielseitige Symptomatik endokriner Erkrankungen spiegelt sich in Anamnese und körperlichem Untersuchungsergebnis. Zwar kann ein Patient verschiedene Störungen aufweisen, doch sind Abnormalitäten eines einzelnen Hormonsystems typischer. Symptome, Anamnese und Untersuchungstechniken sind für die einzelne Erkrankung spezifischer.

Bei Verdacht auf eine endokrine Störung des Endokriniums sollten Anamnese und körperliche Untersuchung komplett aufgenommen werden. Allgemeinsymptome, die an eine Hormonerkrankung denken lassen, enthält **Tabelle 7.1** und **Tabelle 7.2** hebt die Bedeutung von Eigen- und Familienanamnese hervor.

Weitere Untersuchungen hängen von der Klinik ab. Zu ihnen gehören viele Blut- und Urinuntersuchungen sowie radiologische und nuklearmedizinische Verfahren einschließlich MRT.

Tabelle 7.1 Häufige Beschwerden bei endokrinen Störungen.

Körpergröße und -form
Geringe Statur
Große Statur
Übergewicht oder Gewichtszunahme
Gewichtsabnahme
„Metabolische" Effekte
Müdigkeit
Schwäche
Gestiegener Appetit
Abgenommener Appetit
Polydipsie/Durst
Polyurie/Nykturie
Tremor
Palpitationen
Angst
Lokale Effekte
Halsschwellung
Karpaltunnelsyndrom
Knochen- oder Muskelschmerzen
Vorquellende Augen
Visusverlust (Sehschärfe und/oder Gesichtsfeld)
Kopfschmerzen
Sexualorgane/Sexualverhalten
Verlust oder Schwund der Libido
Impotenz
Oligomenorrhoe/Amenorrhoe
Unfruchtbarkeit
Galaktorrhoe
Gynäkomastie
Verzögerte Pubertät
Verfrühte Pubertät
Haut
Hirsutismus
Dünnes Haar
Pigmentierungen
Trockene Haut
Vermehrtes Schwitzen

Tabelle 7.2 Endokrine Störungen-Eigene und Familienanamnese

Eigenanamnese
Vorangegangene Schwangerschaften (Konzeptionsprobleme, postpartale Blutungen)
Wichtige Operationen (z.B. Thyreoidektomie, Orchidopexie)
Bestrahlung (z.B. von Hals, Gonaden, Schilddrüse)
Medikamenteneinnahme (z.B. Chemotherapie, Sexualhormone, orale Kontrazeptiva)
Kindliche Entwicklung
Familienanamnese
Familiäre Fälle von:
Autoimmunerkrankungen
Endokrinen Erkrankungen
Essentielle Hypertonie
Familiäre Besonderheiten:
Größe
Gewicht
Aussehen des Körpers
Behaarung
Übliche sexuelle Entwicklung

Die Diagnostik ist verbessert worden, seitdem man mit empfindlichen Radioimmuntests geringe Hormonmengen im Körper messen kann. Viele Hormone unterliegen einer Biochronologie, welche bei der Abnahme zu beachten ist (z.B. gibt es Hormone mit einem zirkadianen Rhythmus, das Konzentrationsmaximum liegt in den Morgenstunden). Einige Hormone, vor allem die Gonadotropine, werden intermittierend produziert. Die Art der Auschüttung hängt u.a. vom Geschlecht, ALter, Stress, Ernährung und Medikamenten ab. Bei manchen Hormonen kann man über die Messung der 24-h-Urinausscheidung die Drüsenaktivität erfassen: so erhält man die Gesamtmenge und umgeht die Schwierigkeit der sich rhythmisch ändernden Konzentration.

Zusätzlich zu diesen statischen Tests ist es oft wichtig, die Drüsenantwort auf Stimulation und Suppression zu bestimmen.

- Die Stimulation mißt die Fähigkeit, die Hormonproduktion zu steigern. Bei Zellschädigung oder -verlust ist die Antwort vermindert.
- Bei der Suppression wird das betreffende Hormon appliziert und man beurteilt den negativen Feedback-Mechanismus. Wird hierbei die Hormonausschüttung nicht unterdrückt, liegt eine Autonomie oder ein endokrin aktiver Tumor vor.

Isolierte Hormonstörungen sind häufig, doch hängen viele potentiell mit der Hypothalamus-Hypophysen-Achse zusammen. Erste Untersuchungen können daher weitere Tests nach sich ziehen.

7.2 Erkrankungen von Hypophyse und Hypothalamus

Die Hypophyse besteht aus vorderem und hinterem Lappen. Sie liegt an der Schädelbasis auf der Sella turcica des Os sphenoidale. Es besteht eine enge funktionelle und anatomische Beziehung zum Hypothalamus. Wichtig ist die Lage zum Chiasma opticum, da Hypophysentumoren oft das Gesichtsfeld einschränken. Der Hypothalamus hat eine wichtige Rolle bei der Steuerung von Hypophysenfunktion, Körpertemperatur, Wasser-, Mineralien- und Energiehaushalt sowie des Sexualverhaltens. Über das Infundibulum ist er mit der Hypophyse verbunden. Er kontrolliert die Sekretion der Adenohypophyse über eine Reihe von Regulationsfaktoren (Releasing- und Inhibiting-Hormone) (**Tabelle 7.3**).

Der hintere Hypophysenlappen enthält funktionelle Anteile des Hypothalamus. Hier wird Oxytozin freigesetzt. Das antidiuretische Hormon (ADH) wird in Ncl. supraopticus und Ncl. paraventricularis, wandert durch das Infundibulum, wird an Neurophysin gekoppelt und im Hypohysenhinterlappen gelagert. Von dort gelangt es in den Kreislauf.

Läsionen der Hypophyse werden entdeckt durch:

- Lokale Raumforderung.
- Hypopituitarismus.
- Vermehrte Abgabe von Hypophysenhormonen.
- Zufälligen radiologischen Befund.

Diagnose wie Therapie erfordern neuroradiologische wie endokrinologische Untersuchungen.

Raumforderungen. Große Tumoren wachsen meist nach oben und komprimieren das nahe Chiasma opticum (*siehe* auch S. 491). Die häufigste Sehstörung ist ein Ausfall der bitemporalen oberen Quadranten oder eine Hemianopsie wie in **7.1**. Der Patient merkt oft erst etwas, wenn das zentrale Gesichtsfeld betroffen ist. Bei 90% der Fälle zeigt das seitliche Röntgen-Bild eine Aufweitung der Sella turcica. Wichtig sind weiterhin die Ausdünnung oder Durchtrennung der vorderen und hinteren Processus clinoidales und eine Asymmetrie des Sellabodens (**7.2, 7.3**). Mit Hilfe von CT (**7.4**) oder MRT (**7.5**) wird die Tumorausdehnung bestimmt.

Bei einem Wachstum außerhalb der Sella turcica findet man:

- Diplopie (Lähmung der Hirnnerven und damit der Augenmuskeln, **7.6, 11.14**).
- extrem selten ein Papillenödem (**7.7**) wegen erhöhtem intrakraniellem Druck oder eine Optikusatrophie durch Kompression bei langdauernder supraselIärer Ausdehnung (**7.8**).
- Persönlichkeitsveränderungen, Zeichen fokaler Hemisphärenstörungen und Epilepsie.
- Hypophysenapoplex (akute Tumorvergrößerung durch einen hämorrhagischen Infarkt) mit nachfolgender Eintrübung, plötzlicher Blindheit, anderen fokalen Zeichen und oftmals Meningismus.

Tabelle 7.3

Hypothalamushormone	*Hypophysenhormone*
Thyreotropin-Releasing-Hormon (TRH)	Thyreoidea-stimulierendes Hormon (TSH) Prolaktin
Gonadotropin-Releasing-Hormon (GnRH)	Luteinisierendes Hormon (LH) Follikelstimulierendes Hormon (FSH)
Somatostatin (GHRIH) Wachstumshormonreleasinghormon (GHRH)	Wachstumshormon (GH)
Corticotropin-Releasing-Hormon (CRH)	Corticotropin (ACTH)
Dopamin	Prolaktin

7.1

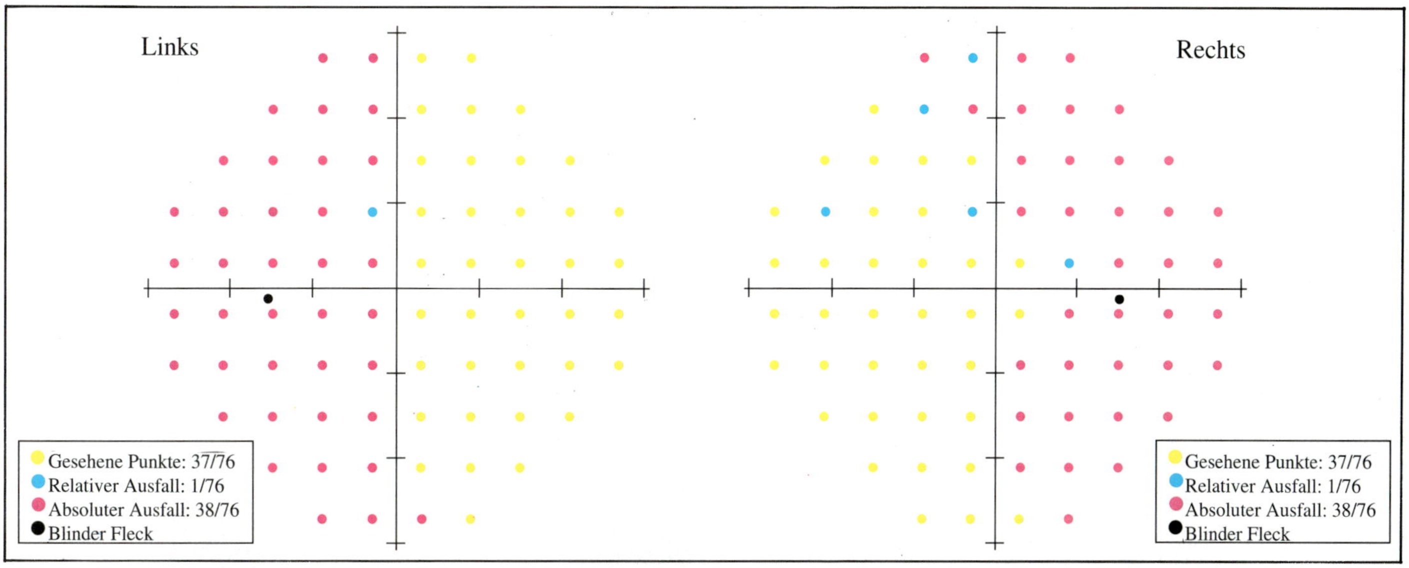

Abb. 7.1 Typische Gesichtsfeldausfälle bei fortgeschrittener Akromegalie im computerisierten Ausdruck nach Humphrey. Ein größerer Hypophysentumor hat über Kompression des Chiasma opticum zur bitemporalen Hemianopsie geführt. Typisch bei kleineren Tumoren sind asymmetrische Ausfälle beider temporaler Quadranten.

7.2

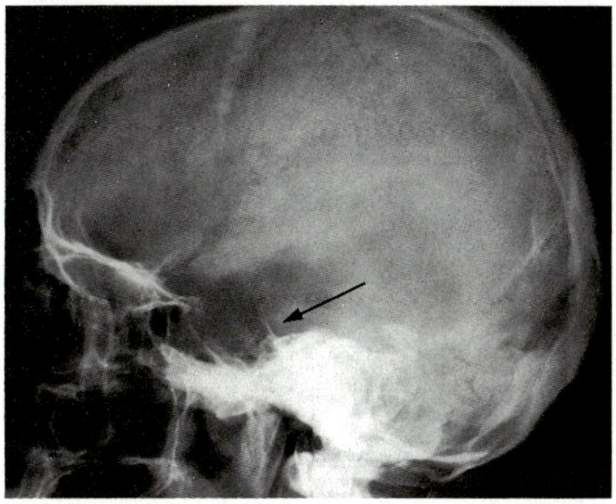

Abb. 7.2 Vergrößerte Sella trucica und Zerstörung des Processus clinoidalis posterior (Pfeil) durch ein chromophobes Adenom. Seit 6 Jahren waren Kopfschmerzen und ein bitemporaler Visusverlust bekannt, es fehlten Zeichen einer hypophysären Dysfunktion.

7.3

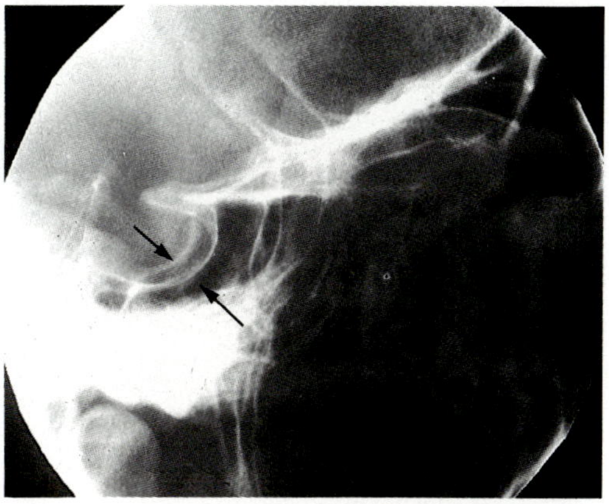

Abb. 7.3 Vergrößerte Sella turcica mit Doppelboden (Pfeil) in der Röntgen-Seitaufnahme. Der Patient hatte einen azidophilen Tumor mit Zeichen der Akromegalie.

7.4

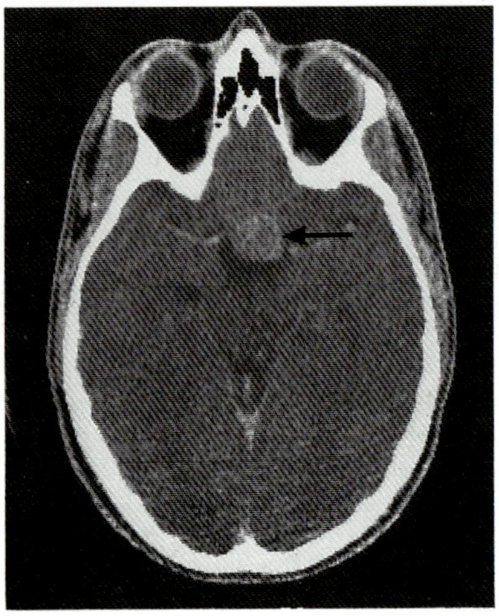

Abb. 7.4 CT zeigt die Sella überschreitenden Hypophysentumor. Im Horizontalschnitt erscheint Tumorgewebe an einer Stelle, welche im Normalfall frei von Hypophysengewebe ist.

7

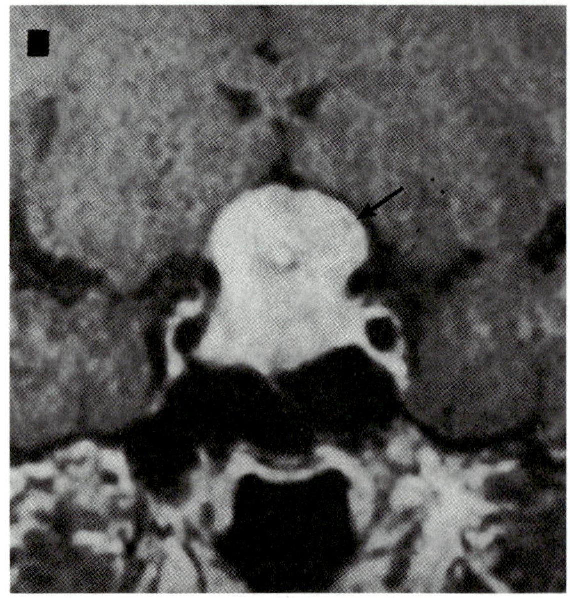

Abb. 7.5 MRT zeigt einen Hypophysentumor (mit Kontrastmittel). Der große Tumor reicht über die Sella hinaus.

7.6

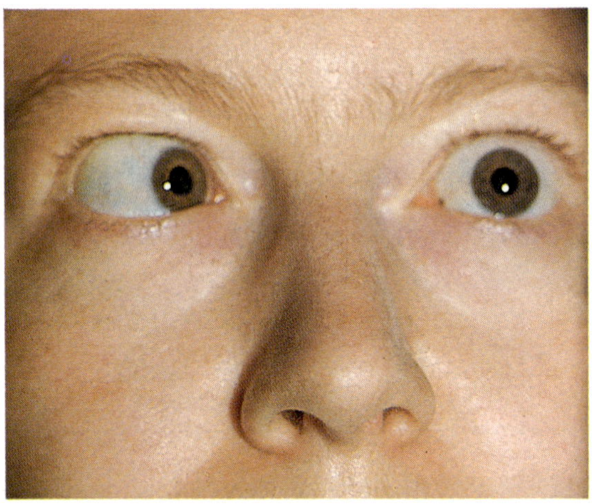

Abb. 7.6 Gelähmter N.abducens dexter bei Hypophysentumor. Erreicht ein solcher Tumor die Sinus caverosus, ist zuerst der 6. Hirnnerv betroffen, weil dieser medialer als der 3. und 4. Hirnnerv liegt.

7.7

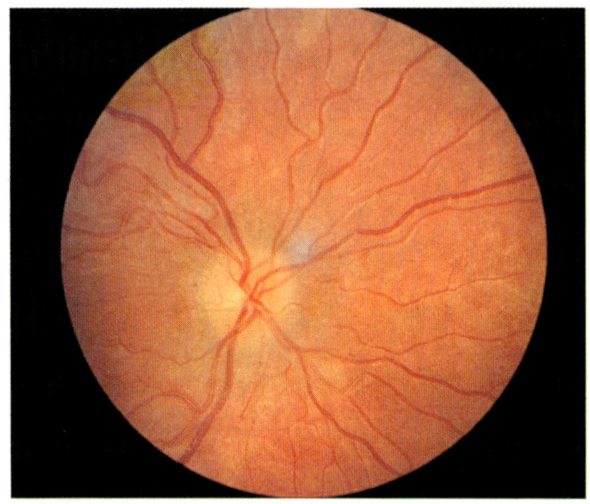

Abb. 7.7 Frühes Papillenödem bei einem Patienten mit Hypophysentumor. Hyperämische Papille mit verstrichenem unterem nasalen Rand, eine seltene Komplikation bei Hypophysentumoren.

7.8

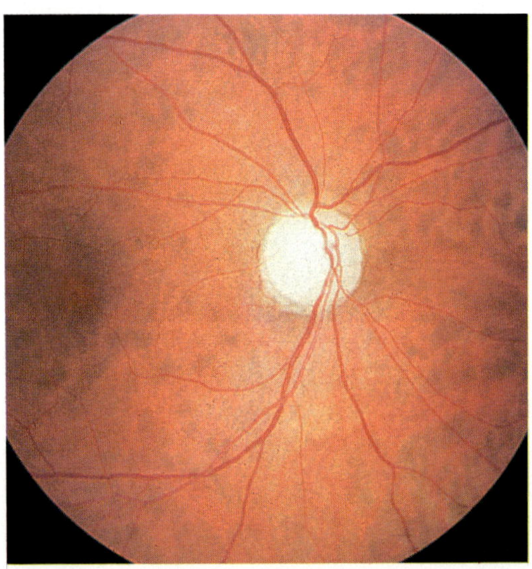

Abb. 7.8 Optikusatrophie bei einem Patienten mit Akromegalie. Die Papille ist abgeflacht, blaß und scharfrandig; sie zeigt das Bild der „primären" Optikusatrophie. Letztere resultiert aus einer Nervenkompression durch den Tumor und ist nicht Folge eines länger dauernden Papillenödems.

Hypopituitarismus

Die meisten Hypophysenläsionen zerstören die Adenohypophyse oder den Hypothalamus. Die Ausfälle hängen von Krankheitsart und -progreß ab. Je nach Ursache, Hormonmangel und lokaler Destruktion bieten sich variable Symptome. Die postpartale Hypophysennekrose (Sheehan-Syndrom, **7.9**), einst die häufigste Läsion, ist dank verbesserter Geburtshilfe selten geworden. Jetzt sieht man hauptsächlich chromophobe Adenome bei Erwachsenen bzw. Kraniopharyngeome bei Kindern, zusätzlich iatrogenen Hypopituitarismus nach Operationen oder Radiatio. Partielle Organschäden sind möglich, doch treten Symptome erst bei über 70%iger Zerstörung auf.

Meist beginnt der Hypopituitarismus mit abnehmender Wachstumshormon(GH)-Sekretion. Wichtig ist dies bei Kindern, kaum bei Erwachsenen. Früh sind auch die Gonadotropine (zuerst luteinisierendes Hormon, LH, dann follikelstimulierendes Hormon, FSH) betroffen. Impotenz bei Männern und Amenorrhoe bei Frauen sind häufig. Klinisch sieht man bei Erwachsenen feine periorale Hautfalten, Verlust von Gesichts- und Körperhaaren (**7.9**) und Atrophie der Genitalien (**7.10**).

Kinder zeigen bei Gonadotropinmangel verzögerte Pubertät und Kleinwuchs (**7.11**). Das Kallman-Syndrom (s.u.) besteht aus isoliertem Gonadotropinmangel und Anosmie.

Sodann tritt ein ACTH-Mangel ein. Hierbei kommt es zu Asthenie, Übelkeit, Erbrechen, Orthostase-Syndrom, Hypoglykämie, Kollaps, Koma, Blässe, verminderte Pigmentierung bei Sonnenbestrahlung. Nimmt das TSH ab, gleicht die Klinik derjenigen der Hypothyreose, nur ist die Haut dann weder trocken noch rauh. TSH-Mangel bewirkt bei Kindern eine Wachstumsverzögerung. Große Tumoren können schließlich die Vasopressinproduktion unterbinden. Dann kann der Urin nicht mehr konzentriert werden: man sieht Polyurie (5-20 l/die) und Polydipsie. Prolaktinmangel bewirkt einen Laktationsausfall. Häufiger findet man bei dem Hypopituitarismus eine Hyperprolaktinämie, wenn der Tumor den Transport des Prolaktininhibitors Dopamin im Infundibulum behindert.

Der Diabetes insipidus wird selten bei Hypophysenerkrankungen gesehen, er ist entweder Folge eines ADH-Mangels oder einer renalen ADH-Resistenz. Eher tritt er bei einem den hinteren Hypophysenlappen zerstörenden Kraniopharyngeom auf. Hierbei kommt es auch zu hypothalamischen Symptomen wie Störungen von Schlaf und Temperaturregelung, Hyperphagie und emotionaler Labilität. Der wichtigste Test erfolgt mittels Wasserentzug. Behandelt wird mit intranasalen Desmopressinspray-Gaben.

Eine Hypophysenunterfunktion läßt sich verifizieren, indem man die basalen Konzentrationen von Kortisol, Thyroxin, Testosteron oder Östradiol mit denen nach hypophysärer Belastung vergleicht.

Die Therapie des Panhypopituitarismus erfolgt über die Hormonsubstitution. GH wird solange täglich injiziert, bis postpubertär das Wachstum aufhört. Kortisol ersetzt man gewöhnlich durch Hydrokortison: 20mg morgens und 10mg abends ahmen den normalen Rhythmus nach. Neben Thyroxin (100-200μg/die) werden Testosteron oder Östrogen (meist mit Progesteron) verordnet, um die Libido zu erhalten und die Osteoporose zu verhüten.

7.9

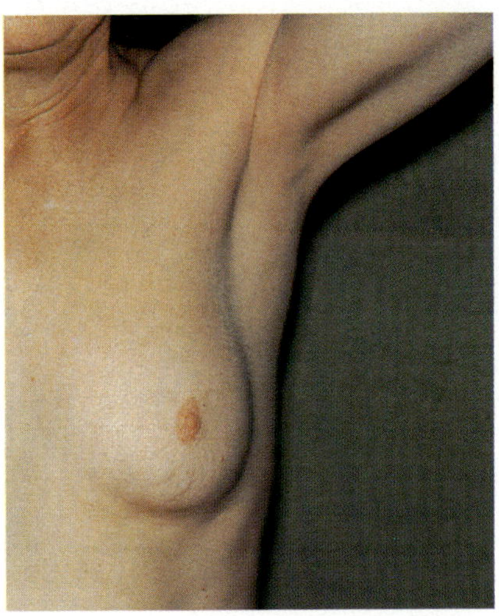

Abb. 7.9 Verlust der Körperhaare bei Hypopituitarismus. 20 Jahre zuvor hatte die Patientin eine postpartale Hypophysennekrose (Sheehan-Syndrom) gehabt. Zu den vielen Symptomen gehören fehlende Scham- und Achselbehaarung.

7.10

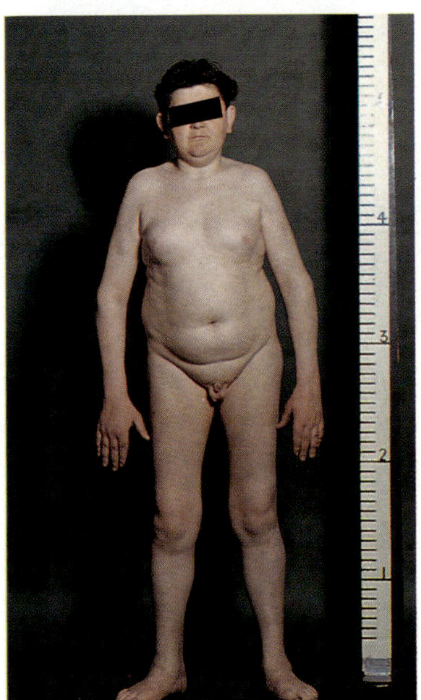

Abb. 7.10 Hypopituitarismus mit Gonadotropinmangel bei 39jährigem. Extreme Genitalienatrophie, Verlust der Körperhaare, Gynäkomastie, Übergewicht.

7.11

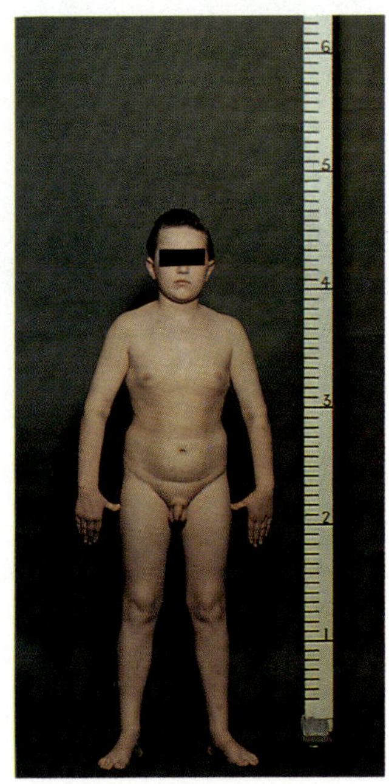

Abb. 7.11 Zwergwuchs und ausbleibende Pubertät bei 17jährigem mit Gonadotropinmangel durch Hypopituitarismus. Unterdurchschnittliche Größe (140 cm), infantile Genitalien, leichte Gynäkomastie.

Erkrankungen mit Hypersekretion von Hypophysenhormonen

Akromegalie und Riesenwuchs

Die übermäßige Sekretion von GH wird fast immer durch einen Hypophysentumor verursacht. Tritt dieser vor dem Epiphysenschluß auf, kommt es zu Riesenwuchs (**7.12**), andernfalls zu Akromegalie.

Die Akromegalie ist selten, die Inzidenz liegt bei etwa 1,5 Fällen/Million im Jahr. Manche Patienten mit multipler endokriner Adenomatose (MEA Typ I) zeigen die Symptome. Mischtumoren produzieren Prolaktin oder TSH und GH. Wegweisend sind Symptome wie Verdickungen der Weichteile und der Haut, Nasenwachstum, Prominenz des Augen- und Nackenwulstes sowie Prognathie (mit mangelndem Aufbiß) (**7.13-7.15**).

Typisch sind weiterhin vermehrtes Schwitzen und Akne (**7.13**), auffällig werden die spatenförmigen Hände (**7.16, 7.17**). Neben der Zunge (**7.18**) sind auch die inneren Organe (z.B. Leber, Milz) vergrößert. Haupttodesursachen sind Kardiomegalie und Herzversagen (**7.19**). Die Diagnose ist bewiesen, wenn bei einem oralen Glukosetoleranztest (75g) GH nicht supprimiert wird.

Die Behandlung ist oft schwierig. Die operative Entfernung des Tumors (transsphenoidaler Zugang) kann die Krankheit aufhalten, doch wegen der häufigen Rezidive ist eine postoperative Radiatio der Hypophysengrube angezeigt. Die alleinige Bestrahlung wirkt schwach, die GH-Konzentration sinkt binnen 1-10 Jahren. Mit oder ohne Bestrahlung folgt der Operation meist ein Hypopituitarismus. Diesen gilt es zu erkennen und zu behandeln. Eine medizinische Langzeittherapie ist weniger effektiv. Bei Akromegalie senken dopaminerge Mittel die GH-Konzentration. 75% der Akromegaliepatienten sprechen auf Bromokriptin (30-60 mg/die) an. Somatostatin senkt GH, doch reicht der kurzfristige Effekt nicht für eine Therapie aus. Es gibt jetzt länger wirkende synthetische Analoga, deren Einsatz Erfolg verspricht.

7.12

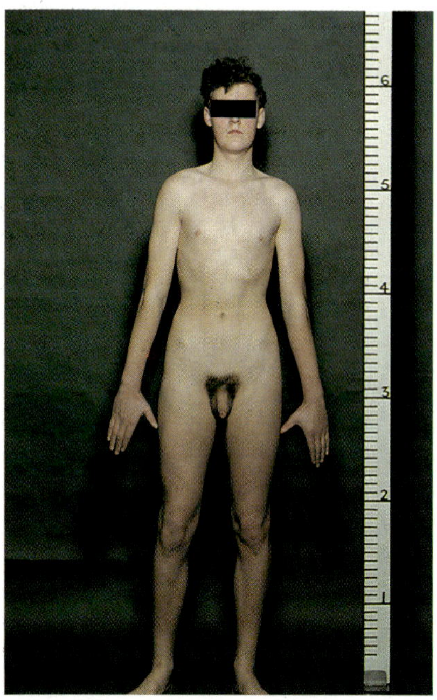

Abb. 7.12 Leichter Riesenwuchs bei erhöhtem Wachstumshormonspiegel vor dem Epiphysenschluß. Auf diesem Bild war der Patient 15 Jahre alt, er erreichte eine Endgröße von 2,02 M.

7.13

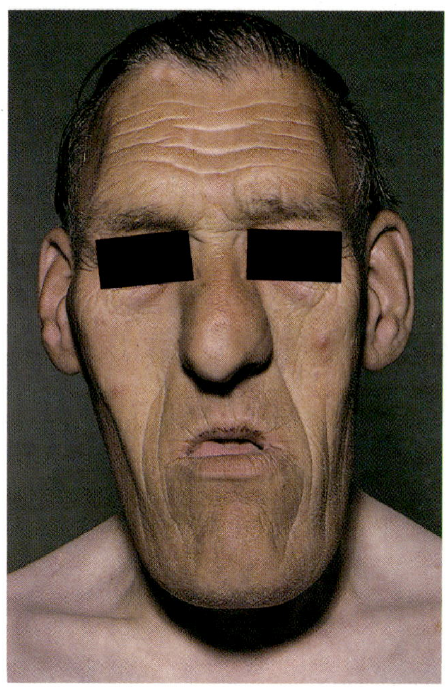

Abb. 7.13 Typisches Gesicht bei Akromegalie. Verdickungen der Haut, der Weichteile, der Lippen, vergrößerte Nase, prominente Augenwülste, Akne.

7.14

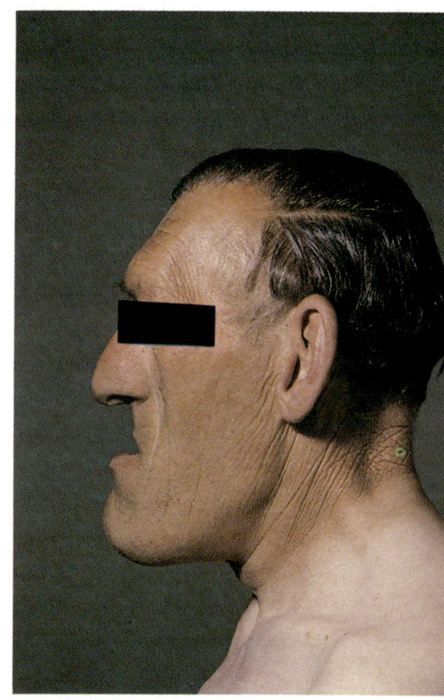

Abb. 7.14 Akromegalie, Profil des Pat. aus 7.13: Prognathie, Verdickung der Haut, der Weichteile, prominente Nase und Augenwülste.

7.15

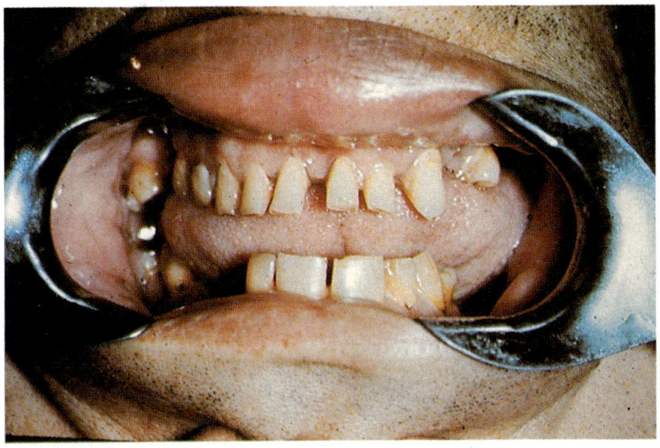

Abb. 7.15 Malokklusion und Zahnseparation gehören zur Prognathie bei Akromegalie.

7.16

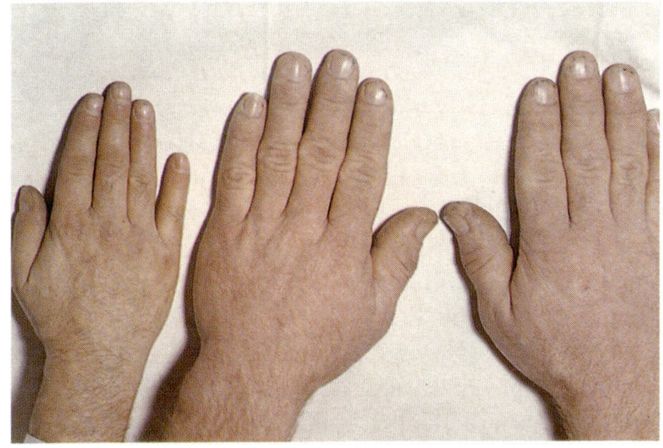

Abb. 7.16 Spatenförmige Hände sind oft auffällig bei der Akromegalie. Vergleiche die akromegalen Hände rechts mit der normalen Hand links. Das Wachstums der Weichteile kann zur Kompression des N. medianus führen (Karpaltunnelsyndrom *siehe* S. 515).

7.17

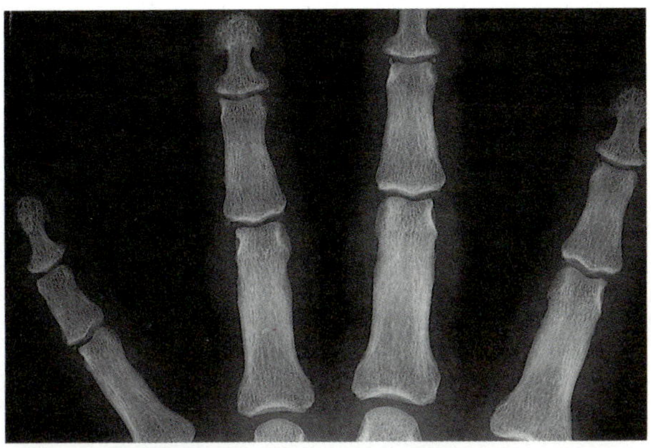

Abb. 7.17 Akromegalie: das Röntgen-Bild zeigt typisch aufgetriebene Endphalangen und paßt zu dem Fingeraussehen von **7.16**.

7.18

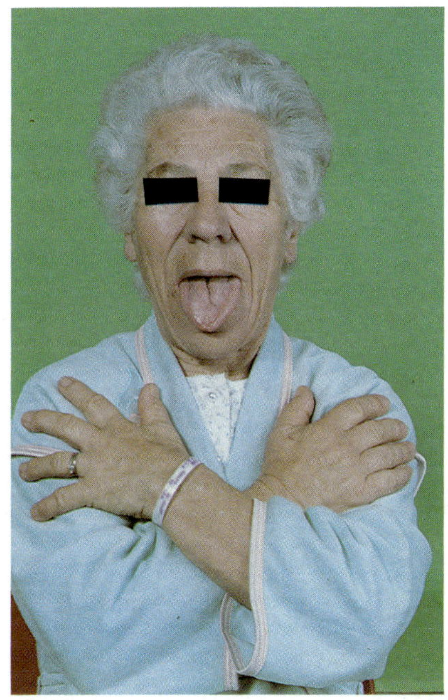

Abb. 7.18 Deutliche Zungenvergrößerung bei dieser Patientin mit Akromegalie. Neben weiteren Gesichtssymptomen erkennt man die klassischen Handveränderungen.

7.19

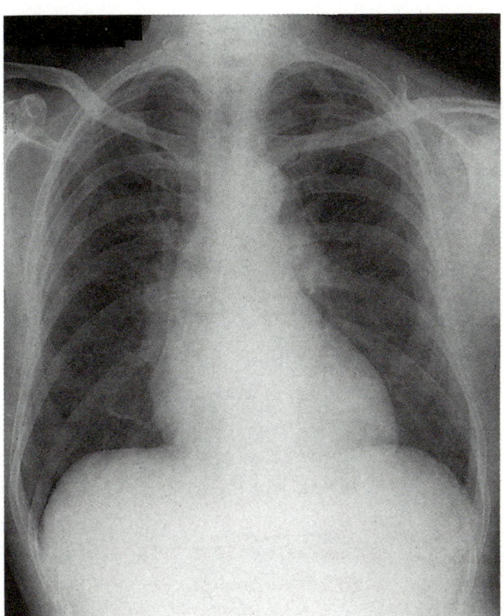

Abb. 7.19 Akromegalie: Herzvergößerung im Röntgen-Thorax (Herz-Thorax-Verhältnis > 50%).

Hyperprolaktinämie

Für physiologische Schwankungen des Prolaktinspiegels sind Schlaf, Stress, Stimulation der Brustwarzen, Koitus, Schwangerschaft und Stillperiode verantwortlich. Hyperprolaktinämie geht mit Hypogonadismus einher, der pathologisch, physiologisch oder iatrogen bedingt sein kann. Deshalb sind stillende Mütter oft infertil und amenorrhoisch, bei Einnahme prolaktinstimulierender Präparate haben Frauen einen unregelmäßigen Zyklus und sind Männer impotent. Prolaktinome der Hypophyse sind viermal häufiger als FSH-produzierende Tumoren und sehr viel häufiger als ACTH-produzierende. Einige nicht hormonaktive Tumoren können durch die Kompression des Hypophysenstiels moderate Änderungen des Prolaktinspiegels bewirken. Es gibt außer dem Hypogonadismus keine für die Hyperprolaktinämie spezifischen Symptome, jedoch sollte eine Galactorrhoe den Verdacht erregen (**Abb. 7.20**). Galactorrhoe kann auch durch verschiedene andere Ursachen, wie prolaktin- und östrogenproduzierende Malignome oder Medikamente (Phenothiazide, Antidepressiva, Haloperidol, Methyldopa, MCP, orale Kontrazeptiva) bedingt sein.

Die Diagnose liefert ein Prolaktinspiegel über 4000 mU/l (der obere Normbereich liegt bei den meisten Assays bei 360 mU/l). Kleinere Tumoren erzeugen geringere Spiegel. Im CT kann sich das Adenom darstellen (**7.21**). Während der Schwangerschaft kann es eine beträchtliche Größenzunahme zeigen.

Durch Therapie mit langwirksamen Dopamin-Agonisten Bromocriptin wird die Prolaktinproduktion gehemmt und in 80 % der Fälle eine Tumorverkleinerung erzielt, die zur Besserung der druckbedingten Symptome, vor allem das Chiasma opticum betreffend, führt. Fertilität kehrt zurück, obwohl das Präparat als nicht teratogen gilt, wird eine Schwangerschaft gewöhnlich abgebrochen. In regelmäßigen Abständen sollte das Gesichtsfeld geprüft werden. Patienten mit großen Adenomen sollten chirurgischen oder radiologischen Therapie zugeführt werden, die mindestens 3 Monate vor einer Konzeption erfolgen muß, da die Tumoren sich während der Schwangerschaft extrem vergrößern können.

7.20

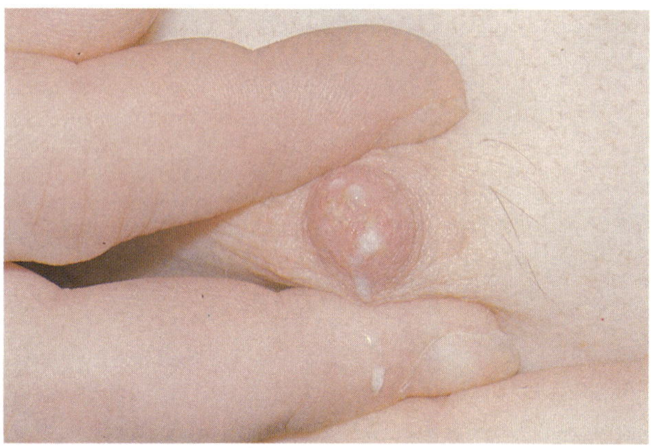

Abb. 7.20 Galctorrhoe bei einer Patientin mit einem Prolaktinom der Hypophyse.

7

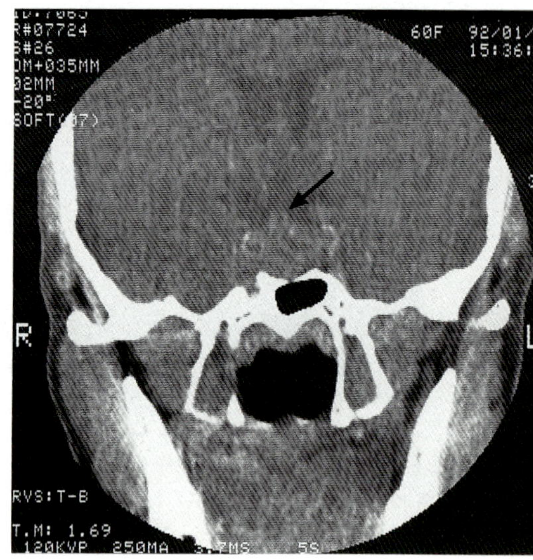

Abb. 7.21 Hypophysenadenom im CT (Pfeil). Der Tumor dehnt sich über das Niveau der Sella turcica aus. Bei einer Größenzunahme des Tumors treten gewöhnlich Gesichtsfeldausfälle auf. (**7.1**)

Überproduktion von ACTH (Morbus Cushing)

Beim Cushing-Syndrom wird vermehrt Cortisol sezerniert. Der Begriff des M. Cushing wird für die Formen angewandt, bei denen der Hypercortisolismus infolge einer exzessiven ACTH-Ausschüttung aus der Hypophyse besteht. Dies ist die häufigste Form (60 %). Andere Ursachen sind die ektope ACTH-Produktion (15 %), Adenome der NNR (15 %) und Karzinome (10 %). Der bei Frauen etwa 10 mal häufigere M. Cushing wird in 90 % aller Fälle durch ein basophiles Mikroadenom hervorgerufen.

Die differentialdiagnostisch eindrucksvolle Symptomatik ist durch eine Atrophie der Haut, die sehr vulnerabel ist und Striae rubrae distensae aufweist (**7.22-7.24**), eine mit Schwäche und Muskelschmerzen einhergehende Atrophie der Extremitätenmuskulatur (**7.25**), Vollmondgesicht mit relativ dünnen Lippen (**6.40, 7.26**), Hirsutismus (**7.26**, *siehe* auch S.110), Akne und Stirnglatzenbildung gekennzeichnet. Gewichtszunahme und Fettsucht sind die häufigsten Symptome. Das Fett ist dabei vorwiegend auf den Stamm verteilt (**7.27-7.29**). Im Zusammenhang mit der durch eine Osteoporose bedingte Kyphose (S. 152) entsteht dadurch ein nuchales Fettpolster („Büffelnacken").

Eine Zunahme der Pigmentierung kann vorkommen, ist aber bei der ektopen ACTH-Produktion (z.B. als paraneoplastisches Syndrom bei Bronchialkarzinomen) und beim Nelson-Syndrom häufiger, wo sehr hohe ACTH-Spiegel vorliegen (**7.30**). Das Nelson-Syndrom kann nach bilateraler Adrenalektomie wegen M. Cushing auftreten, wenn die exzessive ACTH-Produktion weiter besteht, es kann zu einer Sellavergrößerung kommen. Die Pigmentierung nimmt besonders an sonnenexponierten und mechanisch beanspruchten Stellen sowie an Narben zu. Psychiatriasche Symptome, Hypertonie, Glukoseintoleranz, Diabetes, Oligomenorrhoe und Impotenz sind häufig.

Cushing-Syndrom hervorrufen. Die gleichzeitige Androgensekretion bedingt eine Virilisierung, besonders bei Karzinomen. Die ektope ACTH-Produktion hochmaligner Tumoren geht mit einer enormen Erhöhung des Cortisolspiegels einher. Die Patienten bieten weniger die klassischen Zeichen, zeigen jedoch einen rapiden Krankheitsverlauf mit Gewichtsverlust, schwerer Myopathie der Extremitätenmuskulatur und ausgeprägter hypokaliämischer Alkalose. Carcinoide und andere relativ benigne ektope ACTH-Produktionsstätten sind klinisch nicht von anderen Ursachen des Cushing-Syndroms zu unterscheiden.

Die Diagnose wird durch den Nachweis der vermehrten Cortisolausscheidung im 24h-Urin erhärtet, der zirkadiane Rhythmus des Cortisolspiegels ist aufgehoben. Ein low-dose Dexamethason-Suppressionstest zeigt mangelhafte Hemmbarkeit der Cortisolausschüttung. NNR-Tumoren, hypophysäres Cushing-Syndrom und ektopere ACTH-Produktion sind sorgfältig zu differenzieren .

Wenn der ACTH-Plasmaspiegel durchweg nicht meßbar ist, liegt gewöhnlich ein NNR-Tumor vor. Die Diagnose gelingt durch Sonographie oder CT der Nebennieren (**7.31**), Karzinome weisen oft lokale Destruktionen auf. Patienten mit Nebennierentumoren zeigen keine Suppression des Serumkortisols durch hohe Dexamethasongaben und keine Antwort auf den CRF-Test.

Plasmakortisol und ACTH sind bei malignen Tumoren oft extrem erhöht. Bei Patienten mit einer ektopen ACTH-Produktion liegt fast immer eine Hypokaliämie vor, die hypokaliämische Alkalose ist hierbei ein Leitsymptom. Der high-dose Dexamethason-Suppressionstest ist in etwa 80 % der Fälle verwertbar. Bei hypophysärem Cushing ist die Cortisolsynthese auf weniger als 50% innerhalb von 48 Stunden signifikant reduziert; bei Nebennierentumoren und ektoper ACTH-Produktion ist keine Hemmbarkeit zu verzeichnen. Einige ektope Tumoren verhalten sich ähnlich wie das hypophysäre Cushingsyndrom, jedoch ist eine signifikante Hemmbarkeit mit einer Wahrscheinlichkeit von mehr als 50:1 auf einen M. Cushing zurückzuführen. Der CRF-Test hilft bei der weiteren Differenzierung.

Röntgenaufnahmen des Thorax zeigen kleinzellige Bronchialkarzinome (*siehe* S. 201), CT-Untersuchungen der Hypophyse können hilfreich sein, ebenso Untersuchungen der Lungen, des Mediastinums, der Leber, des Pancreas und der Nebennieren zur Aufdeckung kleiner Karzinome.

Therapie der Wahl bei NNR-Tumoren besteht in der Operation, jedoch kann die präoperative Gabe von Metyrapone oder DDD notwendig werden. Beim M. Cushing ist die transsphenoidale Operation die Therapie der Wahl (Heilung in 75% der Fälle). Die Hypophysenbestrahlung beschränkt sich heutzutage auf Fälle, bei denen die chirurgische Therapie erfolglos war, da eine solche Therapie mehrere Jahre dauert, sollte sie mit einer medikamentösen Behandlung kombiniert werden. Ektope ACTH-Produktionsstätten sollten nach Möglichkeit entfernt werden, eine Alternative ist die bilaterale Adrenalektomie.

2

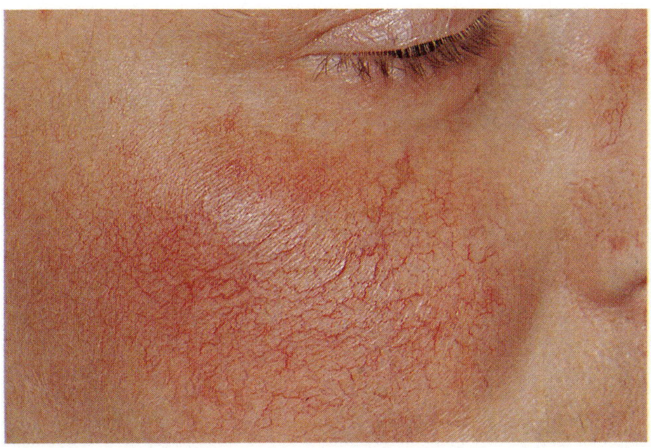

Abb. 7.22 Typische dünne, gefäßgezeichnete Haut beim Cushing-Syndrom. Schon geringe Traumen bewirken eine Verletzung.

7.23

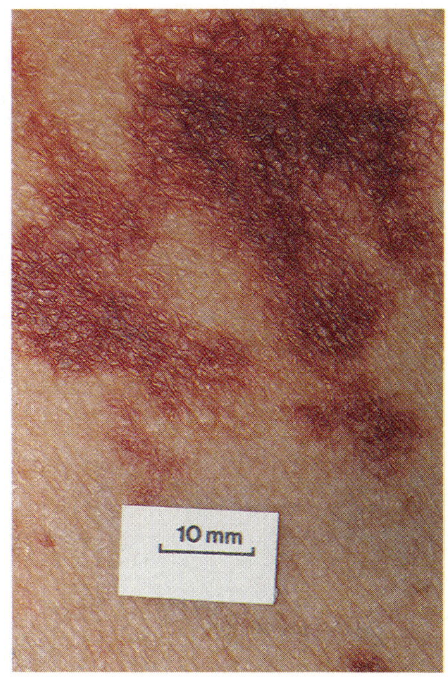

Abb. 7.23 Dünne, vulnerable Haut beim Cushing-Syndrom. Die Verletzlichkeit der Gefäße zeigt sich hier als ausgeprägte Purpura.

4

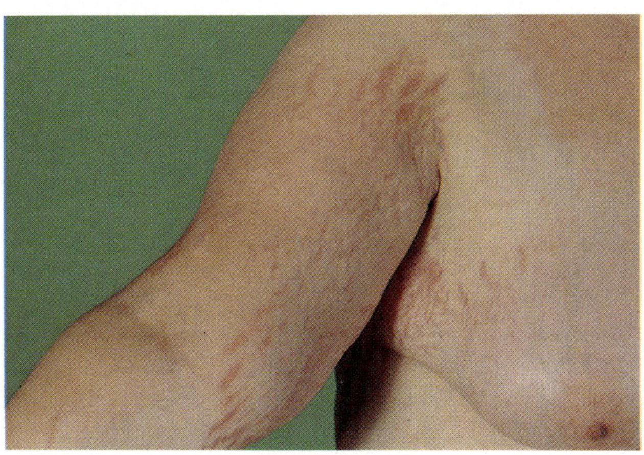

Abb. 7.24 Cushing-Syndrom. Der Patient zeigt deutliche Striae an Brust und Oberarmen sowie eine Atrophie der Haut.

7.25

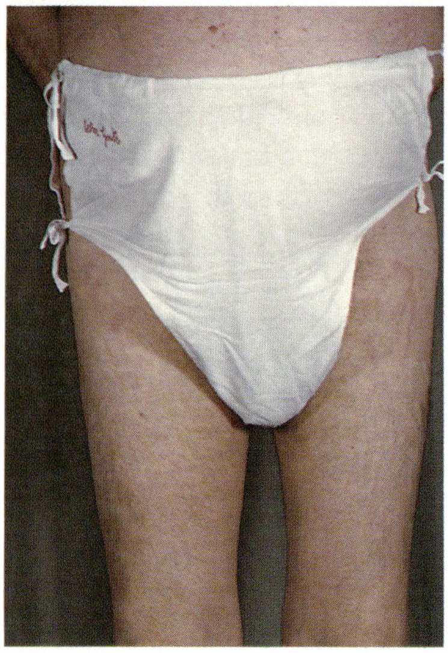

Abb. 7.25 **Atrophien der Extremitätenmuskulatur sind beim Cushing-Syndrom häufig,** Die Patienten haben große Schwierigkeiten beim Aufrichten aus dem Sitzen. Man beachte die Striae auf beiden Seiten.

7.26

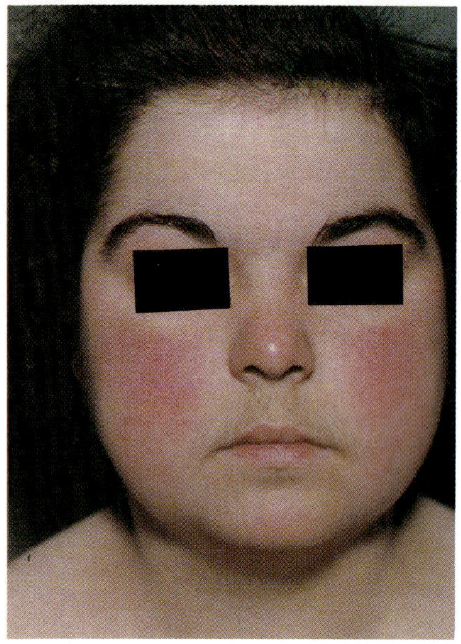

Abb. 7.26 Gesichtsmerkmale beim Cushing-Syndrom. Die Patientin hat ein gerötetes Vollmondgesicht mit männlicher Behaarung. Ähnliche Bilder kann eine Kortikosteroidtherapie bewirken (siehe 6.40).

7.27

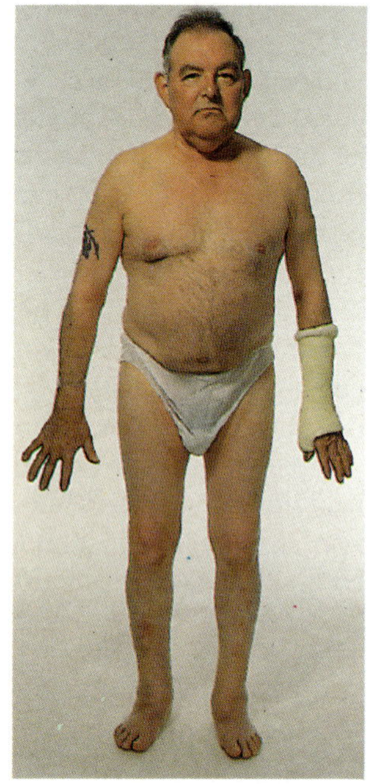

7.28

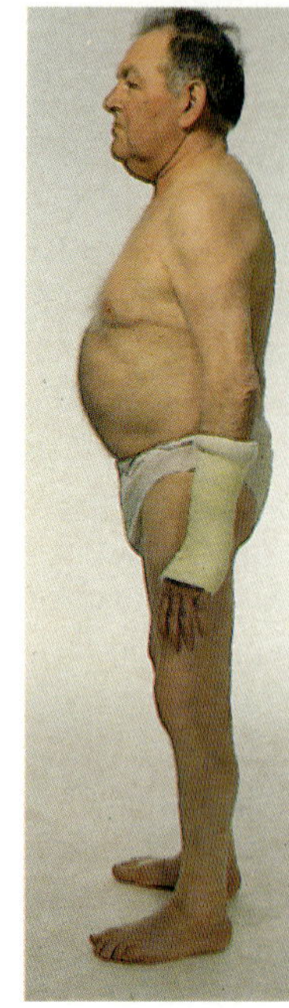

Abb. 7 27, 7.28 Beim Cushingsyndrom kommt es zu einer Stammfettsucht. Infolge der Atrophie der Extremitätenmuskulatur kam dieser Patient zu Fall und brach sich das linke Handgelenk.

7.29

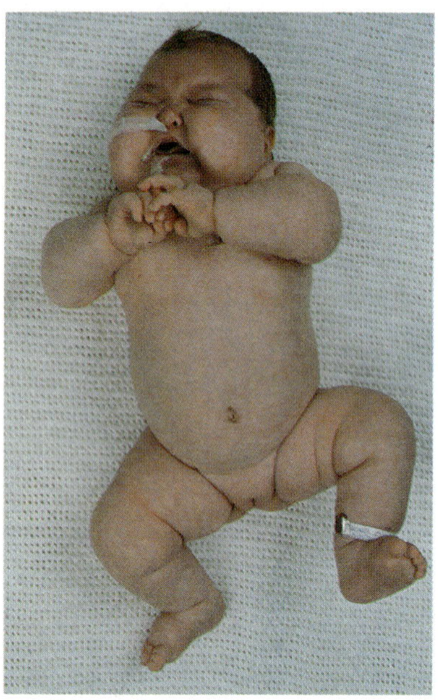

Abb. 7.29 Ausgeprägtes Cushingsyndrom eines Säuglings mit klassischer Stammfettsucht, Mondgesicht und Wachstumsretardierung.

7.30

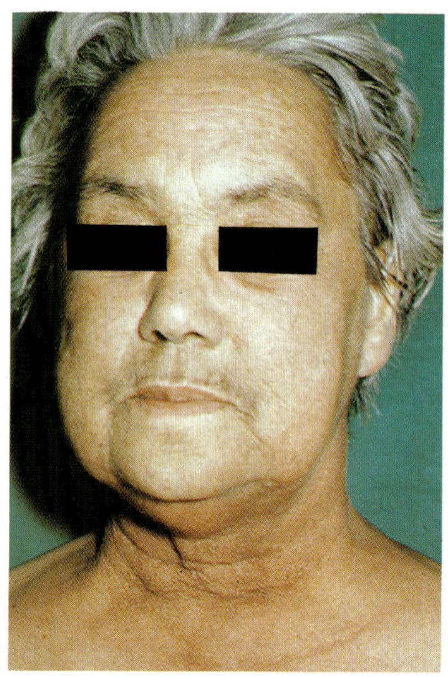

Abb. 7.30 Nelson-Syndrom. Diese Frau hatte wegen M. Cushing eine bilaterale Adrenalektomie. Sie reagierte infolge des exzessiven Anstiegs der ACTH-Produktion mit einer Hyperpigmentierung .

7.31

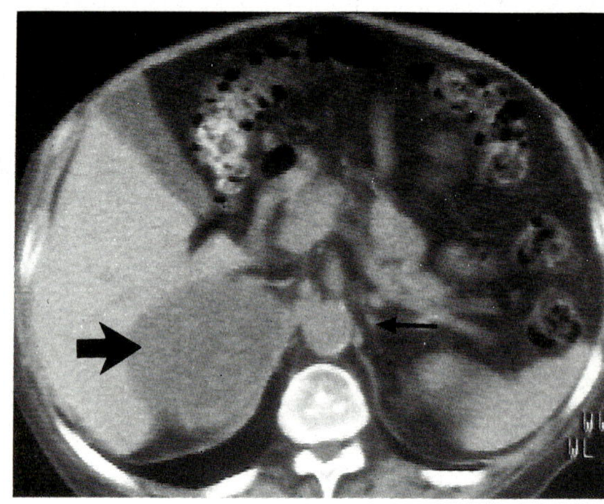

Abb. 7.31 CT-Aufnahme eines Patienten mit einem durch einen Nebennierentumor bedingten Cushing-Syndrom. Die rechte Nebenniere ist stark vergrößert (dicker Pfeil), während im Gegensatz dazu die linke Drüse (dünner Pfeil) atrophisch ist.

Überproduktion anderer Hypophysenhormone

TSH-produzierende Tumoren, die eine Schilddrüsenüberfunktion bewirken können sind selten. Die meisten Tumoren, die Gonadotropine sezernieren sind groß und rufen oft keine klinischen Syndrome hervor (oft bei Frauen in der Menopause), bei Männern wurde jedoch eine Vergrößerung der Hoden beschrieben. Einige Tumoren produzieren eine biologisch inaktive Alpha-Untereinheit, die dem FSH, LH und TSH ähnlich ist. Etwa 30 % der Hypophysentumoren haben keine funktionelle Bedeutung.

7.3 Krankheiten der Nebenniere

Die Nebennieren bestehen aus der Rinde und dem Mark, die unterschiedlicher embryonaler Herkunft sind und verschiedene Funktionen haben.

Nebennierenrinde

Die Nebennierenrinde sezerniert Gluko- und Mineralakortikoide sowie Androgene.

Störungen der Glukokortikoidproduktion

m Vordergrund der Symptomatik stehen Müdigkeit, Gewichtsverlust, gastrointestinale Störungen, Hypoglykämien und depressive Verstimmung. Durch die fehlende adrenohypophysäre Rückkopplung kommt es zu einem Anstieg der ACTH-Serketion und einer damit verbundernen Hyperpigmentierung, die man besonders an Hautfalten, Narben, mechanisch beanspruchten bzw. lichtexponierten Arealen und der Mundschleimhaut findet (**7.32-7.37**). Aldosteronmangel bedingt Muskelkrämpfe, Dehydratation, Hypotonie mit typischen Mineralhaushaltsstörungen (Hyponatriämie, Hyperkaliämie, erhöhte Harnstoffkonzentration). Androgenmangel führt bei Frauen zum Ausfall der Kopf- und Schambehaarung. Eine gleichzeitige Vitiligo (*siehe* S. 106) kann in starkem Kontrast zur Hyperpigmentierung anderer Regionen stehen. Gezielte Untersuchungen könen die Ursache der Nebennieren-Insuffiziens aufdecken (Adreno-Auto-Antikörper, Kalzifizierung der NNR (**7.38**).

Die Therapie einer akuten Krise besteht in der parenteralen Gabe von Hydrocortison und 0,9 %iger NaCl-Lösung, liegt eine Hypoglycämie vor, wird Glukose verabreicht. Zur Langzeitsubstitution können Hydrokortison und Fluorokortison oral verabreicht werden.

Die Steroidsynthese ist von einer Reihe enzymatisch gesteuerter Schritte anhängig. Angeborene Mängel sind bei 6 spezifischen Enzymen bekannt. Sie können zu einer kongenitalen Nebennierenhyperplasie führen. In Abhängigkeit von der Lokalisation des Enzymdefekts verläuft die Cortisolsynthese auf Umwegen, was sich überwiegend auf die geschlechtliche Entwicklung

7.32

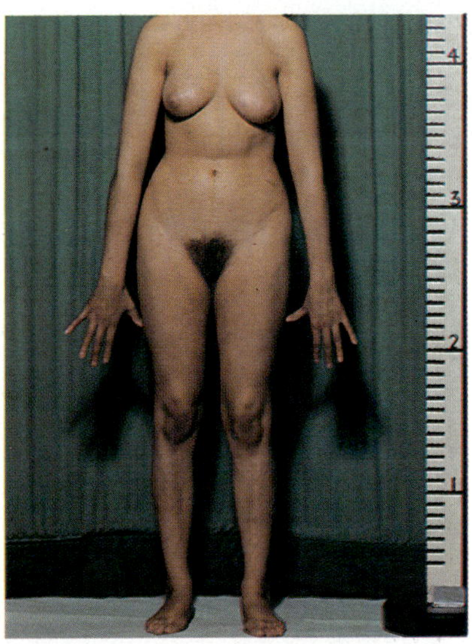

Abb. 7.32 Generalisierte Hyperpigmentierung beim M. Addison, besonders deutlich an der Streckseite der Kniegelenke.

7.33

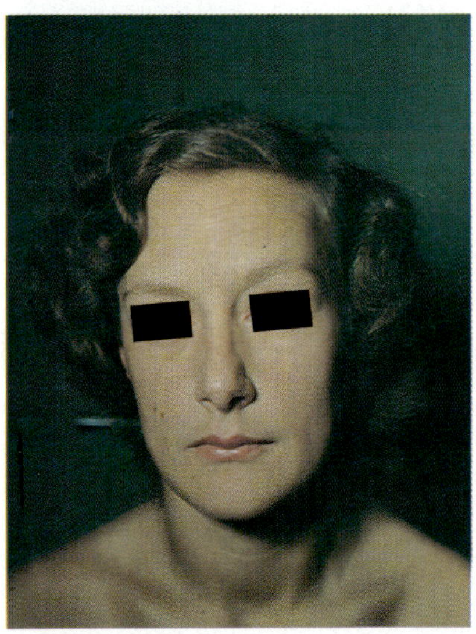

Abb. 7.33 Typischer Gesichtsausdruck bei M. Addison. Man beachte die verstärkte Pigmentierung

7.34

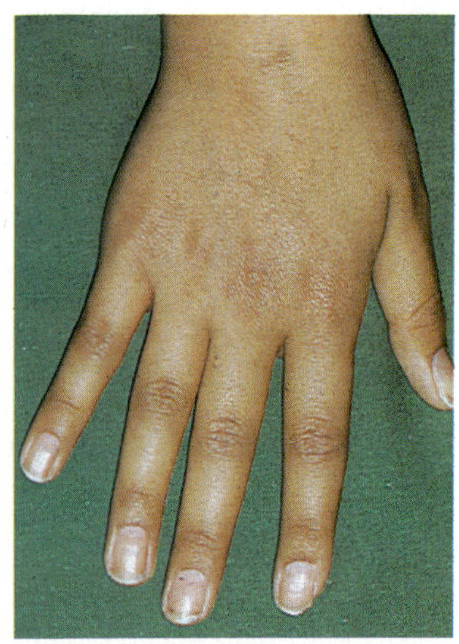

Abb. 7.34 Die beim M. Addison vorherrschende Hyperpigmentierung ist oft an den Fingerknöchelchen besonders deutlich.

7.35

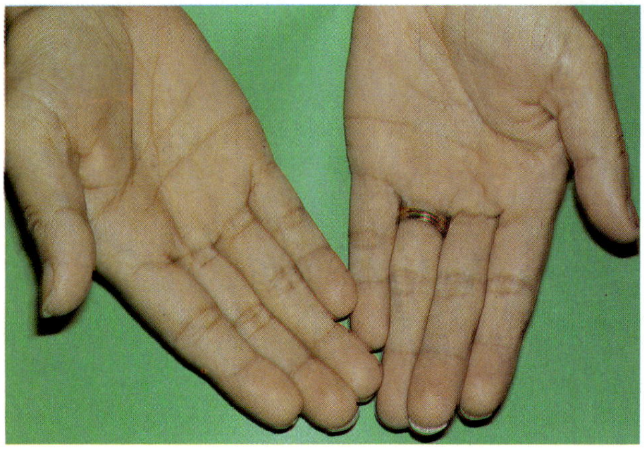

Abb. 7.35 **Für den M. Addison ist eine Pigmentierung der Handlinien charakteristisch.**

7.3

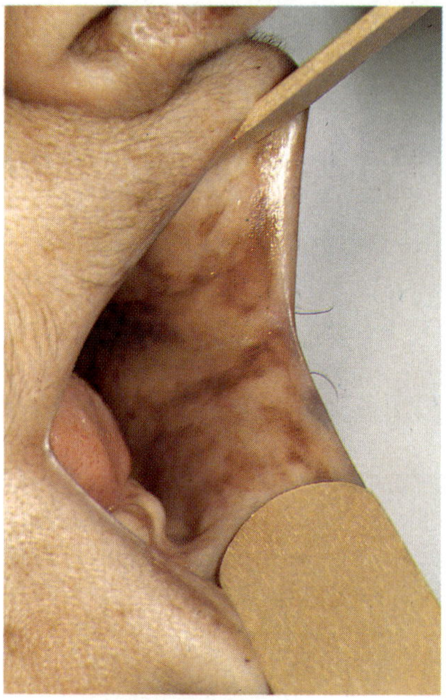

Abb. 7.36 Pigmentierung der Wangenschleimhaut bei M. Addison. Neben einer leichten allgemeinen Pigmentvermehrung in der Schleimhaut findet man sehr viel dunklere Areale. Beide Befunde sind für den M. Addison charakteristisch.

7.37

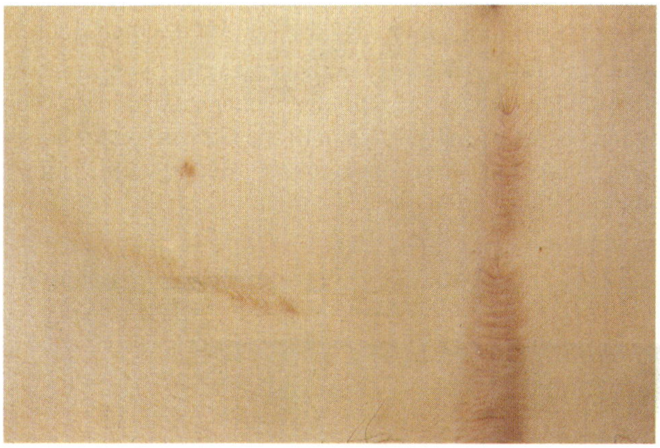

Abb. 7.37 Pigmentierte Narben sind bei Patienten mit M. Addison ein häufiger Befund, man findet sie auch bei aus anderen Gründen vermehrter ACTH-Produktion.

7.38

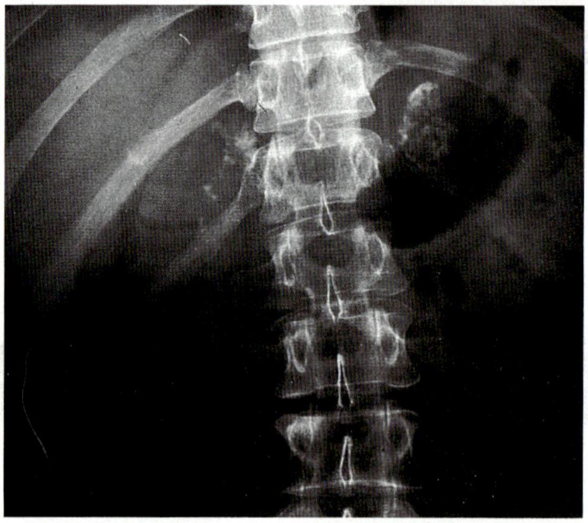

Abb. 7.38 Verkalkte Nebennnieren in der a. p .-Aufnahme des Abdomens eines Addison-Patienten. Solchen Befunden liegt fast immer eine Tuberkulose zugrunde.

Störungen der Mineralokortikoidprodukktion

Primärer Hyperaldosteronismus ist in 70 % der Fälle durch ein Adenom bedingt (Conn-Syndrom). Bei den verbleibenden 30 % handelt es sich um eine bilaterale NNR-Hyperplasie. Es kommt neben einigen anderen Symtomen zu einer Hypertonie und Hypokaliämie (unter 3,5 mmol/l)(7.39). Als klassische paraklinische Befunde findet man hypokaliämische Alkalose, Natriumserumkonzentration von 140-150 mmol/l, erhöhten Aldosteronspiegel, verminderte Plasmareninaktivität sowie ungewöhnlich hohe renale Kaliumausscheidung. Die Unterscheidung zwischen Adenom und Hyperplasie gelingt durch CT, Kochsalzbelastungstest, Szintigraphie mit Indocholesterol und Nebennierenphlebographie. Die optimale Therapie des Adenoms stellt die Exstirpation dar, 60 % der Patienten sind nach der Operation von der Hypertonie geheilt, bei weiteren 20 % ist diese gebessert. Eine Hyperplasie wird mit Spironolacton oder Amilorid behandelt.

7.

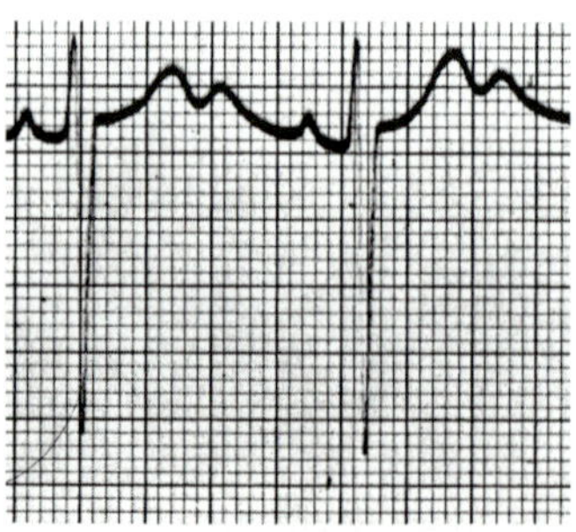

Abb. 7.39 Hypokaliämie bei primärem Hyperaldosteronismus. Das EKG bildet einen Mittelpunkt der Diagnostik. Man findet charakteristische U-Wellen, die den T-Wellen folgen, besonders in den Brustwandableitungen, wie hier in V3. Bei starker Hypokaliämie wird die T-Welle flacher, man findet eine ST-Senkung, so daß die Gefahr der Verwechselung der U mit der T-Welle besteht.

Nebennierenmark

Die Mehrzahl aller Phäochromozytome (80-90 %) findet sind in den Nebennieren lokalisiert, 10 % davon sind maligne, 25 % multipel. Die charakteristischen Symptome sind auf die Katechoalminausschüttung zurückzuführen. Hierzu zählen anfallsartiger oder persistierender Bluthochdruck, Tachykardie, Herzklopfen und plötzliche Anfälle von Blässe und Schweißausbruch. Diabetes und neuroektodermale Erkrankungen, wie die Neurofibromatose sind gewöhnlich assoziiert. Die Diagnose beruht auf dem klinischen Verdacht in Verbindung mit der Bestimmung der Metaboliten des Catecholaminabbaus im Urin, wie Vanillinmandelsäure und Metanephrine. Ein Tumor kann mittels selektiver Nebennierenphlebographie und anderen bildgebenden Verfahren identifiziert werden. Tumoren sind im allgemeinen groß und stellen sich im CT (**7.40**) dar oder sind mittels Sonographie oder Metaiodobenzylguanidin-Szintigraphie (MIBG) erfaßbar (**7.41**). Die Therapie der Wahl stellt die Operation nach vorhergehender Alpha- und Betablockade dar.

7.40

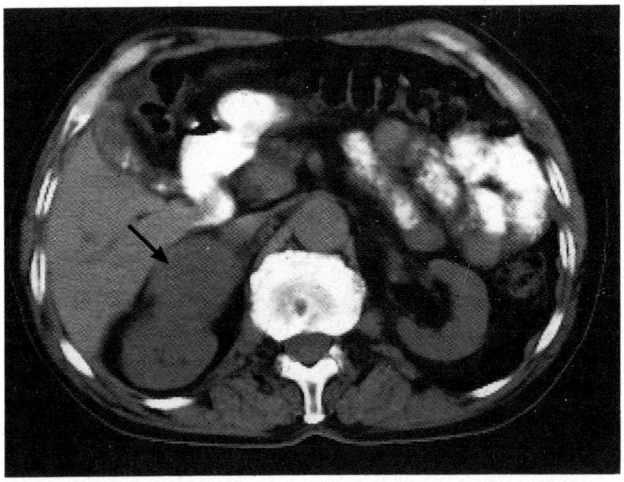

Abb. 7.40 CT-Aufnahme eines großen Phäochromozytoms (Pfeil). Die enge Beziehung zwischen dem Tumor und der Niere wird deutlich.

7.41

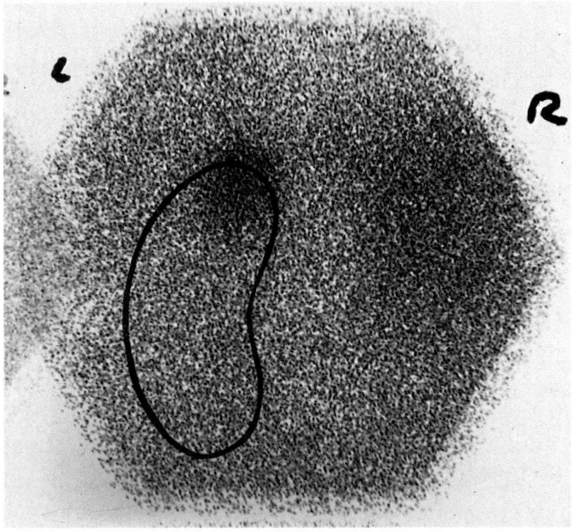

Abb. 7.41 Phäochromozytom. Der Tumor wurde bei diesem Patienten mittels der MIBG-Szintigraphie nachgewiesen. Die renale Aufnahme von Tc-DMSA ist ebenfalls augenscheinlich, der Nierenrand ist auf dieser p.a.-Aufnahme überlagert. Auf der rechten Seite ist die Aufnahme von MIBG durch die Leber sichtbar.

7.4 Störungen des Wachstums und der Sexualentwicklung

Das Wachstum ist ein präzises, empfindliches Maß für kindliche Gesundheit. Die Geschwindigkeit der Größenzunahme ist weitaus repräsentativer als eine einmalige Längenmessung. Ein gesundes, ausreichend ernährtes und emotional ausgeglichenes Kind wächst normal. Ein langsam wachsendes Kind leidet an einer Störung, die diagnostiziert und, wenn möglich, therapiert werden muß.
Mit Wachstumstabellen, die die Größe in Bezug auf das Alter widergeben, kann man die Wachstumsrate einer bestimmten Population beschreiben (**7.42**). Vom 5. Schwangerschaftsmonat an beginnt eine starke Wachstumsphase, die sich in den folgenden 3-4 Jahren merklich verzögert, zwischen 6 und 8 Jahren sowie während der Pubertät wachsen die Kinder wieder schneller. Zwischen dem frühesten und spätesten Zeitpunkt des Erreichens der Pubertät liegt ein Zeitraum von 4 Jahren. Anormale Größen könnnen nicht absolut definiert werden. Ein Kind gilt als zu klein, wenn seine Größe unterhalb der 3. Perzentile liegt, als zu groß jenseits der 97. Perzentile. Die Knochenreife wird durch Messung der Reife der Handgelenksknochen ermittelt. Damit kann die voraussichtliche Endgröße und der Zeitpunkt der Pubertät vorhergesagt werden. Die Körpergröße wird auch durch die Eltern determiniert: 95 % aller Kinder haben eine voraussichtliche endgültige Körpergröße von + - 8,5 cm der mittleren Perzentile der Eltern.

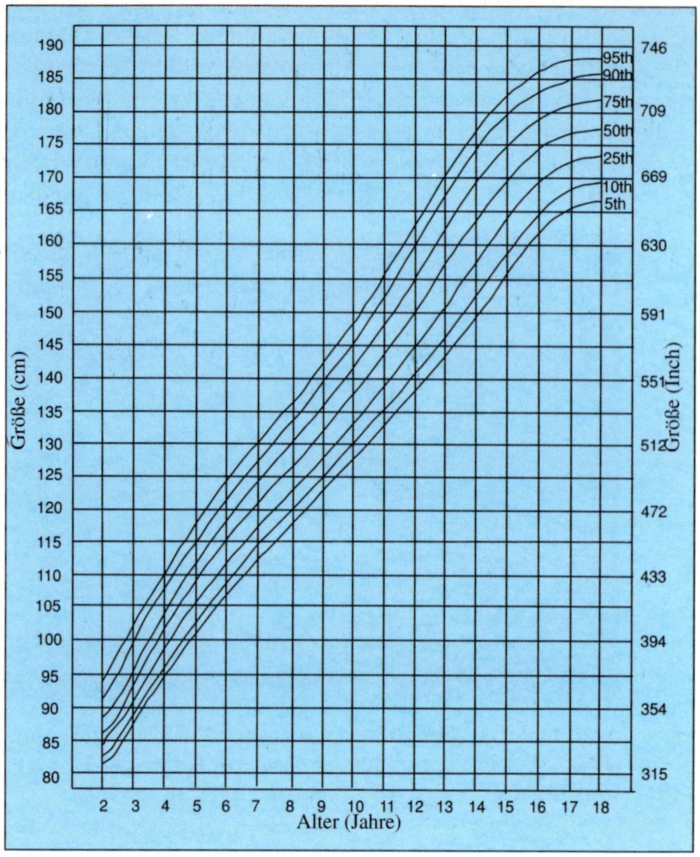

Abb. 7.42 Typische Wachstumstabelle. Dargestellt sind die normalen Perzentilen für Jungen zwischen dem 2. und 18. Lebensjahr. Der Wachstumsverlauf des zu untersuchenden Kindes sollte, wie Therapieverläufe auch, in diese Tabelle eingezeichnet werden.

Minderwuchs

Minderwuchs stellt eine diagnostische Herausforderung dar. Ein kleines Kind mit normaler Wachstumsgeschwindigkeit wird wahrscheinlich eine normale Endgröße erreichen, kann jedoch Wachstumsverzögerungen als Folge von Krankheiten oder kleiner Eltern zeigen. Kinder mit beeinträchtigter Wachstumsgeschwindigkeit bedürfen einer sorgfältigen Überwachung im Hinblick auf eventuelle Störungen. Urinuntersuchungen, Blutbilder, ESG, Chromosomenanalysen, Hormonstatus, besonders GH, T4, TSH und Sexualhormone, sowie die Bestimmung des Knochenalters gehören zum Untersuchungsprogramm.

Es ist sinnvoll, minderwüchsige, aber normalproportionierte Kinder von solchen mit gestörten Proportionen zu unterscheiden. Normalproportionierte Minderwüchsige stellen die größte Gruppe dar, die Ursachen sind vielfältig:

- Intrauterine Wachstumsretardierung und geringes Geburtsgewicht.
- Kongenitale Syndrome, z.B. Silver-Russell-Syndrom mit „Dreiecksgesicht", Klinodaktylie und Asymmetrien der Längen beider Körperhälften (häufigstes), Prader-Willi-Syndrom, Cornelia de Lange-Syndrom, Hallermann-Steiff-Syndrom, M.Ollier, Aarskog-Syndrom, Williams-Syndrom und Mucopolysaccharidose (S. 351)
- Unterernährung und psychische Störungen, Systemerkrankungen.
- Mangel an Wachstumshormon (kongenital oder erworben); führt zu kleinen, plump erscheinenden Kindern mit unreifen Gesichtern und Genitalien sowie dünnen Extremitäten (**7.43**).
- Hypothyreose immer ausschließen; je früher deren Beginn, desto schwerwiegender die Wachstumstörungen, besonders bezüglich der Knochenreifung.
- Cushing-Syndrom,, besonders in Verbindung mit Pubertas praecox.

Das kleine dicke Kind bietet meist eine endokrine Ursache für seinen Minderwuchs und die Adipositas. Die zugrundeliegende

Störung sollte behandelt werden, Maßstab für den Tharpieerfolg ist die Normalisierung des Wachstums. Bei Wachstumshormonmangel sollte die Therapie mit rekombinantem GH bis zum Ende der Pubertät fortgesetzt werden. Gegenwärtig sind Studien im Gange, die die Vorteile einer Wachstumsbeschleunigung bei kleinen „normalen" Kindern und bei Kindern mit einem Turner bzw. Noonan-Syndrom untersuchen. Das Turnersyndrom (Karyotyp 45 X0) und seine verschiedenen Varianten (z.B. X0/Y0 als Mosaik beim Noonan-Syndrom) ist immer mit verminderter sexueller Entwicklung und Minderwuchs verbunden (**7.44, 7.45**). Die Kombination von Sexualhormonen mit GH scheint die endgültige Körpergröße leicht zu erhöhen.

Bei den Formen des unproportionierten Minderwuchses ist die Achondroplasie, eine autosomal-dominat vererbte Erkrankung, am häufigsten (1:40 000) (**7.46, 7.47**). Es gibt eine Reihe weiterer Formen des nicht proportionalen Zwergenwuchses.

7.43

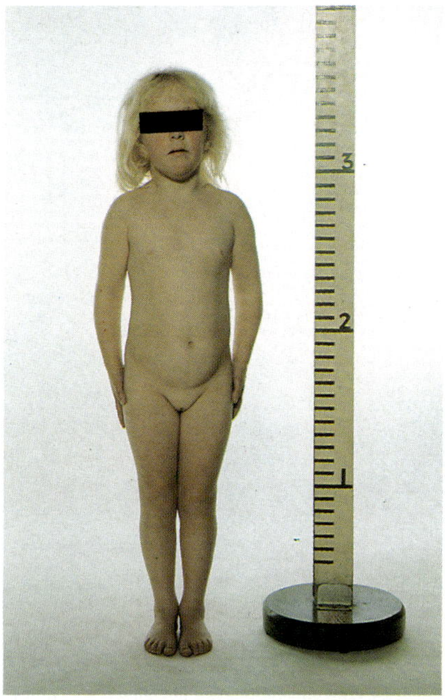

Abb. 7.43 Hypophysärer Minderwuchs bei GH-Mangel. Dieses 10jährige Mädchen war 1,02 m groß und lag damit weit unterhalb der 5. Perzentile.

7.44

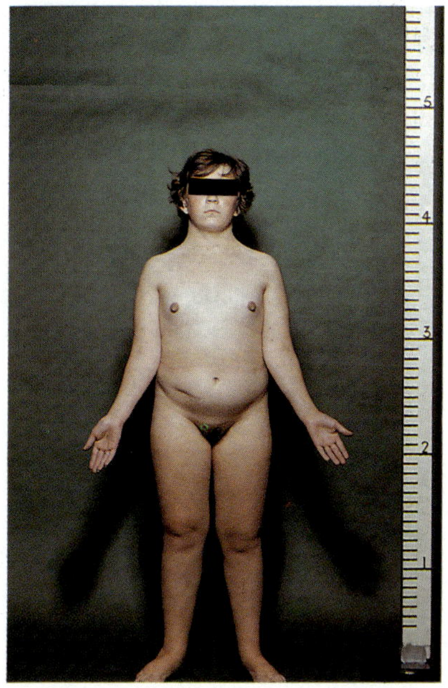

7.45

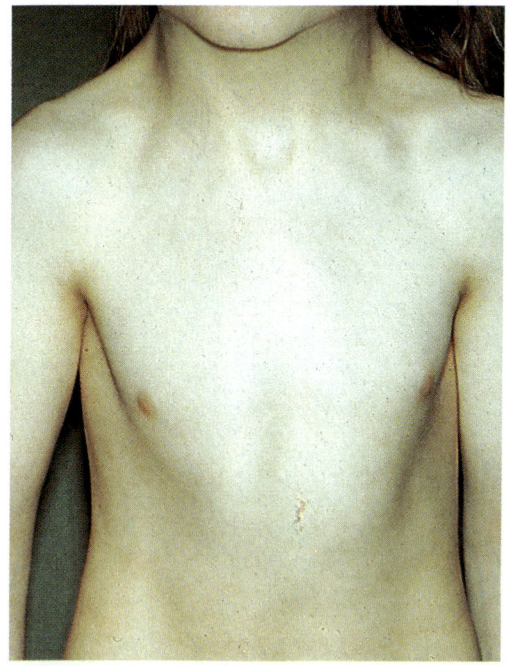

Abb. 7.44, 7.45 Turner-Syndrom (45 X0). Es handelt sich um phänotypisch weibliche Patientin mit infantilem Genitale, primärer Amenorrhoe, Wachstumsverzögerung, Minderwuchs, Pterygium colli, ausbleibender Brustentwicklung, Cubitus valgus, angeborenen Herzfehlern (besonders Coarctatio aortae) und beidseitigen Gonadenanlagen. Die Patienten haben einen normalen IQ. Beim Noonan-Syndrom findet man annähernd gleiche Symptome, jedoch tritt dieses bei phänotypischen Mänern auf.

7.46

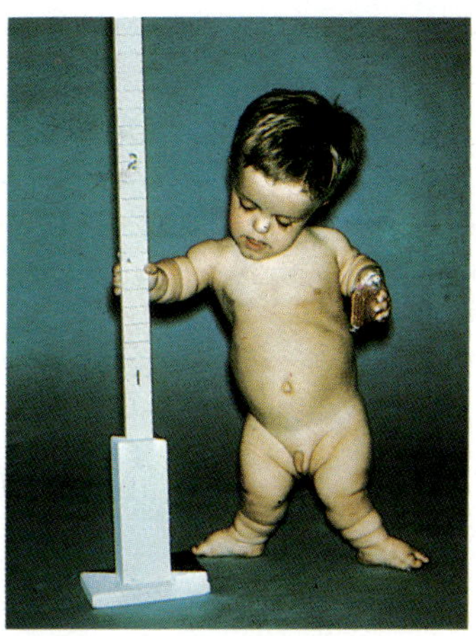

Abb. 7.46, 7. 47 Achondroplasie bei einem Kind und einem Erwachsenen. Man beachte den Minderwuchs mit großem Kopf und, prominenter Stirn sowie Disproportion zwischen Stamm und Extremitäten. Bei 70-80 % der Achondroplasie-Patienten handelt es sich um neue Mutationen.

7.47

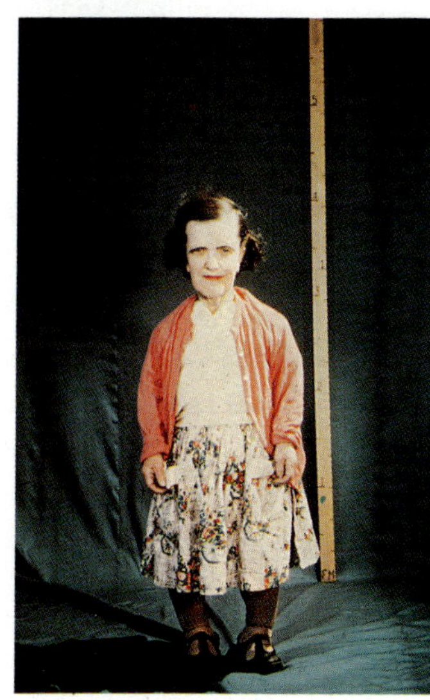

Hochwuchs

Hochwuchs ist wesentlich seltener als Minderwuchs.

- GH-Überproduktion bedingt Gigantismus und Akromegalie; Diagnostik und Therapie (siehe S. 308).
- Marfan-Syndrom: relativ häufig; erblich
- Seltener: Lipodystrophie, Soto-Syndrom, eunuchoidaler Hochwuchs

7.48

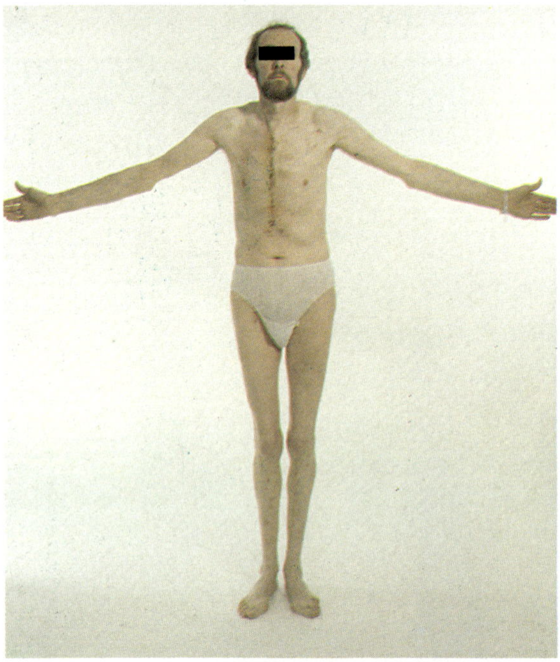

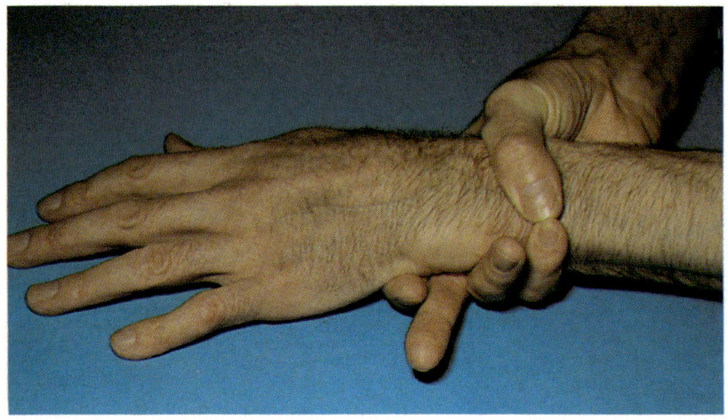

7.49

7.50

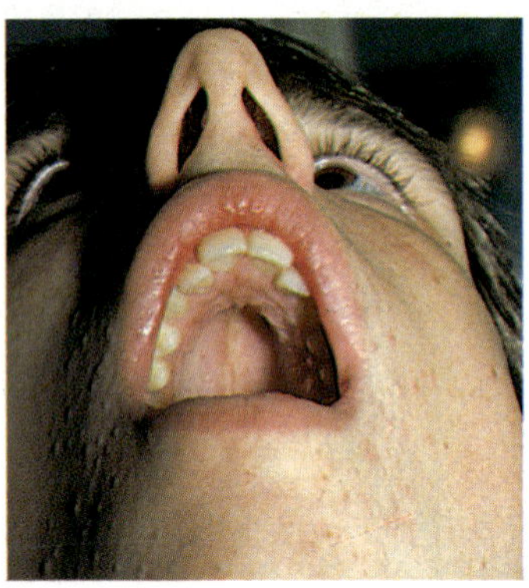

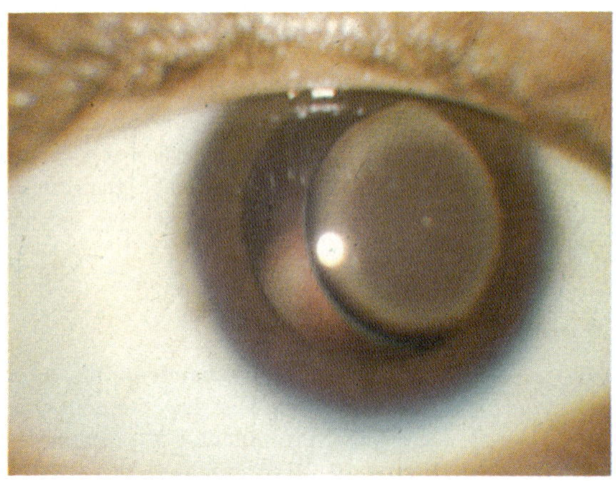

7.51

Abb. 7.48-7.51 Marfan-Syndrom. Autosomal-dominant, Hochwuchs, lange Extremitäten (**7.48**), Arachnodaktylie (**7.49**), gotischer Gaumen und Zahnaomalien (**7.50**), Überstreckbarkeit der Gelenke, Linsensubluxation (**7.51**), Aneurysma dissecans der Aorta sowie Aorten- und Mitralinsuffiziens. Der in der **Abb.7.48** abgebildete Patient hat sich einer Operation eines Aneurysma dissecans unterzogen. Die Länge der Finger läßt sich durch das Handgelenkszeichen beschreiben, indem der Patient in der Lage ist, sein Handgelenk mit Daumen und 5.Finger der anderen Hand zu umfassen (**7.49**), was stark für das Vorliegen des Syndroms spricht.

Störungen der Sexualentwicklung

Mit der Pubertät beginnen die Genitalien verstärkt zu wachsen, sekundäre Geschlechtsmerkmale prägen sich aus und es kommt zu einem allgemeinen Wachstumsschub. Die pulsatile Freisetzung von GnRH (Gonadotropin-Releasinghormon), welches die Sekretion von Gonadotropin aus der Hypophyse steuert und die Geschlechtsreifung und Steroidproduktion in Gang setzt, bewirkt diese Veränderungen.

Der Beginn der Pubertät variiert weltweit, in Großbritanien liegt er im Mittel bei 11,5 Jahren für Jungen und 10,5 Jahren für Mädchen (Menarche 2 Jahre später). Eine verspätete Pubertät ist hier für Jungen mit einem Hodenvolumen unter 4 ml im Alter von 14 Jahren definiert, bei Mädchen mit ausbleibender Brustentwicklung mit 13,2 Jahren. Am häufigsten ist dies konstitutionell bedingt („Spätentwickler").

Die klinischen Zeichen des Hypogonadismus hängen neben dem Alter davon ab, ob die Androgenproduktion vermindert ist:

- **Fetaler Beginn.** Die Differenzierung zum männlichen Geschlecht im 1. Trimenon ist androgenabhängig. Fehlt Testosteron, kommt es zum Pseudohermaphrodismus, wie bei der testikulären Feminisierung, bei der bei einem XY-Karyotyp ein X-gebundener Defekt der Androgenrezeptoren vorliegt (**7.52**). Die Hoden, die in den Labien oder im Leistenkanal liegen können, produzieren verstärkt Testosteron und Östrogene. Da der feed-back-Mechanismus außer Kraft ist, ist der LH-Spiegel hoch. Beim kongenitalen adrenogenitalen Syndrom infolge eines Defekts der 21-Hydroxylase zeigen neugeborene Mädchen eine Vermännlichung des äußeren Genitale mit Klitorishypertrophie infolge des massiven Anfalls von androgenen Cortisolvorstufen (**7.53**).
- **Präpubertärer Beginn:** Führt zum Eunuchoidismus, wie z.B. beim Kallmann-Syndrom (hypogonadotropiner Hypogonadismus, GnRH-Verminderung, Anosmie, Farbblindheit, Gesichtsdeformitäten), und Klinefelter-Syndrom (**7.54**).

Diagnostik hypogonadaler Zustände umfaßt: Bestimmung des Gesichtsfeldes, Prüfung des Geruchssinns, Chromosomenanalyse, Hormonspiegelbestimmungen (Testosteron, Estradiol, LH, FSH).

7.52

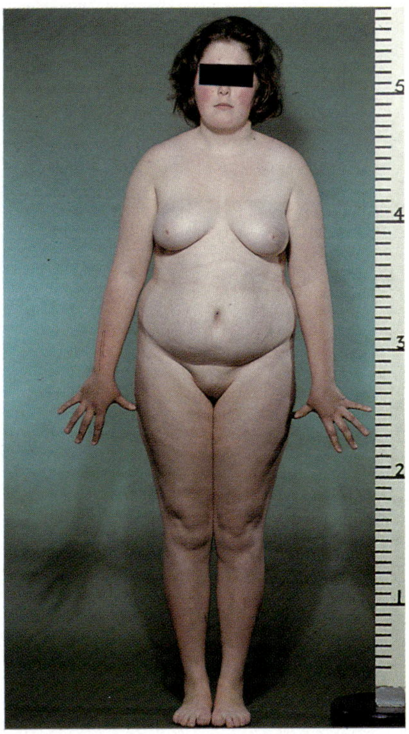

Abb. 7.52 Testikuläre Feminisierung. Dieser Patient ist genotypisch männlich, phönotypisch jedoch weiblich. Es handelt sich um einen X-gebundenen Mangel an Testosteronrezeptoren. Die Patienten sollten als Mädchen behandelt werden, die ektop gelegenen Hoden wegen des Entartungsrisikos entfernt werden.

7.53

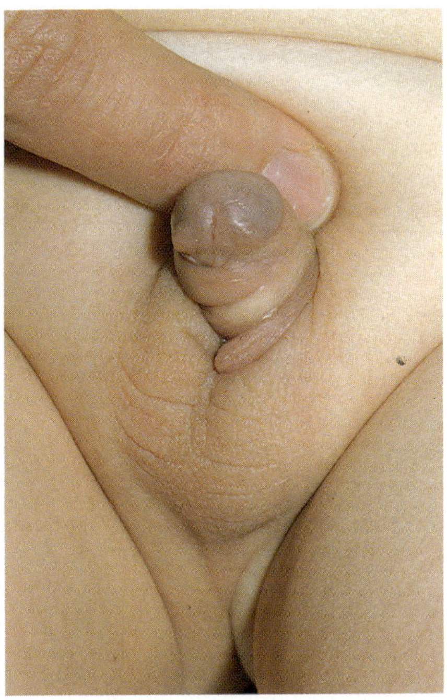

Abb. 7.53 Kongenitales adrenogenitales Syndrom. Genotypisch weibliche Patientin mit vermännlichtem Genitale; wechselnde Schwere des Krankheitsbildes. In diesem Fall liegt eine Klitorishypertrophie vor.

7.54

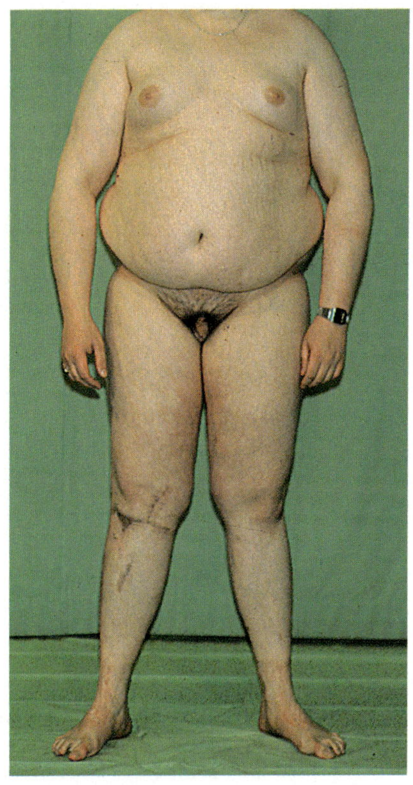

Abb. 7.54 Klinefelter Syndrom. Phänotypisch männliche Patienten mit einem oder mehreren X-Chromosomen, meist 47 XXY. Eunuchoides Wachstum, kleine, harte Hoden, Gynäkomastie und weibliche Sekundärbehaarung. Wegen der Tubulusdegeneration besteht Azoospermie und damit Infertilität.

Stimulationstests mit GnRH, Clomiphen oder anderen provokativen Stimuli können durchgeführt werden. Die Therapie orientiert sich an der Ursache, primär gonodale Dysfunktionen bedürfen der zyklischen oralen Gabe von Östrogenen und Progesteron oder der monatlichen intramuskulären Anwendung von Testosteron. Dies führt zur Ausprägung sekundärer Geschlechtsmerkmale und verhindert eine Osteoporose; Fertilität kann jedoch nur bei sekundären Formen durch die Applikation von HCG (Humanes Choriongonadotropin), FSH oder pulsatile Gabe von GnRH bei hypothalamischer Ursache hervorgerufen werden.

Pubertas praecox wird bei Jungen als Beginn vor dem 10. Lebensjahr definiert. In 40 % der Fälle liegt keine faßbare Erkrankung zugrunde, es gibt jedoch Beziehungen zur Hypothyreose, zum Hepatoblastom und den Hypothalamus betreffenden Hirntumoren. Bei Mädchen wird eine sexuelle Reifung vor dem 8. Lebensjahr definiert. 80 % sind ohne erkennbare Ursache.

Sekundäre Amenorrhoe und Infertilität sind häufige postpubertäre Formen der gonadalen Dysfunktion. Sie können durch Störungen des hypothalamisch-hypophysären Systems hervorgerufen werden (S. 307-310), Hyperprolaktinämie ist häufig. In 20% der Fälle liegt Gewichtsabnahme zugrunde. Bei starker Abnahme (z.B. Anorexia nervosa), kehrt die Gonadotropinsekretion auf ein präpubertäres Niveau zurück. Ovariellen Dysfunktionen mit vorzeitiger Menopause liegt oft ein Autoimmunphänomen zugrunde, das mit anderen Autoimmunerkrankungen, wie M. Addison, kombiniert sein kann (*siehe* S. 313).

Polyzystische Ovarien (PCO oder Stein-Leventhal-Syndrom) betreffen am häufigsten Frauen in der Mitte des 2. Dezeniums und gehen mit Menstruationsstörungen, vermehrter Androgenproduktion (Hirsutismus, fettige Haut, Akne) (**2.85, 2.86, 7.55**) und häufig Adipositas einher. Typisch ist eine Erhöhung des LH- und eine leichte Erhöhung des Testosteronspiegels mit normalem FSH, Prolaktin und TSH. Die Ovarien beinhalten multiple Zysten. Virilisierung mit flacher Brust, tiefer Stimme, Klitorishypertrophie und maskulinem Habitus kommt auch bei NNR- und ovariellen Tumoren vor, jedoch liegen hier die Testosteronspiegel auf männlichem Niveau. Die Behandlung richtet sich nach der Ursache, beim polyzystischen Ovar wird der Hirsutismus mit Antiandrogenen, wie dem Cyproteronacetat und mit Östrogenen behandelt. Eine effektive Therapie kann 12-18 Monate dauern. Kosmetische Behandlungen, Rasuren etc. können erforderlich sein .

7.55

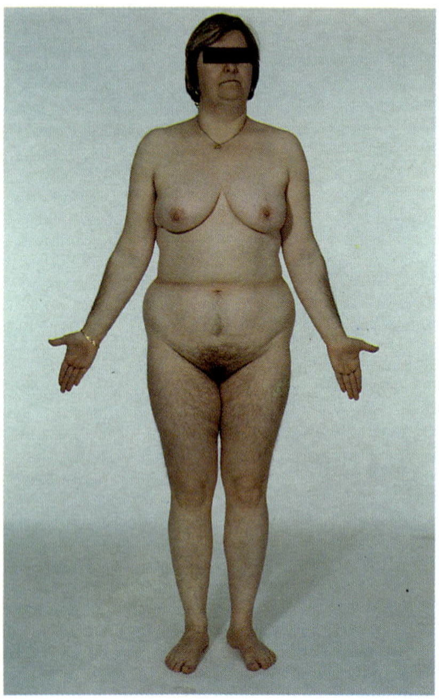

Abb. 7.55 Virilisierung mit rauher Haut und Hirsutismus bei einer Patientin mit polyzystischen Ovarien.

7.5 Erkrankungen der Schilddrüse

Die Schilddrüse sezerniert das Thyroxin (T4) und eine geringe Menge Trijodthyronin (T3). Etwa 85 % des biologisch aktiveren T3 wird in den Geweben durch Konversion aus T4 gewonnen (Leber, Muskel, Niere). Der Transport erfolgt im Plasma überwiegend an TBG (Thyroxbindendes Hormon), Präalbumin und Albumin gebunden. Die Hormonproduktion wird durch die TRH-abhängige Ausschüttung von TSH stimuliert, die TSH-Freisetzung unterliegt der negativen Rückkopplung durch freies T4. Die parafollikulären C-Zellen der Schilddrüse produzieren in Abhängigkeit vom Serumkalziumspiegel Calcitonin. Die Schilddrüsenvergrößerung – gleich welcher Ursache – wird unter dem Begriff „Kropf“ zusammengefaßt.

Hyperthyreose

Die Hyperthyreose wird durch einen T3- oder T4-Überschuß hervorgerufen. Sie ist mit einer Prävalenz von etwa 20/1000 bei Frauen relativ häufig und betrifft Männer fünfmal seltener. in über 90 % der Fälle handelt es sich um einen M. Basedow, multiple toxische Adenome oder ein solitäres toxisches Adenom. Der Beginn der Erkrankung kann schleichend sein. Vorhofflimmern ist bei jungen Patienten selten, kommt aber bei fast 50 % der männlichen Patienten über 60 Jahre vor.

Der M. Basedow entsteht durch IgG-Antikörper gegen TSH-Rezeptoren, die die Schilddrüse über das Adenylatzyklase-cAMP-System stimulieren, man nennt sie thyreoideastimulierende Immunglobuline (TSI). Sie sind wahrscheinlich teilweise für die Schilddrüsenvergrößerung beim M. Basedow verantwortlich, jedoch nicht für die Ophthalmopathie und das prätibiale Myxödem.

Die Kardinalsymptome des M. Basedow sind die diffuse Struma, über der ein Gefäßschwirren hörbar ist (**7.56**), das prätibiale Myxödem (**7.57**), Tachykardie mit schnellenden Pulsen und eine Reihe von Augensymptomen, wie Exophthalmus (**7.56**, **7.58**), Lidretraktion (**7.59**), Zurückbleiben des Lides bei Blick nach unten, periorbitale Ödeme (**7.60**), Fremdkörpergefühl, vermehrter Tränenfluß, Chemosis (**7.60**), Konjunktivalödem und

7.56

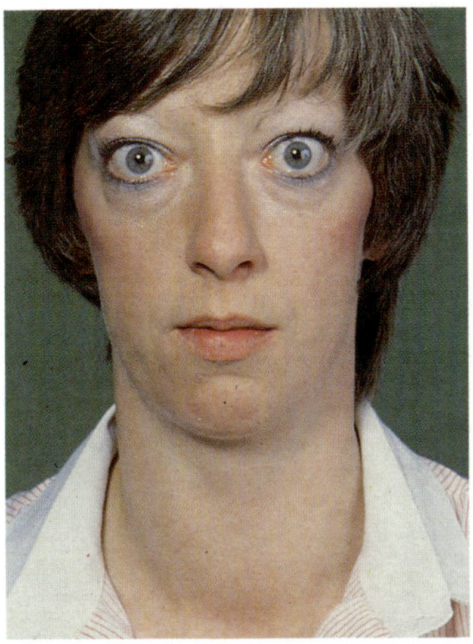

Abb. 7.56 M.Basedow. Betrifft gewöhnlich Frauen zwischen 20 und 40 Jahren. Diese Patientin bietet die klassischen Zeichen mit diffuser Struma, über der ein Gefäßschwirren hörbar ist, und Augensymptomen.

7.57

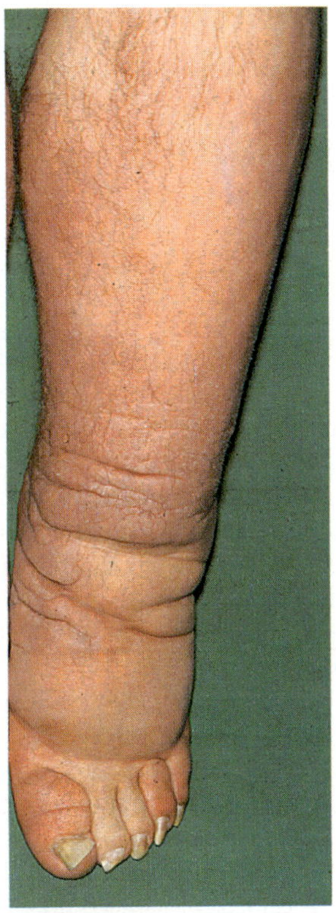

Abb. 7.57 Prätibiales Myxödem bei M. Basedow. Diese Zeichen kann mit einem Ödem der Nagelfalz einhergehen, wodurch Trommelschlegelfinger vorgetäuscht werden können.

7.58

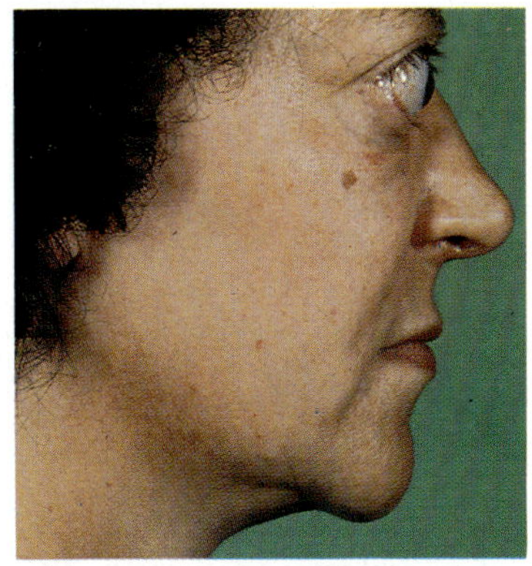

Abb. 7.58 Exophthalmus bei M. Basedow. Entstehung durch Vergrößerung der Augenmuskeln und Zunahme des orbitalen Fettgewebes infolge einer Einlagerung von Mucopolysacchariden.

59

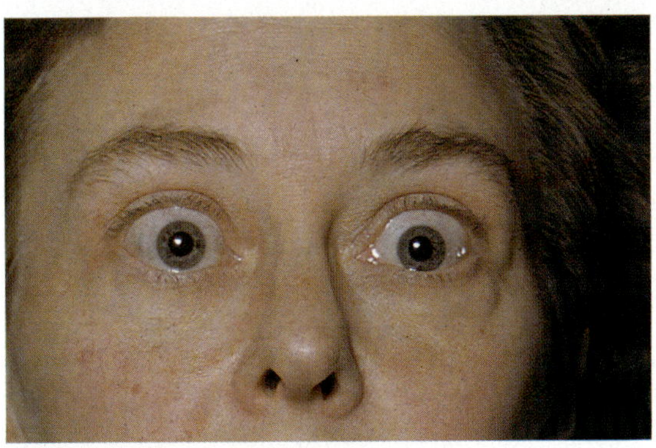

Abb. 7.59 Lidretraktion, ein häufiges Zeichen beim M. Basedow. Die Sklera ist zwischen dem Unterrand des Oberlides und der Cornea zu sehen. Gewöhnlich ist sie beidseitig, kann aber auch einseitig vorkommen.

7.60

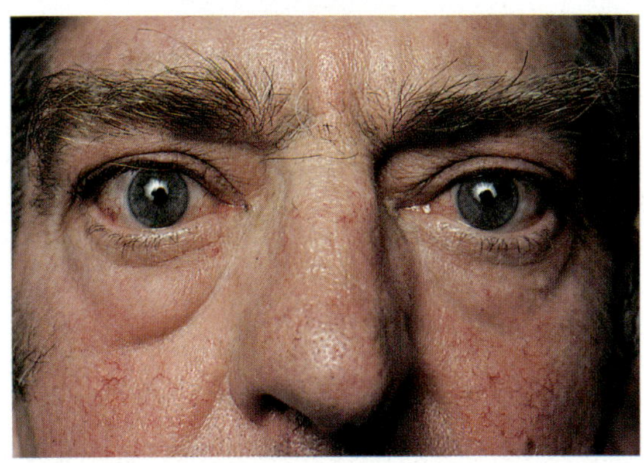

Abb. 7.60 Periorbitale Schwellung, die mit anderen Augensymptomen vergesellschaftet sein kann (Lider gerötet und ödematös). Man beachte außerdem Chemosis, die sich hier in einer Rötung der Sklera bemerkbar macht.

-ulceration (**7.61**), Ophthalmoplegie (**7.62**), Doppelbilder, Papillenödem und Visusverlust.

Augensymptome können bei der Hyperthyreose fehlen, besonders bei älteren Patienten mit einer „maskierten" Thyreotoxikose. Hier können Vorhofflimmern, Herzinsuffizienz und Gewichtsverlust die einzigen Symptome darstellen (**7.63**).

Die Diagnose ist eine klinische und wird durch den Nachweis eines erhöhten T3- und T4-Spiegels sowie erniedrigten TSH-Spiegel bestätigt. Wenn ein multiples oder solitäres toxisches Adenom klinisch verdächtig sind, kann die Szintigraphie wertvolle Aufschlüsse liefern (**7.64, 7.65**).

Therapie der Hyperthyreose:

- Thyreostatika (Methimazol, Carbamizol, Propylthiouracil)
- Beta-Blocker in der Initialphase
- Subtotale Strumektomie
- Radiojodtherapie

Die Therapiechancen hängen von einer Reihe von Faktoren, besonders vom Alter und der Vorgeschichte des Patienten, ab.

7.61

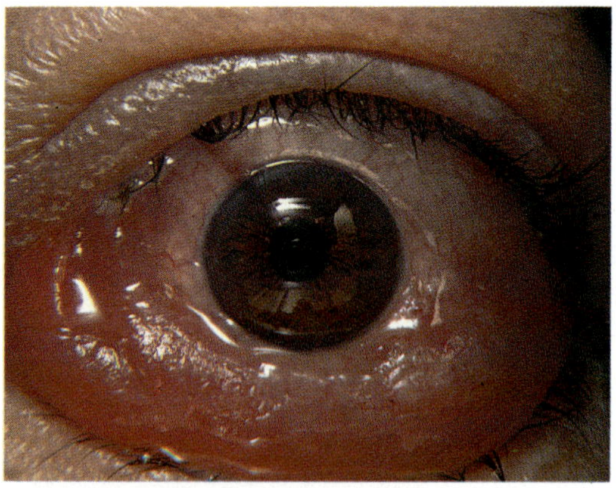

Abb. 7.61 Schweres Konjunktivalödem mit Exophthalmus bei einem Patienten mit M. Basedow. Eine Tarsorhaphie kann erforderlich sein um einen Lidschluß zu ermöglichen und schwere Schäden der Cornea zu vermeiden.

7.62

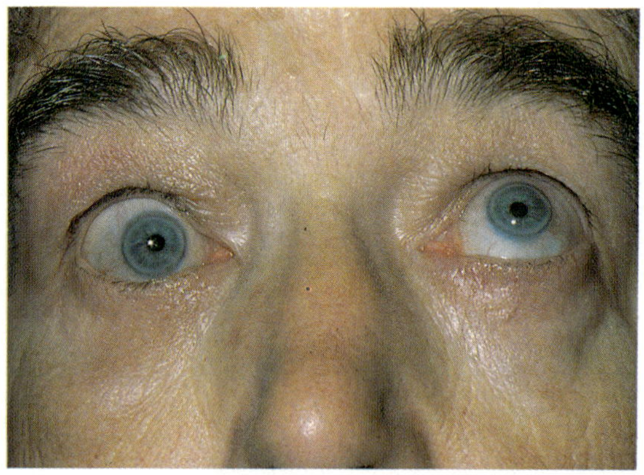

Abb. 7.62 Ophthalmoplegie bei M. Basedow. Es handelt sich nicht um Nervenlähmungen, sondern eine Spätfolge der Schwellung und Infiltration der äußeren Augenmuskeln. Hier liegt eine Beeinträchtigung der Aufwärts- und Seitwärtsbewegung des rechten Auges vor. Die Ophthalmoplegie geht gewöhnlich mit anderen Augensymptomen einher. Man beachte die gleichzeitige Lidretraktion mit sichtbarem Cornealring.

7.63

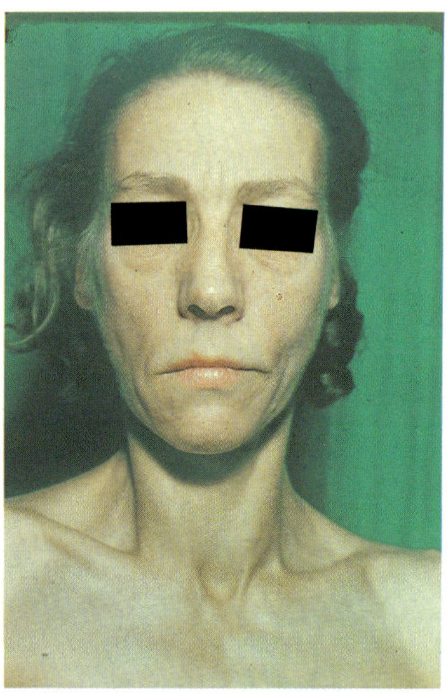

Abb. 7.63 „Maskierte" Hyperthyreose. Bei älteren Patienten liegt häufig ein multiples toxisches Adenom zugrunde, das nicht unbedingt zu einer Schilddrüsenvergrößerung führt. Da der Patient nicht an einem M. Basedow leidet, fehlen dessen Zeichen. Die klinische Diagnose ist weniger klar, sie kann bei einer Kombination von Tachykardie und/oder Vorhofflimmern, Herzinsuffizienz und Gewichtsverlust bei Patienten über 60 Jahren vermutet werden.

7.

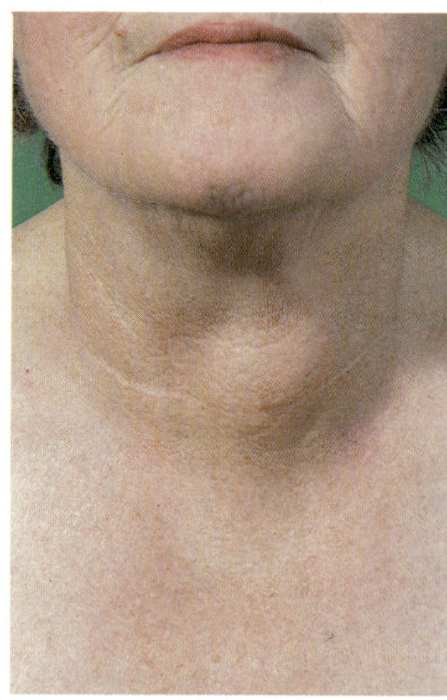

Abb. 7.64 Toxisches Adenom als Ursache einer Hyperthereose. Bei diesem Patienten handelt es sich um ein Rezidiv nach partieller Thyreoidektomie vor 20 Jahren, welches durch Szintigraphie diagnostiziert wurde.

Abb. 7.65 Toxisches Adenom im rechten Schilddrüsenlappen (heißer Knoten) im ^{99m}Tc-Szintigramm. Die restliche Schilddrüse nimmt keine nennenswerten Mengen des Isotops auf.

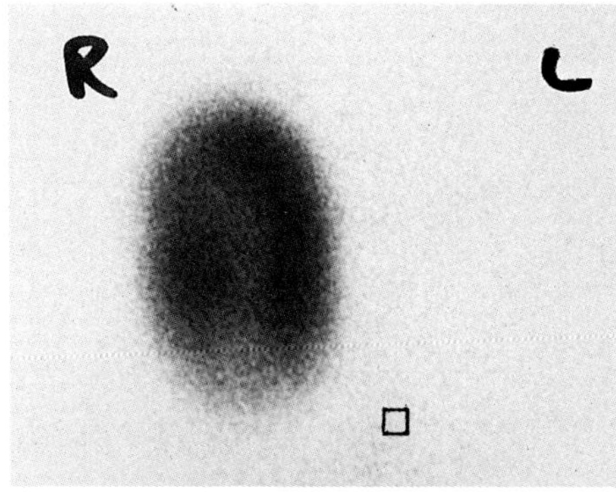

7.65

Hypothyreose

Bei der Hypothyreose (Myxödem) handelt es sich um ein klinisches Syndrom mit verminderter Sekretion von T3 und T4.

Die primäre Hypothyreose ist durch einen direkten Defekt der Schilddrüse, verbunden mit erhöhtem TSH-Spiegel, hervorgerufen. Die spontane Atrophie der Drüse, Therapiefolgen (Resektion, Radiojodtherapie) sowie die Folgen der Hashimoto-Thyreoiditis machen mehr als 90 % der Fälle aus.

Die sekundäre Hypothyreose ist seltener und durch Hypophysenerkrankungen hervorgerufen, das Fehlen von TSH führt zur Schilddrüsenatrophie.

Von der Hypothyreose sind alle Organsyteme betroffen, was bedeutet, daß die Vielzahl der Symptome zu keiner Diagnose führen wird, wenn man nicht daran denkt. Bei Kindern kommt es vor allem zu einer Reduktion der Wachstumsgeschwindigkeit und einem Ausbleiben der Pubertät. Bei Erwachsenen können die Symptome vom alleinigen biochemischen Nachweis ohne Krankheitszeichene bis zum sich über viele Jahre hinziehenden Verlauf mit einem Myxödem der Gewebe infolge der Einlagerung von Mucopolysacchariden, Hyaloronsäure und Chondroitinsulfat (**7.66, 7.67**) reichen. Die Hautinfiltration führt zur teigigen Schwellung, die besonders die Augenlider und Hände befällt. Oft kommt es zum Ausfall der Kopfbehaarung (**7.68**) und Augenbrauen. Trockene, gelblich-blasse Haut und reduzierte Körperbehaarung sind weitere häufige Symptome. Die systemischen Auswirkungen umfassen Perikard- und Pleuraergüsse, Aszites, Herzdilatation, Bradykkardie und Hypothermie und können lebensbedrohlich sein (*siehe* S. 256).

Die Diagnose beruht auf der klinischen Vermutung. Träge Sehnenreflexe und eine Niedervoltage im EKG können hilfreich sein, ebenso die Bestimmung von T4, TSH und Schilddrüsenantikörpern. Antikörper gegen Mikrosomen der Schilddrüse und/oder Thyreoglobuline sind bei 90 % der Patienten mit einer Hashimoto-Thyreoiditis nachweisbar.

Die Hashimoto-Thyreoiditis ist weltweit die häufigste Form der hypothyreoten Struma, sie betrifft Frauen 15 mal häufiger als Männer und kommt vorwiegend im 6. Dezenium vor. Die Drüse fühlt sich hart und gummiartig an und kann kaum tastbar bis zu 10-fach vergrößert sein (**7.69**).

Die spontane Atrophie ist die häufigste Form der Hypothyreose in Großbritanien, mit einer Prävalenz von 10/1000 und einer mit dem Alter ansteigenden Inzidenz. Frauen sind 6 mal häufiger betroffen als Männer. Es handelt sich ebenfalls um ein Autoimmunphänomen, bei vielen Patienten sind TSH-Rezeptor-Antikörper nachweisbar, einige haben anamnestisch vor 10-20 Jahren eine erfolgreiche Pharmakotherapie eines M. Basedow durchgemacht. Solche Patienten können auch andere Autoimmunkrankheiten, wie perniziöse Anämie, Diabetes mellitus, M. Addison oder Vitiligo, haben.

Medikamente können eine Hypothyreose induzieren. Lithiumcarbonat, das die Freisetzung von Schilddrüsenhormonen hemmt, kann zu einem TSH-bedingten Kropf mit verzögerter Jodination führen, ebenso kann Amiodarone, ein Theapeutikum bei Arrhythmien, gelegentlich eine hypothyreote Struma hervorrufen.

In Gebieten der Erde mit Jodmangel (Anden, Zentralafrika, Himalaya) ist eine Struma häufig und betrifft 10 % der Bevölkerung (**endemischer Kropf, 7.70**). Die meisten dieser Strumen sind euthyreot und weisen einen normalen oder leicht erhöhten TSH-Spiegel auf. Je größer aber der Jodmangel bzw. -bedarf (Schwangerschaft), desto größer die Inzidenz der Hypothyreose.

Bei der **Dyshormonogenese** besteht ein autosomal rezessiver Defekt der Hormonsynthese. Die häufigste Form ist der Peroxidase-Mangel (Pendred-Syndrom: Kropf, Hypothyreose, Taubheit, geistige Retardierung). Homozygoten haben eine kongenitale Hypothyreose, die von einer Aplasie oder Hypoplasie - den häufigsten Formen der angeborenen Hypothyreose - zu unterscheiden ist.

Die angeborene Hypothyreose (1/4000 Neugeborene) wird mittels Screening des TSH-Spiegels am 5.-7. postnatalen Tag diagnostiziert. In unerkannten Fällen resultiert Kretinismus. Eine unmittelbare Thyroxintherapie ermöglicht eine normale Entwicklung, außer in seltenen Fällen Agenesie der Schilddrüse mit Microcephalus infolge intrauteriner Hypothyreose.

Die Behandlung aller Arten der Hypothyreose erfolgt mit Thyroxin. Bei koronarer Herzkrankheit kann die T4-Gabe zum Myocardinfarkt führen, weshalb hier einschleichend mit kleinen Dosen (25/ug), die über einen Zeitraum von 4-6 Wochen unter begleitender Koronartherapie gesteigert werden, begonnen werden sollte. Beim hypothyreoten Koma handelt es sich um eine schwere Hypothyreose älterer Patienten. Die Symptome umfassen Hypothermie, Herzinsuffizienz, verminderte Vigilien mit Krampfneigung, erhöhten Druck und Eiweißgehalt des Liquors, Hypotonie, Hypoventilation, interkurrente Lungenentzündung und Verdünnungshyponatriämie. Die Mortalität liegt bei 50 %, eine sorgfältige Behandlung ist erforderlich.

7.66

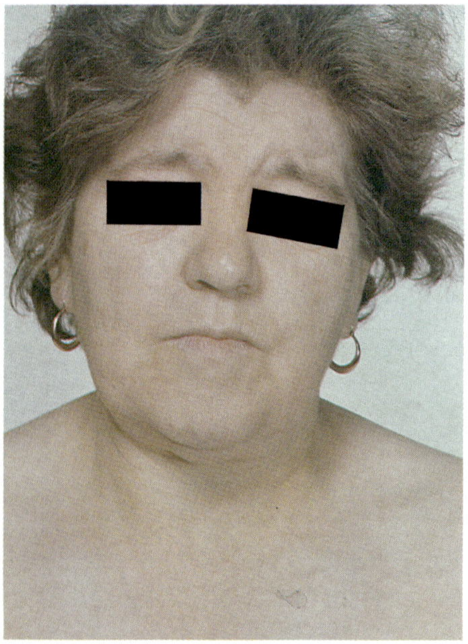

Abb. 7.66 Hypothyreose ist nicht immer klinisch eindrucksvoll. Diese Patientin zeigt ein aufgedunsenes, plumpes, blasses Gesicht und struppige Haare. Laborchemisch lag eine deutliche Hypothyreose vor.

7.

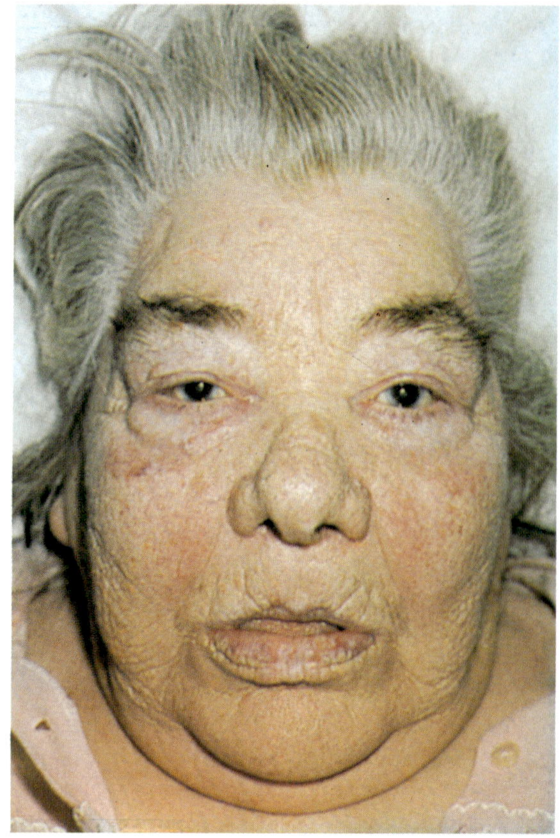

Abb. 7.67 Eindrucksvolle Hypothyreose mit teigiger Schwellung des Gesichts. Man beachte die trockene Haut, die plumpen Züge und das struppige Haar. Die Patientin wurde wegen einer Hypothemie aufgenommen, ihre Haut war kalt, sie war apathisch.

7.68

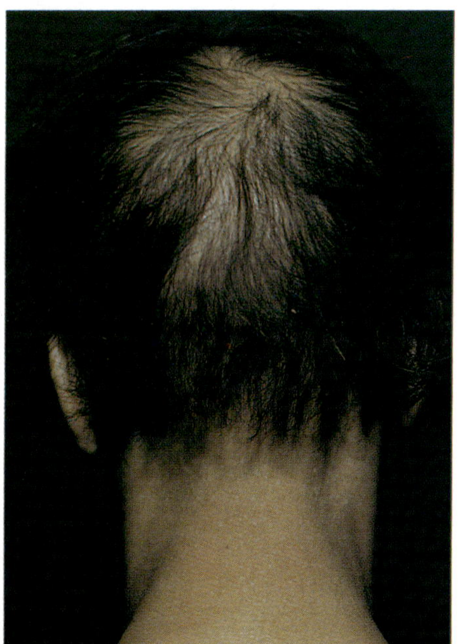

Abb. 7.68 Haarausfall ist ein häufiges Zeichen der Hypothyreose, wie bei dieser 48jährigen.

7.69

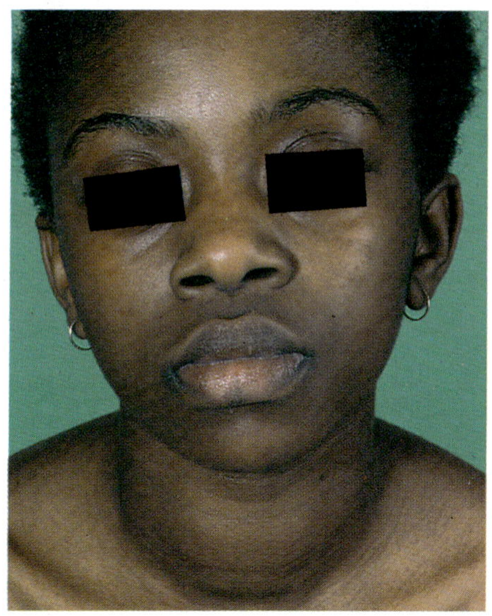

Abb. 7.69 Hashimoto-Thyreoiditis. Weltweit häufigste Form der hypothyreoten Struma, Frauen werden häufiger betroffen. Dieser Jugendliche hat eine deutliche Struma, jedoch wenig eindrucksvole Zeichen der Hypothyreose. Sie ist eher ungewöhnlich, da die Erkrankung vorwiegend bei älteren Frauen vorkommt.

7.70

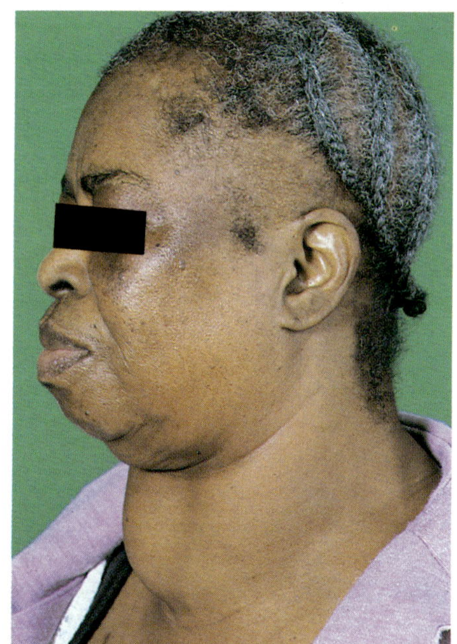

Abb. 7.70 Endemischer Kropf. In Jodmangelgebieten sind große Kröpfe wie dieser nicht selten, sie sind jedoch nicht immer mit einer Hypothyreose verbunden. Diese afrikanische Patientin war euthyreot.

Knoten und Tumoren der Schilddrüse

Ein Schilddrüsenknoten ist eine diskrete Läsion, die solitär oder multipel sein kann. Tastbare Knoten findet man bei 3-8 % der europäischen und amerikanischen Erwachsenen, die Inzidenz steigt mit dem Alter, in Jodmangelgebieten ist sie weitaus höher. Nicht diagnostizierte (okkulte) Schilddrüsenkarzinnome findet man in bis zu 18 % der Routineautopsien, gewöhnlich handelt es sich dabei um weniger als 1 cm messende papilläre Karzinome ohne lokale Invasion oder Metastasen.

Knoten können degenerativer Natur sein, diskrete Entzündungen repräsentieren oder maligne sein. Adenome sind die weitaus häufigste Form, sie bestehen aus thyreoglobulinhaltigen Follikeln. Oft sind sie multipel und können als knotige Struma (**7.71**) oder einfacher nichttoxischer Kropf imponieren. Sie kommen häufiger bei Frauen vor und bedürfen keiner Therapie, es sei denn, sie sind kosmetisch störend oder verursachen Druckeffekte, wie eine Tracheakompression.

Solitäre Schilddrüsenknoten können benigne oder maligne sein. In mindestens 95 % der Fälle handelt es sich um benigne Befunde, die meisten Schilddrüsenkarzinome haben eine dem Hautkrebs ähnliche Mortalität und sind nicht unmitttelbar lebensbedrohlich. Malignomverdächtig sind Knoten dann, wenn anamnestisch eine Strahlenexposition bekannt ist, besonders wenn diese in der Kindheit stattfand. Andere verdächtige Anhaltspunkte sind eine Asymmetrie und ungewöhnliche Lokalisation der Schwellung, Härte, Schmerzhaftigkeit und rapides Wachstum des Knotens, das auch durch Einblutungen bedingt sein kann, Lymphadenopathie, Heiserkeit und eine schlechte Schluckverschieblichkeit. Den größten diagnostischen Wert besitzt die Feinnadelbiopsie, wodurch eine histologische Untersuchung möglich ist und Zysten unmittelbar identifiziert werden können. Die Sonographie ermöglicht die Größenbeschreibung von Knoten und die Diagnostik von Zysten (**7.72**), eine Unterscheidung benigner von malignen Befunden ist jedoch nicht möglich. Die Szintigraphie liefert ebenfalls wertvolle Informationen.

Die Prognose und Therapie des Schilddrüsenkarzinoms hängen vom histologischen Typ ab:

- **Papilläres Karzinom:** Multifokales Auftreten möglich; Metastasierung in regionale Lymphknoten, Lungen (**4.27**), Knochen (**3.122**); am häufigsten Tumorgröße unter 4 cm bei Frauen vor dem 50. Lebensjahr. Therapie durch totale Strumektomie, postoperative Radiojodtherapie, da die Metastasen und das Restgewebe TSH-abhängig Jod aufnehmen, danach TSH-Suppression durch hohe T4-Dosen. Gute Prognose.
- **Follikuläres Karzinom:** Bösartiger, gewöhnlich unilokulär, kaum lymphogene Metastasierung, jedoch hämatogene Aussaat in Lunge und Knochen; Therapie dem papillären Karzinom ähnlich.
- **Medulläes Karzinom:** Geht von den parafollikulären C-Zellen aus. Bei sporadischem Auftreten meist unilokulär, familiär jedoch auch bilateral und multifokal vorkommend, kann im Rahmen der multiplen endokrinen Neoplasie (MEN-Syndrom) vorkommen; beim MEN IIa vergesellschaftet mit dem Phäochromozytom und Adenom der Nebenschilddrüsen, beim IIb mit marfanoidem Habitus, Neurofibromen der Lippen, Lider und Zunge, Myopathie und Ganglioneuromatose des Darms. Metastasierung und Therapie entsprechen den anderen Formen, Nutzung der Calcitoninproduktion als Tumormarker.
- **Anaplastisches Karzinom:** Sehr bösartig, kann schon bei der Entdeckung inoperabel sein.

71

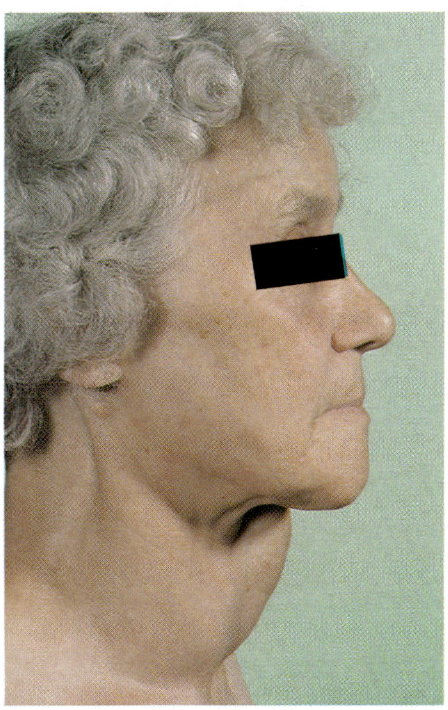

Abb. 7.71 Knotenstruma. Die Patientin war zwar euthyreot, jedoch machte sich wegen der retrostenalen Ausdehnung mit Tracheakompression eine Operation erforderlich.

7.72

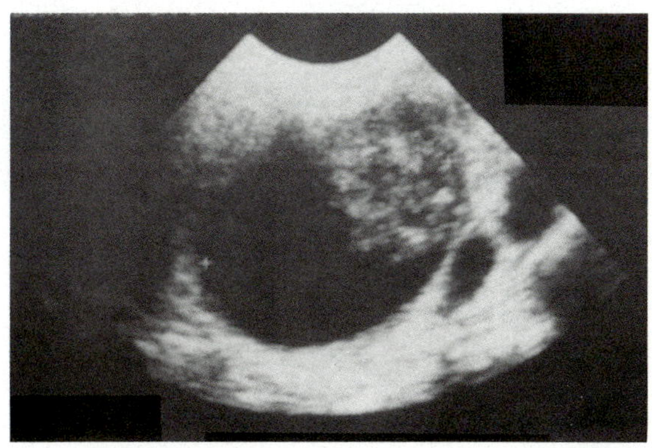

Abb. 7.72 Sonographie-bildgebendes Verfahren der Wahl in der Diagnostik von Schilddrüsenknoten. Bei diesem Patienten fallen ein großer und mehrere kleinere Knoten auf. Für die endgültige Diagnose sind weitere Untersuchungen und eine Feinnadelbiopsie nötig.

7.6 Erkrankungen der Nebenschilddrüsen

Hyperparathyreoidismus

siehe S. 154.

Hypoparathyreoidismus

Störungen der Parathormon (PTH)-Sekretion sind selten, es handelt sich meist um einen angeborenen, postoperativen oder idiopathischen Hypoparathyreoidismus. Die Symptome sind von der Hypocalcämie bestimmt und umfassen eine Tetanie mit Pfötchenstellung (**7.73**) und Parästhesien. Ein idiopathischer Hypoparathyreoidismus kann sporadisch oder familiär auftreten und ist oft mit Autoimmunphänomenen, wie dem M. Addison assoziiert. Eine Candidiasis, verbunden mit verminderter Nagel- und Zahnentwicklung ist häufig, ebenso eine Cataracta und Verkalkung der Basalganglien, ein Parkinsonismus kommt jedoch seltener vor.

Der Pseudohypoparathyreoidismus ist durch einen Defekt auf der Ebene der PTH-Rezeptoren bedingt. Außer den klassischen Laborbefunden des Hypoparathyreoidismus (Hypocalcämie, Hyperphosphatämie, gewöhnlich normale AP) zeigen diese Patienten einen erhöhten PTH-Spiegel und körperliche Zeichen, wie kurze Gestalt, geistige Retardierung, rundes Gesicht mit kurzem Hals, Zahnanomalien sowie Verkürzung der Metacarpal- und Metatarsalknochen (meist 3., 4. und 5., **7.74**). In einer Reihe von Familien kommen diese Anomalien ohne biochemische Befunde vor (Pseudohypoparathyreoidismus).

Da orale Kalziumgaben meist nicht ausreichend sind, um den Kalziumspiegel zu normalisieren, erfolgt die Therapie in Kombination mit aktiven Vitamin D-Metaboliten, bei Tetanie mittels intravenöser Kalziuminjektionen.

7.73

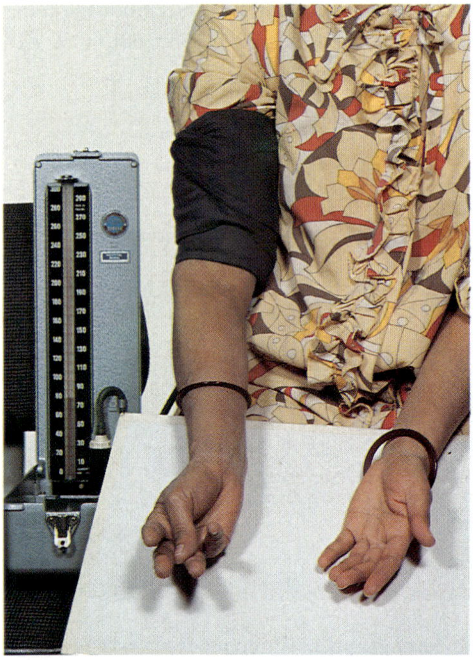

7.74

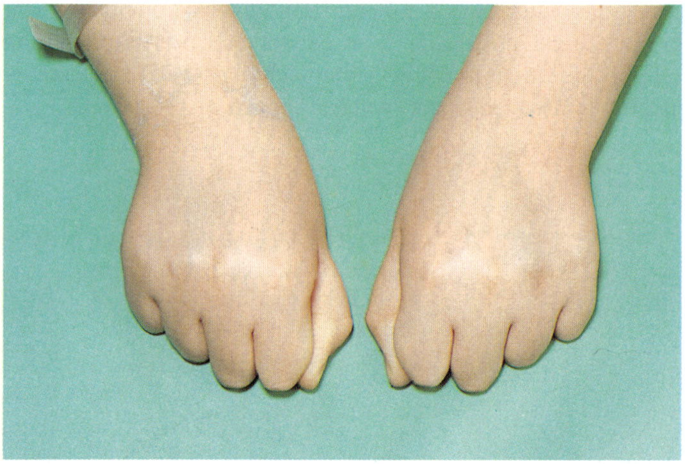

Abb. 7.74 Pseudohypoparathyreoidismus. Die charakteristischen somatischen Befunde umfassen eine Verkürzung der Metatarsal- und Metacarpalknochen, bei diesem Patienten besonders des 4. und 5. Strahls, die sich im Fehlen von Knöcheln beim Faustschluß bemerkbar macht.

Abb. 7.73 Karpopedalspasmus (Trousseau-Zeichen). Dieses unverkennbare Zeichen der hypokalzämischen Tetanie kann durch eine Kompression des Oberarms mit einer Blutdruckmanschette über den systolischen Druck hinaus innerhalb von 2 min ausgelöst werden.

7.7 Störungen der Sekretion gastrointestinaler

Eine Reihe seltener Syndrome gehen mit solchen Störungen einher, sie sind auf S.384 zusammengefaßt.

7.8 Diabetes mellitus

Der Diabetes mellitus ist durch einen chronisch erhöhten Blutzuckerspiegel charakterisiert, der oft von anderen klinischen und paraklinischen Befunden begleitet ist. Die Hyperglykämie beim Diabetes ergibt sich aus einer verminderten oder fehlenden Insulinsekretion, dem Vorhandensein von Insulinantagonisten, die die Wirkung in der Peripherie hemmen, oder der Kombination beider Faktoren.

Die Auswirkungen auf die verschiedenen Organe können akut oder chronisch sein. Sie betreffen die Augen, Nieren, periphere Nerven und Arterien. Traditionell wird der Diabetes in einen insulinabhängigen (IDDM oder Typ I) und einen insulinunabhängigen (NIDDM oder Typ II) Typ eingeteilt. Diese Klassifikation ist wegen der genetischen Hintergründe, klinischen Zeichen, metabolischen Auswirkungen, Therapie und Prognose wichtig. Es gibt auch sekundäre Formen des Diabetes (**Tab.7.5**).

Paraklinisch ist der Diabetes folgendermaßen definiert:

- Nüchternblutzucker über 7,8 mmol/l (140 mg/dl) bei mehrfacher Bestimmung

oder

- Im oralen Glucosetoleranztest (GTT) mit 75 g Glukose maximaler Anstieg des Blutzuckers innerhalb von 2 Stunden über 11,1 mmol/l (200 mg/dl).

Tabelle 7.5 Klassifikation des Diabetes mellitus

Verminderte Glucostoleranz ohne Diabetes (IGT)
Primärer Diabetes mellitus
insuliabhängig (IDDM; Typ I)
insulinunabhängig (NIDDM, Typ II)
Diabetes bei Malnutrition (MRDM)
Sekundärer Diabetes mellitus
Pankreaserkrankungen
Endokrine Störungen
Medikamentenbedingt
erbliche Störungen

Verminderte Glucosetoleranz (IGT)

Die verminderte Glucosetoleranz wird oft als latenter oder Borderline-Diabetes bezeichnet. Sie ist definiert als Nüchternblutzucker unter 7,8 mmol/l bzw. 2 h-Wert zwischen 7,8 und 11,1 mmol/l im oralen GTT. Jährlich entwickeln etwa 2-4 % dieser Patienten einen manifesten Diabetes. Es besteht dasselbe Risiko artherosklerotischer Gefäßveränderungen wie beim Diabetes, obwohl das Risiko einer Retinopathie 10 Jahre nach Diagnosestellung vernachlässigbar ist. Die Therapie sollte auf die Verhinderung einer metabolischen oder physischen Verschlechterung abzielen und die Gewichtsreduktion bei Adipositas, Behandlung von Hypertonie und Hyperlipidämie sowie die Entwöhnung des Rauchens beinhalten. Eine IGT während der Schwangerschaft sollte ernst genomen und wie ein gestationsbedingter Diabetes behandelt werden.

Primärer Diabetes mellitus

Der primäre Diabetes kann insulinabhängig (IDDM, Typ I) oder -unabhängig (NIDDM, Typ II) sein. Die Prävalenz der Erkrankung liegt in Industiestaaten bei etwa 3-4 %, 10 % leiden an insulipflichtigem Diabetes. Einige Gemeinschaften, wie z.B. die Pima-Indianer, weisen eine Prävalenz von über 30 % auf, es handelt sich überwiegend um einen NIDDM mit Adipositas.

- IDDM-Patienten neigen zur Bidung von Ketonkörpern und sind C-Peptid-negativ. Sie benötigen Insulin vom Zeitpunkt der Diagnosestellung an. Es wird angenommen, daß es sich um ein Autoimmunphänomen handelt, bei dem Umweltfaktoren bei genetisch prädisponierten Personen die diabetogene Stoffwechsellage über Inselzell-Antikörper triggern. Die meisten dieser Patienten sind unter 25 Jahre alt.
- **NIDDM** tritt überwiegend jenseits des 40. Lebensjahres bei Patienten mit Insulinresistenz und gestörter Funktion der B-Zellen auf. Genetischer Disposition kommt größere Bedeutung zu als beim IDDM, die Mehrzahl der Patienten ist adipös. Der Beginn ist schleichend, bevor Symptome oder Komplikationen zur Diagnose führen, können über Jahre paraklinische Hinweise bestehen. Patienten bedürfen keiner Insulintherapie, höchstens für temporäre Blutzuckerregulierung unter Stress.

Diabetes mellitus infolge Malnutrition (MRDM)

Die WHO hat zwei Subtypen definiert, den Diabetes mit Fibrokalzinose des Pankreas (FCDP) und den proteinmangelbedingten Diabetes (PDPD). Der MRDM hat in einigen tropischen Entwicklungsländern eine hohe Prävalenz, wo er bei jungen Menschen mit schweren Symptomen, jedoch ohne Ketoazidose, einhergeht. Beim FCDP kommt es zu einer Pankreaskalzifizierung.

Sekundärer Diabetes mellitus

7.75

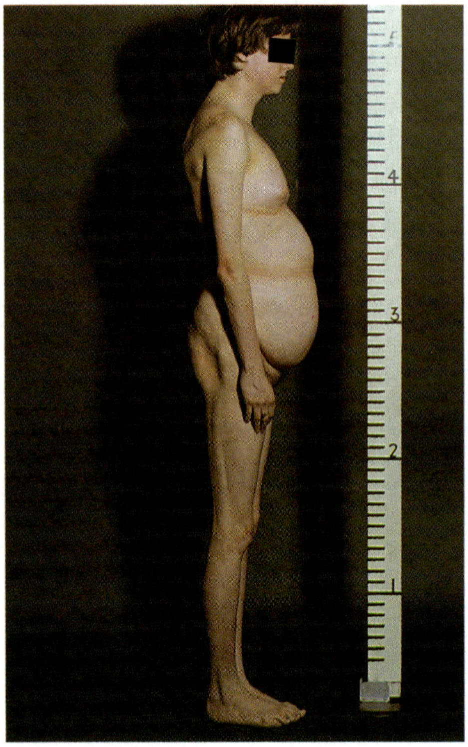

Der Diabetes kann infolge von Erkrankungen des Pankreas (Hämochromatose, chronische Pankreatitis), anderen endokrinen Störungen (Cushing-Syndrom, Akromegalie, Phäochromozytom), Medikamenten (Thiazide, Steoide, Phenotiazide), Anomalien des Insulin-Rezeptors (Lipodystrophie, **7.75**) sowie verschiedenen erblichen Störungen (Collagen-Krankheiten, Prader-Willi-Syndrom, **7.49**) vorliegen.

Abb. 7.75 Lipodystrophie ist eine seltene Ursache des sekundären Diabetes. Die Atrophie des Fettgewebes erstreckt sich über den ganzen Körper und ist hier am Gesäß besonders deutlich. Die Insulinresistenz ohne Ketoazidose ist mit einer schweren Hyperlipidämie, Xanthomen und einer Hepatosplenomegalie kombiniert.

Symptome des Diabetes

Folgende Symptome kann man beim Diabetes mellitus finden:

- **Akut:** Polyurie, Polydipsie und Gewichtsverlust innerhalb kurzer Zeit, die oft mit einer viralen Infektion assoziiert sind, sind typische Zeichen bei jungen Menschen mit IDDM.
- **Chronisch:** Typischer Verlauf bei Patienten mit NIDDM. Die Symptome bestehen gewöhnlich einige Monate und umfassen Gewichtsverlust, Durst, Polyurie, Candida-Infektionen des Genitale und Hautinfektionen mit Staph. aureus.
- **Zufallsbefunde:** Durch Routineuntersuchungen des Blut- und Harnzuckers bei Einstellungs- oder Reihenuntersuchungen sowie während der Schwangeschaft.
- **Komplikationen:** Patienten können mit Sehstörungen infolge der Retinopathie auffällig werden sowie auch durch Neuropathie, Nephropathie oder nach thromboembolischen Erkrankungen, wie Myokardinfarkt oder Schlaganfall.
- **Mediakmentenbedingt:** Steroid- und Thiazidtherapie
- **Sekundäre Formen:** Bei Akromegalie, Cushing-Syndrom, Phäochromozytom, Hyperthyreose, Mucoviscidose, Karzinomen, Pankreaschirurgie.
- **Gestatiosbedingt:** Eine Schwangerschaft kann bei prädisponierten Frauen einen Diabetes zum Ausbruch bringen.

Eine genaue Anamnese und klinische Untersuchung sind nötig, um eventuell zugrundeliegende Krankheiten zu erkennen und die sich daraus ergebenden Konsequenzen einzuleiten.

Untersuchungen

Verschiedene Untersuchung sind für das Screening, die Diagnose, die Verlaufskontrolle und die Erkennung von Komplikationen erforderlich:

- **Harnzuckerbestimmung:** Breite Anwendungsmöglichkeit, erst nach Überschreiten der Nierenschwelle positiv (Blutzucker über 10 mmol/l). Die Tests sind einfach und billig, enzymatische Streifen-Sets sind spezifisch.
- **Ketonnachweis im Urin:** Ebenfalls einfach, vorhandene Ketonkörper weisen auf entgleisten Diabetes hin.
- **Proteinurie:** Anhalt für die Ausbildung renaler Komplikationen und früher Indikator für die diabetische Nephropathie.

Teststreifen erlauben die schnelle Bestimmung aller dieser Substanzen im Urin (**6.7**).

- **Blutzuckerbestimmung:** Schlüssel der Diabetesdiagnostik; Kapillarblut für die meisten Teststreifen erforderlich; Normalwert nach den Richtlinien der WHO (1985) < 6,7 mmol/l (nüchtern) und < 11,1 mmol/l (postprandial oder im Glukosetoleranztest). Vorbereitung der Haut, Blutentnahme Reaktionsbeobachtung: Sorgfalt erfordelich (**7.76-7.79**). Farbveränderung: visuelle oder besser elektronische Auswertung, Geräte für die häusliche Anwendung erhältlich. Bei visueler Auswertung - Überprüfung des Farbsinns des Patienten.
- **Glukosetoleranztest:** Verlauf der Glukosekonzentration nach oraler Glukosebelastung (75 g); wertvoll, wenn Blutzuckerbestimmungen nicht eindeutig; Blut- und Harnzucker werden vor und bis 21/2 h nach der Glukosegabe bestimmt; Nierenschwelle für Glukose bestimmbar, Diabetes: > 11,1 mmol/l, gestörte Glukosetoleranz: 7,8-11,1 mmol/l im Kapillarblut.
- **Glykohämoglobin (HbA1) und andere Proteine:** Bestimmung ermöglicht Aussage des Blutzuckerverhaltens während der letzten 4-6 Wochen, wertvoll für die Langzeitkontrolle und -therapie.
- **Mikroalbuminurie:** Sehr sensitiver Marker für diabetische Nephropathie, frühestes Zeichen, potentiell reversibel. Definiert als Eiweißkonzentration unterhalb der Nachweisgrenze mittels Teststreifen (z.B. 200 mg/l).
- **Serumelektrolyte, Blutgasanalyse, Osmolalität:** Wertvoll bei Stoffwechselentgleisungen mit Verlusten von Wasser, Kalium und Natrium, Azidose und hyperosmolarem Zustand.
- **Blutfette:** Cholesterolbestimmungen allgemein anerkannt, Triglyceride sind der Spiegel der Therapie (normal bei Euglykämie).

7.76

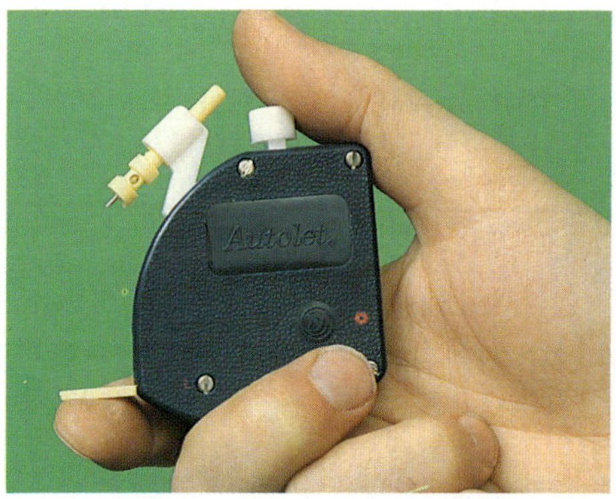

7.77

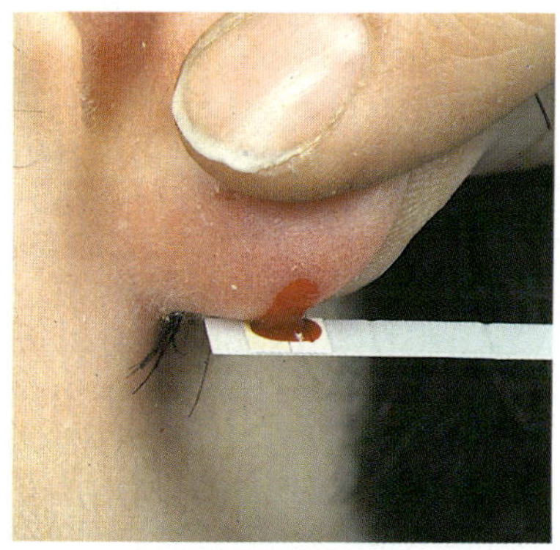

7.78

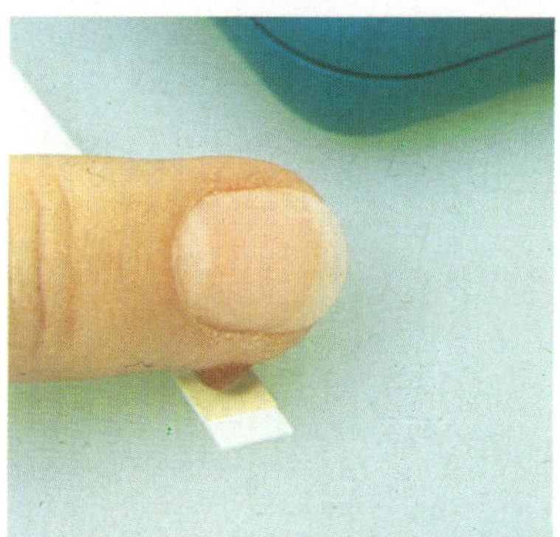

7.79

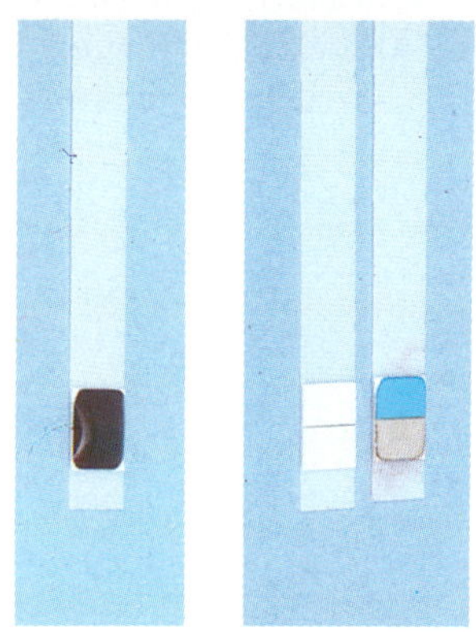

Abb. 7.76-7.79 Blutzuckerbestimmungen aus dem Kapillarblut erfordern eine sorgfältige Technik. Eine saubere Einmallanzette sollte benutzt werden (**7.76**). Blutentnahme aus dem Ohrläppchen oder der Fingerkuppe (**7.77**). Bevor der Blutstropfen nicht die richtige Größe erreicht hat, sollte kein Test durchgeführt werden. Bei Testsreifen muß der Tropfen ebenfalls die richtige Größe haben, damit das Reagenz vollständig durchtränkt und die Farbveränderung leicht sichtbar wird (**7.78, 7.79**). Die Auswertung kann visuell oder reflektometrisch erfolgen.

Behandlungsprinzipien

Das Therapieziel besteht in der Symptomlinderung, Verhinderung akuter Stoffwechselentgleisungen (Ketoazidose, Hypoglykämie), Stärkung von Selbstvertrauen und -disziplin, Verhinderung oder frühzeitiger Behandlung von Komplikationen und Senkung der mit schlecht eingestelltem Diabetes einhergehenden erhöhten Morbidität und Mortalität.

Beim IDDM wird die Kontrolle des Blutzuckerspiegels durch subkutane Injektionen modifizierter Insuline mit unterschiedlicher Absorptionskinetik, zwei- oder mehrmals am Tage, erreicht. So soll ein Insulinspiegel aufgebaut werden, der den Blutzucker nach den Mahlzeiten regelt und ein gewisses Grundniveau metabolischer Abläufe gewährleistet. Die Therapiekontrolle ist durch Blutzuckerbestimmungen gewährleistet. Eine Ernährungsumstellung ist wichtig: Elimination von Einfachzuckern, fettarm, ballaststoffreich, 50 % der Energie aus Kohlenhydraten, 30 % aus Fetten (überwiegend mehrfach ungesättigt) und 20 % aus Eiweißen.

Die Therapie beim NIDDM besteht hauptsächlich in der Diät unter Vermeidung von Einfachzuckern und Energiereduktion. Gewichtsreduktion ist bei den meisten Patienten wichtig, nur wenn dies nicht erreicht werden kann und die Patienten weiterhin hyperglykämisch sind, sollten orale Antidiabetika gegeben werden. Sulfonylharnstoffe sind das Mittel der Wahl bei nicht adipösen Typ-II-Diabetikern, Biguanide spielen bei adipösen Patienten eine gewisse Rolle.

Komplikationen des Diabetes mellitus

Die wichtigsten akuten Komplikationen sind die diabetische Ketoazidose (**7.80**), die Hypoglykämie (**7.81**), die Lactazidose und das hyperosmolare Koma.

Insulinallergie, akute Infektionen und die akute Neuropathie sind ebenfalls zu den akuten Komplikationen zu rechnen.

Mit der verbreiteten Anwendung von hochgereinigten tierischen Insulinen und gentechnisch gewonnenen Humaninsulinen ist die Insulinallergie sehr selten geworden.

Folgende akute Infektionen können beim NIDDM auftreten:

- Candida-Infektionen: Ballanitis oder Vulvitis (**1.171**), Nagelmykosen (**2.50**), Intertrigo unterhalb der Brüste (**2.49**).
- Karbunkel (**1.92**), Furunkel (**2.37**) und andere Staphylokokkeninfektionen der Haut.
- Osteomyelitis, Harnwegsinfektionen, Pneumonie, Tuberkulose und andere systemische Infektionen.
- Abszesse des Fingers können bei Verwendung nichtsteriler Lanzetten vorkommen (**7.83**).

Akute motorische und sensible Neuropathien verschiedenster Art können nach Phasen schlechter Stoffwechseleinstellung auftreten. Am häufigsten sind eine Mononeuritis, die besonders den III., VI. oder VII Hirnnerven betrifft (**7.84**) und die diabetische Amyotrophie, die durch eine proximale Radikulopathie hervorgerufen wird. Schmerz, Hautempfindlichkeit mit Schwäche und Schwund der Oberschenkelmuskulatur treten dabei besonders oft auf (**7.85**). Durch eine bessere Stoffwechseleinstellung (oft mittels Insulin) lassen sich diese Zustände beheben.

Die **chronischen Komplikationen** des Diabetes sind in **Tab. 7.5** zusammengefaßt.

Die insulinbedingte Lipodystrophie ist durch mehrfache Injektionen an derselben Stelle hervorgerufen und betrifft vorwiegend Mädchen. Hypertrophierte Fettzellen (**7.86**) kommen neben einer Fettzellatrophie vor (**7.87**).

Die meisten chronischen Folgen ergeben sich aus der diabetische Mikro- oder Makroangiopathie.

7.80

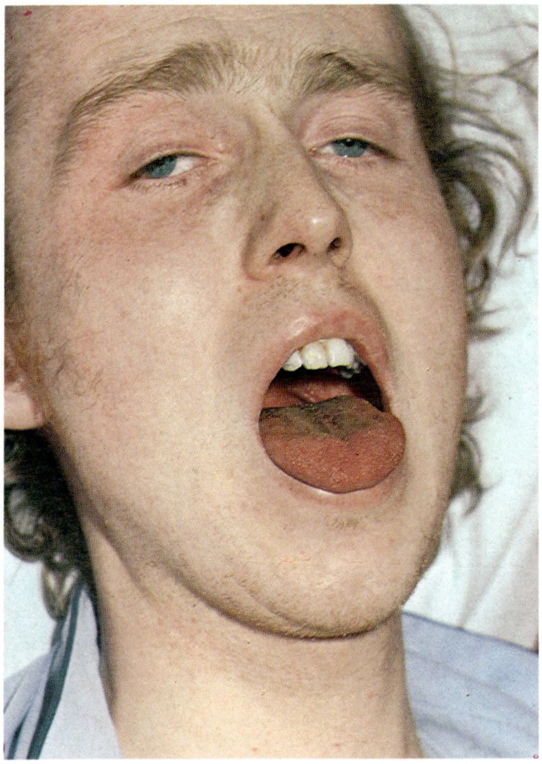

Abb. 7.80 Diabetische Ketoazidose. Deutliche Zeichen der Dehydratation, verminderter Augenbinnendruck. Der Patient hyperventilierte und war verwirrt, jedoch (noch) nicht komatös. Der azetonartige Geruch der Ausatemluft erlaubte eine sofortige Verdachtsdiagnose.

7.81

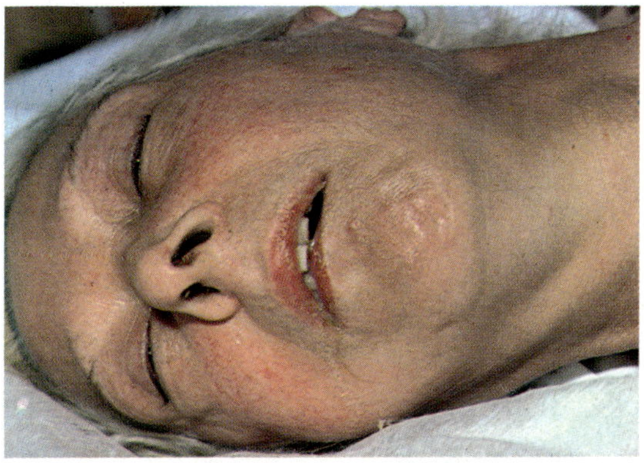

Abb. 7.81 Hypoglykämischer Schock bei Diabetes. Dieser Alkoholiker injizierte sich eine hohe Dosis Insulin und nahm danach keine Nahrung zu sich. Bei einer Stoffwechselentgleisung ist die Hypoglykämie unmittelbar gefährlicher als eine Hyperglykämie. Dieser Patient verstarb.

7.82

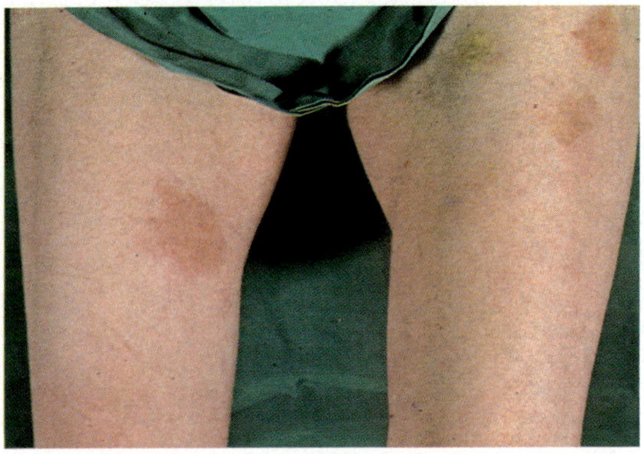

Abb. 7.82 Die lokale Insulinallergie ist weniger häufig, wenn gereinigte Präperationen benutzt werden, kann aber trotzdem auftreten. Gewöhnlich findet man ein Erythem, manchmal eine Urtikaria an der Inkjektionsstelle. Die Stellen jucken und fühlen sich heiß an.

7.83

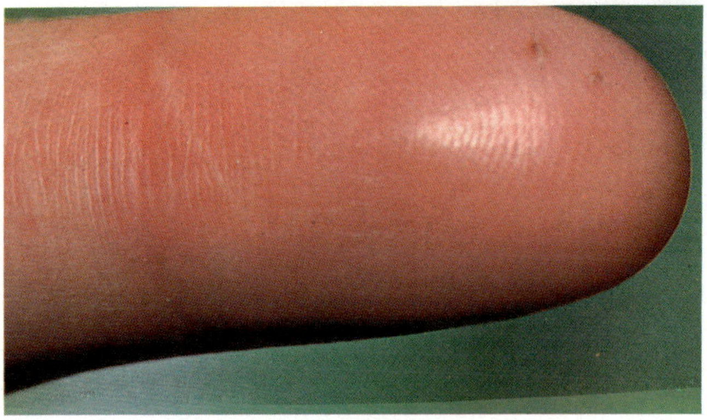

Abb. 7.83 Abszeß der Fingerkuppe. Dieses junge Mädchen benutzte einen Blutzuckerselbsttest.

7.84

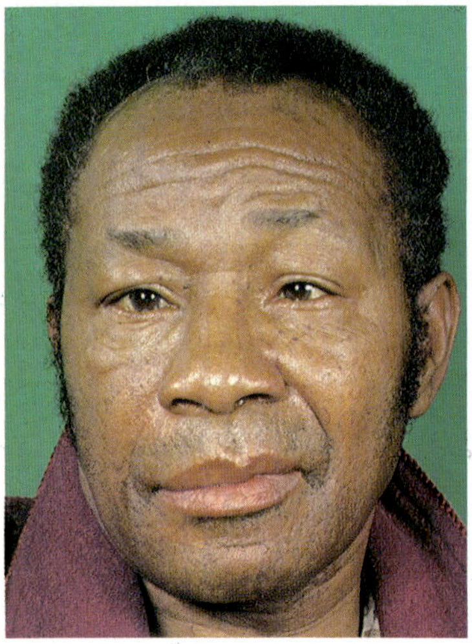

Abb. 7.84 Diabetische Mononeuritis des rechten VI. und VII. Hirnnerven bei leichtem Diabetes. Der Patient klagte über Doppelbilder und Gesichtslähmungen. Die rechte Gesichtshälfte ist gelähmt, was beim Lächeln deutlich wird.Er hatte außerdem Doppelbilder beim Blick nach rechts, da die Lähmung des rechten N. abducens die Lateralbewegung des Augapfels verhinderte.

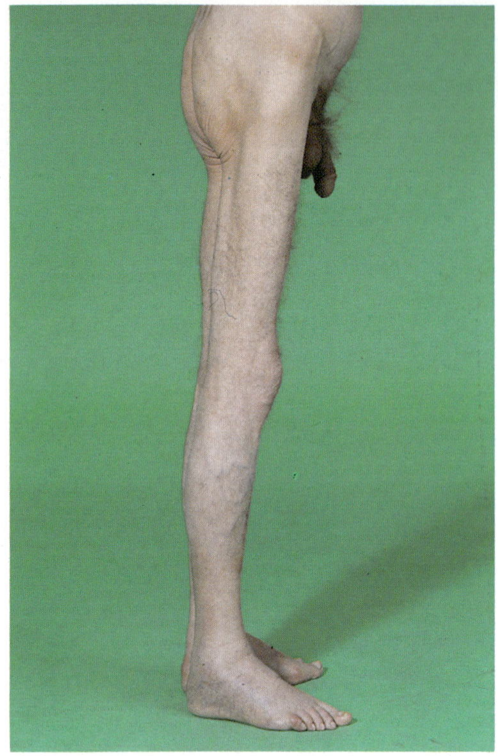

Abb. 7.85 Diabetische Amyotrophie mit Schwund der Oberschenkelmuskulatur. Ein korrekte Stoffwechseleinstellung kann zu einer kompletten oder partiellen Remission der diabetischen Neuropathie führen.

7.86

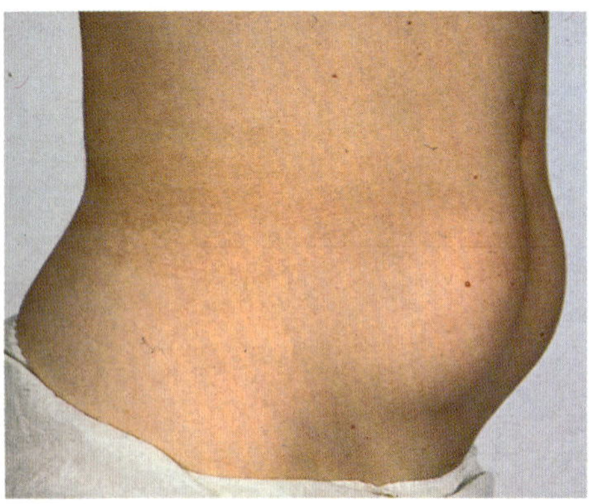

Abb. 7.86 Lipohypertrophie an Stellen wiederholter Insulininjektionen am Bauch einer jungen Diabetikerin.

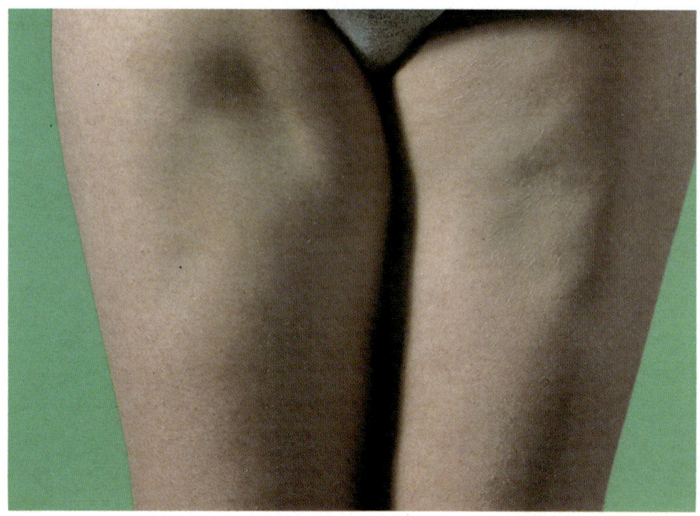

Abb. 7.87 Lipoatrophie der Beine eines Diabetikers infolge wiederholter Insulinjektionen

Makroangiopathie: Verantwortlich für die hohe Prävalenz der koronaren, peripheren und cerebralen Atherosklerose bei Diabetikern. Die verstärkte Atherosklerose beginnt im jungen Alter und nimmt, besonders bei Frauen, einen aggressiven Verlauf. Sie steht in ursächlichem Zusammenhang mit den meisten Todesfällen, besonders beim NIDDM.

Mikroangiopathie: Generalisierte Störung auf Kapillarebene, die klinisch besonders an den Augen, Nieren und Nerven zum Tragen kommt; Verdickung der Basalmembran, Endotheldysfunktion, Thrombozytenaggregation, verminderte Fibrinolyse, Thromboseneigung resultieren im Gefäßverschluß mit Gewebsischämie. Der Ablauf der Veränderungen läßt sich am besten am Augenhintergrund verfolgen (S. 336-339).

Diabetische Nephropathie: Wichtiger Morbiditäts- und Mortalitätsfaktor, besonders bei IDDM. Diagnose und Therapie *siehe* S. 291.

Chronische diabetische Neuropathie: Teilweise mikroangiopathischer Genese; außerdem intraneurale Stoffwechselstörungen, durch alternative Wege des Glukoseabbaus hervorgerufen.

- Sensorische Neuropathie, gewöhnlich der Füße, als schmerzloses trophisches Ulcus (**7.88**) oder neuropathische Arthropathie (Charcot-Gelenk, **7.89**). Steife Gelenke sind typisches Zeichen; besonders deutlich in Gebetsstellung (**7.90**).
- Motorische Neuropathie: Kann zur Athrophie der Mm. interossei fer Hände und Füße führen (**7.91**).
- Autonome Neuropathie: Bedingt Hypotonie nach dem Wasserlassen, verminderte kardiovaskuläre Reaktionen, Magen- und Blasenatonie, Impotenz und Störungen der Schweißsekretion (**7.92**).

Diabetischer Fuß: Die Kombination von Neuropathie und peripherer Vasopathie resultiert oft in einer Gangrän (**7.93**). Manchmal haben die Patienten gute periphere Pulse, da die Veränderungen mikroangiopathischer Natur sind. Die Gangrän fordert in den meisten Fälen eine Amputation, wie das auch bei anderen Ursachen nötig ist (*siehe* S. 252).

Hauterscheinungen: Acanthosis nigricans (**2.75**), Necrobiosis lipoidica (**2.120**), Granuloma annulare (**2.119**) und Candida- und Staphylokokken (**1.92, 2.49, 2.50**). Als Resultat der Hyperlipidämie sind Xanthome häufig (*siehe* S. 339).

Diabetes in der Schwangerschaft: Spezielle Problematik; durch effektive Stoffwechseleinstellung ist die Prognose des Feten jedoch deutlich verbessert worden. Kinder diabetischer Mütter sind übergewichtig und anfällig für Komplikationen (**7.94**), die durch intensive Therapie während der Neonatalperiode verhindert werden können. Angeborene Anomalien sind bei solchen Kindern häufiger.

7.88

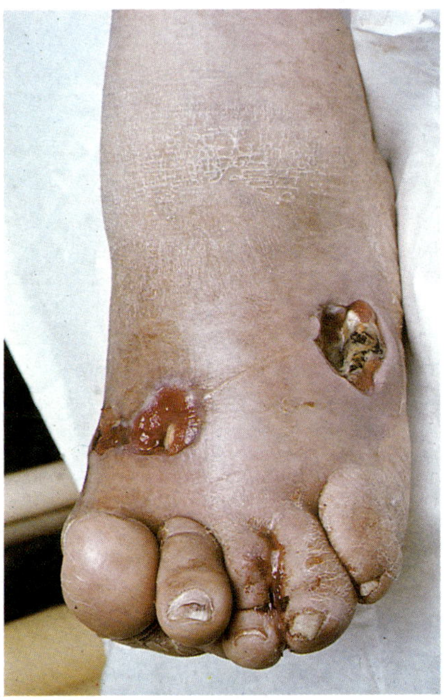

Abb. 7.88 Schmerzlose trophische Ulcera des Fußes sind ein häufiger Befund bei diabetischer sensorischer Neuropathie. Diabetische Ulcera werden häufig durch Infektionen kompliziert, liegt ebenfalls eine Angiopathie vor, kann sich eine Gangrän entwickeln.

7.89

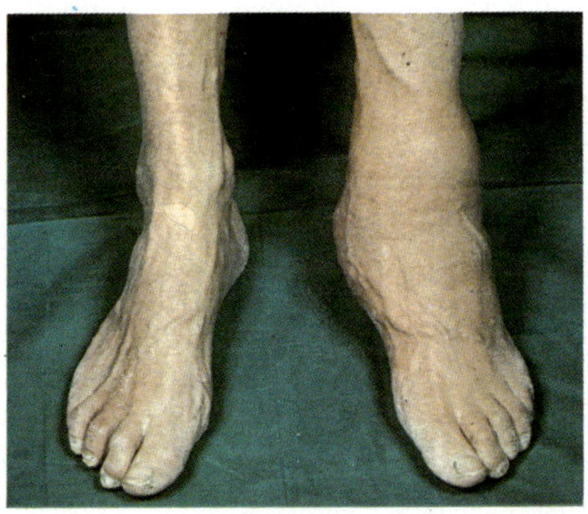

Abb. 7.89 Diabetisches Charcot-Gelenk. Die sensorische Neuropathie hat zu einer schmerzlosen Verschiebung des linken Vorfußes und Sprunggelenkes geführt. Man beachte die Distorsion und Schwellung, es bestanden leichte Funktionseinbußen. Bei der Untersuchung fanden sich ein Sensibilitätsverlust und eine Reflexabschwächung.

7.90

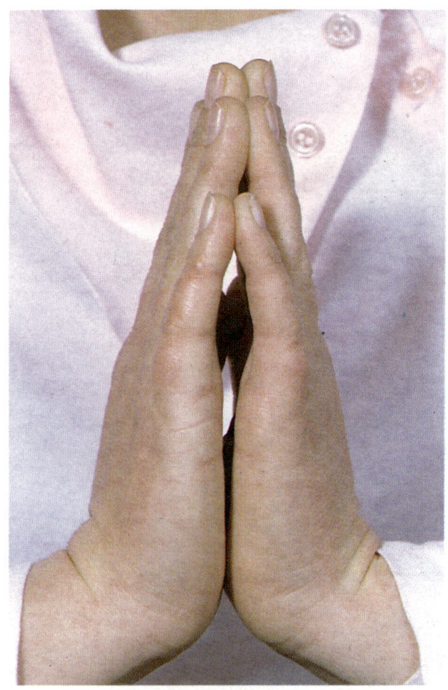

Abb. 7.90 Gebetsstellung der Hände bei Diabetes. Eingeschränkte Beweglichkeit macht es unmöglich, die Handflächen aneinanderzupressen. Man beachte ferner die wächsernen Hautveränderungen, beide Befunde hängen mit der diabetischen Mikroangiopathie zusammen.

7.91

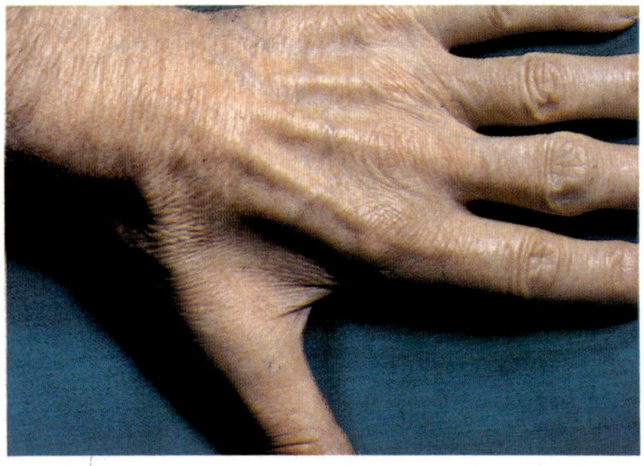

Abb. 7.91 Mononeuropathie des N. ulnaris bei einem Diabetiker, die einen Schwund der kleinen Handmuskeln bedingen.

7.92

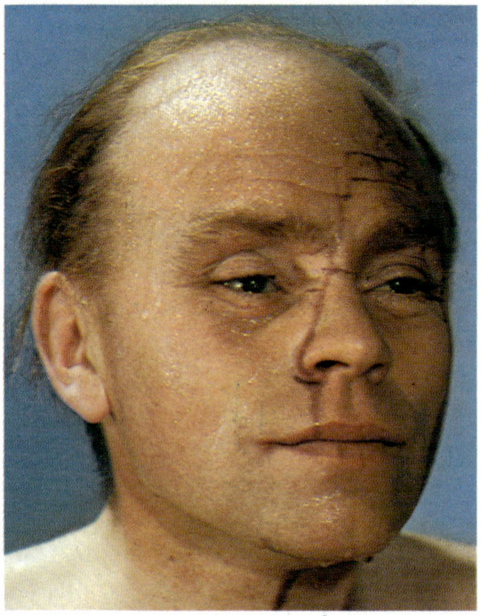

Abb. 7.92 Die autonome Neuropathie ruft bei diesem Patienten geschmacksabhängige Schweißausbrüche hervor. Scharfe Speisen und Käse bewirken eine Schweißsekretion in den gekennzeichneten Arealen. Die autonome Neuropathie ist eine wichtige und irreversible Komplikation des Diabetes.

7.93

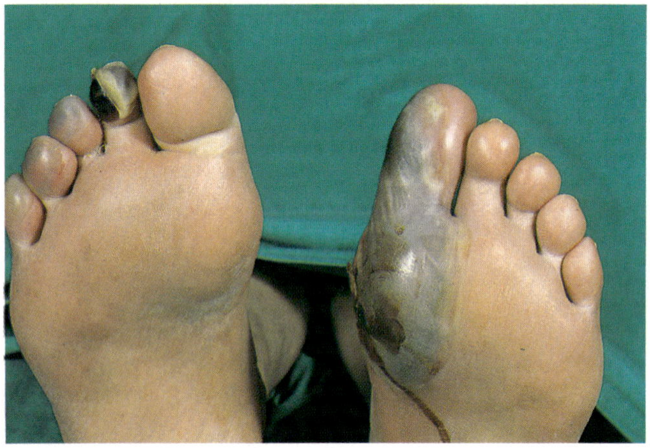

Abb. 7.93 Die Gangrän des Fußes ist eine häufige Komplikation des Diabetes. Bei diesem Patienten entwickelte sich eine feuchte Gangrän der linken Großzehe und eine trockene der 2. Zehe rechts. Ulcerationen und Gangrän sind gewöhnlich die Folge einer Kombination von diabetischer Neuropathie mit diabetischer Mikro-und/oder Makroangiopathie.

7.94

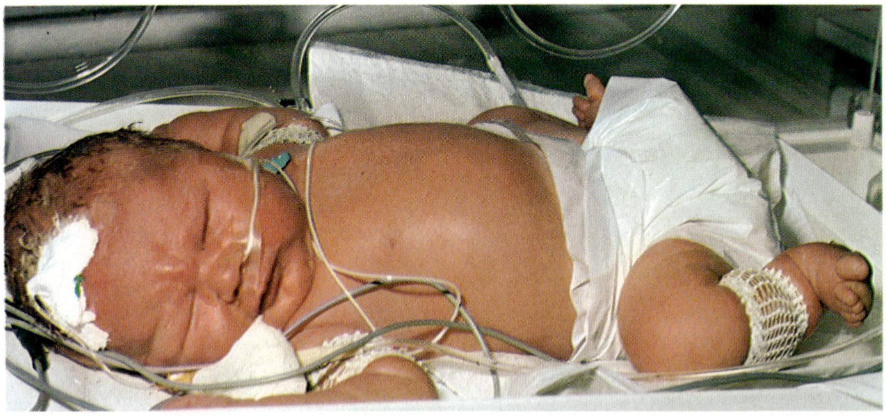

Abb. 7.94 Neugeborenes einer diabetischen Mutter (38.SSW). Das Kind war groß und pastös. Die Behandlung sollte auf einer neonatologischen Intensivstation erfolgen, damit respiratorische Störungen vermieden werden können. Die Prognose solcher Kinder ist heute gegenüber früher entschieden besser.

Diabetische Augenveränderungen

Der Diabetes wirkt sich auf alle Teile des Auges aus (**Tab.7.6**). Eine „Cataracta senilis" (**7.95**) tritt bei Diabetikern früher auf als bei anderen Patienten, seltenere Zustände, wie die Rubeosis iridis (**7.96**), betreffen auch die vorderen Augenanteile.

Eine extreme Hypertriglyceridämie macht sich als Lipämie der Netzhautgefäße bemerkbar (**7.97**).

Die meisten Befunde am Augenhintergrund sind auf die Mikroangiopathie zurückzuführen, ihr Fortschreiten spiegelt die Auswirkungen auf andere Organe (besonders Niere) wider.

Charakteristische Frühsymptome sind Mikroaneurysmen in Verbindung mit Exudation und venöser Dilatation (**7.98**). Sie sind am besten in der Fluoreszenzangiographie (**7.99**) zu sehen, werden als frühe Retinopathie bezeichnet (**7.100, 7.101**) und sind sehr häufig (nach 20 Jahren bei 80 % der Patienten). Die Veränderungen bedrohen nicht immer das Sehvermögen und bedürfen keiner spezifischen Therapie, müssen jedoch sorgfältig beobachtet werden, da perimaculäre Exsudate eine häufige Ursache der diabetesbedingten Erblindung sind (**7.102, 7.103**). Sog. Cotton-wool-Herde (**7.104**) stellen Retinainfarkte dar und müssen als schlechtes prognostisches Zeichen aufgefaßt werden, da die Retina auf Ischämie mit Kapillarproliferation antwortet. Die Gefäßneubildung (**7.105, 7.106**) ist als Quelle von Glaskörpereinblutungen und Erblindung eine wichtige Komponente der Retinopathie. Neue Gefäße können sich an der Papille (**7.106**) oder in der Peripherie (**7.107**) bilden, sie sprossen gegen den Glaskörper vor, was zu Einblutungen (**7.107, 7.108**) und Fibrosierung führt.

Die diabetische Retinopathie kann durch einen gleichzeitig vorliegenden Hypertonus (**7.109**) oder eine Retinavenenthrombose (**7.110**) kompliziert sein.

Proliferative Retinopathie und Maculopathie können meist durch Laserkoagulation behandelt werden, wodurch unter Inkaufnahme einer iatrogenen Chorioretinitis eine Erblindung verhindert werden kann (**7.111**).

Tabelle 7.6 Manifestationen des Diabetes mellitus am Auge.

Lider:	Xanthelasmen infolge Hyperlipidämie (**7.113**)
Cojunctiva:	Mikroaneurysmen, Venöse Dilatation
Augenmuskeln:	Schwäche und Diploopie (Beteiligung des III., IV. oder VI.Hirnnerven (**7.84**)
Orbita:	Mucormykose - potentielle Komplikation schwerer diabetischer Azidose
Iris:	Gefäßproliferation an der Vorderfläche (Rubeosis iridis, **7.96**)
Augeninnendruck:	Chronisches Weitwinkelglaukom, Glaukom durch Gefäßneubildung
Pupille:	Erschwerte Dilatation infolge Rubeosis iridis, Argyll-Robertson-Phänomen (**11.8**)
Linse:	Katarakt (**7.95**), Brechungsanomalien
Glaskörper:	Einblutungen (**7.108**), Asteroide Hyalinose
Retina:	Retinopathie (**7.98-7.111**), Venenthrombose (**7.110**), Lipaemia retinalis (**7.97**)
Nervus opticus:	Ischämische Papillitis, Opticusatrophie

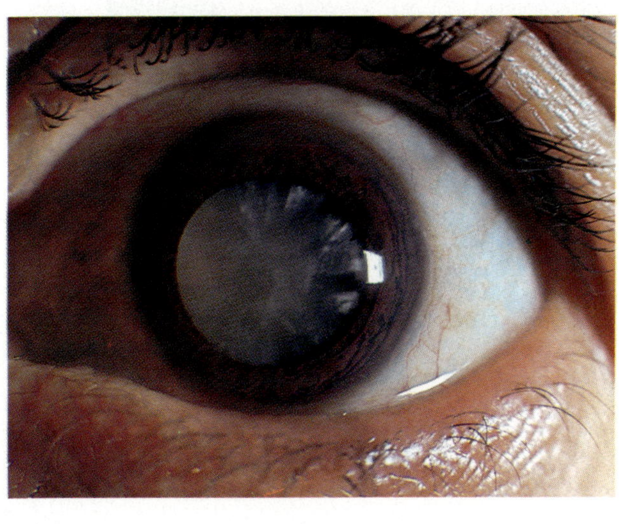

7.95

Abb. 7.95 Die „senile" Katarakt beginnt bei Diabetikern im jüngeren Alter. Bei schlecht eingestelltem Diabetes kann auch eine reversible osmotische Katarakt vorkommen.

7.96

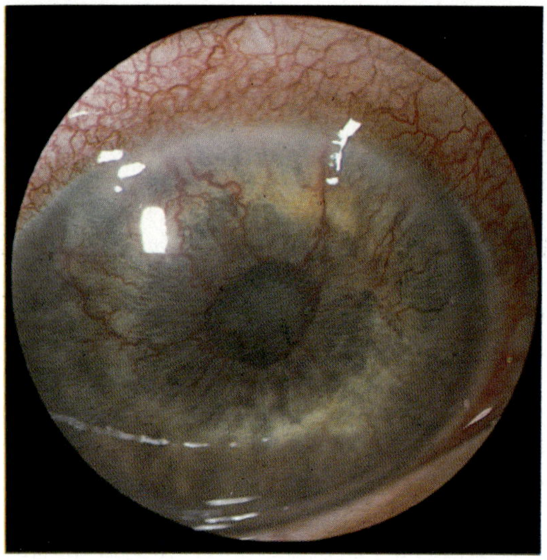

Abb. 7.96 Rubeosis iridis. Als Ischämiefolge kommt es zur Gefäßproliferation an der Iris-Vorderfläche. Die daraus resultierende Abflußbehinderung des Kammerwassers kann zum Glaukom führen. Meist ist die Rubeosis iridis diabetogen bedingt, sie kann aber auch bei Carotisstenose, länger anhaltender Netzhautablösung, Verschluß der Zentralvene und Augen-Tumoren vorkommen.

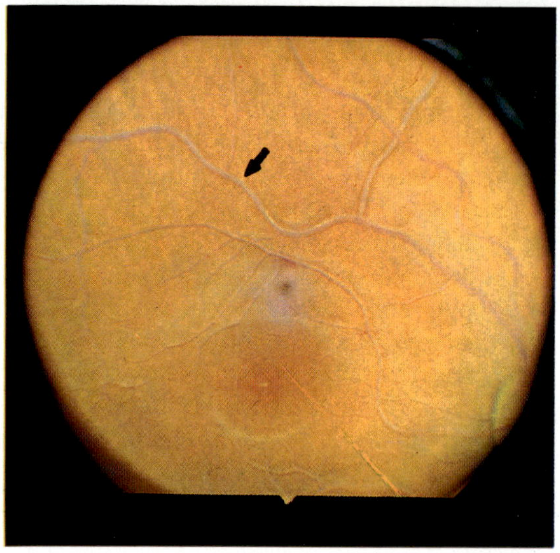

Abb. 7.97 Lipaemia retinalis als Zeichen schwerer Hypertriglyceridämie. Die Netzhautgefäße erscheinen wegen des enthaltenen milchigen chylomikronenhaltigen Plasmas weiß. Dieser Befund kommt häufig bei akuten Stoffwechselentgleisungen vor.

7.98

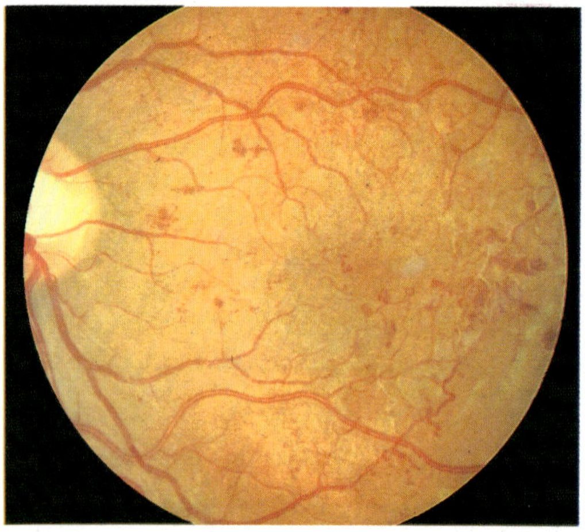

Abb. 7.98 Diabetische Retinopathie mit multiplen Mikroaneurysmen und einigen kleinen Einblutungsherden.

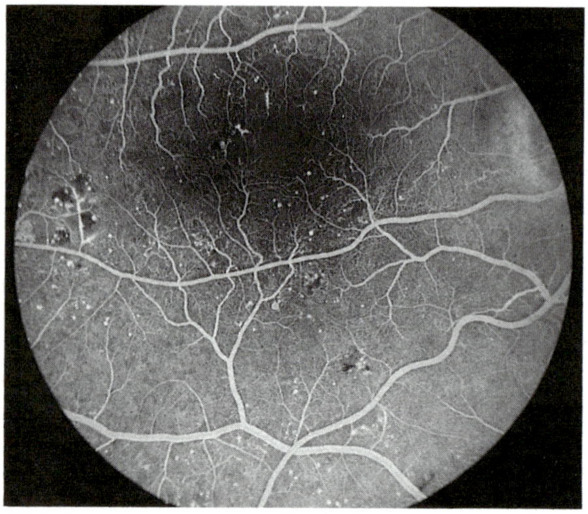

Abb. 7.99 Fluoreszenzangiogramm des Augenhintergrundes bei diabetischer Retinopathie mit multiplen Mikroaneurysmen.

7.100

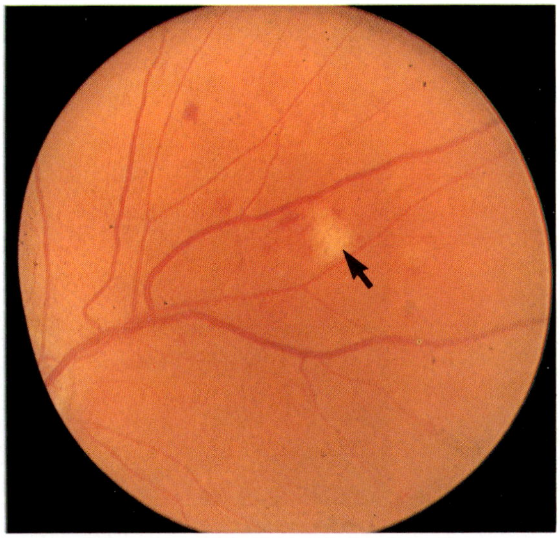

Abb. 7.100 Diabetische Retinopathie. Der Pfeil kennzeichnet ein sog. weiches Exsudat. Dieses stellt einen Infarktbezirk dar. Es liegen ebenfalls kleine Blutungen und Zeichen einer gestörten Mikrozirkulation vor.

7.101

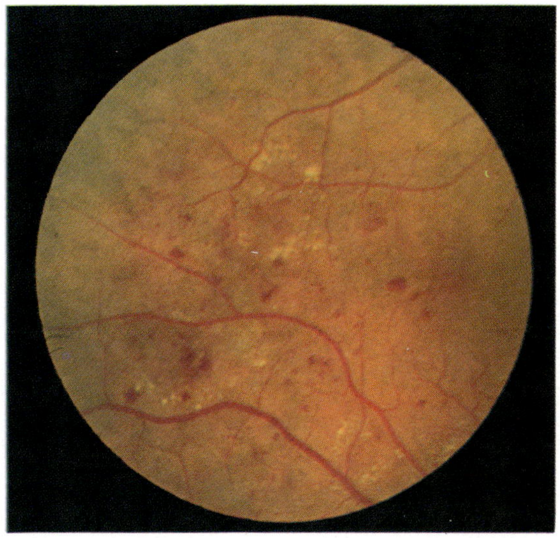

Abb. 7.101 Diabetische Retinopathie mit Mikroaneurysmen (Punkte), Blutungen (Flecken) und sog. harten gelben Exsudaten. Trotz dieser Veränderungen ist das Sehvermögen des Patienten in diesem Stadium nicht beeinträchtigt.

7.102

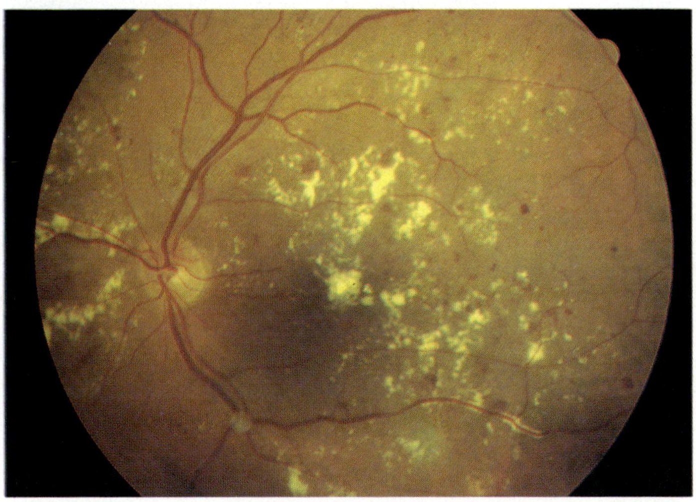

Abb. 7.102 Die Einbeziehung der Macula in die diabetische Retinopathie ist eine häufige Urtsache für eine diabetesbedingte Erblindung. Man beachte die multiplen Exsudate und die fleckenartigen Ödeme als häufigste Ursache für einen Visusverlust.

7.103

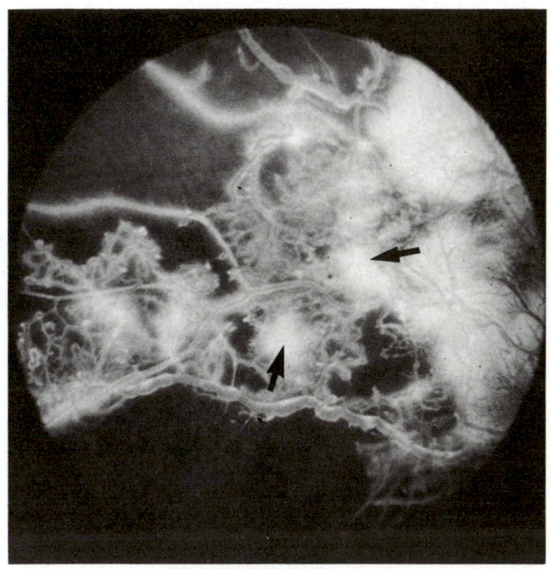

Abb. 7.103 Diabetische Retinopathie mit Maculabeteiligung und Blindheit im Fluoreszenzangiogramm. Man beachte die zahlreichen kapillären Mikroaneurysmen und die ausgeprägten Exsudate (Pfeile).

7.104

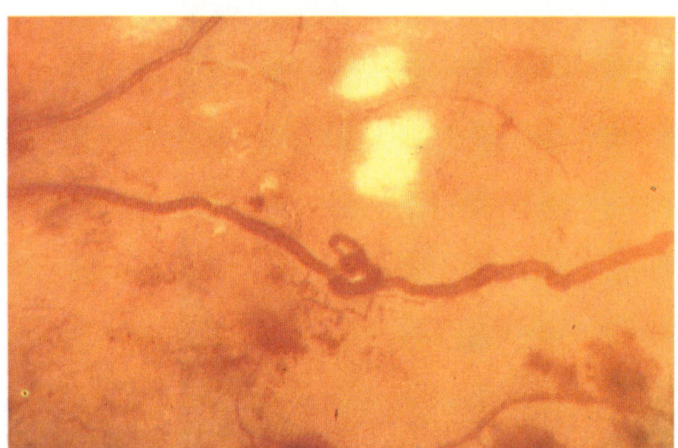

Abb. 7.104 Cotton-wool-Exsudate. Es handelt sich um prognostisch ungünstige kleine Infarkte infolge Arterienverschlusses, die Vorboten einer Gefäßproliferation darstellen.

7.105

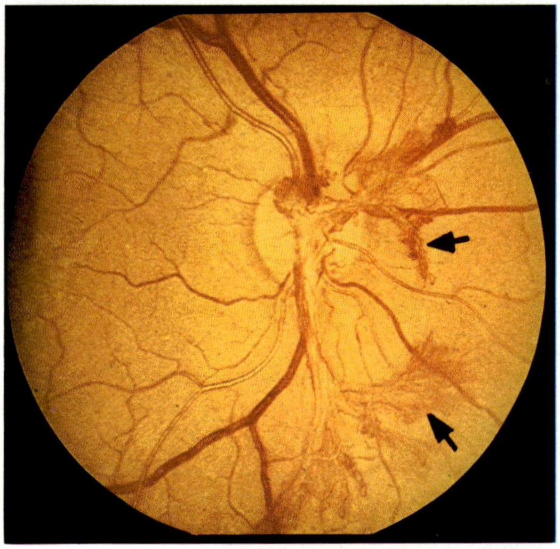

Abb. 7.105 Proliferative diabetische Retinopathie. Es sind Gefäßneubildungen erkennbar (Pfeile), die von der Papille oder größeren Netzhautgefäßen ausgehen.

7.106

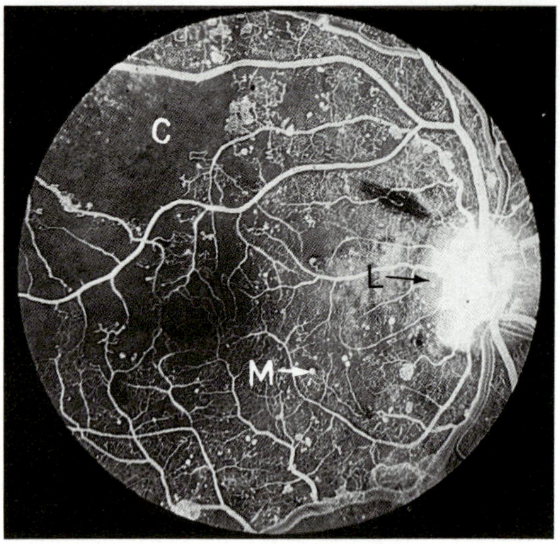

Abb. 7.106 Diabetische Retinopathie im Fluoreszenzangiogramm. Dunkle Ischämiebezirke, in denen die Kapillaren fehlen (C), Mikroaneurysmen (M) und Exsudationen aus neugebildeten Gefäßen (L) sind erkennbar.

7.107

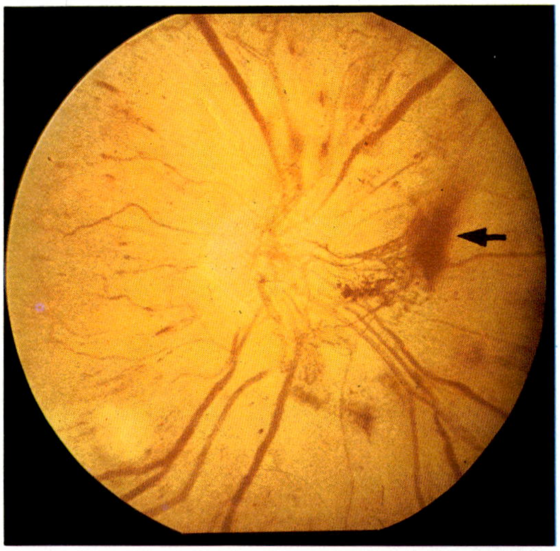

Abb. 7.107 Proliferative diabetische Retinopathie. Gefäße sind in den Glaskörper eingesproßt, es kam zu Retina- und Glaskörpereinblutungen.

7.108

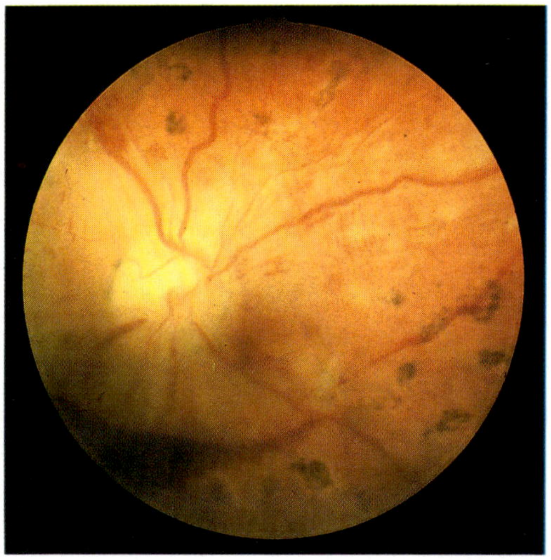

Abb. 7.108 Glaskörpereinblutung infolge proliferativer diabetischer Retinopathie. Ophthalmoskopisch fallen sie als Schleier oder rote bzw. schwarze Reflexe auf. Die Retinopathie wurde bei diesem Patienten lasertherapeutisch behandelt, was die typischen zirkulären Narben hinterließ.

7.109

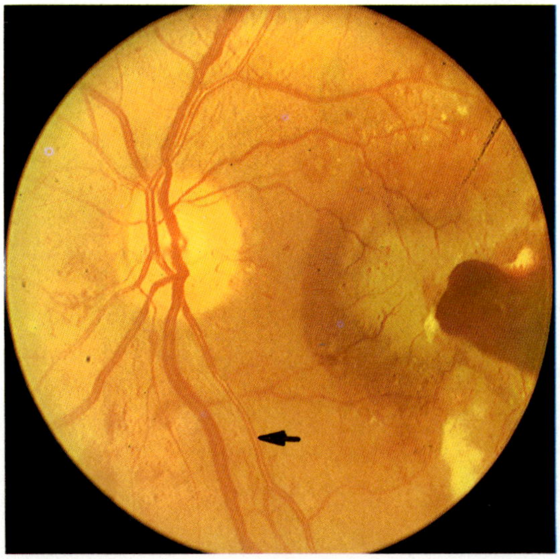

Abb. 7.109 Diabetische Retinopathie bei einem Hypertoniker. Hypertoniebedingte Netzhautveränderungen (silberdrahtartige Gefäße (Pfeile)) kommen neben Maculaeinblutungen vor, das Blutungsrisiko erhöht sich bei gleichzeitiger Hypertonie.

7.110

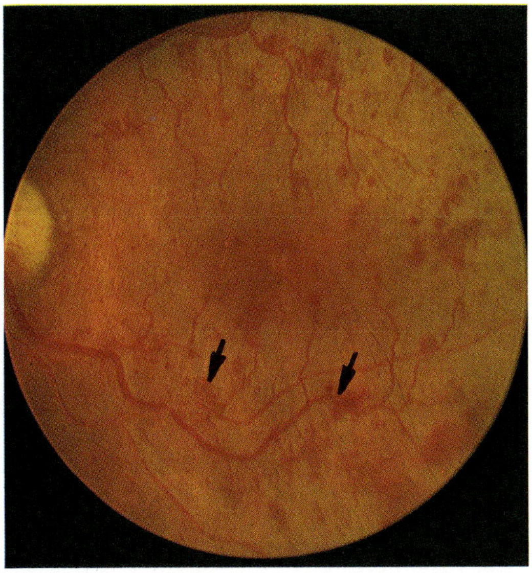

Abb. 7.110 Netzhautvenenthrombose bei diabetischer Retinopathie. Diagnostische Hinweiszeichen sind einseitige Kapillarschlängelung und Blutungen entlang des gesamten Gefäßes (Pfeil). Die Netzhautvenenthrombose ist bei Diabetikern häufiger als bei anderen Patienten und kann ohne weitere Zeichen der diabetischen Retinopathie vorkommen.

7.111

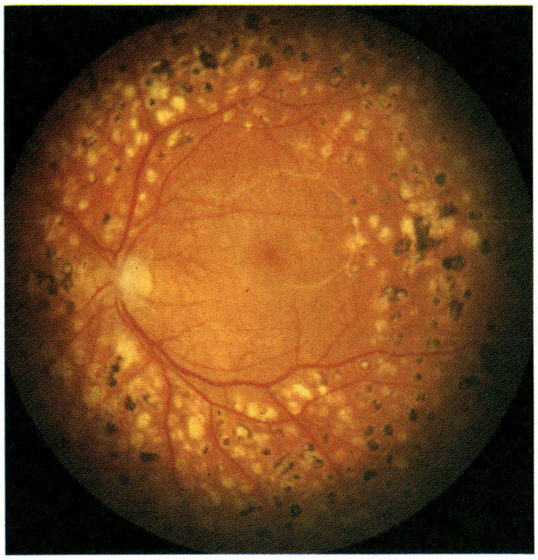

Abb. 7.111 Die Photokoagulation ist die Therapie der Wahl bei diabetischer Retinopathie. Hier sind die typischen Narben in der Hetzhautperipherie dargestellt, von denen viele die schwarze Pigmentierung der unterhalb der zerstörten Retina gelegenen Choroidea sichtbar werden lassen.

7.9 Hyperlipidämie

Die Klassifizierung der Hyperlipidämien kann anhand von Laborbefunden, Symptomen, genetischen oder Umweltkriterien erfolgen. Alle diese Klassifikationen sind komplex und verwirrend.

Die Bedeutung der Hyperlipidämie liegt in ihrer Beziehung zur atheromatösen Angiopathie. Es besteht kein Zweifel darüber, daß erhöhte Cholesterolkonzentrationen (eventuell auch Trigyceride) für ein verfrühtes Einsetzen atheromatöser und thrombotischer Geschehen, wie z.B. Herzinfarkt, Schlaganfall und arterielle Verschlußkrankheit, verantwortlich sind. Es gibt außerdem Hinweise dafür, daß eine Reduktion des Gesamtcholesterols (besonders der LDL-Fraktion) das Morbiditäts- und Mortalitätsrisiko kardiovaskulärer Erkrankungen mindert.

Durch Screeninguntersuchungen findet man bei vielen Patienten erhöhte Lipidwerte, jedoch gibt es besonders bei schweren Formen einige klinische Hinweise für das Vorliegen einer Hyperlipidämie:

- Vorzeitiges Auftreten eines Arcus senilis corneae (**7.112, 7.113, 8.2, 9.5**)
- Xanthelasmen (**7.113, 9.5, 9.36**)
- Xanthome der Haut (**7.114, 7.115, 9.6**)
- Tendinöse Xanthome (**7.116, 7.117**)
- Lipaemia retinalis (**7.97**)

Die Diagnose ist durch eine Nüchternblutentnahme leicht zu stellen. In westlichen Ländern basiert die Beratung und Therapie oft allein auf Messung von Cholesterol- und Triglycerinkonzentration, jedoch kann die Bestimmung von LDL und HDL-Cholesterol bei einigen Patienten hilfreich sein. Es ist wichtig, Formen einer sekundären Hyperlipidämie auszuschließen (**Tab. 7.7**).

Die Ernährungsberatung und medikamentöse Therapie sollte sich am kardiovaskulären Gesamtrisiko des Patienten orientieren. Andere Risikofaktoren (Rauchen, Hypertonus etc., *siehe* S. 222) sollten gleichzeitig vermieden bzw. behandelt werden. Auch der Familienanamnese muß Beachtung geschenkt werden, um weitere gefährdete Familienmitglieder zu identifizieren, besonders wenn eine familiäre Störung vermutet wird.

Mehrere internationale Arbeitsgruppen haben Werte empfohlen, an denen sich die Therapie orientieren sollte (**Tab.7.8**). Die Therapie beginnt mit einer Diät, die arm an gesättigten Fettsäuren und reich an Ballaststoffen, komplexen Kohlenhydraten und ein- und mehrfach ungesättigten Fettsäuren (pflanzliche Öle, Fisch) sein sollte. Ist dadurch nach 3 bis 6 Monaten keine Besserung zu erzielen, können verschiedene Medikamente verabreicht werden.

Die Therapie der Hypercholesterolämie umfaßt Gallensäurenaustauscherharze, Fibrat, Nikotinsäure und HMG-CoA-Reduktaseinhibitoren. Fibrate oder Nikotinsäure-Derivate können zur Senkung des Triglyceridspiegels eingesetzt werden, wenn sich die Diät als unwirksam herausgestellt hat. Die Kombination von Hypertriglyceridämie und Hypercholesterolämie wird gewöhnlich mit Fibraten oder Nokotinsäurederivaten behandelt.

7.112

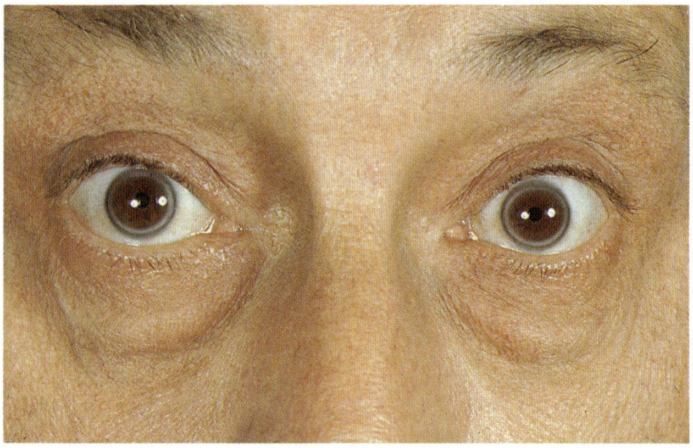

Abb. 7.112 Der Arcus senilis der Cornea ist als Zeichen zunehmenden Alters normal. Auftreten vor dem 50. Lebensjahr macht Vorliegen von Hyperlipidämie wahrscheinlich. Phospholipid- und Cholesteroleinlagerungen führen zu dieser Ringbildung.

7.113

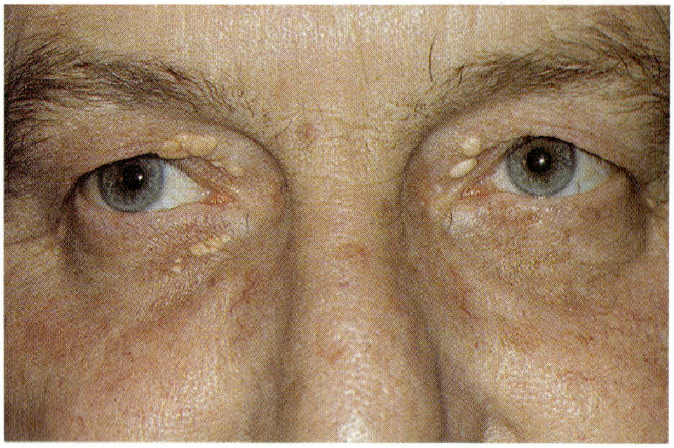

Abb. 7.113 Nebeneinander von Arcus senilis und Xanthelasmen. Diese Kombination ist stark verdächtig für eine zugrundeliegende Hyperlipidämie.

7.114

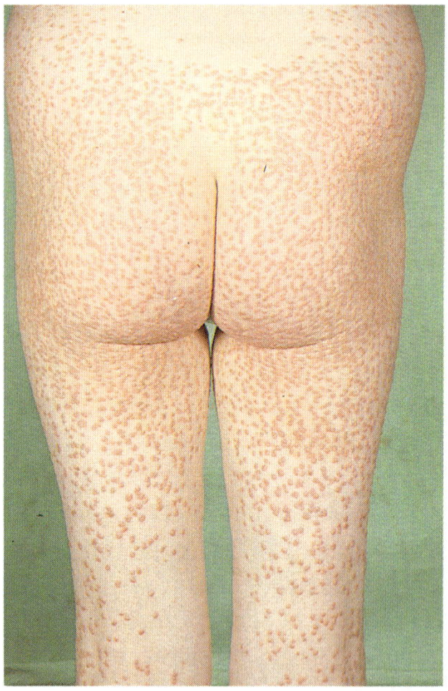

Abb. 7.114 Eruptive Xanthome können überall auf der Haut vorkommen, am häufigsten sind sie unterhalb des Gesäßes. Sie sind streng verdächtig für eine Hyperlipidämie.

7.115

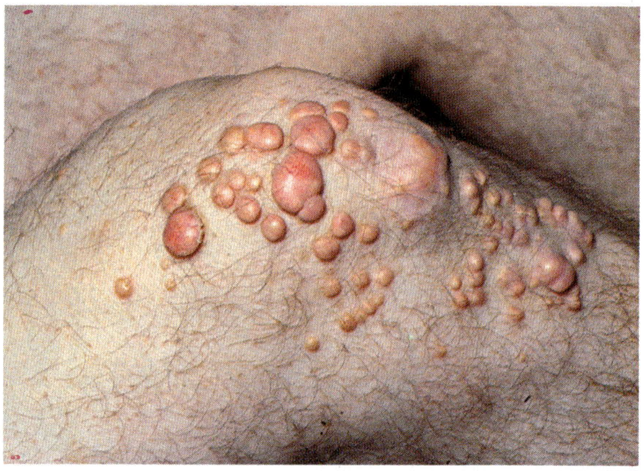

Abb. 7.115 Tuberöse Xanthome am Knie bei einem Patienten mit familiärer Hypercholesterolämie. Massive Xanthome erfordern oftmals eine operative Therapie.

7.116

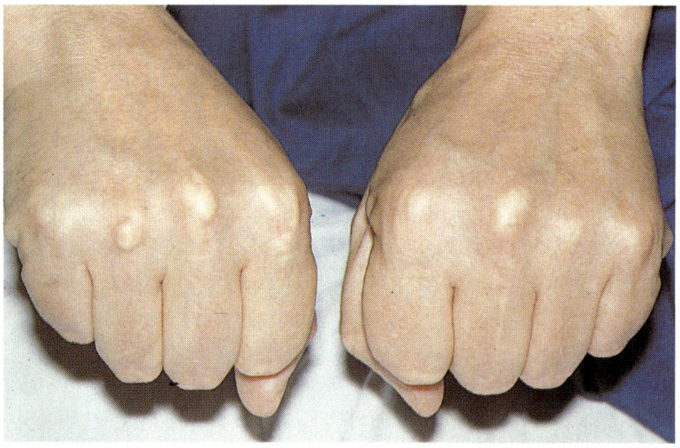

Abb. 7.116 Tendinöse Xanthome waren der Schlüssel zur Diagnose einer familiäen Hypercholesterolämie bei diesem Patienten mit einer vorzeitigen koronaren Herzerkrankung.

7.117

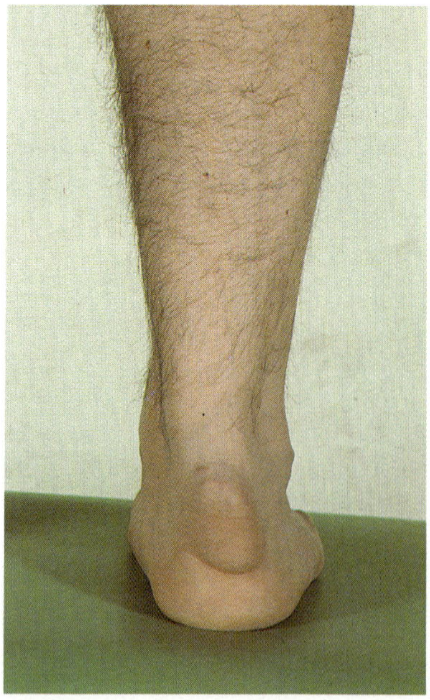

Abb. 7.117 Tendinöse Xanthome findet man gewöhnlich an den Sehnen und Streckseiten der Gelenke. Am häufigsten sind sie über der Patella und der Achillessehne. Dieser Patient leidet an einer familiären Hypercholesterolämie.

Tabelle 7.7 Sekundäre Hypercholesterolämien und Hypertriglyceridämien.

Erhöhtes Cholesterol	
	Ernährung
	Hypothyreose
	Lebererkrankung
	Nephrotisches Syndrom
	Porphyrie
Erhöhte Triglyceride	
	Adipositas
	Schlecht eingestellter Diabetes
	Alkoholischer Exzess
	Niereninsuffizienz
	Östrogentherapie

Tabelle 7.8 Behandlungskriterien der Hyperlipidämie

Cholesterol	
< 5,2 mmol/l	**Befriedigend:** Keine Therapie
5,2-6,5 mmol/l	**Mäßig erhöht:** Diät und Vermeidung anderer Risikofaktoren. Erneute Kontrolle nach 3 Monaten.
6,5-7,8 mmol/l	**Hoch:** Diät. Medikamente, wenn Diät unzureichend oder bei Vorliegen weiterer Risikofaktoren.
> 7,8 mmol/l	**Sehr hoch:** Diät; Vermeidung anderer Risikofaktoren; Familienanamnese. Medikamente, wenn Diät versagt.
Triglyceride	
< 3,0 mmol/l	**Befriedigend:** Keine Therapie
3,0-6,0 mmol/l	**Hoch:** HDL-Kontrolle; Gewichtsreduktion; Diät; Vermeidung anderer Risikofaktoren; Medikamente, wenn Diät unzureichend (besond. bei HDL<1,0 mmol/l)
> 6,0 mmol/l	**Sehr hoch:** HDL-Kontrolle; Gewichtsreduktion; Diät; Medikamente zur Verhinderung der KHK und Pankreatitis

7.10 Ernährungsstörungen

Adipositas

Die über dem täglichen Bedarf liegende Zufuhr von Fetten führt zu einer Speicherung und damit zur Adipositas – einer Vermehrung des Fettgewebes, die mit gesundheitlichen Risiken verbunden ist. Adipositas wird in den meisten westlichen Ländern als eine über 20 %ige Überschreitung des Idealgewichts definiert, 30-40 % der Menschen sind adipös, die meisten von ihnen ernähren sich hyperkalorisch. Ursachen der Überernährung sind unklar, es sind wahrscheinlich psychische Einflüsse, die die Aktivität des Sättigungszentrums modulieren, dies ist gekoppelt mit reduziertem Energieverbrauch bei sitzender Tätigkeit oder mit Störungen der Thermogenese. In einer geringen Anzahl von Fällen handelt es sich um eine sekundäre Adipositas infolge von Hypothyreose, Cushing-Syndrom oder sehr seltenen Krankheiten, wie dem Insulinom, dem M. Fröhlich oder Prader-Willi-Syndrom (**7.49**).

Resultat einer hyperkalorischen Ernährung besteht in einer zunehmenden Fettablagerung um die inneren Organe, in den Muskeln und dem Unterhautgewebe, z.B. am Bauch, Gesäß, an den Brüsten, Hüften, Oberarmen und im Gesicht (**7.118-7.120**). Fettsucht ist mit Insulinresistenz und Glukoseintoleranz, Hyperlipidämie, Hypertonie und erhöhter Inzidenz thrombotischer Gefäßprozesse sowie degenerativer Gelenkerkrankungen verbunden.

Es gibt Tabellen, in denen das Normgewicht in Abhängigkeit vom Alter, Geschlecht und der Größe verzeichnet ist. Eine bessere und genauere Methode stellt der BMI (Body-Mass-Index) dar, der als Quotient aus Masse in kg und dem Quadrat der Größe in m definiert ist. Die Messung der Hautfaltendicke ist an den Oberarmen und am Rücken möglich (**7.121**).

Die Therapie besteht in einer Reduktion der Energiezufuhr, die ständig erfolgen muß und eine echte Veränderung des Lebensstils darstellen soll. Die Patienten sollten außerdem zu körperlicher Betätigung angehalten werden. Eine Diät mit etwa 800-1200 kcal/d gewährleistet eine Gewichtsreduktion. Ein um den Leib gelegtes Band kann der Motivation dienen (**7.122**).

Die Verhinderung der Nahrungsaufnahme kann auch durch die Fixierung der Kiefer (**7.123**), die Installation eines luftgefüllten Ballons in den Magen sowie jejuno-ileale-Bypass-Operationen versucht werden. Allen diesen Methoden wohnt eine hohe Komplikationsrate inne, sie stellen lediglich Mittel der letzten Wahl dar.

7.118

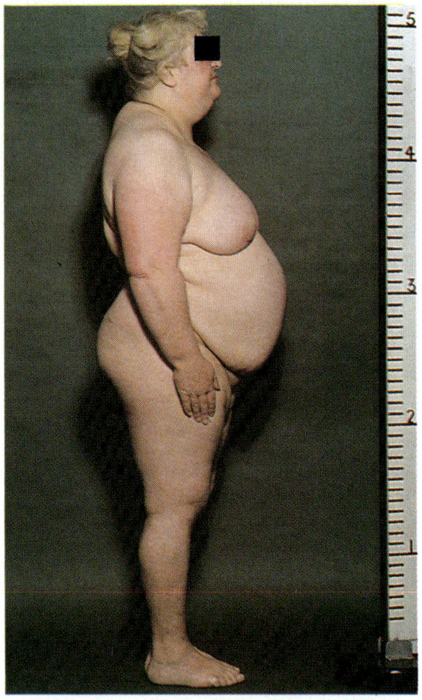

7.119

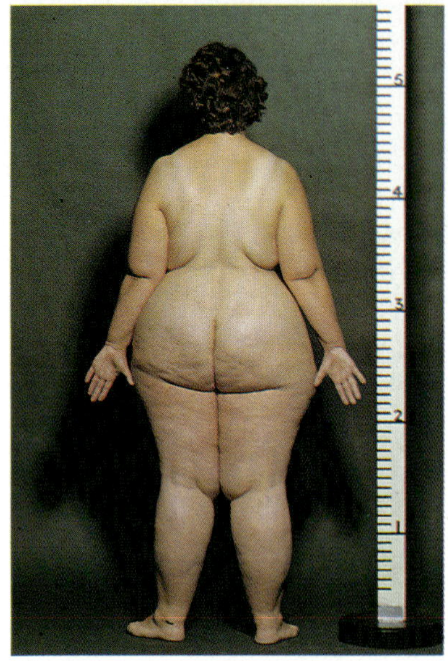

Abb. 7.118, 7.119 Eine simple Adipositas hat bei dieser Frau zu exzessiver Fettansammlung an Oberarmen, Brüsten, Bauch, Gesäß und Hüften geführt. Die Verteilung ist typisch.

7.120

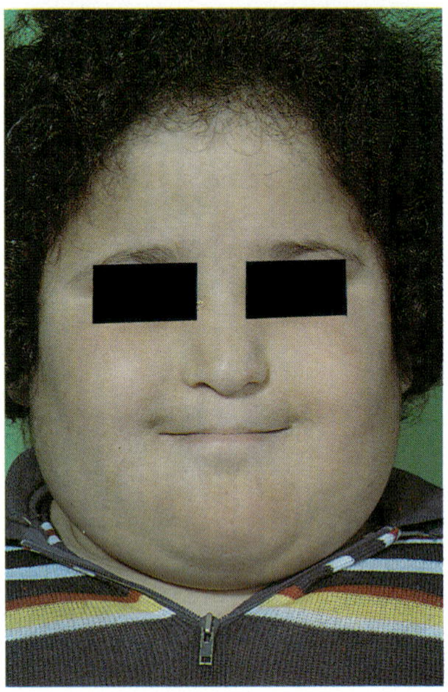

Abb. 7.120 Adipositas kann zu einer deutlichen Abrundung und Verfettung des Gesichts führen. Diese Erscheinung sollte vom Cushing-Syndrom unterschieden werden (**7.31**).

7.121

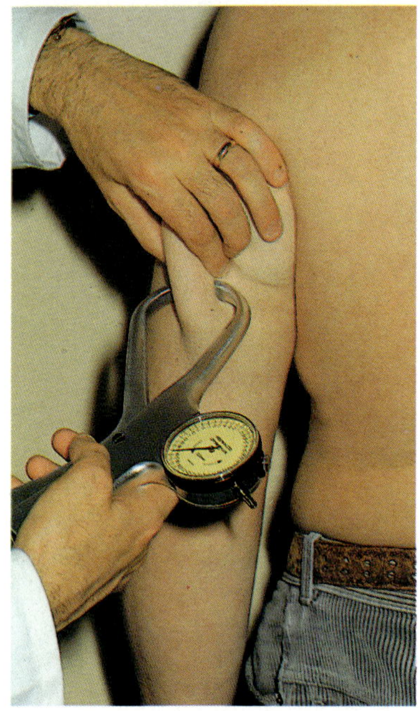

Abb. 7-121 Die mit speziellen Zirkeln gemessene Hautfaltendicke stellt ein objektives Maß des Körperfettes dar. Hier wird die Triceps-Falte in der Mitte zwischen Proc. acromialis und Olecranon gemessen. Wird diese Messung durch weitere über dem Biceps, der Subscapularregion und der Hüfte ergänzt, kann die Summe dieser 4 Werte für die Bestimmung des Grades der Fettsucht genutzt werden.

7.122

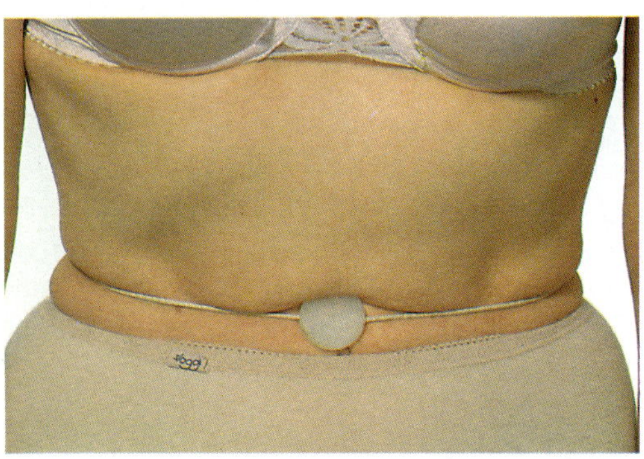

Abb. 7.122 Zur Erhaltung eines verminderten Gewichtes kann ein Leibband hilfreich sein. Dieses wird eng um den Leib gelegt, nachdem der Patient abgenommen hat, die Enden werden verknotet und mit einem Plastiknopf gehalten. Nimmt der Patient zu, stellt der zunehmende Druck eine Mahnung zur Mäßigung dar.

7.123

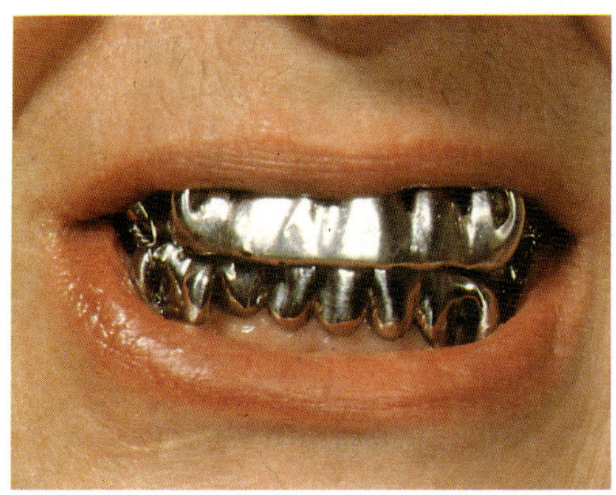

Abb. 7.123 Fixierung der Kiefer stellt eine extreme Methode der Gewichtsreduktion dar. Von einem Wachsabdruck wird ein Guß aus rostfreiem Stahl gefertigt, der an den Zähnen befestigt wird. Der obere und untere Anteil wird durch Drahtschlingen zusammengehalten, die im Notfall schnell durchtrennt werden können. Flüssige Nahrung wird über einen Trinkhalm zugeführt. Diese Methode wird gefährlich, wenn der Patient erbrechen muß, da Aspirationsgefahr besteht. Trotzdem wird sie von einigen noch angewendet, besonders, wenn der Patient wegen bevorstehender Operationen abnehmen muß.

Unterernährung

Bei Protein- und Energiemangel (PEM) kommt es zum Abbau des Fettgewebes und zur Abmagerung. Normalerweise kommt dies bei quantitativen und qualitativen Defiziten der Ernährung in der 3. Welt oder infolge von Malabsorptionssyndromen bei organischen Erkrankungen (meist Malignome) vor. Der Beginn ist schleichend, bis zu einem Viertel der Weltbevölkerung leben am Rande der Protein- und Energiemangelernährung.

Am häufigsten sind Kinder betroffen. Ihr Wachstum ist beeinträchtigt, sie zeigen Muskelatrophie mit dünnen Armen und Beinen sowie aufgetriebenen Bauch, der teilweise durch Aszites verursacht ist. Gewöhnlich findet man nur wenig oder kein Subkutanfett. Die meisten inneren Organe sind in Mitleidenschaft gezogen. Ein kleines Herz mit reduziertem Schlagvolumen, Atrophie der endokrinen Drüsen mit Unterfunktion, Darmwandatrophie mit Rektalprolaps, Muskelatrophie und gesteigerte Infektionsgefahr wegen einer Immunschwäche kommen vor, die Leber kann im Sinne einer Verfettung vergrößert sein. Die Begriffe „Kwashiorkor“ und „Marasmus“ beschreiben das Ausmaß der Unterernährung. Beim Marasmus handelt es sich um ein Defizit der Nahrungsaufnahme. Das Kind ist apathisch, zurückgezogen und wachstumsvermindert mit spindeldürren Armen und Beinen. Beim Kwashiorkor liegt vorwiegend ein Proteinmangel vor. Das Kind hat einen aufgetriebenen Bauch mit ödematösen Beinen und meist Augen- und Hautinfektionen, eine große Fettleber und einen rötlich-gelben Haarschimmer. Diese beiden Krankheitsbilder sind Teil eines Gesamtspektrums und können innerhalb einer Population nebeneinander vorkommen (**7.124**).

Bei Erwachsenen ist ein Gewichtsverlust das häufigste Zeichen. Oft handelt es sich um alte, arme und zurückgezogene Menschen, sie können an Alkoholismus oder psychiatrischen Erkrankungen leiden oder eine extreme Diät zu sich nehmen. Außerdem können chronische Infektionen (z.B.Tuberkulose), Malignome, operative Eingrife (Bauchchirurgie) oder Leber-und Nierenerkrankungen die Ursache sein. Die Symptome sind typisch, extremer Gewichtsverlust führt zu skeletthaftem Aussehen ohne Unterhautfettgewebe, hängenden Hautfalten, dünnen Extremitäten, Aszites, Ödemen, trockener schuppiger Haut und Depigmentierung (**7.125**). Der Blutdruck ist niedrig, der Puls langsam die Kerntemperatur kann vermindert sein. Die Hautfaltendicke ist gering, die Muskeln sind atroph. Es können auch Zeichen des Vitamin- und Mineralstoffmangels vorkommen.

Die Diagnose ist eine klinische, es findet sich eine Anämie, im Serum sind Albumin und Transferrin als Zeichen des Eiweißmangels vermindert. Die Funktion der Leber und Nieren kann eingeschränkt sein. Eine Immunschwäche wird an der Lymphopenie und verminderten Hautreaktion deutlich. Infektionen stellen eine häufige Todesursache dar.

Therapeutisch wird Kost mit normalem Energie- und Nährstoffgehalt zugeführt. Dies sollte schonend begonnen werden, Kleinkinder benötigen oft eine Sondenernährung. Hypothermie und Infektionen müssen behandelt werden, außerdem sollten Vitamine und Mineralstoffe gegeben werden.

Protein- und Energiemangelernährung stellt weltweit wahrscheinlich die häufigste Todesursache dar. Die Mortalität liegt in schweren Fällen bei 50-75 %, es besteht im Zusammenhang mit der physischen und geistigen Retardierung eine hohe Morbidität.

7.124

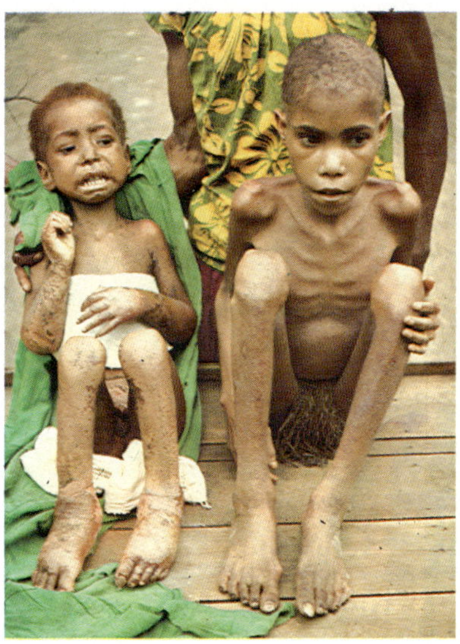

Abb. 7.124 Kwashiorkor und Marasmus bei einem Geschwisterpaar. Der jüngere Bruder (links) leidet an Kwashiorkor mit generalisierten Ödemen, blassem rötlich-gelben Haar und jämmerlichem Ausdruck. Das ältere Kind (rechts) hat Marasmus mit Abmagerung, dürren Armen und Beinen und apathischem Ausdruck.

7.125

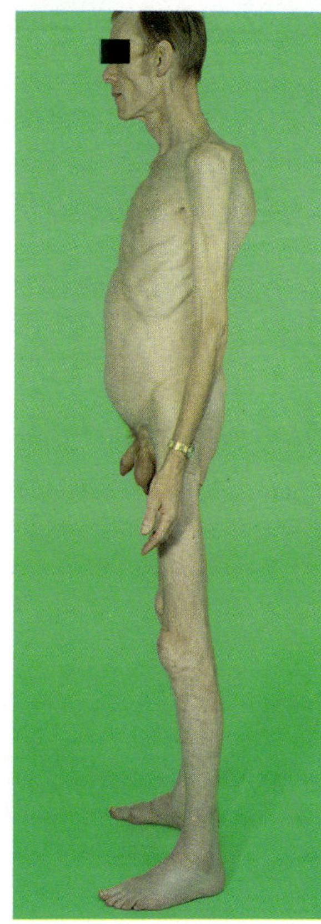

Abb. 7.125 Malnutrition, die sich in deutlichem Gewichtsverlust äußert. Die häufigste Ursache stellen Malignome, chronische Infektionen oder Malabsorptionssyndrome dar, selten kann es sich jedoch auch um eine nachlässige und inadäquate Ernährung handeln.

Anorexia nervosa und Bulimie

Anorexia nervosa kommt gewöhnlich bei weißen adoleszenten Mädchen vor. Freiwilliges Hungern führt zu schwerem Gewichtsverlust. Anamnestisch findet sich oft eine kindliche Adipositas, psychische Traumen, wie Hänseleien in der Schule, bedingen den intensiven Wunsch nach äußerlicher Veränderung, psychosexuelle Probleme spielen eine Rolle. Gewichtsverlust und Hunger werden oft geleugnet. Die Patienten versuchen mit allen Mitteln die Nahrungsaufnahme zu vermeiden, sie erbrechen heimlich, wenn sie zum Essen gezwungen worden sind. Klinische Hinweise:

- Beginn vor dem 25 Lebensjahr bei Frauen.
- Gewichtsverlust von mehr als 25 %, fehlendes Körperfett.
- Sekundäre Amenorrhoe.
- Lanugobehaarung des Körpers.
- Erhaltenes Brustdrüsengewebe
- Vergrößerte Ohrspeicheldrüse.
- Ödeme.
- Hypotonie und Bradykardie.

Die Gesichts- und Körpermerkmale sind vergleichbar, besitzten jedoch keinen diagnostischen Wert (**7.126, 7.127**).

Spezifische Labortests gibt es nicht, Anämie, Leukopenie und Hypalbuminämie kommen vor, ebenso eine gestörte Glukosetoleranz. Bei vielen Patienten finden sich endokrine Störungen, wie eine verminderte LH/FSH-Sekretion sowie reduziertem Cortisol- und Thyroxinspiegel.

Die Behandlung gestaltet sich schwierig, psychologische Führung ist wichtig.

Die Bulimie ist eine verwandte Störung, bei der übermäßiges Essen mit willkürlichem Erbrechen kombiniert ist.

7.126

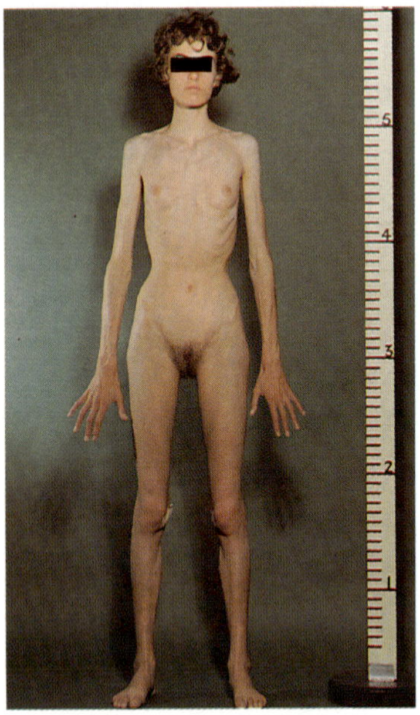

Abb. 7.126 Anorexia nervosa bei einer 20jährigen. Auffällig sind das geringe Gewicht und das erhaltene Brustgewebe. Am Rücken fand sich eine feine Lanugobehaarung, die Patientin hatte eine sekundäre Amenorrhoe. Der Blutdruck betrug 110/60 mmHg, der Puls 60/Minute.

7.127

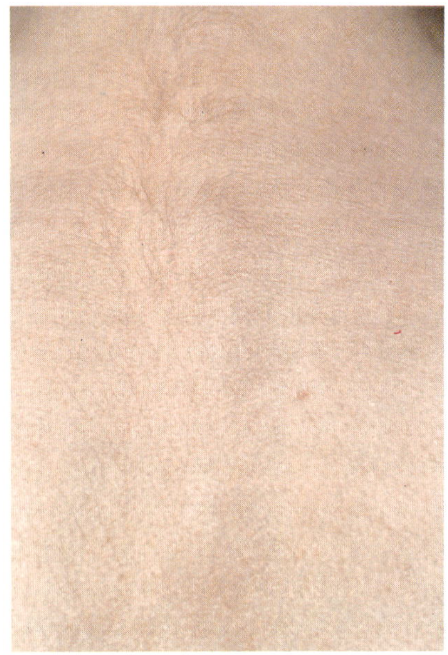

Abb. 7.127 Lanugobehaarung bei Anorexia nervosa. Zarte, weiche Härchen sind typisch für eine Anorexia nervosa, sie können aber auch bei Gesunden vorkommen.

Vitamine und Krankheiten

Vitamin A (Retinol)

Vitamin A kommt besonders in Milchprodukten (Milch, Butter, Käse), Eiern, Leber vor und ist als ß-Carotin, einer Vorstufe, vielen Nahrungsmitteln, besonders der Margarine, beigemischt. Eine normale Mischkost beinhaltet 750-1000 /ug pro Tag, eine ausreichende Menge, um die Leberspeicher aufzufüllen.

Vitamin A ist für die Funktion der meisten Zellen unentbehrlich, besonders jedoch für die Funktion der Retinazellen und hier wiederum der Stäbchen sowie für den Epithelzusammenhalt der Conjunctiva und der Haut. Ein alimentärer Mangel kommt weltweit vor, besonders bei Reis verzehrenden Populationen und bei einer Proteinmangelernährung. In westlichen Ländern findet man einen Vitamin A-Mangel im Zusammenhang mit einer Malabsorption, besonders nach Dünndarmresektionen.

Vitamin A-Mangel führt wegen der fehlenden Regeneration des Rhodopsins in den Stäbchen schnell zur Nachtblindheit. Veränderungen der Cornea und Conjunctiva sowie der Tränendrüsen verursachen eine von Trockenheit und Rauhigkeit mit Sensibilitätseinschränkungen verbundene Xerophthalmie. Bitot-Flecke sind flache, wächserne, weißliche Ansammlungen abgeschilferten Epithels der Bindehaut in der Nähe des Limbus corneae (**7.128**). Die Folge einer Vergrößerung der Erosion und Infektion mit der Möglichkeit eines Prolaps der Iris und Linse

(Keratomalazie) können Visusverlust und Erblindung sein.

Die gesamte Haut ist ebenfalls beteiligt, die Talgdrüsen werden mit Keratin verstopft und stellen ihre Funktion ein.

Diagnose wird klinisch gestellt, Plasmakonzentration des Vitamin A kann bestimmt werden, außerdem kann Visus bei verschiedenen Lichtintensitäten geprüft werden. Eine Fluoreszenzangiographie ist für die Diagnostik der Retinaveränderungen wertvoll.

Die Therapie besteht in der Gabe von Vitamin A. Dies bedarf oft der Gesundheitsaufklärung und Ernährungsumstellung innerhalb einer Bevölkerung. Die Patienten werden schnell auf die orale Vitamingabe ansprechen, liegt eine Malabsorption vor, sollte Vitamin A injiziert werden.

Eine Vitamin A-Intoxikation ist selten, sie macht sich akut mit Übelkeit, Erbrechen und Kopfschmerz als Resultat einer Erhöhung des intrakraniellen Drucks bemerkbar. Eine chronische Überdosierung führt zu einer schmerzhaften periostalen Proliferation, eine Hyperkalzämie kommt vor. Wird die übermäßige Zufuhr gestoppt, bilden sich die Veränderungen schnell zurück.

Eine exzessive Aufnahme ß-carotinhaltiger Nahrungsmittel (Karotten und -saft, dunkelgrüne Blattgemüse) kann zu verstärkter Hautpigmentierung führen (**7.129**).

7.128

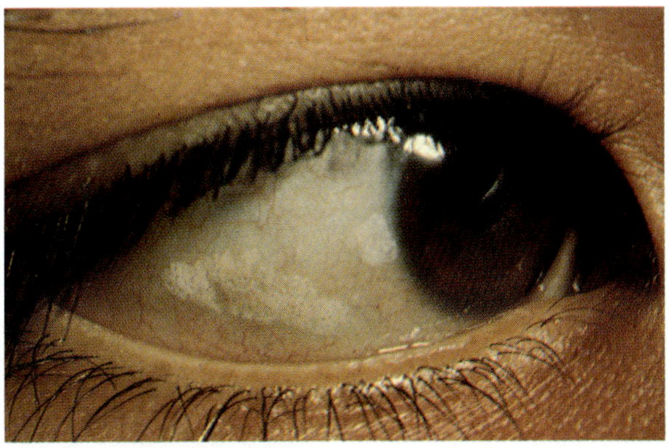

Abb. 7.128 Bitot-Flecke bei Vitamin A-Mangel. Sie können einzeln oder - wie hier - multipel vorkommen. Es handelt sich um abgeschilferte, keratinhaltige Epithelien und Lipide. Der Patient hat außerdem eine trockene Konjunktivitis (Xerophthalmie). Diese Kombination ist typisch für eine Unterernährung und kommt besonders bei Vitamin A-Mangel vor.

7.129

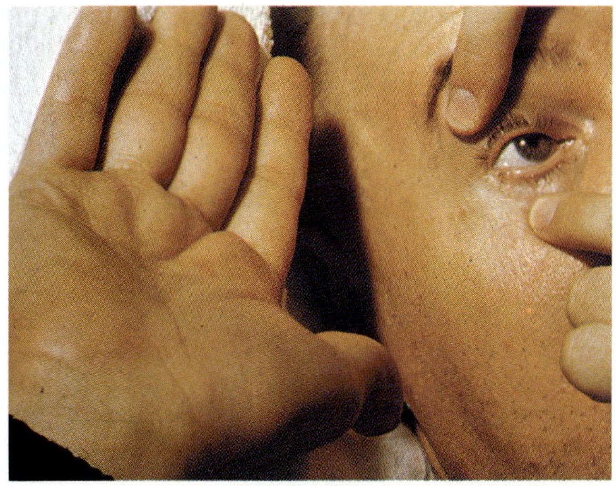

Abb. 7.129 Eine Carotinämie hat bei diesem Patienten zu einer orangefarbenen Hautpigmentierung geführt. Unterscheidung von einer Gelbsucht ist durch die Inspektion der Skleren, die weiß bleiben, möglich. Dieses seltene Bild ist Resultat übermäßigen Verzehrs von Karotten und anderen carotinhaltigen Lebensmitteln. Es ist harmlos und bildet sich bei Vermeidung der ursächlichen Ernährung zurück.

Niacin

Niacin ist Oberbegriff für Nikotinsäure und verwandte Verbindungen, die in der Nahrung weit verbreitet sind und im Körper aus Tryptophan synthetisiert werden können. Der tägliche Bedarf liegt bei 20 mg, bei einem alimentären Mangel können sich über Monate die Zeichen der Pellagra entwickeln. Pellagra findet man besonders bei Populationen, deren Hauptnahrung Mais darstellt. Dessen Proteine enthalten kein Tryptophan, Niacin liegt in nicht verwertbarer Form vor. Sie kommt auch bei chronischer Unterernährung, Eiweißmangel, Alkoholismus oder Malabsorptionssyndromen sowie bei seltenen genetischen Störungen vor. Isoniazidtherapie der Tuberkulose kann ebenfalls ursächlich sein.

Für die chronisch konsumierenden Erkrankung ist die Trias Dermatitis, Demenz und Diarrhoe typisch . Die Hautläsionen sind symmetrisch, oftmals, jedoch nicht immer, an sonnenexponierten Stellen (**7.130**). Die Demenz ist mit einer peripheren Neuropathie gekoppelt. Die Diarrhoe steht im Zusammenhang mit Schleimhautveränderungen, die sich auch als Glossitis, Proktitis und Kolpitis bermerkbar machen können.

Die Diagnose ist eine klinische, die Erkrankung spricht schnell auf eine Therapie mit Niacin oder Tryptophan an.

7.130

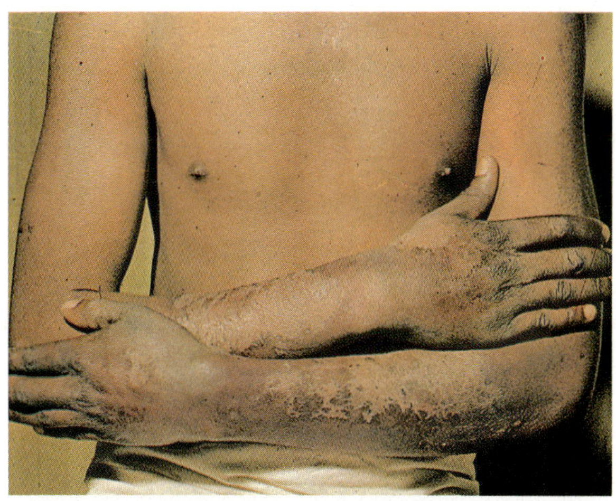

Abb. 7.130 Pellagra. Die Hautveränderungen beginnen mit einem Erythem, das brennt und juckt. Blasen bilden sich , die platzen. Später, wie hier gezeigt, wird Haut hart, rauh, rissig, schwärzlich und spröde, bei schwereren Formen auch großflächige Exfoliationen. Hier sind nur lichtexponierte Stellen betroffen, jedoch kann gesamte Körper einbezogen sein.

Thiamin

Thiamin ist in reichlichen Mengen in pflanzlichen und tierischen Nahrungsmitteln enthalten. Große Vitaminverluste können durch Zubereitung entstehen (Mahlen von Reis, Temperaturen über 100 °C). Aufnahme und Verstoffwechselung kann durch zahlreiche Faktoren, wie Schwangerschaft, Alkoholismus und gleichzeitige Diarrhoe beeinträchtigt sein. Der Körper besitzt so gut wie keine Speicher, ein Nahrungsgehalt von unter 1 mg/d macht sich schnell bemerkbar. Es können 2 Mangel-Syndrome resultieren:

- Die feuchte Beriberi ist durch eine periphere Vasodilatation mir hyperkinetischem Herzsyndrom, Herzinsuffiziens, Flüssigkeitsretention mit Ödemen der Beine, Aszites, Hepatomegalie und pulmonaler Stauung (**7.131**) gekennzeichnet. Eine häufige Begleiterscheinung ist die periphere Neuropathie.
- Trockene Beriberi manifistiert sich als periphere Neuropathie mit symmetrischem Sensibilitätsverlust sowie motorischen Ausfällen (**7.132**), Encephalopathie mit Hirnnervenlähmungen, Ataxie, Verwirrung, Koma und Tod. Wernicke-Korsakoff-Syndrom bei Alkoholikern ist häufig mit Thiaminmangel verbunden, es besteht in retrograder Amnesie, Verwirrtheitszuständen und anderen Symptomen der trockenen Beriberi.

Diagnose wird meist klinisch gestellt, wenn genügend Verdachtsmomente bestehen (Alkoholismus, Ernährungsfehler, Hunger). In spezialisierten Labors können Tests vorgenommen werden, wie z.B. Thiamin-Spiegel, Pyruvat, Laktat, Erythrozytentransketolase. Krankheitsbild kann sehr schnell auf die Zufuhr von Thiamin mit Rückbildung der Herzinsuffiziens, spontaner Diurese und Verbesserung der neurologischen Probleme reagieren, die neurologischen Ausfälle sind nur bei 50 % der Patienten voll reversibel.

7.131

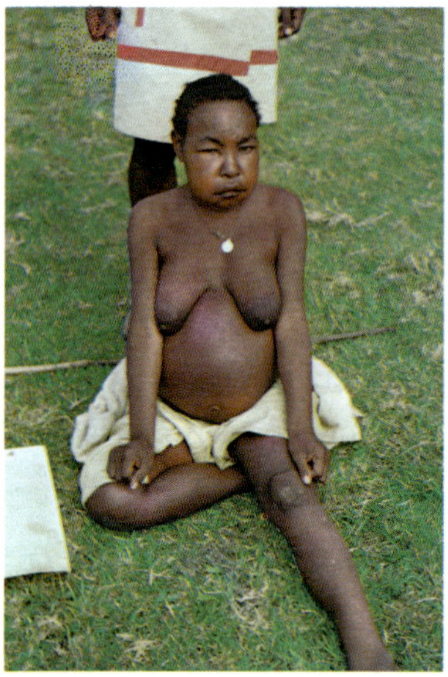

Abb. 7.131 Feuchte Beriberi. Diese Patientin hat generalisierte Ödeme, eine pulmonale Stauung infolge einer Linksherzinsuffizienz und eine periphere Neuropathie.

7.132

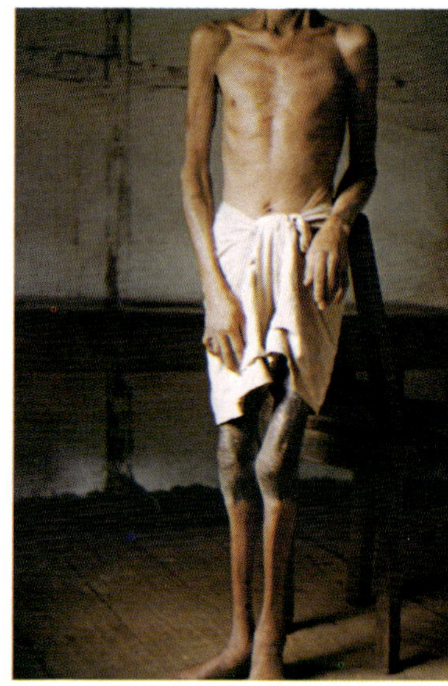

Abb. 7.132 Trockene Beriberi. Dieser Patient leidet an chronischer Polyneuritis mit Fallhand und Spitzfuß. Außerdem kommen folgende Zeichen vor: Abgeschwächte Sehnenreflexe; Ausfall der Tiefensensibilität und des Vibrationsempfindens; weiche Wadenmuskulatur; Anästhesie der Haut, besonders über der Wade; Parästhesien der Arme und Beine; motorische Schwäche.

Riboflavin

7.133

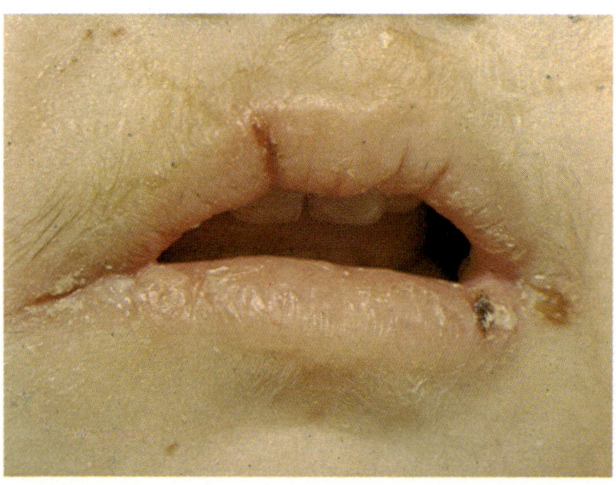

Riboflavin findet sich in pflanzlicher Kost und in Fleisch. Der tägliche Bedarf liegt bei 1,5 mg, Defizite sind oft mit anderen Vitamin- und Mineraldefiziten verbunden. Die klinischen Zeichen bestehen in Schleimhautveränderungen, die als oro-oculo-genitales Syndrom bezeichnet werden. Im Mund finden sich Glossitis, Rhagaden (**7.133**), Stomatitis und Ödeme der Mund- und Pharynxschleimhaut. Außerdem kann eine Knochenmarkdepression mit normochromer, normozytärer Anämie vorkommen sowie eine ausgeprägte seborrhoische Dermatitis, die Skrotum und Damm mit einbezieht.

Abb. 7.133 Mundwinkelrhagaden sind ein Symptom des Riboflavinmangels, es handelt sich um vertikale Fissuren, die später von Rötung, Schwellung und Ulcerationen der Lippen gefolgt werden. Bei vielen Patienten findet man außerdem eine ausgeprägte seborrhoische Dermatitis, die Skrotum und Damm einbezieht.

Pyridoxin (Vitamin B6)

Pyridoxin und verwandte Vitamin B6-Moleküle sind in der Nahrung weit verbreitet (Fleisch, Gemüse, Körner), der Bedarf liegt bei 2 mg/d. Ein Mangel ist selten, kann aber als Teil einer Malabsorption oder beim chronischen Alkoholismus vorkommen. Die heute häufigste Form ist iatrogen durch Penicillamin, Cycloserin oder Isoniazid bedingt.

Klinisch findet sich eine seborrhoische Dermatitis und eine Glossitis (**9.35**). Durch die Bestimmung der Tryptophanmetabolite kann die Diagnose gestellt werden, die Symptome sprechen schnell auf die Gabe von Pyridoxin an.

Außerdem sind eine Reihe pyridoxinabhängiger Störungen beschrieben worden, wie eine genetisch bedingte Neigung zur Epilepsie und Hirnschäden, chronische Anämie mit Ringsideroblastenbildung, Cysteinurie und Xanthinurie.

Biotin

Ein Biotinmangel ist äußerst selten, und findet sich nur bei extremer Ernährung. Es kommt zur Dermatitis, Erschöpfung, Depression und Schleimhautveränderungen des Mundes und Darmes.

Vitamin E

Ein Vitamin-E-Mangel ist bei Menschen selten, kann aber bei Hämolyse vorkommen. Neuere Arbeiten weisen auch darauf hin, daß Vitamin E eine Rolle als Antioxidans spielt, was bei der Langzeitprophylaxe der Atherosklerose von Nutzen sein könnte.

Andere Vitamine

Andere mit einem Vitaminmangel oder -überschuß zusammenhängende Krankheiten sind an änderer Stelle berücksichtigt:

- Folsäure: S. 368, 427.
- Vitamin B12: S. 368, 427.
- Vitamin C: **8.19**, S. 459.
- Vitamin D: S. 153, 368.
- Vitamin K: **9.14**, S. 368, 462.

Spurenelemente in der Ernährung

Für die Gesunderhaltung sind eine Vielzahl von anorganischen Ionen essentiell. Hierzu zählen Eisen, Jod, Kupfer, Zink, Cobalt, Selen, Chom und Zinn. Eisen- und Jodmangel werden auf den Seiten 424 und 323 behandelt. Klinische Syndrome des Kupfer- und Zinkmangels sind ebenfalls beschrieben worden.

Alimentärer Zinkmangel kann zu einer Verzögerung des Wachstums und der sexuellen Reifung, hyperkeratotischer Dermatitis, Haarausfall und Anämie führen.

Die Acrodermatitis enteropathica ist eine erbliche Störung der Zinkabsorption, die mit Wachstumsverzögerung, chronischer Diarrhoe, Gewichtsverlust, Dermatitis und perianalen Ulcera, die oft durch Candida-Infektionen bedingt sind, einhergeht. Sie spricht gut auf die Zinktherapie an.

Ein alimentärer Kupfermangel ist selten und meist mit anderen Mangelzuständen verknüpft, besonders Protein- und Vitaminmangel. Die häufigsten Symptome sind eine Anämie und Leukopenie, die auf eine normale Kupferzufuhr ansprechen. Die Menkessche Haardystrophie basiert auf einer extrem seltenen Störung der Kupferabsorption. Die Degenerationen von ZNS und Arterien sind tödlich.

7.11 Erbliche Stoffwechselerkrankungen

Porphyrien

Die Porphyrien stellen eine heterogene Gruppe angeborener Stoffwechselstörungen dar, bei denen es zu einem vermehrten Anfall von Intermediärprodukten der Hämsynthese (Porphyrine) kommt. Ihre Einteilung ist in **Tabelle 7.9** zusammengefaßt.

349

Tabelle 7.9 Einteilung der Porphyrien.

	Hepatisch	*Erythropoetisch*
Akut:	Akute intermittierende Porphyrie Porphyria variegata Hereditäre Koproporphyrie	
Nicht akut:	Porphyria cutanea tarda	Porphyria congenita Erythropoetische Protoporphyrie

Akute intermittierende Porphyrie

Akute intermittierende Porphyrie ist eine autosomal dominant vererbte Erkrankung und manifestiert sich im frühen Erwachsenenalter mit Fieber, Abdominalkoliken und Erbrechen, das oft als akutes Abdomen verkannt wird. Es handelt sich aber um eine autonome Neuropathie. Außerdem kann das Bild einer akuten peripheren Neuropathie mit Paresen und Sensibilitätsausfällen, oft kombiniert mit Depressionen und Angst bestehen. Diagnose wird meist spät gestellt, Symptome als „hysterisch" abgetan. Der Schlüssel liegt in einer positiven Familienanamnese und Urinuntersuchung. Urin nimmt unter Lichteinwirkung dunkelrote Farbe an. Akute Schübe können durch Alkohol oder Medikamente, wie Antikonvulsiva oder orale Kontrazeptiva ausgelöst werden. Sie sind mit Erhöhung von Herzfrequenz und Blutdruck verbunden. Zwischen den Schüben kann die Erkrankung symptomfrei verlaufen.

Während akuter Schübe kann eine polymorphkernige Leukozytose bestehen, die als Infektionszeichen fehlgedeutet werden kann. Außerdem können eine Hyponatriämie und -magnesiämie sowie Urämie auftreten. Die Diagnose gelingt durch den Nachweis von Porphobilinogen im Urin: Unter Lichteinwirkung dunkelt der Urin durch Bildung von Uroporphyrin und Porphobilin nach, Ehrlich-Aldehydprobe ist positiv (Fluoreszenz in UV-Licht).

Die Therapie ist unspezifisch, auslösende Medikamente müssen vermieden werden.

Porphyria variegata

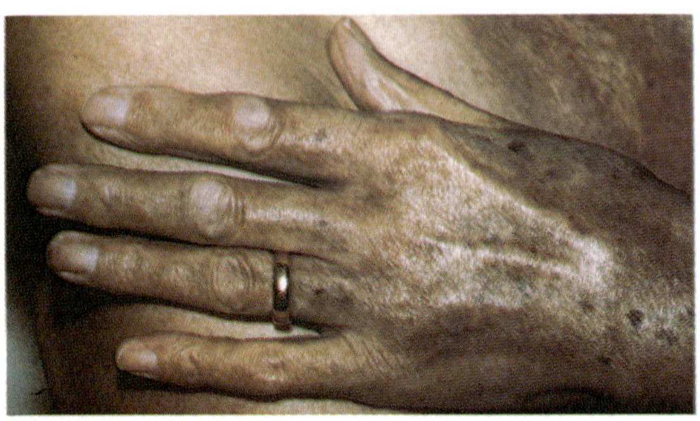

7.134

Abb. 7.134 Porphyria variegata. Man beachte die generalisierte Pigmentierung der Haut mit atrophischen und narbigen Arealen. Blasenbildung und Hypertrichosis sind ebenfalls häufig, ebenso eine Photosensibilität.

Die Porphyria variegata vereint die Symptome der akuten intermittierenden Porphyrie mit einer Lichtempfindlichkeit und Verletzlichkeit der Haut. Sie ist autosomal dominant erblich. Die Klinik ist der akuten intermittierenden Porphyrie ähnlich, zusätzlich finden sich eine Pigmentierung der Haut mit Blasenbildung, Ulcerationen, Atrophie und Hypertrichosis (**7.134**). Die Diagnose gelingt durch den Nachweis einer ständig erhöhten Protoporphyrinkonzentration im Urin und einen positiven Porphobilinogentest während akuter Phasen. Für die Therapie sind die Vermeidung direkter Sonneneinstrahlung und eine adäquate Kleidung wichtig.

Porphyria cutanea tarda

Es handelt sich um die häufigste Form der Porphyrien, sie ist durch chronische Hautläsionen und einen Leberschaden gekennzeichnet, häufig kombiniert mit Alkoholismus und manchmal mit hepatischer Siderose. Klinische Zeichen sind denen der chronischen Porphyria cutanea tarda ähnlich (**7.135**). Patienten erkranken häufiger an Diabetes mellitus, außerdem besteht eine Beziehung zu den Autoimmunkrankheiten. Da die Erkrankung durch einen hereditären Mangel an Uroporphyrinogen-Decarboxylase bedingt ist, wird Uroporphyrin vermehrt mit dem Harn ausgeschieden, der pink oder braun gefärbt ist.

Ein ähnliches klinisches Bild kann man bei einer Reihe von Vergiftungen mit polychlorierten Kohlenwasserstoffen sowie bei primären und sekundären Leberneoplasien finden.

7.135

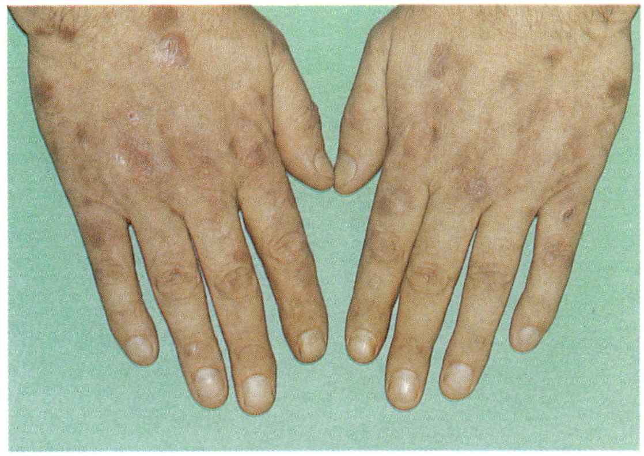

Abb. 7.135 Porphyria cutanea tarda. Photosensibilisierung führt zu Blasenbildung und pigmentierten Narben.

Porphyria erythropoetica

Es handelt sich um eine sehr seltene autosomal rezessiv vererbte Störung des Porphyrinstoffwechsels mit Lichtdermatose ohne Blasen-oder Narbenbildung und Pigmentierung. Vereinzelt können sich eine Leberzirrhose, Splenomegalie, Anämie oder Gallensteine entwickeln. Charakteristischer Befund ist die rote Färbung der Zähne (Erythrodontie, **7.136**). Biochemisch besteht ein Defekt der Ferrochelatase, die die Eisenaufnahme in das Protoporphyrin regelt. Es resultiert eine Gewebsspeicherung von Protoporphyrin, besonders in der Leber, Milz und den erythropoetischen Zellen. Die Diagnose läßt sich durch Nachweis der roten Fluorezenz der Erythrozyten im Ausstrich stellen.

7.136

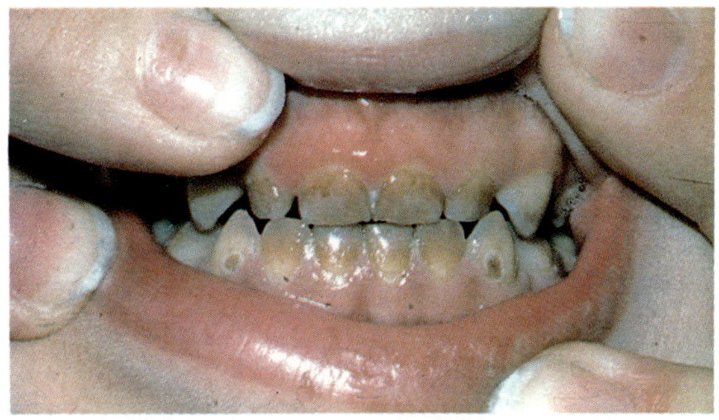

Abb. 7.136 Porphyria erythropoetica mit Erythrodontie – einer roten Färbung der Zähne. Exzessive Protoporphyrinablagerungen führt ebenfalls zur Beteiligung von Haut, Leber, Gallenwegen und Blut.

Störungen des Aminosäurestoffwechsels

Phenylketonurie

Dieses autosomal rezessiv erbliche Defizit an Phenylalanin-Hydroxylase, die für Umwandlung von Phenylalanin zu Tyrosin verantwortlich ist, führt zur Speicherung von Phenylalanin und seiner Metabolite im Blut und in Geweben, die wiederum eine zunehmende geistige Retardierung und Epilepsie bedingt. Patienten haben helle, dünne Haare und ein Ekzem. Ein Screening in der Neonatalperiode (Guthrie-Test) hilft, die Erkrankung frühzeitig zu erkennen und einer diätetischen Behandlung zuzuführen.

Homocysteinurie

Bei der autosomal rezessiv erblichen Erkrankung handelt es sich letztlich um einen Defekt dreier Enzyme, der zu einem vermehrten Anfall von Homocystein führt. Daraus resultieren eine zunehmende geistige Retardierung, Epilepsie, Subluxation der Linse (**7.137**), Arachnodaktylie und eine Neigung zu arteriellen und venösen Thrombosen.

7.137

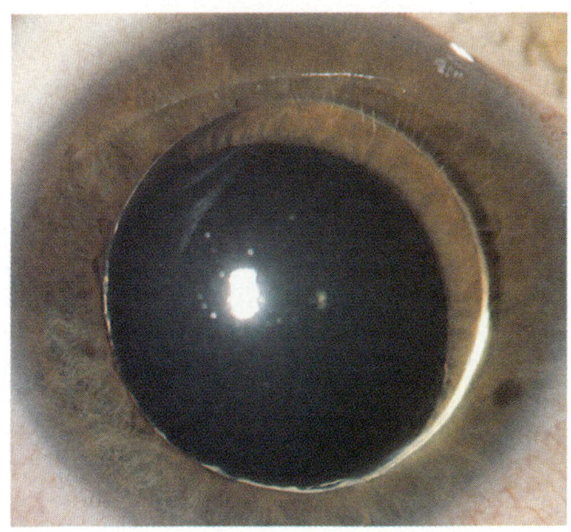

Abb. 7.137 Subluxation der Linse - häufiges Zeichen bei Homocysteinurie. Ein ähnlicher Befund kommt beim Marfan-Syndrom vor, bei dem die Linse meist in kranialer Richtung luxiert, während sie hier gewöhnlich einen kaudalen Weg nimmt. Im dargestellten Fall ist die Linse komplett nach vorn disloziert.

Cystinurie

7.138

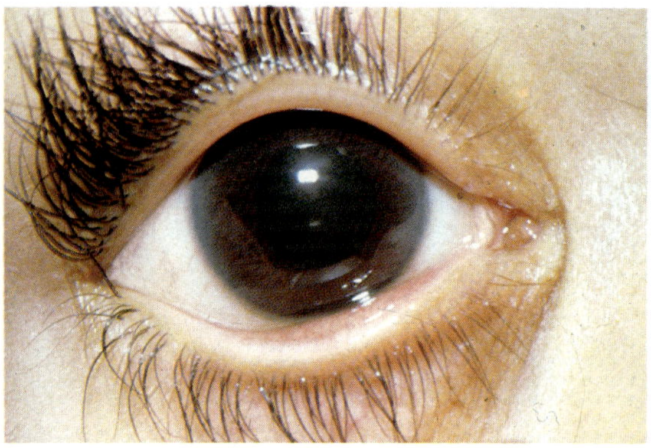

Bei dieser autosomal rezessiv erblichen Erkrankung kommt es zu einer Akkumulation von Cystin in den Geweben, besonders betroffen sind Cornea, Knochenmark, Leber, Milz und Nieren. Die daraus resultierenden Symptome betreffen im Kindesalter vor allem die Niere mit einer Nierenisuffizienz (Fanconi-Syndrom), während bei Erwachsenen die Cornea im Vordergrund steht (**7.138**). Es gibt Zwischenformen. Die Diagnose wird anhand der typischen Cystinablagerungen im Biopsiematerial bzw. in der Cornea (Spaltlicht) gestellt.

Abb. 7.138 Ablagerungen von Cystin in der Cornea eines Erwachsenen bei Cystinurie. Der adulte Typ dieser Erkrankung ist vergleichsweise benigne, obwohl sich auch intrazelluläre Ablagerungen in den reticuloendothelialen Zellen finden.

Lysosomale Speicherkrankheiten

Defizite an lysosomalen Enzymen können zu einer Anhäufung von Substraten oder anormalen Metaboliten im Gewebe führen. Bisher sind 30 verschiedene Enzymdefizite beschrieben worden, die verschiedene klinische Syndrome bedingen, an dieser Stelle werden lediglich die wichtigsten berücksichtigt.

Lipoidosen

Beim **M. Gaucher** liegt ein autosomal rezessiv erblicher Mangel an Glycosylceramidase vor, der zu einer Speicherung von Cerebrosiden führt. Die Erkrankung kommt hauptsächlich bei „Ashkenazi"-Juden vor und macht sich durch eine Vielzahl von Symptomen bemerkbar. Bei Kindern findet man vorwiegend eine Hepatosplenomegalie (**7.139**) und neurologische Beteiligung (Epilepsie, Retardierung), während bei Erwachsenen der Befall von Leber, Milz, Knochenmark, Skelett, Lungen und Augen (**7.140**) vorherrscht. Die Diagnose läßt sich anhand der klassischen Gaucher-Zellen bioptisch stellen (Knochenmarks- oder Milzpunktion). Es gibt keine Therapie.

Der **Niemann-Pick-Erkrankung** liegt ein autosomal rezessiv erblicher Mangel an Sphingomyelinase zugrunde, der zu einer Speicherung von Sphingomyelin in den Geweben, besonders ZNS, Leber, Milz und Knochenmark, führt. Die klinischen Erscheinungen variieren in Abhängigkeit vom Subtyp der Erkrankung. Bei Kindern findet man vorwiegend geistige Retardierung und Hepatosplenomegalie, beim Typ A fällt oft ein cherryroter Fleck der Retina (**7.141**) auf. Die Diagnose wird anhand der typischen lipidbeladenen ozeanblauen Histiozyten in Bioptaten gestellt. Erwachsene mit einem Typ E haben eine Hepatosplenomegalie ohne neurologische Symptome.

7.139

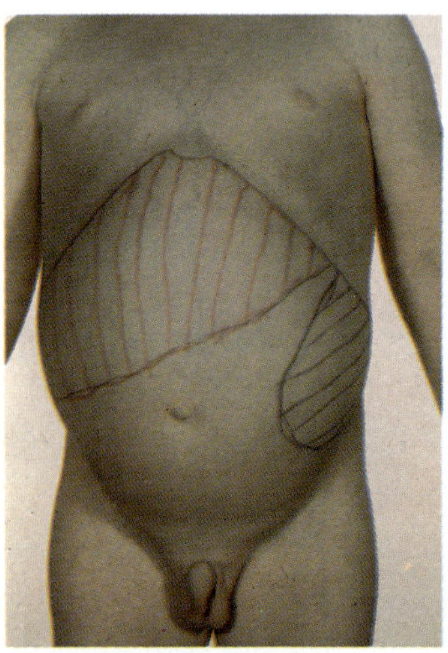

Abb. 7.139 M. Gaucher mit Hepatosplenomegalie, wie er in allen Altersstufen vorkommt. In diesem Falle des juvenilen Erkrankungstyps haben die stark vergrößerte Leber und Milz zu Konturveränderungen des Körpers geführt.

7.140

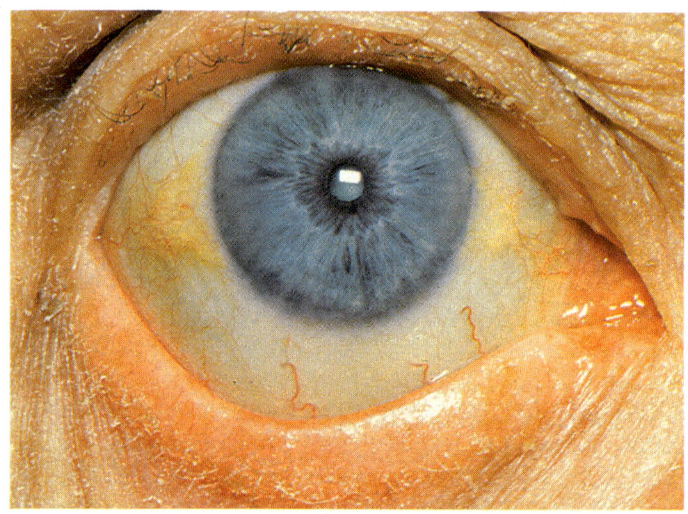

Abb. 7.140 Konjunktivaveränderungen findet man häufig bei Erwachsenen mit einem M. Gaucher, sie können aber auch bei Gesunden vorkommen. Es handelt sich um kleine degenerativ veränderte Areale. Obwohl manchmal auffällig, bedürfen sie keiner Behandlung. Im Gegensatz zu Pterygien greifen sie nicht auf die Cornea über.

Der M. Tay-Sachs (infantile amaurotische Idiotie) ist eine autosomal rezessiv erbliche Störung mit einem Mangel an Hexoseaminidase A und B, bei der es zu einer Anhäufung von GM 2-Gangliosiden im Gehirn und den peripheren Nerven kommt, die zu geistigem Verfall und Epilepsie führt. Gewöhnlich findet sich im Maculabereich der Retina ein kirschroter Fleck (**7.141**). Eine pränatale Diagnostik ist möglich.

Dem **M. Fabry** liegt ein X-gebundener Mangel an Alpha-Galaktosidase A zugrunde, wodurch es zu einer Anhäufung von Dreifachzuckern im Körper kommt. Die typischen Zeichen umfassen punktuelle angiomatöse Hautveränderungen, Dystrophien der Cornea, progressives Nierenversagen sowie eine Neigung zu arteriellen Thrombosen. Außerdem können geistige Retardierung, Epilepsie und periphere Neuropathie vorkommen.

7.141

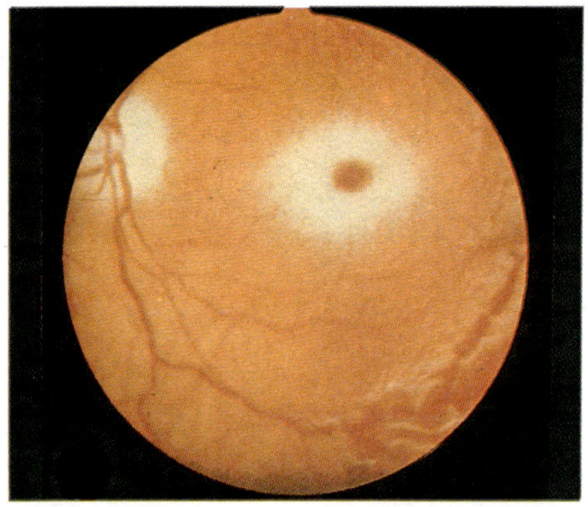

Abb. 7.141 Der cherryrote Fleck im Bereich der Macula ist typisch für den M. Niemann-Pick (Typ A) sowie für den M. Tay-Sachs.

Mucopolysaccharidosen

In dieser Erkrankungsgruppe gibt es 7 verschiedene metabolische Störungen mit ähnlichen Symptomen.

Beim Hurler-Syndrom liegt ein autosomal rezesiver Defekt des Kohlenhydratabbaus vor, mit Speicherung von Glucosaminoglycanen (Chondroitin, Heparansulfat) im Subkutangewebe, Knochen, Hirn und in der Leber, die zu den typischen psychischen und physischen Ausfällen führt. Plumpe Gesichtszüge (**7.142**), Hepatosplenomegalie, Hornhauttrübungen sowie multiple Knochendeformitäten mit Wachstumsverzögerung ergeben den charakteristischen Habitus, der mit Schwachsinn einhergeht.

7.142

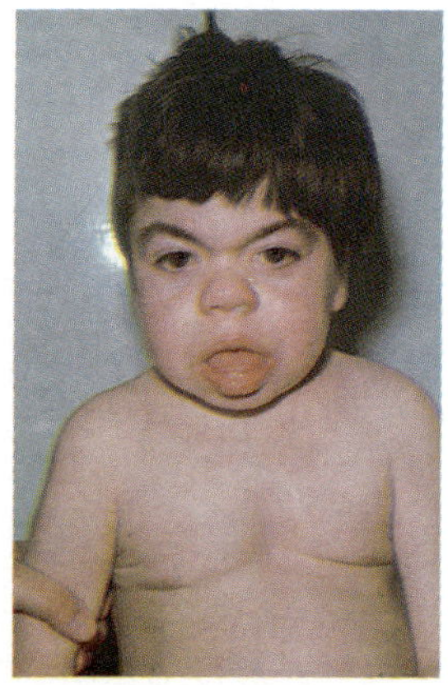

Abb. 7.142 Hurler-Syndrom. Die typischen Gesichtszüge mit prominenten Supraorbitalrändern, dicken Augenbrauen, eingesunkener Nasenwurzel mit breiter Nase, dicken Lippen, langer, vorstehender Zunge und spärlichem Haarwuchs können in schweren Fällen das Bild eines „Wasserspeiers“ ergeben. Patienten mit anderen Mucopolysaccharidosen haben eine sehr ähnliche Erscheinung.

Laurence-Moon-Biedl-Bardet-Syndrom

Es handelt sich um eine autosomal rezessive Stoffwechselstörung mit Schwachsinn, Polydaktylie (**7.143**), Retinitis pigmentosa, Hypogonadismus und Adipositas.

7.143

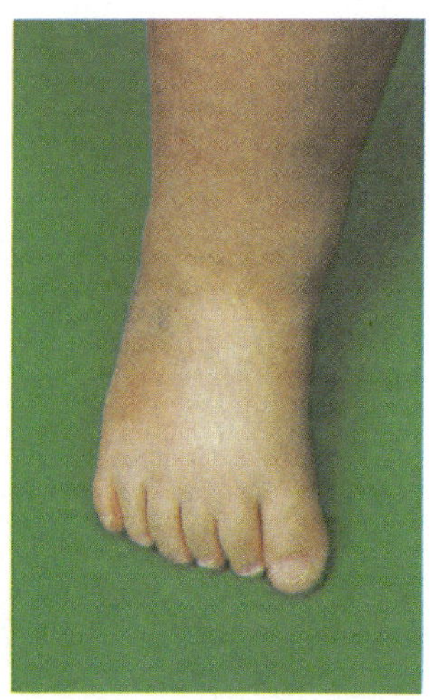

Abb. 7.143 Polydaktylie ist ein Symptom des Laurence-Moon-Biedl-Bardet-Syndroms, sie kann aber auch bei vielen anderen angeborenen Störungen oder isoliert auftreten.

7.144

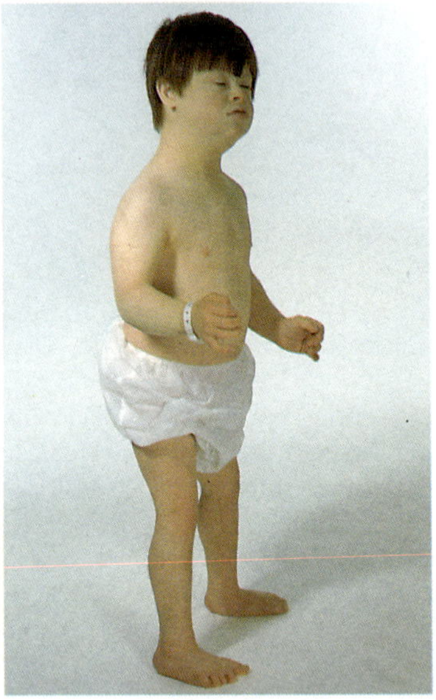

Abb. 7.144 Down-Syndrom bei einem Kind. Das Kind ist typisch gedrungen und hat einen eher kleinen Kopf mit kleiner Nase und Ohren. Man beachte die Fehlstellung beider fünfter Finger (Klinodaktylie).

Schulen für geistig Behinderte werden bis zu einem Drittel von Down-Patienten frequentiert. Der Behinderungsgrad reicht von leicht bis schwer. Die körperlichen Symptome sind typisch, man findet einen kleinen Kopf mit flachem Hinterhaupt, schräge Lidachsen, Epikanthus, eine kleine Nase mit flacher Nasenwurzel und kleine Ohren (**7.144-7.146**). In der Iris kommen kleine grauweiße Depigmentierungsherde (Brushfield-Spots, **7.147**) vor, der Mund steht meist offen, wobei die Zunge heraushängt. Die Hände sind plump mit lediglich einer Querfurche (**7.148**) und Klinodaktylie (**7.144**). Erwachsene sind eher klein und zeigen eine Neigung zu Leukämien.

Da solche Kinder häufiger von älteren Müttern (über 35 Jahre) geboren werden, ist es wichtig, diesem Personenkreis die Amniozentese als Möglichkeit einer pränatalen Diagnose der Trisomie oder Translokation des Chromosoms 21 anzubieten.

7.145

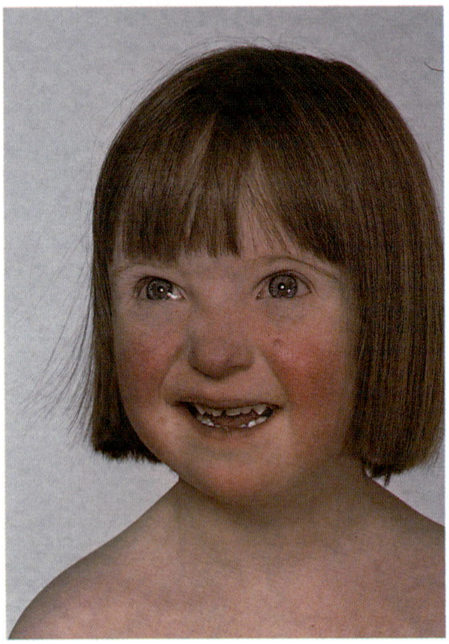

Abb. 7.145 Das Down-Syndrom ist oft mit angeborenen Herzfehlern kombiniert, wie bei diesem Mädchen, die eine Fallotsche Tetralogie hat (*siehe* S. 240). Ihr Gesicht zeigt die typischen Zeichen des M. Down mit Epikanthus, kleiner Nase und flacher Nasenwurzel. Außerdem hat sie einen breiten Nacken. Der Herzfehler führte zu einer zunehmenden Zyanose.

7.146

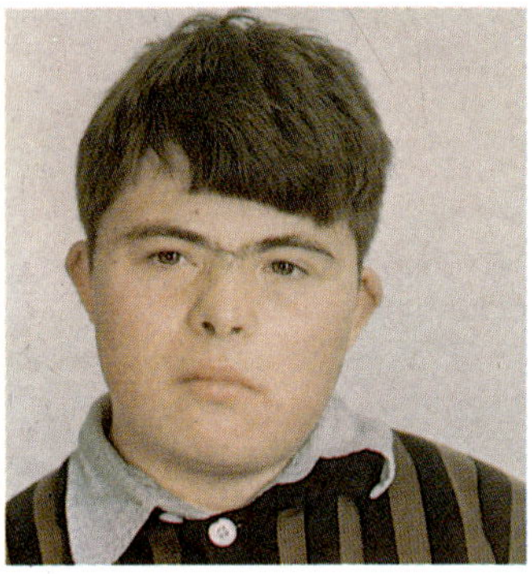

Abb. 7.146 Down-Syndrom bei einem jungen Erwachsenen mit typischen Gesichtszügen. Auffällig sind der Epikanthus sowie die kleine Nase und kleinen Ohren.

7.147

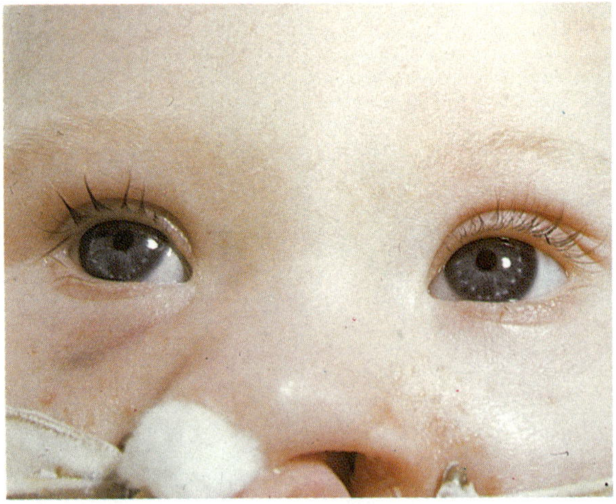

Abb. 7.147 Typische Flecken der Iris beim Down-Syndrom (Brushfield-Spots). Es handelt sich um kleine weißliche Depigmentierungsherde.

7.148

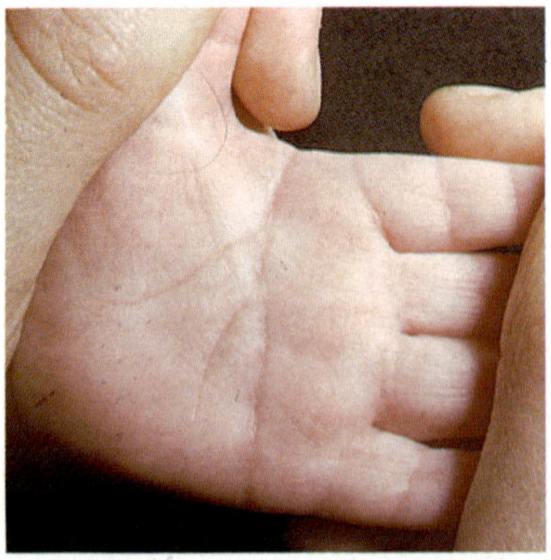

Abb. 7.148 Die einzelne palmare Furche ist ein klassisches Zeichen beim Down-Syndrom, es kann jedoch auch bei anderen Chromosomenaberrationen sowie als Normvariante auftreten. Es besitzt nur in Kombination mit anderen Symptomen des Down-Syndroms diagnostischen Wert.

8. Krankheiten des Verdauungstraktes

8.1 Anamnese und Untersuchung

Bei Patienten mit gastrointestinalen Erkrankungen findet man eine Vielzahl von Symptomen (**Tabelle 8.1**). Diese können auf spezifische Erkrankung hindeuten, häufig leiden Patienten jedoch an alimentären Störungen, ohne spezifische Symptome zu zeigen, so daß die Aufmerksamkeit des Klinikers gefordert ist.

Ganzkörperuntersuchung ist besonders wichtig. Muskelatrophien sind ebenso ein Hinweis auf eine Malnutrition, wie ein starker Abbau der Fettdepots (**4.1, 7.125, 8.1**). Blasse Schleimhäute findet man bei Anämie (S. 424 und **8.2, 10.2, 10.3**), Hohlnagelbildung bei Eisenmangel (**2.89, 10.4, 10.19**). Trommelschlägelfinger kommen bei Malabsorption, Dünndarmerkrankungen und Zirrhose vor (**2.90, 2.91**). Bei chronischen Lebererkrankungen kann man außerdem ein Palmarerythem, Ikterus, spider naevi, Aszites und bei Männern eine Gynäkomastie und Hodenatrophie beobachten (*siehe* S. 386). Entzündliche Darmerkrankungen sind oft von Hauteffloreszenzen, wie Erythema nodosum (**1.123, 2.40**), begleitet, diese Patienten leiden außerdem oftmals an Arthritiden. Bei der Inspektion des Mundes und der Zunge können eine Candidiasis (**1.28, 169, 1.170**) oder die mit Darmerkrankungen assoziierten Aphten (8.3) sichtbar werden.

Inspektion der regionalen Lymphknoten ist ebenfalls wichtig. Beim Magenkarzinom kann die sog. Virchow-Drüse im linken Supraklavikularwinkel tastbar sein (**8.4**), die hinteren Halslymphknoten können beim Pharynxkarzinom beteiligt sein. Die generalisierte Lymphknotenschwellung ist ein Symptom des M. Whipple. Bei der Palpation des Abdomens sollte auf eine

Tabelle 8.1 Häufige gastrointestinale Symptome.

Herzschmerzen
Thoraxschmerz
Dysphagie
Anorexie
Bauchschmerzen
Erbrechen
Obstipation
Durchfall
Gastrointestinale Blutungen
Anämie
Malabsorption, Gewichtsverlust
Ikterus
Aszites

.1

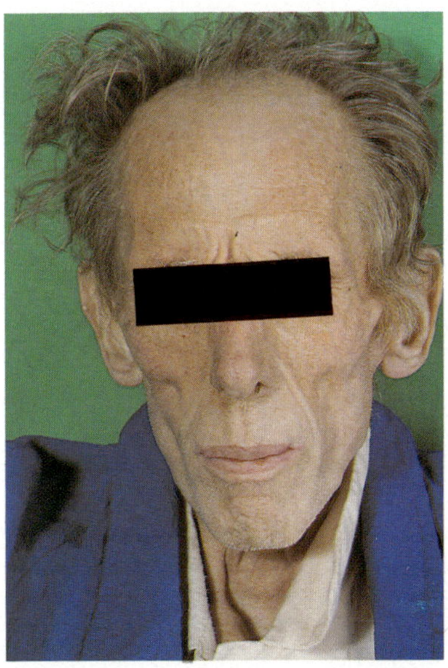

Abb. 8.1 Malnutrition infolge eines Magenkarzinoms bei einem 61jährigen (siehe 8.43). Die bukkalen Fettkörper sind aufgebraucht, die Lippen blaß - vermutlich wegen einer Eisenmangelanämie.

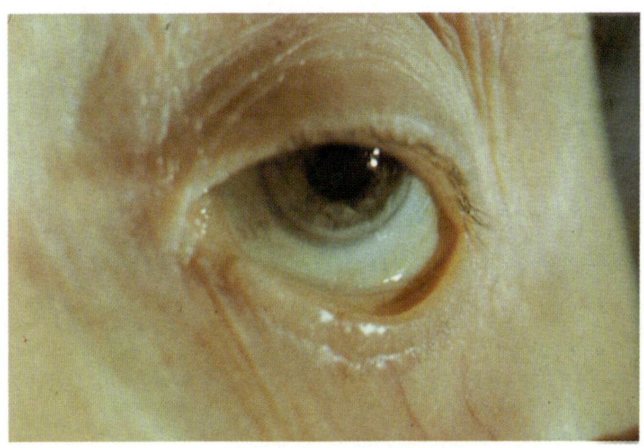

8.2

Abb. 8.2 Blasse Conjunctiven sind ein Hinweis auf eine schwere Anämie-in diesem Falle handelt es sich um eine chronische gastrointestinale Blutung.

vergrößerte Milz geachtet werden.

Leber kann klein oder höckerig sein (*siehe* S. 386). Aszites (**8.5, 9.12**) bedeutet meist Zirrhose oder eine maligne Erkrankung. Abdominale Massen weisen auf Kolon- oder anderen Krebs, Darmentzündung wie Morbus Crohn oder Divertikulitis hin.

Wichtig ist die rektale Untersuchung. Marisken kennzeichnen thrombosierte Hämorrhoiden. Bei Morbus Crohn können sie auf Analfisteln hinweisen (**8.6, 8.7**). Perianale Condylomata (**8.8**), besonders häufig bei homosexuellen Männern, werden oft mit Analkarzinomen verwechselt.

8.3

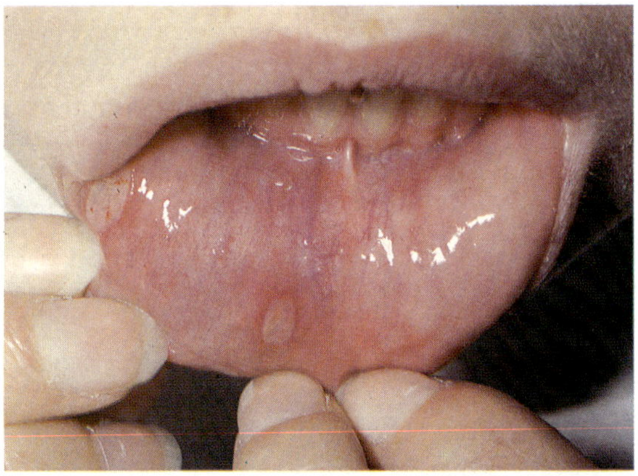

Abb. 8.3 Aphthöse Ulzera erscheinen meist isoliert, können aber auf eine zugrundeliegende Intestinalerkrankung wie gluteninduzierte Enteropathie oder eine entzündliche Darmerkrankung hinweisen.

8.4

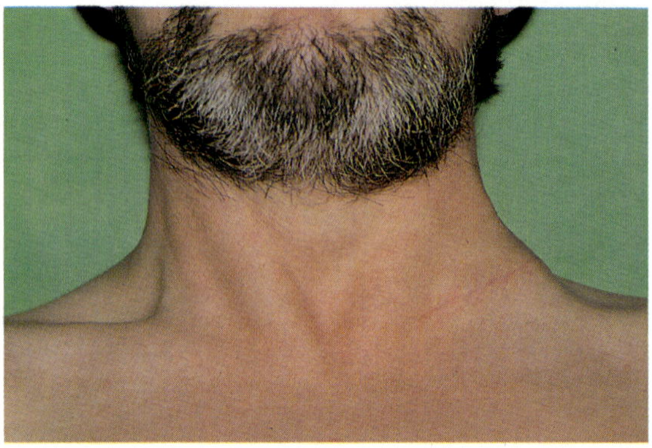

Abb. 8.4 Linksseitige supraklavikuläre Lymphadenopathie kann durch lymphatische Ausbreitung von Magen- oder Pankreasmalignomen über den Ductus thoracicus entstehen. Das kann erstes Anzeichen einer malignen Erkrankung sein. Einen Monat vor dieser Aufnahme wurde eine Biopsie durchgeführt, die Knoten sind seither wieder gewachsen. Adenokarzinomzellen wurden histologisch nachgewiesen. Primärtumor war ein Magenkarzinom.

8.

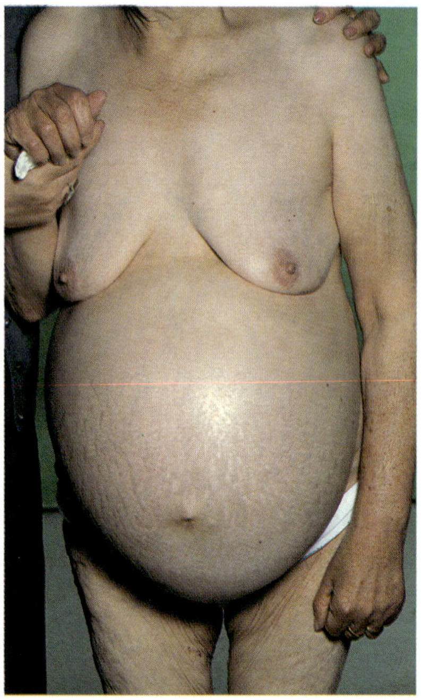

Abb. 8.5 Ausgeprägter Aszites bei einer 68jährigen Frau ohne weitere Symptome bei Vorstellung. Man beachte die Entwicklung der Dehnungsnarben und die Ausstülpung des Nabels. Diese Patientin litt unter einem inoperablen Leiomyosarkom, doch kann das gleiche klinische Erscheinungsbild auch auf eine Zirrhose zurückzuführen sein.

8.6

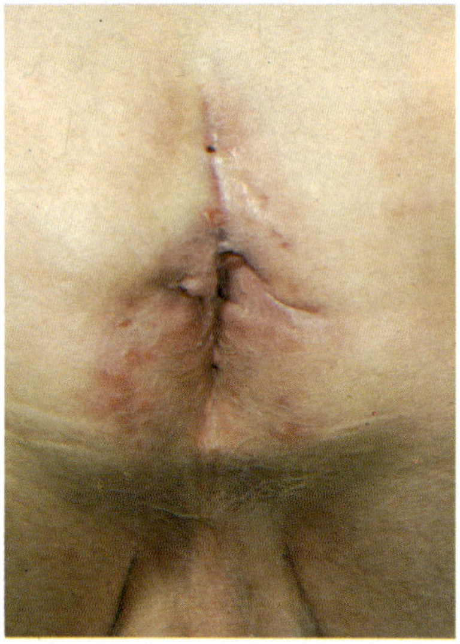

Abb. 8.6 Analfisteln bei einem Patienten mit Morbus Crohn. Mehrere Fisteln bildeten sich zwischen Haut und Rektum, wie durch Sondierung der Kanäle gezeigt werden konnte. Obwohl Fisteln durch chronische Infektionen (z.B. Tuberkulose) hervorgerufen werden können, ist häufigste Ursache Morbus Crohn mit rektalem Befall.

8.7

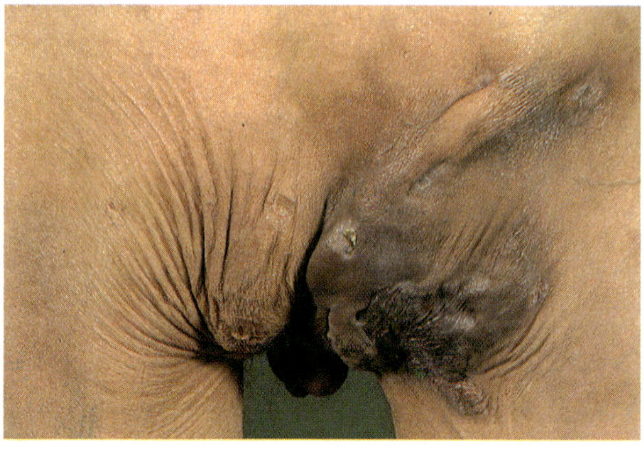

Abb. 8.7 Multiple perianale Fisteln riefen diese chronische schmerzhafte Entzündung bei einem Patienten mit langanhaltendem Morbus Crohn hervor.

8.

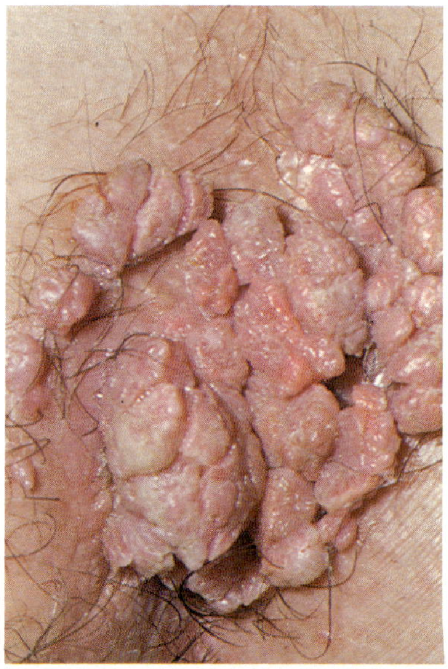

Abb. 8.8 Perianale Condylomata entstehen durch Infektion mit dem humanen Papillomavirus. Sie werden gewöhnlich durch Geschlechtsverkehr übertragen, sind besonders häufig bei homosexuellen Männern (siehe S. 81).

8.2 Untersuchungen

Strukturelle wie funktionale Untersuchungen sind notwendig, so die Endoskopie, Radiologie, Nuklearmedizin, Histopathologie, Blut- und Stuhluntersuchungen und Manometrie.

Das **Fiberendoskop mit Glasfaseroptik** dient zur direkten Untersuchung und Biopsie einer Läsion ebenso wie zum therapeutischen Einsatz:

- *Die Endoskopie* des oberen Verdauungstraktes mit dem prograden Endoskop beim nüchternen, leicht sedierten Patienten: Erkennung der Ösophagitis (**8.9**), Dilatation von Ösophagustenosen, Verödung von Ösophagusvarizen. Magengeschwüre und Tumoren (**8.10**) sowie Duodenalulzera (**8.11**) sind leicht zu erkennen und zu biopsieren. Die Blutung kann mit Laserstrahl oder Hitzesonde durch den Biopsiekanal gestillt werden.
- *Seitenblickendoskop,* plaziert im absteigenden Teil des Duodenums: Kanalisierung der Papilla Vateri, retrograde Untersuchung des Pankreas und der Gallengänge (endoskopische retrograde Cholangiopankreatographie, ERCP - *siehe* S. 391)
- *Flexibles Sigmoidoskop und Koloskop:* distale und totale Koloskopie zur Diagnose und Stadieneinteilung entzündlicher Darmerkrankungen und Untersuchung von Kolonsymptomen wie rektale Blutungen. Polypen können mit einer Diathermieschlinge entfernt werden (**8.12**).

.9

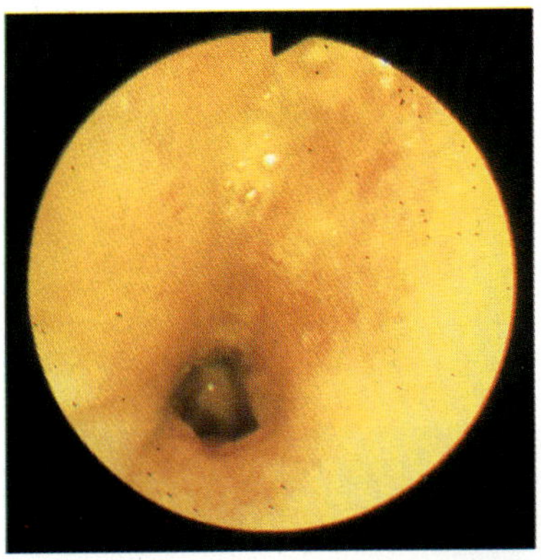

Abb. 8.9 Die Endoskopie des oberen Verdauungstraktes erlaubt einen direkten Blick auf die Schleimhaut des oberen Gastrointestinaltraktes. Die Aufnahme zeigt eine enge Striktur des unteren Ösophagus aufgrund einer noch aktiven peptischen Ösophagitis.

8.10

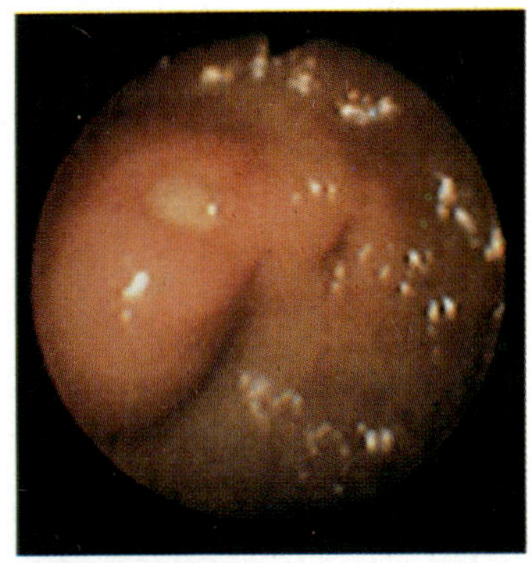

Abb. 8.10 Chronisches präpylorisches Ulcus ventriculi auf einem erhabenen Gebiet (erhöhtes Malignitätsrisiko). Alle Magengeschwüre sollten zytologisch oder histologisch untersucht werden. In diesem Fall war die Läsion gutartig.

11

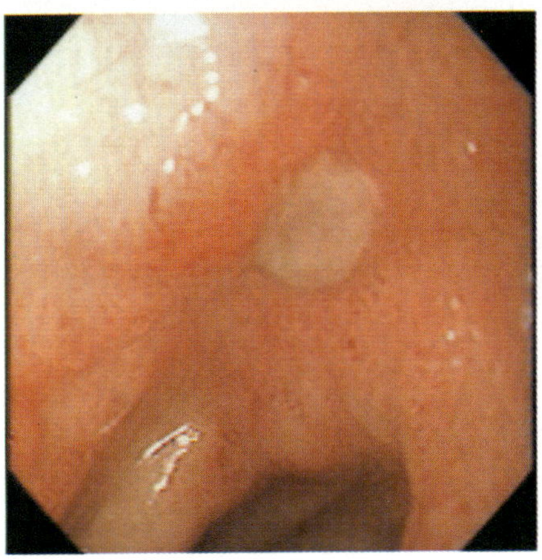

Abb. 8.11 Blick durch das Fiberendoskop auf ein typisches Ulcus duodeni. Da diese Ulzera gewöhnlich gutartig sind, erübrigt sich meist eine histologische Untersuchung. Proben sollten jedoch auf eine mögliche Infektion mit Helicobacter pylori untersucht werden.

8.12

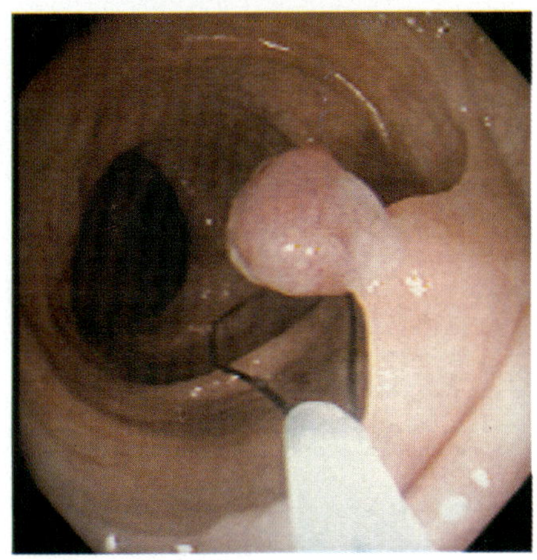

Abb. 8.12 Koloskopische Polypektomie. Mittels Koloskop wurde eine Diathermieschlinge eingeführt, über den gestielten Kolonpolypen gestülpt und fest um den Stiel gezogen, um ihn dann ohne Blutung abzutragen.

Wichtig sind Röntgenuntersuchungen. Kontrastbrei und -einlauf werden durch die Endoskopie seltener eingesetzt, doch vermittelt die Doppelkontrastmethode noch immer wertvolle Informationen (**8.13, 8.14**): Diagnose struktureller Erkrankungen von Jejunum und Ileum wie Morbus Crohn (**8.15**), Erkennung toxischer Dilatation bei Kolitis, Klärung intestinaler Obstruktionen (**8.16**).

Ultraschall und Computertomographie: Untersuchung des Leber-, Pankreas- und Gallentraktes (*siehe* S. 391) und generalisierter abdominaler Erkrankungen (**8.17**).

Nuklearmedizin: Strukturelle Darstellung des Leber- und Gallentraktes; Untersuchung intestinaler Funktionen. Ösophageale Dysmotilität und Magenleerung können beide durch Art und Dauer der Passage geschluckter Isotope, gemessen mit der Gammakamera, festgestellt werden.

Der Glykocholat-Atemtest nutzt die Fähigkeit von Bakterien zur Dekonjugation von Gallensäuren für die Untersuchung übermäßigen bakteriellen Befalls des Dünndarms. Der Patient erhält ^{14}C-Glycin-Glykolsäure. Dekonjugation führt zu schneller Absorbtion und Metabolisation des Glycins. Die Menge des ausgeatmeten $^{14}CO_2$ zeigt das Ausmaß der Dekonjugation. Fettstoffwechselstörungen werden mit dem Triglycerid Glyceril-^{14}C-Triolein ebenso gemessen.

Die Vitamin-B12-Absorption kann durch Ausscheidung von oral gegebenem Vitamin mit dem Urin nach vorangegangener Sättigung der Körperdepots durch eine intramuskuläre Injektion (*siehe* S. 420) gemessen werden.

Histopathologie: Feststellung und Stadieneinteilung von Tumoren; Erkennung verschiedener Darmentzündungen wie Morbus Crohn; Diagnose von Dünndarmerkrankungen wie gluteninduzierte Enteropathie und ihrer Reaktion auf eine glutenfreie Diät. Die Proben erhält man mittels Endoskopie (**8.42**) oder einer Crosby-Kapsel (**8.55**).

Blutuntersuchungen: Stoffwechselstörungen (Makrozyten- oder hypochrome Mikrozytenanämie); Mangelernährung (niedrige Transferrin-, Fibronektin- und Lymphozytenwerte); Leberfunktionsstörungen.

Okkultes Blut im Stuhl: intestinaler Blutverlust

Fett im Stuhl: Stoffwechselstörungen

Mikrobiologische Untersuchung von Stuhl oder Jejunumaspirat: Identifikation von Protozoen wie Giardia (**8.18**).

Manometrie: Untersuchung von Motilitätsstörungen

Laparoskopie: intra-abdominale Erkrankungen.

8.13

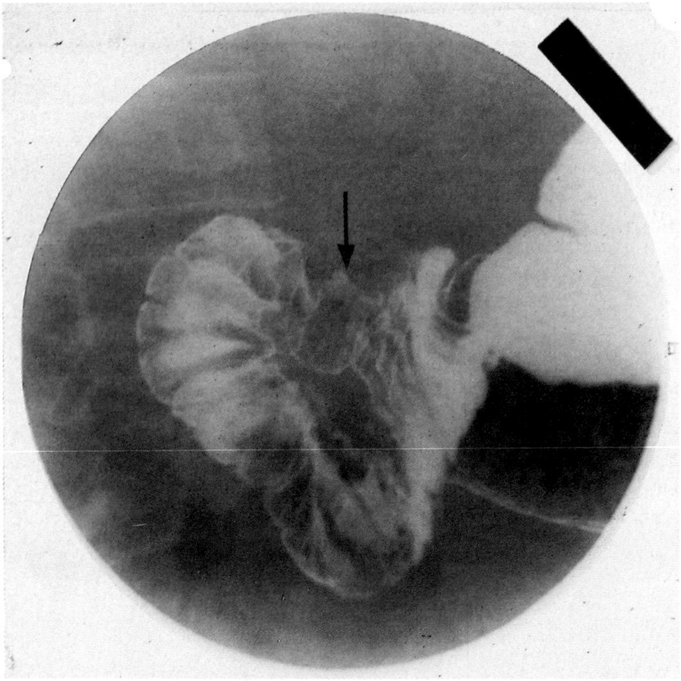

Abb. 8.13 Doppelkontrast-Bariumbrei; der kleine Krater eines Ulcus duodeni (Pfeil). Experten erreichen mit dieser Technik bei vielen Läsionen in Bauch und Duodenum eine Genauigkeit wie bei der Endoskopie, doch ist eine Biopsie, die bei den meisten Bauchläsionen nötig ist, mit ihr allein nicht möglich.

8.14

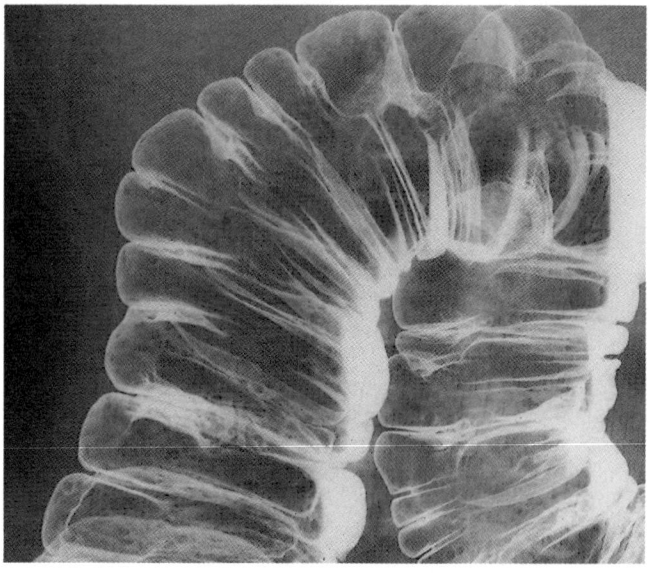

Abb. 8.14 Doppelkontrast-Bariumeinlauf bei einem Patienten mit Adenomatosis coli. Die Nahaufnahme zeigt multiple kleine, sessile Kolonpolypen als kleine, runde, dunkle Flecken. Die Polypenoberfläche enthält im Gegensatz zu den Rändern und der restlichen Kolonwand wenig Barium. Die radiologische Darstellung der Polypen entspricht der bei der Koloskopie (**8.85**). Die Adenomatosis coli ist eine Präkanzerose, eine prophylaktische Kolektomie ist angezeigt.

5

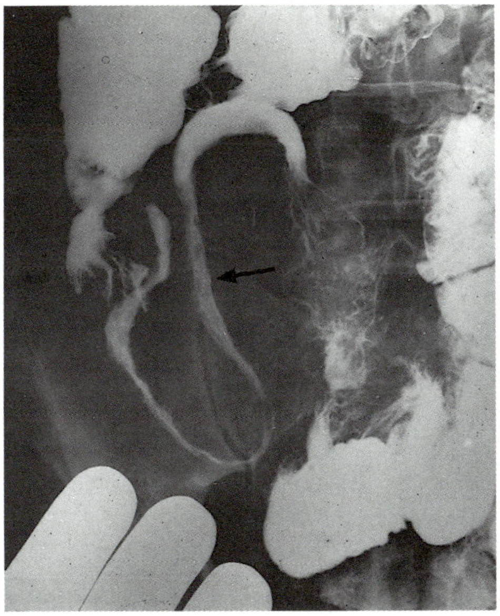

Abb. 8.15 Ein Brei im Dünndarm zeigt ein typisches Symptom für Morbus Crohn - eine lange Striktur des terminalen Ileum. Strikturen können auch durch Tuberkulose und Lymphome hervorgerufen werden, das Pflastersteinrelief (Pfeil) ist aber typisch für Morbus Crohn.

8.16

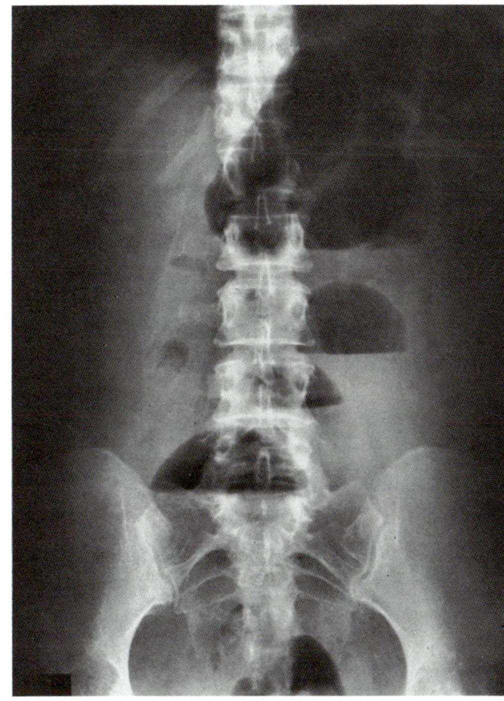

Abb. 8.16 Röntgenaufnahme des Abdomens in aufrechter Haltung, die multiple Flüssigkeitsspiegel im Darm zeigt. Gemeinsam mit einer Aufnahme in Rückenlage wird Obstruktion am distalen Ende des Dünndarms deutlich, die auch in Verbindung mit einem paralytischen Ileus, einer Peritonitis, einer Gastroenteritis und einer Abdominalerkrankung auftreten kann. Eine Auswertung muß also im Zusammenhang mit dem klinischen Kontext erfolgen.

17

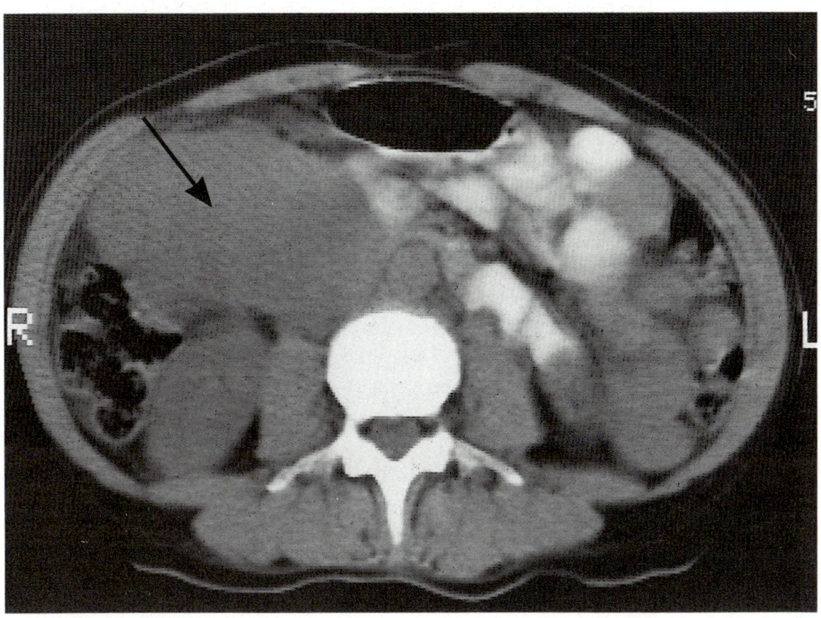

Abb. 8.17 CT-Aufnahme eines großen Abdominaltumors (Pfeil). Bei der CT-gelenkten Biopsie stellte er sich als Leiomyosarkom mit Ursprung im Duodenum heraus.

8.18

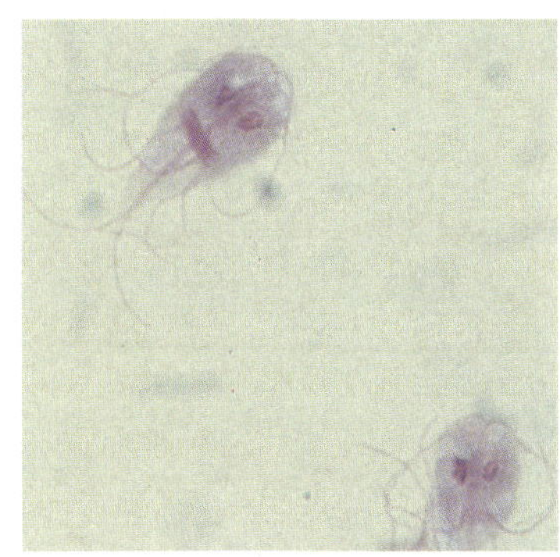

Abb. 8.18 Die Mikroskopie frischen Stuhls oder eines Dünndarmaspirats ist wichtig für die Diagnose intestinaler Infektionen. Dieses Jejunumaspirat von einem Patienten mit chronischer Diarrhoe und Gewichtsverlust enthielt Trophozoiten der Form *Giardia lamblia*.

8.3 Mund und Zunge

Wichtige Hinweise gibt die Untersuchung des Mundes:

- Blaufärbung von Lippen und Zunge: zentrale Zyanose (**4.5**).
- Mundwinkelentzündungen (**7.133**): Eisenmangel
- Aphthen finden sich überall in der Mundhöhle (**8.3**), auch bei sonst gesunden Menschen, vor allem bei Frauen. Mögliche Ursachen: mangelnde Mundhygiene, Hämatinmangel, gluteniduzierte Enteropathie und entzündliche Darmerkrankungen, große, tiefe Ulzera manchmal bei der Behçet-Krankheit (**3.53**).
- Zahnfleischbluten: Erkrankung des Periodontiums, Leukämie, Skorbut (**8.19**)
- Zahnfleischhypertrophie: längere Phenytoinbehandlung (**8.20**)
- Blauer Saum am Zahnfleischrand: Bleivergiftung (**8.21**)
- Gelb-braun gefleckte Zähne: Tetracyclingaben in der Kindheit oder im fetalen Stadium (**8.22**)
- Candida-Mykosen (**1.28, 1.169, 1.170**): geschwächte und immunsuppressive Patienten; schlecht sitzende Prothesen
- Zunge: weich und empfindlich bei Hämatin- und Vitamin B-Mangel (**9.35, 10.29**); vergrößert bei Akromegalie (**7.18**), Myxödemen und Amyloidose; klein und spastisch bei Erkrankung der motorischen Neurone; eventuell Hinweise auf eine Teleangiektasia hereditaria haemorrhagica (**9.44, 10.6**)
- Leukoplakie (**2.111, 8.23**) kann als Präkanzerose zu Karzinomen (**8.24**) führen. Haarleukoplakie findet sich in Verbindung mit HIV-Infektionen (**1.29**).
- Orale oder periorale Läsionen: Herpes simplex (**1.71**), Lichen planus (**2.59**), Peutz-Jeghers-Syndrom (**2.74**), Sklerodermie (**3.79, 3.80**).

8.19

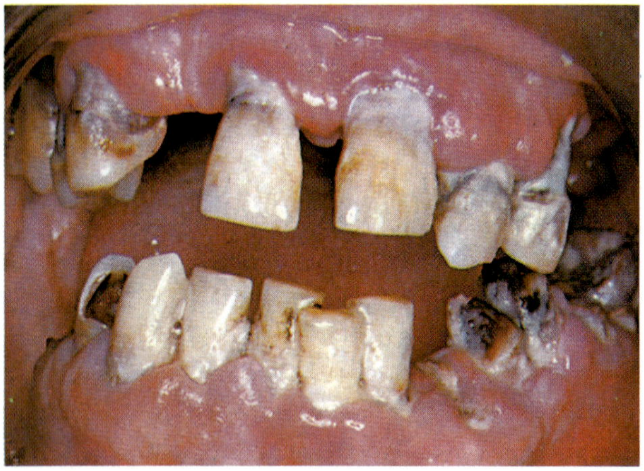

Abb. 8.19 Zahnfleisch bei Skorbut. Vitamin-C-Mangel führt charakteristischerweise zu Gingivitis. Die Gingiva ist geschwollen, empfindlich und violett gefärbt. In diesem Fall führte mangelhafte Mundhygiene mit nachfolgender Karies zu der Erkrankung.

8.20

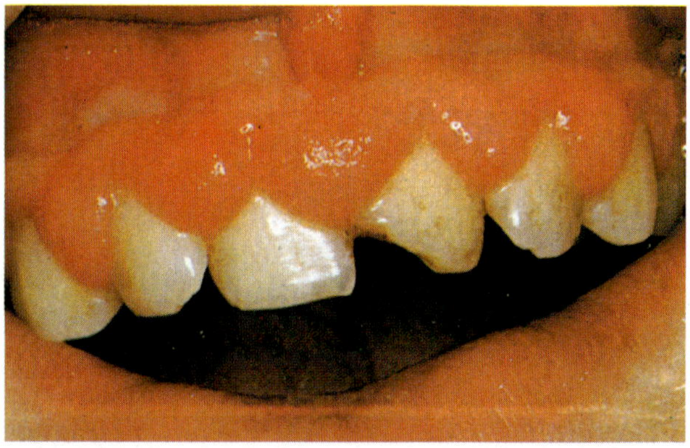

Abb. 8.20 Hyperplastische Gingivitis ist eine bekannte Komplikation der Phenytointherapie (bei Epilepsie). Sorgfälige Mundhygiene kann ihr Ausmaß minimieren.

8.21

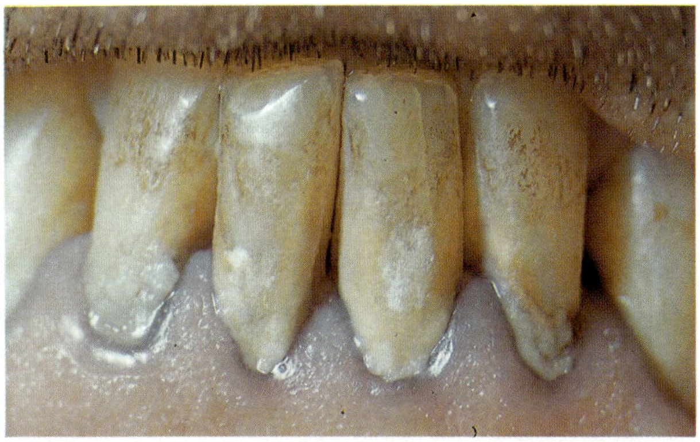

Abb. 8.21 Durch Bleivergiftung entsteht ein blauer Rand an der Zahnfleischgrenze. Die berufliche Tätigkeit des Patienten umfaßte unter anderem die Entsorgung von Autobatterien. Er litt unter Koliken im Abdomen.

8.22

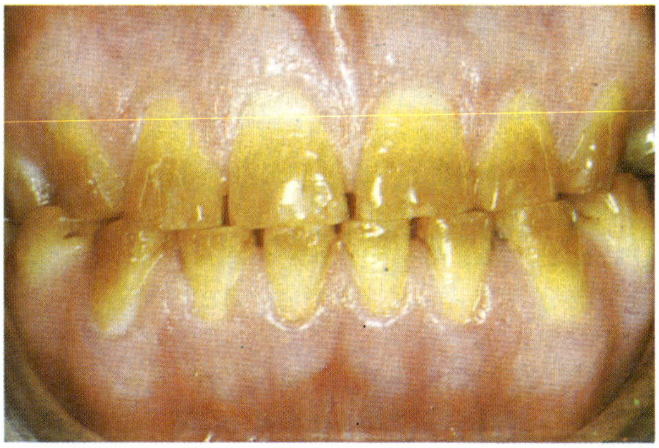

Abb. 8.22 Tetrazyklinfärbung der Zähne nach Gabe von Tetrazyklinen während der Zahnbildung: über die Mutter während der Schwangerschaft oder im Alter bis zu 12 Jahren, in diesem Fall eine generalisierte Färbung ohne Hypoplasie der Zahnsubstanz. Es kommt oft zu Hypoplasien, aber vorwiegend durch die zugrundeliegende Erkrankung, nicht durch das Tetrazyklin selbst. Während Schwangerschaft und Kindheit bieten sich meist zufriedenstellende Alternativen zur Tetrazyklintherapie.

:3

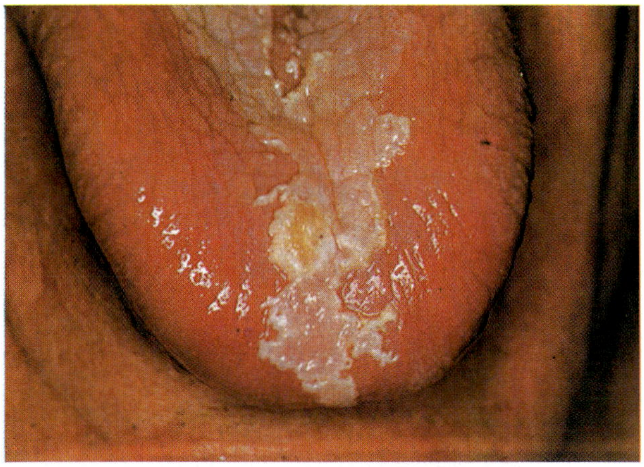

Abb. 8.23 Leukoplakie der Zunge. Bei diesem 83jährigen Patienten war die Ätiologie unklar. Leukoplakie ist nicht abstreifbar und hat eine unspezifische histologische Erscheinungsform, die andere Diagnosen ausschließt. Sie muß als Präkanzerose betrachtet werden.

8.24

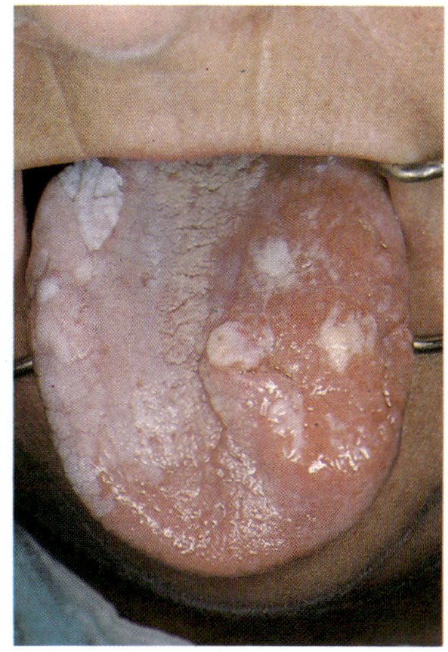

Abb. 8.24 Zungenkarzinom. An der linken Zungenseite befindet sich ein ausgedehntes verhornendes Plattenepithelkarzinom. Man beachte den Leukoplakiefleck am rechten posterioren Zungenrand.

8.4 Ösophagus

Peptische Ösophagitis

Ein schlaffer Ösophagussphinkter führt zum Reflux ätzenden, Pepsin- und manchmal gallensäurehaltigen Mageninhalts in den Ösophagus. Ursachen sind: intrathorakale Position der Kardia bei Patienten mit einer Hiatushernie (**8.25, 8.26**), erhöhter Druck im Abdomen bei Fettsucht und Schwangerschaft, Genuß von fetten Mahlzeiten, Alkohol, Koffein oder Tabak, die alle den Sphinkter entspannen. Der zurückgeflossene Mageninhalt schädigt das Epithel der Ösophagusschleimhaut, kann die Muskelfunktion beeinträchtigen, was zu einer Verzögerung der Ösophagusentleerung führt und das Problem verstärkt.

Der Patient klagt über Sodbrennen und saures Aufstoßen, besonders nach Mahlzeiten und nachts im Liegen. Die endgültige Diagnose erfolgt durch eine Endoskopie (**8.28**).

Komplikationen der Ösophagitis sind Strikturbildung (**8.9, 8.27**) mit Dysphagie, Ösophagusulkus mit starken Schmerzen und Dysphagie sowie das Barrett-Syndrom, bei dem durch chronischen Reflux das Plattenepithel durch metaplastisches Säulenepithel ersetzt wird und so ein hohes Ulkus- bzw. Karzinomrisiko entsteht. Es kann zu einer Aspirationspneumonie kommen.

Die Behandlung ist abhängig vom Ausmaß der Symptome und der Schleimhautschäden. Bei leichter Erkrankung: Gewichtsreduktion, Vermeidung von schweren, späten Mahlzeiten, Kaffee, Alkohol und Nikotin, aufrechte Schlafposition, symptomatische oder regulierende Anwendung eines schützenden Alginatpräparates. Bei schwererer Erkrankung: Herabsetzung der Azidität mit H_2-Antagonisten. Gelegentlich wird eine totale Säureunterdrückung mit Protonenpumpenhemmern notwendig. Unterstützend kann man motilitätsfördernde Präparate wie Domperidon und Cisaprid geben, die die Magenentleerung und den Tonus des Ösophagussphinkters beschleunigen.

Die Ösophagusstenose kann gewöhnlich durch eine endoskopische Dilatation mit Ballons oder anderen Dilatoren verbessert werden.

8.25

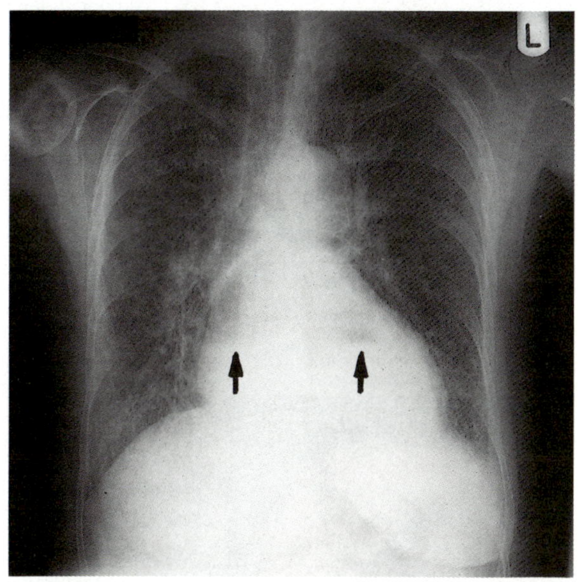

Abb. 8.25 Eine Hiatushernie zeigt sich oft auf Röntgenaufnahmen der Brust, vor allem bei Brustschmerzen. Ein Flüssigkeitsspiegel hinter dem Herzen (Pfeil) ist diagnoserelevant. Rechts wurde eine Mastektomie wegen eines Mammakarzinoms durchgeführt. Im Humeruskopf befindet sich eine osteolytische Metastase.

8.26

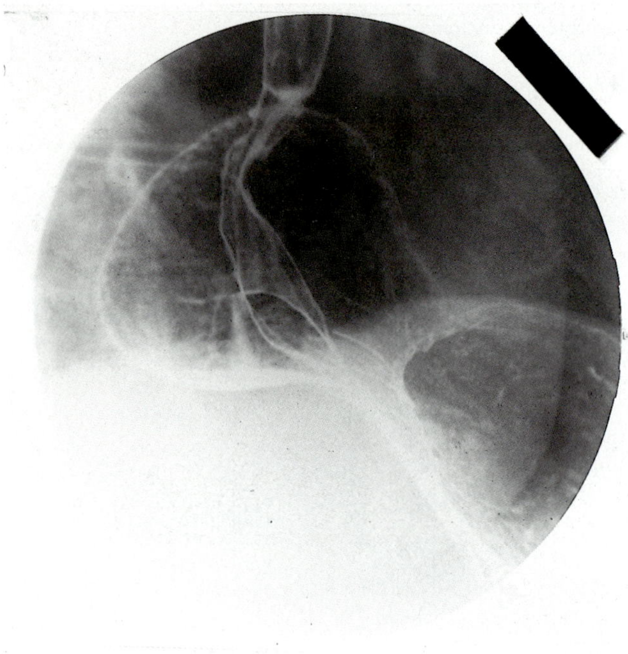

8.27

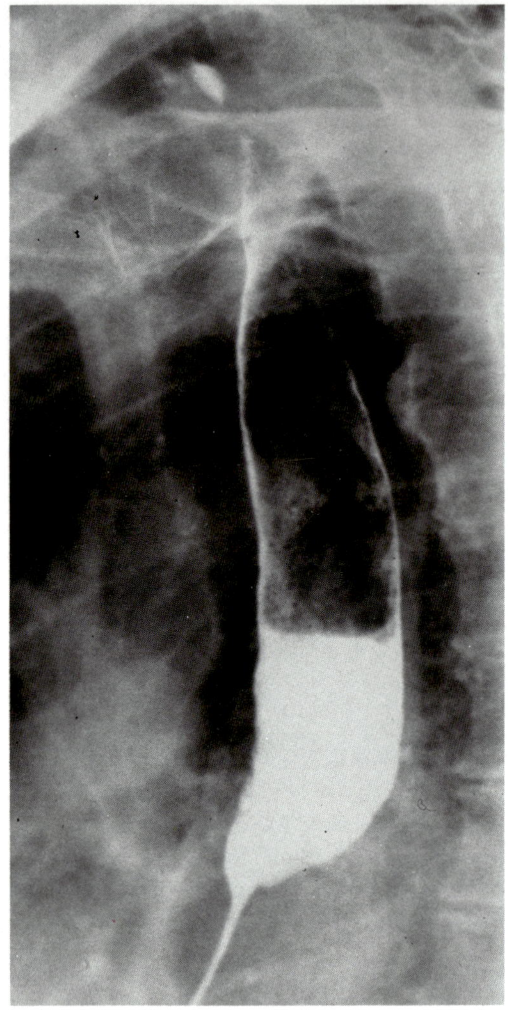

Abb. 8.26 Paraösophageale Hernie auf einem Doppelkontrast-Bariumbrei. Der Magenfundus ist in den Thorax entlang dem Ösophagus verlagert. Die Magenverengung markiert die Ebene des Zwerchfells, und die Kardia befindet sich noch darunter. Dagegen verlagert sie sich bei der Gleithernie in den Brustraum.

8.28

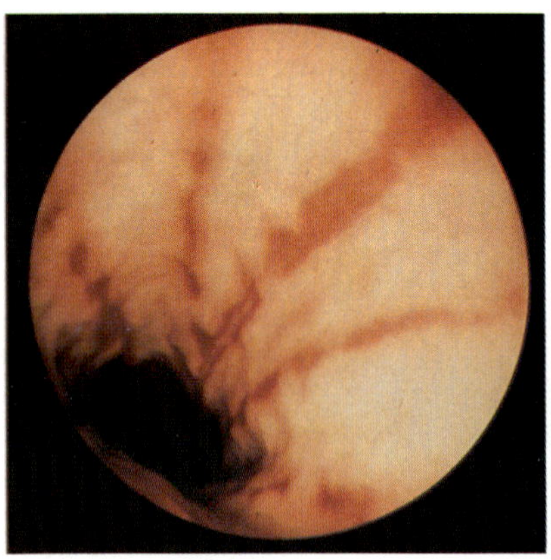

Abb. 8.27 Benigne Ösophagusstenose, sichtbar durch Bariumkontrastbrei. Sie ist weich, mit einem spitzen (oder trichterförmigen) Oberende, das sich langsam vom normalen Ösophagus verengt. Häufigste Ursache einer Ösophagusstenose ist eine chronische Refluxösophagitis.

Abb. 8.28 Hämorrhagische lineare Ösophagitis durch das Endoskop. Der Patient litt unter symptomatischem gastroösophagealem Reflux.

Infektiöse Ösophagitis

8.29

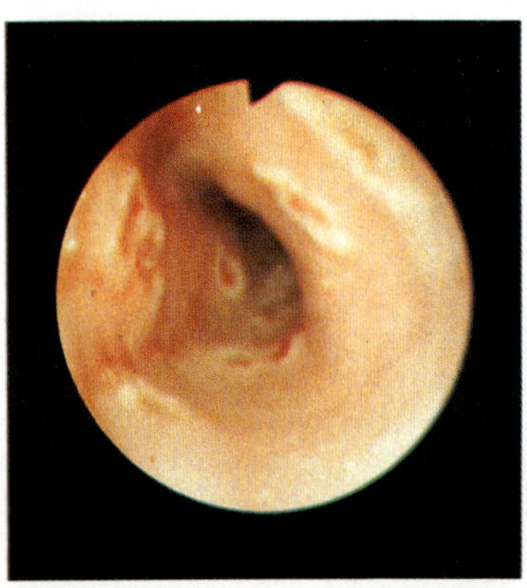

Ösophageale Candidose findet man bei geschwächten Patienten, die mit Breitbandantibiotika behandelt wurden, außerdem bei HIV-Infizierten (sie ist pathognomonisch für AIDS). **Abb. 1.34** zeigt die röntgenologischen Erscheinungsformen der ösophagealen Candidose. Die Diagnose sollte endoskopisch gesichert werden. Patienten ohne AIDS können auf örtliche Behandlung mit Nystatin ansprechen, doch bei AIDS-Infizierten sollte ein systemisch aktives Mittel wie Ketoconacol eingesetzt werden.

Bei AIDS-Patienten finden sich auch Ösophagusinfektionen mit Herpes simplex (**8.29**) und dem Cytomegalovirus. HIV selbst kann Ösophagitis hervorrufen.

Abb. 8.29 Herpes simplex-Ulzeration des unteren Ösophagus bei einem AIDS-Patienten. Man beachte die multiplen flachen Ulzera im unteren Teil des Ösophagus. Hochdosiertes intravenöses Acyclovir kann Besserung bringen.

Ösophagusstenosen

Ösophagusstenosen können Folgeerscheinungen einer Ösophagitis (**8.27**) nach Aufnahme ätzender Substanzen oder einer Strahlentherapie sein. Sie sind gewöhnlich gutartig, können aber eine Dilatation oder Operation zur Linderung der Dysphagie nötig machen.

Das Plummer-Vinson- oder Patterson-Kelly-Syndrom ist eine Begleiterscheinung der Eisenmangelanämie (mit Koilonychie) mit Mundwinkelentzündung, Glossitis und Atrophie der Ösophagusschleimhaut in der postkrikoidalen Region mit Bildung eines undurchlässigen postkrikoidalen Netzes (**8.30** und S. 424). Eisensubstitution kann reversibel wirken, doch besteht ein gewisses Malignitätsrisiko.

8.30

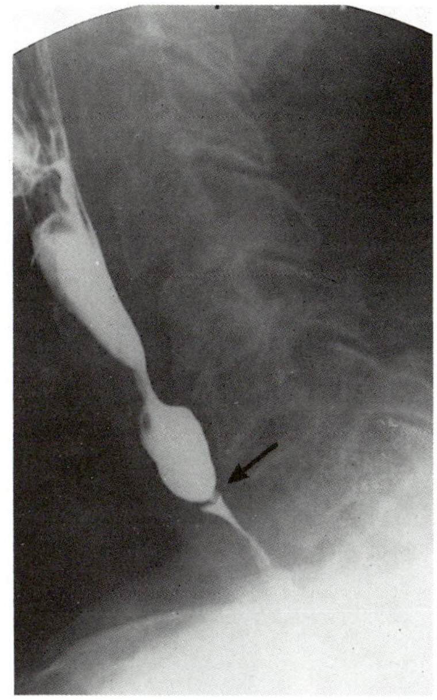

Abb. 8.30 Ösophagusnetz bei Plummer-Vinson-Syndrom. Die Ösophagusobstruktion durch das postkrikoidale Netz (Pfeil) ist offensichtlich. Die Patientin befand sich in der Postmenopause und zeigte weitere schwere Eisenmangelsymptome.

Ösophaguskarzinom

Das Ösophaguskarzinom geht einher mit progressiver Dysphagie erst bei fester, mit zunehmender Luminalstenose auch bei flüssiger Nahrung. Offensichtlicher Gewichtsverlust.

Die typischen röntgenologischen und endoskopischen Befunde (**8.31, 8.32**) bestätigen die Diagnose. Einzig kurative Therapie ist die Resektion, die aber häufig nicht durchführbar ist. Palliativ kann endoskopisch ein prothetischer (Atkinson) Tubus oder eine Lasertherapie eingesetzt werden. Andere Tumoren wie Leiomyome, Lymphome und Kaposisarkom sind im Ösophagus selten.

1

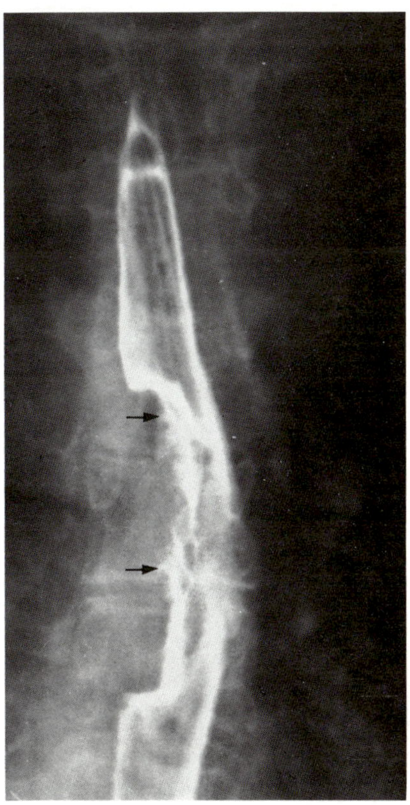

Abb. 8.31 Ösophaguskarzinom nach 6wöchiger Dysphagie und Gewichtsverlust. Man beachte den abrupten Übergang vom normalen Ösophagus zur Tumorregion (**8.27**). Die Bariumspitzen (Pfeile) sind Ulzerationen im Tumor. Es besteht noch keine Dilatation des proximalen Ösophagus.

8.32

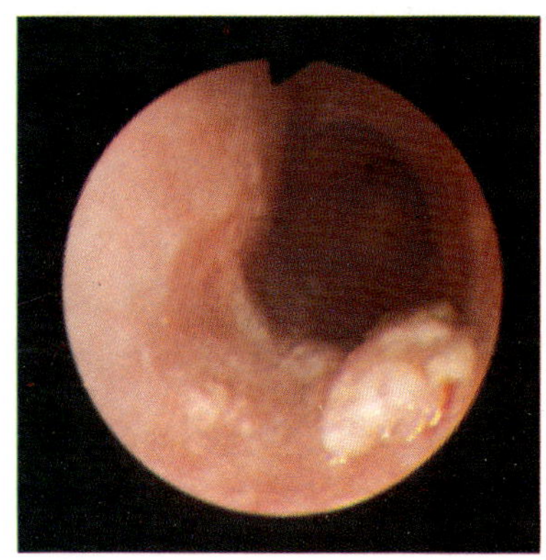

Abb. 8.32 Endoskopischer Befund eines Ösophaguskarzinoms. Direkt über der Kardia befindet sich eine helle, sessile, polypoide Läsion. Bei der Biopsie wurde ein Karzinom festgestellt.

Störungen der Ösophagusmotilität

Bei der Achalasie ist Sphikterfunktion des Ösophagus spastisch beeinträchtigt und die Peristaltik behindert. Das führt zu starker Dysphagie und massivem Rückstau von Nahrungsbrei im stark erweiterten Ösophagus (**8.33**) vor dem Mageneingang. Als Komplikation tritt häufig Aspirationspneumonie auf (*siehe* S. 187).

Diffuse Ösophagusspasmen sind eine weitere Ursache für intrathorakale Schmerzen und Dysphagie, bedingt durch unkoordinierte und irreguläre peristaltische Wellen. Untersuchungen mit Bariumbrei im Röntgenbild lassen die anormalen Kontraktionen, auch als Tertiärwellen bezeichnet, deutlich erkennen. Diese Funktionsstörung kann durch einen gastroösophagealen Reflux kompliziert werden. Manche Patienten können allerdings unter schweren Brustschmerzen leiden, ohne daß röntgenologisch eine Anomalie oder Funktionsbeeinträchtigung nachweisbar ist, die manometrische Untersuchung belegt aber die sehr starke Drucksteigerung während der Peristaltik.

Eine verringerte Ösophagusmotilität wird auch bei Patienten mit Systemischer Sklerose beobachtet (**3.82).**

Husten und Würgen könne vor allem bei Alkoholikern zu einem Riß in der Kardia (Mallary-Weiss-Riß) mit Blutungen im oberen Gastrointestinum führen. Meistens kommt es zu Spontanheilung, selten ist Operation notwendig. Ein weiterer Grund für Blutungen im unteren Ösophagus sind Ösophagusvarizen (*siehe* S. 394)

8.33

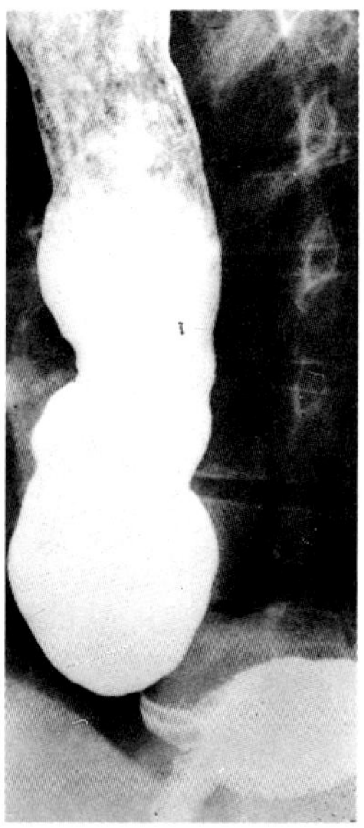

Abb. 8.33 Achalasie des Ösophagus. Der Bariumbrei zeigt, daß sich der dilatierte Ösophagus an der Kardia konisch verengt.

8.5 Der Magen

Gastritis

Gastritis, ein verbreitetes Problem mit steigender Häufigkeit, ist eine entzündliche Reaktion auf Verletzungen der Magenschleimhaut. Verschiedene ältere Klassifikationen sind von dem Sydney-System (1990), das die ätiologische Rolle des *Helicobacter pylori*, die klinische Präsentation, Endoskopiebefunde, histologische Erscheinungsbilder und anatomische Beteiligung verschiedener Magenregionen berücksichtigt, verdrängt worden.

Es gibt wenige Zusammenhänge zwischen Symptomen, endoskopischen oder histologischen Befunden, deren anatomischer Verteilung, der Gegenwart oder dem Fehlen einer *H. pylori*-Infektion oder anderen kausativen Faktoren. Endoskopie allein zeigt zwar verschiedene Abnormitäten, doch ist keine sichere Diagnose möglich. Die Gastritis wird heute am besten wie folgt klassifiziert:

- **Akute Gastritis durch Viren oder Bakterien**. Erbrechen ist ein häufiges klinisches Symptom nach einer Infektion mit Rotaviren, Norwalkviren oder *E. coli*. Bei der akuten Infektion mit *H. pylori* kommt es zu epigastrischen Schmerzen, Übelkeit, Erbrechen und Völlegefühl. *H. pylori* kann mit der notwendigen Genauigkeit leicht in Biopsieproben ausgemacht werden.
- **Akute Gastritis durch Medikamente oder Chemikalien**. Aspirin (und andere nicht-steroidale Antirheumatika) sowie Alkohol sind die häufigsten Ursachen einer akuten Gastritis. Sie haben einen synergistischen Effekt auf die Magenschleimhaut. Aspirin hemmt die lokale Prostaglandinproduktion und vermindert seine zytoprotektive Wirkung, während Alkohol die Durchblutung der Magenschleimhaut reduziert. Dies führt zu akuten Erosionen, die bluten können (**8.34, 8.35**).
- **Chronische Gastritis**. Ihre asymptomatische Form findet sich bei Älteren, oft als Folge einer *H. pylori*-Infektion. Weitere Ursachen: Medikamente, Alkohol und gastroduodenaler Gallenreflux.
- **Atrophische Gastritis**. Autoimmune Gastritis mit positivem Nachweis parietaler Zellantikörper ist selten. Säuresekretion und Produktion des Intrinsic Faktors sind vermindert. Oft kommt es zu einen Vitamin B_{12}-Mangel (*siehe* S. 427).

Eine *H. pylori*-Infektion wird bei Patienten mit duodenalen Ulzerationen gewöhnlich durch eine Biopsie des Antrum ventriculi festgestellt, auch wenn eine Endoskopie des Magens keinen Befund zeigt. Die Infektion wird unter diesen Umständen und mit symptomatischer Gastritis mit einer Dreifachtherapie behandelt: ein Wismut-Präparat, Amoxycillin und Metronidazol.

Das **Ménétrièr-Syndrom** ist eine seltene, wahrscheinlich präkanzerose Störung mit Riesenfalten der Magenschleimhaut. Sie kann den ganzen oberen Darm befallen (**8.36**).

8.34

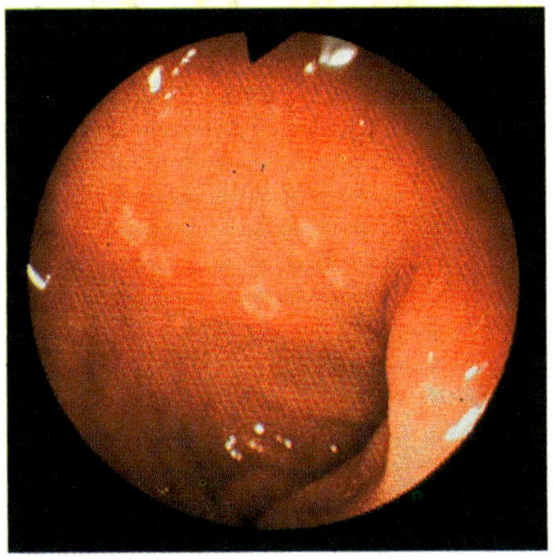

Abb. 8.34 Gastrische Erosionen. Durch Einnahme von Aspirin kam es zu dyspeptischen Symptomen. Die Endoskopie zeigte viele kleine „aphthöse Erosionen", eine häufige Erscheinung bei Patienten, die Aspirin und andere nicht-steroidale Antirheumatika nehmen.

8.35

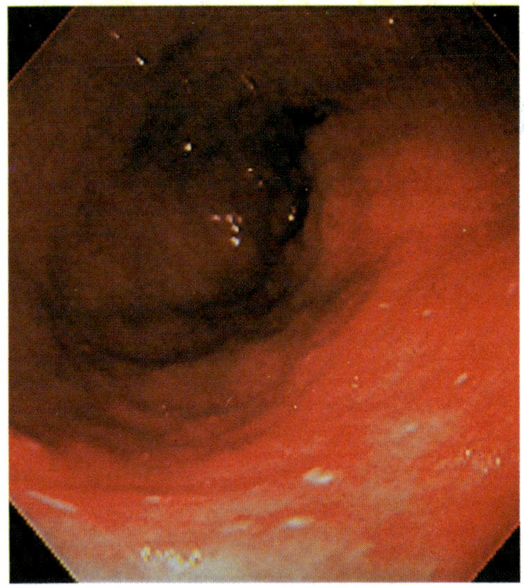

Abb. 8.35 Hämorrhagische Gastritis bei einem Patienten unter nicht-steroidalen Antirheumatika. Obwohl das Bild wegen der Blutungen dunkel ist, erkennt man multiple kleine Erosionen. Die Schleimhaut begann bei Berührung durch das Endoskop zu bluten.

8.36

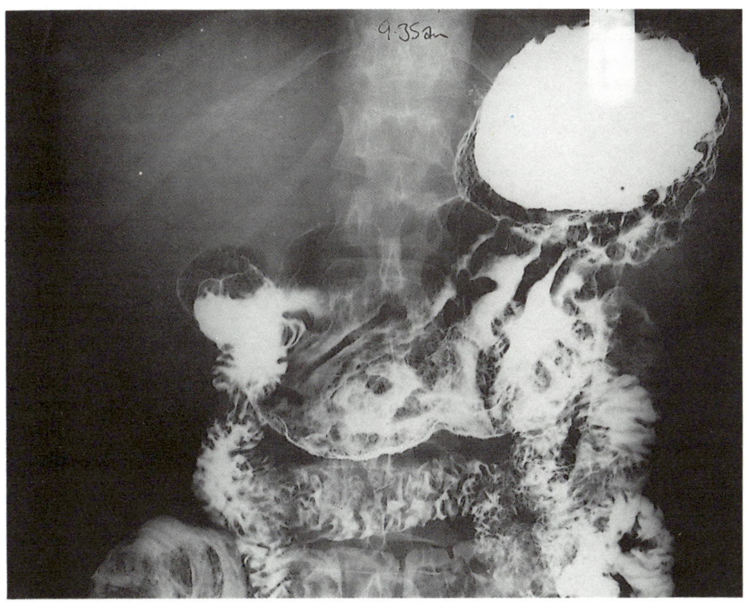

Abb. 8.36 Ménétrièr-Syndrom. Der Patient litt unter epigastrischen Schmerzen und Melaena. Bariumbrei und Untersuchung zeigten Riesenfalten in Magen und Dünndarm.

Magengeschwüre

Ältere Menschen haben oft Magengeschwüre. Wichtige pathogenetische Faktoren sind nicht-steroidale Antirheumatika, Säure und gastroduodenaler Gallenreflux.

Symptome sind epigastrische Schmerzen und/oder Anämie. Die Hauptgefahr für ältere Menschen sind die an sich chronischen, manchmal aber auch akuten Blutungen.

Die klinische Unterscheidung des Magengeschwürs von Duodenalulzera oder Magenkarzinomen ist schwierig. Bariumuntersuchungen können ein Ulkus zeigen und Hinweise auf seine Gutartigkeit geben (**8.37**), aber die endgültige Diagnose bedarf einer Endoskopie mit Bürstenbiopsie (**8.38-8.40**).

Magengeschwüre sprechen gewöhnlich auf H2-Rezeptorenblocker an (allerdings langsamer als Duodenalulzera), doch können auch andere Medikamente eingesetzt werden. Eine sorgfältige Nachbeobachtung ist angesagt.

8.37

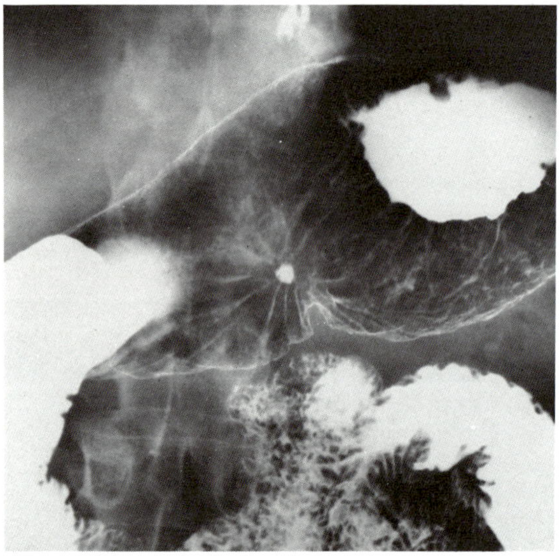

Abb. 8.37 Gutartiges Magengeschwür in Doppelkontrast-Bariumbrei. Das Ulkus heilt durch Fibrose und Kontraktion, wodurch Schleimhautfalten an die Ulkusbasis gezogen werden, daher die sich vom Ulkuskrater ausbreitenden Bariumstreifen. Obwohl dies stark auf ein heilendes, gutartiges Magengeschwür schließen läßt, sollte mittels Endoskopie und Bürstenbiopsie ein Magenkarzinom sicher ausgeschlossen werden.

8.

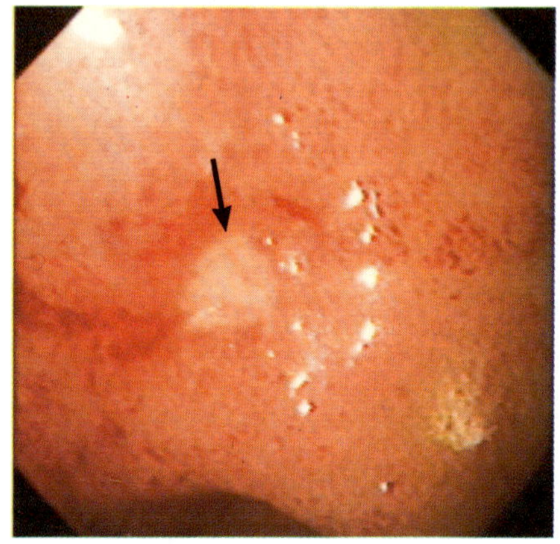

Abb. 8.38 Gutartiges Magengeschwür durch das Endoskop. Keine Anzeichen für Blutungen oder Malignität, die dennoch durch eine Biopsie sicher ausgeschlossen werden sollte.

8.39

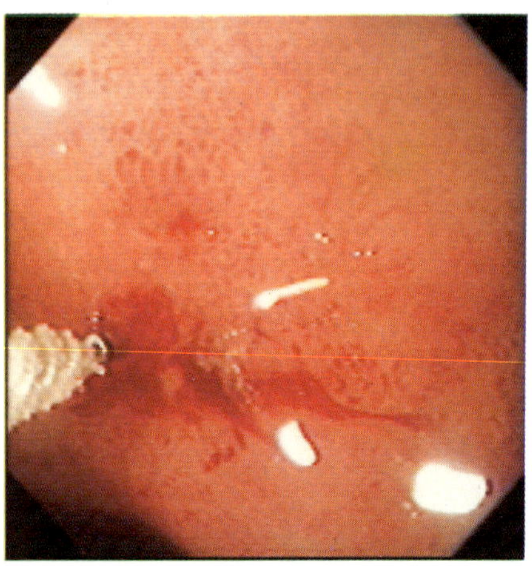

Abb. 8.39 Bürstenzytologie des Magengeschwürs von 8.38. Eine kleine Bürste wird durch den Führungskanal des Endoskops eingeführt. Die Proben können auf maligne Zellen untersucht werden. Maligne Ulzera und Magenlymphome können sogar im endoskopischen Befund den benignen Ulzera ähneln, daher die Notwendigkeit weiterer Untersuchungen.

8.

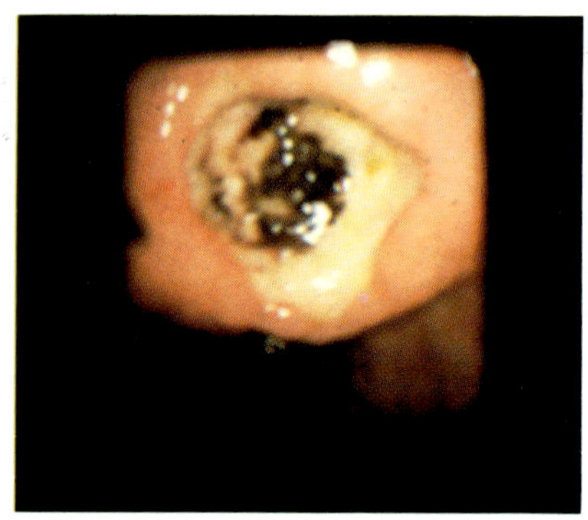

Abb. 8.40 Blutendes Magengeschwür. Das Endoskop zeigt den Ulkuskrater und die blutende Region deutlich. Malignität sollte durch eine Biopsie ausgeschlossen werden; die Blutung kann endoskopisch behandelt werden.

Magentumoren

Häufigster Magentumor ist das Adenokarzinom, vor allem in Japan, obwohl sonst in den Industrieländern seltener. Pathogenetische Faktoren sind hoher Salzkonsum, Aflatoxine, hohe Nitratbelastung des Bodens, vorangegangene Magenoperationen, atrophische Gastritis. Faktoren, die das Bakterienwachstum fördern, können die Bildung von kanzerogenen Nitrosaminen begünstigen.

Symptome wie Anorexie und Gewichtsverlust zeigen sich leider erst bei fortgeschrittener Erkrankung. Manchmal führen Tumorulzerationen zu dyspeptischen Symptomen und Anämie. Eine Okklusion des Pylorus oder der Kardia kann zu Erbrechen und Dysphagie führen. Zum Diagnosezeitpunkt finden sich oft schon Leber- und Lymphknotenmetastasen. Es kann zu einer linksseitigen supraklavikulären Lymphadenopathie kommen (**8.4**).

Die Endoskopie zeigt eine Tumormasse oder ein malignes Ulkus (**8.41**) und ermöglicht Biopsie und histologische Untersuchung (**8.42**). Manchmal können Größe und Ausdehnung des Tumors am besten durch eine Röntgenuntersuchung festgestellt werden (**8.43, 8.44**).

Die einzig effektive Behandlung ist eine Operation, die im frühen Krankheitsstadium eine 5-Jahres-Überlebensrate von 90% erreichen kann. Sind erst die Lymphknoten befallen, reduziert sich dies auf 10%.

Weitere Magentumoren sind Leiomyom (**8.45, 8.46**), Leiomyosarkom (**8.5**), Lymphom und Kaposi-Sarkom.

8.41

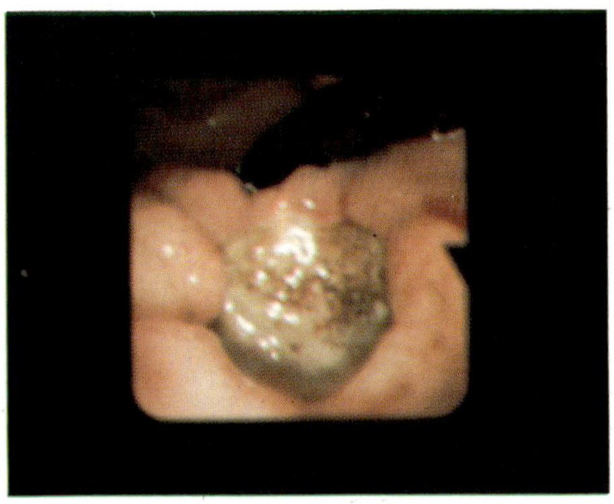

8.42

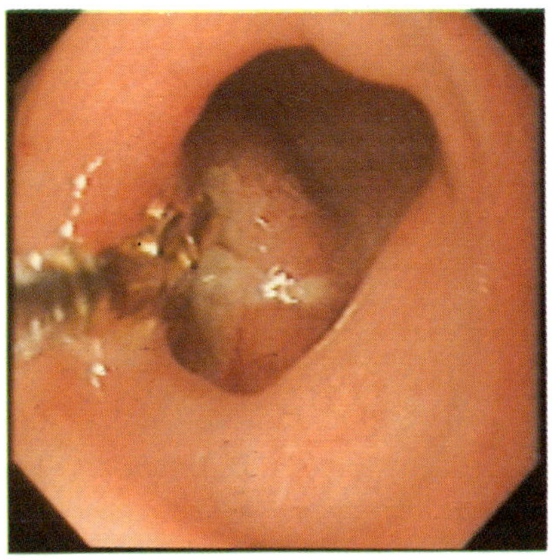

8.43

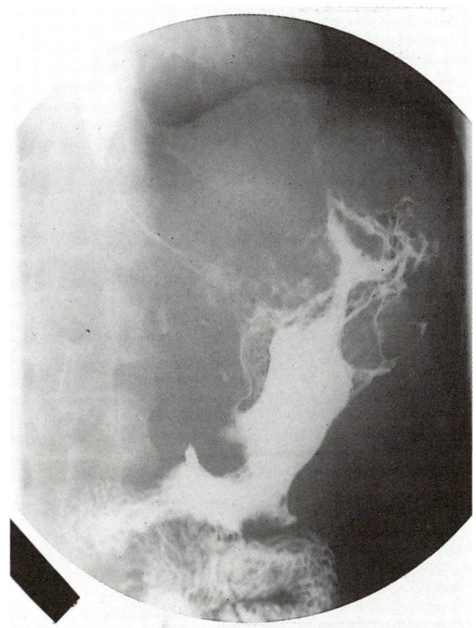

Abb. 8.41 Malignes Ulkus ventriculi. Die Ausbuchtung des Ulkus in den Magen weist auf Malignität hin, was die Biopsie bestätigt hat.

Abb. 8.42 Endoskopische Biopsie einer ulzerierenden Masse in der Magenwand. Die Zangen werden an die Läsion geführt.

Abb. 8.43 Magenkarzinom. Das Barium zeigt einen großen, hervortretenden gastrischen Fundus. Bei der Vorstellung litt der Patient unter starkem Gewichtsverlust und Eisenmangelanämie (**8.1**).

8.44

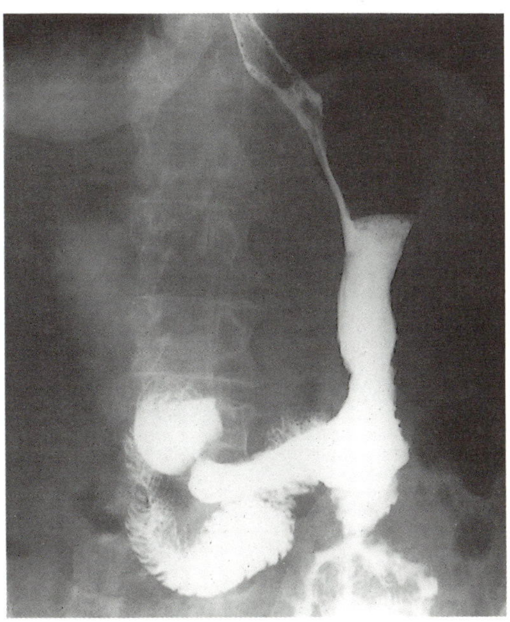

Abb. 8.44 Linitis plastica des Magens mit ausgedehntem submukotischem Befall, der bei der Röntgenuntersuchung starr und unbeweglich erscheint.

8.45

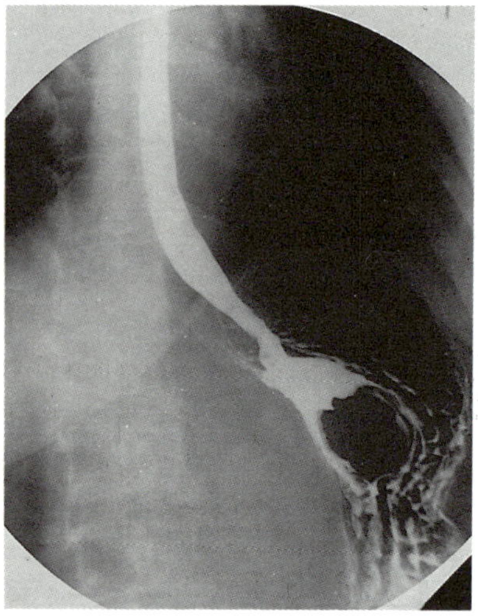

Abb. 8.45 Das gastrische Leiomyom ist ein benigner Tumor aus glatten Muskelfasern mit dyspeptischen Symptomen und, manchmal okkulter, Blutung, die zu Eisenmangelanämie führen kann. Die Röntgenaufnahme zeigt eine umfangreiche Masse im Magen. Die Resektion ist gewöhnlich möglich und kurativ.

8.

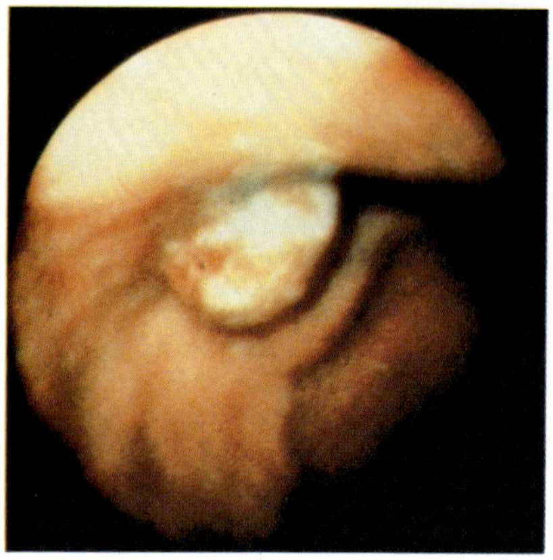

Abb. 8.46 Gastrisches Leiomyom. Das Endoskop zeigt eine wesentlich kleinere Läsion als **8.45**. Man beachte die Oberflächenulzeration und die Anzeichen für frische Blutungen.

8.6 Das Duodenum

Duodenalulzera

In den Industrieländern sind Duodenalulzera weitverbreitet. Ihre Ätiologie ist noch unbekannt. Besondere Aufmerksamkeit widmet man zur Zeit dem *Helicobacter pylori*, der sich oft in Schleimhaut und auf Zelloberflächen in Magenbiopsien von Patienten mit Duodenalgeschwüren, viele mit begleitender antraler Gastritis, befindet. Durch Harnstoffspaltung erhöht der Organismus den pH-Wert, was die Gastrin- bzw. Säuresekretion anregt. Möglicherweise spielen auch nicht-steroidale Antirheumatika eine Rolle. Bei multiplen und resistenten Ulzera besteht Verdacht auf ein Gastrinom (*siehe* S. 384).

Intermittierender Hungerschmerz, vor allem nachts, sowie Sodbrennen sind typisch für peptische Ulzerationen. Oft verlaufen sie asymptomatisch und werden erst mit Auftreten von Komplikationen erkannt. Die Diagnose erfolgt am besten mittels einer Endoskopie (**8.11, 8.47, 8.48**), obwohl auch eine Bariumuntersuchung hilfreich sein kann (**8.13, 8.49, 8.50**). Eine *Helicobacter*infektion sollte durch Biopsie des Antrums ausgeschlossen werden.

Komplikationen sind Blutungen (**8.51**) und Stenose des Pylorus durch Narbenbildung und Perforation, die zu akuter Peritonitis und Pneumoperitoneum führt (**8.52**).

Duodenalulzera sprechen gewöhnlich auf H_2-Rezeptorenblocker (Cimetidin, Ranitidin) oder Protonenpumpenhemmer (z.B. Omeprazol) an. Wismutpräparate und Dreifachtherapie helfen bei *Helicobacter*infektionen (*siehe* S. 363). Rezidive können mit einem H_2-Rezeptorblocker vermieden werden.

Chirurgische Behandlung ist selten nötig und kann mit Komplikationen wie stomalen Ulzerationen, Diarrhöe, Dumpingsyndrom und Mangelernährung verbunden sein.

7

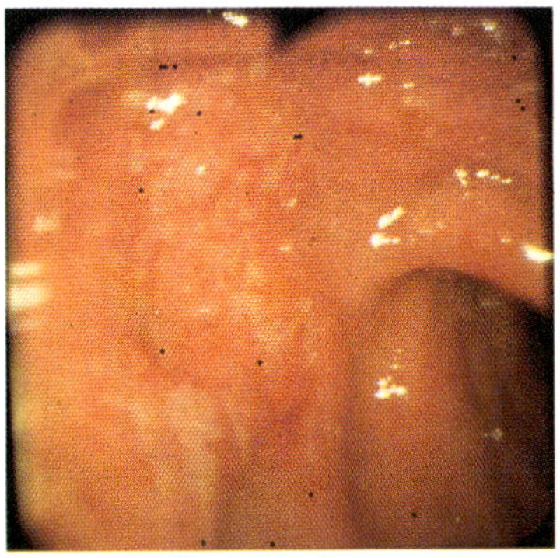

Abb. 8.47 Duodenitis. Das Endoskop zeigt entzündliche Oberflächenerosionen der Duodenalschleimhaut, aber keine klare Ulzeration. Duodenitis erscheint isoliert oder als Folge anderer Darmentzündungen oder peptischer Ulzerationen von Duodenum oder Magen. Die symptomatische Form spricht auf H2-Rezeptorenblocker an.

8.48

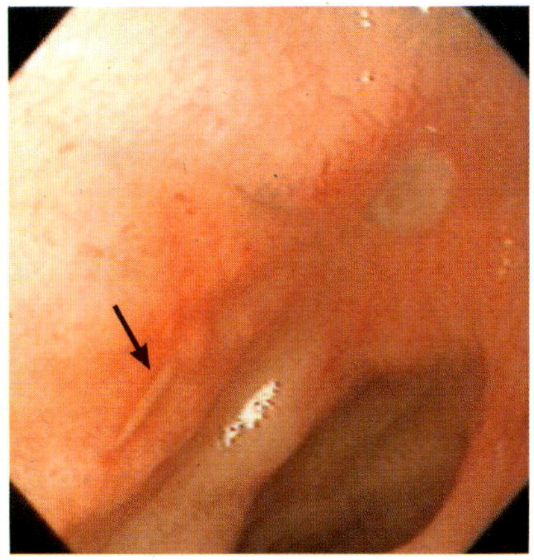

Abb. 8.48 Duodenalulzeration im zweiten Abschnitt des Duodenums. Das Videoendoskop zeigt ein lineares und ein rundes Ulkus rechts oben. Oft werden endoskopisch multiple Ulzera erkannt, die auf ein mögliches Zollinger-Ellison-Syndrom hinweisen.

9

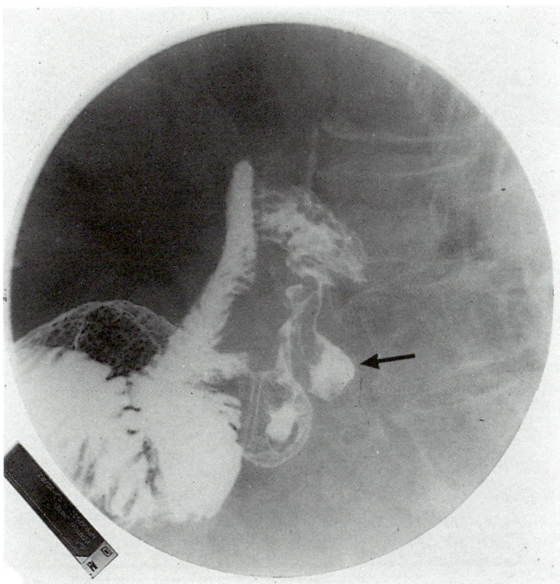

Abb. 8.49 Ulcus duodeni. Die tangentiale Doppelkontrastaufnahme zeigt einen tiefen Krater mit Bariumrückständen (Pfeil) im zweiten Abschnitt des Duodenums. Der Patient leidet unter einer Osteoarthritis der Wirbelsäule und nahm ein nicht-steroidales Antirheumatikum. Zum Vorstellungszeitpunkt litt er unter Hämatemesis.

8.50

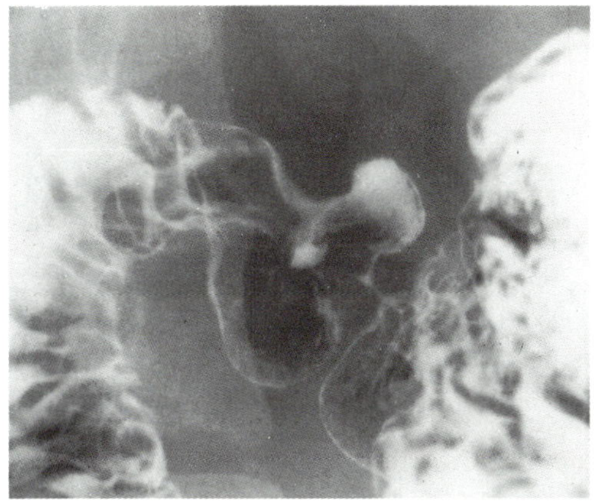

Abb. 8.50 Ulcus duodeni mit narbigem Bulbus und einer Verformung wie ein dreiblättriges Kleeblatt. Man beachte den Krater und die Bariumspitzen an den Falten der narbigen Schleimhaut.

1

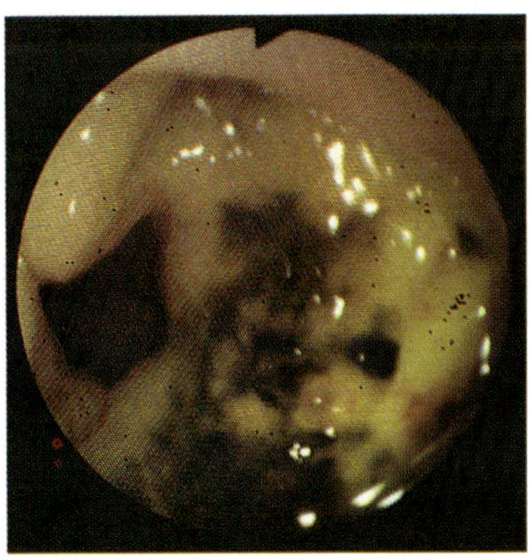

Abb. 8.51 Häufigste Komplikation peptischer Ulzera sind Blutungen, die eine dringend notwendige Endoskopie durch geronnenes Blut und Speisereste stark behindern können. An diesem Ulcus duodeni klebt frisch geronnenes Blut.

8.52

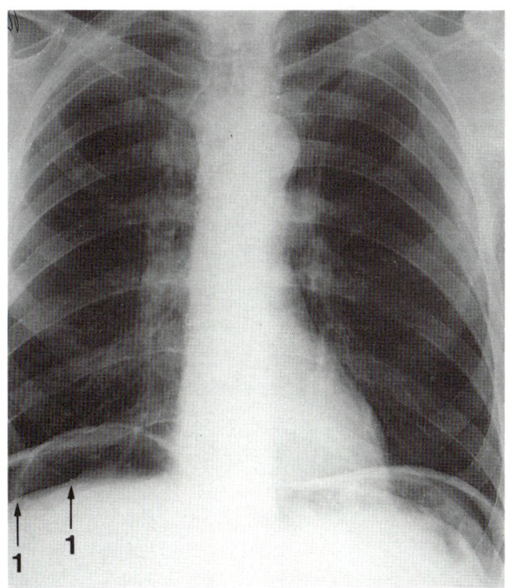

Abb. 8.52 Pneumoperitoneum bei gespanntem Abdomen nach Perforation eines Ulcus duodeni. Schmerzen und Spannung haben plötzlich eingesetzt. Man beachte das obere Ende der Leber (1) und die Luft unter beiden Zwerchfellkuppeln.

Peptische Ulzerationen an anderen Lokationen

Peptische Ulzerationen können im Ösophagus (*siehe* S. 359), an oder nahe dem Stoma nach Magenoperationen oder in der ektopischen Magenschleimhaut beim Meckel-Syndrom vorkommen.

8.7 Dünndarm

Malabsorption

Bei diesem häufigsten Symptom von Dünndarmerkrankungen ist die Nährstoffdigestion und/oder -absorption im Intestinaltrakt gestört. **Tabelle 8.2** zeigt die wichtigsten Ursachen.

Die Patienten haben hellen, stinkenden, fetthaltigen Stuhl und Anzeichen für Mangelernährung (**8.1, 8.53, 8.54**) über die der zugrundeliegenden Erkrankung hinaus.

Die Untersuchungen verfolgen drei Ziele:

- Eingeschränkte Absorption: Steatorrhoe, Schilling-Test
- Spezifische Mangelerscheinungen: Anthropometrische Untersuchung, Blutbild, Eisen, Transferrin, Folat, Vitamin B12, Prothrombin und verwandte Vitmin K-abhängige Blutgerinnungsfaktoren, Vitamin D
- Ursachen und Mechanismen: Bakterienwucherung, Funktion des exokrinen Pankreas, Aspiration oder Biopsie des proximalen Dünndarms (**8.55**) auf Giardiasis (**8.18**) oder gluteninduzierte Enteropathie (**8.56, 8.57**)

8.53

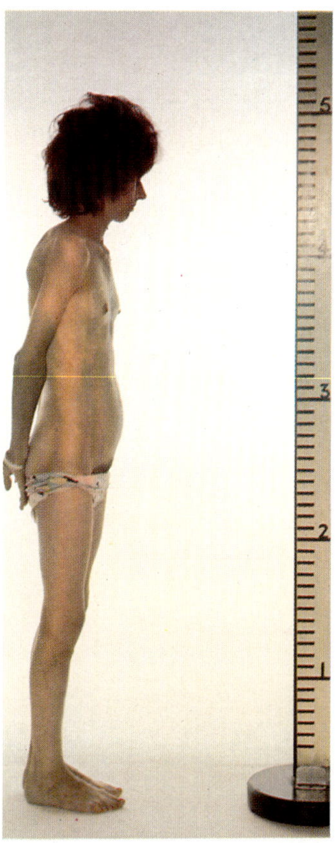

8.54

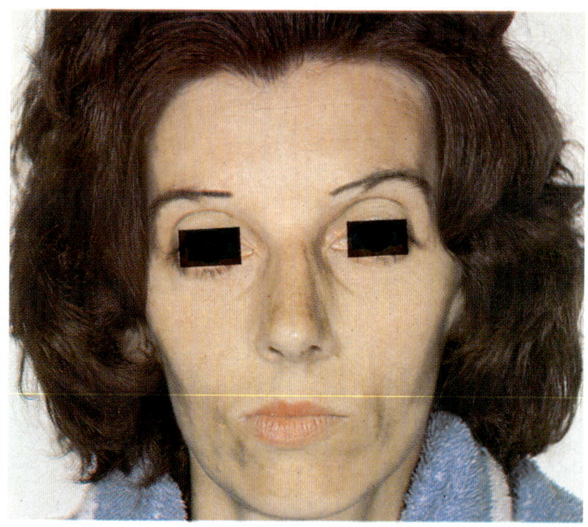

Abb. 8.53, 8.54 Malabsorption bei Zöliakie kann lange Jahre unentdeckt bleiben. Bei dieser Frau, die kleiner (1,52 m) war als alle anderen Familienmitglieder, wurde sie mit 32 Jahren diagnostiziert, bestand aber wahrscheinlich von Kindheit an. Bei der Vorstellung wog die Patientin 40 kg, war blaß und anämisch und hatte ausgeprägte Steatorrhoe. Die Biopsie zeigte eine Zottenatrophie. Eine glutenfreie Diät reduzierte die Steatorrhoe und führte zu Normalisierung der Jejunalschleimhaut und Gewichtszunahme. Die Diät sollte lebenslang beibehalten werden.

Tabelle 8.2 Ursachen für Malabsorption

Gluteninduzierte Enteropathie
Zöliakie
Dermatitis herpetiformis
Tropische Sprue
Wucherung bakterieller Keime
Intestinalresektion
Whipple Morbus
Strahlungsenteritis (siehe S. 374)
Parasitenbefall, z.B. Giardia lamblia (siehe S. 379)
Versagen des exokrinen Pankreas
chronische Pankreatitis (siehe S. 413)
chirurgische Resektion
Chronische Cholestase

8.55

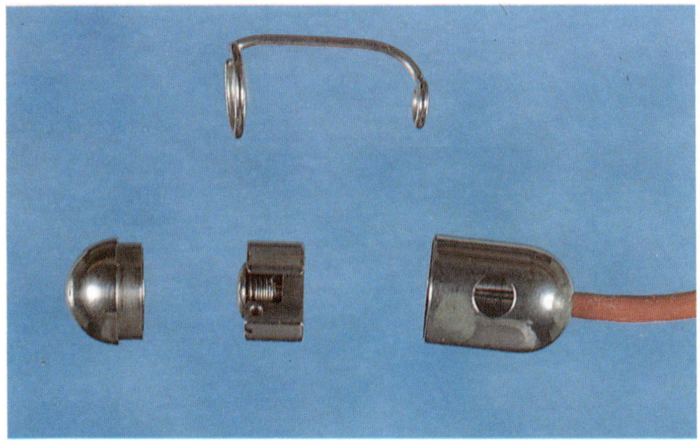

Abb. 8.55 Die Crosby-Kapsel dient zur Entnahme kleiner Schleimhautproben aus dem Jejunum. Sie wird geschluckt, wandert durch Magen und Duodenum in das Jejunum, wo seine Position radiologisch überprüft wird. Die Saugvorrichtung am Schlauch der Kapsel zieht ein kleines Schleimhautstück in ihre Öffnung und löst einen Schneidemechanismus aus, der eine dünne Schleimhautprobe abtrennt. Die Kapsel wird durch den Mund herausgezogen.

8.56

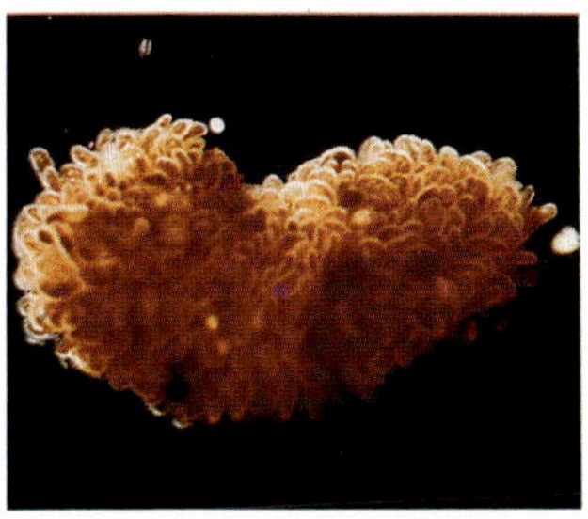

8.57

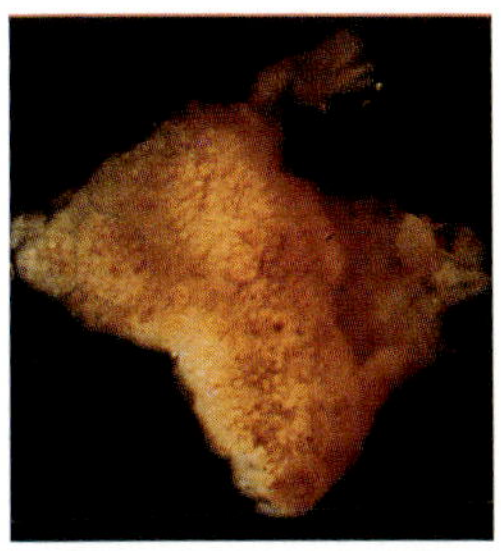

Abb. 8.56, 8.57 Jejunumbiopsien eines gesunden und eines Zöliakiepatienten unter dem Präparationsmikroskop direkt nach Entnahme aus der Crosby-Kapsel. Normales Relief bei der gesunden Schleimhaut (**8.56**), während die kranke Schleimhaut (**8.57**) völlig flach ist – typisch für gluteninduzierte Enteropathie.

Gluteninduzierte Enteropathie (Zöliakie)

Die immunologische Reaktion mancher Patienten auf Gluten führt zur partiellen oder totalen Zottenatrophie. Gluten ist ein in allen Getreiden vorhandenes Klebereiweiß. Da es im Intestinalkanal aufgespalten wird, ist der proximale Dünndarm am meisten betroffen. Fast die Hälfte aller Fälle wird durch die zufällige Feststellung von Eisen- oder Folatmangel bei einem Blutbild entdeckt. Oberflächenverluste der Dünndarmschleimhaut und durch eingeschränkte Cholecystokininabgabe des Dünndarms verminderte Pankreassekretion führen zu Steatorrhoe. Die Krankheit zeigt sich meist im Kindesalter bei beginnender Zufütterung getreidehaltiger Nahrung, kann aber in jedem Alter einsetzen.

Zur endgültigen Diagnose bedarf es einer Dünndarmbiopsie per Endoskop oder Crosby-Kapsel (**5.56-8.59**), oder einer Reihenbiopsie, bei der erst Proben der durch glutenfreie Diät verbesserten Schleimhaut genommen werden. Nach erneuter Glutenzuführung werden weitere Proben entnommen, um den jetzigen Zustand der Schleimhaut zu überprüfen. Auch Bariumuntersuchungen können nützlich sein (**8.60**).

Eine glutenfreie Diät bringt in den meisten Fällen Besserung. Dünndarmlymphome und -karzinome sowie extra-gastrointestinale Krebse sind bei Zöliakiepatienten überdurchschnittlich häufig. In dieser Hinsicht ist der Nutzen einer glutenfreien Diät unklar.

Bei **Dermatitis herpetiformis** tritt eine gluteninduzierte Enteropathie mit einem bullösen Hautausschlag (**2.61, 2.62**) auf. Eine glutenfreie Diät, zusammen mit Dapsongaben gegen den Ausschlag, kann hilfreich sein.

8.58

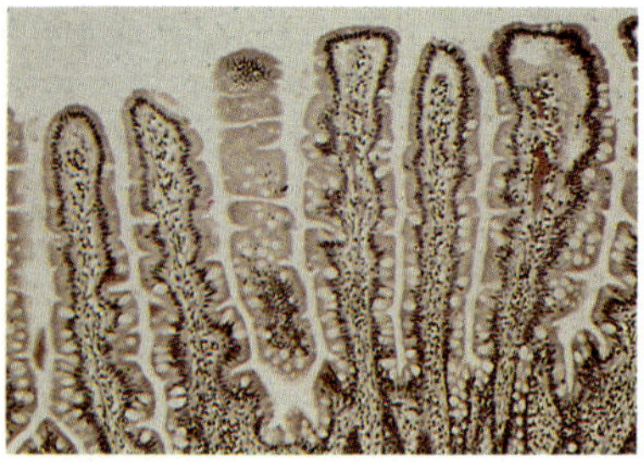

Abb. 8.58, 8.59 **Schnitte aus Jejunalbiopsien gesunder und zöliakischer Patienten**, entsprechend denen von **8.56** und **8.57. Abb. 8.58** zeigt die gesunde Schleimhaut, **8.59** das Jejunum eines vorher nicht diagnostizierten Patienten mit gluteninduzierter Enterpathie bei normaler Ernährung. Die Villi intestinales fehlen, die Schleimhaut ist glatt, ihre Oberfläche würfelförmig, die intestinalen Krypten vergrößert. Lymphozyteninfiltration ist erkennbar.

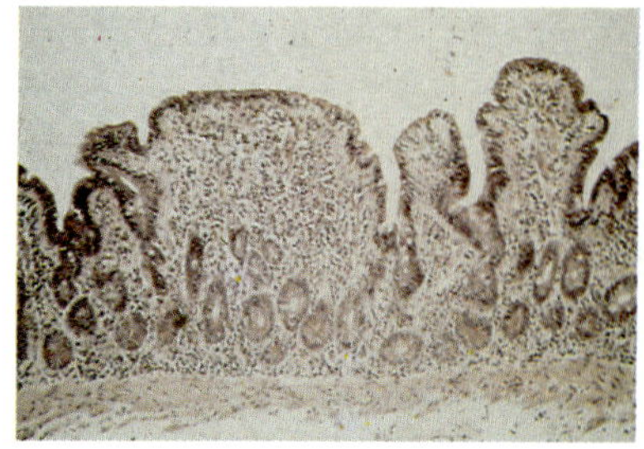

8.

8.60

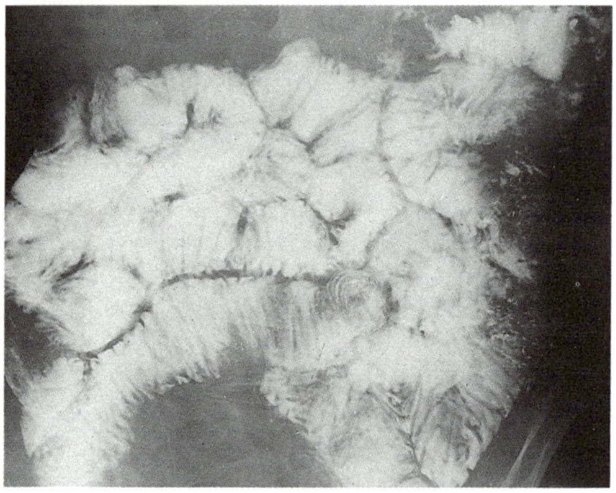

Abb. 8.60 Bariumaufnahme des zöliakischen Darms eines 26jährigen. Erkennbar ist die Dilatation des Dünndarms mit dem wenig ausgeprägten Schleimhautmuster. Die transversalen Falten sind nicht gefedert, sondern gerade. Zusätze im modernen Barium verhindern die Ausflockung, die früher als klassisches Zeichen einer Zöliakie galt. Dennoch ist die Diagnose eindeutig.

Bakterielle Wucherung

8.61

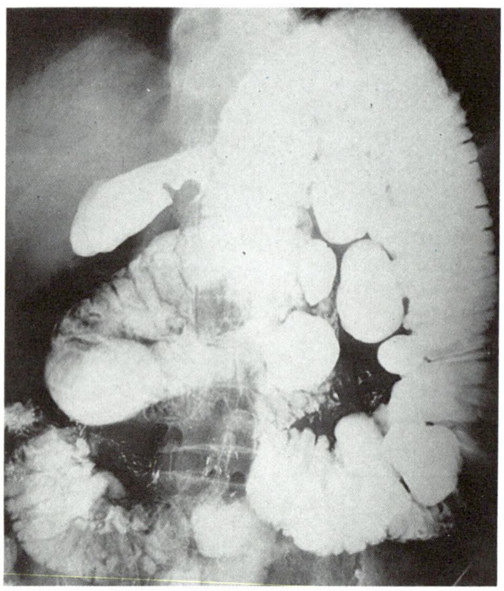

Bakterienwucherung im Dünndarm ist gängige Begleiterscheinung einer reduzierten Magensäureproduktion durch Medikamente, Operationen, Darmdivertikel (**8.61**) und Motilitätsstörungen, vor allem bei älteren Menschen. Glykocholat- oder Wasserstoffatemtest bestätigen die Diagnose (*siehe* S. 356).

Abb. 8.61 Multiple, weitgeöffnete Jejunaldivertikel, wo es zu Stauungen kommt. Bei diesem Patienten siedelten sich hier Bakterien an, die ein Malabsorptionssyndrom auslösten.

Dünndarmtumoren

Dünndarmtumoren machen nur 1% der intestinalen Neoplasmen aus. In absteigender Häufigkeit umfassen sie Adenokarzinome, Karzinoide, Lymphome und Leiomyosarkome. In Verbindung mit HIV-Infektionen kann es zum intestinalen Kaposi-Sarkom kommen.

Adenokarzinome sind eine Komplikation des Morbus Crohn, vor allem in Segmenten mit By-pass, und der Zöliakie. Fast die Hälfte entwickelt sich im Duodenum. Anzeichen sind Schmerzen und Erbrechen, Anämie und, bei periampullären Tumoren, Gelbsucht. Die Diagnose wird oft mittels einer Bariumuntersuchung gestellt (**8.62**).

Intestinale Lymphome treten bei Zöliakiepatienten häufiger auf als erwartet (**8.63**). Sie befinden sich meist im distalen Dünndarm, während der proximale Darm vorwiegend durch das Gluten geschädigt wird. Lymphome werden auch durch Immunsuppression nach Organtransplantationen oder HIV-Infektionen ausgelöst. Es kommt zu Diarrhoe, Schmerzen und Gewichtsverlust.

Karzinoide Dünndarmtumoren befinden sich meist im Ileum. Die klinischen Symptome sind abhängig vom lokalen Wachstum, das bis zum Darmverschluß führen kann, und von der Sekretion von biologisch aktiven Substanzen, die nach Entwicklung von Metastasen in der Leber systemisch wirksam werden. Das charakteristische Flush-Syndrom (**8.64**) mit Diarrhoe, Bronchospasmus und kongestiver Herzinsuffizienz ist bekannt. Durch Nikotinsäuremangel aufgrund gestörter Tryptophanmetabolisation kann es sogar zu Pellagra kommen.

Tumoren und vaskuläre Mißbildungen können sich durch wiederholte gastrointestinale Blutungen unbekannter Genese äußern. Wie beim Meckel-Divertikel kann die Diagnose mit einer Mesenterialangiographie oder, bei leichten Blutungen, mit einer Überprüfung Technetium-markierter Erythrozyten erhoben werden.

8.62

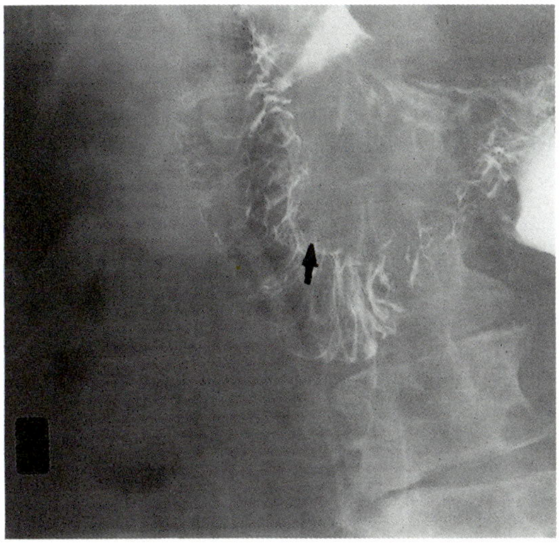

Abb. 8.62 Karzinom der Papilla Vateri (Pfeil) als Füllungslücke bei Doppelkontrast-Bariumbreis-Untersuchung im zweiten Abschnitt des Duodenums. Der Patient kam mit Anämie und leichter Gelbsucht.

8.63

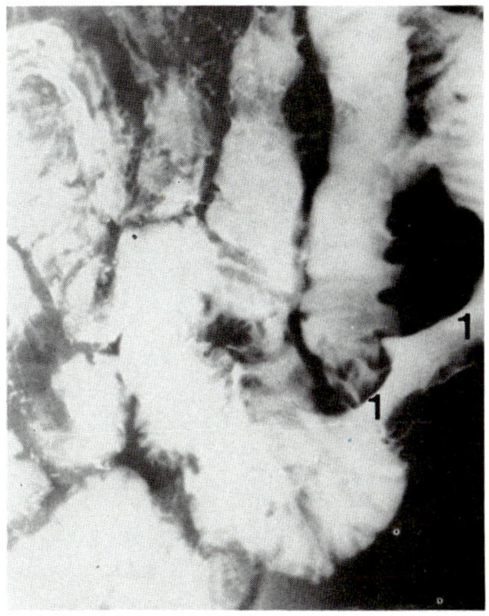

Abb. 8.63 Intestinales Lymphom bei einem Patienten mit Zöliakie, die 13 Jahre mit einer glutenfreien Diät unter Kontrolle gehalten wurde. Man erkennt eine unregelmäßige Striktur (1). Die Aufnahme weist auf ein Lymphom oder Karzinom hin; bei der Operation fand man ein Lymphom. Die Prognose ist trotz Operation mit nachfolgender Strahlen- oder Chemotherapie infaust.

8.64

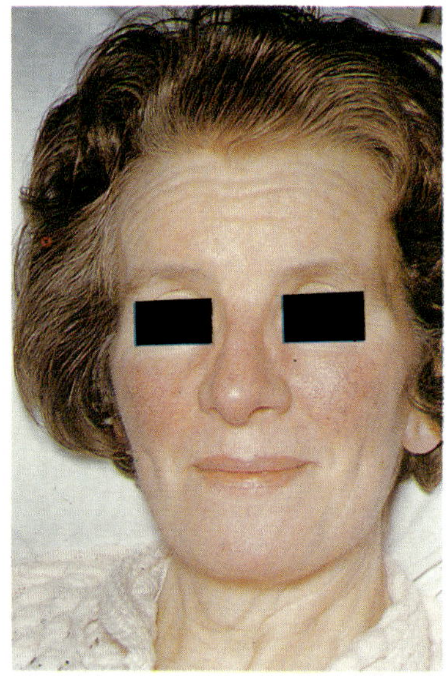

Abb. 8.64 Fazialer Flush bei Karzinoid. Dazu kommt es meist nur bei Lebermetastasen, oder, wenn ein Primärtumor (in Lunge, Hoden oder Eierstock) direkt in den großen Kreislauf sezerniert. Weitere Symptome durch die Abgabe vasoaktiver Substanzen durch die Tumoren: Schmerzen im Abdomen, Diarrhoe, Bronchospasmus, kongestive Herzinsuffizienz.

8.8 Entzündliche Darmerkrankungen

Colitis ulcerosa und Morbus Crohn sind die beiden wichtigsten idiopathischen Darmentzündungen.

Morbus Crohn

Morbus Crohn ist eine chronische granulomatöse Darmentzündung unbekannter Ätiologie mit zunehmender Verbreitung. Die Krankheit befällt alle Teile des Verdauungstraktes, vornehmlich terminales Ileum und Kolon. An einzelnen Stellen ist die gesamte Darmwandstruktur entzündet.
Anfänglich kommt es zu aphthösen Ulzera mit dazwischenliegender gesunder Schleimhaut (**8.65**). Später führt die zunehmende Entzündung zu stärkerer Ulzeration (**8.66, 8.67**) oder sogar zum „Pflastersteinrelief" der Schleimhaut, und schließlich durch Fibrose zu Darmstrikturen (**8.15, 8.68**). Der entzündete Darm verklebt mit den umgebenden Geweben und irreguläre Darmschlingen verursachen interne oder externe Fisteln (**8.69**) oder Darmverschluss (**8.16**). Der Befall der perianalen Region führt bei 80% der Patienten zu typischen Symptomen wie Merisken, Fissuren und Fisteln (**8.6, 8.7**). Seltener sind Lippen und Mundhöhle befallen (**8.3**).
Abhängig von Region, Ausmaß und Art der Erkrankung sind die Symptome: Diarrhoe, Schmerzen im Abdomen, Anorexie, Gewichtsverlust und Fieber. Es kann zu Darmverschluß oder Darmstörungen mit Mangelernährung oder Wachstumsstörungen kommen.
Ursachen für die Diarrhoe sind die starke Darmentzündung, partielle Obstruktion, Bakterienwucherung im Dünndarm, Gallensäure-Malabsorption durch Erkrankung oder Exzision des

terminalen Ileus, entero-enterale Fisteln, Kurzdarmsyndrom, Amyloidose und Darminfektionen. Die tatsächliche Ursache sollte unbdingt festgestellt und behandelt werden.

Extra-intestinale Symptome sind, ähnlich wie bei Colitis ulcerosa, sklerosierende Cholangitis (**8.70**), Arthritis, Uveitis und Exantheme wie Pyoderma gangrenosum (**2.118**) und Erythema nodosum (**1.123, 2.40, 2.39**). Die meisten Patienten mit Schmerzen und Gelbsucht leiden jedoch nicht unter sklerosierender Cholangitis. Die Mehrheit hat Gallensteine.

Morbus Crohn kann mit Kortikosteroiden in kurzen Zyklen unter Kontrolle gehalten werden. Bei Resistenz hilft Azathioprin. Bei Obstruktion und Fisteln ist eine chirurgische Therapie angezeigt. Enterale oder parenterale Nährstoffzufuhr verbessert die Mangelerscheinungen und so das Wohlbefinden.

8.65

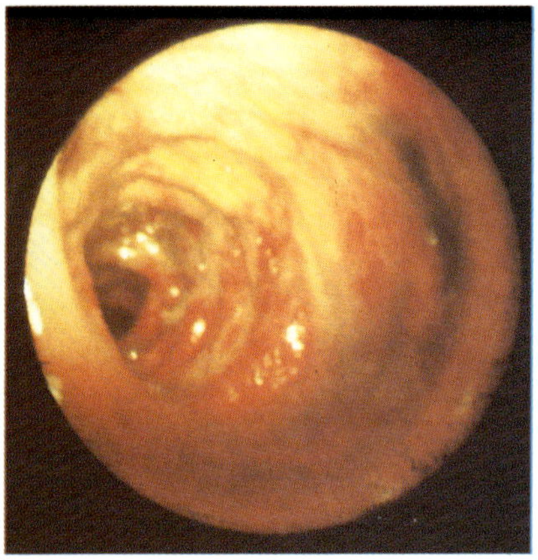

Abb. 8.65 Crohn-Colitis. Die Koloskopie zeigt multiple kleine Ulzera mit entzündeter Umgebung. Die angrenzende Schleimhaut wirkt gesund. Ähnlich fleckige Läsionen fanden sich im ganzen Kolon.

8.66

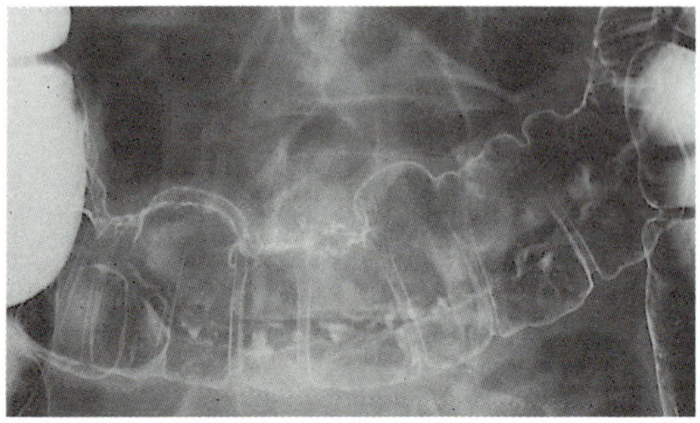

Abb. 8.66 Crohn-Colitis im Doppelkontrast-Bariumeinlauf. Die Bariumretention macht im transversalen Kolon viele Ulzera sichtbar, aber die restliche Schleimhaut scheint normal.

8.67

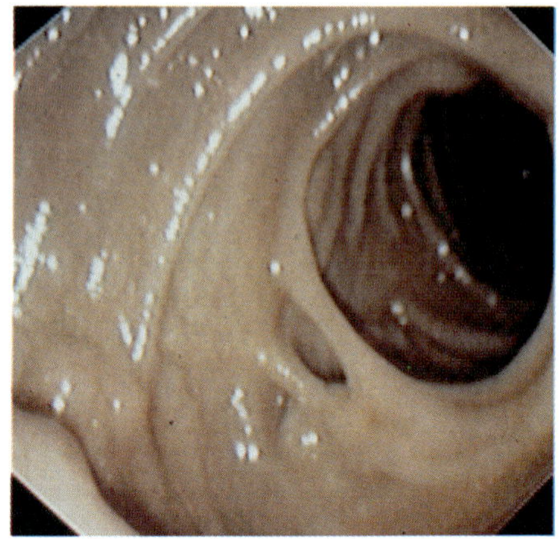

Abb. 8.67 Morbus Crohn im Duodenum. Das Vidioendoskop zeigt brückenartige Schleimhautläsionen, die durch Ulzeration und nachfolgende Heilung entstanden sind.

8.68

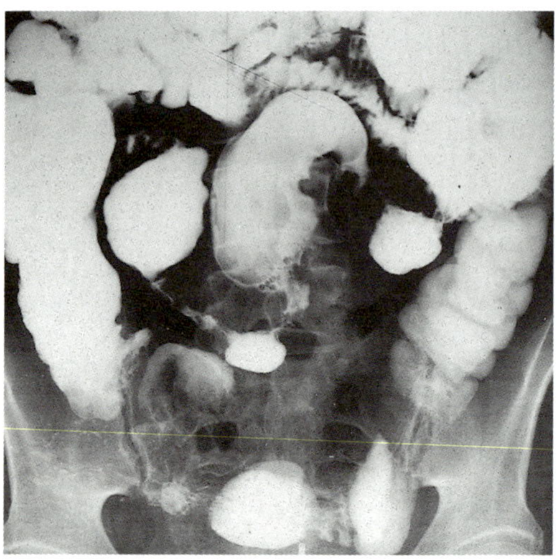

Abb. 8.68 Röntgenaufnahme eines Morbus Crohn im Dünndarm. Deutlich sichtbar sind vier Strikturen des Dünndarms, zwischen denen die dilatierten Segmente erscheinen. Diese „Skip-Läsionen" sind typisch und können auch im Kolon gefunden werden, wenn es befallen ist.

8.69

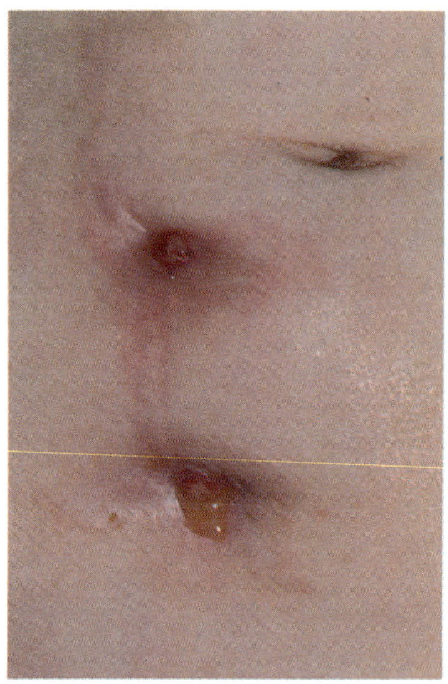

Abb. 8.69 Enterokutane Fisteln bei Morbus Crohn, wie hier, sind besonders häufig nach Darmresektionen. Die Sinographie zeigt die Verbindung mit dem befallenen Darm.

8.70

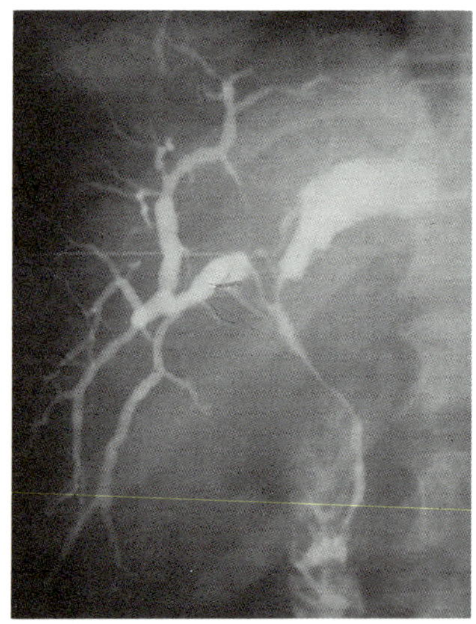

Abb. 8.70 Primäre sklerosierende Cholangitis kann Komplikation einer Darmentzündung sein. Das perkutane transhepatische Cholangiogramm zeigt typische Symptome: wechselnd Dilatation und Striktur der Gallengänge. Ein wenig des Kontrastmittels ist ins Duodenum gewandert. ERCP ist eine alternative Untersuchungsmethode, die die gleiche röntgenologische Ansicht bietet.

Colitis ulcerosa

Die Häufigkeit von Colitis ulcerosa liegt bei 6 (in GB 60) zu 100 000. In erster Linie ist es eine Schleimhauterkrankung, die sich gleichmäßig in unterschiedlicher Ausdehnung vom Rektum, das immer befallen ist, in das Kolon erstreckt.

Ausmaß und Schwere des Kolonbefalls bestimmen die Symptomatik. Ist nur das Rektum betroffen, kommt es zu rektalen Blutungen und Tenesmen, der Stuhl ist fest, es kann zu Verstopfung kommen. Mit fortschreitender Ausdehnung stellen sich erst Diarrhoe, dann Fieber und Tachykardie ein.

Das Endoskop zeigt entzündete, blutende Schleimhaut, der Bariumeinlauf typische Befunde (**8.75, 8.76**), die Biopsie (**8.71-8.74**) Becherzellenschwund, Kryptenabszesse, Strukturveränderungen mit leichter submukotischer Entzündung und keine Granulome (im Unterschied zu Morbus Crohn).

Extra-intestinale Manifestationen sind Hautausschläge wie Erythema nodosum (**1.123, 2.40**) und Pyoderma gangrenosum (**2.118**), Leber- und Gallenerkrankungen, vor allem sklerosierende Cholangitis (**8.70**) und Arthritis. Entzündungen der peripheren Gelenke lassen auf die Intensität der Darmerkrankung schließen, allerdings nicht im Falle von Ostitis condensans ilii oder Spondylitis ankylosans.

Komplikationen sind Kolondilatation (**8.77**), die zu Blutungen und Perforation führen kann, bei chronischer Erkrankung Anämie und ein kleines, aber steigendes Kolonkarzinomrisiko bei einer Krankheitsdauer von mehr als 10 Jahren (**8.78**). Koloskopische Überwachung erleichtert die Erkennung prämaligner Dysplasie der Schleimhaut und ermöglicht so die rechtzeitige chirurgische Behandlung.

Kurze Zyklen von Kortikosteroiden sollen die Krankheit unter Kontrolle bringen. Zur Remissionserhaltung dienen Salazosulfapyridin oder eines der neueren Präparate, die dem Kolon 5-Aminosalicylsäure zuführen (Mesalazin, Olsalazin). Die Anämie sollte behandelt werden. Bei Nichtansprechen auf die Medikation ist zur Vermeidung akuter und chronischer Komplikationen wie Perforation oder Karzinom eine Operation angezeigt. Gewöhnlich ist eine Pan-Proktokolektomie mit permanenter Ileostomie angezeigt, obwohl zur Zeit Taschenbildung mit ileoanaler Anastomose favorisiert wird.

71

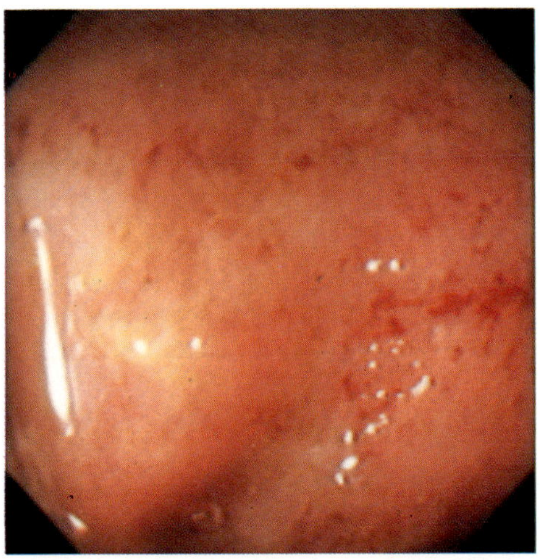

Abb. 8.71 Colitis ulcerosa im Frühstadium mit geschwollener Schleimhaut, fehlender Haustrenbildung und empfindlicher Schleimhaut, die bei Berührung mit dem Koloskop zu bluten beginnt.

8.72

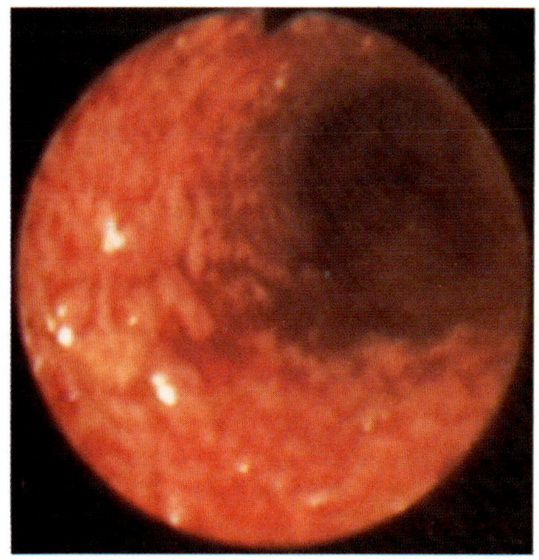

Abb. 8.72 Colitis ulcerosa. Schwerere Schäden als auf **8.71**. Die Ulzeration hat sich ausgebreitet, die Blutung ist stärker. Man erkennt „Pseudopolypen". Wegen des Perforations- und/oder Blutungsrisikos ist eine Endoskopie während akuter Phasen überaus gefährlich.

73

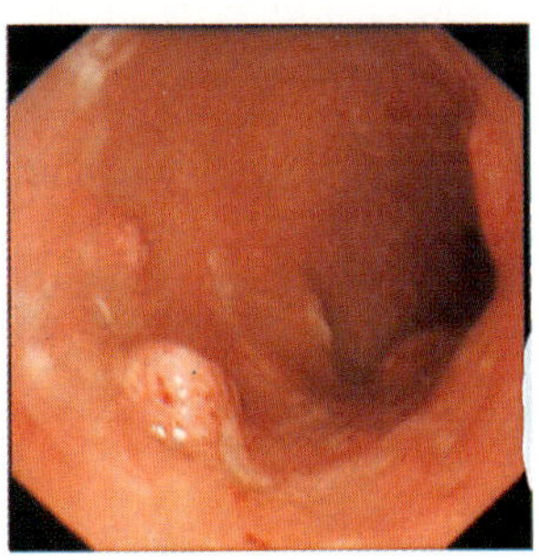

Abb. 8.73 Entzündete Polypen („Pseudopolypen") sind unausweichlich bei fortschreitender Colitis ulcerosa. Sie bestehen aus granulomatösem Gewebe und sind, wie alle Entzündungen, gefäßreich.

8.74

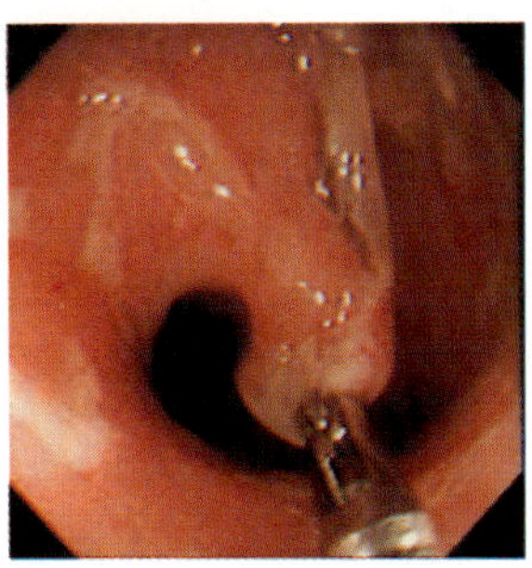

Abb. 8.74 Die Biopsie großer entzündeter Polypen bei Colitis ulcerosa ist manchmal nötig, um das Hauptrisiko, ein Karzinom, auszuschließen (*siehe* **8.78**).

8.75

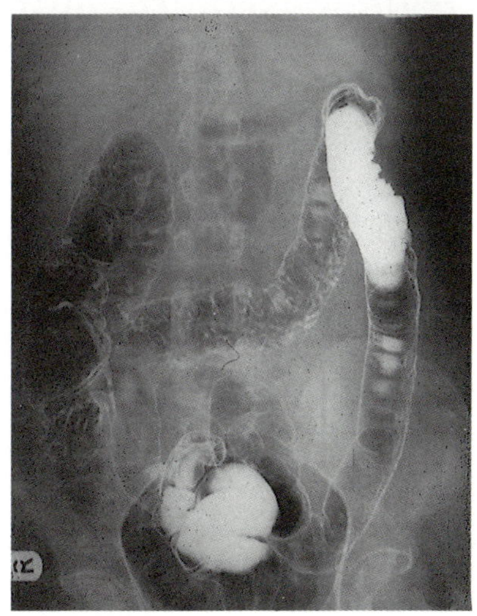

Abb. 8.75 Colitis ulcerosa. Der Bariumeinlauf zeigt typische chronische Veränderungen im gesamten Kolon. Fehlende Haustrenmuster geben dem Kolon ein glattes, röhrenförmiges Aussehen. Vor allem in der bariumgefüllten Milzflexur sieht man tiefe, penetrierende Ulzera. Am besten sieht man die große Anzahl Pseudopolypen im transversalen Kolon.

8.76

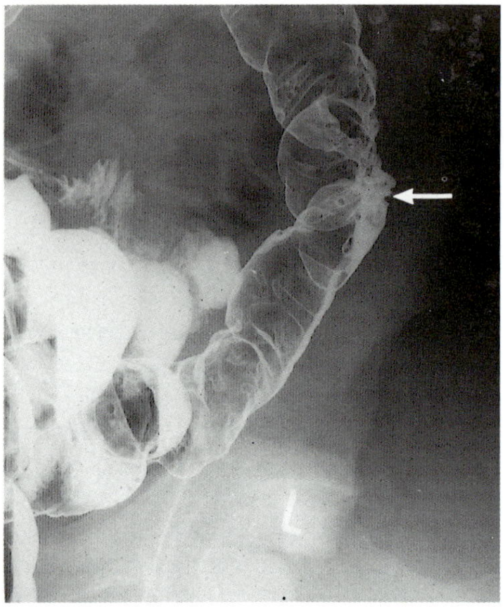

8.77

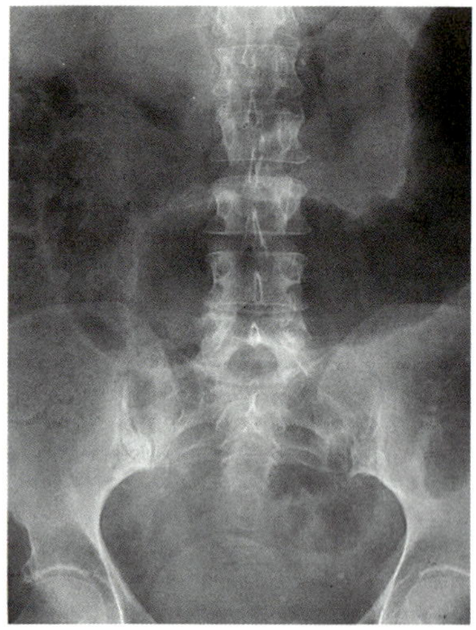

8.78

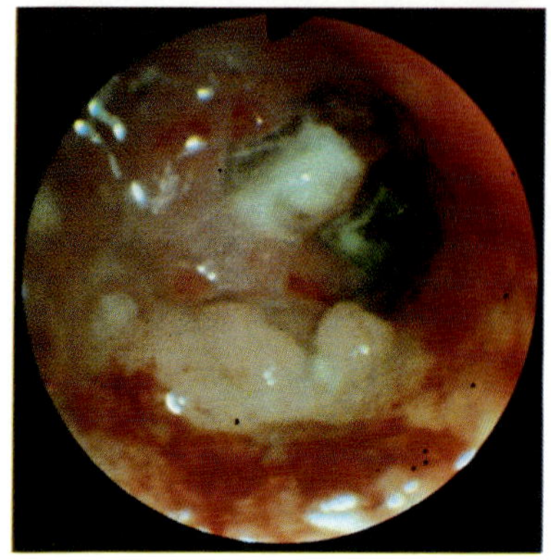

Abb. 8.76 Colitis ulcerosa mit multiplen Pseudopolypen. Bariumeinlauf und Endoskop (**8.73**) zeigen sie deutlich. Man beachte die tiefen Ulzerationen (Pfeil). Bei der Röntgenuntersuchung stellte man in dieser Region mangelnde Peristaltik fest, die auf karzinomatöse Veränderung hinwies.

Abb. 8.77 Kolondilatation bei Colitis ulcerosa („toxisches Megakolon"). Diese Komplikation der akuten Colitis ulcerosa bedarf einer schnellen, intensiven Behandlung mit Flüssigkeitsersatz und Steroiden. Symptomatisch ist der empfindliche, aufgetriebene Bauch. Die großen Gasmengen im Kolon führen zu tympanischer Perkussion. Fieber und Schock sind häufige Begleiterscheinungen. Auskultation ist unerläßlich, da Hohlgeräusche gewöhnlich fehlen.

Abb. 8.78 Kolonkarzinom nach einer langdauernden Colitis ulcerosa (bei diesem Patienten 24 Jahre). Regelmäßige Koloskopien sollten eine frühere Erkennung dieser Komplikation ermöglichen.

Medikamente und das Kolon

Entzündungen des Kolons können direkte Folge von Antibiotikagaben (pseudomembrane Colitis, *siehe* S. 379) oder einer Behandlung mit nicht-steroidalen Antirheumatika sein. Einige, Mefenaminsäure z.B, lösen besonders häufig Diarrhoe mit begleitender Kolitis aus.

8.9 Weitere Störungen von Dick- und Dünndarm

Strahlungsenterokolitis

Strahlungsenterokolitis ist Folge einer Strahlentherapie bei Unterleibs- und Abdominalkarzinomen. Der Grat zwischen therapeutischem Effekt und der Schädigung angrenzender Gewebe ist schmal, und Risikofaktoren wie vorangegangene Operationen können intestinale Schäden durch Verhärtung von Darmschlingen im Bestrahlungsfeld verstärken.

Veränderungen nach Bestrahlung sind vermehrtes Absterben der Kryptenzellen und Abnahme der Zottenhöhe. Starke Einschränkung der Darmfunktionen führt zu Störungen im Wasser- und Elektrolythaushalt. Die anfänglichen klinischen Symptome wie Übelkeit, Erbrechen und Diarrhoe, häufig mit rektalen Blutungen, können zurückgehen.

Die Endarteriitis führt zur intestinalen Ischämie. Bis zur Bildung ischämischer Strikturen und Fisteln kann es Monate, sogar Jahre dauern. Dann kommt es zu subakuter Obstruktion und chronischer Malabsorption (**8.79**). Geschädigte Darmnerven führen manchmal zu Pseudo-Obstruktion. Die Symptome des Kolons ähneln denen der idiopathischen Colitis ulcerosa, doch zeigt die Endoskopie das typische Bild einer atrophierten Schleimhaut mit Gefäßerweiterungen.

Die medikamentösen Möglichkeiten sind beschränkt: Antibiotika bei sekundärer Bakterienentwicklung, Cholestyramin bei Malabsorption der Gallensäure durch Befall des terminalen Ileums, äußerlich angewendete Steroide oder Mesalazin bei Proktitis, künstliche Ernährung bei Darmversagen. Perforation, Strikturen und Fisteln machen eine Operation notwendig, die aber mit beachtlicher Morbidität verbunden ist.

8.79

Abb. 8.79 Strahlungsenterokolitis. Diese 3 1/4-Stunden dauernde Bariumuntersuchung zeigt eine Verengung des terminalen Ileum mit starker Verdickung der Schleimhautfalten. Beim Screening sah man das Ileum als eine zusammenhängende, starre Masse. Verbunden damit waren verkürzte Durchgangszeiten und Malabsorption. Diese 55jährige Frau war wegen eines Zervixkarzinoms bestrahlt worden.

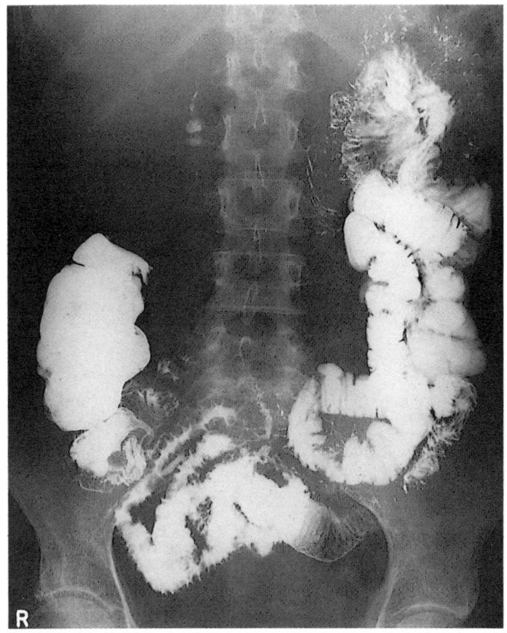

Ischämische Störungen

Intestinale Ischämie kann akut und chronisch sein und Dünn- und Dickdarm befallen:

- Akute mesenteriale Ischämie: tritt gewöhnlich mit generalisierten Atheromen auf, kann aber auch embolisch sein. Kann durch Venenverschluß durch orale Kontrazeptiva oder Antithrombin III-Mangel verursacht werden. Klinik: anfänglich Diarrhoe, Erbrechen, diffuse Schmerzen im Abdomen, später zunehmender Schmerz und Schock. Einzige Überlebenschance bietet eine frühe Laparotomie und Resektion des befallenen Segmentes.
- Chronisch mesenteriale Insuffizienz verursacht Angina intestinalis mit postprandialen Schmerzen im Abdomen, die erst ein peptisches Ulkus oder eine Gallenerkrankung vermuten lassen.
- Die Ischämie des Kolons ist häufiger als die des Mesenteriums und befällt gewöhnlich die Milzflexur. Es kommt zu abdominalen Schmerzen und Diarrhoe, nach einigen Stunden mit frischem Blut. Die Diagnose kann zu diesem Zeitpunkt von einer Röntgenaufnahme des Abdomens durch die „Daumenabdrücke“ vermutet werden (**375**). Differentialdiagnose ist eine Infektion mit *E. coli* 0157. Manchmal kommt es zur Perforation, doch meist verschwinden die Symptome. Durch Fibrose kann eine Stenose mit veränderten Darmfunktion oder chronischer intestinaler Obstruktion (**8.81**) entstehen.

8.80

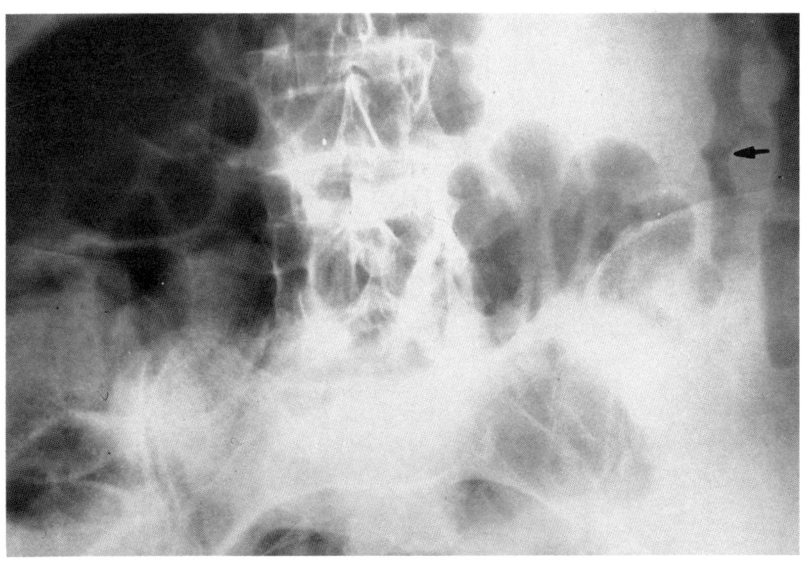

Abb. 8.80 Akute ischämische Kolitis bei einer 60jährigen Patientin mit akuter, blutiger Diarrhoe und Schmerzen im linken Abdomen. Diese Röntgenaufnahme des Abdomen in Rückenlage zeigt eine spastische Darmverengung und mukotische „Daumenabdrücke“ (Pfeil), verursacht durch submukotische Ödeme und Blutungen, im absteigenden Kolon. Der Dickdarm wirkt aufgetrieben: eine partielle Obstruktion aufgrund der Ischämie.

8.81

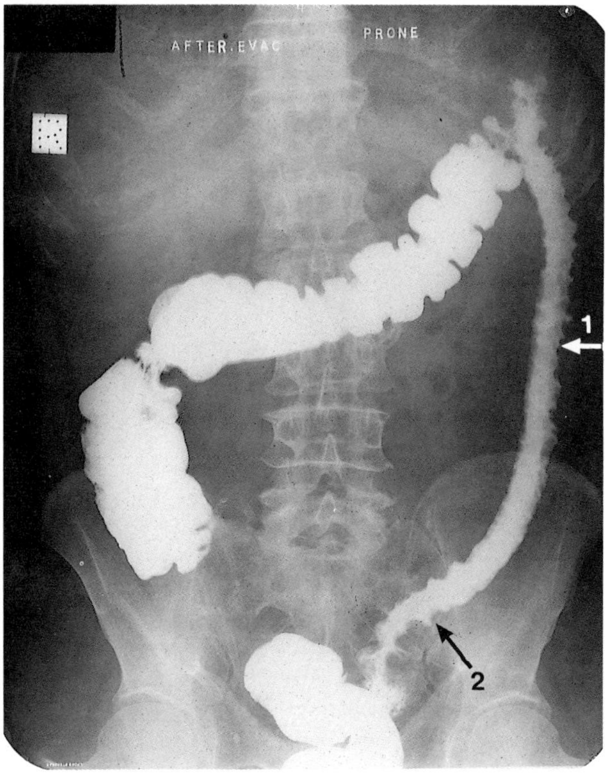

Abb. 8.81 Kolonischämie. Der Normalkontrast-Bariumeinlauf zeigt starke ischämische Veränderungen im absteigenden Kolon: partielle Striktur des sigmoiden Kolon mit typischen „Rosendorngeschwüren" (1) und einigen „Daumenabdrücken" (2). Die Striktur der Leberflexur verschwand beim Screenen. Der Patient litt unter symptomatischer koronarer Herzerkrankung und peripherer Angiopathie.

8.10 Kolon und Rektum

Divertikulose

Divertikel sind erworbene Hernien der Kolonschleimhaut, die durch die Muskelschichten brechen. In den Industrieländern leidet ungefähr die Hälfte aller Menschen über 65 darunter. Meist werden sie zufällig entdeckt. Besonders häufig und meist multipel sind sie im Colon sigmoideum. Die Ätiologie ist unklar, aber man vermutet erhöhten Druck in der Darmröhre und Ballaststoffmangel.

Obwohl meist asymptomatisch, kann es zu rekurrenten Schmerzen im unteren Abdomen, vor allem in der Region der Fossa iliaca mit Flatulenz, Obstipation und manchmal Diarrhoe kommen. Der Schmerz beginnt nach den Mahlzeiten und wird oft durch Abgang von Gasen oder Defäkation gelindert. Es kann zu Blutungen oder Divertikulitis kommen, die verbunden ist mit lokalisierten Schmerzen im Abdomen und Fieber. Komplikationen sind: Sepsis, Fisteln, Kolonobstruktion und generalisierte Peritonitis.

Die Diagnose wird mit Bariumeinlauf (**8.82, 8.83**) oder Koloskopie gestellt. Konservative Behandlung und hohe Ballaststoffzufuhr bessern die Symptome. Bei Komplikationen kann chirurgische Interpretation, bei Anämie Eisentherapie oder Bluttransfusion erforderlich sein.

8.82

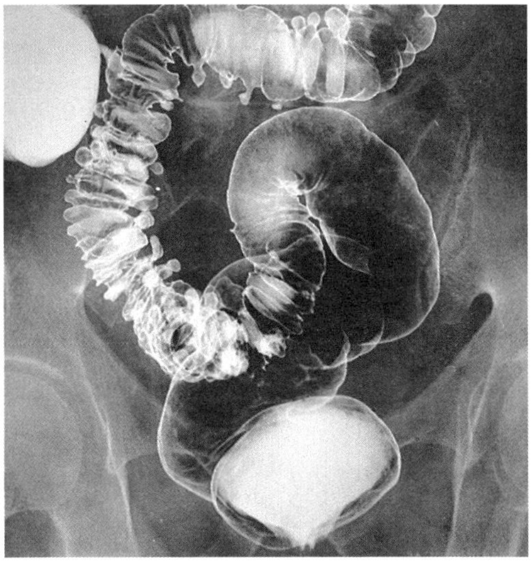

8.83

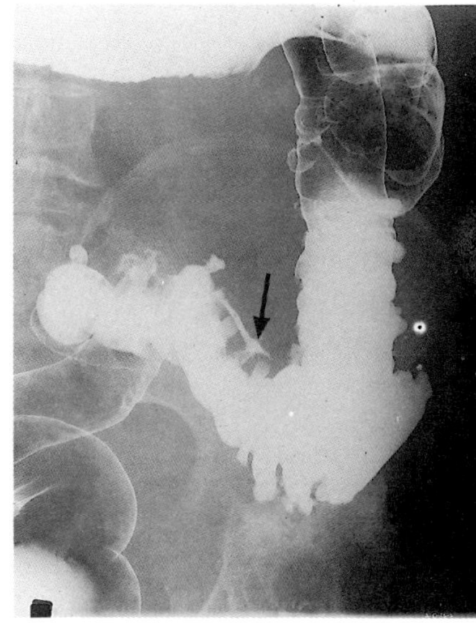

Abb. 8.82 Kolondivertikulose. Der Bariumeinlauf zeigt die typischen multiplen Divertikel mit der Doppelkontrastmethode. Der Patient hatte Veränderungen in den Stuhlgewohnheiten und abdominale Schmerzen. Zusätzlich sollte unter diesen Umständen mit einer Koloskopie ein ko-existentes Kolonkarzinom ausgeschlossen werden.

Abb. 8.83 Sigmadivertikulose. Die Divertikulose dieses Patienten war bekannt. Wegen Schmerzen in der rechten Fossa iliaca und Druckempfindlichkeit wurde er nochmals untersucht. Der Bariumeinlauf zeigt multiple Divertikel und einen entsprechenden Fistelgang (Pfeil), pathognomonisch für lokale Abszessbildung.

Kolon- und Rektumkrebs

Kolorektaler Krebs kommt vor allem in der westlichen Welt vor. In GB ist es mit ungefähr 16.000 Toten pro Jahr das häufigste gastrintestinale Malignom. Fette, ballaststoffarme Ernährung unterstützt Keime, die, bedingt durch längere Passage, zur Bildung von Karzinogenen im Darminhalt einschließlich Gallensäure, führen.

Benigne Adenome sind die häufigste Ursache. Niedriges Karzinomrisiko: einzelne Polypen mit weniger als 1 cm Durchmesser, Zottenadenome (Risiko: 40%). Hohes Karzinomrisiko: Durchmesser mehr als 2 cm (**8.12, 8.84**), multiple Polypen, Röhrenadenome (Risiko: 5%).

Polyposis familiaris (**8.14, 8.85**) führt fast immer zu Darmkrebs, eine prophylaktische Kolektomie ist angezeigt. Risikopatienten sind auch Angehörige von Polyposis-Patienten, Patienten mit Polypen, Patienten über Vierzig mit Verwandten ersten Grades mit Darmkrebs, Patienten mit langdauernder Colitis ulcerosa oder, möglicherweise, nach Cholezystostomie.

Anzeichen sind Veränderung der Stuhlgewohnheiten, rektale Blutungen, Schmerzen im Abdomen, Anämie oder allgemeine Krankheitssymptome.

Die Diagnose wird mit einem Bariumeinlauf nach Sigmoidoskopie gestellt (**8.86, 8.87**). Gibt die Bariumuntersuchung keine ausreichenden Hinweise oder sind Polypen vorhanden, müssen mittels einer Koloskopie eventuell übersehene Läsionen gesucht, eine Biopsie der verdächtigen Regionen durchgeführt und die Polypen entfernt werden (**8.12, 8.78, 8.88**). Weitere Untersuchungen wie Blubild und -ausstrich sollten die Auswirkungen der Erkrankung feststellen. Die abdominalen Lymphknoten und die Leber sollten mit CT oder Ultraschall auf Metastasen untersucht werden (**9.18**).

Feststellung und Entfernung von Polypen kann Kolonkarzinome verhindern. Der vorhandene Tumor wird chirurgisch entfernt mittels einer rechts- oder linksseitigen Hemikolektomie oder einer abdominoperinealen Exzision von Tumoren im unteren Rektum. Rektale Läsionen bei inoperablen Patienten können palliativ mit Laser behandelt werden. Die Prognose richtet sich nach der Duke-Klassifikation. Die obligatorische Nachsorge, mindestens einmal jährlich, sollte umfassen: Barium-Untersuchung oder Koloskopie, Messung des Tumormarkers carzinoembryonales Antigen (CEA).

8.84

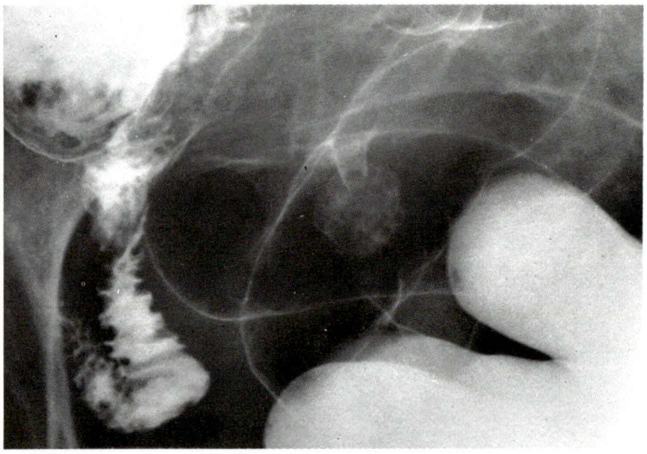

Abb. 8.84 Einzelner Kolonpolyp, hervorragend sichtbar durch Doppelkontrast-Bariumeinlauf. Sein gestieltes Aussehen läßt annehmen, daß er gut mit einer Diathermieschlinge durch das Koloskop entfernt werden kann (*siehe* **8.12**). Bei histologisch vollständiger Exzision bedarf er keiner weiteren Behandlung, doch sollte bei der Koloskopie das gesamte Kolon untersucht und weitere Polypen auf die gleiche Weise entfernt werden. Da Polypen zur Neubildung tendieren, sollten Kontrollkoloskopien durchgeführt werden.

8.85

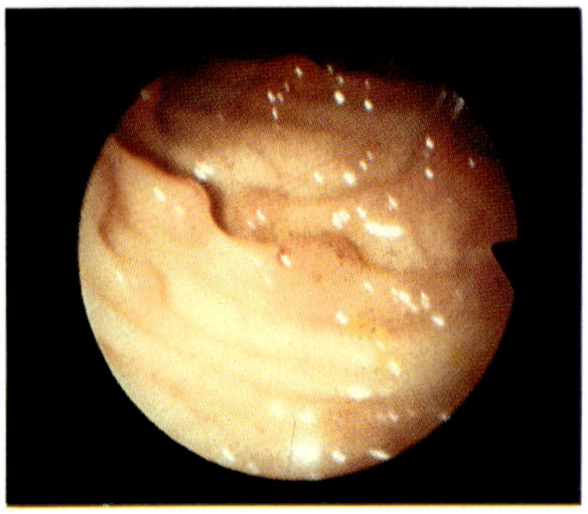

Abb. 8.85 Polyposis familiaris. Das Koloskop zeigt multiple gestielte Polypen. Histologisch sind sie adenomatös, doch besteht in diesem ausgeprägten Zustand, der sich gewöhnlich im zweiten Lebensjahrzehnt mit Diarrhoe, rektalen Blutungen und, manchmal, Schmerzen im Abdomen äußert, erhöhtes Malignitätsrisiko. Multiple Polypen erkennt man auch durch den Doppelkontrast-Bariumeinlauf (**8.14**). Eine prophylaktische Kolektomie ist angezeigt.

8.8

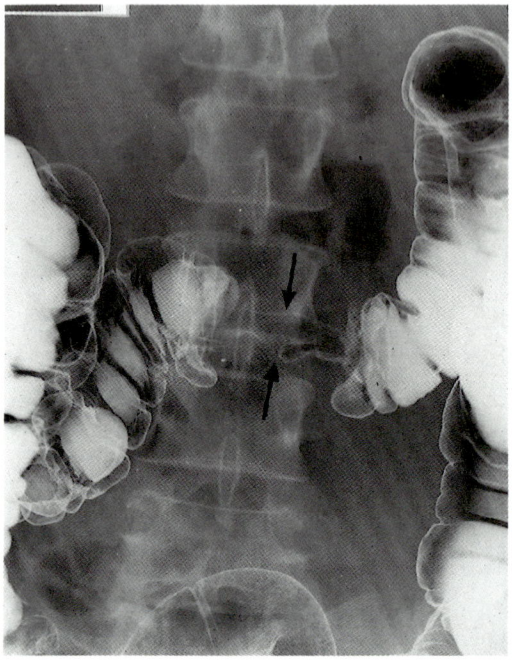

Abb. 8.86 Kolonkarzinom im transversalen Kolon durch Doppelkontrast-Bariumeinlauf. Das runde Karzinom ruft die typische Apfelbutzenform (Pfeil) hervor, was stark auf die Diagnose hindeutet, aber eine Biopsie via Koloskop muß dies bestätigen. Der Patient litt unter Eisenmangelanämie und hatte okkultes Blut im Stuhl.

8.87

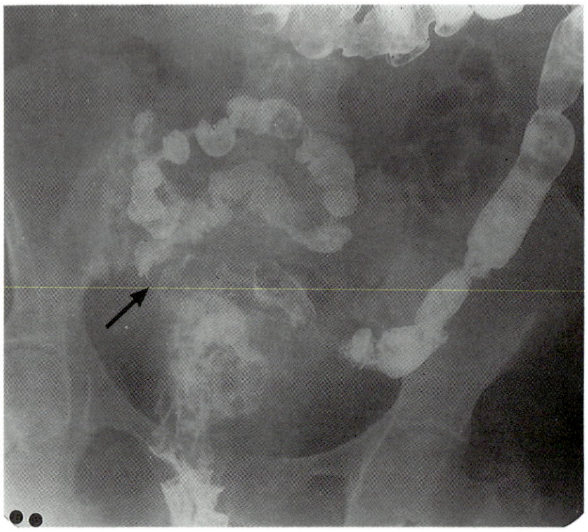

Abb. 8.87 Enterokolische Fisteln (Pfeil) im Kolonkarzinom, ein unerwarteter Fund bei einem Patienten mit Malabsorption und Diarrhoe. Ein Karzinom des Colon sigmoides hat mit einer angrenzenden Dünndarmschlinge (erkennbar durch das typische Schleimhautmuster) eine Fistel gebildet. Besiedelung des Dünndarms mit Kolonbakterien ist in diesem Fall Ursache für die Malabsorption.

8.8

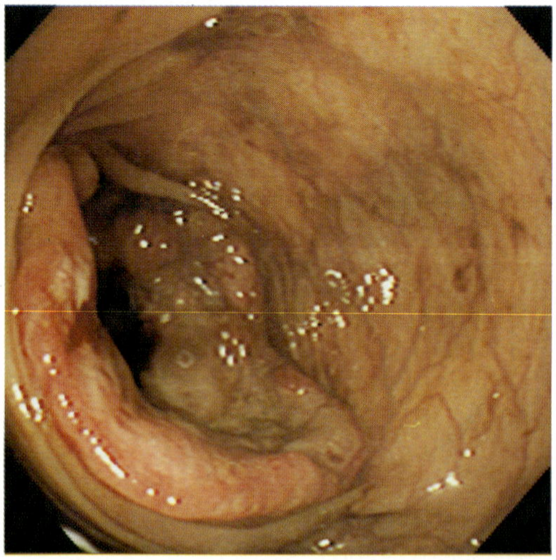

Abb. 8.88 Kolonkarzinom durch das Videokoloskop. Diese gestielte Läsion ulzerierte stellenweise, blutete bei Berührung und umfaßte fast das ganze Kolon. Tumoren an dieser Stelle sind oft operabel und haben eine relativ gute Prognose.

8.11 Gastrointestinale Infektionen

Überall im Verdauungstrakt kann es zu Infektionen kommen. Infektionen von Mund und Ösophagus können zu lokalen Symptomen führen (*siehe* S. 65, 358 und 360). *Helicobacter pylori* spielt eine Rolle in der Ätiologie der Gastritis und der peptischen Ulzeration (*siehe* S. 362 und 366).

Darmtuberkulose ist in Industrieländern selten, sonst verbreitet. Sie befällt normalerweise das terminale Ileum. Symptome und röntgenologische Befunde gleichen denen von Morbus Crohn (**8.15**). Die Behandlung ist gewöhnlich medikamentös. (*siehe* S. 46).

Gastroenteritis ist weltweit ein Problem. Diarrhoe ist das Hauptsymptom. Wichtig ist die Unterscheidung der infektiösen von anderen Formen (**Tabelle 8.3**).

Sekretorische Diarrhoe wird verursacht durch *Vibrio cholerae* (S. 52), *Campylobacter jejuni*, vielen *E. coli*-Stämmen und Salmonellen. Typisch ist übermäßiger flüssiger Stuhl, Dehydration ist das größte klinische Problem.

Bei Dysenterie enthält der Stuhl Eiter, Schleim und Blut, bedingt durch Besiedelung der Kolonschleimhaut mit Erregern wie die enteroinvasiven *E. coli*, *Shigella*, *Campylobacter jejuni* und dem Rotavirus. Andere Erreger rufen eine vorwiegend septische Erkrankung hervor. Am wichtigsten ist *Salmonella typhi*: Bei Typhus (*siehe* S. 51) kommt es relativ spät zu Darmsymptomen. Pseudomembranöse Kolitis ist eine schwere Infektion mit *Clostridium difficile*, die nach Behandlung mit Breitbandantibiotika auftreten kann (**8.89**).

Die meisten akuten infektiösen Diarrhoen verschwinden von selbst, aber bei starken Durchfällen ist oraler oder intravenöser Flüssigkeitsersatz wichtig. Bei einigen invasiven Infektionen ist eine Antibiotikabehandlung indiziert.

Die Übertragung geschieht gewöhnlich oral/fäkal, Vorbeugung sind hygienische Maßnahmen bei Nahrungs- oder Wasserzubereitung.

Protozoeninfektionen sind ein weiterer wichtiger Auslöser von gastrointestinalen Symptomen.

Giardiasis ist verbreitet. Der Erreger befällt den Dünndarm und verursacht akute Diarrhoe oder chronische Malabsorption. Nachweis der Finnen erfolgt durch Stuhlmikroskopie, Dünndarmaspiration oder Biopsie (**8.18**). Sie werden mit Metronidazol bekämpft.

Tabelle 8.3 Verbreitete Ursachen von Diarrhoe

Viren	Rotavirus Norwalk-Virus Adenoviren
Bakterielle Toxine	*Escherichia coli (enterotoxigen)* *Vibrio cholerae* *Staphylococcus* *Clostridium perfringens* *Clostridium difficile* *Clostridiae botulinum* *Bacillus cereus*
Bakterien	*Escherichia coli (enteroinvasiv)* *Shigella* *Salmonella* *Yersinia enterocolitica* *Vibrio parahaemolyticus* *Campylobacter jejuni*
Parasiten	*Giardia lamblia* *Cryptosporidium* *Entamoeba histolytica*
Post-Infektion	Laktasemangel Bakterienwucherung
Medikamente	Laxantien Antazida mit Magnesium
Lebensmittelgifte	Ciguatoxin, Skombrotoxine, Pufferfisch
Chronische gastrointestinale Störungen	Entzündliche Darmerkrankungen Ischämische Kolitis Malabsorption Darmreizungen
Metabolische Störungen	Hyperthyreose Nebenniereninsuffizienz Diabetes mellitus

8.89

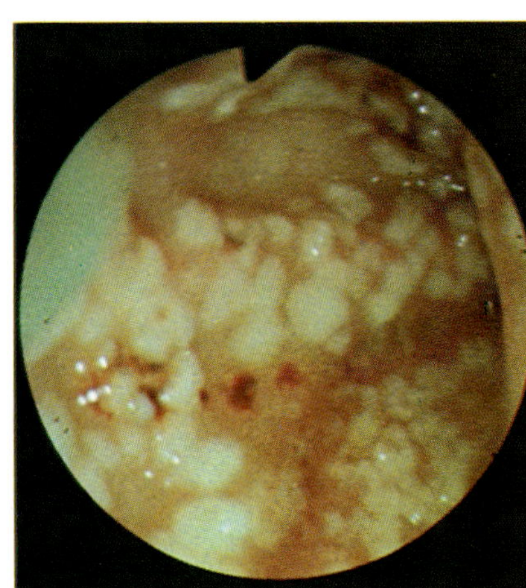

Abb. 8.89 Die pseudomembranöse Kolitis kann sich während oder bis zu 6 Wochen nach einer Behandlung mit Antibiotika wie Lincomycin, Ampillicin oder Cephalosporin entwickeln. Hauptsymptom ist Diarrhoe, die blutig sein kann. Sigmoidoskopie oder Koloskopie zeigen multiple gelbe Flecken und Entzündungen. Im Stuhl finden sich Clostridium difficile und seine Toxine. Patienten mit pseudomembranöser Kolitis sollten wegen der Ansteckungsgefahr isoliert werden. Bei schwerer Diarrhoe empfiehlt sich intravenöser Flüssigkeitsersatz. Vancomycin beseitigt die Clostridium-Infektion.

8.90

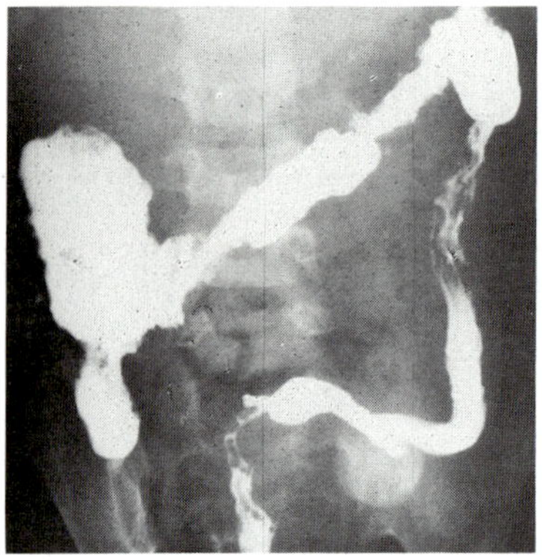

Abb. 8.90 Amöbenkolitis. Der Bariumeinlauf, vorgenommen in Rekonvaleszenzphase einer fulminanten Amöbenkolitis, zeigt starke Strikturen und Schleimhautschäden im Kolon, die nicht verwechselt werden dürfen mit entzündlichen Darmerkrankungen oder Tumoren. Stuhluntersuchung, Koloskopie und Biopsie können dies vermeiden.

Entamoebia histolytica dringt in die Kolonschleimhaut ein (**8.90**) und verursacht blutige Diarrhoe, die immer Verdacht auf Tropenruhr nahelegen sollte, wenn der Patient sich in einem Drittweltstaat aufhält oder aufgehalten hat. Die Falschdiagnose „entzündliche Darmerkrankung" mit nachfolgender Kortikosteroidbehandlung kann tödlich sein. Die richtige Therapie der Ruhr und ihrer Komplikationen wird auf S. 66 behandelt.

Cryptosporidium verursacht Diarrhoe bei Rindern und eine spontan heilende Durchfallerkrankung bei Menschen. Bei AIDS-Patienten kann es nach extremer Dehydratation und Schock zum Tode führen.

8.12 Wurmbefall des Darms

Rundwürmer

Fadenwurmbefall mit *Enterobius vermicularis* ist weltweit verbreitet, verursacht vor allem bei Kindern meist Afterjucken, kann aber asymptomatisch verlaufen.

Auch der Befall mit *Ascaris lumbricoides* kann asymptomatisch sein. Husten und Fieber können sich entwickeln, wenn die Larven nach Penetration der Darmschleimhaut zur Lunge wandern. Die adulten Würmer werden heraufgehustet, verschluckt und gelangen in den Verdauungstrakt. Schwerer Befall kann Obstruktion des distalen Dünndarms verursachen. Seltener ist die durch Migration verursachte Obstruktion des Gallenganges (**8.91**). Piparazin und Mebendazol sind wirksame Behandlungsmöglichkeiten (**8.92**).

Der Peitschenwurm, *Trichuris trichiura*, verläßt den Verdauungstrakt nicht. Schwerer Befall kann wegen Schleimhautpenetration oder intestinaler Obstruktion zu abdominalen Symptomen führen.

Hakenwurmlarven wandern durch die Haut zur Lunge. In vielen Entwicklungsländern sind adulte Würmer wie *Ancylostoma duodenale* und *Necator americanus* wichtige Verursacher von Anämie (*siehe* S. 424, **10.18**).

In vieler Hinsicht ähnelt *Strongyloides stercoralis* dem Hakenwurm, doch kann sich im Boden eine freilebende Generation entwickeln. Im menschlichen Dünndarm schlüpfen aus den Eiern Larven, die zu fadenförmigen Würmern reifen können und durch

8.91

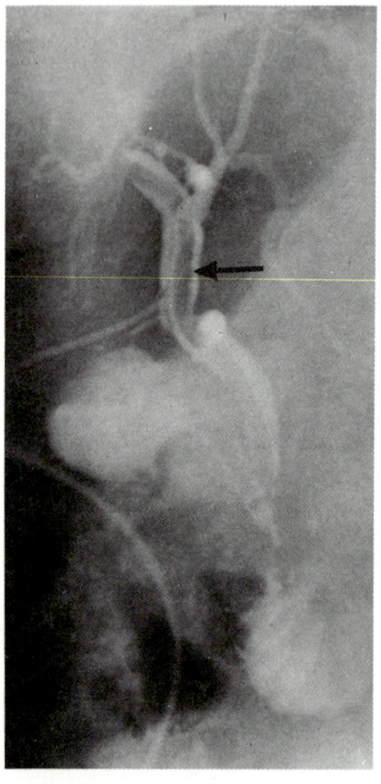

Abb. 8.91 Partielle Obstruktion des Gallenganges durch einen Rundwurm (Pfeil). Der Wurm wurde bei diesem Patienten, der über Schmerzen im rechten Oberbauch und dunklen Urin klagte, durch eine T-Drain-Cholangiographie im Rahmen einer Cholezystektomie entdeckt. Er hatte Gallensteine, doch konnten die Obstruktionssymptome durch den Wurm verursacht sein.

8.92

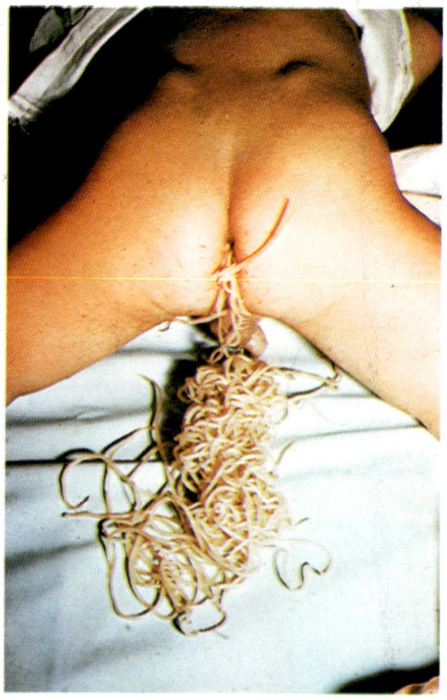

Abb. 8.92 Massive Ascaris-Infektion bei einem Kind, erfolgreich behandelt mit Anthelminthika. Diese Rundwürmer hatten obstruktive Symptome verursacht.

Eindringen in den Organismus zur Autoinfektion führen. Die Larven können wandern (**1.208**), was besonders bei Immunschwächen eine Rolle spielt: durch AIDS oder Verabreichung von Immunsuppressiva kann es zu Massenbefall mit schwerer Erkrankung von Lunge, Herz, Leber, Nieren und ZNS führen. Thiybendazol und Mebendazol sind die Mittel der Wahl.

Weitere Rundwurminfektionen sind auf den Seiten 72-76 beschrieben.

Saugwürmer

Saugwurmbefall (Trematoden) umfaßt Schistomiasis (*siehe* S. 77) und Paragoimiasis (*siehe* S. 78).

Fasciolopsis buski ist der wichtigste Dünndarmegel. Er kommt im Fernen Osten vor, Zwischenwirt ist eine Wasserschnecke, übertragen wird er durch Metazerkarien auf eßbaren Wasserpflanzen. Schwerer Befall führt zu Abdominalschmerzen, Malabsorption, Diarrhoe, und sogar Obstruktion durch Trematoden an der Darmschleimhaut. Ausrottung des Zwischenwirts und Information Gefährdeter sind vorbeugende Maßnahmen. Praziquantel oder Niklosamid sind Mittel der Wahl.

Fasciola hepatica und andere Leberegel werden ebenfalls durch Wasserschnecken und eßbare Wasserpflanzen übertragen. Infektionsgefahr besteht weltweit, vor allem in Schafzuchtgebieten (Schafe und Rinder sind primäre Wirte). Die aufgenommenen Larven wandern durch die Wände des Duodenums über Peritonealhöhle und Leber zu den Gallengängen, wo sie den Gallenfluß behindern, Hepatitis und, auf lange Sicht, Pfortaderzirrhose verursachen.

Opisthorchis sinensis (chinesischer Leberegel) wird über Schnecken und Süßwasserfische übertragen, verursacht ähnliche hepatische Schäden (**8.93, 8.94**) und letztendlich Cholangiokarzinome (*siehe* S. 408).

93

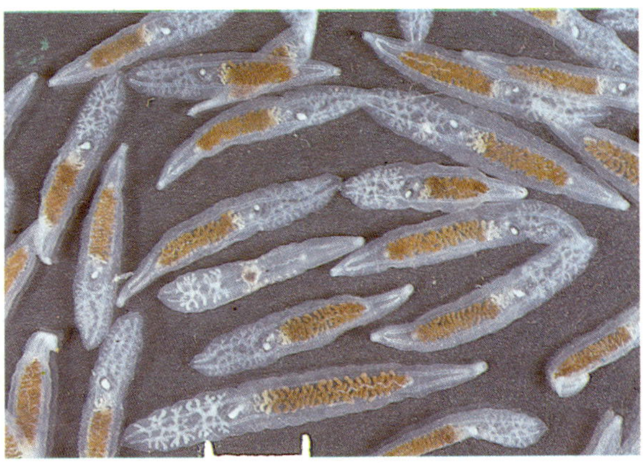

Abb. 8.93 Adulte Opisthorchis sinensis. Die jungen Würmer wandern durch die Gallengänge zur Leber. Ausgereift sind sie bis zu 2 cm lang.

8.94

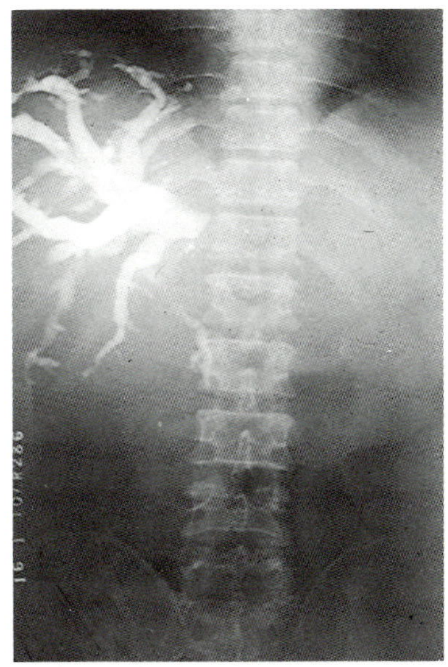

Abb. 8.94 Befall mit chinesischem Leberegel. Dieses Cholangiogramm zeigt die Dilatation der Hauptgallenwege und die Auflösung der Gallengänge durch multiple adulte Opisthorchis sinensis.

Bandwürmer

Zu ihnen gehören *Taenia saginata* vom Rind und Taenia solium vom Schwein. Die Übertragung geschieht durch den Verzehr rohen Fleisches, das mit Finnen, die sich später im menschlichen Dünndarm weiterentwickeln, verseucht ist. Die Infektion kann asymptomatisch sein, doch kommt es gelegentlich zu abdominalen Beschwerden, Diarrhoe oder Hungergefühl. Im Stuhl können Proglottiden bemerkt werden. Niklosamid oder ähnliche Präparate sind Mittel der Wahl (**8.95**).

Bereits die Larve von *T. solium* kann dem Menschen schaden. Durch die Darmwand gelangt sie über den Kreislauf in ZNS, Lunge, Augen, Muskeln und Bindegewebe und verursacht Zystizerkose. Bei Befall des ZNS kommt es zu schweren neurologischen Symptomen, die sich verschlimmern, wenn die Zystizerken absterben und verkalken. Mit Röntgenuntersuchung (**8.96**), CT (**8.97**) und KST können die Finnen lokalisiert werden. Praziquantel kann helfen, aber eventuell ist eine chirurgische Behandlung nötig. Schäden an Nerven und Augen können irreversibel sein.

Diphyllobothrium latum, der Fischbandwurm, ist seltene Ursache eines Vitamin B12-Mangels und kann bei entsprechender genetischer Prädisposition perniziöse Anämie auslösen.

Für den Hundebandwurm (*Echinococcus granulosus*) ist auch der Mensch ein Zwischenwirt, in dem sich Hydatiden entwickeln (*siehe* S. 78). Das Intestinum ist bei dieser tödlichen Bedrohung nicht befallen.

Verschiedene weitere Bandwurmarten können den Menschen befallen, unter anderem auch einige Larvenformen, die zur Sparganose führen (*siehe* S. 79).

8.95

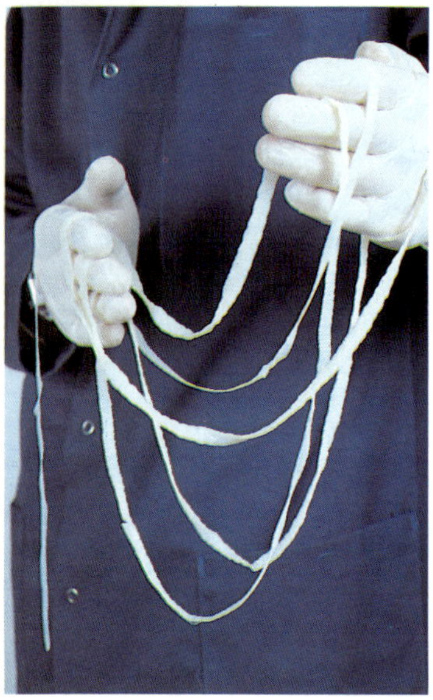

Abb. 8.95 Adulte Taenia saginata. Dies ist nur ein Teil des Bandwurms, der nach der Niklosamidbehandlung ausgeschieden wurde. Er kann 10 m oder länger werden.

8.96

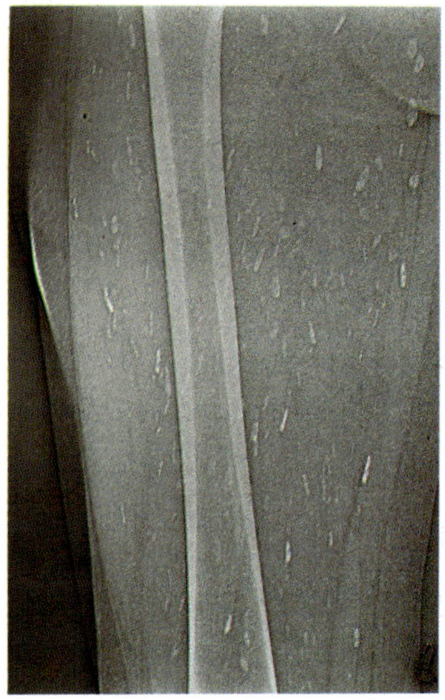

Abb. 8.96 Verkalkte Zystizerken im weichen Schenkelgewebe zeigt die Röntgenaufnahme deutlich bei einem Patienten mit Zystizerkose.

8.97

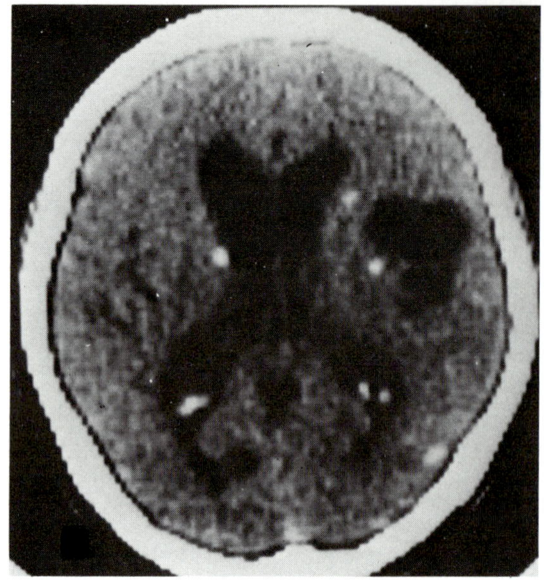

Abb. 8.97 Zystizerkose des Gehirns im CT. Dieser Schnitt zeigt multiple Finnen (dunkle Flecken) und Verkalkungen (helle Flecken). Die Verkalkungen sind tote Zystizerken, die Finnen ein früheres Stadium der Zystizerkose.

8.13 Irritables Kolon

8.98

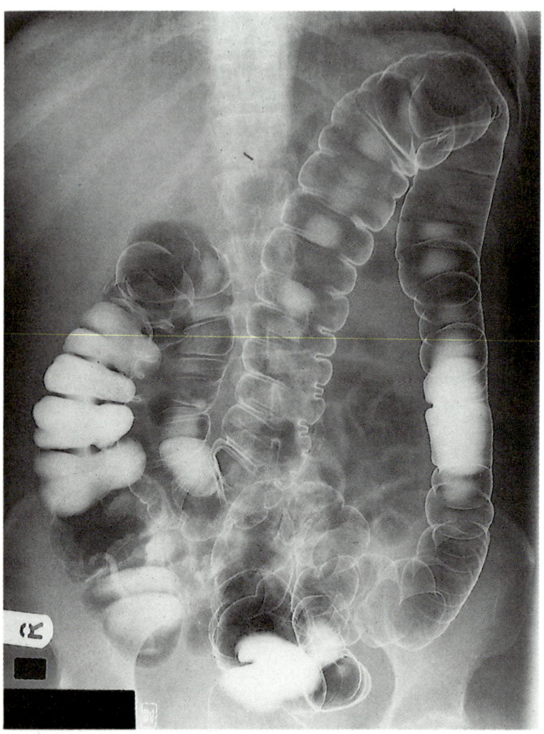

Das irritable Kolon ist die häufigste, aber auch undurchsichtigste Darmerkrankung in den Industrieländern, eine funktionelle Störung mit erhöhter oder verminderter Darmmotilität. Hauptsymptom sind abdominelle Schmerzen, oft mit variabler Diarrhoe oder Obstipation, meist verschlimmert durch Stress. Erleichterung bringt die Ablassung von Gasen und Defäkation, wobei der Darm oft nicht ausreichend geleert scheint und mehrmals täglich kleine Mengen abgegeben werden. Der Stuhl ist oft komprimiert und bandähnlich. Bei Verstopfung führt der Mißbrauch von Laxantien häufig zu Diarrhoe. Neben einem druckempfindlichen unteren Abdomen gibt es kaum abnorme Befunde. Das Rektum ist gesund, Koloskopie und Bariumeinlauf sollen nur andere pathologische Befunde ausschließen und sind meist normal (**8.98**). Es gibt keine spezielle Therapie. Der Patient sollte beruhigt werden. Ballaststoffreiche Diät und ein Spasmolytikum können Besserung bringen.

Abb. 8.98 Bariumeinlauf ohne Befund bei irritablem Kolon. Diese nicht immer notwendige Untersuchung sollte manchmal andere Ursachen abdominaler Symptome oder veränderter Darmfunktionen ausschließen. Bei irritablem Kolon ist auch die Koloskopie ohne Befund.

8.14 Nahrungsmittelallergien und -unverträglichkeiten

Viele Symptome und Syndrome sind eindeutig zurückzuführen auf Nahrungsmittel und ihre Zusätze (**Tabelle 8.4**). Gastrointestinale und andere Störungen werden durch verschiedene Lebensmittelunverträglichkeiten hervorgerufen, meist ohne direkte allergische oder immunologische Reaktionen (**Tabelle 8.5**). Sogar wo immunologische oder allergische Reaktionen eindeutig sind – wie bei der gluten-induzierten Enteropathie – ist oft nicht klar, ob sie primäre Erkrankung oder Sekundärerscheinung anderer Faktoren sind. Verbindungen werden vermutet, aber wo es um alltägliche Nahrungsmittel geht, sind sie wenig offensichtlich. Lebensmittelunverträglichkeiten sollten in Betracht gezogen werden bei:

- Urtikaria und Quinke-Ödemen
- allergischen Ekzemen
- Migräne
- Asthma
- Rhinitis

Rhinitis mit Nasenpolypen ist oft verbunden mit Aspirinunverträglichkeit.

Lebensmittelunverträglichkeiten können sich sofort oder verzögert äußern. Quinke-Ödeme (Schwellung von Lippen und Zunge - **8.99**), Urtikaria (**2.33**), Erbrechen, „laufende" Nase und Asthma entwickeln sich innerhalb von Minuten aufgrund einer IgE-vermittelten Reaktion oder eines direkten pharmakologischen Effekts. Spätreaktionen können Stunden und Tage nach Aufnahme des Lebensmittels eintreten, wohl aufgrund einer verspäteten Immunantwort zirkulierender Immunkomplexe. Sie stellen ein besonders diffiziles Diagnoseproblem dar:

- Es gibt keine verläßlichen Labortests für Lebensmittelallergien oder -idiosynkrasien.
- Die Ergebnisse von Pricktests mit einigen Lebensmittelextrakten wie Ei, Fisch, Nüssen oder Weizen entsprechen den klinischen Symptomen, doch die positiven Resultate persistieren nach Verlust der Sensibilität.
- Allergisch erhöhtes Serum-IgE muß nicht bedeuten, das das verantwortliche Antigen über den Darm eingedrungen ist.
- Radio-Allergo-Sorbens-Tests (RASTs) auf spezielle IgE-Antikörper können erhöhte zirkulierende Antikörper auf bestimmte Lebensmittel nachweisen, doch bei den meisten verwendeten Extrakten bestand nur geringe Verbindung zu den Symptomen.
- „Fringe"-techniken wie sublinguale oder zytotoxische Tests, Haaranalyse, etc. sind wertlos.

Eine diagnostische Ausschlußdiät, gefolgt von angemessener Belastung, ist die beste Möglichkeit, doch sollte vorher abgeklärt werden, inwieweit sie durchführbar und auswertbar ist. **Tabelle 8.6** nennt einschlägige Ausschlußdiäten.

Tabelle 8.4 Symptome und Syndrome aufgrund von Nahrungsmitteln

Gastrointestinale Symptome	geschwollene Lippen oder Mund
	Oralulzerationen
	Erbrechen
	Diarrhoe
	Schmerzen im Abdomen
	Blähungen
	Obstipation
	Pruritus ani
Sekundärsyndrome	Steatorrhoe und zöliakie-ähnliche Syndrome
	exsudative Enteropathie
	Blutverlust und Anämie (selten)
	Eosinophile Gastroenteritis
Weitere Auswirkungen	Anaphylaxie
	Rhinitis
	Nasenpolypen
	Asthma
	Ekzeme
	Urtikaria und Quinke-Ödeme
	Dermatitis herpetiformis
	transitorische Gelenkschmerzen
	Migräne
	Hyperkinese bei Kindern (selten Lebensmittel-induziert)
	Purpura-Schönlein-Hennoch(selten)
	nephrotische Syndrome (selten)

Tabelle 8.5 Verursacher von Nahrungsmittelunverträglichkeiten

Pharmakologisch
Koffein
Tyramin - z.B. in Käse
Histamin - z.B. in Fisch und Konserven
Histaminliberatoren - z.B. in Eiweiß, Erdbeeren
Nitrate - z.B. in konserviertem Fleisch
Toxisch
Darmschleimhautreizende Mittel - z.B. Pfeffer, Gewürze
Gifte – z.B. in tropischen Fischen, Azetanilid in Rapssamenöl, Aflatoxin in schimmeligen Erdnüssen
Idiosynkrasie
Enzymmangel - z.B. Laktase (Kuhmilchunverträglichkeit) und möglicherweise Phenolsulftransferase (einige Fälle ernährungsbedingter Migräne)
Indirekte Verbindungen
Fettunverträglichkeit durch Gallenerkrankungen zystische Fibrose oder Steatorrhoe
Unverträglichkeit gebratener oder gewürzter Nahrungsmittel bei peptischen Ulzera
Irritables Kolon (möglicherweise durch Fermentierung nicht absorbierter Speisereste)
Lebensmittelallergien
IgE-vermittelt - gewöhnlich in Verbindung mit anderen Allergien
Weitere immunologische Pathologien - z.B. Zöliakie, Kuhmilch- und Sojaeiweißunverträglichkeit bei Kindern

8.99

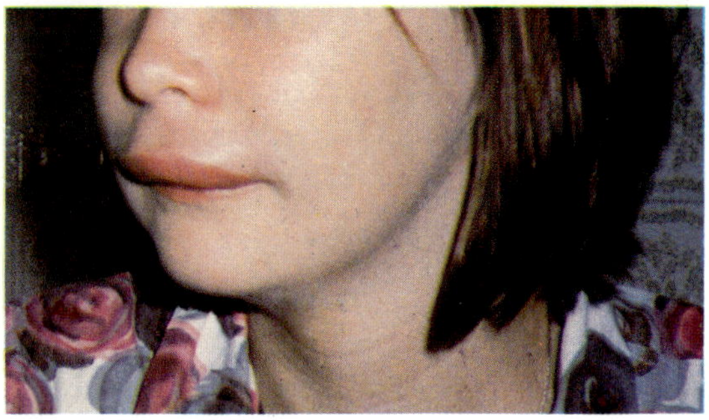

Abb. 8.99 Quinke-Ödeme durch Tartrazin-Überempfindlichkeit. Dieses Mädchen hatte rekurrente schwere Quinke-Ödeme und Urtikaria, zeitweise mit lebensgefährlichen Laryngealödemen. Eine Ausschlußdiät wies auf Tartrazin (E102) als Auslöser. Diese Lebensmittelfarbe ist weitverbreitet, weshalb die Ausschlußdiät streng befolgt werden muß. Der Mechanismus der Tartrazin-Überempfindlichkeit ist unklar, er ist vielleicht nicht allergisch. Eine kombinierte Allergie mit anderen Azo-Farben, Salizylaten (einschließlich Aspirin) und Benzoaten ist normal.

Tabelle 8.6 Diagnostische Ausschlußdiäten bei möglichen Nahrungsmittel-induzierten Symptomen*

Befund	Diät
Urtikaria oder Quinke-Ödeme	Tartrazin-, salizylat- und benzoatfrei
Ekzeme	Kuhmilch- und eilos
Zöliakie	Glutenfrei
Dermatitis herpetiformis	Glutenfrei
Kuhmilch-induzierte Enteropathie	Kuhmilchfrei
Asthma und Rhinitis	Volle Ausschlußdiät
Migräne	Volle Ausschlußdiät
Irritables Kolon	Volle Ausschlußdiät

* Eine volle Ausschlußdiät sollte immer versucht werden, wenn eine spezielle Diät erfolglos ist.

8.15 Gastrointestinale hormonproduzierende Tumoren

8.100

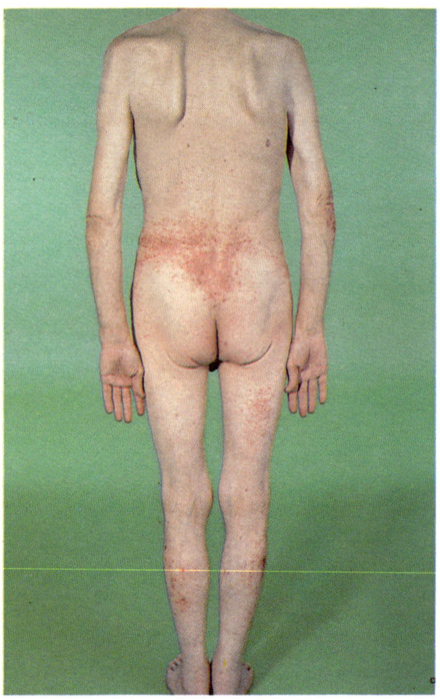

Abb. 8.100 Ein Glukagonom ist gewöhnlich verbunden mit einem typischen Exanthem, dessen Ursache unbekannt ist. Die Stadien sind Erythema, Blasenbildung und Verkrustung. Der Befall kann wesentlich schwerer sein als bei diesem Patienten. Man beachte den Gewichtsverlust.

Der Gastrointestinaltrakt enthält die größte Anzahl endokriner Zellen im Körper. In Darm und Pankreas produzierte Hormone sind Gastrin, Cholezystikinin (CCK), vasoaktives intestinales Polypeptid (VIP), Somatostatin, Enteroglukagon, Sekretin, Insulin, Glukagon, gastrisch inhibitierendes Polypeptid, Motilin, Substanz P, Neurotensin, Pankreaspolypeptid, Enkephaline und Endorphine, Bombesin und andere Peptide.

Endokrin aktive Pankreastumoren sind selten. Das Zollinger-Ellison-Syndrom wird durch ein Gastrinom ausgelöst. Fünfundachtzig Prozent dieser Tumoren entstehen im Pankreas (*siehe* S. 416). Ungefähr zwei Drittel treten vereinzelt auf, ein Drittel gehört zum Wermer-Syndrom. Hyperazidität verursacht die Hauptsymptome: multiple duodenale und sogar jejunale Ulzerationen. Hoher Gastrinspiegel und hypertrophische Magenfalten weisen auf die Diagnose hin. H2-Blocker oder H/K ATP-Hemmer sind wirkungsvoll, die Tumoren sollten aber eigentlich entfernt werden, da 60% maligne sind.

Verner-Morrison-Syndrom und VIPome verursachen chronische profuse, wässerige Diarrhoe, die zu Hypokaliämie, Hypochlorhydrie, Dehydratation und Flushs führen. Kortikosteroide, Metoclopramid, Indomethacin und Opiate haben nur begrenzten Nutzen, wogegen Somatostatin-Analoge sinnvoll zu sein scheinen, vor allem bei inoperablen Tumoren.

Das Glukagonom-Syndrom wird gewöhnlich durch einen malignen Pankreastumor verursacht. Die Patienten haben ein typisches Exanthem. Die Hautläsionen (nekrolytisches Erythema migrans) beginnen erythematös, es kommt zu Blasenbildung und schließlich zur Verkrustung (**8.100**). Sie heilen von der Mitte aus und hinterlassen eine stärkere Pigmentierung. Exanthem, Gewichtsverlust, Glukoseunverträglichkeit und thromboembolische Komplikationen mit einem Plasmaglukagonspiegel über 300 pmol/l sind wegweisend. Der Tumor muß entfernt werden, Oxytetrazyklin, Steroide oder Zink verbessern den Ausschlag.

Ungefähr 20 Fälle von Somatostatinomen sind beschrieben worden, meist maligne Pankreastumoren bei Patienten mit leichter Diabetes und Erkrankung der Gallenblase. Es gibt Tumore, die andere gastrointestinale Hormone sezernieren, vor allem pankreatisches Polypeptid, aber sie sind außerordentlich selten, mit Ausnahme der Insulome, bei denen es zu Hypoglykämie kommt.

9 Erkrankungen der Leber und des Pankreas

9.1 Anamnese

Einige Patienten mit Lebererkrankungen bieten nur wenige Symptome, eine akute Lebererkrankung kann sich jedoch auch dramatisch mit Inappetenz, Übelkeit und Erbrechen bemerkbar machen. Es kann eine Abneigung gegen Speisen (Anblick, Geruch), Alkohol und Zigarettenrauch bestehen. Vor dem Ikterus, der oft zuerst von der Familie bemerkt wird, stellt sich manchmal ein starker Pruritus ein. Tritt ein Ikterus auf, können andere Symptome verschwinden, der Patient bemerkt jetzt helle Stühle und einen dunklen Urin. Rechtsseitige Oberbauchbeschwerden infolge einer vergrößerten oder entzündeten Leber oder eines Gallenwegsverschlusses können hinzukommen.

Zu den Komplikationen der Lebererkrankungen gehören die Leberzirrhose und die portale Hypertension. Eine hepatische Encephalopathie als Folge einer Leberinsuffizienz kann sich schleichend entwickeln, die Familie berichtet dann oft von Wesensveränderungen, Verwirrtheit und Somnolenz. Die portale Hypertension kann mit einer Zunahme des Bauchumfanges und peripheren Ödemen einhergehen, was vom Patienten oft erst bemerkt wird, wenn die Hose oder Schuhe nicht mehr passen. Gastrointestinale Blutungen treten infolge von Ösophagusvarizen oder einer Gerinnungsstörung (Faktorenmangel, Thrombozytopenie) auf. Leitsymptome der Lebererkrankungen sind in der **Tabelle 9.1** zusammengefaßt.

Folgende Fragen sind bei der Anamneseerhebeung wichtig:

- Enger Kontakt zu einem an Gelbsucht Erkrankten bzw. zu einer Risikogruppe?
- Genuß von Meeresfrüchten, Salaten o.ä. in letzter Zeit?
- Bluttransfusion?
- Auslandsaufenthalt?
- Sexuelle Praktiken und Aktivitäten?
- Tätigkeit - Heilberufe etc.?
- Gewohnheiten - Alkohol, Drogen?
- Familienanamnese bezüglich Lebererkrankungen?

9.1

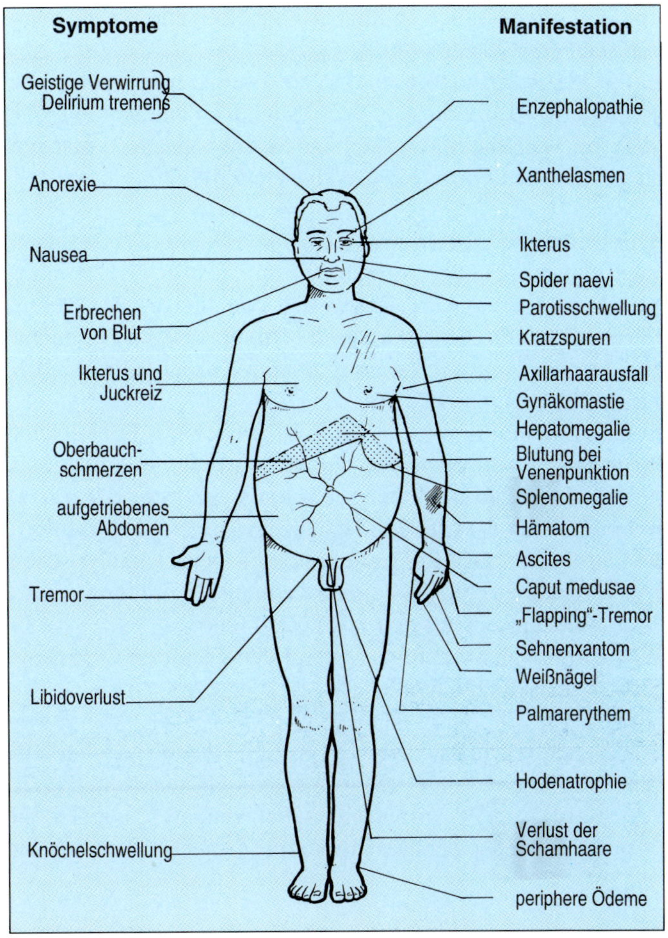

9.1 Häufige Symptome bei Lebererkrankungen.

9.2 Körperliche Untersuchung

Die Symptomenvielfalt der Lebererkrankungen (**9.1**) spiegelt die Schlüsselrolle dieses „Zentrallaboratoriums" wider.

Der Ikterus ist ein häufiges Zeichen, er macht sich ab einer Bilirubinkonzentration von 50/µmol/l klinisch bemerkbar:

- Bei Hämolyse erscheint das albumingebundene Pigment nicht im Urin – gewöhnlich bedingt es eine blaßgelbe Verfärbung von Haut und Skleren (**9.2**).
- Beim hepatozellulären und Verschlußikterus staut sich konjugiertes Bilirubin in großen Mengen an und bewirkt eine dunklere Verfärbung von Haut und Skleren, die einen orangen oder grünlichen Ton annehmen können (**9.3-9.5**).

Andere Gelbfärbungen der Haut, die einen Ikterus vortäuschen, kommen bei exzessiver Aufnahme von Carolin (**7.129**) oder Mepacrin-Behandlung vor, sie betreffen jedoch nicht die Skleren. Der Pruritus ist durch Gallensäuren bedingt, er kann vor einem Ikterus bemerkt werden. An erreichbaren Körperstellen finden sich dann Kratzspuren (**9.4, 9.6**).

Beim Verschlußikterus ist der Stuhl wegen des Fehlens der Gallenpigmente hell, es besteht eine Steatorrhoe. Im Falle eines hämolytischen Ikterus ist der Stuhl hingegen dunkel gefärbt. Dunkler Urin findet sich beim hepatozellulären und Verschlußikterus infolge konjugierter Gallefarbstoffe; beim hämolytischen Ikterus fehlen diese, jedoch kommt vermehrt Urobilinogen vor, das zum Nachdunkeln des stehenden Urins führt.

Eine Reihe von Symptomen ist auf den gestörten Östrogenstoffwechsel zurückzuführen:

- Spider naevi finden sich vorwiegend am Oberkörper oberhalb der Mamillen, besonders an sonnenexponierten Stellen (**9.7-9.9**). Bei Gesunden, insbesondere Schwangeren, können ein oder zwei dieser spider naevi vorkommen, eine größere Zahl ist jedoch stark verdächtig für eine Lebererkrankung.
- Beim Palmarerythem handelt es sich um eine Rötung des Thenars und Hypothenars (**9.11**). Diese ist häufig, jedoch nicht spezifisch für Lebererkrankungen. Ähnliche Veränderungen zeigen sich auch an den Fußsohlen.
- Bei an einer Lebererkrankung leidenden Männern besteht oft eine Gynäkomastie (**9.4, 9.10**), obwohl diese auch zahlreiche andere Ursachen haben kann (**Tab.9.1**). Durch die Palpation kann perimamilläres Brustdrüsengewebe von einer Fettsucht unterschieden werden.
- Verlust der Körperbehaarung, inklusive Sekundärbehaarung, kommt häufig vor, ebenso eine Hodenatrophie (**9.12, 9.13**).

Im Rahmen einer langfristigen Leberdysfunktion entwickeln sich eine Reihe weiterer Symptome:

- Trommelschlegelfinger und -zehen sind häufig, aber unspezifisch und finden sich auch bei respiratorischen, cardialen und endokrinen Erkrankungen sowie bei Ernährungsstörungen.
- Weiße Nägel (**2.88**): Ihre Ursache ist unbekannt, sie spiegeln jedoch die Schwere der Lebererkrankung wider. Weiße Nägel kommen auch bei anderen mit einer Hypalbuminämie einhergehenden Störungen vor.
- Spontane Hämatome und Blutungen (**9.14**) sind das Resultat einer insuffizienten Synthese der Faktoren II, VII, IX und X, oft kombiniert mit einer verminderten Resorption von Vitamin K infolge einer Retention von Gallensalzen.
- Xanthelasmen (**7.113, 9.5, 9.36**) bilden sich als Folge einer langfristigen Cholestase und Hyperlipidämie, sie sind ein häufiger Befund bei der chronischen primär biliären Zirrhose. Sie kommen im Weichgewebe des Ober- und Unterlides vor. Xanthome können auch an anderen Hautbezirken (**7.114, 7.115, 9.6**) sowie in den Sehnen (**7.116, 7.117**) bestehen.

9.2

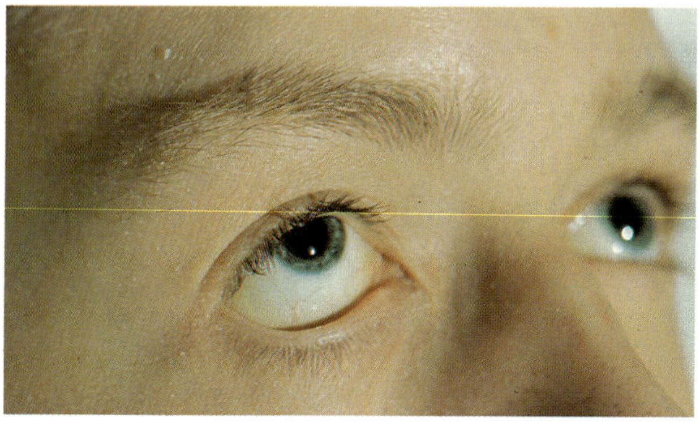

Abb. 9.2 Hämolytischer Ikterus bei einem jungen Mann, der an einem Lymphom leidet. Infolge des Anstiegs des unkonjugierten Bilirubins sind die Haut und die Skleren schwach zitronengelb gefärbt.

9.3

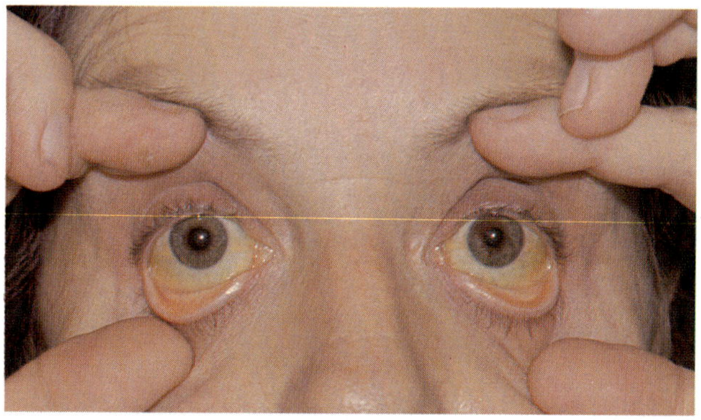

Abb. 9.3 Ikterische Skleren bei einem an Hepatitis A Erkrankten. Ein leichter Ikterus ist oft nur an den Skleren erkennbar, er muß nicht von einer allgemeinen Gelbsucht begleitet sein.

- Eine Hepatomegalie (**9.15**) findet man bei den meisten Lebererkrankungen, besonders bei Neoplasien, Fettleber, fibröser Umwandlung sowie bei einigen chronischen Infektionen (z.B. **1.211**) und metabolischen Störungen (z.B. **7.157**). Die Leber kann ungewöhnlich fest sein, eventuell sind Knoten tastbar. Druckempfindlich ist das Organ meist, wenn es sich um eine Entzündung oder Stauungsleber handelt. Außerdem sollte auf die anatomischen Besonderheiten geachtet werden (z.B. Riedelscher Lappen). Der obere Rand der Leber kann z.B. bei einem ausgeprägten Emphysem unterhalb des Rippenbogens liegen, was als Hepatomegalie fehlgedeutet werden könnte.
- Aszites, eine intraperitoneale Flüssigkeitsansammlung (**8.5, 9.12**), ist häufig mit einer Leberinsuffizienz und portalen Hypertension kombiniert. Der Entstehungsmechanismus ist komplex, Hypoalbuminämie, Prostaglandine, atrialer natriuretischer Faktor, sekundärer Hyperaldosteronismus und venöser Druck spielen eine Rolle. Aszites kommt auch bei primären und sekundären Lebertumoren vor. Bei stärkerem Aszites ist die Diagnose leicht zu stellen, wichtig ist die Abbgrenzung gegenüber anderen Gründen für eine Zunahme des Bauchumfanges (Fett, Flüssigkeit, Faeces, Fetus, Fasern, etc.). Periphere lageabhängige Ödeme sind eine häufige Begleiterscheinung des Aszites. Weiterhin kann ein doppelseitiger Hydrothorax bestehen.
- Splenomegalie (**9.15**), meist infolge portaler Hypertension, kann mit einer primären Lebererkrankung einhergehen, kommt aber auch bei hämatologischen (**10.53, 10.81**), infektiösen (**1.185, 1.188, 1.211**) oder metabolischen (**7.157**) Erkrankungen vor (**Tab.10.6**). Die Milz läßt sich durch Palpation und

Tabelle 9.1 Ursachen der Gynäkomastie.

Lebererkrankungen		
Hyperthyreose		
Östrogenproduzierende Tumoren (Hoden, Nebennieren)		
HCG-produzierende Tumoren (Hoden, Lunge)		
Hunger/nachfolgender Nahrungsaufbau		
Mammakarzinom		
Medikamente:	Östrogene	
		Digitalis
		Cannabis
		Diamorphin
	Antiandrogene	
		Spironolacton
		Cimetidin
		Cyproteron
	Andere	
		Gonadotropin
		Zellgifte
Physiologisch:	neonatal	
	Pubertät	

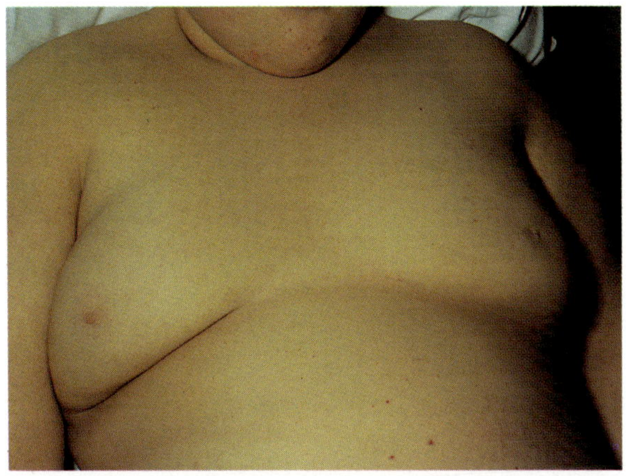

9.4

Abb. 9.4 Ikterus bei einer Jugendlichen mit chronisch persistierender Hepatitis. Die Gelbsucht wird durch den erhöhten Spiegel an konjugiertem Bilirubin hervorgerufen, was zu einer dunkleren Färbung führt, als unkonjugiertes Bilirubin. Man sieht ebenfalls eine Gynäkomastie und durch den Pruritus (Gallensalze) bedingte Kratzspuren.

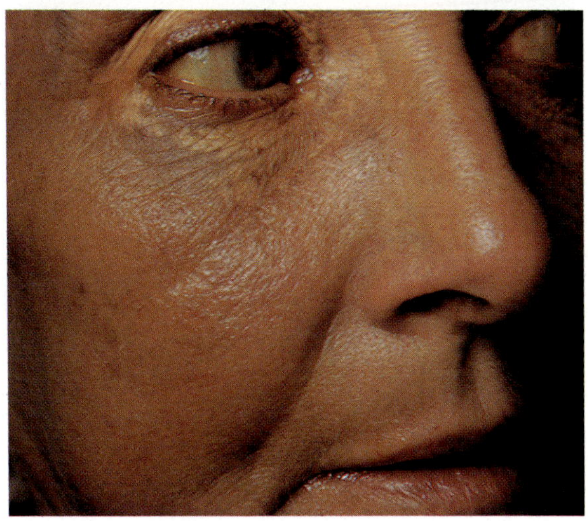

9.5

Abb. 9.5 Ausgeprägter Verschlußikterus bei einem Patienten mit primär biliärer Zirrhose (PBZ). Der charakteristische braun-orange Ton der Haut und Skleren ist durch den über einen langen Zeitraum erhöhten Spiegel an konjugiertem Bilirubin bedingt. Infolge des gestörten Lipidmetabolismus entwickeln PBZ-Patienten gewöhnlich große Xanthelasmen und einen Cornealring.

9.6

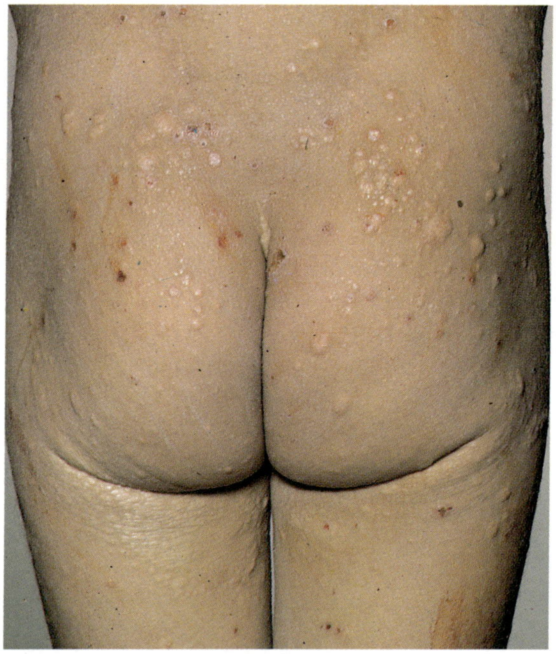

Abb. 9.6 Kratzspuren infolge Pruritus und eruptive Xanthome bei einem Kind mit einer durch Gallengangsatresie bedingten intrahepatischen Cholestase.

9.7

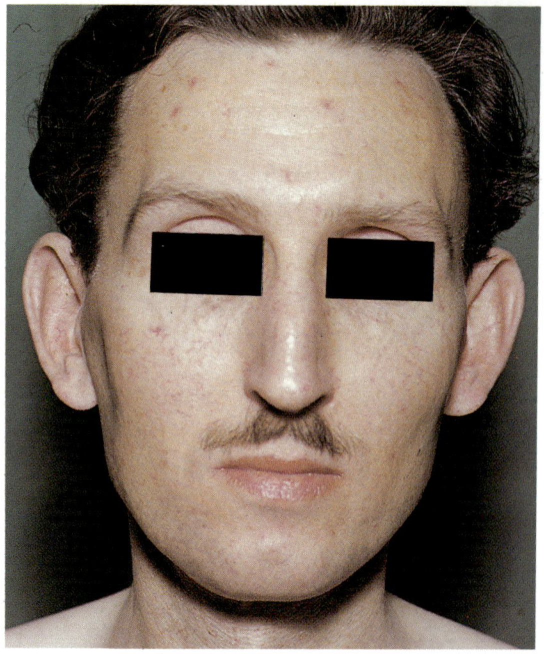

Abb. 9.7 Spider naevi. Dieser Patient leidet an alkoholischer Zirrhose, die mit multiplen spider naevi an Kopf und Hals einhergeht. Das multiple Auftreten solcher spider naevi spricht stark für eine Lebererkrankung, einzelne dieser Flecke können bei Gesunden vorkommen.

9.8

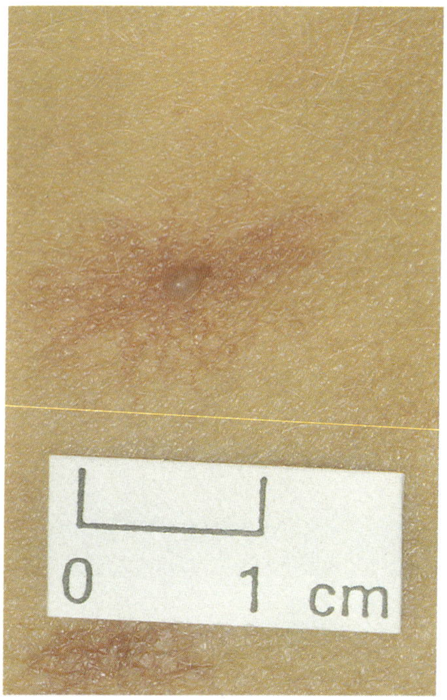

Abb. 9.8 Ein typischer spider naevus besteht aus gewundener Zentralarterie, die eine Gruppe radiärer Gefäße versorgt. Dieser spider naevus hat charakteristische Größe, größere und kleinere können vorkommen.

9.9

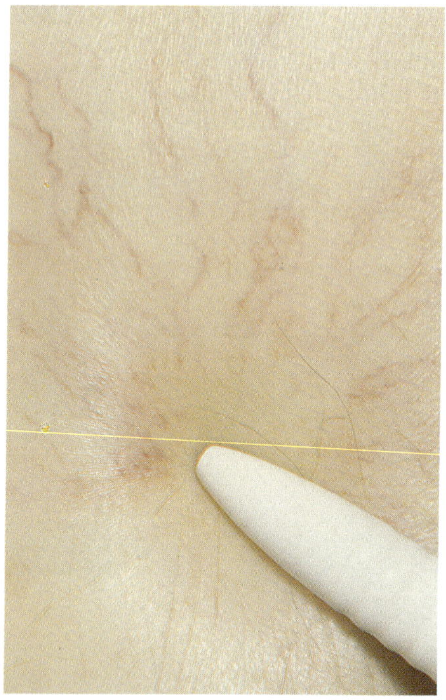

Abb. 9.9 Der spider naevus verblaßt, wird Druck auf die Zentralarterie ausgeübt. Dies ist ein Beweis für die Versorgung aus einem Gefäß.

9.10

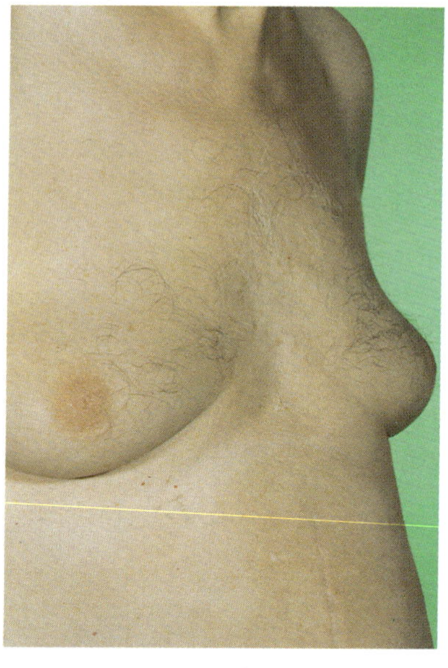

Abb. 9.10 Gynäkomastie. Der Patient leidet an Zirrhose und einem hepatozellulärem Karzinom (Hepatom).

9.11

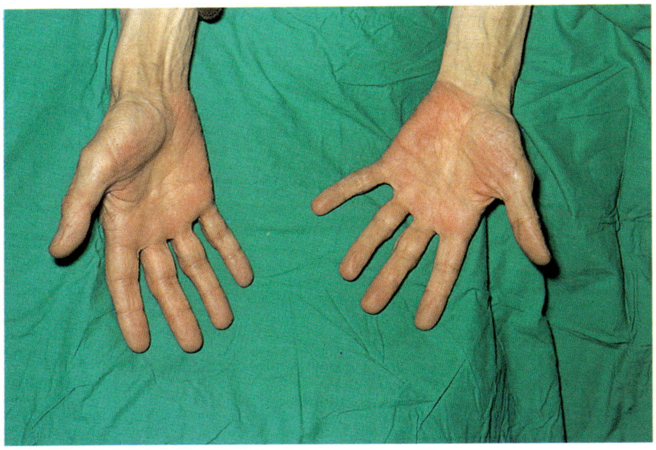

9.12

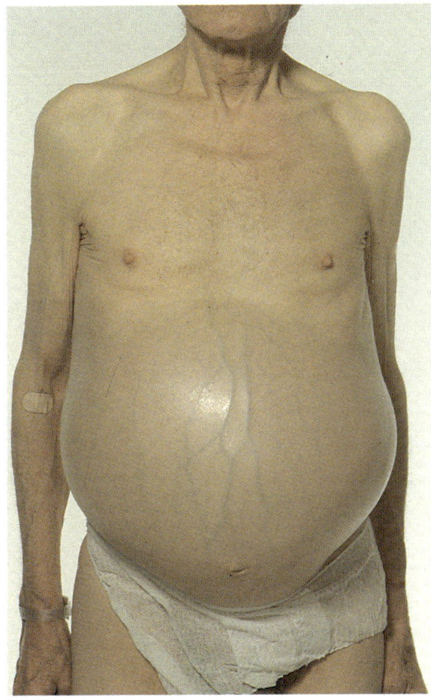

Abb. 9.11 Palmarerythem – ein typisches Zeichen für eine chronische Lebererkrankung, es kann auch in der Schwangerschaft, bei Pilleneinnahme, Rheumatoidarthritis, Thyreotoxikose sowie ohne jede erkennbare Ursache auftreten. Besonders ausgeprägt ist es meist im Bereich von Thenar und Hypothenar.

bb. 9.12 Schwerer Aszites infolge eines hepatozellulären Karzinoms. Die intraperitoneale Flüssigkeitsansammlung führte zu einer enormen Umfangszunahme des Leibes, der mit verstrichenem Nabel herabhängt. Man kann ebenfalls ein Caput medusae erkennen. Die Ursache ist eine alkoholtoxische Zirrhose. Das Blut fließt in den gestauten Gefäßen vom Nabel weg gerichtet (*siehe* auch **9.13**). Die fehlende Körperbehaarung stellt ein weiteres Symptom chronischer Leberkrankheiten dar.

13

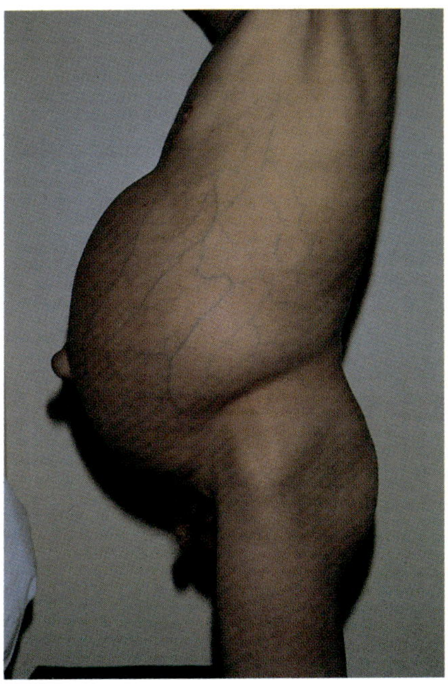

Abb. 9.13 Bei diesem Patienten mit alkoholischer Leberzirrhose fällt ein Caput medusae auf (*siehe* **9.12**). Dieses stellt einen Kollateralkreislauf der Pfortader dar. Wird der Pfortaderstau nicht durch einen Verschluß der V. cava kompliziert, fließt das Blut in den Umbilikalgefäßen vom Nabel weg. Die fehlende Körperbehaarung ist ein weiteres Symptom chronischer Leberkrankheiten.

9.14

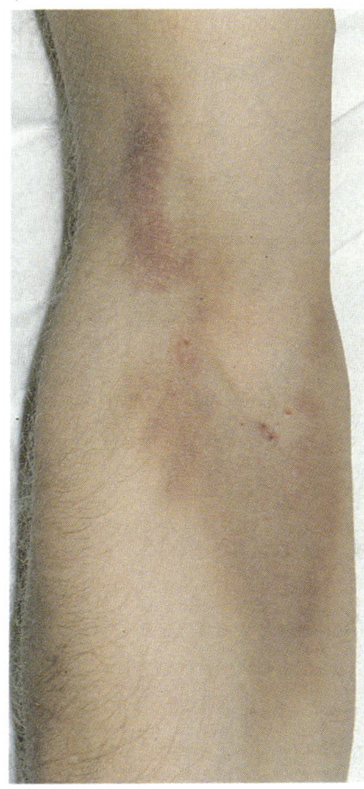

Abb. 9.14 Blutungs- und Hämatomneigung an Venenpunktionsstellen weisen auf eine Blutgerinnungsstörung, ein häufiges Problem chronischer Lebererkrankungen hin. Eine ungeschickte Punktion allein kommt in diesem Falle einer schweren akuten Hepatitis nicht in Frage.

9.15

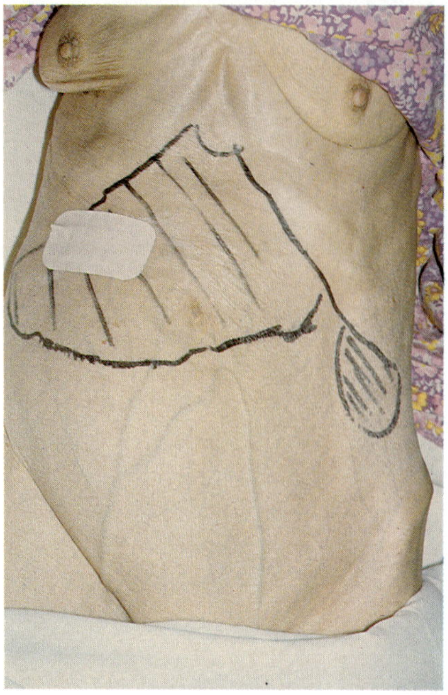

Abb. 9.15 Hepato- und Splenomegalie kommen bei chronischen Lebererkrankungen mit portaler Hypertension oft nebeneinander vor, Hepatomegalie kann bei vielen Leberstörungen auch isoliert vorkommen. Bei dieser Patientin bestand ein Gewichtsverlust neben dilatierten Bauchwandvenen. Durch eine CT-gestützte Biopsie wurde die Leberschwellung verifiziert.

Perkussion von der linken Niere unterscheiden.

- Die oberflächlichen Bauchwandvenen sind häufig sichtbar. Sie entspringen in Nabelnähe und stellen Kollateralen des Pfortaderkreislaufs dar (Caput medusae). Der Blutfluß ist vom Nabel weg gerichtet (**9.12, 9.13**). Es finden sich außerdem dilatierte Venen, die von der Leiste zur Thoraxwand verlaufen, das Blut fließt wegen der Blockierung der V. cava inf. auch hier nach oben (**9.40**).
- Gewichtsverlust ist bei Lebererkrankungen häufig. Die dünnen Extremitäten stehen in Kontrast zum geschwollenen Abdomen.
- Die Enzephalopathie ist eine akute oder chronische neurologische Störung, die sich aus der Leberinsuffizienz und der portocavalen Shuntbildung ergibt. Wahrscheinlich kommt sie durch das Unvermögen der Leber zustande, einige bis heute unbekannte Substanzen des Pfortaderblutes zu entgiften. Der Verlauf ist durch eine progressive Beeinträchtigung höherer geistiger Funktionen gekennzeichnet, die im Koma zum Tode führen kann. Frühe Hinweise auf eine Enzephalopathie sind der Foetor hepaticus – ein süßlicher apfelartiger Geruch –, ein grobschlägiger Tremor sowie die Unfähigkeit, nach Aufforderung zu malen oder schreiben. Für die Verlaufskontrolle eignet sich die Prüfung der Unterschrift des Patienten, die im Krankenblatt mit dem jeweiligen Datum dokumentiert werden kann.

9.3 Untersuchungen

Laboruntersuchungen sind zur Identifizierung der Ursache und des Ausmaßes einer Lebererkrankung sowie zur Therapiekontrolle nötig. Sie sollten differenziert angewendet werden.

- **Urin**. Beim Verschlußikterus ist der Harn dunkel orange gefärbt, bei stärkerem Verschluß nimmt er eine grünliche Tönung an; der Bilirubintest ist positiv, der Urobilinogentest negativ. Beim hämolytischen Ikterus ist der Urin normal gefärbt, dunkelt aber nach einiger Zeit nach; der Bilirubintest ist negativ, der Urobilinogentest positiv. Bei einer kompensierten Zirrhose findet sich kein Bilirubin im Urin, der Urobilinogentest ist wegen der gestörten Verwertung des reabsorbierten Urobilinogens durch die Leberzellen positiv.
- **Stuhl.** Die Entfärbung des Stuhls korreliert mit dem Grad der Obstruktion und ist wegen der gestörten Gallensäurenexkretion mit einer Steatorrhoe verbunden. Infolge des vermehrten Gehaltes an Stercobilin ist der Kot beim hämolytischen Ikterus dunkel gefärbt. Ein Hämocculttest ist für die Diagnostik eines Karzinoms der Papilla Vateri bzw. primärer colorektaler Tumoren, deren Lebermetastasen Symptome hervorrufen, wertvoll.
- **Differentialblutbild.** Wertvoll zur Aufdeckung einer Anämie, meist wegen Eisenmangels infolge einer primären Darmläsion oder blutender Ösophagusvarizen. Bei Lebererkrankungen mit biliärer Obstruktion findet man oft eine Makrozytose, die nicht aufgrund eines Vitamin B_{12}-Mangels besteht (der B_{12}-Spiegel kann bei Leberzellnekrose erhöht sein). Der Folsäurespiegel ist wegen der Malabsorption und Mangelernährung meist vermindert. Weiterhin findet sich eine Thrombozytopenie als Ausdruck direkter Alkoholwirkungen auf das Knochenmark,

außerdem infolge eines sekundären Hypersplenismus, disseminierter intravasaler Gerinnnung und Markaplasie bei akuter fulminater Hepatitis sowie wegen des Folsäuremangels.

- **Gerinnungsstörungen** sind häufig und komplex, da die Leber die meisten Gerinnungsfaktoren produziert bzw. abbaut. Die Untersuchungen sollten neben der partiellen Thromboplastinzeit (PTT), dem Thromboplastinzeitwert (Quick) und der Thrombinzeit (TZ) eine Thrombozytenzählung und einfache Fibrinolysetests, wie die Bestimmung der Fibrinspaltprodukte, umfassen.
- **Routinelaboruntersuchungen** sind der Schlüssel für die Diagnose. Hierzu gehören: Gesamtbilirubin (wenn nötig auch direktes und indirektes), alkalische Phosphatase, Aminotransferasen (besonders ALAT), Gamma-GT, Gesamteiweiß, Albumin, Gamma-Globuline. Keine dieser Laboruntersuchungen ist spezifisch, bedeutsam sind bestimmte Befundkonstellationen, auch für eine Verlaufskontrolle. Für die Diagnostik einer Hämochromatose sind das Serumeisen, die totale Eisenbindungskapazität, die Sättigung sowie der Ferritinspiegel sinnvoll. Eine Verminderung des Serumeisens und des Ferritins findet sich bei chronischen Blutungen, wie sie bei Ösophagusvarizenblutungen oder Neoplasien vorkommen.
- **Der Alphafetoproteinspiegel** ist bei den meisten primären hepatozellulären Karzinomen erhöht und kann als diagnostisches und prognostisches Kriterium angesehen werden.
- **Virale Marker.** Die Antigen- und Antikörpertiter sind für die Diagnose einer Hepatitisinfektion und deren Verlaufskontrolle wichtig.
- **Autoantikörper.** Einige immunologische Störungen gehen mit Leberbeteiligung einher. Bei der primär biliären Zirrhose finden sich Autoantikörper gegen Mitochondrien. Erkrankungen wie der systemische Lupus erythematodes (S. 142), die Rheumatoidarthritis (S. 126), die Dermatomyositis (S. 146) und das CRST-Syndrom (Winterbauer — S. 144) haben ein spezifisches immunologisches Muster.

Bildgebende Verfahren sind für die Diagnostik von Störungen der Leber, des Pankreas und der Gallenwege hilfreich.

Abdomenleeraufnahmen des rechten oberen Quadranten können kalk- und lufthaltige Veränderungen abbilden. Etwa 10 % der Gallensteine sind schattengebend (**9.16**), Leber- und Pankreaszysten können verkalken, es kann eine totale Pankreaskalzifizierung bestehen (**9.56**), der Weichteilschatten der Milz, Luft in den Gallenwegen oder unter dem Diaphragma können sich darstellen (**8.52**). In der Thoraxaufnahme können ein wegen eines subphrenischen Abszesses oder einer Lähmung bestehender Zwerchfellhochstand, ein begleitender Pleuraerguß bzw. ein Empyem gesehen werden.

- Cholecystogramm, intravenöse Cholangiographie und T-Drain-Cholangiographie nutzen die Applikation von Kontrastmittel zur Darstellung von Gallenblase, -gängen sowie der postoperativen Abbildung des Gangsystems.
- **Die perkutane transhepatische Cholangiographie** dient der Diagnostik eines Verschlußikterus mittels einer durch den Leberhilus eingeführten Kanüle. Wenn die Gallengänge dilatiert sind, kommt es zum Gallereflux, danach wird Kontrastmittel eingegeben, um den Sitz der Obstruktion ausfindig zu machen (**9.48**).
- **Die Sonographie** ist die beste, einfachste und billigste Methode der Gallensteindiagnostik (**9.17**). Sie ist außerdem für die Untersuchung raumfordernder Prozesse von Leber und Pankreas wertvoll und kann zur Nadelführung bei Biopsien verwendet werden.
- **Computertomographie** (CT, **9.18**) und **Magnetresonanztomographie** (MRT) kommen besonders für die Untersuchung intrahepatischer Läsionen, regionaler Lymphknoten, Tumoren, Pankreaserkrankungen und von Prozessen im Bereich der Pfortader in Frage. Hierdurch können ebenfalls Biopsien gestützt werden.
- **Die endoskokpische retrograde Cholangiopancreaticographie** (ERCP) ist eine endoskopische Technik, bei der die Ampulla Vateri kanüliert wird, wonach Kontrastmittel eingespritzt wird, um die Gallen- und Pankreasgänge darzustellen (**9.19, 9.38**). Sie ist für die Diagnostik und Entfernung distaler Gangskonkremente von Bedeutung. Als Komplikationen treten Pankreatitis und aszendierende Cholangitis auf.
- **Angiographie und portale Venographie.** Durch die selektive Leberarterienangiographie können vaskuläre Tumoren erkannt werden. Die Portalvenen können mittels einer Milzvenenphlebographie (**9.20**) oder Subtraktionsangiographie dargestellt werden.
- **Szintigraphie.** Intravenös injiziertes 99mTc-Sulfat wird von den Zellen des RES der Leber aufgenommen und verteilt sich diffus. Diese Technik erlaubt die Analyse von Lageanomalien der Leber sowie die Diagnostik raumfordernder Prozesse (**9.45**).
- **Die Laparoskopie** macht Leber, Pankreas und Gallenblase einer direkten Inspektion zugänglich und ist für die Ausbreitungsdiagnostik einer Erkrankung wertvoll (**9.21**). Biopsien sind unter direkter Sicht, chirurgische Eingriffe ohne Laparotomie möglich (minimal invasive Chirurgie).

9.16

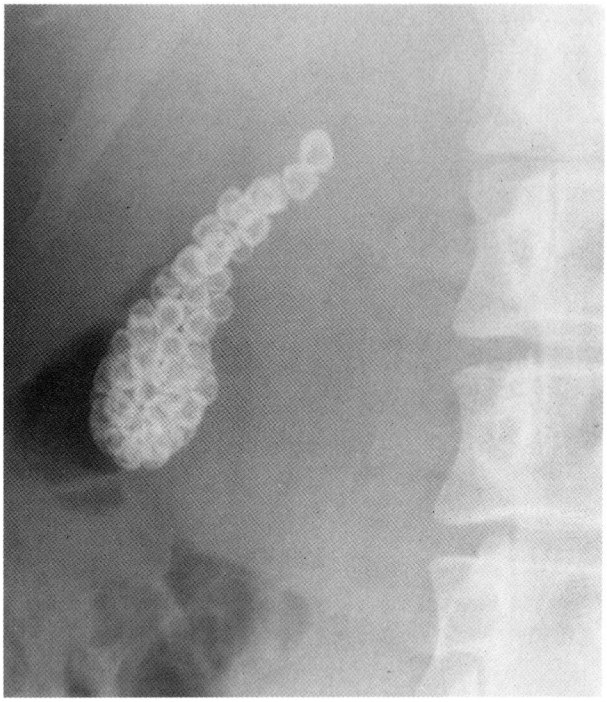

Abb. 9.16 **Kalkhaltige Gallensteine in einer Nativaufnahme.** Nur etwa 10 % aller Konkremente enthalten genügend Kalzium, um auf einer solchen Aufnahme sichtbar zu sein. Dieser Patient hatte erstaunlich wenig Beschwerden (Zufallsbefund).

9.17

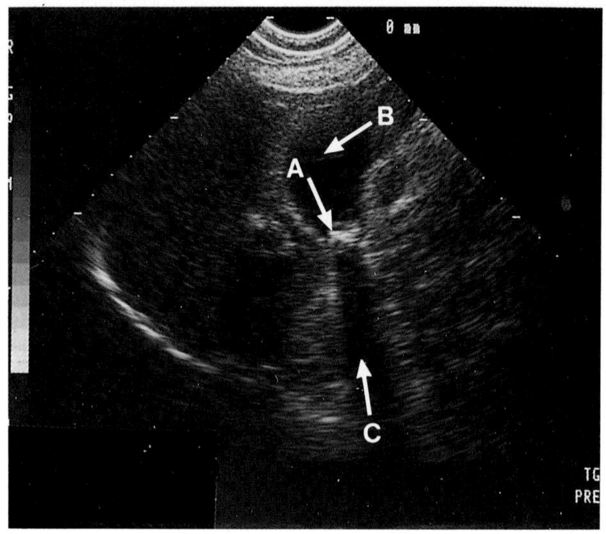

Abb. 9.17 **Die Sonographie stellt die Methode der ersten Wahl in der Diagnostik von Gallensteinen dar.** Das Bild zeigt ein typisches Konkrement (A) in der Gallenblase mit charakteristischem Schallschatten (B).

9.18

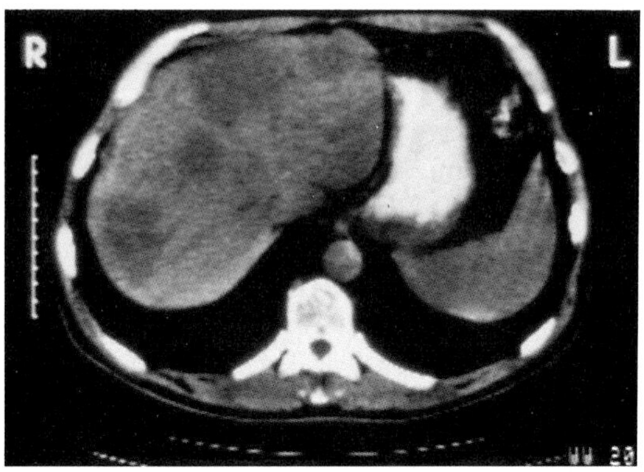

Abb. 9.18 **Die Computertomographie ist bei Patienten mit multifokalen Befunden in Leber und Pankreas nützlich.** Dieser Patient hat multiple Metastasen in der Leber, die von einem Kolonkarzionom ausgehen und zu einer erheblichen Hepatomegalie geführt haben.

- Die Enzephalographie (EEG) kann zur Verifizierung der Enzephalopathie genutzt werden.
- Die Leberpunktion liefert eine histologische Diagnose. Handelt es sich um eine disseminierte Erkrankung, wie bei der Zirrhose und Hämochromatose, kann sie blind erfolgen, anderenfalls sollte sie ultraschall- bzw. CT-gestützt oder unter Sicht bei der Laparoskopie durchgeführt werden. Eine Reihe spezieller Färbungen hilft bei der pathologischen Klassifikation.

Vor einer Leberbiopsie sollten einige Sicherheitskriterien erfüllt sein:

- Bestimmung der Prothrombinzeit (PTT nicht mehr als 3 sec. über dem Normbereich).
- Bestimmung der Thrombozytenzahl (mind. 100 x 109/l).
- Patientenaufklärung, Einwilligung.
- Keine Hinweise für dilatierte Gallengänge oder stärkeren Aszites.
- Der Patient sollte in der Lage sein, seinen Atem für mindestens 20 Sek. anzuhalten.

Abb. 9.19 Endoskopische retrograde Cholangiopankreatikographie (ERCP). Sie hat große Bedeutung in der Diagnostik und auch der Therapie bei Erkrankungen der Gallenwege und Pankreasgänge. Bei diesem Patienten hat ein Gallengangskarzinom zu einer Obstruktion des Ductus choledochus geführt (Pfeil). Die proximal davon gelegenen Gallenwege sind enorm gestaut. Es findet sich ebenfalls Kontrastmittel im Ductus pancreaticus.

9.19

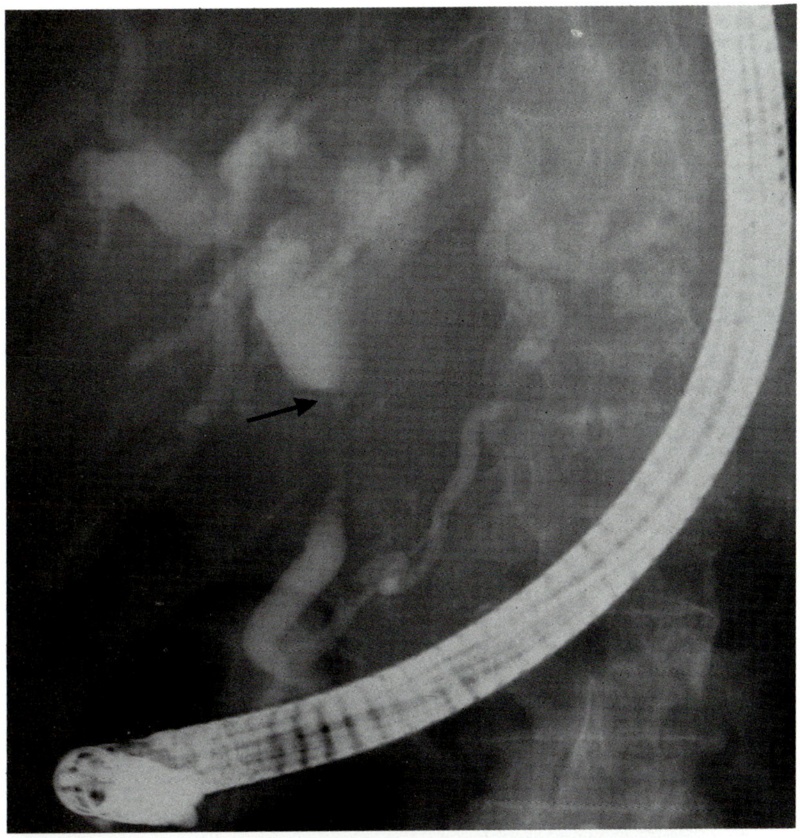

9.20

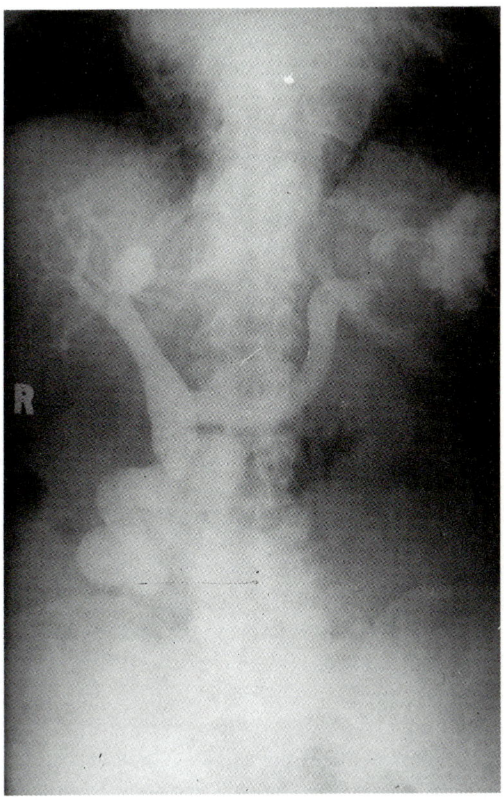

9.21

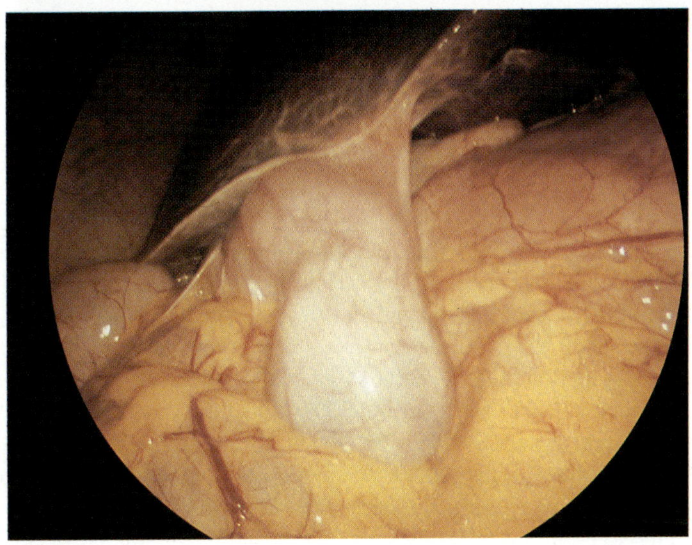

Abb. 9.20 Die Phlebographie der Milzvenen ist für die Darstellung des Pfortadersystems bei portaler Hypertension nützlich. Mittels einer Nadel wird Kontrastmittel in die vergrößerte Milz (rechts im Bild) injiziert. Bei diesem Patienten mit fortgeschrittener Zirrhose wird das Ausmaß des Kollateralkreiskaufs deutlich. Die dilatierten Venen der Milz und Leber stehen in Kontrast zu den engen Gefäßen in den von der Zirrhose betroffen intrahepatischen Arealen. Eine gewundene, stark vergrößerte Vene führt direkt zum Nabel. Der Patient zeigte ein deutliches Caput medusae (**9.12, 9.13**).

Abb. 9.21 Die Laparoskopie gibt Aufschluß über verschiedene Erkrankungen der Leber und Gallenwege. Dieses anläßlich einer laparoskopischen Cholecystektomie angefertigte Bild zeigt die vergrößerte, geschwollene Gallenblase. Darüber ist der glatte Unterrand der gesunden Leber sichtbar. Lebererkrankungen sind mit dieser Technik deutlich erkennbar. Außerdem sind normale Darmschlingen rechts der Leber (links im Bild) und der Pylorus zu ihrer linken Seite zu sehen.

9.4 Spezielle Lebererkrankungen

Zirrhose

Bei der Zirrhose handelt es sich um einen fibrösen Umbau der Leber. Dadurch wird die normale Architektur des Organs zerstört, außerdem kommt es zur Bildung von Regeneratknoten. Beide Prozesse führen zu einer Drucksteigerung im Pfortaderkreislauf, die wiederum eine Rekrutierung portocavaler Kollateralen sowie eine Splenomegalie bedingt. Die Zirrhose stellt das Endstadium zahlreicher pathologischer Prozesse dar (**Tab. 9.2**), zu den häufigsten Ursachen zählen Virushepatitis, Alkoholismus, chronische Herzinsuffizienz sowie immunologische und metabolische Erkrankungen.

Die klinischen Zeichen sind das Resultat der portalen Hypertension und der Leberinsuffizienz, in den verschiedenen Stadien kann jedes der in **Tabelle 9.1** genannten Symptome auftreten. Zu Beginn hat die Leber meist eine normale Größe oder ist vergrößert, schreitet der Prozess weiter fort, schrumpft sie zunehmend. Als Komplikation kann ein primäres Leberzellkarzinom entstehen.

Tabelle 9.2 Ursachen der Leberzirrhose

Alkohol
Chronisch aggressive Hepatitis
Primär biliäre Zirrhose
Hämochromatose
Obstruktion der Lebervenen
M. Wilson
Lupus erythematodes
Medikamente
Alpha 1-Antitrypsin-Mangel
Mukoviszidose
Galaktosämie / Fruktoseintoleranz
Budd-Chiari-Syndrom
Herzinsuffizienz
Idiopathisch

Portale Hypertension

Die Ursache der portalen Hypertension kann im Bereich der Pfortader (prähepatisch), in der Leber (intrahepatisch) und zwischen Leber und V. cava (posthepatisch) liegen. Eine Druckerhöhung führt schnell zur Eröffnung präformierter portocavaler Shunts, die hauptsächlich in der Gastroösophagealregion (**9.20**), dem Rektum und dem Nabel zu finden sind. Die Dilatation dieser Kollateralen erlaubt einen Blutfluß zwischen V. portae und systemischem Kreislauf, führt jedoch zu speziellen klinischen Problemen. Die Milz kann stark vergrößert sein.

Ösophagusvarizen befinden sich in der Submukosa der unteren Speiseröhre und neigen infolge des hohen Drucks und lokaler Traumen zur Ruptur. Die Blutung wird durch schwere Gerinnungsstörungen infolge der Leberinsuffizienz kompliziert. Die Hauptsymtome sind Hämatemesis, Melaena bzw. chronischer Eisenmangel. Die Diagnose wird endoskopisch oder anhand einer Bariumbreischluckaufnahme gestellt (**1.212, 9.22, 9.23**), einige endoskopische Befunde sprechen für ein hohes Blutungsrisiko. Die Therapie erfolgt im Notfall mit einer Ballontamponade, ansonsten kann eine Sklerosierung (**9.24**) vorübergehend helfen, die definitive Versorgung sollte chirurgisch erfolgen. Eine portocavale Anastomose kann bei erhaltener Leberfunktion erfolgreich sein, als Voruntersucheng dient die portale Venographie (**9.20**).

Hämorrhoiden können sehr groß werden und im Zusammenhang mit der Darmentleerung bluten. Massive Blutungen sind extrem selten, die Operation ist die Therapie der Wahl.

Nabelkollateralen sind klinisch oft wenig eindrucksvoll, sie ziehen radiär vom Nabel an der Bauchwand entlang, um sich mit anderen systemischen Venen zu verbinden (Caput medusae). Geringere Schweregrade sind häufiger (**9.25**).

9.22

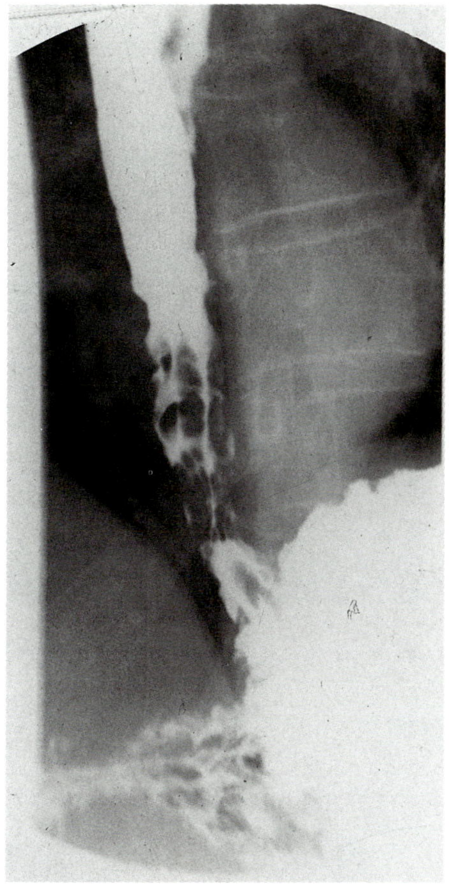

Abb. 9.22 Ösophagusvarizen. Multiple Varizen des unteren Ösophagus im Bariumbreischluck, die als Füllungsdefekte sichtbar werden. Zusätzlich können Varizen an der kleinen Kurvatur des Magens vorkommen. Die dünnwandigen Gefäßknoten sind leicht verletzlich, die Blutung ist eine häufige Komplikation.

9.23

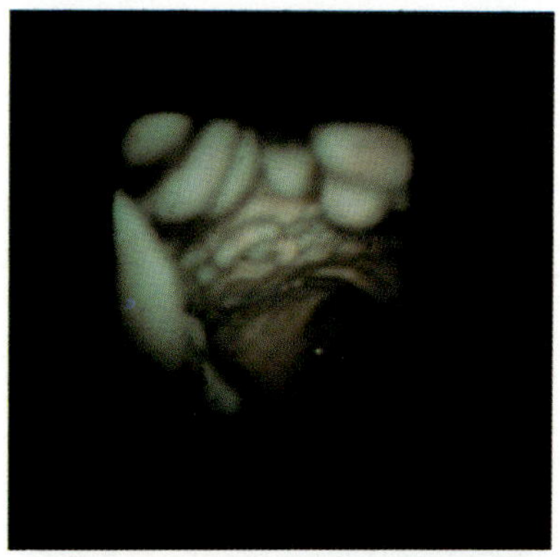

Abb. 9.23 Ösophagusvarizen in der endoskopischen Aufnahme. „Weiße" Varizen, wie diese, haben eine relativ geringe Blutungsneigung, da sie von einer dichten Mukosa umgeben sind, während sich das Risiko beim Vorkommem von roten Linien (rote Wandzeichen) oder kirschroten Flecken enorm erhöht.

9.24

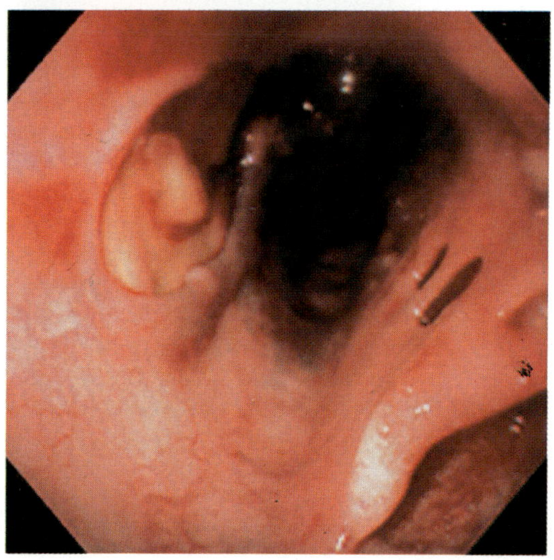

Abb. 9.24 Ösophagusvarizen nach der Sklerosierung. Die Injektion einer sklerosierenden Flüssigkeit auf endoskopischem Wege bewirkt eine lokale Thrombosierung, die wiederum eine Fibrosierung und häufig Schleimhautulzerationen zur Folge hat. Eine definitive chirurgische Versorgung (portocavale Shuntoperation) kann anschließend erforderlich sein.

9.25

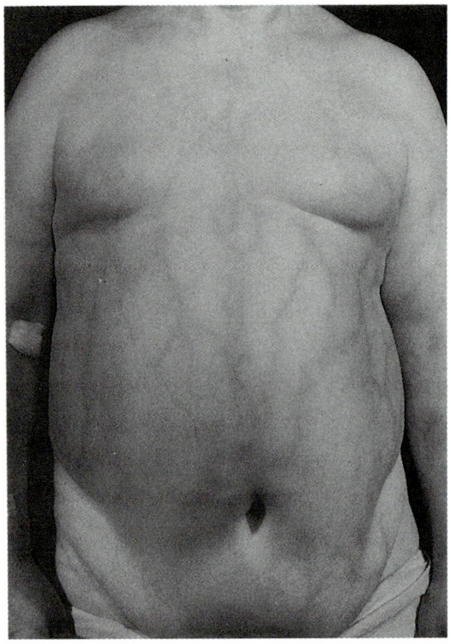

Abb. 9.25 Caput medusae in der Infrarot-Fotografie. Der Patient hatte Aszites, wobei die Venen klinisch zunächst nicht auffielen. Es ist ein großes Netz vom Nabel radiär ausstrahlender Gefäße sichtbar, außerdem liegt eine Gynäkomastie vor.

Leberinsuffizienz

9.26

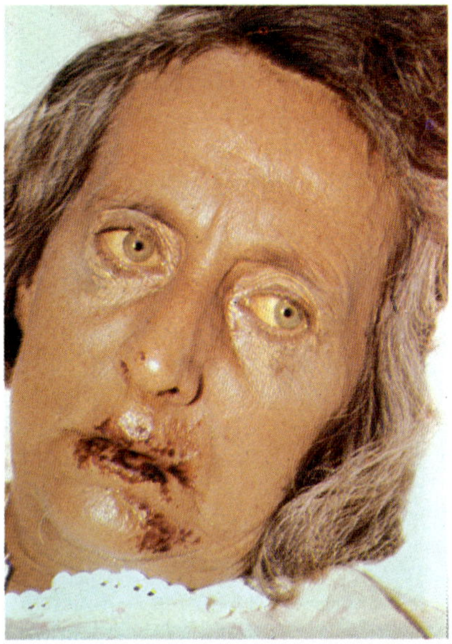

Abb. 9.26 Leberinsuffizienz mit gastrointestinaler Blutung und hohen Encephalopathierisiko. Patientin leidet an primär biliärer Zirrhose, auffällig sind ein schwerer Ikterus und eine mit der chronischen Erkrankung in Zusammenhang stehende Pigmentation. Das perioral befindliche Blut stammt von Ösophagusvarizenblutung, welche in Kombination mit Leberinsuffizienz das Risiko einer Enzephalopathie enorm erhöht. In solchen Fällen ist Intensivtherapie erforderlich.

Die Leberinsuffizienz kann sich bei bisher gesunder Leber akut entwickeln (akute fulminante Virushepatitis, toxische Hepatitis) oder als Komplikation einer chronischen Lebererkrankung auftreten. Ein Frühsymptom sind Flüssigkeitseinlagerungen an Knöcheln und Unterschenkeln, Aszites und kleinere Pleuraergüsse. Es kommt leicht zu Blutungen, die manchmal spontan auftreten oder traumatischer Genese sind, wobei der Druck einer Blutdruckmanschette ausreichen kann. Hierfür sind die gestörte Faktorensynthese und die durch die Splenomegalie bedingte Thrombozytopenie verantwortlich. Die Blutungsneigung macht sich auch bei Venenpunktionen bemerkbar (**9.14**). Übelkeit, Erbrechen, Inappetenz, Müdigkeit, Tremor und Verwirrtheit können in einer Enzephalopathie mit tiefem Koma, Krampfanfällen und Dezerebrationsstarre enden (**9.26**).

Andere metabolische Störungen, wie Hypoglykämie, Pankreatitis und Niereninsuffizienz sind häufig.

Die Therapie erfordert eine interdisziplinäre Zusammenarbeit. Bei Blutungen muß Vitamin K, oft auch FFP, intravenös gegeben werden. Die Hämodialyse wird bei einer Niereninsuffizienz eingeleitet. Ösophagusvarizenblutungen müssen gestillt, Blut und andere Eiweiße, die eine Enzephalopathie begünstigen, aus dem Darm entfernt werden.

Der Tod tritt meist infolge eines Hirnödems oder der gastrointestinalen Blutungen ein.

9.5 Akute Hepatitis

Die akute Hepatitis kann eine Reihe von Ursachen haben, die häufigsten sind virale und toxische Hepatitiden (**Tab. 9.3**). Zu Beginn der Erkrankung sind die Symptome ähnlich, jedoch sind Verlauf und Prognose unterschiedlich. Die Hepatitis kann anikterisch, lediglich mit Abgeschlagenheit und Inappentenz (besonders Abneigung gegen Alkohol) verlaufen. In schwereren Fällen stellt sich nach 10 bis 14 Tagen ein Ikterus ein, der oft mit wandernden Gelenkbeschwerden, Lymphadenopathie, Hautausschlag und einem Organgefühl der Leber einhergeht (**9.27**). Der Urin färbt sich dunkel, der Stuhl wird hell. Der Ikterus ist meist diskret und hält nur einige Tage an. Bei einigen Patienten kommt es zu einer intrahepatischen Cholestase mit Pruritus, stärkerem Ikterus und zunehmender Hepatomegalie. Untersuchungen:

- **Biochemie:** Zuerst steigen ALAT und AP an, danach das Bilirubin. Im Urin ist Urobilinogen noch vor dem Auftreten des Ikterus nachweisbar, später findet sich auch Bilirubin. Die Persistenz der Enzymveränderungen weist auf die Persistenz der Hepatitis hin.
- **Hämatologie:** Meist Leukopenie.
- **Virusmarker:** Nachweis im Blut möglich.

Tabelle 9.3 Ursachen der akuten Hepatitis.

Viren:	Hepatitis-Virus A,B,C,D,E, non A/non B
	Epstein-Barr-Virus (*siehe* S. 32)
	Zytomegalievirus (*siehe* S. 31)
	Flavivirus febricum (*siehe* S. 23)
	Ebolavirus/Marburgvirus (*siehe* S. 26,27)
Bakterien	*Leptospira icterohaemorrhagae (siehe S.58)*
	Toxoplasma gondii (siehe S. 67*)*
	Coxiella burnetii
Drogen/Medikamente	Alkohol
	Paracetamol
	Halothane
	Erythromycin
	Chlorpromazin
	Acetysalizylsäure
	Isoniazid
	Methyldopa
	Rifampicin
	Orale Kontrazeptiva
	Steroidanabolika
Gifte	Tetrachlorkohlenstoff
	Amanita phalloides
Schwangerschaft	

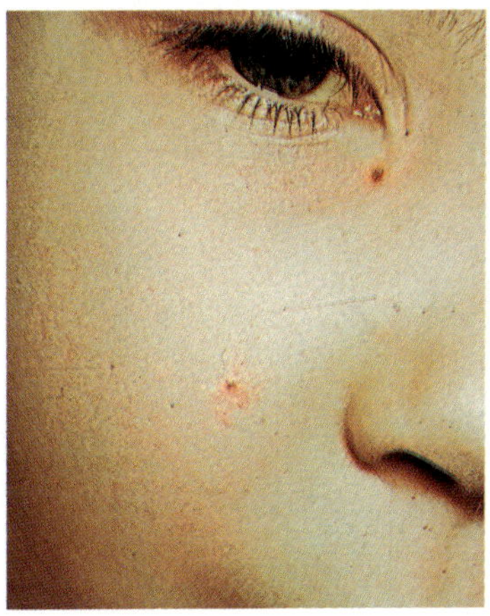

9.27

Abb. 9.27 Akute Virushepatitis. Der Junge hat eine akute Hepatitis A, das klinische Bild ist bei den verschiedenen Typen jedoch ähnlich. Neben einem starken Ikterus fällt ein spider naevus auf. Es kam zu einer Restitutio ad integrum.

Virushepatitis

Hepatitis A: Die Übertragung erfolgt über Nahrungsmittel oder Trinkwasser, es kommt zu großen Epidemien, besonders in Ländern mit schlechten hygienischen Bedingungen (*siehe* **1.4**). Die Prodromalerscheinungen dauern 10 bis 14 Tage, mit dem Ausbruch des Ikterus lassen die Symptome nach. Die Gelbsucht bildet sich gewöhnlich innerhalb einer Woche zurück, die meisten Patienten erholen sich schnell. Sehr selten kommt es zu einer Leberzellnekrose, die im Koma zum Tode führt. Die Diagnose wird anhand des steigenden Titers an spezifischem IgM gesichert. Die Behandlung erfolgt symptomatisch. Risikogruppen kann Immunglobulin verabreicht werden, der Schutz hält 3 Monate an.

Hepatitis B: Das Virus ist in den meisten Körperflüssigkeiten und -geweben nachweisbar, gewöhnlich wird es sexuell, via Transfusion oder Tätowierung (**9.28**), infolge intravenösen Drogenabusus (**1.10**) oder inhalativ während zahnärztlicher Behandlungen übertragen.

Eine Infektion kann auch über offene Wunden durch virustragendes Pflegepersonal erfolgen. Das Delta-Virus (Hepatitis D) kann gemeinsam mit dem Hepatitis B-Virus übertragen werden. Symptomatik und Verlauf sind denen anderer viraler Hepatitiden ähnlich. Die Diagnose wird über den Nachweis spezifischer Hepatitis B-Antigene und Antikörper im Serum gestellt. In einer geringen Anzahl von Fällen kommt es zu einer akuten fulminanten Hepatitis, die tödlich endet, selten verläuft die Hepatitis chronisch, ebenfalls selten werden die Patienten zu Virusträgern. Risikogruppen sollten geimpft werden, nach einer Exposition (Nadelstichverletzung) sollten Gammaglobuline verabreicht werden. Für Virusträger gibt es keine spezifische Therapie.

Hepatitis C: Die Übertragung erfolgt über Blut und Blutpräparate, auch auf sexuellem Wege. Dieser Erkrankungstyp scheint einen ernsteren Verlauf als die Hepatitis A oder B zu nehmen, er geht mit neurologischer Beteiligung und Knochenmarkdepression einher. Ein hoher Prozentsatz verläuft chronisch (50 %). Die Diagnose wird serologisch estelt.

Andere Typen: Studien über die Inkubation der akuten Hepatitis lassen vermuten, daß noch weitere Virusarten existieren. Der am besten beschriebene Typ ist die „Non-A-Non-B-Hepatitis", die eine lange Inkubationszeit hat und über Trinkwasser oder Nahrungsmittel übertragen wird. Sie ist nicht unbedingt mit einer langdauernden Leberstörung verbunden. Eine Virushepatitis kann überdies durch das Epstein-Barr-Virus (S. 32), Zytomegalievirus (S. 31) und das Flavivirus febricum (S. 23) hervorgerufen werden, sie ist überdies Bestandteil vieler viraler hämorrhagischer Fieber (S. 26-27).

9.28

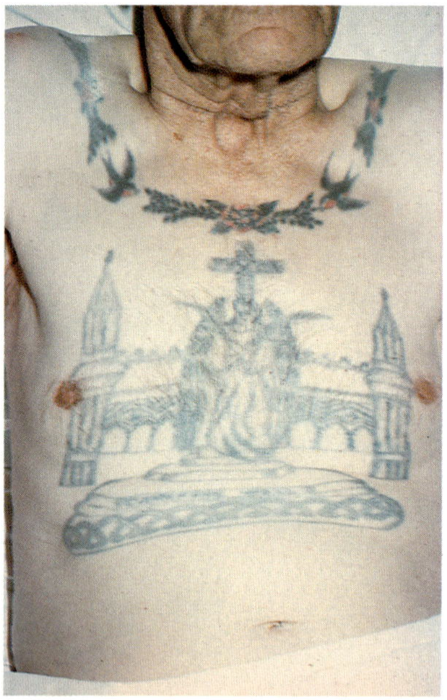

Abb. 9.28 Tätowierungen sind ein wichtiger Übertragungsmodus für Virushepatitiden. Nachdem dieser Patient im Fernen Osten tätowiert wurde, entwickelte er eine akute Hepatitis B und wurde danach zum Virusträger. Die zunehmende Anzahl von Tätowierungen erhöht das Risiko der Übertragung von Infektionen, wie Virushepatitis und HIV.

Toxische Hepatitis

Medikamente und Chemikalien können eine Reihe von Leberstörungen, von der akuten und chronischen Hepatitis bis zur Zirrhose und Tumorentwicklung, bewirken. Ein akutes hepatitisähnliches Bild kann durch einige Medikamente hervorgerufen werden (**Tab. 9.3, 9.29**). In Großbritannien steht hier das Paracetamol an erster Stelle, wenn es absichtlich in Überdosen eingenommen wird. Frühzeichen sind Übelkeit und Erbrechen. Bei den meisten Patienten bleibt die Vergiftung ohne Folgen, einige jedoch, die eine größere Dosis, eventuell in Verbindung mit Alkohol, der die mikrosomalen Enzyme induziert, eingenommen haben und spät zum Arzt gingen, entwickeln am 3. oder 4. Tag einen milden Ikterus. Die Leber ist empfindlich. Trotz einer Therapie in diesem Stadium kommt es zu unter fortschreitender Zunahme des Ikterus und der Leberinsuffizienz zum Tode.

Halothanehepatitis ist selten und folgt einer häufigeren Anwendung dieses Anästhetikums zur Allgemeinnarkose. Das klinische Bild ist akuter Hepatitis ähnlich und kann letal enden.

Eine häufiger werdende Ursache medikamentenabhängiger Leberstörungen stellt der Steroidabusus im Rahmen des Bodybuilding dar (**9.30**). Vergiftungen anderer Art sind selten. Die Leberinsuffizienz kann epidemieartig auftreten, wenn der grüne Knollenblätterpilz mit einem Speisepilz verwechselt wurde.

.29

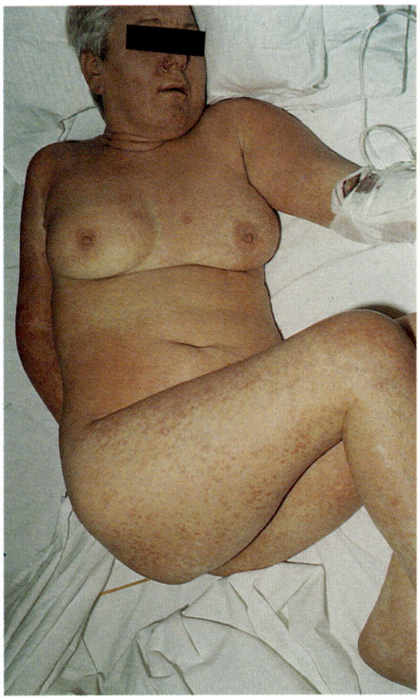

Abb. 9.29 Toxische Hepatitis. Diese Patientin entwickelte eine schwere Hepatitis kurz nachdem ihr Phenytoin im Rahmen einer Epilepsietherapie verabreicht worden war. Klinisch fand sich nur ein geringgradiger Ikterus, jedoch war die Leberfunktion schwer gestört. Nach dem Absetzen des Medikaments kam es zur vollständigen Restitutio.

9.30

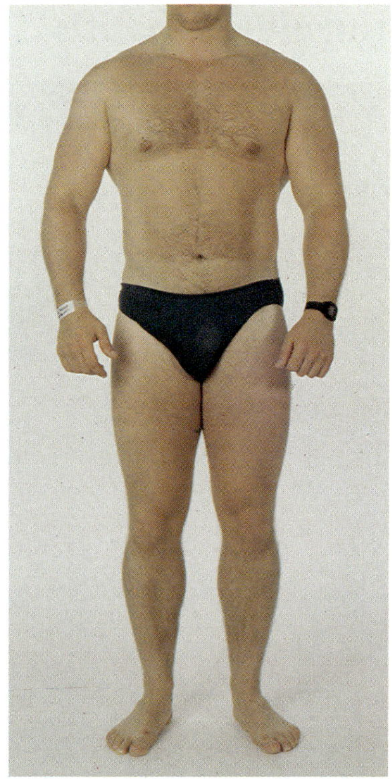

Abb. 9.30 Anabolikaabusus ist immer öfter eine Ursache für Lebererkrankungen. Dieser Gewichtheber nahm eine Mischung aus nicht rezeptpflichtigen Medikamenten ein, die Stanozolol, Bendrofluazide und Thyroxin enthielt (eine häufige Kombination zur schnellen Muskelzunahme), was zu einem leichten Ikterus sowie einem Anstieg der Leberenzyme führte.

9.6 Chronische Lebererkrankungen

Chronisch persistierende Hepatitis (CPH)

Nach einer Hepatitis kann eine Hepatomegalie bestehen bleiben. Bei der CPH findet man histologisch eine fortbestehende periportale Infiltration bei erhaltener Läppchenstruktur. Die Transaminasen können erhöht sein, die übrigen Laboruntersuchungen fallen normal aus.

Chronisch aggressive Hepatitis (CAH)

Die CAH kann als Folge einer Hepatitis B, D oder C (**9.31**) entstehen, manchmal läßt sich keine akute Phase eruieren. Die CAH kann auch einer toxischen Hepatitis folgen und kommt beim M. Wilson und dem Alpha 1-Antitrypsinmangel vor. Bei vielen Patienten findet man eine ausgeprägte Symptomatik. Die Laborbefunde fallen pathologisch aus, Bilirubin, ASAT, ALAT und AP sind erhöht. Virusmarker der Hepatitis B (e-Antigen) und Hepatitis C sind nachweisbar. Histologisch findet man plasmazelluläre Infiltrationen mit ausgeprägten Parenchymnekrosen. Die CAH neigt deutlich zur Zirrhoseentwicklung, die wiederum mit einem hohen Entartungsrisiko einhergeht. Die Therapie ist unbefriedigend, einige Patienten sprechen auf Interferon an.

9.31

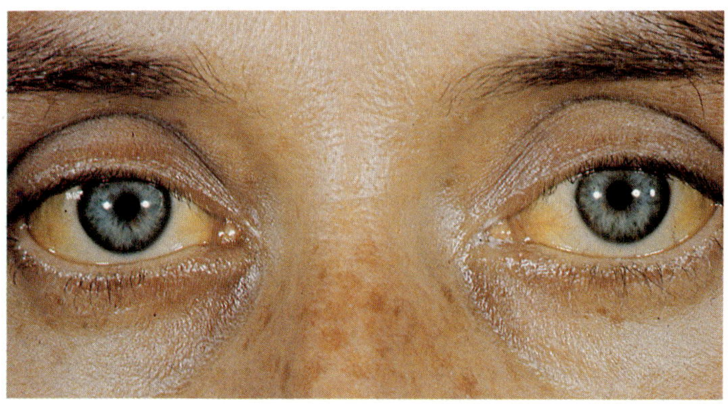

Abb. 9.31 Chronisch aggressive Hepatitis. Dieser Patient entwickelte eine CAH nach einer Hepatitis B, wodurch es langfristig zu Komplikationen im Zusammenhang mit der portalen Hypertension kam.

Lupoide Hepatitis

9.32

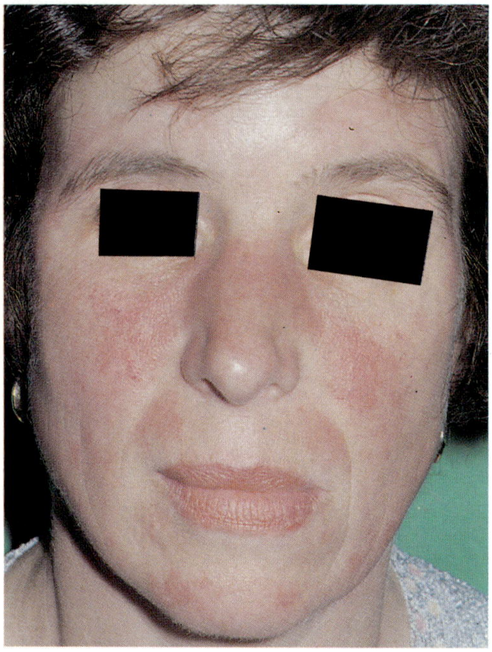

Abb. 9.32 Die lupoide Hepatitis kann mit einem Schmetterlingserythem des Gesichts einhergehen, das dem des systemischen Lupus erythematodes (SLE) ähnelt (**3.72, 3.73**). Jedoch sind beide Syndrome zu trennen. Patienten mit einer lupoiden Hepatitis bilden nicht alle Symptome des SLE aus.

Die lupoide Hepatitis ist mit einer Reihe anderer Autoimmunphänomene, wie der perniziösen Anämie und Schilddrüsenerkrankungen assoziiert. Verschiede Immunmarker lassen sich nachweisen:

- Lupus erythematodes (LE)-Zellen.
- Hyperglobulinämie.
- Antikörper gegen die Mitochondrien glatter Muskulatur.
- Gestörte T-Zell-Funktion.

Alkoholinduzierte Lebererkrankungen

Die übermäßige Aufnahme von Alkohol über einen längeren Zeitraum führt zu einer Schädigung nahezu aller Organe, wobei die Leber besonders betroffen ist. Folgende Schäden treten auf:

- Alkoholinduzierte Fettleber.
- Alkoholhepatitis.
- Alkoholbedingte Leberzirrhose.

Die Fettleber kommt besonders bei Alkolabusus vor, das einzige klinische Zeichen ist eine vergrößerte, tastbare Leber. Die Leberenzyme (besonders ALAT und GGT) können erhöht sein. Unter Abstinenz können sich Lebergröße und Funktion normalisieren.

Die Alkoholhepatitis tritt meist nach alkoholischen Exzessen auf, sie kann auch Trinker befallen, die bereits eine Fettleber oder eine Zirrhose haben. Gewöhnlich beginnt die Entzündung mit einem rasch zunehmenden Ikterus (**9.33**) und Leberschwellung. Besteht bereits eine Zirrhose, können Insuffizienz und portale Hypertension zunehmen. Eine anhaltende Leukozytose mit Fieber sowie dunkler Urin und heller Stuhl kommen vor.

Die Symptome und der Verlauf der Zirrhose sind beim Alkoholiker dieselben, wie bei einer Zirrhose anderer Genese, jedoch gibt es einige Hinweise auf eine alkoholbedingte Ursache:

- Parotisschwellung.
- Dupuytrensche Kontraktur (**9.34**).
- Lackrote, schmerzhafte Zunge (Hunter-Glossitis) infolge gleichzeitigen Vitaminmangels (**9.35**).
- Beriberi (S. 346).
- Neuropathie.
- Kardiomyopathie.
- Rosazea.
- Chronische Pankreatitis.
- Peptisches Ulkus.

Die Diagnose wird anhand der Anamnese und der klinischen Zeichen gestellt. Das Ausmaß der Leberzerstörung kann durch Labortests und eine Leberbiopsie ermittelt werden.

Die Therapie besteht im Alkoholentzug und dem Ausgleich der Vitamindefizite. Leberinsuffizienz und portale Hypertension bedürfen einer entsprechenden Behandlung.

9.33

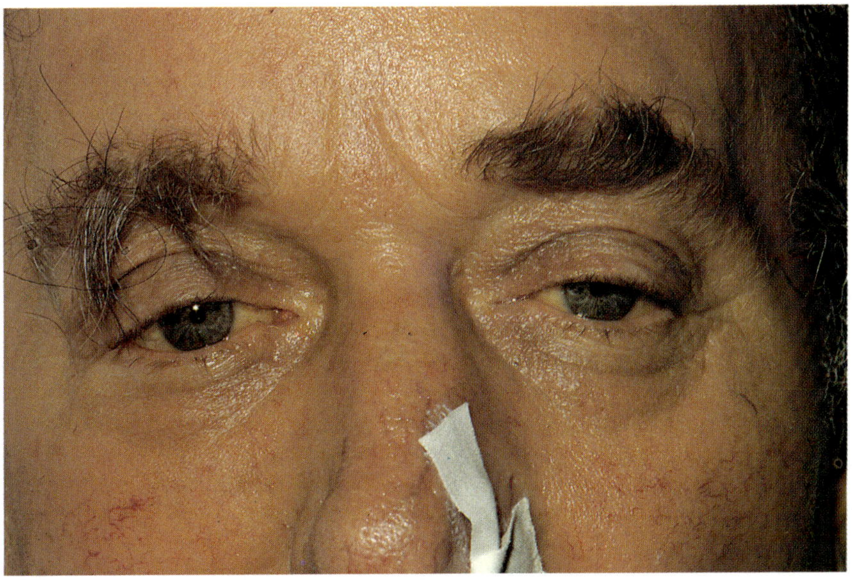

Abb. 9.33 Akute Alkoholhepatitis. Der Patient entwickelte plötzlich einen Ikterus. Auf den ersten Blick könnte man an eine akute Virushepatitis denken, jedoch fanden sich in der Krankengeschichte verschiedene Krankenhausaufnahmen nach alkoholischen Exzessen.

9.34

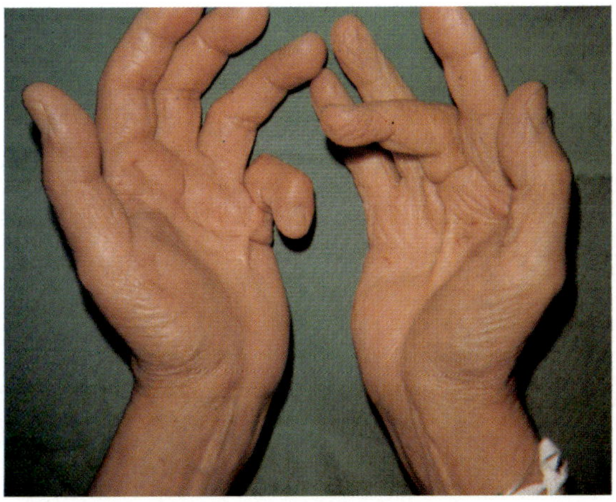

Abb. 9.34 Die Dupuytrensche Kontraktur ist oft mit einer alkoholischen Zirrhose assoziiert, sie kann jedoch auch ohne jede erkennbare Ursache auftreten. Die Kontraktur der Palmarfaszie bedingt eine Beugekontraktur der Metacarpophalangeal- und der proximalen Interphalangealgelenke, des Beugesehnenapparates sowie der Haut. Bei diesem Patienten sind besonders der rechte Mittelfinger und der linke Kleinfinger betroffen. Meist ist eine chirurgische Korrektur möglich.

9.35

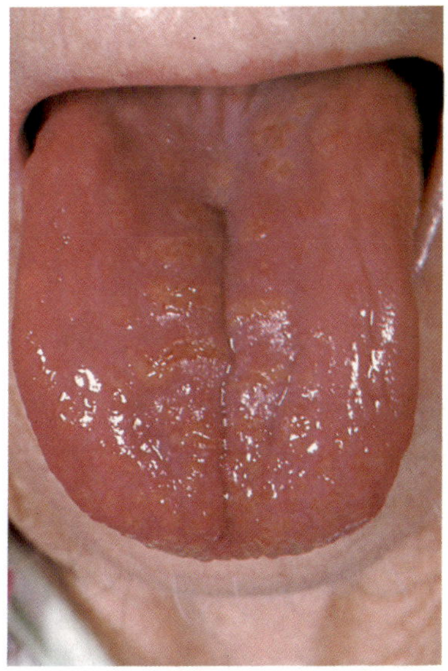

Abb. 9.35 Lackrote, schmerzhafte Zunge bei alkoholischer Zirrhose, wie man sie gewöhnlich als Folge eines gleichzeitigen Vitaminmangels sieht. Ein ähnliches Bild besteht bei Mangelernährung aus anderer Ursache.

Primär biliäre Zirrhose

Primär biliäre Zirrhose ist eine langsam fortschreitende Erkrankung unbekannter Ätiologie, die Frauen häufiger betrifft und meist zwischen dem 40. und 60. Lebensjahr auftritt. Oft fällt die gestörte Leberfunktion als Zufallsbefund auf. Klinisch stehen vor allem Juckreiz, der durch die Retention der Gallensäuren bedingt ist, und eine zunehmende Hautpigmentierung im Vordergrund, die teilweise durch die Erhöhung des Bilirubinspiegels hervorgerufen wird. Ein Verschlußikterus tritt später auf (**9.5, 9.36, 9.37**). Bindegewebssyndrome, wie Sjögren-Syndrom, M. Raynaud, Rheumatoidarthritis, Dermatomyositis und Sklerodermie kommen manchmal vor. Im weiteren Verlauf der Erkrankung nehmen der Ikterus und die Pigmentierung zu, periokuläre Xanthelasmen (**9.5, 9.36**) und eine Hepatosplenomegalie entwickeln sich. Es kann zu umschriebenen Haarausfällen kommen. Die Patienten klagen über persistierende Fettstühle, Gewichtsverlust und metabolische Knochenerkrankungen. Das Endstadium stellen Leberinsuffizienz, Enzephalopathie und Ösophagusvarizenblutungen dar.

In über 90 % der Fälle sind im Serum antimitochondrale Antikörper nachweisbar. Die Leberfunktionstests ergeben einen Anstieg des Bilirubins und der alkalischen Phosphatase. Das Serumcholesterol ist gewöhnlich vermehrt. Durch die Kombination von Leberzellausfall und Malabsorption von Vitamin K fällt der Gerinnungsstatus stark pathologisch aus. Histologisch finden sich eine akute Entzündungsreaktion an den Gallengängen mit der Bildung fibröser Septen und Granulome.

Die Sonographie und – wenn nötig – eine ERCP (**9.38**) sollten zum Ausschluß einer Obstruktion der großen Gallenwege durchgeführt werden, da es häufig auch zur Gallensteinbildung kommt.

Für diese Erkrankung gibt es keine spezifische Therapie, jedoch können die Hyperlipidämie und der Vitamin K-Mangel behandelt werden. Ein anhaltender Pruritus kann auf Cholestyramin ansprechen.

9.36

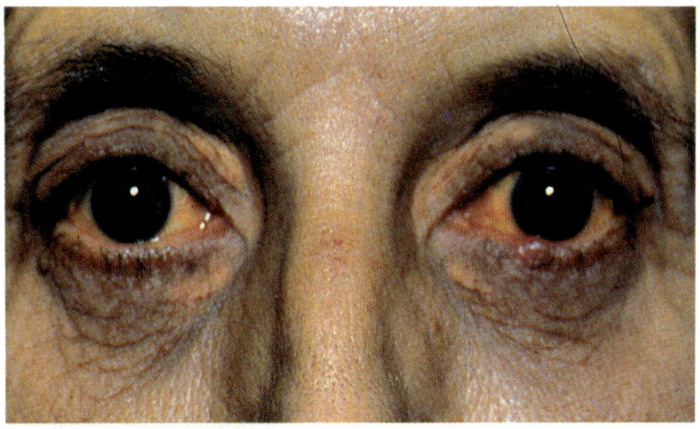

9.37

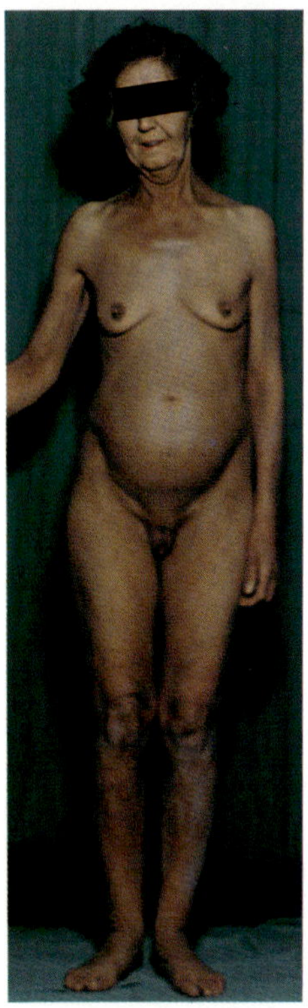

Abb. 9.36, 9.37 Primär biliäre Zirrhose. Diese 55jährige fiel ursprünglich durch schweren Juckreiz auf, während der nächsten 3 Jahre trat ein langsam zunehmender Ikterus auf. Zum Zeitpunkt der Fotoaufnahmen zeigte sie einen ausgeprägten Ikterus, die typische braune Pigmentierung, spider naevi, Xanthelasmen um beide Augen, eine Vergrößerung von Leber und Milz sowie Aszites. Die Zunahme von Ikterus und Aszites sind schlechte prognostische Zeichen, sie werden gewöhnlich innerhalb von Wochen bis Monaten von einer tödlichen Enzephalopathie gefolgt.

9.3

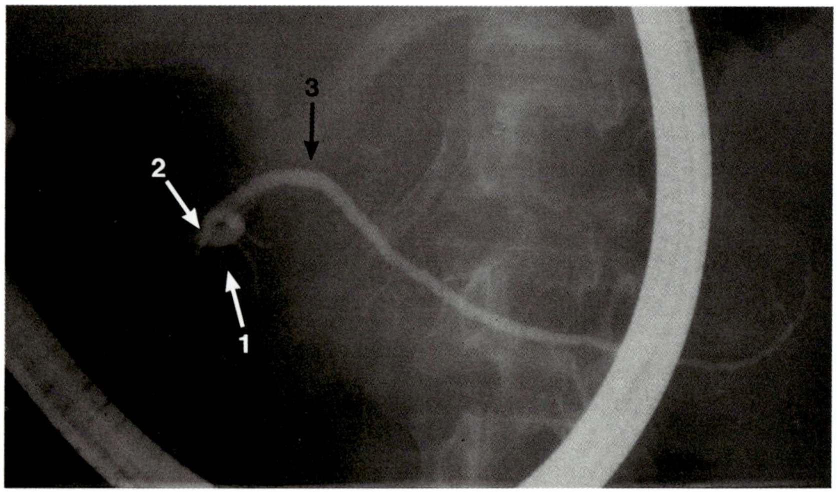

Abb. 9.38 Die primäre biliäre Zirrhose im Frühstadium geht meist mit einem normalen ERCP-Befund einher. Die intrahepatischen Gallengänge (1), Ductus choledochus (2) und Ductus pancreaticus (3) sind normal. Pathologische Befunde finden sich, wenn die Zirrhose zunimmt oder wenn sich Gallensteine gebildet haben.

Hämochromatose und Hämosiderose

Die **Hämochromatose** ist eine erbliche Erkrankung, bei der es zu einer Speicherung von Eisen in den Geweben kommt. Typischerweise tritt sie bei Männern im mittleren Lebensalter auf. Bei Frauen ist die Erkrankung seltener und tritt wegen des Eisenverlustes durch die Menstruation und Geburten später in Erscheinung.

Die Symptomatik ist weitläufig. Asymptomatische Patienten werden anläßlich von Screeninguntersuchungen Familienangehöriger von Erkrankten entdeckt, während andere durch die Folgen, wie Leberzirrhose, Pankreasinsuffizienz mit Diabetes und Hautpigmentation (Bronzediabetes), auffallen. Viele Patienten entwickeln außerdem eine Arthopathie infolge Chondrokalzinose der Gelenkknorpel (*siehe* S. 141). Besonders betroffen sind das 1. und 2. Metacarpophalangealgelenk und die Kniegelenke.

Eine exzessive Eisenablagerung kommt auch in der Hypophyse, wo sie die Hormonproduktion beeinträchtigt, und in den Hoden vor. Die Hodenatrophie stellt das Endstadium dar. Eine kardiale Beteiligung ist ebenfalls häufig, sie führt zu Arrhythmien und Herzinsuffizienz.

Das hauptsächlich betroffe Organ ist die Leber, die häufig schon zirrhotisch ist, wenn die Erkrankung diagnostiziert wird; dadurch kommt es zur Leberinsuffizienz und portalen Hypertension. Primäre Leberkarzinome stellen eine häufige Komplikation dar und sind mit einer weiteren Beeinträchtigung der Leberfunktion verbunden.

Diagnose: Der Serumeisenspiegel ist stark erhöht, die Eisenbindungskapazität ausgeschöpft. Das Serumferritin ist ebenfalls erhöht. Leberfunktionstests fallen pathologisch aus. In den meisten Geweben finden sich Eisenablagerungen. Im Leberbioptat liegt das Eisen im Parenchym und in den Kupfferschen Sternzellen. Im Verlauf entwickelt sich eine grobknotige Zirrhose.

Therapeutisch kommen Aderlässe in Frage, die über einen langen Zeitraum wiederholt werden müssen. Die Behandlung mit Chelatbidnern ist wegen des geringen Erfolges bei hohen Kosten und der schwierigen Applikation aufgegeben worden.

Bei der **Hämosiderose** handelt es sich um eine Eisenablagerung in den Geweben, ohne daß diese dadurch zerstört werden. Sie kommt bei Patienten mit chronischer Hämolyse, die mit wiederholten Transfusionen behandelt wurden, vor (Sichelzellanämie, Thalassämie – *siehe* S. 434-438). In seltenen Fällen kann das Bild einer primären Hämochromatose ähnlich sein.

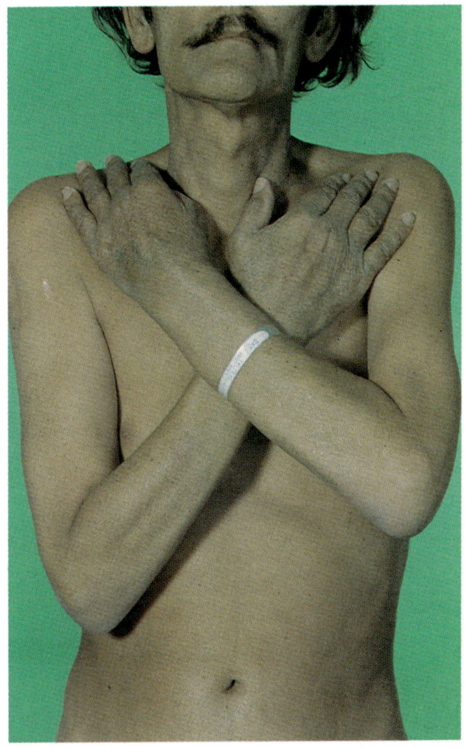

9.39

Abb. 9.39 Hämochromatose. Die schiefergraue Hautfarbe dieses Patienten ist das Ergebnis der Ablagerung von Melanin und Eisen, die besonders an den Händen deutlich wird. Der Patient litt bereits zum Zeitpunkt der Diagnose an einer Zirrhose und Arthropathie. Außerdem fehlt die Körperbehaarung, die mit einer Hodenatrophie in Zusammenhang steht.

Vaskuläre Erkrankungen der Leber

Das **Budd-Chiari-Syndrom** ist eine seltene Erkrankung, die aufgrund zahlreicher pathologischer Prozesse, die den Abfluß aus den Lebervenen in die Vena cava inferior behindern, entsteht. Hierzu gehören angeborene Septen in der V. cava, Thrombose der Lebervenen oder der angrenzenden V. cava als Ergebnis einer Thrombophlebitisneigung, Einnahme oraler Kontrazeptiva, Tumorinfiltration und alkoholische Hepatitis. Die Symptome sind vom Zeitraum der Ausprägung der Stauungsleber abhängig. Gewöhnlich entwickelt sich schrittweise eine Hepatomegalie, manchmal ist die Leber empfindlich. Ikterus, Aszites, periphere Ödeme und eine Splenomegalie können hinzukommen. Ein typisches Zeichen ist das Auftreten zahlreicher dilatierter Venen

9.40

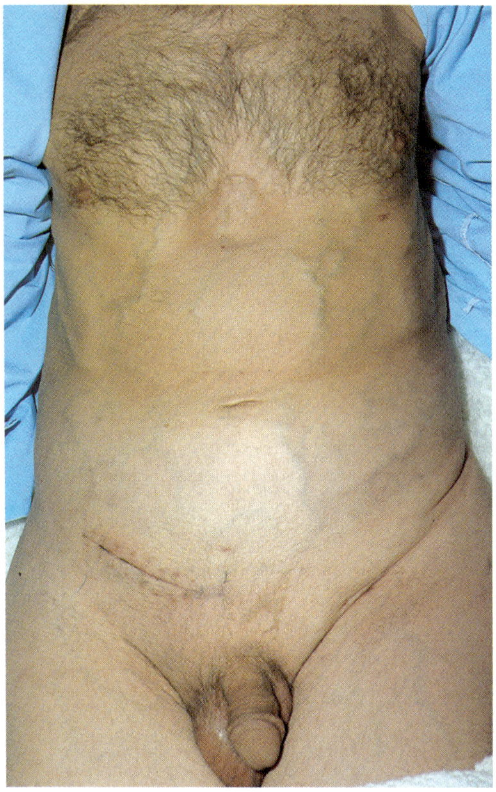

an der Bauchwand, in denen der Blutfluß aufwärts gerichtet ist (**9.40**). Die Diagnose ergibt sich aus der zentrilobulären Fibrose im Leberbioptat, sie wird durch ein CT oder durch frustranen Lebervenenkatheterismus bestätigt. Eine Angiographie der V. cava kann ebenfalls wertvoll sein. Therapie der Wahl stellt die portocavale Shuntoperation dar, in schweren Fällen mit normaler V. cava inferior wurden Lebertransplantationen durchgeführt.

Die **Lebervenenverschlußkrankheit** ist eine Variante des Budd-Chiari-Syndroms, die sich an den kleinen Gefäßen, den Venolen, abspielt.

Sie entwickelt sich bei Patienten, die medizinische pyrolozidinhaltige Tees zu sich nehmen, selten folgt sie einer Knochenmarktransplantation oder einer antineoplastischen Chemotherapie. Auch in Zusammenhang mit chronischem Alkoholismus wurden Fälle beschrieben.

Abb. 9.40 Budd-Chiari-Syndrom (Obstruktion der Lebervenen). Auffällig sind die stark vergrößerten Venen der Bauchwand, in denen das Blut aufwärts fließt. Bis zur Aufnahme des Patienten wegen einer gleichzeitig bestehenden Appendizitis arbeitete dieser symptomfreie Patient als Bauarbeiter. Die Ursache des Lebervenenverschlusses blieb unbekannt.

M. Wilson (Hepatolentikuläre Degeneration)

9.41

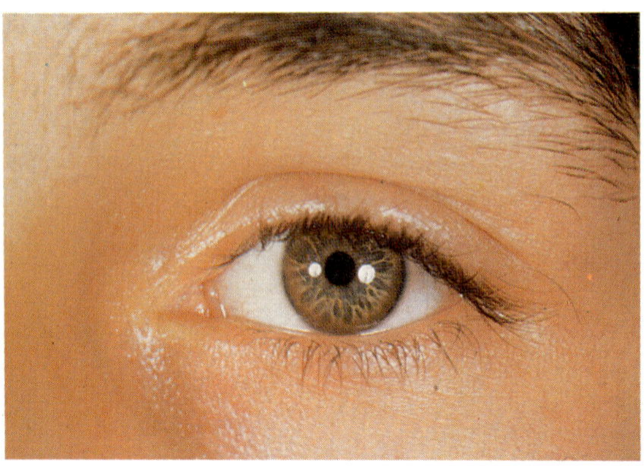

Abb. 9.41 M. Wilson. Die klinischen Zeichen der Leberschädigung und neurologischen Störungen sind gewöhnlich von einem Kayser-Fleischerschen-Kornealring begleitet. Es handelt sich um einen braun pigmentierten Rand, der bei blauäugigen Patienten am besten zu sehen ist.

Der M. Wilson wird durch einen autosomal rezessiv erblichen Gendefekt des Chromosoms 13 hervorgerufen. Es handelt sich um eine Störung des Kupferstoffwechsels, bei der es zu einer Kupferüberladung der Gewebe, besonders der Leber, Basalganglien, Knochen, renalen Tubuli und der Kornea, kommt. Klinisch fällt die gestörte Leberfunktion mit Hepatomegalie in der Kombination mit neurologischen Symptomen infolge des Ausfalls der Basalganglien (Parkinsonismus, ausdrucksloses Gesicht, Athetosen und Dysarthrie) auf. Ein Kayser-Fleischer-Kornealring kann vorkommen, er ist besonders gut bei Blauäugigen als brauner Ring zu sehen (**9.41**).Bei Dunkeläugigen ist meist eine Spaltlampenuntersuchung nötig. Diagnostisch sind ein verminderter Coeruloplasminspiegel, eine erhöhte Kupferausscheidung im 24 h-Sammelurin sowie die histologisch nachweisbare Leberzirrhose und Kupferspeicherung ausschlaggebend. Die Therapie erfolgt mit lebenslanger Gabe von D-Penicillamin, das mit dem überschüssigen Kupfer Chelate bildet.

Polyzystische Erkrankungen

Es gibt eine Reihe angeborener polyzystischer hepatobiliärer Erkrankungen, zu denen der adulte Typ der polyzystischen Leber, die kongenitale Leberfibrose, die kongenitale intrahepatische Gallengangsdilatation und Choledochuszysten gehören. Ein Zusammenhang mit ähnlichen Nierenerkrankungen und maligner Entartung existiert. Die Diagnose liefern Ultraschall- und CT-Untersuchungen (**9.42**) sowie die Angiographie. Bei schwerer Leberdekompensation oder portaler Hypertension ist die Lebertransplantation die Therapie der Wahl.

9.42

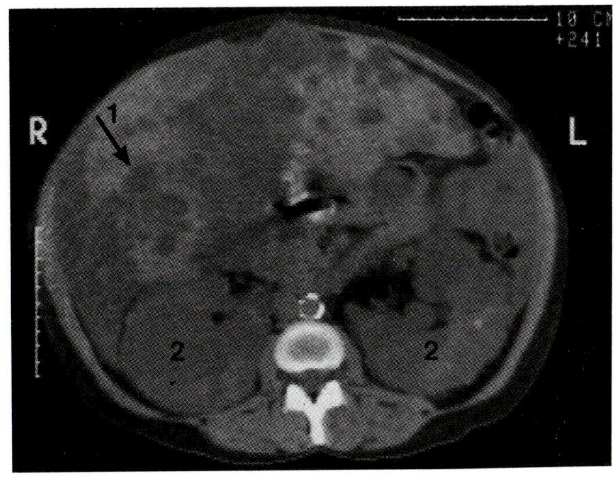

Abb. 9.42 Polyzystische Lebererkrankung im CT. Die Patientin hat eine massive Hepatomegalie, eine typische der vielen Zysten ist mit einem Pfeil gekennzeichnet (1). Außerdem finden sich polyzystische Nieren (2) (*siehe* auch S. 296).

Sonderformen der Leberzirrhose

Metabolische Erkrankungen, wie Alpha 1-Antitrypsinmangel, Glykogenspeicherkrankheit (**9.43**), Galaktosämie, Fruktoseintoleranz und Fanconi-Syndrom, die zu einer Leberzirrhose führen können, sind selten.

Der Alpha 1-Antitrypsinmangel ist mit einer neonatalen Hepatitis und einer Zirrhoseentwicklung im Kindesalter verbunden. Die Ätiologie ist unklar, im Leberbioptat finden sich Alpha 1-AT-Granula in den Hepatozyten. Die Diagnose liefert ein verminderter Serumspiegel an Alpha 1-Antitrypsin.

Die **Cirrhose cardiaque** ist eine seltene Komplikation einer langanhaltenden Rechtsherzinsuffizienz, die man bei Patienten mit einem Cor pulmonale, einem Trikuspidalfehler, Kardiomyopathie oder konstriktiver Perikarditis findet. Die klinischen Symptome entsprechen denen der Rechtsherzinsuffizienz (S. 216). Im Ultraschall zeigt sich eine Dilatation der V. cava inferior, histologisch ist eine zentrilobuläre Nekrose infolge einer chronischen venösen Stauung nachweisbar.

Medikamente bedingen selten eine Zirrhose. Am häufigsten kommt Methotrexat in Frage, wenn dieses über einen langen Zeitraum, z.B. bei Psoriasis, verabreicht wurde.

Die Teleangiectasia hereditaria haemorrhagica (9.44, 10.6, 10.92) kann mit einer Zirrhose einhergehen. Diese wird meist durch eine transfusionsbedingte Virusinfektion im Rahmen der Behandlung der schweren Anämie hervorgerufen.

Colitis ulcerosa und M. Crohn sind mit einer Reihe von pathologischen Leberprozessen verbunden. Hierzu zählen Fettleber, Granulome, Zirrhose, Pericholangitis, primär sklerosierende Cholangitis (**8.70**) und das Gallengangskarzinom (*siehe* auch S. 371-374, S. 408).

9.43

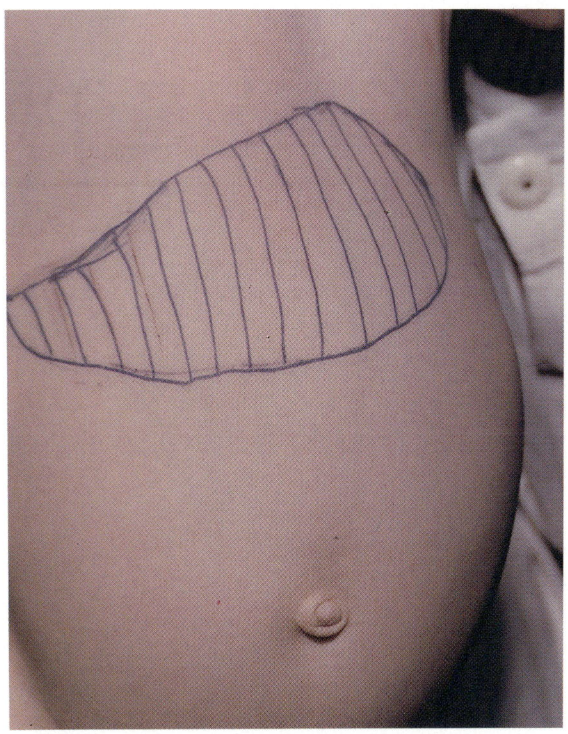

Abb. 9.43 Ausgeprägte Hepatomegalie bei Glykogenspeicherkrankheit. Dieses 3jährige Kind zeigt die typische Hepatomegalie, die Leber ist 7 cm unter dem Rippenbogen tastbar, jedoch findet sich keine Splenomegalie.

9.44

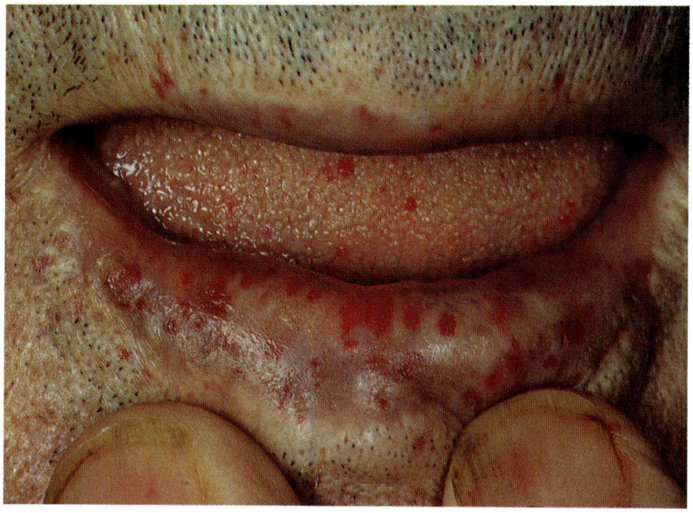

Abb. 9.44 Die Teleangiectasia hereditaria haemorrhagica (THH) ist selten mit einer Zirrhose kombiniert. Dieser Patient erhielt über mehrere Jahre wiederholt Transfusionen, da er an einem THH-bedingten gastrointestinalen Blutverlust litt, die Zirrhose ging mit einem postiven Hepatitis-B-Antigennachweis einher.

9.7 Leberabszeß

Pyogene Infektionen können infolge eines Gallenwegsverschlusses (aszendierende Cholangitis), einer hämatogenen Streuung über die Pfortader (portale Pyämie) und seltener über die A. hepatica bei generalisierter Septikämie auftreten.

Der Leberabszess ist heute wegen der verbesserten chirurgischen Behandlungsmöglichkeiten der Peritonitis seltener, jedoch kommt es bei einer perforierten Appendix, einem perforierten Ulkus oder Divertikel, der Cholezystitis, infiltrierenden Karzinomen und perinephritischen Abszessen zu intraabdominalen Eiteransammlungen. Oftmals ist die Ursache der Peritonitis unklar.

9.45

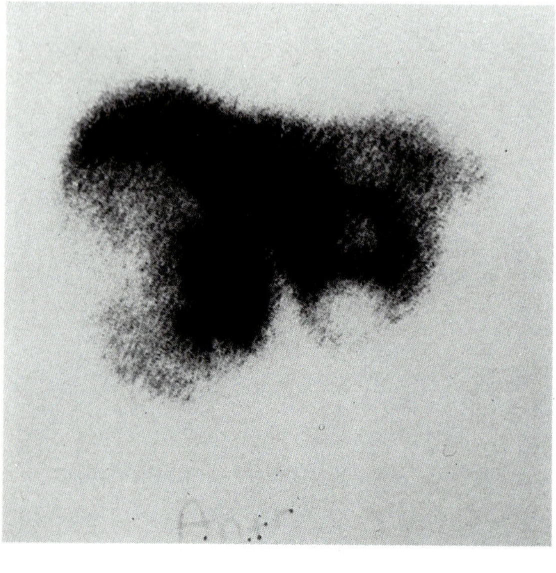

Abb. 9.45 Multiple Leberabszesse im Szintigramm. Der Patient entwickelte diese Abszesse nach einer Peritonitis im Rahmen einer akuten Appendizitis, und sprach unmittelbar auf eine intensive Antibiotikatherapie an. Dieser Befund allein beweist nicht das Vorliegen eines Leberabszesses, es kann sich ebenso um Metastasen oder Zysten handeln.

Eine Reihe von gramnegativen Bakterien der Darmflora spielen eine Rolle. Am häufigsten findet man *E. coli*, Streptokokken, Clostridien (hauptsächlich *welchii*), *Klebsiella* und *Bacteroides*. Die frühzeitige Antibiotikagabe verhindert oftmals den kulturellen Nachweis.

Patienten mit einem Leberabszeß fühlen sich meist akut krank, es kommt zu septischem Fieber, Schüttelfrost, Mattigkeit, Übelkeit, Erbrechen, später wird die Leber empfindlich. Hypotension, periphere Vasokonstriktion und Oligurie können als Zeichen einer gramnegativen Septikämie bestehen. Außerdem kann ein Ikterus infolge eines Gallengangsgeschehens oder eines sich entwickelnden Abszesses hinzukommen. Befindet sich der Abszess zwerchfellnah, kann ein sympathischer Pleuraerguß resultieren.

Bei der Untersuchung findet man gewöhnlich eine Leukozytose, einen Anstieg der ESG sowie eine gestörte Leberfunktion (Anstieg von Bilirubin, AP und ALAT). In 50-75 % der Fälle ist eine Blutkultur positiv, wenn die Patienten nicht mit Antibiotika behandelt wurden. Im Thoraxröntgenbild findet sich oft ein rechtsseitiger Zwerchfellhochstand und ein sympathischer Pleuraerguß. Durch die Sonographie (**9.45**), CT oder Szintigraphie lassen sich Sitz und Größe des Abszesses feststellen. Die Therapie erfolgt chirurgisch unter intensiver antibiotischer Abschirmung. Der gewonnene Eiter sollte zur kulturellen Keimanzüchtung und Resistenzbestimmung eingesandt werden.

Ein Leberabszeß ist ebenfalls eine häufige Komplikation bei Amöbenruhr (Entamoeba histolytica), er kann auch ohne eine vorangehende Enteritis auftreten. Die Krankheitserreger erreichen über die Pfortader die Leber, wo sie multiple Abszesse bilden, die zusammenwachsen und in die freie Bauchhöhle oder den Pleuraraum rupturieren können. Amöbenabszesse können ebenfalls mittels Ultraschall (**1.175**) oder CT (**1.176**) diagnostiziert werden. Eine Probepunktion (**1.176, 1.177**) fördert rötlichbraunen Eiter (Anchovis- oder Schokoladensauce), der bewegliche Amöben enthält. Ein einzelner Abszess muß nicht unbedingt drainiert werden, er kann auf eine Metronidazoltherapie ansprechen. Größere Abszesse und Befunde im linken Leberlappen müssen unter sonographischer Kontrolle drainiert werden.

Andere Infektionen der Leber

Die Schistosomiasis ist eine häufige Infektionserkrankung der Leber in den Entwicklungsländern, man findet sie hauptsächich bei Patienten, die an Darm- oder Blasenerkrankungen leiden. Die Wanderung der Eier via V. portae in die Leber führt zur Bildung multipler Ganulome und einer generalisierten Fibrosierung, die eine portale Hypertension und Splenomegalie bedingt (*siehe* S. 77 und **1.211, 1.212**).

Ein Leberegelbefall kann zur Cholangitis, Zirrhose und zum Cholangiokarzinom führen (*siehe* S. 381).

Eine Echinokokkeninfektion bewirkt eine Zystenbildung in der Leber und zahlreichen anderen Organen (*siehe* S. 78). Die Zysten sind multiple und haben sog. Tochterzysten. Sie wirken als Raumforderung und bedingen einen Druck auf die intrahepatischen Gallengänge. Gewöhnlich findet man eine Eosinophilie. Viele Zysten verkalken und sind in der Röntgenaufnahme sichtbar. Diagnose wird mittels Ultraschall oder CT gestellt (**1.218**).

9.8 Lebertumoren

Sekundäre Tumoren

Eine Vielzahl von Karzinomen (Lunge, Mamma, Colon, Magen und Pankreas) metastasiert vorrangig in die Leber. Oftmals findet sich bei diesen Patienten, die sich mit unklaren Symptomen wie Gewichtsverlust oder Anämie vorstellen, eine Vergrößerung der Leber. Die Leber ist gewöhnlich unempfindlich, hart und unregelmäßig. Einige andere Symptome können hinzutreten, man sollte speziell nach Lymphknoten und Hautmetastasen suchen. Leberfunktionstests zeigen lediglich eine Erhöhung der AP, vereinzelt mit einem Anstieg von ALAT und Bilirubin. Ultraschall (**9.46**), CT (**9.18**) oder Szintigraphie (**9.45**), in der sich meist Speicherdefekte zeigen, liefern die Diagnose. Ultraschall- oder Laparoskopie-gezielte Punktionen sind zur histologischen Klassifizierung wertvoll. Die Prognose multipler Metastasen ist infaust.

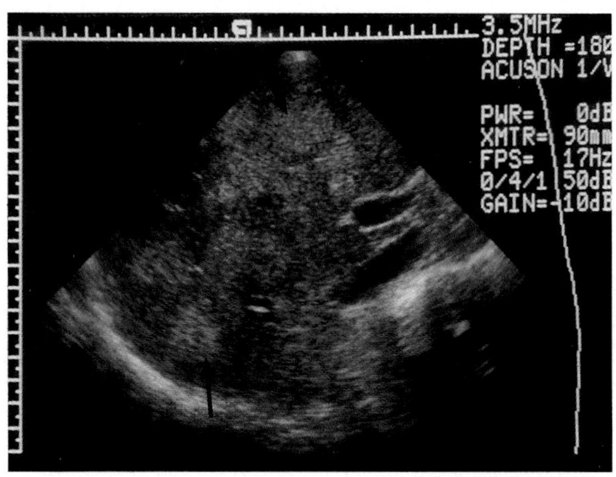

9.46

Abb. 9.46 Lebermetastasen eines primären Mammakarzinoms im Ultraschallbild. Die Aufnahme zeigt multiple, gut umschriebene Echoverstärkungen (zwei Beispiele durch Pfeil markiert), was für Metastasen typisch ist.

Primäre Tumoren

Das **primäre hepatozelluläre Karzinom** (primärer Leberkrebs) ist eine der häufigsten malignen Erkrankungen in Westafrika und dem Fernen Osten, in Europa ist es relativ selten. Der Tumor entsteht auf dem Boden einer chronischen Hepatitis B-Infektion, einer Zirrhose, Hämochromatose, Steroideinnahme, Thorotrastexposition oder der Aufnahme aflatoxinhaltiger Lebensmittel. Oftmals besteht zuvor eine Hepatomegalie oder eine isolierte schmerzhafte Vergößerung des rechten oberen Quadranten. Außerdem kommen Gewichtsverlust, Aszites und Hypoglykämieepisoden vor. Ein Ikterus kommt lediglich bei hilusnahem Tumorsitz vor. Ein erhöhter Alphafetoproteinspiegel (AFP), leichte Störungen der Leberfunktionstests und solitäre oder multiple Befunde im Ultraschall oder CT (**9.47**) liefern die Diagnose, eine Angiographie kann hilfreich sein. Die histologische Sicherung erfolgt mittels ultraschall – oder laparoskopiegezielter Biopsie. Eine solitäre Metastase kann durch die Resektion eines Leberlappens behandelt werden.

Das **Cholangiokarzinom** ist der zweithäufigste primäre Lebertumor, er kann intra- oder extrahepatisch vorkommen. Die Symptomatik des intrahepatischen Tumors ist der des hepatozellulären Karzinoms ähnlich, extrahepatische Tumoren gehen mit einem Verschlußikterus einher (**9.58**). Der chinesische Leberegel spielt im Fernen Osten eine ursächliche Rolle (*siehe* S. 381).

Das **Hämangiosarkom** ist ein seltener hochmaligner Tumor, der infolge einer beruflichen Exposition gegenüber Vinylchlorid-Monomeren auftreten kann. Leberschwellung, lokaler Schmerz und blutig tingierter Aszites entwickeln sich schnell, Gefäßgeräusche können über dem Tumor hörbar sein.

Folgende **benigne Lebertumoren** sind bekannt:

- Leberadenome, die mit der Einnahme östrogenreicher Kontrazeptiva in Zusammenhang stehen. Sie sind gefäßreich und können zu intraperitonealen Blutungen führen.
- Zystadenome, die von den Gallengängen oder vom Parenchym ausgehen.
- Hämangiome, die anhand eines Gefäßschwirrens über der Leber diagnostiziert werden können. Sie neigen zur Ruptur.

9.47

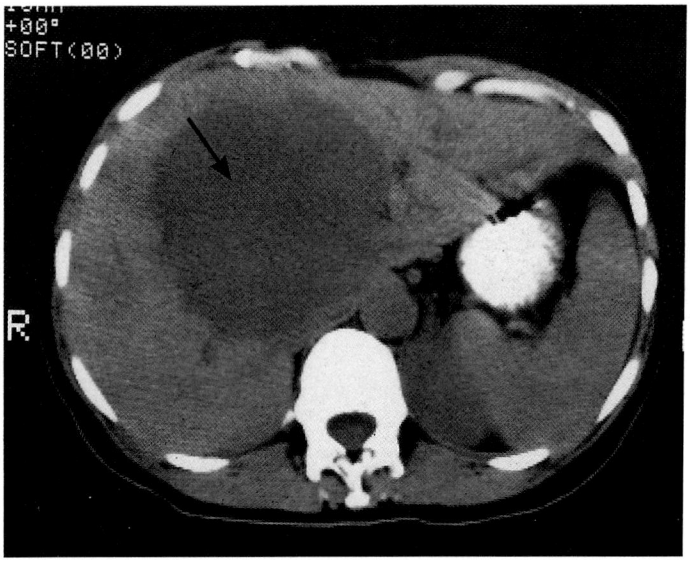

Abb. 9.47 Primäres hepatozelluläres Karzinom im CT. Ein massiver Tumor ist sichtbar (Pfeil). Leber und Milz sind vergrößert. Es besteht eine lange Anamnese einer chronisch aggressiven Hepatitis B mit Zeichen der portalen Hypertension.

9.48

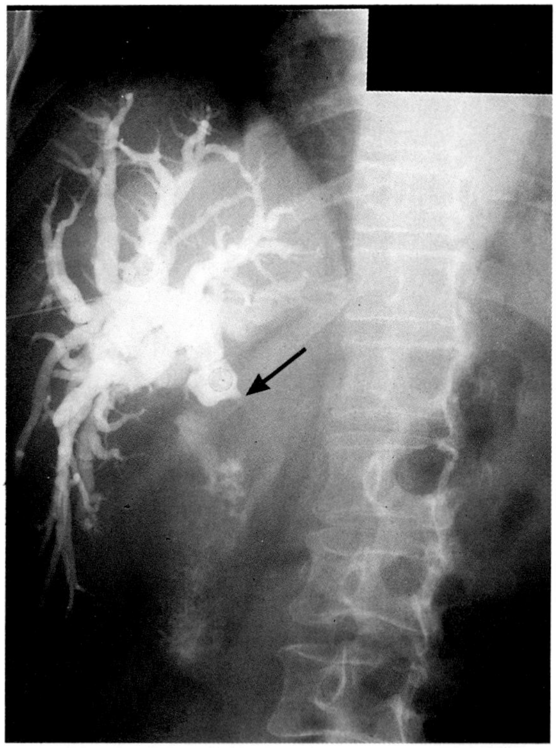

Abb. 9.48 Cholangiokarzinom, das eine Einengung des Ductus hepaticus bewirkt (Pfeil) im perkutanen Cholangiogramm. Der Patient stellte sich mit einem zunehmenden Ikterus vor, ein ursächlicher Zusammenhang fand sich nicht.

9.9 Erkrankungen der Gallenblase

Gallensteine

Es gibt drei Arten von Gallensteinen:

- **Pigmentsteine** sind meist multipel und von grün-schwarzer Farbe. Sie machen etwa 10-15 % aller Steine aus und entstehen durch die Ausfällung von Bilirubin infolge einer Überproduktion bei chronischer Hämolyse. Sie werden später von einer aufsteigenden Cholangitis begleitet.
- **Cholesterolsteine** sind meist solitär. Sie entstehen, wenn der Gallensaft im Verhältnis zu den Gallensäuren übermäßig viel Cholesterol enthält. Ihr Anteil beträgt 10 % aller Steine. Häufig kommen sie bei Mehrgebärenden oder Einnahme oraler Kontrazeptiva vor.
- **Mischsteine** sind bei weitem am häufigsten, treten multipel auf und bestehen aus Cholesterol, Pigmenten, Kalziumkarbonat und Phosphat (**9.49**). Sie kommen bei Übergewichtigen, Östrogeneinnahme und kalorienreicher Ernährung mit hohem Anteil unraffinierter Kohlenhydrate vor.

Meist bilden sich die Gallensteine symptomlos. Sie können aber auch eine Reihe von Symptomen, wie Fettunverträglichkeit, Übelkeit, Erbrechen, Flatulenz und epigastrische Schmerzen, verursachen. Eine Bewegung der Steine bedingt weitere Symptome, zu denen kolikartige Beschwerden des rechten Oberbauchs, Verschlußikterus und wiederholte Schübe einer aszendierenden Cholangitis und/oder Pankreatitis gehören. Eine chronische Cholezystitis führt zu Verwachsungen der Gallenblase mit umliegenden Organen (z.B. Dünndarm, Colon oder Magen). Nachfolgend kann es zu einer mechanischen Erosion mit Übertritt des Steins in den Darm kommen, was bei großen Steinen mit einem Darmverschluß einhergehen kann. Eine Fistel verursacht rezidivierende aszendierende Infektionen der Gallenwege. Die chronisch kalzifizierende Cholezystitis kann maligne entarten.

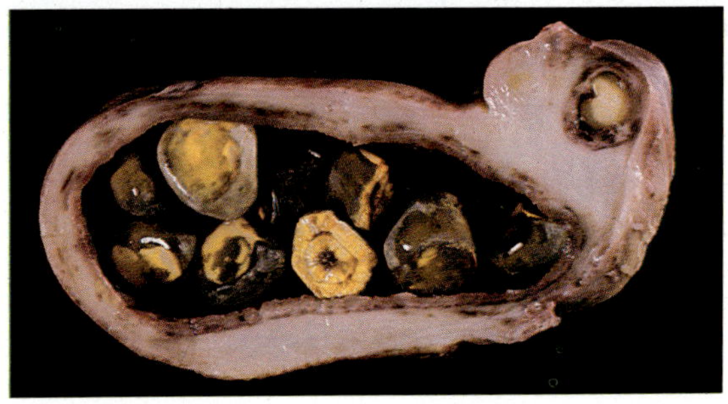

9.49

Abb. 9.49 Multiple Mischsteine der Gallenblase in einem Operationspräparat mit chronischer Cholezystitis. Die Gallenblase war funktionslos, die Wand durch Ödem, Fibrose und chronische Entzündung stark verdickt. Man beachte die unterschiedliche Größe, Form und Farbe der Steine.

Akute Cholezystitis

Bei der akuten Cholezystitis handelt es sich um eine akute Entzündung der Gallenblase, die durch die Verlagerung von Gallenstein(en) in den Ductus cysticus oder eine Hartmannsche Tasche hervorgerufen wird. Dies führt zu einer schmerzhaften Vergrößerung der Gallenblase. Die Schwellung und Entzündung können sich unter Zurücklassung eines Hydrops bzw. einer Mukozele zurückbilden, was das Risiko rezidivierender Schmerzen und Entzündungen in sich birgt. Sucht der Patient den Arzt auf, findet dieser oft nur wenige Symptome. Gelegentlich infiziert sich der Schleim (*E. coli* oder andere Darmkeime), und der Entzündungsprozess schreitet unter Schmerzen und Peritonitis fort. Jetzt kann die Gallenblase palpabel sein, wenn sie mit Eiter angefüllt ist (Empyem). Fieber und Schüttelfrost treten hinzu. Der Schmerz strahlt in den Rücken und die rechte Schulter aus. Liegt der Stein im Ductus choledochus, ist der Patient ikterisch. Das Murphy-Zeichen ist ein wichtiger diagnostischer Hinweis, die Hand wird unter den Rippenbogen des Patienten gelegt, der aufgefordert wird, tief zu atmen. Erreicht die entzündete Gallenblase die palpierende Hand, wird ein Schmerz ausgelöst, der Patient hält den Atem an. Bei der akuten Cholezystitis hat der Patient Fieber und eine polymorphkernige Leukozytose, die Leberfunktionstests fallen oft normal aus. Röntgenologisch können ein Gallenstein (**9.16**) oder der Schatten der vergrößerten Gallenblase sichtbar werden. Die Diagnose wird durch den sonographischen Nachweis der erweiterten Gallengänge und -blase sowie multipler oder solitärer Gallensteine gestellt (**9.17, 9.50**), hierdurch wurde die orale Cholezystographie (**9.51**) abgelöst, die Szintigraphie besitzt noch eine gewisse Bedeutung.

Die Behandlung besteht in der Infusionstherapie, Analgesie und Breitspektrumantibiose. Die Patienten erholen sich schnell, die elektive Cholezystektomie kann nach 6 Monaten erfolgen.

9.50

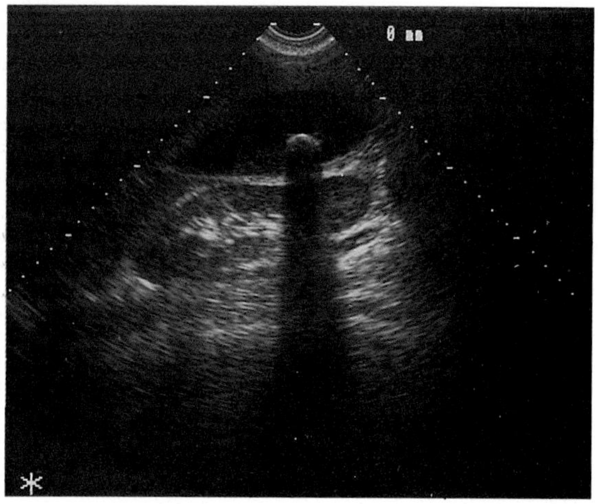

Abb. 9.50 Die Sonographie ist die Methode der Wahl bei der Gallensteindiagnostik. Diese Aufnahme zeigt einen großen Gallenstein, der einen typischen Schallschatten (*siehe* **9.17**) hervorruft, sowie mehrere kleinere Konkremente.

Abb. 9.51 Multiple Gallensteine im oralen Cholezystogramm. Untersuchungsmethode stellte früher die Grundlage der Gallensteindiagnostik dar, ist jedoch überwiegend durch die Sonographie ersetzt.

9.

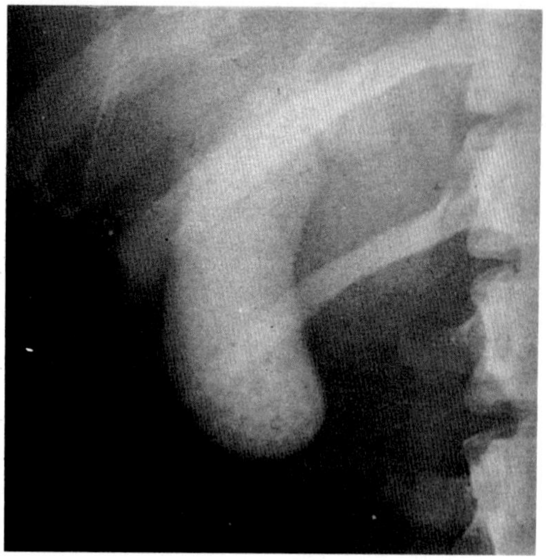

Chronische Cholezystitis

Wiederholte akute Entzündungen der Gallenblase führen zur chronischen Cholezystitis mit fibröser Wandverdickung (**9.49**). Die Gallenblase ist bei einer Obstruktion nicht unbedingt erweitert. Wiederholte Infektionen bedingen außerdem die Bildung von Mischsteinen, die klein und somit gut beweglich sind, wodurch es zu einem Verschluß des Ductus choledochus und darunter liegender Gallenwege kommen kann.

Choledochussteine

9.52

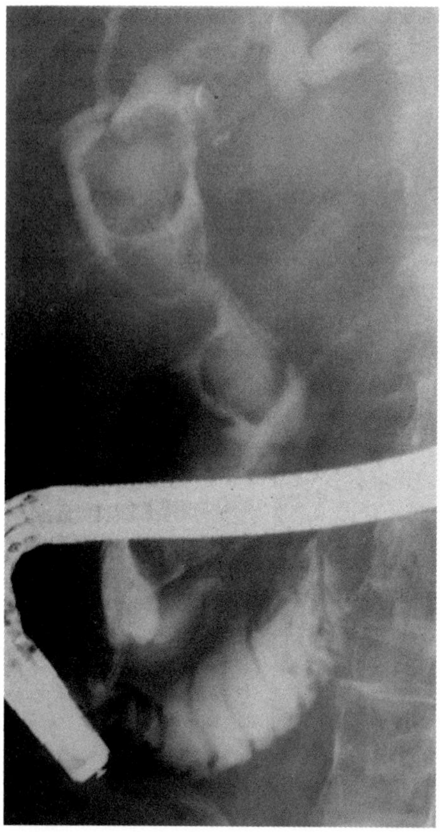

Ein Gallengangsverschluß ist meist durch multiple Mischsteine im Bereich der Ampulla Vateri oder unmittelbar darüber bedingt. Kolikartige Schmerzen im rechten Oberbauch gehen dabei mit einem Verschlußikterus, Fieber, Schüttelfrost, Übelkeit und Erbrechen einher. Eine aszendierende Cholangitis mit Septikämie kann auftreten. Der Verschlußikterus entwickelt sich über einige Tage, der Stuhl entfärbt sich, der Urin wird zunehmend dunkler. Die Gallenblase ist nicht immer palpabel, da sie infolge abgelaufener akuter Entzündungen fibrotisch verändert sein kann. Eine gewisse Hepatomegalie kann vorkommen.

Die Patienten haben Fieber mit einer polymorphkernigen Leukozytose. Die Leberfunktionstests fallen stark pathologisch aus, das konjugierte Bilirubin und die alkalische Phosphatase sind erhöht, bei aszendierender Cholangitis ist auch die ALAT erhöht. Der Gerinnungsstatus kann verändert sein, besonders die Prothrombinzeit, die einen sehr sensitiven Parameter für eine

Abb. 9.52 Gallensteine im Ductus choledochus, dargestellt mittels ERCP. Vier Steine sind deutlich sichtbar. Ungeachtet ihrer Größe besteht nur ein geringer Verdacht auf einen Verschluß, da die intrahepatischen Gänge nicht sehr gestaut sind. In diesem Falle liegt kein Verschluß des Ductus pancreaticus vor, ein solcher kann mit dieser Technik manchmal bei einer akuten Pankreatitis nachgewiesen werden.

Vitamin K-Malabsorption darstellt. Die Röntgennativaufnahme kann einen Stein zeigen, die Diagnose wird jedoch meist sonographisch durch den Nachweis des Steins und der gestauten Gallengänge gestellt. Oftmals ist eine ERCP nötig, um den Stein genauer zu lokalisieren (**9.52**) und ihn gegebenenfalls zu entfernen. Röntgenologisch findet sich Gas in den Gallengängen bei einer Infektion mit Gasbildnern (z.B. C. welchii). Eine PTCA kann weitere Informationen liefern. Ein verschlußbedingter Gallereflux in den Ductus pancreaticus kann, wie auch die ERCP, eine akute Pankreatitis hervorrufen.

Flüssigkeitsinfusion, Bettruhe, Behandlung von Übelkeit, Erbrechen und Schmerzen bestimmen die Therapie. Für die definitive Behandlung kommt die elektive Cholezystektomie in Frage, während akut eingeklemmte Steine mittels ERCP entfernt werden können.

Akute Cholangitis

Die akute Cholangitis ist eine aszendierende Infektion, die durch eine Behinderung des Galleflusses durch Steine, Tumoren oder Strikturen bedingt ist. Die Symptome sind denen gleich, die bei den Choledochussteinen beschrieben wurden. Therapeutische Erfolge sind nur zu erwarten, wenn die elektive Cholezystektomie die Ursache der Blockade beseitigen kann.

Karzinome der Gallenblase

Das primäre Karzinom der Gallenblase ist ein seltener Tumor, der auf dem Boden eines Gallensteinleidens oder der chronischen Cholezystitis entstehen kann. Hauptsymptom ist eine Resistenz im rechten Oberbauch. Ikterus tritt nur bei Leberinfiltration auf. Die Therapie erfolgt chirurgisch.

9.10 Erkrankungen des Pankreas

Symptome und Untersuchung

Klinische Symptome treten bei Pankreaserkrankungen sehr spät auf, möglicherweise wegen der tiefen Lage des Organs. Bei der akuten Entzündung kommt es zu epigastrischen Schmerzen, Übelkeit, Erbrechen und manchmal Hypotension. Eine Pankreas-pseudozyste kann als große abdominale raumfordernde Geschwulst erscheinen. Die chronische Pankreatitis geht mit epigastrischen Schmerzen, Gewichtsverlust und Steatorrhoe einher. Viele Patienten haben einen Diabetes mellitus. Es können Hinweise auf einen Alkoholismus bestehen (*siehe* S. 400).

Untersuchungen bei Pankreaserkrankungen umfassen:

- Serumamylase (wird aus den entzündeten Parenchymzellen freigesetzt).
- Stimulationstests der exokrinen Funktion mit der Bestimmung des Bikarbonats und von Enzymen (Trypsin und Lipase).
- Bestimmung des Stuhlfettes.
- ^{14}C-Inhalationstest.
- ERCP.
- Röntgen: Abdomenübersicht (Kalkspritzer)
- Sonographie/CT.
- Zytolgie des mittels ERCP gewonnenen Materials.

Akute Pankreatitis

Die häufigsten Ursachen der akuten Pankreatitis sind in Tab.9.4 zusammengefaßt. Pathogenetisch handelt es sich um eine Autodigestion infolge Freisetzung von Pankreasenzymen. Die Schwere der Erkrankung variiert in weiten Grenzen von leichter Entzündung bis zur akuten Pankreasnekrose – meist mit hämorrhagischem Schock.

Das klinische Bild ist von epigastrischen Schmerzen bestimmt, die in den Rücken ausstrahlen können. Fieber tritt häufig auf, ebenso Übelkeit und Erbrechen, welches nicht zur Schmerzlinderung führt. Bei der Untersuchung finden sich Schockzeichen und Hypoxämie (65 % der akuten Todesfälle sind durch eine respiratorische Insuffizienz bedingt). Spontane Hämatome können als Resultat gestörter Gerinnung infolge der Resorption aktivierter Pankreasenzyme auftreten. Blutungen können sich ebenfalls intraabdominal über das Ligamentum falciforme zum Nabel (Cullen-Zeichen) oder in Flankenregion ausbreiten (Grey-Turner-Zeichen, **9.53**). Bei der Palpation findet sich Abwehrspannung. Nach einigen Tagen kann eine Resistenz tastbar sein.

Diagnose wird durch einen erhöhten Amylasespiegel im Serum oder Urin bestätigt. Weiterhin können eine Hyperglykämie, Hypokalzämie, Hypoalbuminämie, erhöhte Leberwerte sowie eine Niereninsuffizienz bestehen. Eine intravasale Hämolyse kann vorkommen. Wenn der Ductus choledochus bei seiner Passage durch das ödematöse Pankreas eingeengt ist, können die alkalische Phosphatase und das Bilirubin ansteigen. Sonographisch und mittels CT können eine extreme Schwellung der Drüse, Gallensteine, ein Pankreasabszeß oder Pseudozysten nachweisbar sein (**9.54**). Steinbedingter Verschluß zeigt sich in ERCP (**9.52**).

Über 70 % der Fälle lassen sich innerhalb weniger Tage mit intravenöser Flüssigkeitszufuhr, Magenabsaugungen und Analgesie therapieren. Bei dem Rest handelt es sich um schwerwiegendere Erkrankungen, die Intensivtherapie zur Verhinderung von akutem Nierenversagen oder respiratorischer Insuffizienz bedürfen. Bei Pseudozysten oder Abszessen ist manchmal Operation erforderlich.

Tabelle 9.4 Ursachen der akuten Pankreatitis.

Gallensteine und Obstruktion des Ductus choledochus	
Alkoholischer Exzess	
Virusinfektionen, z.B. Mumps (S. 25)	
Trauma	- nach einer ERCP oder anderen Eingriffen
	- schweres Bauchtrauma
Metabolisch	- Hyperlipidämie, Hyperparathyreoidismus
Medikamentös	- Kortikosteroide, Azathioprin, Thiaziddiuretika

9.53

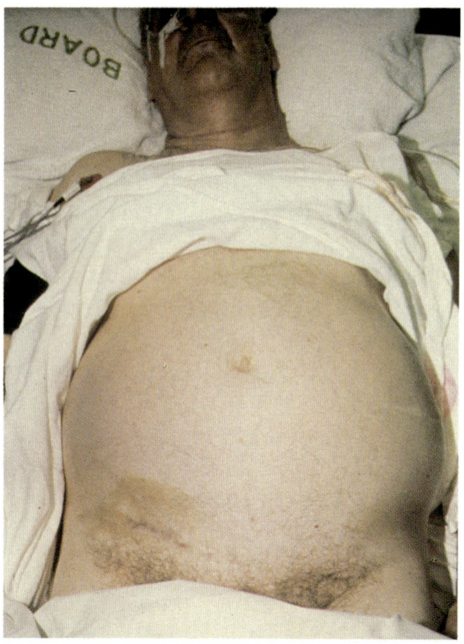

Abb. 9.53 Grey-Turner-Zeichen bei akuter Pankreatitis. Patient hatte stärkste epigastrische Schmerzen mit Erbrechen und aufgetriebenem Leib. Nach 2 Tagen entwickelte er die typische Verfärbung beider Flanken, die sich in Richtung der Fossa iliaca ausbreitete. Eine generalisierte hämorrhagische Diathese wird an der Blutung des rechten Armes deutlich. Das Grey-Turner-Zeichen entsteht durch Ausbreitung von Blut aus der Pankreasregion ins Retroperitoneum.

9.54

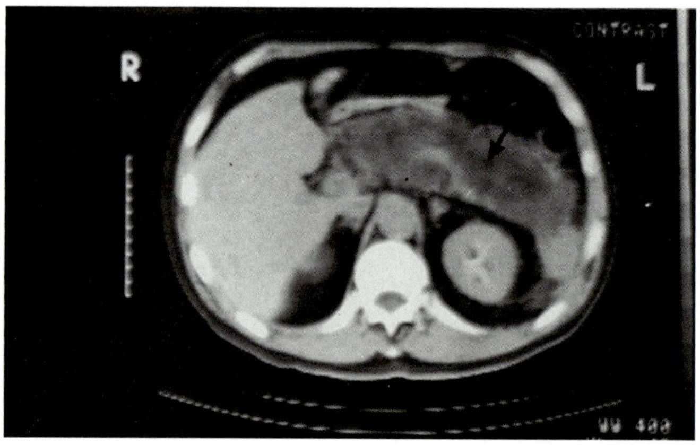

Abb. 9.54 Akute Pankreatitis. Eine sich entwickelnde Pseudozyste ist erkennbar (Pfeil). Die Autodigestion des Pankreas führt zu einer Zystenbildung, die Zysten verschmelzen schließlich zu großen Pseudozysten, die palpabel sein können (siehe **9.56**).

Chronische Pankreatitis

Meistens steht die chronische Pankreatitis in Zusammenhang mit Alkoholismus, manchmal geht eine akute Pankreatitis, meist in Kombination mit Gallensteinen oder Alkoholabusus, voraus. In einigen Fällen ist keine Ursache erkennbar. In der dritten Welt ist die Protein- und Energiemangelernährung (PEM) ursächlich beteiligt. Die häufigsten Symptome sind chronischer Bauchschmerz, meist im linken oberen Quadranten, die in den Rücken ausstrahlen. Gewichtsverlust infolge einer Steatorrhoe und Anorexie ist häufig, ebenso eine Kalzifizierung, die mit einem Diabetes einhergehen kann. Die Bestimmung des Stuhlfettes bestätigt eine Steatorrhoe (**9.55**). Die Abdomenübersicht zeigt eine diffuse Pankreasverkalkung, das Ausmaß der Erkrankung wird im CT deutlich. Pankreasfunktionstests sind sinnvoll, sie zeigen eine verminderte Ausschüttung von Bikarbonat und Enzymen. Die ERCP erlaubt eine direkte röntgenologische (**9.19**) und zytologische Untersuchung des Pankreasganges.

Die Therapie der chronischen Pankreatitis ist schwierig, eine grundlegende Bedingung ist die totale Alkoholabstinenz. Der Schmerz als Hauptsymptom muß behandelt werden, wobei eine Suchtentwicklung zu vermeiden ist. Eine Resektion oder Drainage kann manchmal hilfreich sein. Die Malabsorption wird mit Pankreasenzymen und Vitaminen, welche der Nahrung zugesetzt werden, behandelt. Bei einem Diabetes muß Insulin verabfolgt werden, wegen der fehlenden Glukagonantwort muß die Gefahr der Hypoglykämie beachtet werden.

.55

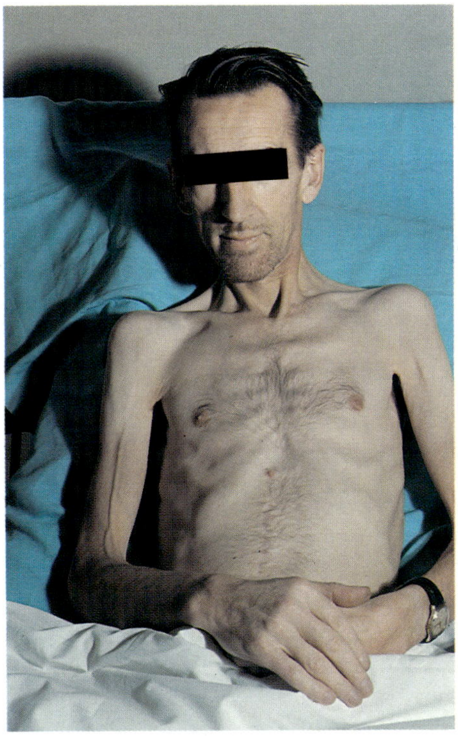

Abb. 9.55 Chronische Pankreatitis. Der Patient klagte über rezidivierende Bauchschmerzen infolge akuter Schübe, die in einem Fall sogar zur einer Laparotomie führten. In den vorangegangenen 2 Jahren entwickelte er Steatorrhoe mit Gewichtsverlust aufgrund der Insuffizienz des exokrinen Pankreas.

9.56

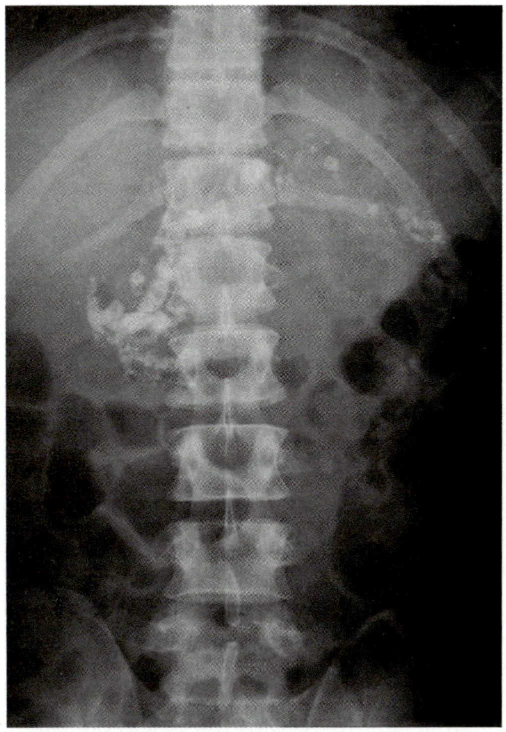

Abb. 9.56 Chronische Pankreatitis. In der Abdomenübersicht fallen Verkalkungsherde, besonders im Pankreaskopf, auf. Der Patient war Alkoholiker. Eine Pankreasverkalkung ist in Industieländern relativ selten, sie kommt jedoch infolge einer Malnutrition in Entwicklungsländern häufiger vor und ist oft mit einem Diabetes kombiniert.

Pankreaspseudozysten

Pseudozysten sind eine häufige Komplikation der akuten und chronischen Pankreatitis, wie anhand wiederholter Ultraschalluntersuchungen deutlich wird. Meist sind sie klein und asymptomatisch und bilden sich im Rahmen der Behandlung der Pankreatitis zurück. Manchmal bilden sich große Zysten und bedingen einen lokalen Schmerz und eine Schwellung im Epigastrium (**9.57**). Die Größe kann durch ein CT (**9.54**) oder eine Kontrastmitteluntersuchung (**9.58**) ermittelt werden, therapeutisch können wiederholte ultraschallgestützte Absaugungen oder eine Marsupialisation notwendig werden.

9.57

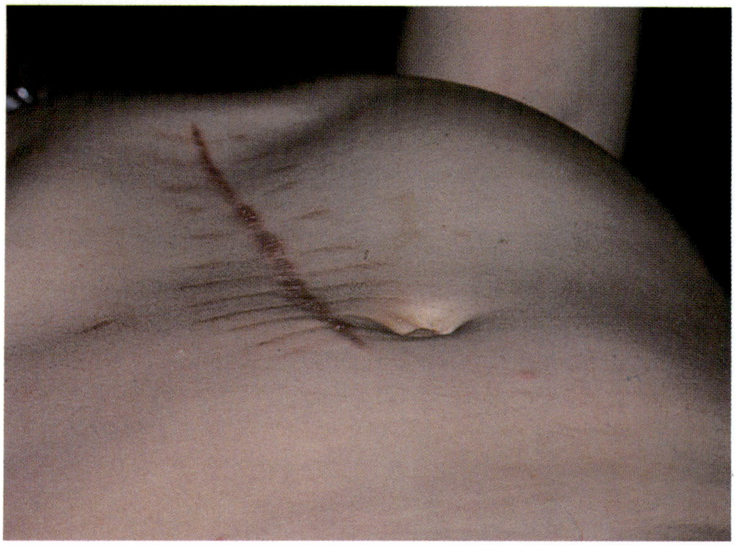

Abb. 9.57 Pankreaspseudozysten können so groß werden, daß sie bei einer Untersuchung des Abdomens sichtbar sind, wie bei diesem Patienten, der nach einer Laparotomie eine sich vergrößernde Pseudozyste bildete. Verlaufskontrollen der Serumamylase sichern die Diagnose, die anhand bildgebender Techniken gestellt wird (**9.54, 9.58**).

9.5

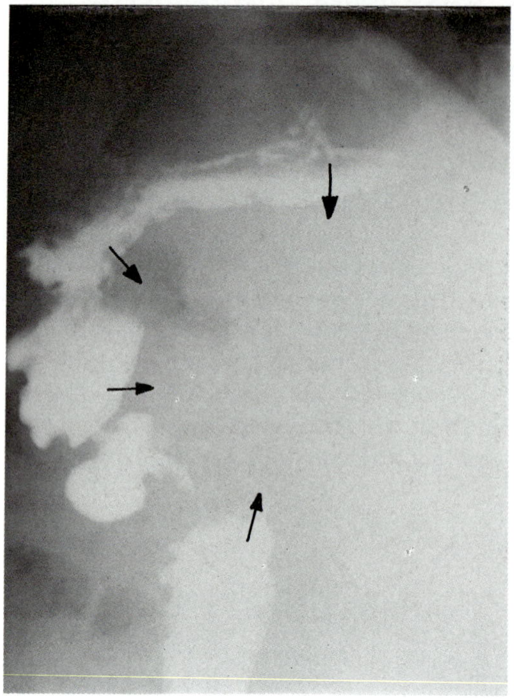

Abb. 9.58 Massive Pankreaspseudozyste (Pfeil) in der Magenröntgenuntersuchung (linksanliegende Schrägaufnahme). Sie hat den Magen komprimiert und sowohl Magen als auch Duodenum nach vorn verdrängt.

Pankreaskarzinom

Das Pankreaskarzinom nimmt an Häufigkeit zu, in den USA steht es an 6. Stelle der Todesursachenstatistik. Die Erkrankung macht sich wegen der anatomischen Lage des Organs spät bemerkbar, lediglich 5 % der Tumoren sind operabel. Bei Rauchern und Diabetikern ist das Karzinom doppelt so häufig wie bei Nichtrauchern bzw. Stoffwechselgesunden. Über 70 % der Geschwülste sind im Pankreaskopf lokalisiert, was infolge einer Choledochuskompression häufig zu einem fortschreitenden Ikterus führt (**9.59**). Ein weiteres Symptom sind Schmerzen, die vom Epigastrium ausgehen, später stärker werden und in den Rücken ausstrahlen. Eine Steatorrhoe ist mit schwerem Gewichtsverlust verbunden. Lebermetastasen können eine Hepatomegalie bedingen. Oft ist die Gallenblase gut zu tasten, sie ist jedoch unempfindlich (Courvoisier-Zeichen). Außerdem kommen häufig ein Aszites und eine verstärkte Neigung zu Thrombophlebitis und Thrombosen vor (**9.60**).

Karzinome des Corpus oder Caput bedingen einen starken epigastrischen Schmerz, der in den Rücken ausstrahlt, sowie Gewichtsverlust. 30 % der Patienten leiden an einem manifesten Diabetes oder einer gestörten Glukosetoleranz.

Bei Laboruntersuchungen findet man vor allem die Cholestaseparameter (alkalische Phosphatase, Bilirubin) neben der Serumamylase und dem carzinoembryonalen Antigen (CEA) erhöht.

Die Diagnose wird sonographisch (**9.61**), mittels CT oder ERCP gestellt. In der ERCP oder der PTC findet sich eine Einengung des Ductus choledochus (**9.62**), außerdem kann Sekret für eine zytologische Untersuchung gewonnen werden. Die Röntgenuntersuchung des Magens liefert erste Verdachtsmomente (**9.63**), die Laparoskopie detaillierte Befunde. Die Therapiemöglichkeiten sind begrenzt, der Verschlußikterus kann palliativ chirurgisch angegangen werden.

.59

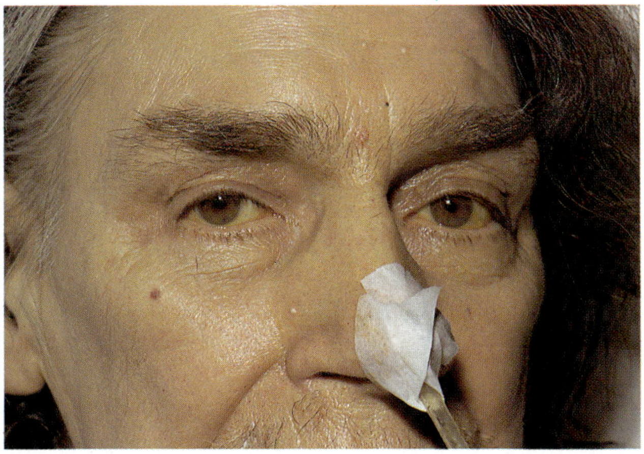

Abb. 9.59 Das Pankreaskarzinom macht sich meist erst in fortgeschrittenen Stadien bemerkbar, wie bei dieser Patientin, die deutlich ikterisch ist und enorm an Gewicht verloren hat. Zwei Wochen vor Aufnahme dieses Fotos stellte sie sich mit einem schmerzfreien Ikterus vor, obwohl sie bereits seit mehreren Monaten an Gewicht verlor. Schmerz ist kein obligates Symptom des Pankreaskarzinoms – schmerzloses Auftreten eines Ikterus stellt einen häufig zu beobachtenden Befund beim Pankreaskopfkarzinom dar.

9.60

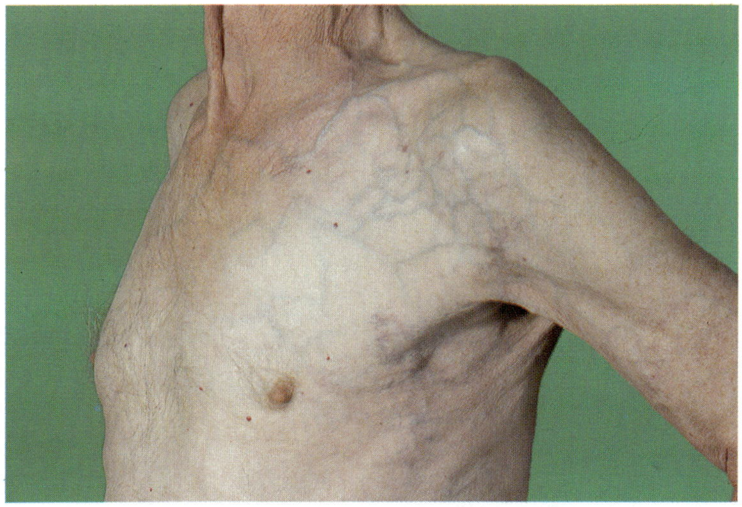

Abb. 9.60 Thrombophlebitiden der oberflächlichen und tiefen Venen sind bei malignen Erkrankungen relativ häufig, besonders häufig sind sie aber beim Pankreaskarzinom. Manchmal stellen sie dessen Erstsymptom dar. Wiederkehrende thrombophlebitische Episoden können die Diagnose monatelang verzögern, ihr Auftreten bei einem sonst Gesunden sollte immer Anlaß für eine Tumorsuche – besonders nach einem Pankreaskarzinom – sein.

.61

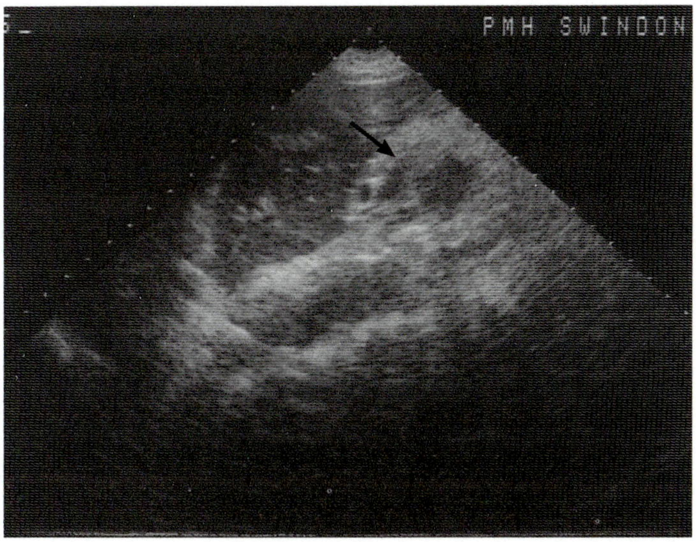

Abb. 9.61 Pankreaskarzinom. Diese Aufnahme zeigt einen raumfordernden Prozeß im Pankreaskopf (Pfeil), der zahlreiche echoreiche Areale beinhaltet, was für Karzinome typisch ist.

9.62

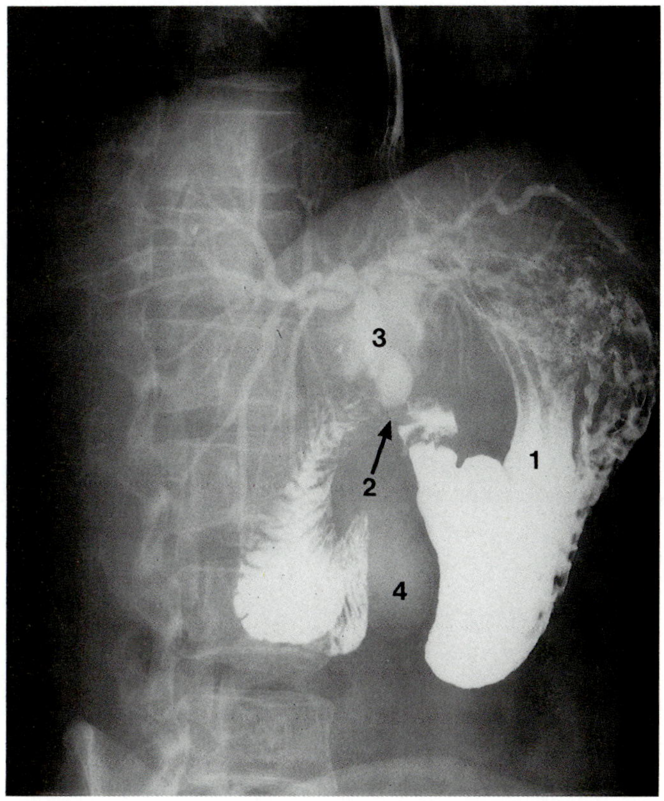

Abb. 9.61 Pankreaskarzinom, dargestellt durch die Kombination der Magenröntgenuntersuchung mit der PTC. Der Tumor komprimiert den Magen (1), engt den Ductus choledochus bei seiner Passage durch den Pankreaskopf (2) ein, was zu einer Dilatation desselben und der intrahepatischen Gänge (3) führt, ebenso zu einer Erweiterung der Gallenblase (4), die gut palpabel ist.

9.63

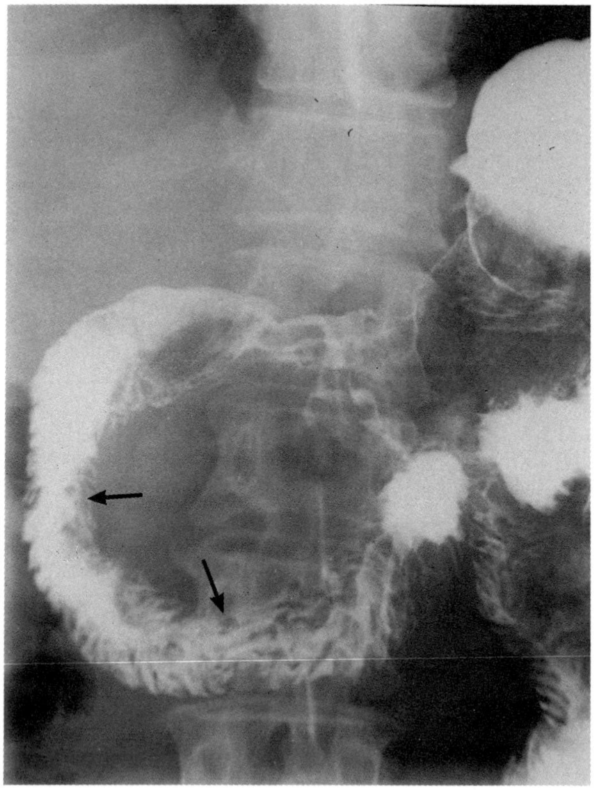

Abb. 9.63 Pankreaskarzinom. Oftmals wird es erst anläßlich einer Magenröntgenuntersuchung wegen unspezifischer gastrointestinaler Beschwerden entdeckt. Bei diesem Patienten handelt es sich um ein großes Pankreaskopfkarzinom, das zu einer charakteristischen Aufweitung des Duodenalbogens mit Kompression der Pars descendens und horizontalis (Pfeile) geführt hat. Hierdurch kann es zu einer Verschlußsymptomatik kommen, die eine palliative Umgehungsanastomose erforderlich macht.

Andere Pankreastumoren

Es sind eine Reihe seltener endokriner Tumoren des Pankreas bekannt, die jeweils eine spezifische Befundkonstellation erzeugen. Sie werden durch die Bestimmung der tumorspezifischen Peptide diagnostiziert. Die Lokalisation der Tumoren kann sich sehr schwierig gestalten.

Das primäre Karzinoid kann im Pankreas vorkommen, Symptome gehen von Lebermetastasen aus, die Diagnose basiert auf der erhöhten renalen Ausscheidung von 5-Hydroxyindolessigsäure, einem Serotoninmetaboliten. Die Therapie kann chirurgisch erfolgen, jüngst wurden auch Somatostatinanaloga erfolgreich eingesetzt.

Die anderen Pankreastumoren gehen alle von einer Zellgruppe, den APUD-Zellen aus (amine precursor uptake and decarboxylation). Sie werden nach dem hauptsächlich gebildeten Protein eingeteilt, oftmals produzieren s#ie mehrere Eiweiße, das Hauptprodukt kann wechseln. Die wichtigsten Tumortypen sind auf S. 384 zusammengefaßt.

10 Hämatologische Erkrankungen

10.1 Anamnese und Untersuchung

Bei Erkrankungen des Blut- und Lymphsystems machen sich Symptome oft erst spät bemerkbar. In Frühstadien können Anämien, chronische Leukämien und andere myeloproliferative Erkrankungen völlig asymptomatisch verlaufen, oder sie sind mit unspezifischen Allgemeinsymptomen, wie Müdigkeit, Kopfschmerzen, Ohnmacht, Kurzatmigkeit, Herzklopfen, Angina pectoris, Claudicatio intermittens und Infektneigung, verbunden.

Akute Leukämie tritt meist mit einer kurzen Anamnese und deutlicherer Symptomatik auf, man findet – neben Anämie – Ulzera der Mundschleimhaut, Halsentzündungen und andere Infektzeichen, Lymphknotenschwellungen, Hämatome und Blutungen, Knochenschmerzen sowie Symptome, die mit einer Gewebsinfiltration einhergehen. Thrombozytopenie führt zu charakteristischen Hauterscheinungen, andere Blutungsstörungen haben ebenfalls eine klare Symptomatik, jedoch können geringere Störungen subklinisch ausgeprägt sein und deshalb unbemerkt bleiben.

Die Thromboseneigung betrifft venöse oder arterielle Gefäße. Eine disseminierte intravasale Gerinnung kann als Zeichen des Zusammenbruchs der Hämostase auftreten. Man findet sie meist bei schwer kranken Patienten, die auch an weiteren Symptomen der Grunderkrankung leiden.

Bei Lymphomen sind oft Lymphknotenschwellungen tastbar, Fieber und durch eine Gewebsinfiltration oder -kompression hervorgerufene Symptome, Immundefekte, Hämorrhagien oder Hämolysen treten hinzu. Jedoch sind auch hier einige Patienten symptomfrei und werden zufällig entdeckt.

Wegen des Fehlens von Leitsymptomen kommt es bei Erkrankungen des Blutes besonders auf die klinische Untersuchung an. Die klinischen Zeichen hämatologischer Krankheiten stehen mit den Störungen der Erythrozyten, Leukozyten, Thrombozyten, Serumeiweiße oder Gerinnungsfaktoren in Zusammenhang.

Ein Anstieg oder die Verminderung der Erythrozyten wird im Blutbild deutlich. Eine Polyzytämie führt zu einer Plethora, besonders im Gesicht, das wegen des hohen Anteils ungesättigten Hämoglobins bläulich-zyanotisch gefärbt sein kann. Ein Vergleich mit gesunder Haut ist hier hilfreich (**4.6, 10.1**).

Bei einer Anämie sind Gesicht, Lippen, Zunge (**10.2, 10.3**), Konjunktiven (**8.2**), Nagelbetten (**10.4**) und Handflächen (**10.5**) blaß. Die Inspektion des Mundes, der Lippen und der Zunge kann Hinweise auf die Ursache einer Anämie liefern. Bei Eisenmangel findet sich z.B. eine Schleimhautatrophie, besonders an der Zunge, sowie Mundwinkelrhagaden (**7.133, 10.2**). Vitamin B (besonders B12)-Mangel bedingt eine „rote Lackzunge" (**9.35, 10.29**). Es bilden sich Trommelschlegelfinger (**2.89, 10.4, 10.19**).

Ein exzessiver Abbau roter Blutkörperchen führt zu Farbveränderungen des Urins: Bei intravasaler Hämolyse ist der Urin schwarz-braun (**1.184**), bei extravasaler Hämolyse hingegen dunkel, bei längerer Lichteinwirkung wird er orange, wegen des hohen Anteils an Urobilinogen (**9.17**).

Eine Hämolyse bedingt überdies eine zitronengelbe Farbe des Gesichtes und der Konjunktiven, wie man sie auch bei der perniziösen Anämie findet (**9.2, 10.28, 10.29**) oder eine gelborange Farbe bei schwereren hämolytischen Anämien. (**10.37**)

Im Rahmen der körperlichen Untersuchung kann oft schon die Ursache der Anämie aufgeklärt werden. So findet man z.B. beim Peutz-Jeghers-Syndrom eine braunschwarze periorale Pigmentierung (**2.74**), Teleangiektasien bei der Teleangiektasia hereditaria haemorrhagica (**9.44, 10.6, 10.92**) sowie Purpura und Ekchymosen bei Blutungsübeln (**2.116, 7.23, 9.14**). Die neurologischen Begleitsymptome einer perniziösen Anämie treten als funikuläre Strangerkrankung des Rückenmarkes auf.

Wenn sich eine Anämie schnell entwickelt, kann es zu einer akuten Herzdekompensation mit Linksherzversagen kommen (*siehe* S. 216). Entwickelt sie sich schrittweise, kommen Kompensationsmechanismen wie Tachykardie und Tachypnoe zur Wirkung, die Herzinsuffizienz bildet sich langsam aus.

Durch eine Hyperplasie der Erythropoesezellen bei chronischen Anämien, wie der Thalassämie, können sich Knochen und Weichteile verändern.

Die insuffiziente Produktion reifer und normaler Leukozyten ($< 1{,}5 \times 10^9$/l) führt zu einer Neutropenie, die wiederum die Anfälligkeit gegenüber bakteriellen, viralen, Pilz- und Protozoeninfektionen von Haut, Zahnfleisch, Pharynx und Lungen erhöht. Bei exzessiv erhöhter Leukozytenbildung können Haut, Milz, Leber, Lymphknoten, Zunge, Hoden und Ovarien infiltriert und vergrößert sein. Ein hoher Leukozytenumsatz ist mit einem Anstieg der Harnsäure verbunden, was manchmal eine akute oder chronische Gicht bedingt (*siehe* S. 140).

Bei der Myelofibrose und -sklerose mit verstärkter Fibrosierung des Markraums werden fetale Blutbildungszentren aktiviert, insbesondere Leber und Milz, die sich stark vergrößern. Eine Hepatosplenomegalie findet sich neben einer Lymphknotenschwellung (**10.7**) auch bei Lymphomen und Leukämien.

Eine Verminderung der Thrombozyten unter 40×10^9/l oder Thrombozytenfunktionsstörungen bewirken Petechien, Haut- (**10.8**) und Schleimhautblutungen, können aber auch mit offenen äußeren und inneren Blutungen einhergehen. Die Vermehrung der Thrombozyten über 1000×10^9/l führt zu einer verstärkten Throm-boseneigung, besonders in der Peripherie, mit Gangrän der Finger oder Zehen, jedoch auch mit Verschluß der Hirn- und Herzkranzgefäße.

10.1

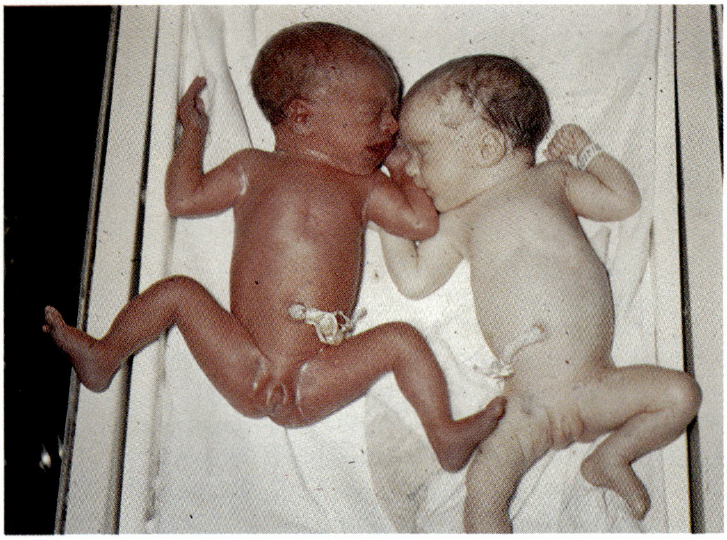

Abb. 10.1 Polyzythaemie und Anämie bei neugeborenen eineiigen Zwillingen. Die Ursache dieser ungewöhnlichen Erscheinung war eine arteriovenöse Fistel in der Plazenta. Das Bild wurde aufgenommen, weil es den Unterschied der Polyzythaemie (links) gegenüber der Anämie (rechts) beschreibt. In **Abb. 4.6** ist eine an Polyzythaemie erkrankte Patientin ihrer gesunden Schwester gegenübergestellt.

10

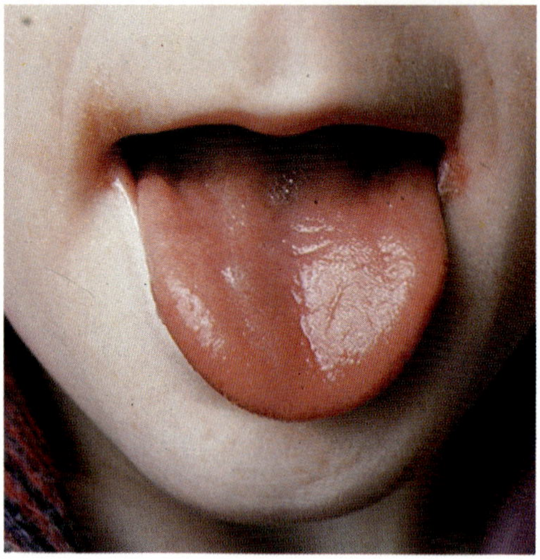

Abb. 10.2 Bei einer Eisenmangelanämie sind das Gesicht, die Lippen und die Zunge blaß, bei chronischen Formen finden sich eine atrophische Glossitis und Mundwinkelrhagaden. Bei dieser jungen Frau wurde der Eisenmangel durch starke Regelblutungen hervorgerufen. Durch orale Eisengaben konnte eine Besserung erzielt werden.

10.3

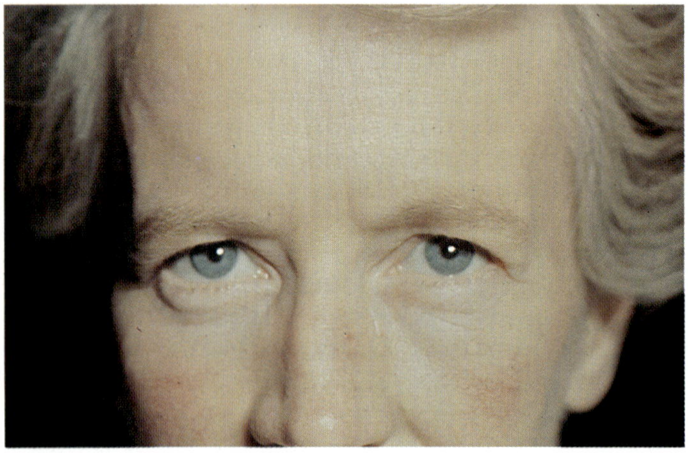

Abb. 10.3 Eine schwere Anämie führt gewöhnlich zu generalisierter Blässe, die im Gesicht besonders auffällt. Diese Patientin leidet an einer Eisenmangelanämie, der Hämoglobingehalt betrug 5,0 g/dl.

10

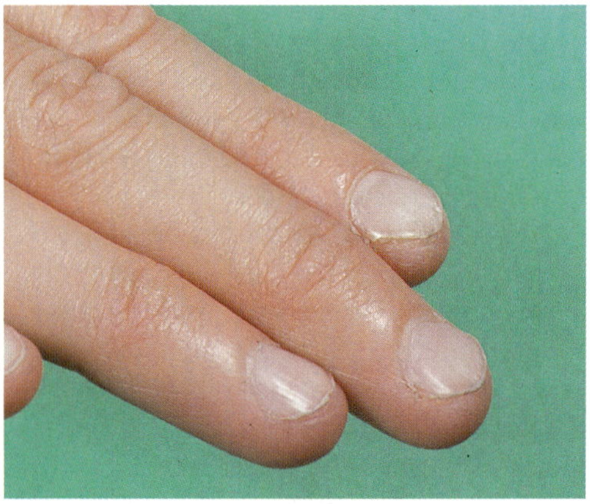

Abb. 10.4 Die Blässe der Nagelbetten ist ein weiters Anämiesymptom. Auch hier handelt es sich um einen Eisenmangel infolge einer Menorrhagie.Dieses Symptom wird besonders im Vergleich mit einer gesunden Hand deutlich. Man beachte ebenfalls die Trommelschegelfinger.

10.5

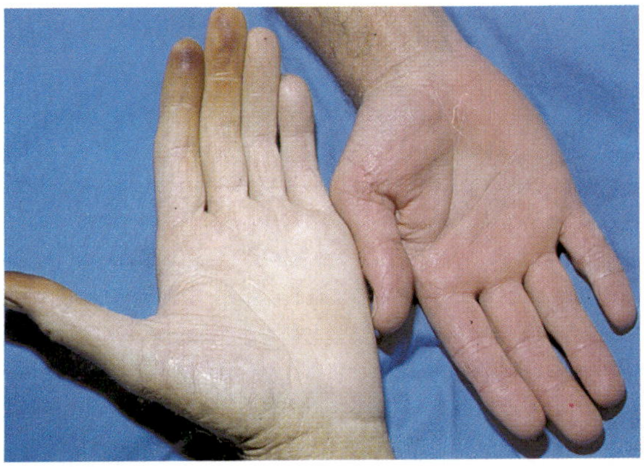

Abb. 10.5 Eine anämische Blässe der Hand wird besonders im Vergleich mit der Hand des Untersuchers (rechts) deutlich. Der Hämoglobingehalt betrug 7 g/dl. Der Patient war starker Raucher, was ebenfalls an den Händen erkennbar ist. Die Anämie war auf ein Ösophaguskarzinom, wofür bei Rauchern ein erhöhtes Risiko besteht, zurückzuführen.

10.6

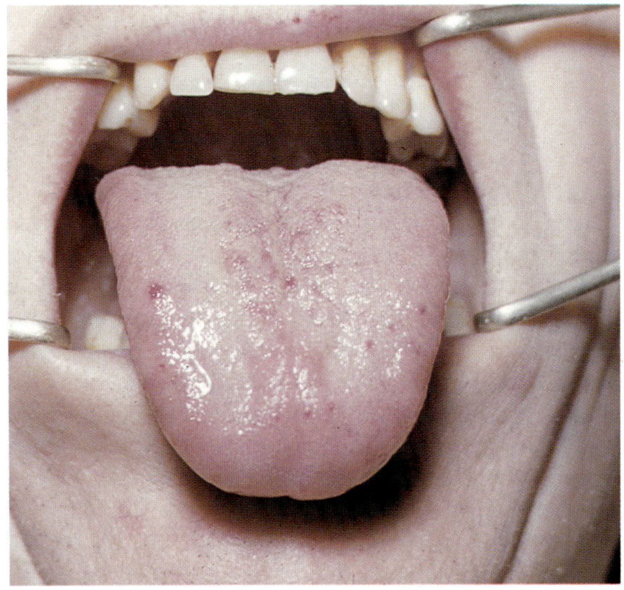

Abb. 10.6 Die Teleangiektasia hereditaria haemorrhagica (THH) ist eine Erkrankung, bei der okkulte Blutverluste über den Darm zu schweren Eisenmangelanämien führen können. Die Diagnose wird bei gründlicher klinischer Untersuchung klar, obwohl die Symptome nicht immer so deutlich sind wie bei diesem Patienten mit multiplen Läsionen im Gesicht, an den Lippen und der Zunge. Wegen der eisenmangelbedingten Anämie ist der Patient sehr blaß.

10.7

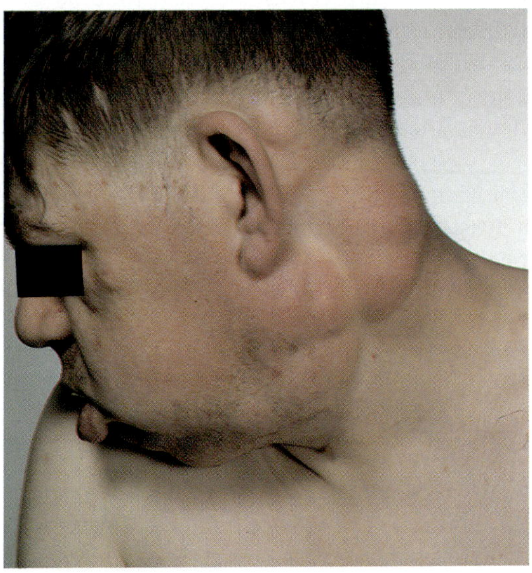

Abb. 10.7 Enorme Vergrößerung der zervikalen Lymphknoten beim M. Hodgkin. In der Halsregion treten Lymphknotenschwellungen bei allen Lymphomen und Leukämien auf, besonders bei chronisch lymphatischer Leukämie.

10.8

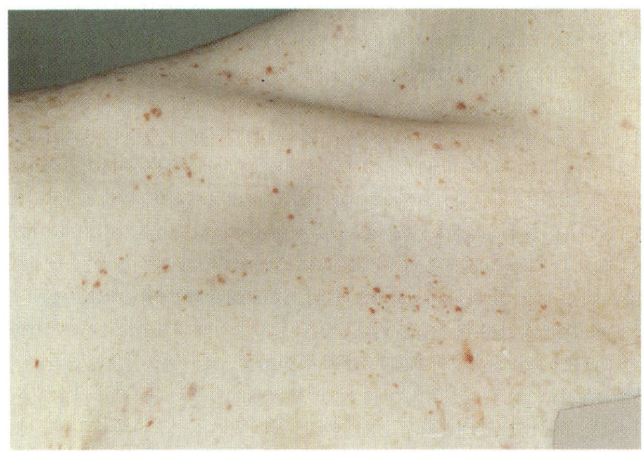

Abb. 10.8 Purpura - in diesem Falle eine thrombozytopenische Purpura (TP). Bei diesem 15jährigen Patienten wurde vor einiger Zeit eine antiepileptische Therapie durch Natriumvalproat, einem potentiell thrombozytenschädigenden Arzneimittel, ergänzt (*siehe* S. 456 und **Tabelle 10.5**). Solche Störungen sind nach Absetzen des Medikamentes fast immer voll reversibel.

10.2 Untersuchungen

Eine Bestimmung des Blutbildes (BB) (**Tabelle 10.1**) ist eine sehr einfache Routineuntersuchung, die automatisch durchgeführt werden kann (**10.9**). Die mikroskopische Auswertung des Differentialblutbildes (**10.10**) erlaubt weitergehendere Aussagen, wenn das BB auffällig ist oder andere Befunde eine hämatologische Erkrankung vermuten lassen. Es lassen sich morphologische Besonderheiten verschiedener systemischer Erkrankungen erkennen, z.B. eine Eosinophilie bei Wurmbefall oder Allergie (**1.17**), atypische Lymphozyten bei infektiöser Mononukleose (**1.88**), Malariaerreger (**1.187**), Trypanosomen (**1.18**) oder andere Parasiten (**1.198**). Natürlich sind auch hämatologische Erkrankungen erfaßbar, z.B. verformte Erythrozyten bei der hereditären Elliptozytose (**10.41**) und leukämische Zellen (**10.70, 10.71, 10.73, 10.74, 10.76**). Häufiger kann nur eine generelle Störung vermutet werden, wie Anämie oder Infektion, danach müssen sich detailliertere Untersuchungen anschließen.

Im Rahmen der Anämiediagnostik können über Retikulozytenzählung (**10.11**) Rückschlüsse auf die effektive Erythrozytopoese gezogen werden. Retikulozyten sind junge Erythrozyten, die noch ribosomale RNA und eine Restkapazität zur Hämoglobinsynthese enthalten. Etwa einen Tag nach Freisetzung aus dem Knochenmark geht die RNA verloren. Da die Lebensdauer eines Erythrozyten etwa 120 Tage beträgt, liegt der Anteil der Retikulozyten bei ungefähr 1%. Bei anämischen Patienten wird die renale Freisetzung von Erythropoetin über eine Hypoxämie stimuliert, die Retikulozytenzahl kann deshalb stark erhöht sein. Fehlt eine solche Erhöhung, liegt wahrscheinlich eine Störung der Erythropoese zugrunde, entweder wegen fehlender Stammzellen (Hypoplasie) oder infolge frühzeitigen Untergangs im Knochenmark. Eine Hämolyse oder Blutung ist dann eher unwahrscheinlich.

Die Größe und Farbe der Erythrozyten sind aufschlußreich. Eine verminderte Synthese, entweder des Häms (z.B. Eisenmangel) oder des Globins (Thalassämien), führt zur Bildung hypochromer, hämoglobinarmer, meist kleiner (mikrozytärer) Zellen. Im Gegensatz dazu sind große, hämoglobinreiche (makrozytäre) Zellen oft mit Kernreifungsstörungen verbunden (z.B. bei der megaloblastären Anämie). Bei den meisten sekundären Anämien sind die Erythrozyten normal groß mit normalem Hämoglobingehalt (normozytär, normochrom). Das mittlere korpuskuläre Volumen (MCV) und der mittlere Hämoglobingehalt (MCH) können in Verbindung mit der Retikulozytenzahl bei der anfänglichen Einordnung der Anämien hilfreich sein. Die präzise Diagnose erfordert weitere immunologische Verfahren sowie die Untersuchung der Membran, des Hämoglobins und der erythrozytären Enzyme.

Eine Knochenmarkbiopsie kann erforderlich sein, wenn die Genese der Anämie weiterhin unklar ist, mehrere Zellinien betroffen sind oder Verdachtsmomente für eine das Knochenmark betreffende maligne Erkrankung (z.B. Lymphom) vorliegen. Markausstriche des mit einer Nadel aus dem Sternum oder dem hinteren Darmbeinstachel gewonnenen Knochenmarks dienen einer detaillierten morphologischen Diagnostik des hämopoetischen Systems (**10.12**). Das Aspirat kann auch zytologisch untersucht werden, ebenso kann eine immunologische Bestimmung der Zellmarker oder eine molekulare DNA-Analyse vorgenommen werden. Diese Untersuchungen dienen alle der genauen Typisierung der krankhaften Zellen (z.B. bei Lymphomen und Leukämie). Bei einer Rarifizierung des Knochenmarkes kann eine Stanzbiopsie des Knochens erforderlich sein (**10.13, 10.14**). Hierdurch gewinnt man weniger Informationen über die einzelne Zelle als über die Architektur des Knochenmarks und fokale Destruktionen, wie z.B. Tumorinfiltrationen, die bei einer Saugbiopsie nicht erkannt werden können.

Folgende Laborparameter können zur Anämiediagnostik herangezogen werden:

- Serumeisen und totale Eisenbindungskapazität liefern Informationen über den Eisentransport; der Ferritinspiegel korreliert mit dem mobilisierbaren Eisen.
- Vitamin B^{12}- und Folsäurespiegel als wichtige Koenzyme der Hämoglobinsynthese. Bei einem niedrigen Vitamin B^{12}-Spiegel kann der Schilling-Test klären, ob die Ursache einer Malabsorption des Vitamins in einer Darmerkrankung oder einem Mangel an intrinsic-factor begründet ist.
- Die Bestimmung von Bilirubin, Urobilinogen im Harn und Stercobilinogen sind bei Hämolyse wichtig. Bei einer intravasalen Hämolyse kann Hämoglobin im Urin erscheinen, die Haptoglobine sind vermindert, es kommt zur Bildung von Methämalbumin.

Eine Hämolyse kann verschiedene Ursachen haben: Parasiten (Blutausstrich), Coating der Erythrozyten durch Antikörper, anormale Hämoglobine (Elektrophorese), anormale Enzyme.

Diagnostik von **Gerinnungsstörungen** sollte spezialisierten Laboratorien und erfahrenen Untersuchern vorbehalten bleiben.

Anfänglich können einfache diagnostische Methoden hilfreich sein (**10.15-10.17**), gezielte Laboruntersuchungen müssen sich anschließen.

Das Basisprogramm beinhaltet die Thrombozytenzählung sowie die Bestimmung von partieller Thromboplastinzeit (PTT), Prothrombinzeit (PT), Thrombinzeitwert (Quick) und Fibrinspaltprodukten. Daraus lassen sich Rückschlüsse auf den betroffenen Teil der Gerinnungskaskade ziehen. Erworbene Gerinnungsstörungen (DIG, Leberschaden) können das Ergebnis vielfältiger Beeinträchtigungen des Gerinnungs- und Thrombozytensystems sein. Die Zusammensetzung der Fibringerinnsel kann untersucht werden, eine Inkubation derselben ermöglicht die Erfassung fibrinolytischer Zustände. Die Basistests dienen auch der Kontrolle einer Antikoagulanzientherapie. Es ist gut möglich, daß sich aus Patienten unter einer therapeutischen oder prophylaktischen oralen Koagulanzientherapie die größte Gruppe der Gerinnungsstörungen rekrutiert.

Tabelle 10.1 Normalwerte des Blutbildes.

	Männer	*Frauen*	*Einheit*
Hämoglobin (Hb)	13,5-17,5	11,5-15,5	g/dl
Erythrozyten	4,5-6,0	3,8-5,2	$x10^{12}/l$
PCV (Hämatokrit)	40-52	37-47	%
MCV (Mittleres Zellvolumen)*	80-96		fl
MCH (Mittlerer Hb-Gehalt)	27-32		pg
MCHC (Mittlere Hb-Konzentration)	31-36		g/dl
Retikulozyten+	0,5-2,0		%
Leukozyten*	4-11		$x10^9/l$
Neutrophile	2,0-7,5		$x10^9/l$
Lymphozyten	1,5-4,0		$x10^9/l$
Monozyten	0,2-0,8		$x10^9/l$
Eosinophile	0,04-0,40		$x10^9/l$
Basophile	<0,1		$x10^9/l$
Thrombozyten	150-400		$x10^9/l$

* Bei Neugeborenen sind Hb und MCV höher, bei Kindern unter 12 Jahren niedriger. Leukozytenzahl bei Kinden ebenfalls höher.

+ Da die Erythrozytenzahl stark variieren kann, sollten die Retikolyzen besser als absolute Zahl angegeben werden.

10.9

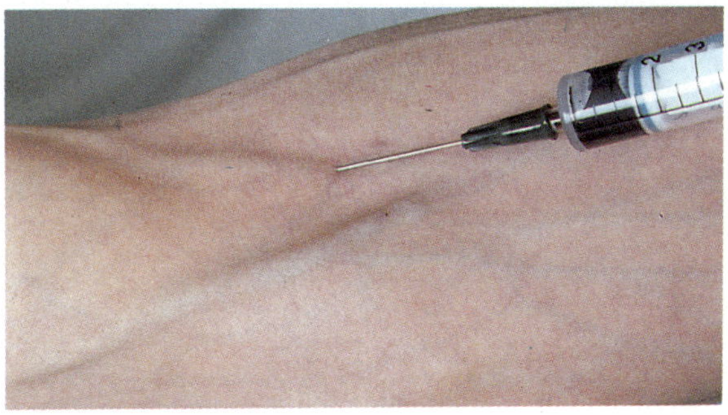

Abb. 10.9 Die venöse Blutentnahme ist eine Routinemethode, es ist wichtig, daß sie entsprechend der gewünschten Untersuchung korrekt ausgeführt wird. Es ist wichtig, daß das Blut nicht mit zu starkem Sog oder einer kleinkalibrigen Kanüle entnommen wird, da dies zu einer Hämolyse führt. Die venöse Stauung sollte so gering wie möglich gehalten werden, da eine Stase sowohl die biochemischen als auch die hämatologischen Werte beeinflussen kann. Weiterhin kommt es darauf an, daß das Blut schnell im jeweils erforderlichen Untersuchungsgefäß dem Labor zugeführt wird.

10.10

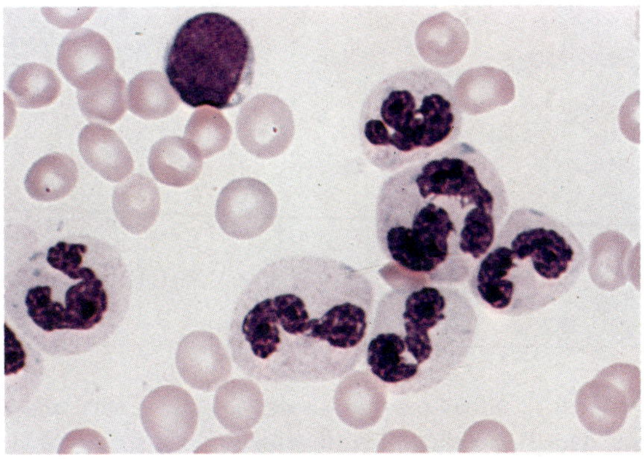

Abb. 10.10 Ein Blutausstrich kann die Interpretation des Blutbildes ergänzen. Hier findet sich eine Erhöhung der Leukozytenzahl, wobei überwiegend neutrophile Granulozyten vorkommen. Einige Zellen enthalten basophile Schlieren, sog. Doehle-Einschlußkörper. Sie sind unspezifisches Zeichen, werden aber häufig bei Infektionen gefunden.

10.11

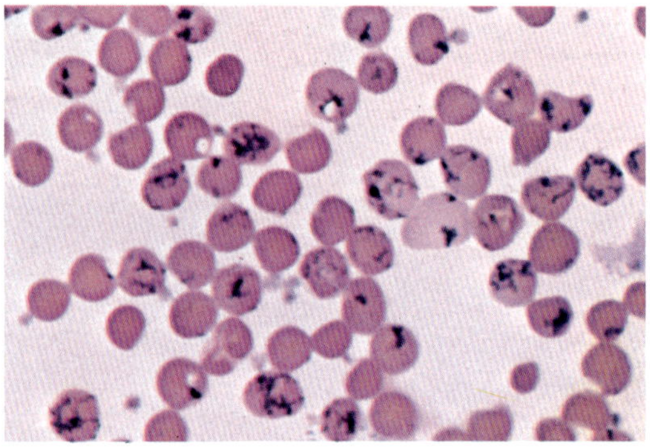

Abb. 10.11 Bei diesem Patienten liegt eine enorme Vermehrung der Retikulozyten vor. Über 80% der roten Blutkörperchen im peripheren Blut sind Retikulozyten, wie in einer RNA-Färbung deutlich wird. Es handelt sich um eine hämolytische Anämie infolge eines Pyruvatkinase-Mangels.

10.12

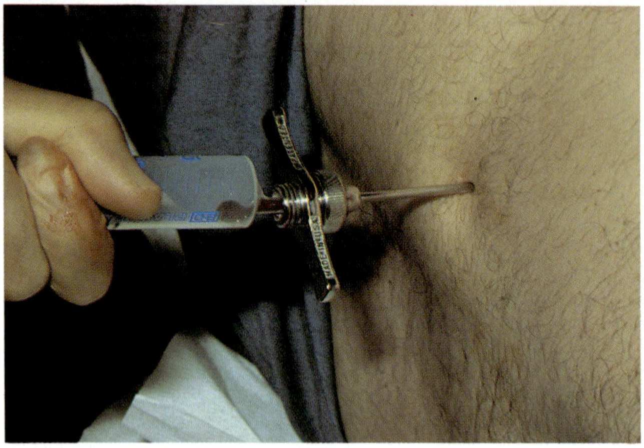

Abb. 10.12 Knochenmark wird häufig über eine Sternalpunktion gewonnen. Zuvor werden die Haut und das darunter liegende Gewebe, einschließlich Periost, mit einem Lokalanästhetikum betäubt, dann wird die Punktionsnadel – meist nach Jamshidi, (*siehe* Abb.) – durch die vordere Wand des Sternum in die Markhöhle eingeführt, wonach Mark abgezogen werden kann. Relativ selten kommt sog. trockene Punktion vor, bei der sich kein Material gewinnen läßt. Hier sollte Stanzbiopsie vorgenommen werden.

10.13

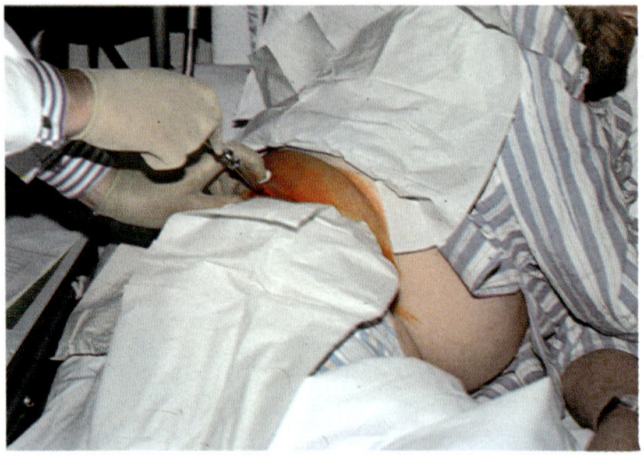

Abb. 10.13 Eine Stanzbiopsie des Knochens wird meist aus dem Beckenkamm entnommen. Bevor die Trepanationsnadel (**10.14**) kräftig in die Crista iliaca eingeschlagen wird, ist eine Lokalanästhesie erforderlich.

10.14

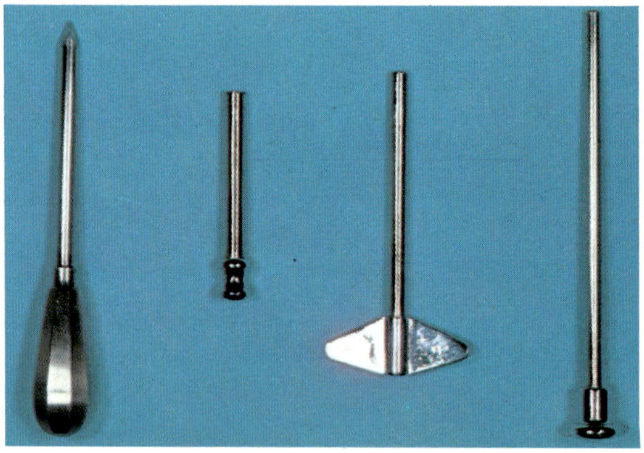

Abb. 10.14 Instrumentarium für eine Trepanation des Beckenkammes. Diese Technik kommt bei metabolischen Knochenerkrankungen und zahlreichen hämatologischen Krankheiten zur Anwendung.

10.15

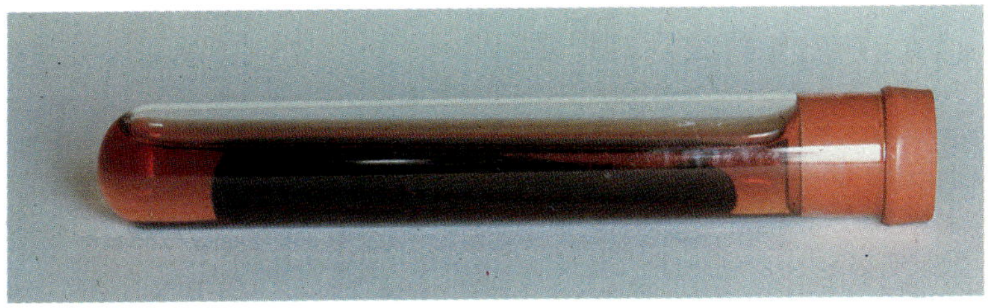

Abb. 10.15 Die Gerinnungzeit läßt sich einfach bestimmen. Dazu wird eine venöse Blutprobe in ein Glasröhrchen gebracht und die Zeit bis zur Gerinnselbildung gemessen, die normalerweise 4-8 min beträgt. Eine Verlängerung bedeutet einen Faktorenmangel.

10.16

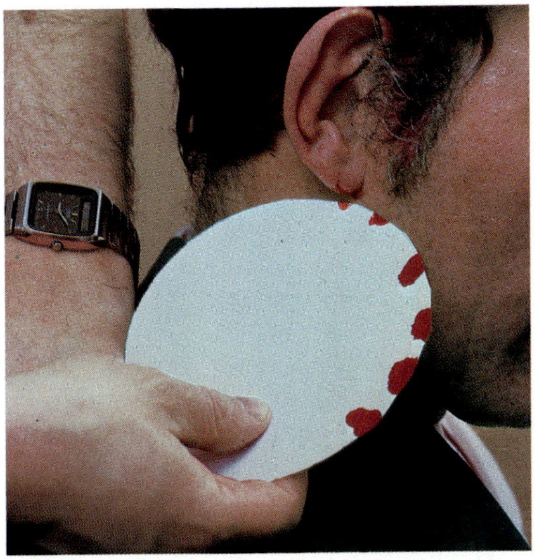

Abb. 10.16 Blutungszeit. Sie kann gemessen werden, indem das Ohrläppchen mit einer Lanzette angeritzt wird, danach wird alle 15 sec. das abfließende Blut mit Filterpapier aufgesaugt. Die häufige Berührung verhindert die Bildung eines oberflächlichen Gerinnsels, die Hämostase hängt weitgehend von der Kapillarretraktion und der Adhäsion und Aggregation von Thrombozyten ab, normalerweise beträgt die Blutungszeit 3-5 min. Bei Störungen der Kapillarretraktion oder Thrombozytenfunktion sowie Thrombozytopenie ist sie verlängert.

10.17

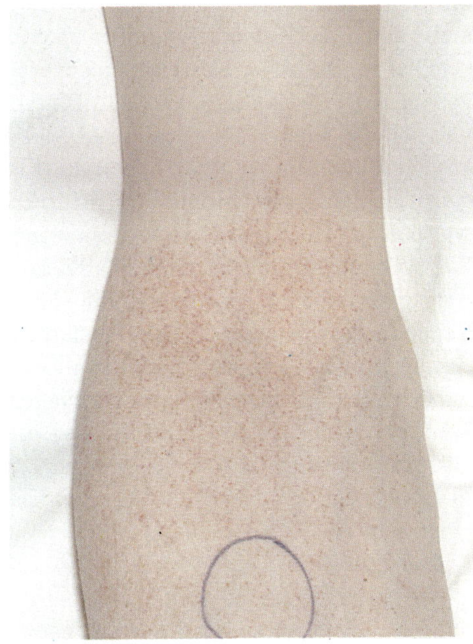

Abb. 10.17 Positiver Kapillarresistenztest (Rumpel-Leede). Eine Blutdruckmanschette wird um den Oberarm gelegt, der Arm wird für 5 Minuten unterhalb des systolischen Drucks gestaut. Danach wird die Manschette abgelassen, normalerweise finden sich unterhalb der Manschette höchstens 2-3 kleine Petechien, bei pathologischem Ausfall kommt es zu ausgeprägten petechialen Blutungen, die eventuell über die Begrenzung der vorher angelegten Manschette hinausgehen.

10.3 Anämien

Als Anämie wird eine Verminderung der Hämoglobinkonzentration bezeichnet, die zu einer Einschränkung der Sauerstofftransportkapazität des Blutes führt. Die weltweit häufigste Ursache der Erkrankung, die etwa 500 Mio. Menschen betrifft, ist Eisenmangel. In der klinischen Praxis sind die sekundären Anämien infolge „chronischer Erkrankungen" am häufigsten.

Eisenmangel

Die normale Mischkost (grünes Gemüse, rotes Fleisch, Eier, Milch) enthält etwa 15-20 mg Eisen, davon werden ca. 15-20% im Magen und Duodenum absorbiert. Ein Eisenmangel entsteht meist durch die Kombination einer verminderten Zufuhr (besonders bei vegetarischer Kost) mit einem erhöhten Bedarf (Schwangerschaft, Menstruation). Okkulte Blutverluste über den Darm und seltener eine Malabsorption (Zöliakie, Magenresektionen) können ebenfalls zu einer negativen Eisenbilanz führen. Die weltweit häufigste Ursache von Blutverlusten ist der Hakenwurmbefall (**10.18** und *siehe* S. 380).

Es kommt darauf an, eine detaillierte Anamnese der Ernährungsgewohnheiten zu erheben, die sich etwa über das zurückliegende Jahr orientiert, insbesondere ist die Frage nach der Zufuhr von Fleisch, Leber, grünem Gemüse, Eiern und Milch wichtig. Bei Asiaten, die sich vorwiegend von Reis ernähren, kann es infolge einer Phytinbindung des Eisens im Darm zu einem Eisenmangel kommen. Strenge Vegetarier nehmen Eisen in einer nicht resorbierbaren Form zu sich. Säuglinge, die über einen sehr langen Zeitraum gestillt werden, können ebenfalls ein Eisendefizit entwickeln.

Weiterhin sollte an stärkere Blutverluste, z.B. nach Entbindungen oder durch starke Regelblutungen gedacht werden. Es ist deshalb wichtig, konkret nach der Frequenz und der Stärke der Menstruation zu fragen (Abstand und Dauer der Regelblutungen, Vorhandensein von Koageln, Anzahl der verbrauchten Binden oder Tampons). Blutverluste kommen ebenfalls bei Patienten mit Hämorrhoiden vor, weshalb nach Blut im Stuhl bzw. am Toilettenpapier gefragt werden sollte. Handelt es sich um eine höher gelegene gastrointestinale Blutung, tritt Teerstuhl auf (Melaena). Okkulte Blutungen des Verdauungskanals treten bei der Einnahme von Aspirin oder verwandten nichtsteroidalen Antiphlogistika auf (**3.9, 8.34, 8.35**), ebenso bei gastroduodenalen Ulzera sowie Karzinomen und Polypen des Darms.

Ein Tumor im Colon ascendens macht sich oft allein durch eine unklare Anämie bemerkbar. Nach vorangegangenen Operationen am Magen-Darm-Trakt muß gefragt werden, besonders nach Resektionen säuresezernierender Magenanteile oder Bypass-Operationen. An die Möglichkeit einer Malabsorption muß gedacht werden (*siehe* S. 368).

Bei der Untersuchung des Patienten ist auf Anämiezeichen (**10.1-10.5**) zu achten, auf einen Eisenmangel weisen besonders Hohlnägel hin (**2.89, 10.4, 10.19**); Teleangiektasien (**10.6**) und Hämorrhoiden (**10.20**) stellen potentielle Blutungsquellen dar.

Bei einem Eisenmangel werden zunächst die Eisenspeicher mobilisiert, was an einem Abfall der Ferritinkonzentration im Serum deutlich wird, erst wenn diese erschöpft sind, vermindert sich das Körpereisen. Nachweisbar ist dies durch ein Sinken des Serumeisens (15-20 µmol/l) und der Eisensättigung (55-70 µmol/l). Anämie stellt die letzte Stufe des Eisenmangels dar. Eisen ist für die Reifung und Funktion aller Zellen nötig, Hohlnagelbildung und periorale Veränderungen sind Symptome, die nicht das hämopoetische System betreffen. Es sollte immer nach der zugrundeliegenden Ursache des Eisendefizits gefahndet werden, besonders gastrointestinale Blutungen sind auszuschließen. Folgende Untersuchungen kommen in Frage:

- Blutbild und Ausstrich. Erythrozyten und Hämatokrit sind vermindert, ebenso MCV (< 75 fl, evtl. nur 60 fl), MCV (< 25 pg). Im Ausstrich sind Erythrozyten mikrozytär, hypochrom und von verschiedener Größe und Form (**3.9, 10.21**). Jungformen kommen vor. Thrombozytenzahl kann vermehrt sein, die Leukozytenzahl ist gewöhnlich normal. Bei einer Ankylostomatidose findet sich oft eine Eosinophilie (**1.17**).
- Ein Test auf okkultes Blut im Stuhl sollte erfolgen, jedoch muß dessen Aussage wegen der Möglichkeit nahrungsbedingter falsch positiver Befunde kritisch betrachtet werden.
- Das Serumferritin als Maß für die Eisenbeladung der Gewebe ist vermindert, ein vermindertes Serumeisen und eine hohe Eisenbindungskapazität sprechen für Transportstörungen.
- Die Knochenmarkbiopsie zeigt hyperplastisches Mark, in dem die Erythropoese dominiert (**10.22**). Anfärbbares Eisen fehlt weitgehend (**10.23**).
- Eine endoskopische Untersuchung des Verdauungskanals kann Blutungsquellen aufdecken (*siehe* **8.35, 8.71, 8.72, 8.88**).
- Doppelkontrastuntersuchungen des Magens und des Darmes zeigen mit einem Eisenmangel einhergehende Veränderungen, wie das Plummer-Vinson- oder das Paterson-Brown-Kelly-Syndrom (**8.30**) bzw. eine Läsion, die bluten kann (**8.86**).
- Manchmal können eine mesenteriale Arteriographie oder nuklearmedizinische Untersuchungen zur Aufdeckung einer intestinalen Blutungsquelle nötig sein (**8.53**).

Die Therapie erfolgt meist mit der oralen Applikation einfacher Eisensalze (Eisensulfat oder -fumarat), die Nebenwirkungen (z.B. Obstipation) können durch eine Dosisreduktion oder einen Präparatewechsel zu einem Medikament, das weniger verfügbares Eisen je Tablette enthält (z.B. Eisen-Glukonat) reduziert werden. Ausbleibende Therapieerfolge sind meist auf mangelnde Compliance zurückzuführen. Man sollte jedoch auch die Diagnose überdenken, da auch eine Thalassämie bzw. die sideroachrestische Anämie zu einer hypochromen Anämie führen, die aber mit einer gesteigerten Eisenabsorption einhergehen, weshalb bei oraler Eisentherapie die Gefahr der Siderose besteht (refraktäre Anämien).

10.18

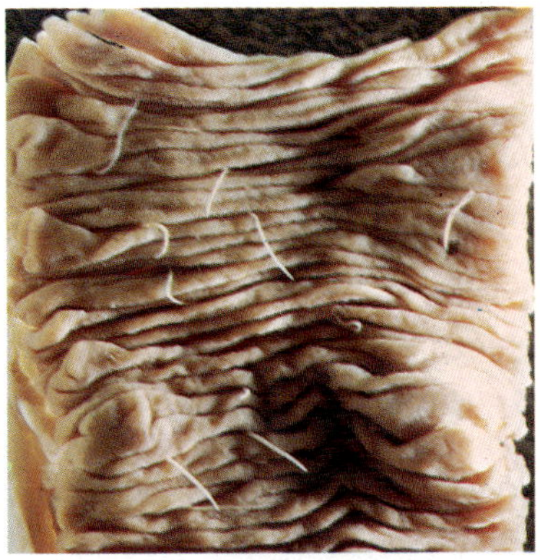

Abb. 10.18 Hakenwurminfektion ist weltweit häufigste Ursache der Eisenmangelanämie. Die Würmer bohren sich in die Schleimhaut des Dünndarms ein, wo sie sich vom Blut ernähren (bis zu 0,2 ml/d pro Wurm). Bei schweren Infektionen kommt es zu einem ausgeprägten Eisenmangel.

10.19

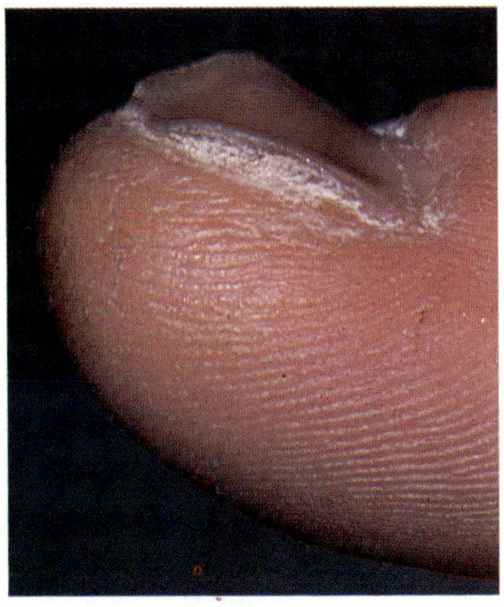

Abb. 10.19 Hohlnägel bzw. „Löffelnägel" infolge eines Eisenmangels. Eine weitere Darstellung dieser Störung der Wechselgewebe zeigen **Abb. 2.88** und **10.4**.

10.20

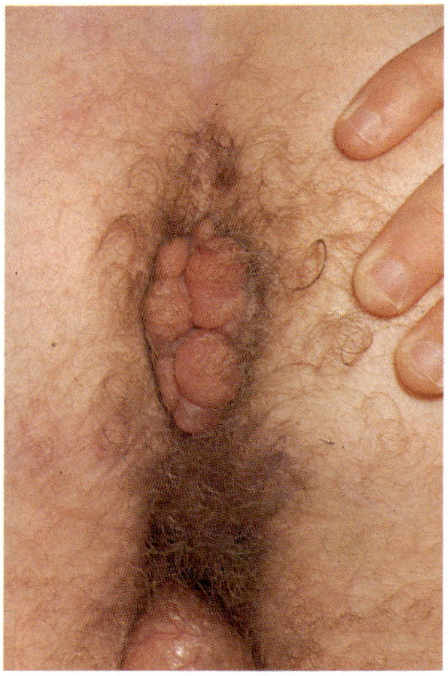

Abb. 10.20 Hömorrhoiden sind eine häufige Ursache rektaler Blutungen. Innere und äußere Knoten, wie hier, bluten bei der Defäkation. Über einen längeren Zeitraum können diese Blutverluste zu einem Eisenmangel führen.

10.21

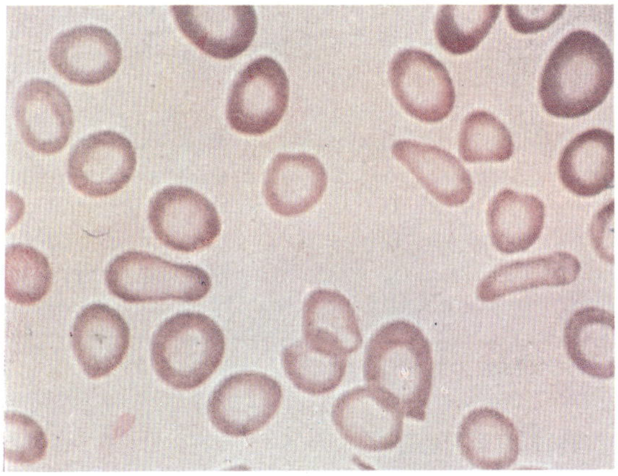

Abb. 10.21 Blutausstrich bei Eisenmangel mit Hypochromie, Anisozytose und Poikilozytose. Die Erythrozyten fallen durch eine zentrale Blässe auf. Einige zeigen Formveränderungen, wobei dies nicht unbedingt ein Zeichen des einfachen Eisenmangels ist.

10.22

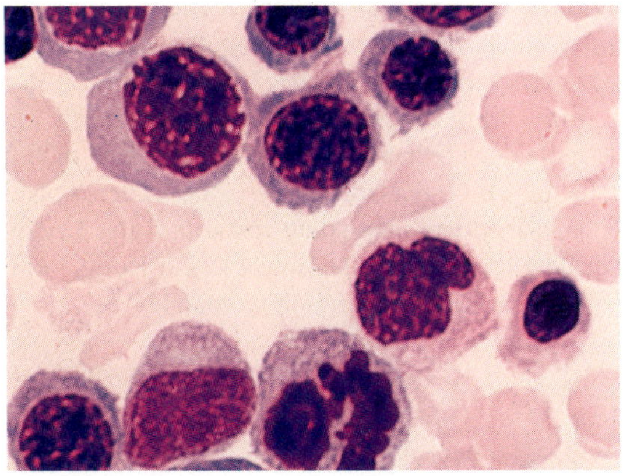

Abb. 10.22 Knochenmark bei Eisenmangelanämie. Die Erythropoese ist normoblastisch, jedoch sind die Normoblasten eher klein, mit ausgefransten Rändern und einer verminderten Hämoglobinbeladung.

10.23

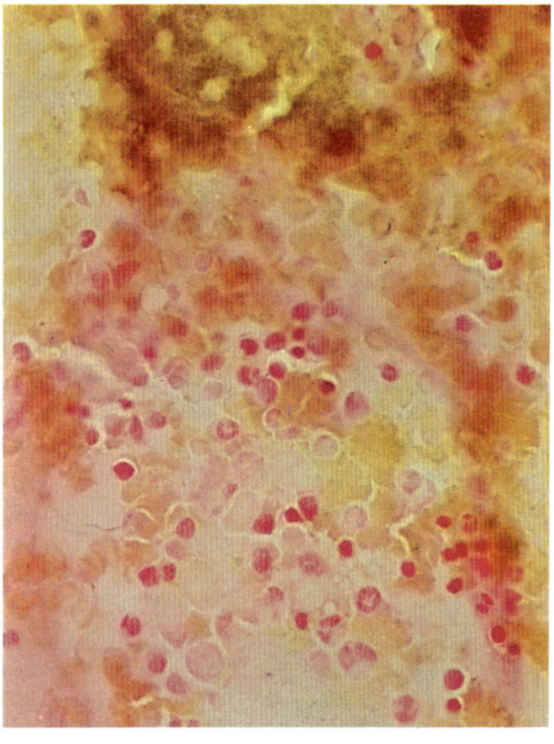

Abb. 10.23 Knochenmarkausstrich bei Eisenmangelanämie, Eisenfärbung (Berliner Blau). Sideroblasten fehlen hier völlig. Freies Eisen würde sich blau anfärben (*siehe* **10.25**).

Sideroachrestische Anämie

Die sideroachrestischen Anämien sind eine seltene Gruppe hypochromer Anämien, bei der das Serumeisen erhöht und das Transferrin gesättigt ist. Eine Reihe erworbener und angeborener Störungen der Porphyrinsynthese führen infolge einer Eiseneinbaustörung zu einer Verminderung der Hämoglobinsynthese, was wiederum eine gesteigerte Eisenaufnahme in nicht hämopoetischen Zellen bedingt. Schlüsselsymptom ist das Vorkommen von Ringsideroblasten im Knochenmark. Es handelt sich dabei um Normoblasten, die perinukleäre grobkörnige Ferritinaggregate enthalten (**10.24, 10.25**). Häufige erworbene Ursache ist Alkoholismus. Weiterhin spielen Medikamente (Isoniazid), Bleivergiftungen und myeloproliferative Erkrankungen eine Rolle. Die Patienten sollten vom Alkohol entwöhnt, potentiell ursächliche Medikamente abgesetzt werden. Bleivergiftung muß mit Chelatbildnern behandelt werden. Transfusionen sollten wegen der Gefahr der Eisenüberladung so wenig wie möglich angewendet werden. Einige Patienten sprechen auf hochdosierte Vitamin B_6-Gaben an, selten ist eine Androgentherapie erfolgreich.

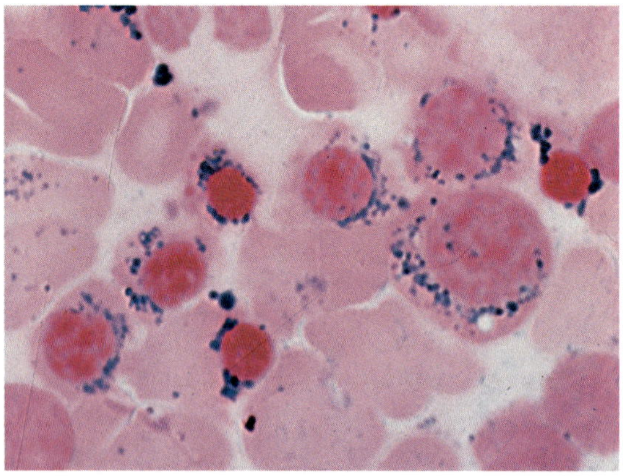

10.24

Abb.10.24 Knochenmark bei sideroachrestischer Anämie. In der Eisenfärbung stellen sich Ringsideroblasten dar. Das sind Erythroblasten, die fast vollständigen Ring aus Eisengranula um den Kern enthalten. Hauptsächlich befindet sich das Eisen in den Mitochondrien.

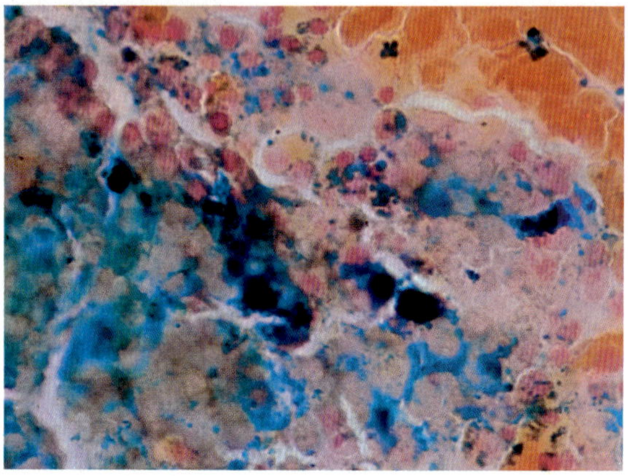

10.25

Abb. 10.25 Knochenmarkausstrich bei sideroachrestischer Anämie. In diesem Falle handelt es sich um eine Berliner-Blau-Färbung (wie in **Abb. 10.23**), man erkennt die Vermehrung der Eisenspeicher (blau). Gesunde haben anfärbbares Eisen, welches sich zwischen den beiden Extremen der **Abb. 10.23** und **10.25** bewegt.

Sekundäre Anämien bei chronischen Erkrankungen

Die wichtigste Differentialdiagnose eines frühen Stadiums einer Eisenmangelanämie ist die mit chronischen Erkrankungen einhergehende Anämie, z.B. bei chronischer Arthritis, chronischen Infektionen, Leber- und Niereninsuffizienz, Neoplasien und endokrinen Störungen (**10.26**). Zumindest anfangs handelt es sich um eine normozytäre normochrome Anämie, deren Genese multifaktoriell bedingt ist. Eine leichte Verminderung der Lebensdauer der Erythrozyten, die unverhältnismäßig geringe Bildung von Erythropoetin sowie die gestörte Eisenversorgung der sich entwickelnden Erythroblasten können später zu einer Mikrozytose und Hypochromie führen (**10.27**). Im Gegensatz zur unkomplizierten Eisenmangelanämie sind die Eisenspeicher in diesem Falle ausreichend oder übermäßig beladen (hoher Ferritinspiegel). Eine erhöhte Aufnahme des aus zerstörten Erythrozyten freigesetzten Eisens durch die Makrophagen bewirkt eine verminderte Bindung des Eisens an Transferrin und so eine Eisenminderversorgung des Knochenmarks (niedriges Serumeisen und Transferrin).

Eine Eisenmangelanämie und eine sekundäre Anämie können nebeneinander vorkommen (z.B. bei Rheumatikern, die außerdem okkulte gastrointestinale Blutungen haben, infolge einer nichtsteroidalen antiphlogistischen Therapie). In solchen Fällen zeigt die Knochenmarkpunktion am besten, ob die Eisenspeicher vermindert sind (*siehe* **10.23, 10.25**).

Eine sekundäre Anämie kann nur durch die Therapie des Grundleidens behandelt werden, sie spricht nicht auf eine Eisengabe an. Im Gegensatz zur hypoplastischen Anämie beim chronischen Nierenversagen spielt rekombinantes Erythropoetin (rEPO) bei den sekundären Anämien keine Rolle, obwohl in einigen Fällen eine Besserung erzielt werden konnte.

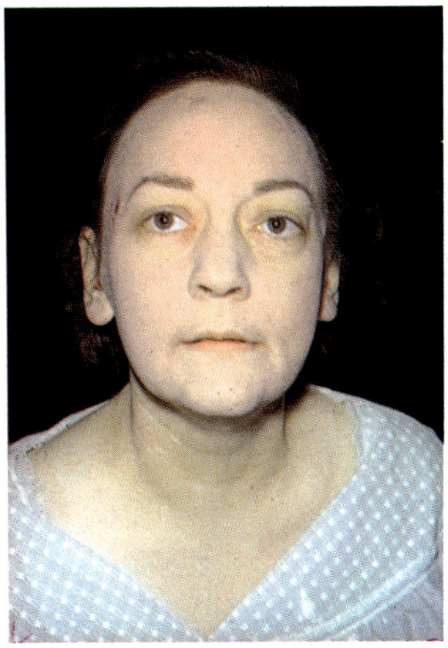

Abb. 10.26 Sekundäre Anämie mit deutlicher Blässe bei einer Diabetikerin mit schwerer Urämie. Die Hämoglobinkonzentration betrug 6,5 g/l, das Blutbild zeigte, daß die Anämie normochrom und normozytär war.

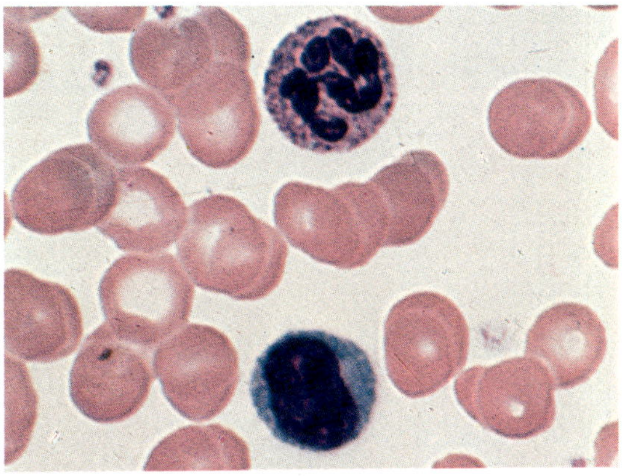

Abb. 10.27 Sekundäre Anämie. Normozytäre Anämie, jedoch ist hier eine Hypochromie erkennbar. Die Erythrozyten liegen in Haufen oder Stapeln beeinander. In sorgfältig hergestellten Ausstrichen hat diese Erscheinung einen ähnlichen Wert wie erhöhte Blutkörperchensenkungsgeschwindigkeit, man findet sie bei chronisch entzündlichen Erkrankungen und Malignomen, besonders beim multiplen Myelom und anderen monoklonalen Gammopathien.

Makrozytäre Anämie

Makrozytäre Erythrozyten findet man besonders bei Lebererkrankungen (bei denen exzessive Lipideinlagerungen in der Membran vorkommen), regelmäßigem Alkoholkonsum und Hämolyse. Außerdem kommen sie bei Hypothyreose und hämolytischen Anämie mit einer Vermehrung der Retikulozyten, die größer sind als reife Erythrozyten, vor. Eine Kernreifungsstörung der Präkursoren der Blutbildung im Knochenmark kann ebenfalls zu einem megaloblastären Mark führen. Meist liegt hier ein Vitamin B_{12}- oder Folsäuremangel zugrunde, eine antineoplastische Chemotherapie oder andere Beeinträchtigungen des Knochenmarkes können ein ähnliches Bild erzeugen. Folsäure wird für die Pyrimidin- und Purinsynthese der DNA benötigt, Vitamin B_{12} hält die Folsäure in einer aktiven Form.

Ursachen des Vitamin B_{12}-Mangels sind in **Tabelle 10.2**, die des Folsäuremangels in **Tabelle 10.3** zusammengefaßt.

Vitamin B_{12}- und Folsäuremangel bewirken einen schleichenden Beginn der Anämie, die den Patienten oft erst in einem schweren Stadium zum Arzt führt. Meist finden sich unspezifische Symptome, wie Antriebsschwäche, Müdigkeit und Gewichtsverlust. Die Patienten sind blaß, die Kombination der Blässe mit einem leichten Ikterus weist auf eine vorzeitige intramedulläre Zerstörung der Erythroblasten hin, was eine zitronengelbe Färbung der Haut bewirkt (**10.28**). Eine Glossitis kann auftreten (**9.35, 10.29**). Hämatome und Petechien sind Zeichen einer gleichzeitigen Thrombozytopenie, schwere Hämorrhagien können wie bei jeder Anämie auftreten. Manchmal findet man eine Hepatomegalie und Hinweise auf eine Herzinsuffizienz.

Tabelle 10.2 Ursachen eines Vitamin B12-Mangels.

Verminderte Aufnahme
Nahrungsbedingt
Vegetarische Kost
Alkoholismus
Schwere Protein- und Energiemangelernährung
Verbrauch durch Darmflora oder Fischbandwurm
Malabsorption
Mangel an Intrinsic-Faktor
Erkrankungen des terminalen Ileum
Pankreasinsuffizienz
Medikamente (Biguanide, Kaliumpräparate)
Erhöhter Bedarf
Schwangerschaft
Status haemolyticus

Tabelle 10.3 Ursachen des Folsäuremangels

Verminderte Aufnahme		
	Nahrungsbedingter Mangel	
		Ältere Personen
		Alkoholismus
		Frühgeborene, die nicht gestillt werden
	Malabsorption	
		Zöliakie
		Tropische Sprue
		Gastrektomie
		M. Crohn
		Medikamente (Phenytoin)
Erhöhter Bedarf		
	Physiologisch	
		Schwangerschaft
		Laktation
		Frühgeborene
		Wachstum
	Pathologisch	
		Status haemolyticus
		Myeloproliferative Erkrankungen
		Schwere Entzündungen
		Dialyse
Erhöhte Folsäureutilisation		
		Zytostatika (Methotrexat)
		Trimethoprim
		Antikonvulsiva (Phenytoin, Phenobarbiturate)
		Alkohol

10.28

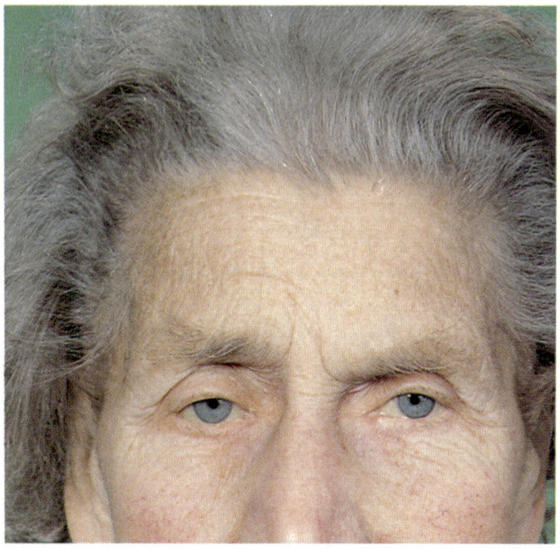

Abb. 10.28 Perniziöse Anämie mit der klassischen Kombination von Blässe und zitronengelber Hautfarbe. Die Blässe korreliert mit dem Hämoglobinspiegel, während der leichte Ikterus aufgrund einer frühzeitigen Zerstörung der Erythroblasten – eine Form der Hämolyse – besteht. Patienten mit einer Perniziosa sind oft blauäugig und meist (vorzeitig) ergraut.

10.29

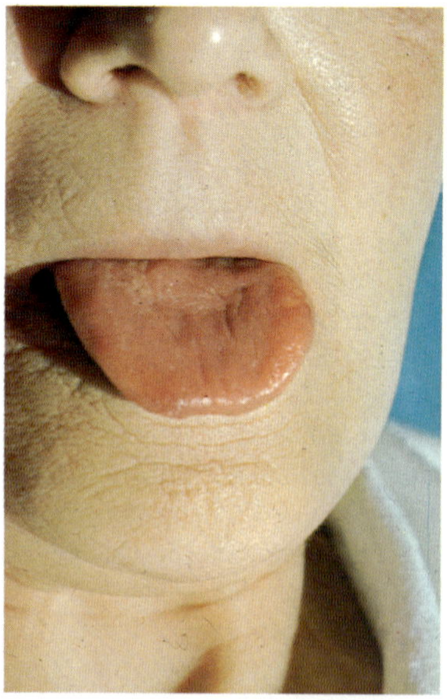

Abb. 10.29 Perniziöse Anämie. Die Patientin weist dieselbe Hautfarbe wie in **Abb.10.28** auf. Außerdem hat sie eine „rote Lackzunge", die glatte Oberfläche entsteht durch die Papillenatrophie. Ähnliche Veränderungen findet sich auch bei einem Mangel an anderen B-Vitaminen.

Die mit einem Vitamin B_{12}-Mangel verbundenen Störungen des Zentralnervensystems machen sich durch symmetrische Parästhesien der Hände und Füße sowie einen Verlust der propriozeptiven Sensibilität und des Vibrationsempfindens, was zu einer Ataxie führt, bemerkbar. Höhere Funktionen sind im Sinne einer Demenz gestört.

Die Ernährungsanamnese läßt einen B_{12}-Mangel (insbesondere bei strengen Vegetariern) oder ein Folsäuredefizit (Fehlen von frischem Obst und Gemüse) vermuten. Neurologische Symptome, besonders des Hinterstranges, weisen auf einen Vitamin B_{12}-Mangel hin, andere autoimmunologische Erkrankungen (Schilddrüsenerkrankung, Diabetes, M. Addison, Vitiligo, Rheumatoidarthritis, **2.74** in der Eigen- oder Familienanamnese) sprechen für eine perniziöse Anämie.

Eine Reifungsstörung aller hämopoetischen Zellinien bewirkt eine Panzytopenie mit Verminderung der Neutrophilen und der Thrombozyten. Im peripheren Blut kommen kernhaltige Megaloblasten vor (**10.31**), eine Knochenmarkpunktion ist nötig, um den megaloblastären Ursprung einer peripheren Makrozytose aufzudecken (**10.32**). Der Vitamin B_{12}-Spiegel kann im Serum bestimmt werden, ebenso der Folsäurespiegel im Serum und in den Erythrozyten.

Bei einem Vitamin B_{12}-Mangel ist es wichtig zu klären, ob die Aufnahme des Vitamins durch die orale Zufuhr des intrinsic-Faktors verbessert werden kann, bevor die Diagnose einer klassischen perniziösen Anämie gestellt wird, da Erkrankungen des Darms (z.B. M. Crohn) die Absorption im terminalen Ileum ebenfalls beeinträchtigen können. Hierzu dienen der Vitamin B_{12}-Urinexkretionstest nach Schilling und die radiometrische Bestimmung des Vitamin B_{12}.

Oftmals liegt gleichzeitig eine Erhöhung des indirekten Bilirubins vor, was sich auch in einer vermehrten Ausscheidung von Urobilinogen bemerkbar macht. Serumeisen und Eisensättigung sind meist erhöht, außer bei einer Malabsorption (*siehe* S. 368), bei der Eisen, B_{12} und Folsäure vermindert und ein dimorphes Blutbild zu beobachten sind.

Bei der perniziösen Anämie kommen bei fast allen Patienten Antikörper gegen die Parietalzellen des Magens vor, 50% besitzen Antikörper gegen intrinsic-Faktor, manchmal auch weitere zirkulierende Antikörper.

Wenn die Anämie alimentär bedingt ist, erfolgt die Therapie durch die orale Gabe von Vitamin B_{12} und Folsäure. Bei der typischen perniziösen Anämie sind wie auch nach Magenresektionen und bei Darmerkrankungen, Hydroxycobalamininjektionen erforderlich. Der therapeutische Erfolg macht sich in einem sofortigen Anstieg der Retikulozyten bemerkbar (**10.33**), der der Erhöhung des Hämoglobins vorausgeht. Liegt gleichzeitig ein Eisenmangel vor, muß Eisen substituiert werden. Durch die Hydroxycobalamintherapie bilden sich frühe neurologische Symptome zurück, ein weiteres Fortschreiten in späteren Stadien kann verhindert werden. Folsäure sollte bei einer megaloblastären Anämie solange nicht gegeben werden, bis ein B_{12}-Mangel ausgeschlossen ist, da sich die neurologischen Symptome des B_{12}-Mangels ansonsten verstärken können.

10.30

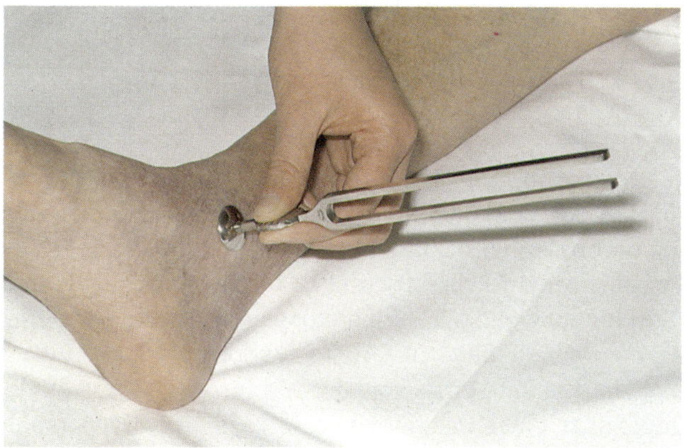

Abb. 10.30 Der Verlust der Vibrationsempfindung ist oft ein Frühsymptom der funikulären Strangerkrankung bei perniziöser Anämie. Die höheren zentralen Funktionen können ebenfalls beeinträchtigt sein. In frühen Stadien sprechen die Veränderungen meist gut auf eine B_{12}-Therapie an, später kann lediglich ein Fortschreiten verhindert werden.

10.31

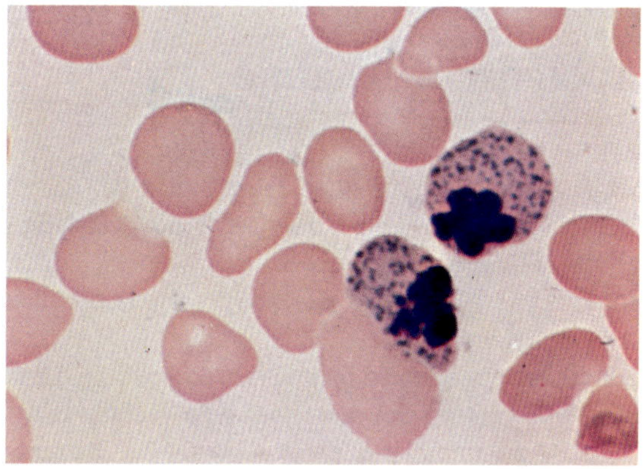

Abb. 10.31 Blutbild bei makrozytärer Anämie infolge B_{12}-Mangels. Man beachte die beiden späten Megaloblasten, die eine nukleäre Rosette und basophile Granula enthalten. Die Erythrozyten zeigen eine Makrozytose, Anisozytose und Poikilozytose.

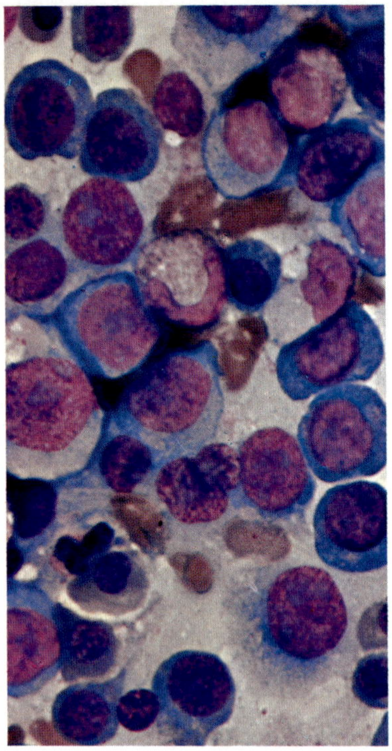

10.32

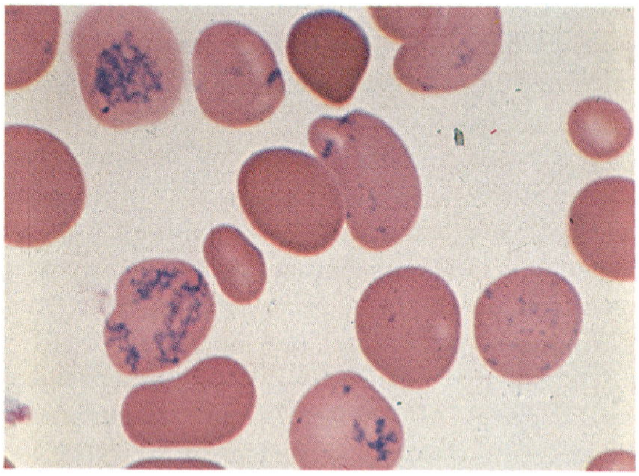

10.33

Abb. 10.33 Die Retikulozytenkrise kann bei der Therapie einer durch Vitamin B12 oder Folsäuremangel bedingten Anämie sehr eindrucksvoll sein. Dieser Ausstrich peripheren Blutes in der Retikulozytenfärbung zeigt eine starke Reaktion 5 Tage nach dem Beginn der Hydroxycobalamintherapie einer perniziösen Anämie. Die schnelle Erholung der Erythropoese durch die Therapie birgt das Risiko eines Eisenmangels in sich.

Abb. 10.32 Blutausstrich bei perniziöser Anämie. Erythroblasten dominieren, die Erythropoese ist megaloblastisch.

Aplastische Anämie

Markaplasie ist eine seltene Erkrankung, bei der es infolge einer Insuffizienz der Stammzellen des Knochenmarkes mit verminderter Zellneubildung zu einer Panzytopenie im peripheren Blut kommt. Die Architektur des Markes bleibt erhalten, jedoch werden die hämopoetischen Zellen durch Fett ersetzt. Eine Anämie, verminderte Leukozyten und Thrombozyten kennzeichnen das Bild. Manchmal kann initial nur eine Zellinie betroffen sein, wie bei der Agranulozytose, meist schreitet der Prozess jedoch bis zur totalen Aplasie fort.

Aplasie kann autoimmunologisch, medikamentös, toxisch, viral und durch Strahlung bedingt sein. Selten kommen angeborene Formen vor, ein großer Teil bleibt idiopathisch. In der klinischen Praxis ist die medikamenteninduzierte Knochenmarkaplasie am häufigsten (**Tabelle 10.4**), wobei manchmal eine einzelne Zellinie stärker betroffen ist. Oftmals liegt ursächlich eine antineoplastische Chemotherapie oder Immunsuppression zugrunde. Hier ist die Aplasie meist reversibel. Die aplastische Anämie ist im Kindesalter mit dem Auftreten einer akuten lymphatischen Leukämie assoziiert, während es bei benzen- oder strahlenexponierten Erwachsenen nach vielen Jahren gehäuft zu akuten myeloischen Leukämien kommt.

Symptome der aplastischen Anämie stehen mit dem Mangel an Funktionszellen im peripheren Blut in Zusammenhang. Die Erkrankung beginnt schleichend mit rezidivierenden Infektionen infolge der Leukopenie und einer Blutungsneigung wegen der Thrombozytopenie. Bei klinischer Untersuchung finden sich Petechien und Ekchymosen (**10.34**). Gastrointestinale und Zahnfleischblutungen sowie Einblutungen in das Auge kommen vor, ebenso Mundhöhlen- und Hautinfektionen (**10.35**). Eine Splenomegalie kommt selten vor, dies ist für die Differentialdiagnose gegenüber einer Panzytopenie infolge eines Hypersplenismus wichtig (*siehe* S. 443).

Die Diagnose wird anhand peripherer Panzytopenie gestellt. Knochenmarkpunktionen können erfolglos bleiben, weshalb zur histologischen Sicherung oft eine Stanzbiopsie erforderlich wird (**10.36**). Die Therapie sollte kausal erfolgen, bei einigen Patienten kommen Androgene und Kortikosteroide in Frage. Die Substitution mittels Erythrozytenkonzentraten, Thrombozyten- und Leukozytentransfusionen kann notwendig sein. Knochenmarktransplantation ist bei etwa 70% der Patienten erfolgreich, jedoch läßt sich nicht immer ein kompatibler Spender finden. Antilymphozytenglobulin (ALG) oder andere Immunsuppressiva sind manchmal hilfreich, wenn eine Transplantation unmöglich ist. In der letzten Zeit kamen rekombinante Wachstumsfaktoren erfolgreich zur Anwendung.

Tabelle 10.4 Medikamente, die eine aplastische Anämie auslösen können.

Chemotherapeutika	Methotrexat, Cytosinarabinosid, Busulfan, Cyclophosphamid, 6-Mercaptopurin
Antibiotika	Chloramphenikol, Methicillin, Penicillin, Tetracycline, Sulfonamide
Antirheumatika	Goldsalze, Penicillamin, Indomethazin, Colchicin
Antikonvulsiva	Phenytoin, Carbamazepin
Antidiabetika	Chlorpropamid, Tolbutamin
Thyreostatika	Carbimazol, Thiouracil, Kaliumperchlorat
Tranquillizer	Chlorpromazin,Chlordiazepoxid, Meprobamat, Promazin

10.34

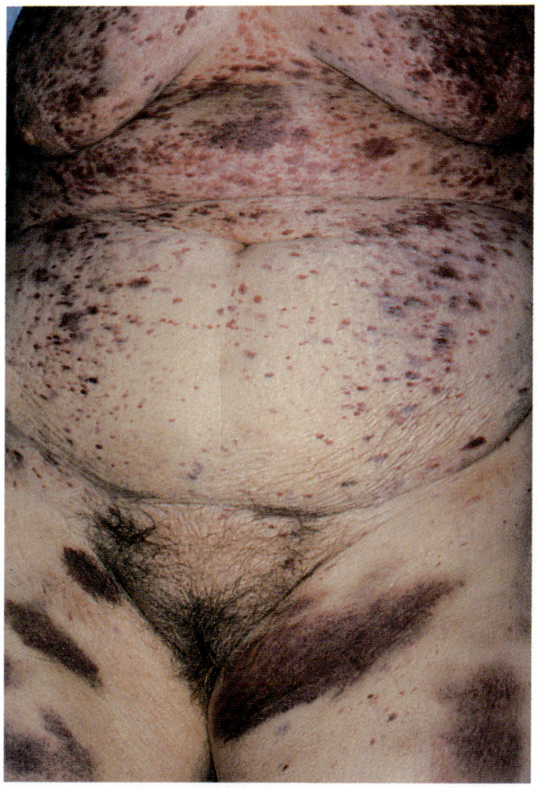

Abb. 10.34 Aplastische Anämie nach Cotrimoxazoltherapie eines Harnwegsinfektes bei 76jähriger. Die Thrombozytopenie ist für die ausgeprägte Purpura und die Ekchymosen verantwortlich, die Patientin leidet wegen der Leukopenie außerdem an einer schweren Halsentzündung.

10.35

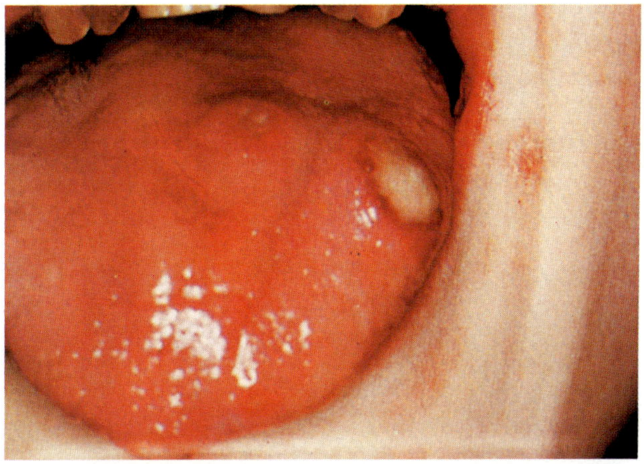

Abb. 10.35 Aplastische Anämie. Zu Beginn entwickelte der Patient eine Agranulozytose mit therapeutisch nicht beeinflußbaren Ulzerationen der Mundschleimhaut und Atemwegsinfektionen. Die Ursache blieb unklar, die Erkrankung schritt zu einer Panzytopenie mit aplastischer Anämie fort.

10.36

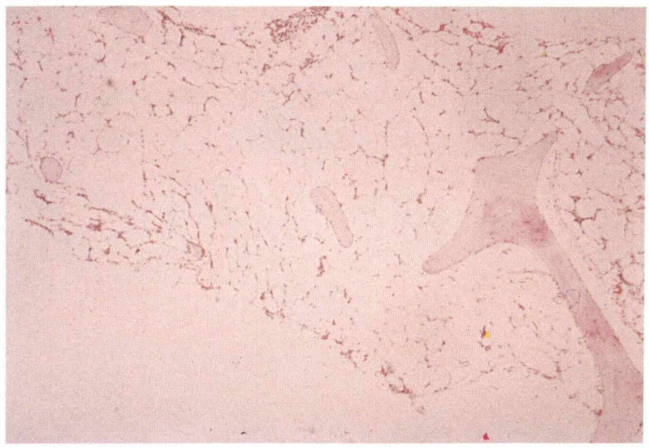

Abb. 10.36 Die aplastische Anämie kann mittels einer Beckenkammbiopsie diagnostiziert werden. Dieses Bioptat einer jungen Frau zeigt bei geringer Vergrößerung eine schwere aplastische Anämie, die medikamenteninduziert war. Es fehlen alle hämopoetischen Zellen, lediglich einige Lymphozyten sind erkennbar, eine entzündliche Reaktion bleibt aus. In solchen Fällen ist die Prognose meist ernst.

Hämolytische Anämien

Hämolyse ist wahrscheinlich, wenn sowohl eine erhöhte Produktion von Erythrozyten (Retikulozytose) als auch gesteigerter Abbau vorliegen. Man unterscheidet eine intravaskuläre Hämolyse, die akut eine Hämoglobinurie und chronisch eine Hämosiderinurie bedingen kann, von einer extravasalen Form (makrophagenvermittelt), die mit einer Erhöhung des indirekten Bilirubins im Blut einhergeht. Klinisch sollte die Kombination von Blässe, Ikterus (**9.2, 10.37**) und Splenomegalie (**9.19**) an eine Hämolyse denken lassen. Bei chronischen Fällen finden sich Pigmentgallensteine (*siehe* S. 409) oder Zeichen einer Eisenspeicherung (**10.38**). Der Blutausstrich zeigt Veränderungen der Erythrozyten, die oftmals auf bestimmte Ursachen der Hämolyse hinweisen, es kann aber auch lediglich eine unspezifische Polychromasie vorkommen, die mit der Retikulozytose in Zusammenhang steht.

Als Ursache kommen Störungen der Erythrozyten in Frage, die meist angeboren sind, bei erworbenen Formen handelt es sich gewöhnlich um extrakorpuskuläre Veränderungen:

- **Erythrozytenebene**: Membrandefekte (Hereditäre Sphärozytose, hereditäre Elliptozytose), Hämoglobinsynthesestörungen (Sichelzellanämie), Stoffwechseldefekte (Pyruvatkinase- und Glukose-6-Phosphat-Dehydrogenase-Mangel).
- **Extrakorpuskulär:** Chronische Leber- oder Niereninsuffizienz, die Verkürzung der Erythrozytenlebensdauer ist hier moderat. Am häufigsten sind in dieser Gruppe immunologisch bedingte Hämolysen: Blutgruppenunverträglichkeit der Neugeborenen, transfusionsbedingte Hämolysen, Autoimmunantikörper gegen Erythrozytenantigene (positiver Coombs-Test), medikamenteninduzierte Antikörperproduktion (Haptenwirkung). Andere erworbene Hämolysen, wie paroxysmale nächtliche Hämoglobinurie oder toxische Formen kommem vor.
- In Verbindung mit einer disseminierten intravasalen Gerinnung kann ebenfalls eine Hämolyse auftreten (mikroangiopathische Hämolyse, **10.107**), ebenso nach Herzklappenersatz oder bei Malaria.
- Eine mit einem Hypersplenismus einhergehende Hämolyse ist bei verschiedenen Krankheiten, bei denen eine Splenomegalie auftritt, zu beobachten.

10.37

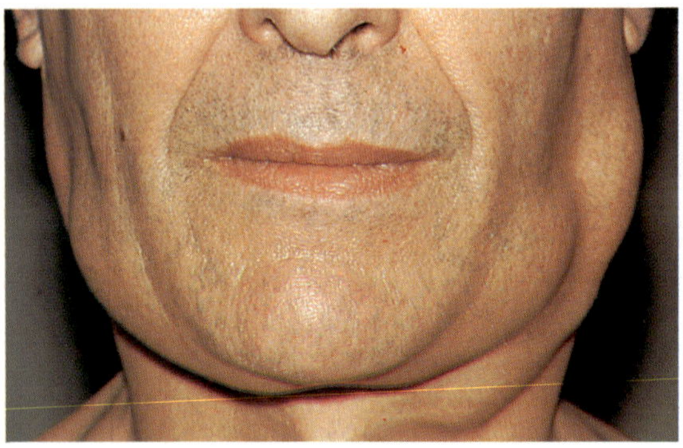

Abb. 10.37 Eine hämolytische Anämie führt zu einem charakteristischen zitronengelben Ikterus. Hier liegt eine autoimmunhämolytische Anämie vom Wärmeautantikörpertyp in Kombination mit einer chronisch lymphatischen Leukämie vor (*siehe* S. 439 und 447). Man beachte die stark geschwollenen Halslymphknoten.

10.38

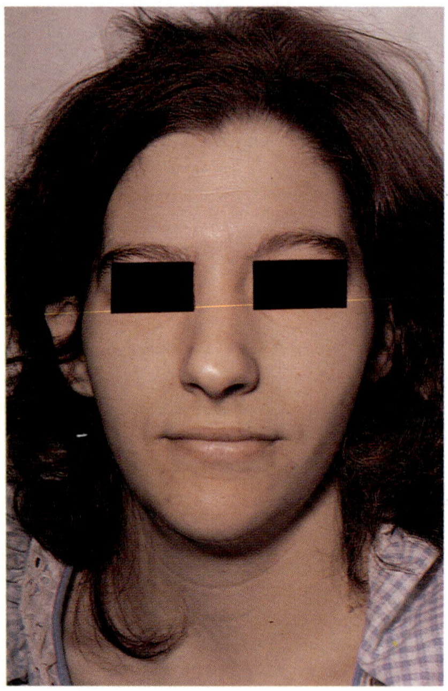

Abb. 10.38 Sekundäre Hämochromatose. Als Folge der mit chronischen hämolytischen Anämie einhergehenden Eisenüberladung ist es zur charakteristischen Hautpigmentierung gekommen. Bei der 19jährigen Patientin liegt eine Alpha-Thalassämie vor. Es fällt klassische Kombination von Blässe und Pigmentierung auf.

Defekte der Erythrozytenmembran

Eine Reihe chemischer und physikalischer Membrandefekte wurde bisher beschrieben. Häufigster und wichtigster Defekt ist die **hereditäre Sphärozytose**, die in Häufigkeit von 1-2/10 000 auftritt und autosomal dominant vererbt wird. Quantitative oder qualitative biochemische Defekte betreffen die Spectribildung und gehen mit Sphärozyten einher, die eine veränderte Permieabilität und eine herabgesetzte Lebensdauer haben. Der klinische Verlauf variiert in weiten Grenzen, auch innerhalb einer Familie, jedoch kommen immer eine hämolytische Anämie, Ikterus und Milztumor vor (**10.39**). Die meisten Patienten können ein normales Leben führen. Jedoch kann z.B. durch Infekte eine hämolytische Krise ausgelöst werden, die transfusionspflichtig wird. Aplastische Krisen können infolge von Infektion durch Parvoviren u.a. auftreten, besonders bei Kleinkindern (*siehe* S. 27). Hyperplastische Erythropoese bedingt erhöhten Bedarf an Folsäure, die prophylaktisch verabreicht werden sollte. Chronische Hämolyse geht mit der Bildung von Pigmentgallensteinen einher, so kann ein hämolytischer mit einem Verschlußikterus kombiniert sein. Da auch andere Zellen für ihre Funktion Spectrin benötigen, kommt es zu weiteren Störungen, neurologische und kardiale Symptome sind beschrieben worden.

Die Diagnose wird durch den Nachweis einer chronischen Hämolyse und eines typischen Blutbildes (Sphärozyten) erhärtet (**10.40**). Die osmotische Resistenz der Erythrozyten ist herabgesetzt, was als Screening Verwendung findet. In Speziallaboratorien ist eine Bestimmung des Spectrins möglich. Es ist wichtig, alle Familienmitglieder eines Erkrankten zu untersuchen. Die Therapie der Wahl stellt die Splenektomie dar, wonach sich eine Immunisierung gegen Pneumokokken, Meningokokken und *H. influenzae* sowie eine Langzeittherapie mit Penizillin anschließen muß. Bei der Operation muß darauf geachtet werden, daß kein akzessorisches Milzgewebe belassen wird, da dieses erneut hypertrophieren kann und so die Hämolyse unterhält.

Hereditäre Elliptozytose wird durch eine Reihe molekularer Defekte verursacht und ist meist asymptomatisch. Die Diagnose wird anhand des typischen Blutbildes gestellt (**10.41**), nur einige Patienten haben signifikante Anämie oder zeigen Zeichen der Hämolyse.

10.39

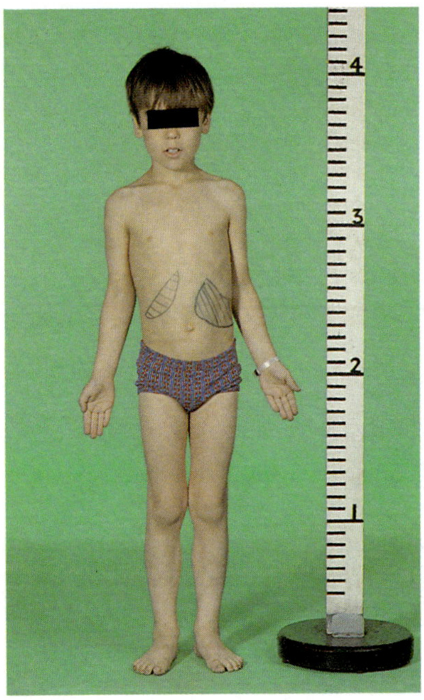

Abb. 10.39 Hereditäre Sphärozytose. Dieser 9jährige Junge zeigt die typische Blässe. Er hat eine ausgeprägte Splenound eine leichte Hepatomegalie.

10.40

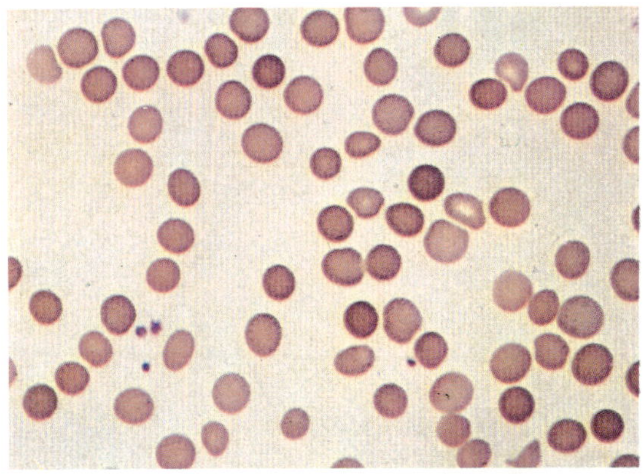

Abb. 10.40 Hereditäre Sphärozytose. Blutausstrich läßt bei geringer Vergrößerung erkennen, daß etwa die Hälfte der Erythrozyten klein und dunkel gefärbt sind. Es handelt sich um typische Sphärozyten, obwohl auch normale Zellen vorkommen. Manchmal ist nur ein Teil der Erythrozyten spärozytär geformt. Durch spezielle Färbungen wird deutlich, daß es sich in etwa 60% um Retikulozyten handelt.

10.41

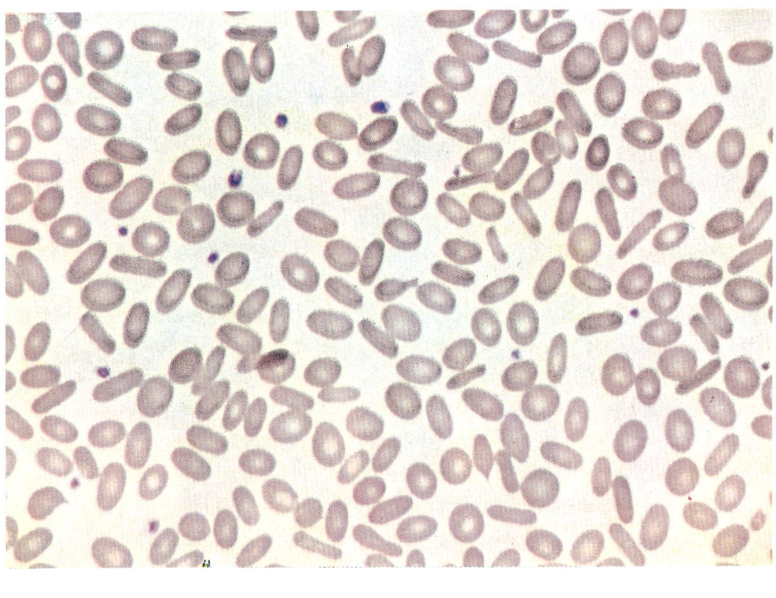

Abb. 10.41 Hereditäre Elliptozytose. Diese angeborene Störung der Erythrozyten führt zu einer ovalen oder zigarrenartigen Verformung der roten Blutkörperchen. Wie bei der hereditären Sphärozytose kommen auch normale Erythrozyten vor, in diesem Falle etwa 50%. Pseudoelliptozyten können infolge einer schlechten Ausstrichtechnik entstehen, dann liegen die „Elliptozyten" meist nur an einem Ende des Ausstriches und ihre Längsachsen sind parallel angeordnet.

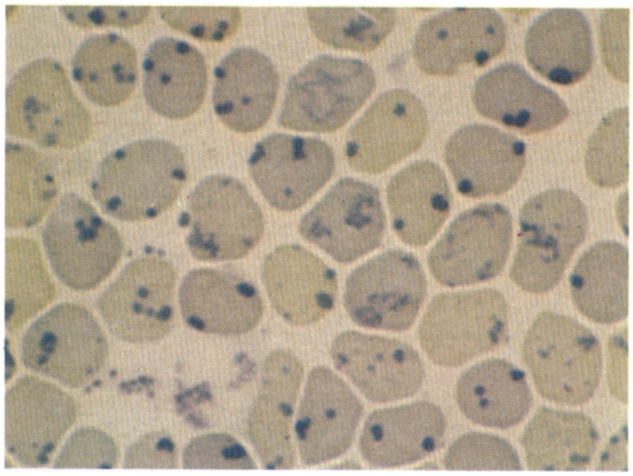

10.42

Abb. 10.42 Ein Glukose-6-Phosphat-dehydrogenase-Mangel führt zur Bildung von Heinz-Körpern. Hier wurden sie mit Methylenblau angefärbt. Es handelt sich um Präzipitate infolge eines Mangels an reduzierenden Enzymen denaturierten Hämoglobins.

Die normale Funktion der Erythrozyten ist an zwei intakte Enzymsysteme, die der Energiegewinnung aus Glukose dienen, geknüpft. Es handelt sich um den Embden-Myerhof-Weg und den Hexose-Monophosphat-Weg. Es wurden zahlreiche Enzymdefekte beschrieben, jedoch sind nur zwei klinisch bedeutsam:

- **Glukose-6-Phosphatdehydrogenase-Mangel** bedingt eine herabgesetzte Widerstandsfähigkeit der Erythrozyten gegenüber Oxydanzien, die infolge von Infektionen oder Medikamenteneinnahme auftreten. Folge ist Methämoglobinbildung, das als Sauerstoffträger wertlos, relativ schwer löslich ist und sich in Form von Heinz-Körpern in den Erythrozyten ablagert (**10.42**). Die Zellen werden dann schneller in der Milz abgebaut. Das Ausmaß der Enzymaktivität kann in weiten Grenzen schwanken, was den unterschiedlichen Ausprägungsgrad der Erkrankung erklärt. Die Krankheit tritt gewöhnlich mit einer akuten intravasalen Hämolyse, Ikterus, Hämoglobinurie, Anämie und Methämoglobinämie in Erscheinung. Eine beträchtliche Anzahl von Medikamenten und Nahrungsmitteln kommt als Auslöser einer akuten Episode in Frage. Triggersubstanzen sollten vermieden oder abgesetzt werden. Während akuter Attacken können Transfusionen lebensrettend sein.
- **Pyruvatkinasemangel** ist der häufigste Enzymdefekt der Glykolyse. Erkrankung ist autosomal rezessiv erblich, Hämolyse tritt nur bei Homozygoten auf. Die betroffenen Zellen haben eine signifikant kürzere Lebensdauer, die Hämolyse ist chronisch und hängt nicht mit Infektionen, Medikamenten oder Nahrungsmitteln zusammen. Gewöhnlich liegt Splenomegalie vor. Die definitive Diagnose wird durch die Bestimmung der Enzymaktivität gestellt, homozygote Merkmalsträger sind anämisch und haben eine Retikulozytose (**10.11**). Eine sekundäre Hämochromatose kann sich entwickeln (**10.38**).

Sichelzellkrankheiten

Der Austausch einer einzigen Aminosäure (Valin gegen Glutamin) in Position 6 der ß-Kette des Globins bewirkt eine Veränderung der physikalischen und chemischen Eigenschaften des Hämoglobins. Hämoglobin S (HbS) findet man homozygot (HbSS, Sichelzellanämie), heterozygot (HbAS, Merkmalsträger) sowie in Verbindung mit allen anderen Hämoglobinvarianten (C, D, F) und ß-Thalassämie. Das abnormale Gen ist weltweit verbreitet, hauptsächlich kommt es jedoch in Afrika vor. Es stellt einen gewissen Schutz gegen eine Malariainfektion dar und hat sich deshalb in bestimmten Bevölkerungsgruppen durch die natürliche Auslese vermehrt.

Die Erkrankung entsteht infolge einer Polymerisation der HbS-Moleküle in den Erythrozyten. Hierdurch kommt es zu einer chronischen Hämolyse und zu Gefäßverschlüssen mit Gewebsuntergang. Eine Polymerisation ist nur möglich, wenn sich das HbS in reduziertem Zustand befindet, die schrittweise Kristallisation in den Zellen bewirkt ihre sichelartige Verformung, wodurch die Kapillarpassage herabgesetzt ist. Die Veränderungen sind bei erneuter Oxygenierung der Zelle reversibel, wenn keine schweren Membranschäden vorliegen.

Heterzygote Merkmalsträger sind meist symptomfrei, es sei denn, sie setzen sich einem verminderten Sauerstoffpartialdruck aus (Flugzeug ohne Druckausgleich, Aufenthalt in großer Höhe, manchmal während einer Anästhesie). Niereninfarkte können trotzdem vorkommen, die Patienten klagen über eine Hämaturie, eine Niereninsuffizienz kann sich entwickeln.

Homozygote Patienten leiden an einer Sichelzellanämie infolge der chronischen Hämolyse. Diese ist jedoch meist kompensiert. Der Hämoglobinspiegel liegt zwischen 5 und 10 g/dl, der Anteil der Retikulozyten beträgt 10-30%. Wegen des vermehrten Anfalls an unkonjugiertem Hämoglobin tritt oft ein leichter Ikterus auf. Akute hämolytische Krisen können sich bei einer Schwangerschaft, Infektion, Medikamenteneinnahme, Operation oder Anästhesie einstellen, sie können mit einem Verschluß der Kapillaren einhergehen und zum Gewebsuntergang führen. Während solcher Krisen tritt Fieber auf, die Patienten sind abgeschlagen und klagen über Schmerzen, die teilweise sehr stark sein können und im gesamten Körper auftreten. Folgende Organe werden betroffen: Knochen (**10.43-10.45**), Muskeln, Gehirn, Augen (**10.46**), Lunge, Milz, Leber, Nieren und Haut.

In Infarktbezirken treten häufig Infektionen auf, die Ischämie von Knochen und Gelenken wird oft durch chronische Infektionen kompliziert (**3.119, 10.47**). Pigmentgallensteine sind das Ergebnis der chronischen Hämolyse. Bei Kleinkindern besteht eine hohe Letalität, meist infolge eines Nierenversages, einer Superinfektion oder eines Gefäßverschlusses.

Die Diagnose wird durch einen positiven Sichelzelltest (**10.48, 10.49**) und eine Hämoglobinelektrophorese (**10.50**) bestätigt. Eine pränatale Diagnostik und Screeningprogramme sind für eine frühzeitige Diagnose hilfreich, eine nachfolgende medizinische Beobachtung verhindert Spätfolgen.

Behandlung zielt auf die Infektverhütung und die Vermeidung akuter hämolytischer Krisen ab. Akute Krisen bedürfen einer Oxygenierung, Rehydratation, Antibiose und Analgesie. Anämie kann durch Transfusionen behandelt werden, jedoch führt dies langfristig zu Hämosiderose und sekundärer Hämochromatose.

10.43

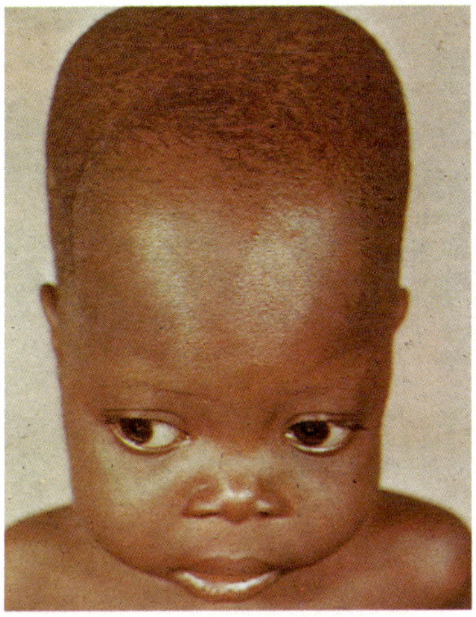

Abb. 10.43 Vorwölbungen des Schädels infolge einer Hyperplasie des Knochenmarks sind bei der Sichelzellanämie häufig, eine ähnliche Erscheinung findet man bei der Thalassämie und anderen schweren kongenitalen hämolytischen Syndromen.

10.44

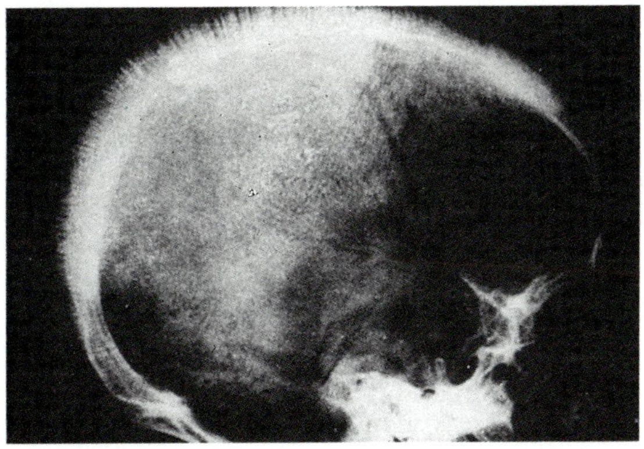

Abb. 10.44 „Bürstenschädel" - ein häufiger Befund bei Sichelzellanämie, oft in kombiniert mit Vorwölbungen der Stirnregion. Auch dieses Zeichen findet man bei der Thalassämie und anderen schweren kongenitalen hämolytischen Syndromen.

10.45

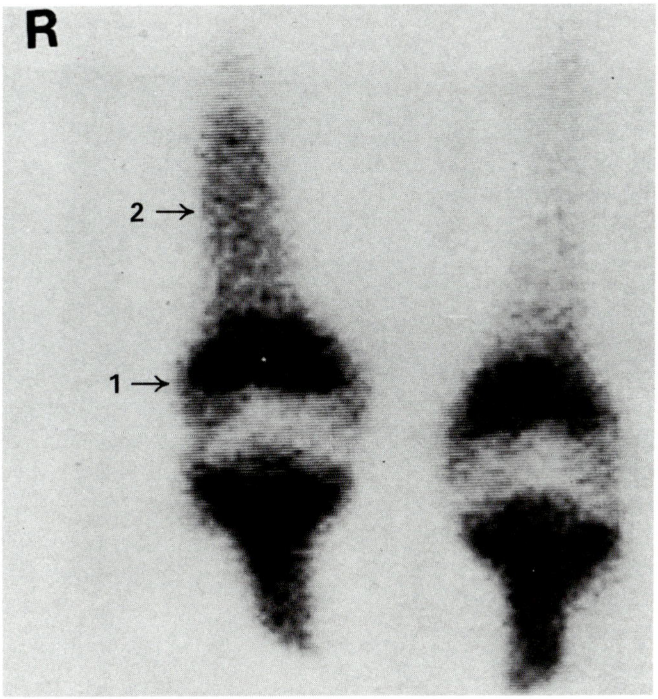

Abb. 10.45 Knochenszintigramm eines Sichelzellpatienten mit erhöhter Aktivität in beiden Epiphysen (1) und vermehrter Speicherung im unteren rechten Femur. Meist handelt es sich um wiederholte ischämische Nekrosen mit nachfolgender Reparatur. Der Knochen ist infektionsgefährdet, besonders gegenüber einer durch Salmonellen u.a. Erreger hervorgerufenen Osteomyelitis.

10.46

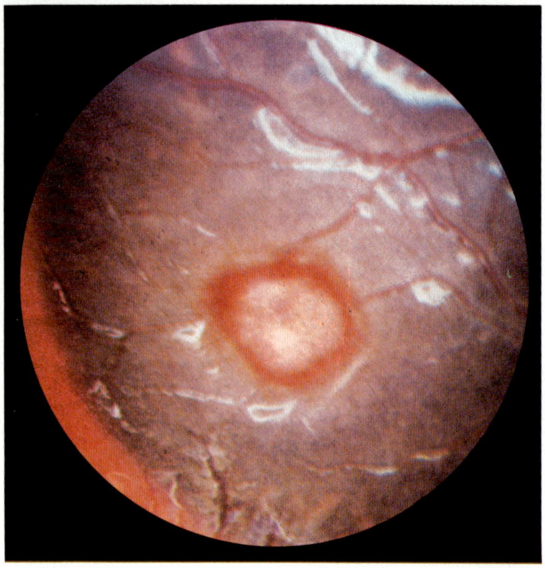

Abb. 10.46 **Sichelzellretinopathie.** Intermittierende Verschlüsse der Netzhautgefäße durch schlecht verformbare Sichelzellen führen zu charakteristischen Einblutungen. Die Region der Sehzellen kann betroffen sein, die Retinagefäße verlaufen geschlängelt. In späteren Stadien steht eine proliferative Retinopathie im Vordergrund. Ähnliche Veränderungen kommen auch bei anderen hämolytischen Erkrankungen, wie der Thalassämie, vor.

10.47

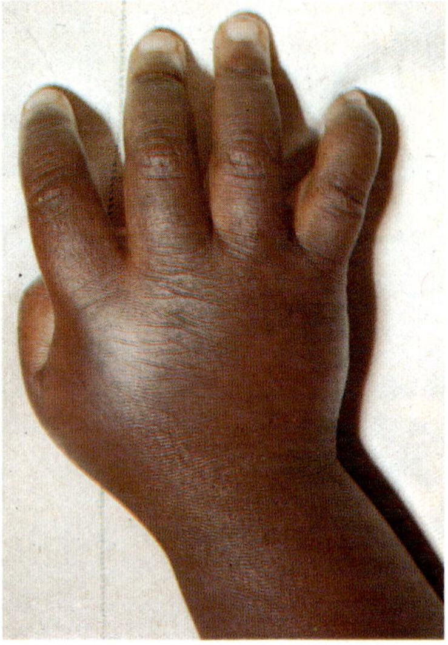

Abb. 10.47 **Schwere Daktylitis (Entzündung der Finger), ein weiteres häufiges Symptom der Sichelzellanämie bei Kindern.** Schmerzhafte Schwellung der Finger ist durch Destruktionen der Knochen infolge multipler Infarzierungen, manchmal in Kombination mit Osteomyelitis, bedingt.

10.48

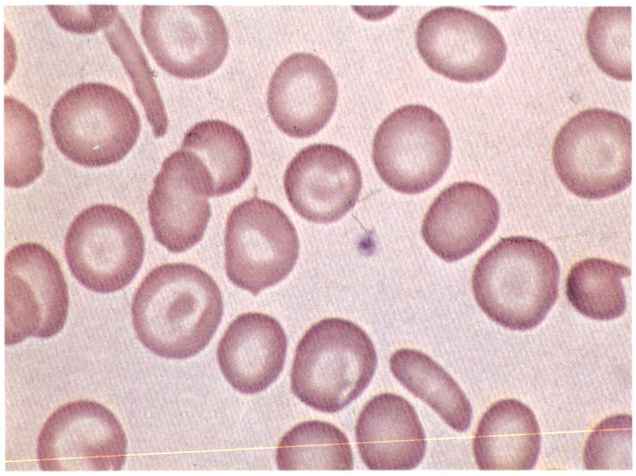

Abb. 10.48 **Frischer Blutausstrich bei Sichelzellanämie.** Es sind nur einige Sichelzellen erkennbar, jedoch fallen die Aniso- und Poikilozytose sowie Target-Zellen auf.

10.49

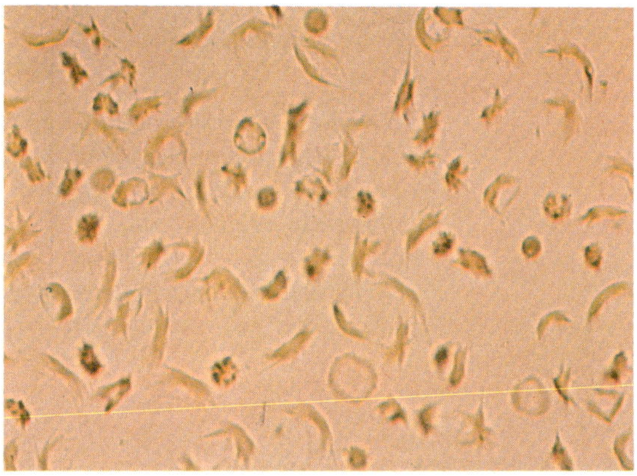

Abb. 10.49 **Zur Sichelzellbildung kommt es, wenn die Erythrozyten des Patienten unter Luftabschluß mit Natriumdithionitlösung versetzt werden.** Kristallisiert durch die reduzierende Wirkung das HbS in den Zellen, nehmen sie die typische Sichelform an.

10.50

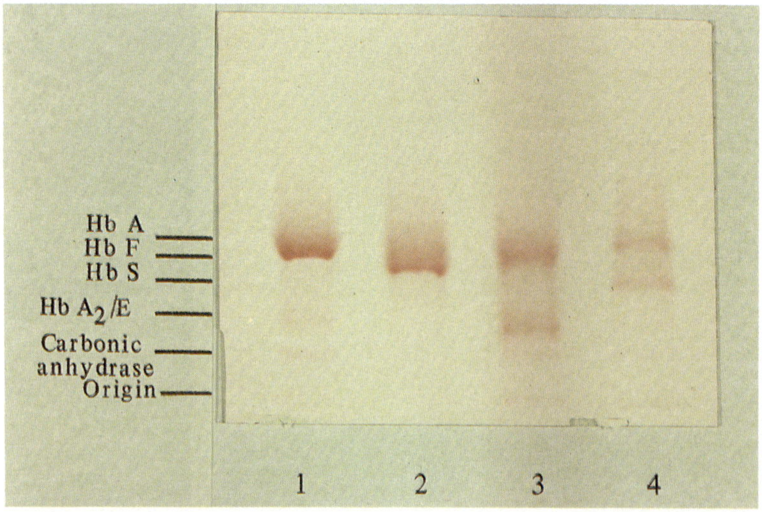

Abb. 10.50 **Hämoglobinelektrophorese.** Die verschiedenen Hämoglobinvarianten haben eine unterschiedliche elektrophoretische Beweglichkeit. Die Zelluloseazetatelektrophorese in basischem Medium stellt eine Screeninguntersuchung dar. 1, Gesunder Erwachsener (vorwiegend HbA, Alpha 2, Beta 2); 2, Neugeborenes (vorwiegend HbF, Alpha 2 Gamma2); 3, Heterozygotes HbE (sowohl HbA als auch HbE, Alpha 2 Beta E2); 4, Heterozygotes HbS (Sichelzellen enthalten HbA und HbS, Alpha-Beta S2).

Thalassämie

Thalassämie ist die Bezeichnung einer Gruppe von Hämoglobinopathien, bei denen eine genetische Mutation die Bildung normaler Globinketten verhindert. Die wichtigsten Typen sind die Alpha- und die Beta-Thalassämie, die durch einen Synthesedefekt der Alpha- oder Betakette hervorgerufen werden. Durch die fehlerhafte Hämoglobinsynthese kommt es zu einer Hypochromie und Mikrozytose.

Thalassaemia minor

Hierbei handelt es sich um die weitaus häufigste Form, die heterozygote Variante der Alpha oder Beta-Thalassämie. Sie verläuft meist symptomarm mit Mikrozytose (MCV 55-75) und Hypochromie (MCH 20-22), manchmal mit leichter Anämie bei einem Hämatokrit um 30 und leicht erhöhter Erythrozytenzahl (**10.51**). Die Erkrankung ist weltweit verbreitet, in Teilen Afrikas, Asiens und der Mittelmeerländer sind etwa 20 % der Bevölkerung betroffen. Es gibt viele Varianten der Thalassaemia minor, die mit verschiedenen anderen abnormen Hämoglobinen einhergehen. Die Thalassämie stellt wahrscheinlich ebenfalls einen Schutz gegen Falciparum malariae dar, die Selektion ist für die Konzentration des Genes in Malariagebieten verantwortlich.

Die Thalassaemia minor bedarf keiner Therapie, jedoch muß ein Eisenmangel ausgeschlossen werden, die Routinebestimmung von Ferritin und Serumeisen ist wichtig. Die Diagnose vor der Geschlechtsreife erlaubt eine effektive genetische Beratung.

10.51

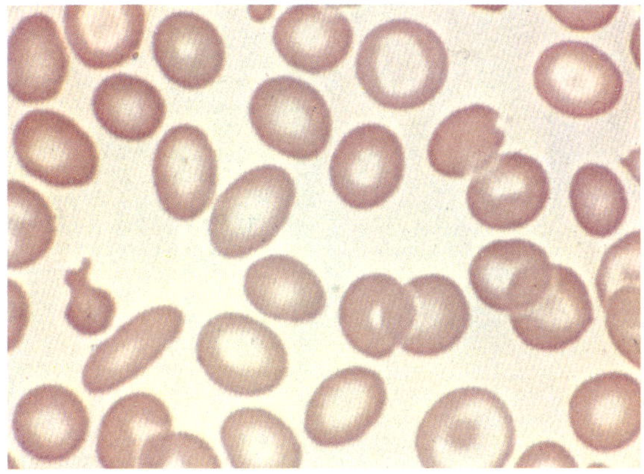

Abb. 10.51 Blutfilm bei ß-Thalassaemia minor. Die roten Zellen sind hypochrom, prominente Target-Zellen sind vorhanden, der Film zeigt Anisozytose und Poikilozytose. Einige dünne, flache Zellen (Leptozyten) und Elliptozyten sind ebenfalls vorhanden. In einigen Fällen zeigt sich nicht mehr als Microzytose und Hypochromie.

Thalassaemia major (Cooley-Anämie)

Homozygote Merkmalsträger der Beta-Thalassämie (beide Gene sind defekt) weisen ausgiebige Störungen der Beta-Globulin-Synthese auf, während Synthese der Alphaketten normal ist. Als Resultat kommt es zu einer Anhäufung von Alphaketten, die relativ unlöslich sind, wenn sie nicht an Betaketten gebunden sind. So entstehen große intrazelluläre Einschlüsse. Viele Erythrozyten weisen intramedulläre Reifungsstörungen auf (ineffektive Hämopoese), werden sie freigesetzt, ist ihre Lebensdauer verkürzt, da sie in der Leber abgebaut werden. Resultierende Anämie bewirkt verstärkte Ausschüttung von Erythropoetin, das eine weitere Erythroblastenproliferation, die Nutzung des Markes zur Blutbildung in fast allen Knochen und erhöhte Eisenaufnahme bedingt. Der Prozeß ist so aktiv, daß es zu Osteoporose und pathologischen Frakturen kommen kann, einige Knochen sind extrem hyperplastisch (**10.43, 10.44, 10.52**). Durch Wachstum der Wirbelkörper kann eine Kompression des Rückenmarks eintreten, das Gesicht kann durch die Hyperplasie der Gesichtsknochen verunstaltet sein (Eichhörnchen-Gesicht). Retinale Veränderungen entsprechen denen der Sichelzellanämie (**10.46**). Bei schwerer Anämie (Thalassaemia major) sind wiederholte Transfusionen notwendig, um Sauerstofftransport zu gewährleisten, sie führen aber zur Hämosiderose. Bei weniger schweren Fällen (Thalassaemia intermedia) kann der Patient einen Hämoglobinspiegel von 6,8 g/dl aufrechterhalten, ohne das er transfusionsbedürftig ist. Diese Patienten erreichen das Erwachsenenalter.

Bei der Thalassaemia major besteht bereits im ersten Lebensjahr dramatisches klinisches Bild mit schwerer Anämie, Gedeihstörungen und Wachstumsretardierung. Bei Untersuchung findet man Hepatosplenomegalie (**10.53**). Im Blutbild kommen die charakteristischen Erythrozyten vor (**10.54**), bei den Eltern kann man eine Thalassaemia minor nachweisen. Die Diagnose wird durch eine Hämoglobinelektrophorese (**10.50**) und den Nachweis einer gestörten Betakettensynthese in den Retikulozyten bestätigt.

Erkrankung ist mit hoher Morbidität und Letalität verbunden, obwohl durch häufige Transfusionen versucht wird, körpereigene Hämopoese zu unterdrücken. So können Symptome gelindert sowie ein normales Wachstum und normale Knochenentwicklung ermöglicht werden. Wiederholte Transfusionen führen aber zu Hämosiderose, das Risiko viraler Infektionen (Hepatitis B, C u.a. Hepatitisviren, HIV) wächst. Herzerkrankungen sind häufig, Herzinsuffizienz, Myokarditis und Perikarditis spielen eine Rolle.

Eisenüberladung wird mit Desferrioxamininfusionen behandelt, Hinweise auf eine lebensverlängernde Wirkung. Die Substanz muß intravenös verabreicht werden, was bei einer großen Anzahl von Patienten Schwierigkeiten bereitet. Behandlung sehr teuer. Vitamin C kann zur Verbesserung der Komplexbildung gegeben werden. Zur Verlängerung der Erythrozytenlebensdauer sollte Splenektomie in Betracht gezogen werden. Gleichzeitig vorliegende Thrombozytopenie und Neutropenie sprechen für einen Hypersplenismus. Nach der Milzexstirpation müssen die Kinder gegen Infektionen, besonders gegen Pneumokokken, geimpft werden, Penizillin-Langzeitprophylaxe ist sinnvoll. In ausgewählten Fällen kommt eine Knochenmarktransplantation in Frage.

10.52

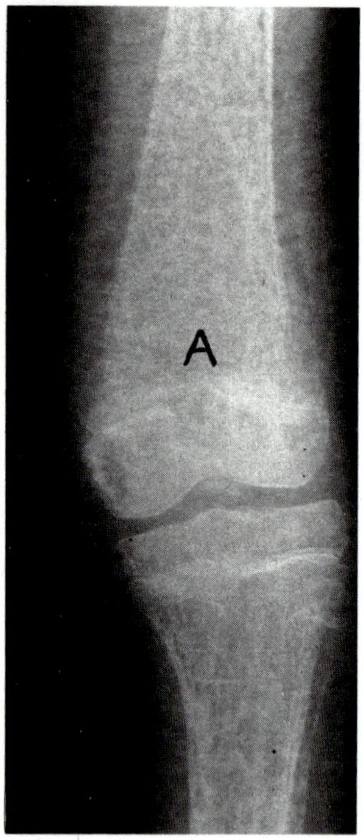

Abb. 10.52 Die Thalassaemia major geht mit umfangreichen Knochenveränderungen einher, die auf der Knochenmarkhyperplasie beruhen. Der distale Femur ist flaschenartig aufgetrieben. Die Knochen sind osteopenisch (A) mit spärlicher, grober und dichter Trabekelstruktur. Dieser Befund ist nicht beweisend für eine Thalassämie, er kommt auch bei anderen hämolytischen Anämien, insbesondere der Sichelzellanämie, vor.

10.53

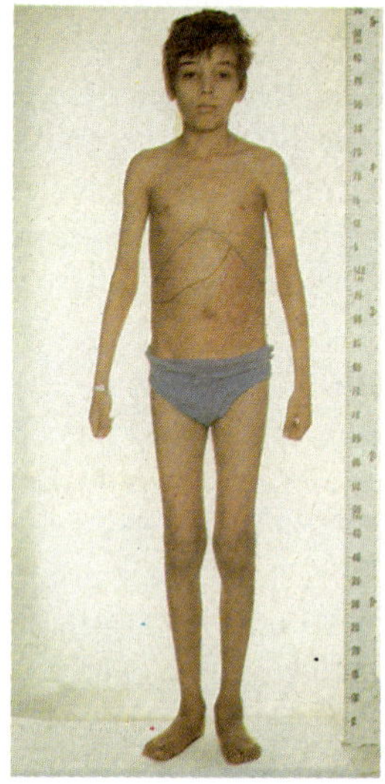

Abb. 10.53 Beta-Thalassaemia major. Eine Hepatomegalie ist obligat, wie bei diesem jungen Patienten.

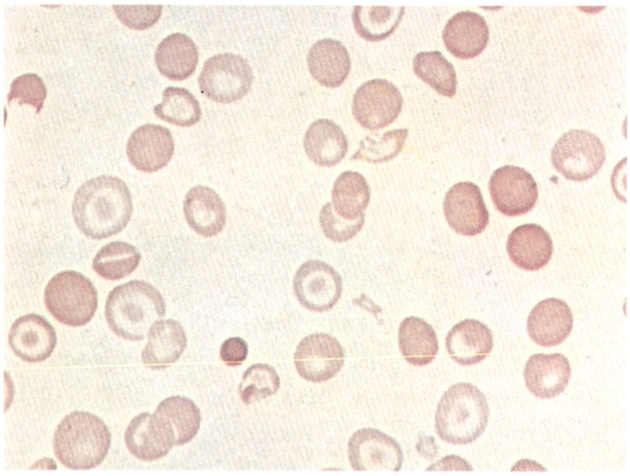

10.54

Abb. 10.54 Schwere Beta-Thalassämie. Im Blutausstrich sind die Veränderungen sehr viel schwerwiegender als in **Abb. 10.51**, neben einer Hypochromie kommen Targetzellen, Makrozyten, Sphärozyten, Schizozyten – einschließlich Helmzellen – und kleinere Zellfragmente vor.

Thalassaemia intermedia

Einige Thalassämie-Patienten sind in der Lage, einen adäquaten Hämoglobinspiegel aufrechtzuerhalten, ohne transfusionsbedürftig zu sein. Durch die gesteigerte Eisenabsorption im Darm kommt es zu einer Eisenakkumulation, die eventuell eine sekundäre Hämochromatose bewirkt, mit allen oben beschriebenen Auswirkungen. Osteoporose, Knochenhyperplasie und Arthritis sind häufig und führen zu Skelettanomalien.

Alphathalassämie

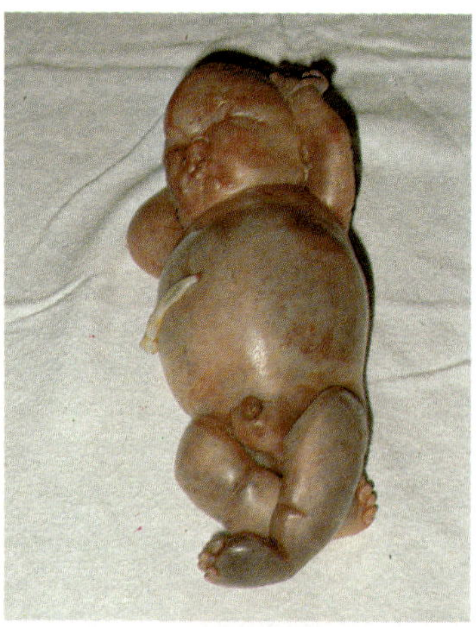

10.55

Abb. 10.55 Hydrops congenitus bei schwerer Alphathalassämie. Die schwerste Form der Erkrankung ist nicht mit dem Leben vereinbar, der Fetus stirbt meist schon in utero ab.

Verschiedene genetische Mutationen und Deletionen können Synthesedefekt der Alphaketten bewirken, führt zu vielfältigen Anomalien der Erythrozyten. Zellen sind hypochrom, mikrozytär und leicht zerstörbar. Defekte können mit fehlerhafter Synthese der Betaketten kombiniert sein, was sich in massiver Hämolyse zeigt.

Es können ein bis vier Gene beteiligt sein:

- Nicht erfaßbare Erkrankung (1-2 Gendefekte).
- Mittelschwere Hämolyse (3 Gendefekte - Hämoglobin H-Krankheit)
- Tod in utero – Hydrops neonatorum universalis (**10.55**) (4 Gendefekte)

Bei Hämoglobin H-Krankheit ist Splenomegalie häufig, bei Vorliegen von Hypersplenismus sollte Milz entfernt werden. Folsäure und vereinzelte Transfusionen können notwendig werden.

Erworbene hämolytische Anämien

Am häufigsten handelt es sich um hämolytische Anämien, die durch Autoantikörper bedingt sind. Sie sind gegen die Membran von Erythrozyten gerichtet und vermindern deren Lebensdauer infolge Induktion verstärkter Phagozytose durch das retikuloendotheliale System. Diagnose wird durch einen positiven Coombs-Test bestätigt. Es kann sich um Wärmeantikörper, mit stärkster Aktivität bei 37 °C (meist IgG), oder Kälteantikörper, die bei geringeren Temperaturen aktiv sind (meist IgM), handeln. Beide Anämieformen sind idiopathisch, es gibt auch sekundäre Formen:

- **Autoimmunhämolytische Anämien vom Wärmeautoantikörpertyp** können mit Lymphomen, chronisch lymphatischer Leukämie (**10.37**), Lupus erythematodes visceralis, AIDS oder Hypogammaglobulinämien assoziiert sein. Es kommt zur Ausbildung von Sphärozyten, die morphologisch nicht von kongenitaler Sphärozytose zu unterscheiden sind (**10.39**): Durch Prednisolon kann Remission erreicht werden, bei Therapierefraktärität oder unvertretbar hohen Steroiddosen sollte Splenektomie in Erwägung gezogen werden.
- **Autoimmunhämolytische Anämien vom Kälteautoantikörpertyp** (**10.56, 10.57**) können transitorisch in Verbindung mit Pfeifferschem Drüsenfieber vorkommen, bei der idiopathischen Kältehämagglutination durch monoklonale IgM-Paraproteine bedingt und mit Lymphomen assoziiert sein: Kälteexposition muß vermieden werden, um eine intravaskuläre Hämolyse und die Exazerbation eines häufig gleichzeitig vorliegenden Raynaudphänomens zu verhindern (*siehe* S. 255). Kälteantikörper bewirken nicht immer Hämolyse, sie können dann bei stark beschleunigter ESG vermutet werden.

10.56

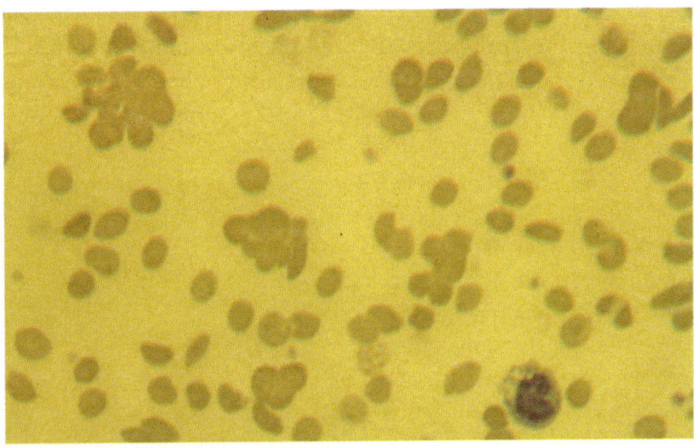

10.57

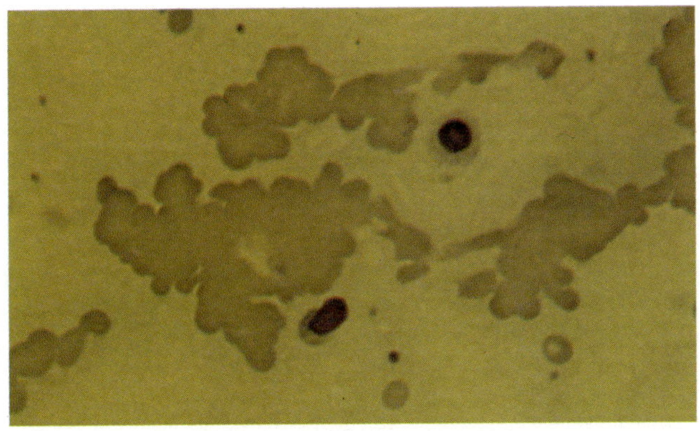

Abb. 10.56, 10.57 Autoimmunhämolytische Anämien vom Kälteautoantikörpertyp. Der bei 37 °C angefertigte Blutausstrich (**10.56**) ist völlig normal, obwohl stellenweise Verklumpungen der Erythrozyten zu sehen sind, Im Gegensatz dazu fällt bei Zimmertemperatur (**10.57**) eine extreme Agglutination auf.

Medikamenteninduzierte Immunhämolysen

Medikamente können auf 3 verschiedene Arten eine Hämolyse bewirken:

- **Akute intravasale Hämolysen** treten auf, wenn das Medikament eine Antikörperbildung induziert und der entstehende Immunkomplex mit nachfolgender Komplementbindung von den Erythrozyten absorbiert wird. Bei der zweiten Exposition kommt es zu einer Hämolyse. (z.B: Chlorpropamid, Chinin).
- **Langsame Hämolyse** wird durch den Kontakt der Substanz mit der Zellmembran ausgelöst, wo sie als Hapten wirkt. IgG bindet sich an das Hapten und bewirkt einen extravasalen Abbau des Erythrozyten. (z.B. Penizillin, Cephalosporine).
- **Autoimmunhämolysen** sieht man einige Monate nach einer Therapie mit Methyldopa, L-Dopa, Mefentamin und Flufentamin. Die Mechanismen sind noch unklar. Bei bis zu 20 % der mit Methyldopa behandelten Patienten sind die Erythrozyten von IgG eingehüllt, jedoch kommt es nur bei einer geringen Anzahl der Patienten (5-10 %) zu einer Hämolyse.

Das Absetzen des auslösenden Medikaments bewirkt eine schnelle Besserung, bei der durch Methyldopa hervorgerufenen Autoimmunhämolyse kann eine kurze Prednisolonkur erforderlich sein.

Hämolytische Erkrankungen bei Neugeborenen

M. haemolyticus neonatorum entsteht durch die plazentare Passage maternaler IgG-Antikörper gegen fetale Erythrozyten, wodurch es zur Isoimmunhämolyse kommt. Gewöhnlich sind die Antikörper gegen Rhesusgruppenantigene, meist Rh(D), gerichtet und entstehen, wenn die Mutter Rh-negativ ist, es gibt jedoch auch Antikörper gegen AB0 und andere, seltenere Blutgruppenantigene. Sensibilisierung einer Rh-negativen Mutter erfolgt in der ersten Schwangerschaft, wenn der Fetus Rh-positiv ist, indem während der Entbindung fetale Erythrozyten in den mütterlichen Kreislauf gelangen. Es kommen aber auch vorangegangene Bluttransfusionen in Betracht. In späteren Schwangerschaften kommt es in Abhängigkeit vom Antikörpertiter zu klinischen Erscheinungen. Schwere hämolytische Schübe können im Feten am Ende des 1. und im 2. Trimenon ausgelöst werden, sie können im 3. Trimenon tödlich enden (Hydrops fetalis, **10.55**). In weniger schweren Fällen findet sich bei Geburt ein Ikterus, der zu Kernikterus führen kann, wenn sich das indirekte Bilirubin in Basalganglien ablagert (**10.59**).

Alle Schwangeren sollten beim ersten Arztbesuch auf anti-Rh(D)-Antikörper getestet werden. Steigender Titer ist Indikation für fetale Bluttransfusion sowie intensive Überwachung. Vorzeitige Entbindung kann erforderlich sein, wobei das Risiko einer Unreife gegen das einer Anämie abgewogen werden muß.

Bleibt die Erkrankung bis zur Entbindung unentdeckt, kann im Nabelschnurblut Anämie festgestellt werden, die mit einem positiven Coombs-Test einhergeht. Der Bilirubinspiegel ist erhöht, im Ausstrich liegen Normoblasten mit hohen Retikulozytenanteil vor. In dem Falle ist sofortige Austauschtransfusion indiziert.

Durch Gabe von humanem anti-D IgG an alle Rh-negativen Mütter, deren erstes Kind Rh-postiv ist und die nicht schon sensibilisiert sind, innerhalb von 72 h nach der Entbindung, konnte Inzidenz der Erkrankung deutlich gesenkt werden. Die Antikörper neutralisieren sensibilisierende Wirkung der fetalen Erythrozyten im mütterlichen Kreislauf. Sind mittels der Kleihauer-Technik (**10.58**) noch immer fetale Zellen nachweisbar, sind weitere Serumgaben erforderlich. Infolge von AB0-Unverträglichkeiten oder Sensibilisierung im frühen Schwangerschaftsstadium tritt der M. haemolyticus neonatorum vereinzelt noch auf.

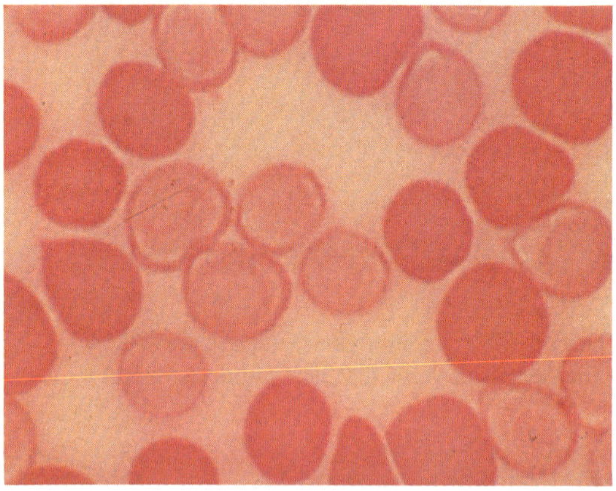

10.58

10.59

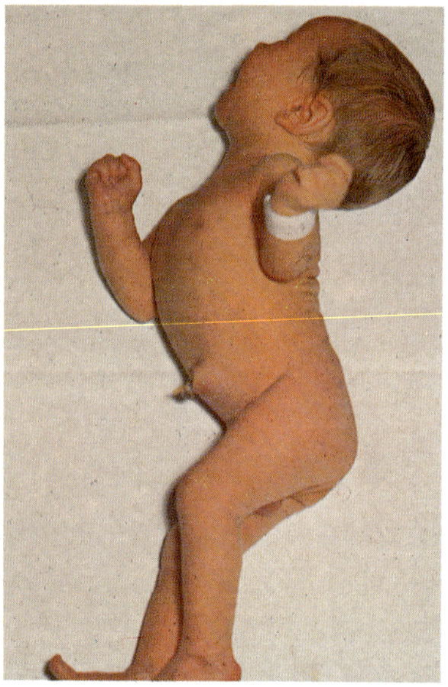

Abb. 10.58 Fetale Erythrozyten sind im mütterlichen Kreislauf durch die Kleihauer-Technik nachweisbar. Die HbF-haltigen Zellen sind säure- und basenresistenter als adulte HbA-Erythrozyten. Die adulten Erythrozyten werden demzufolge hämolysiert und sind im Ausstrich als blasse Schatten erkennbar, während die fetalen Zellen erhalten bleiben.

Abb. 10. 59 Kernikterus bei schwerem M. haemolyticus neonatorum. Das Neugeborene hat schwere Gelbsucht, die Bilirubinablagerung in Basalganglien führte zur Hirnschädigung, was sich durch Streckkrämpfe bemerkbar macht. Ausgeprägte motorische Störungen sowie eine starke intellektuelle Beeinträchtigung ergibt sich, wenn der Neugeborenenikterus nicht aktiv behandelt wird.

Nichtimmunologische hämolytische Anämien

Die paroxysmale nächtliche Hämoglobinurie (PNH) gehört zu den myeloproliferativen Erkrankungen. An der Oberfläche der Erythrozyten befindet sich eine Struktur, die eine erhöhte Empfindlichkeit gegenüber Komplement bedingt. Dadurch kommt es zu intermittierenden Schüben einer akuten intravasalen Hämolyse. Die PNH kann eine aplastische Anämie komplizieren. Akute Schübe werden durch Infekte, operative Eingriffe oder Anästhesien ausgelöst. Der Urin färbt sich dunkel, was meist morgens vom Patienten bemerkt wird. Es existiert eine Beziehung zu thrombotischen Episoden infolge einer Thrombozyten- und Leukozytenstimulation. Die Erkrankung kann später in eine akute myeloische Leukämie oder eine aplastische Anämie übergehen.

10.4 Myeloproliferative Erkrankungen

Polyzythämie

Es handelt sich um eine Gruppe von Erkrankungen, bei der es zur Erhöhung des Hämoglobins, Hämatokrits und der Erythrozytenzahl kommt (**Tab. 10.5**). Bei der echten Polyzythämie liegt absolute Vermehrung der Erythrozyten vor, während Verminderung des Plasmavolumens bei normaler Erythrozytenzahl zu relativer Polyzythämie führt. Die klinische Bedeutung der Erkrankungen liegt in ihrem Zusammenhang mit thrombotischen Geschehen (Herzinfarkt, Schlaganfall, arterielle Verschlußkrankheit, tiefe Venenthrombosen). Durch Viskositätserhöhung kommt es zur Verschlechterung der Fließeigenschaften des Blutes.

Häufigste Form ist Polycythaemia vera, eine **primär proliferative Polyzythämie**, die wie die Myelofibrose und die essentielle Thrombozythämie zu den myeloproliferativen Syndromen gehört. Ursächlich scheint es sich um klonale Veränderungen des Stammzellpools zu handeln, von dem gleichzeitig die erythro-, granulo- und thrombozytäre Zellinie betroffen ist.

Oft wird die Diagnose zufällig durch die Bestimmung einer Hämoglobinerhöhung anläßlich einer Routineblutentnahme oder angesichts der Komplikationen gestellt. Die Schlüsselsymptome sind eine Pletheora des Gesichts (**10.60**), Konjuktivaeinblutungen und eine Splenomegalie, die bei 70 % der Patienten vorkommt. Die Leber ist in etwa 50 % vergrößert, ein Hypertonus findet sich in 20 % der Fälle. Weiter Symptome sind eine Rosazea (siehe S. 106), Urtikaria (*siehe* S. 96), Unterschenkelulzera, Retinaveränderungen (**10.61**) und ein Visusverlust infolge von Retinaeinblutungen. An diese Erkrankung sollte bei einem frühzeitigen Schlaganfall, arterieller Verschlußkrankheit und tiefer Venenthrombose immer gedacht werden. Juckreiz kommt bei etwa 15 % der Patienten vor, es können Zeichen einer chronischen Hauterkrankung hinzutreten. Die Erkrankung ist mit peptischen Ulzera und chronischer Gicht assoziiert (*siehe* S. 140).

Diagnose läßt sich anhand des Blutbildes vermuten, sie wird durch Bestimmung der Erythrozytenzahl erhärtet. Es kann ebenfalls eine Erhöhung der Leukozyten- und Thrombozytenzahl vorliegen. Im Knochenmark fällt hyperplastische Erythropoese auf, sie kann mit Eisenmangel einhergehen, was durch Färbung des Bioptats mit Berliner Blau deutlich wird. Alkalische Granulozytenphosphatase ist im Gegensatz zur chronisch myeloischen Leukämie erhöht. Etwa 60 % der Patienten sterben an thrombotischen Komplikationen, 20 % entwickeln eine Myelofibrose, und bei einer kleineren Anzahl (etwa 10 %) schreitet die Erkrankung zur akuten myeloischen Leukämie fort. Therapeutisch muß Hämoglobin vermindert werden, was entweder durch Aderlässe oder eine 32P-Behandlung erfolgt. Da Radiophosphortherapie mit Erhöhung des Leukämierisikos einhergeht, kommt sie nur bei älteren Patienten in Frage. Bei Hyperurikämie sollte Allopurinol zur Verhinderung einer Gicht verabreicht werden.

Sekundäre Polyzythämien (**4.6**) sind nicht mit so hohen Thromboserisiko verknüpft. Therapie sollte kausal orientiert sein, was jedoch nicht immer möglich ist. Verminderung des Hämatokrit ist durch eine kontinuierlich Sauerstofftherapie möglich. Die Patienten müssen das Rauchen aufgeben.

Tabelle 10.5 Polyzythämiae

Echt		
• Primär proliferative Polyzythämie		
• Sekundär:	(a) Hypoxie:	Höhenaufenthalt Chronische Lungenerkrankung Raucher
	(b) Erythropoetinvermehrung:	Polyzystische Nieren Nierenkarzinom Nierenzysten Chronische Glomernlonephritis Chronische Lebererkrankung Hepatozelluläres Karzinom Ovarialkarzinom Bronchialkarzinom
	(c) Übertransfusion	
Scheinbar		
• Akute Flüssigkeitsverluste		
• Gaisböck-Syndrom		

10.60

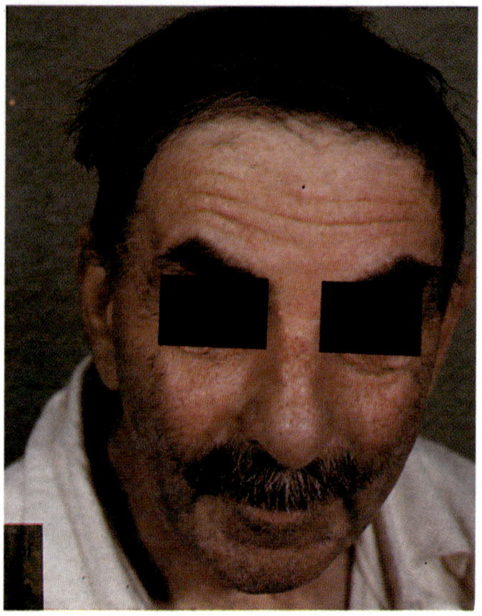

Abb. **10.60 Polycythaemia rubra vera.** Der Patient hat eine generalisierte Plethora, die im Gesicht besonders auffällt, jedoch nicht auf das Gesicht begrenzt ist.

10.61

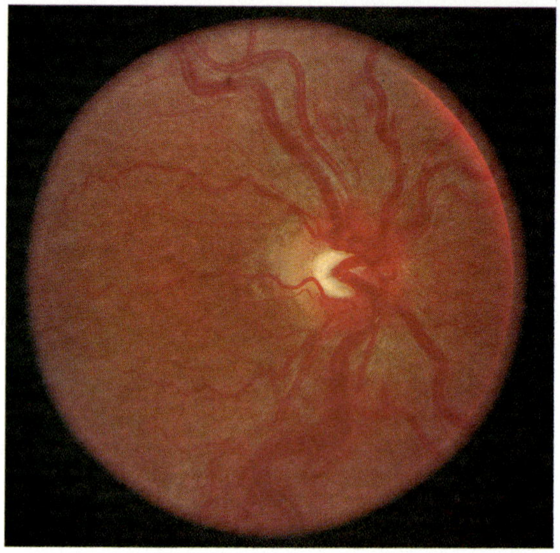

Abb. 10.61 Am Augenhintergrund ist bei allen Polyzythämieformen Vergrößerung und Schlängelung der Gefäße erkennbar. Andere mit Erhöhung der Blutviskosität einhergehende Krankheiten (Plasmozytom) führen zu ähnlichen Veränderungen. Thrombosen der Retinagefäße und Netzhauteinblutungen kommen bei diesen Patienten vor.

Myelofibrose

Bei Myelofibrose kommt es zur Bindegewebsvermehrung im Markraum, wodurch die Hämopoese gestört und extramedulläre Blutbildungszentren (Leber, Milz) aktiviert werden. Sie gehört in dieselbe Gruppe von Erkrankungen wie Polyzythämie, chronisch myeloische Leukämie und die essentielle Thrombozythämie und kann deren Folge sein. Die Fibrosierung kann auch eine Reaktion auf andere Knochenmarkeinwirkungen sein.

Bei vielen Patienten verläuft die Erkrankung asymptomatisch, Diagnose wird eher zufällig gestellt, wenn anläßlich einer Routineuntersuchung Hepatosplenomegalie auffällt. Andererseits kann bei Blutuntersuchung Leukoerythroblastose gefunden werden. Manche Patienten fallen durch Anämie oder eine progrediente Zunahme des Bauchumfanges auf, bei anderen kommt es infolge der übermäßigen Milzvergrößerung zu einem Milzinfarkt. Eine portale Hypertension mit Aszites und nachfolgenden Ösophagusvarizenblutungen, die die Anämie verstärken, kann sich einstellen. Eine Purpura und Blutungsneigung sind die Folge der wegen des Hypersplenismus bestehenden Thrombozytopenie, aber auch der hepatogenen Gerinnungsstörungen. Infolge der Hyperurikämie kann sich eine Gicht entwickeln.

Der typische Patient hat stark an Gewicht verloren, spinnengliedrige Extremitäten stehen in Kontrast zum aufgetriebenen Leib. Die Milz ist meist stark, die Leber mäßig vergrößert, im Gegensatz zu anderen Erkrankungen (**1.185, 1.188**). Die Lymphknoten können vergrößert sein, sie sind jedoch nicht hart; Blutungen, Purpura und Aszites können vorkommen. Hämoglobin ist charakteristischerweise verringert, was durch Blutungen, Eisen- und Folsäuremangel und eine Verdünnung infolge Plasmavermehrung bedingt ist. Im peripheren Blut kommen in großer Zahl Normoblasten vor, was bei automatischer Blutbildbestimmung als Leukozytose anmuten kann (**10.62**). Leukozyten und Thrombozyten können vermindert sein. Im Gegensatz zur chronisch myeloischen Leukämie ist alkalische Granulozytenphosphatase wie bei der proliferativen Polyzythämie erhöht. Die Knochenmarkpunktion bleibt wegen der Fibrosierung häufig „trocken". Stanzbiopsie zeigt ein hyperzelluläres Mark mit einer Bindegewebsvermehrung, Fett und hämopoetisches Gewebe sind vermindert, oft findet sich eine exzessive Megakaryozytose. An andere Ursachen einer Markfibrose, wie karzinomatöse Infiltration (besonders durch Mamma- und Prostatakarzinome), Strahlenexposition, Infektionen wie Tuberkulose und Osteomyelitis und M. Paget muß gedacht werden. Die extramedullären Blutbildungszentren (Leber, Milz, Lymphknoten) können szintigraphisch mit Eisen-52 dargestellt werden. Die Röntgenuntersuchung der Knochen zeigt besonders in den Wirbelkörpern Dichtezunahme.

Die Therapie ist symptomatisch. Eisen- und Folsäuremangel müssen korrigiert und eine Hyperurikämie mit Allopurinol behandelt werden. Bei schwerer Anämie können Transfusionen nötig sein. In einigen Fällen kommt eine Splenektomie zur Verminderung der Hämolyse in Frage, sie ist auch bei Milzinfarkten oder bei Beschwerden infolge der Vergrößerung erforderlich. Leider führt die Milzexstirpation oft zu einer Hepatomegalie. Die Milzgröße kann auch durch eine Radiotherapie beeinflußt werden.

Durch eine zunehmende Markinsuffizienz tritt gewöhnlich der Tod durch Blutungen (Thrombozytopenie), Infektionen (Agranulozytose) oder Anämie ein. Manchmal kommt es zu einer Transformation in eine akute myeloische Leukämie.

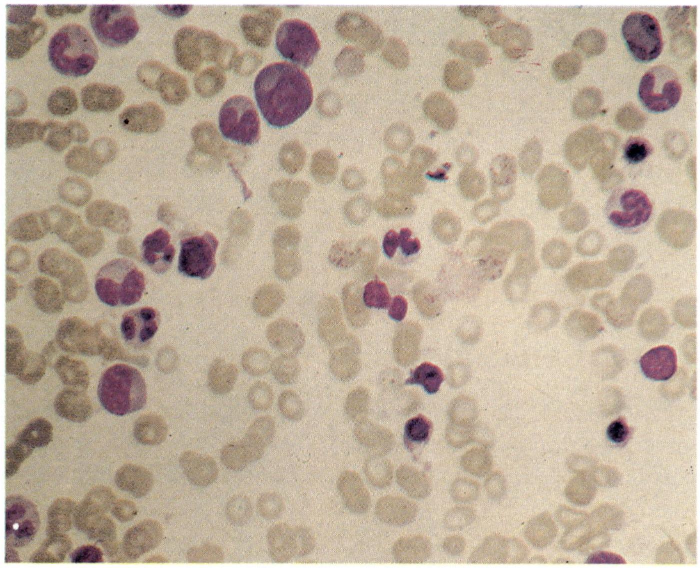

Abb. 10.62 Leukoerythroblastisches peripheres Blutbild bei Myelofibrose. Leukoerythroblastose ist charakterisiert durch das Vorhandensein abnormaler unreifer weißer Zellen und kernhaltiger roter Zellen; sie ist in der Regel Ausdruck schwerer Knochenmarkdysfunktion. Als Einzelbefund ist dieses Bild nicht diagnostisch beweisend für die Myelofibrose, sondern tritt auch bei chronischen Infektionen, Malignomen, metabolischen Erkrankungen, die die Knochen miteinbeziehen und bei akuter schwerer hämolytischer Anämie auf. Blutbild stellt normalerweise Indikation für Knochenmarkpunktion bzw. Beckenkammbiopsie dar.

Essentielle Thrombozythämie

Die essentielle Thrombozythämie ist eine myeloproliferative Erkrankung. Die Proliferation des megakaryozytären Systems führt zu stark gesteigerter Produktion zum Teil funktionsbeeinträchtigter Thrombozyten. Sie manifestiert sich mit Symptomen der Erkrankungsgruppe (Polyzythämie, chronisch myeloische Leukämie und Myelofibrose) wie Spontanblutungen, Epistaxis, gastrointestinale, vaginale oder Blutungen der Atemwege. Thrombotischer Verschluß der Arterien mit Herzinfarkt, Hirnischämie, Gangrän oder Darminfarkt als Folgen ist häufig.

Klinische Untersuchung kann Hinweise auf eine Blutung oder Thrombose ergeben. Milz und Leber sind oft tastbar, obwohl in späteren Stadien die Milz eher atrophisch wird.

Diagnose wird duch Nachweis einer Thrombozytenzahl von 1000-2000 x 109/l gestellt. Zahl der Leukozyten und Erythrozyten kann ebenso erhöht sein. Gerinnungszeit kann verlängert und Plättchenfunktionstests können abnormal sein. Megakaryozyten im Knochenmark sind vermehrt. Röntgenaufnahme des Abdomens kann atrophsiche kalzifizierte Milz demonstrieren.

Die Behandlung zielt auf eine Reduktion der Thrombozytenzahl, entweder durch Thrombozytenapherese oder durch Gabe von 32P oder Zytostatika wie Busulphan oder Cyclophosphamid.

Hypersplenismus

Splenomegalie jeglicher Ätiologie (**Tabelle 10.6**) kann eine periphere Panzytopenie verursachen durch:

- Sequestration der Zellen in der Milz und anschließende Zerstörung
- Erhöhung des Plasmavolumens mit resultierender Dilution der Zellzahl

Diagnose ergibt sich meist durch das Nebeneinander von peripherer Zytopenie, hyperzellulärem Knochenmark und Splenomegalie. Sie wird durch Milzszintigraphie nach Injektion von ^{51}Cr-markierten Erythrozyten bestätigt .

Splenektomie ist rasch wirksam. Akut tritt eine transitorische Thrombozytose und neutrophile Leukozytose auf. Später können in der roten Reihe Kernreste (Howell-Jolly-Körper) in den Erythrozyten, Siderozyten, Retikulozyten und gelegentlich Normoblasten auftreten. Nach einer Splenektomie besteht die Gefahr einer fulminanten Infektion: Impfung mit polyvalentem Pneumokokkenvakzin ist Pflicht, und Kinder sollten eine Langzeitprophylaxe mit Penicillin erhalten.

Tabelle 10.6 Ursachen einer Splenomegalie

Infektionen	
Viral:	Infektiöse Mononukleose
	Hepatitis
Bakteriell:	Sepsis
	Bakterielle Endokarditis
	Tuberkulose
	Typhus
Protozoen:	Malaria
	Viszerale Leishmaniasis
Helminthen:	Schistosomiasis
Sarkoidose	
Kollagenosen	
Rheumatoide Arthritis	
Systemischer Lupus Erythematodes	
Metabolische Störungen	
Glykogenspeicherkrankheiten	
Morbus Gaucher	
Mukopolysaccharidosen	
Stauungsbedingte Störungen:	
Portale Hypertension	
Chronische Herzinsuffizienz	
Thrombose der hepatischen oder portalen Vene	
Hämatologische Erkrankungen	
Hämolytische Anämie	
Myeloproliferative Störungen	
Lymphoproliferative Störungen	

10.5 Leukämien

Die Leukämien entstehen duch klonale Proliferation von Zellen, die sich von einer einzigen mutierten teilungsfähigen Vorstufe der Blutzellen ableitet. Bei der akuten Leukämie führt dies zur Ansammlung von unreifen Vorstufen (Blasten) der Granulozyten- und Lymphozytenreihe in Knochenmark, Blut und anderen Geweben; durch Verdrängung der normalen Blutzellproduktion entwickelt sich eine Knochenmarkinsuffizienz. Bei der chronischen Leukämie differenzieren sich die malignen Klonzellen entweder zu funktionellen Endzellen (wie bei chronisch myeloischer Leukämie) oder die maligne Proliferation schreitet langsamer voran (wie bei chronisch lymphatischer Leukämie).

Akute Leukämie

Akute Leukämie hat eine Inzidenz von 5-10 Fällen pro 100.000 Einwohner mit steigender Tendenz. Akute lymphoblastische Leukämie (ALL) kommt vor allem bei kleinen Kindern vor (Häufigkeitsgipfel 3.-5.Lbj.). Bei Erwachsenen ist die akute myeloblastische Leukämie (AML) häufiger. Die Ätiologie der akuten Leukämien ist unbekannt; Viren, Chemikalien und radioaktive Strahlen werden als Verursacher diskutiert. Manchmal treten sie als Folge vorangegangener Chemotherapie oder Radiotherapie wegen eines anderen Malignoms auf. Akute Leukämie präsentiert sich mit Infektionen, Blutungen oder Anämie – alle Folge der Knochenmarkinsuffizienz – und gelegentlich mit Knochenschmerzen. Organinfiltration mit Lymphadenopathie, Splenomegalie oder ZNS-Befall kann auftreten. Im peripheren Blutbild können Blasten zu sehen sein, gelegentlich wird die leukämische Infiltration bei einer Knochenmarkuntersuchung entdeckt, die zur Abklärung einer Panzytopenie durchgeführt wurde. Man kann klinisch nie definitiv zwischen ALL und AML unterscheiden.

Die klinischen Beschwerden sind oft Blässe und Müdigkeit als Folge der **Anämie**. Andere Zeichen der Anämie sind Dyspnoe, Tachykardie und manchmal Lungenödem. Die Ursache der Anämie ist in der Regel eine ineffektive Erythropoese, möglicherweise durch eine hämolytische Komponente noch aggraviert.

Fieber ist meist vorhanden, oft im Zusammenhang mit einer **Infektion**, besonders wenn die Leukozytenzahl unter $1 \times 10^9/l$ (**10.64, 10.65**) gesunken ist. **Blutungen** entstehen in der Regel durch Thrombozytopenie. Hautpurpura ist ein häufiger Befund, besonders wenn die Thrombozytenzahl unter $20 \times 10^9/l$ gesunken ist. Die Plättchen können auch funktionell beeinträchtigt sein und gelegentlich kann eine disseminierte intravasale Gerinnung (DIC) hinzukommen. Haut und Gaumen sind bevorzugte Blutungslokalisationen, doch können Blutungen an jeder Stelle auftreten (**1.64, 10.65**).

Leukämische Infiltrate sind häufig. In der Haut werden in einem Viertel der Fälle multiple kleine violette Papeln (**10.64, 10.66, 10.67**) gefunden; die Gingiva (**10.65**), und häufig gleichzeitig die Zunge und Tonsillen können infiltriert sein. Am Auge können Infiltrate in der Retina und Choroidea (**10.68**) sichtbar sein. In 10% der Fälle sind die Hoden betroffen; es kommt zu schmerzloser Schwellung. Da ein Befall der Hoden, Ovarien und Meningen (Liquorbefund) eine wichtige Zellquelle für Rezidive darstellt, muß deren Behandlung sorgfältig durchdacht und geplant werden. Leber-, Milz- und Knochenmarkbefall werden in 40% der Fälle beobachtet. Knochen- und Gelenkschmerzen sind anfangs selten, werden im Verlauf der Krankheit jedoch häufiger (**10.69**). **Knochenschmerzen** treten meist an den Hauptorten der Knochenmarkproduktion, besonders am Sternum auf. Im Röntgenbild kann eine periosteale Elevation gesehen werden, und Knocheninfarkte sind möglich.

Die Typisierung der verschiedenen Leukämien erfolgt anhand der Morphologie der Blasten, zytochemischen Reaktionen und mit Hilfe monoklonaler Zellantikörper-Marker (**11.70, 11.71**).

Die Behandlung sollte in spezialisierten Zentren durchgeführt werden. Chemotherapie umfaßt die Kombination von Steroiden, Vincristin, Asparaginase, Methotrexat, Daunorubicin und Cytarabin; andere Kombinationen werden zur Zeit erprobt. Da die intensive zytotoxische Chemotherapie kurzfristig eine Immunsuppression bedingt, ist Isolierpflege und unterstützende Therapie mit Breitspektrum-Antibiotika, manchmal auch Antimykotika, und mit Blutprodukten, besonders mit Erythrozyten und Thrombozyten unumgänglich. Zusätzlich brauchen die Patienten oft Flüssigkeit zur Rehydratation und Allopurinol gegen die Hyperurikämie. Bei der ALL im Kindesalter kommt es in etwa zwei Dritteln der Fälle zu einer Langzeitremission. Durch prophylaktische Behandlung des ZNS wird ein meningeales Rezidiv größtenteils verhindert. In ähnlicher Weise ist die Bestrahlung der Hoden bzw. Ovarien beim Erwachsenen sinnvoll. Bei Erwachsenen mit ALL oder AML ist die Prognose bei alleiniger Chemotherapie weit schlechter. Ist der Patient jünger als 40 Jahre und hat einen HLA-kompatiblen Verwandten, wird heute die allogene Knochenmarktransplantation nach der ersten Remission empfohlen.

10.63

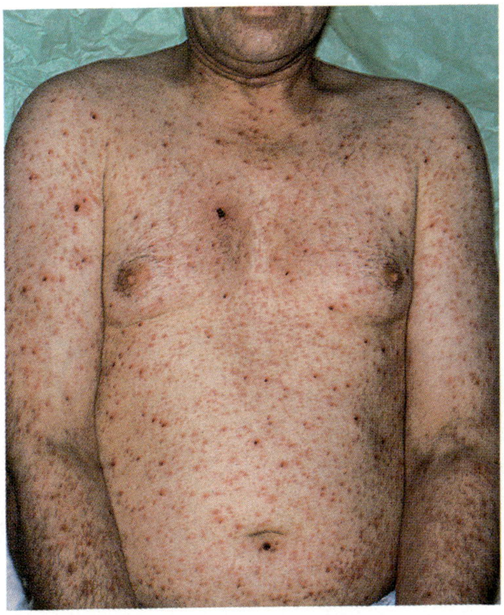

Abb. 10.63 Windpocken bei einem erwachsenen Patienten mit akuter myeloblastischer Leukämie. Infektion mit Varizella-Zoster ist eine häufige Komplikation bei akuter Leukämie. Manifestation als Gürtelrose ist jedoch häufiger als disseminierte Windpocken (*siehe* **1.31, 1.79**).

10.64

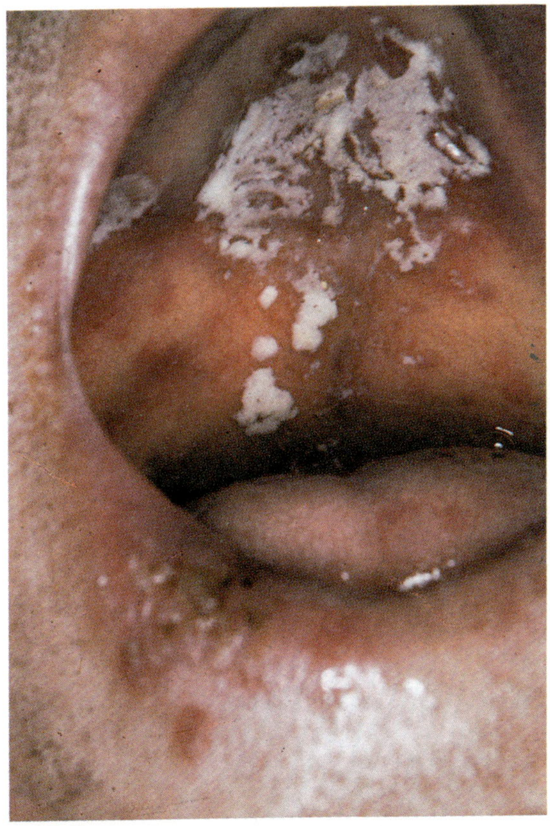

Abb. 10.64 Orale Candidiasis ist eine häufige Komplikation bei akuter Leukämie, genauso wie bei anderen Erkrankungen mit defektem Immunsystem. Dieser Patient hatte gleichzeitig multiple Petechien an Gaumen, Zunge und Lippen; einige kleine Knoten leukämischer Infiltrate können neben der Unterlippe gesehen werden.

10.65

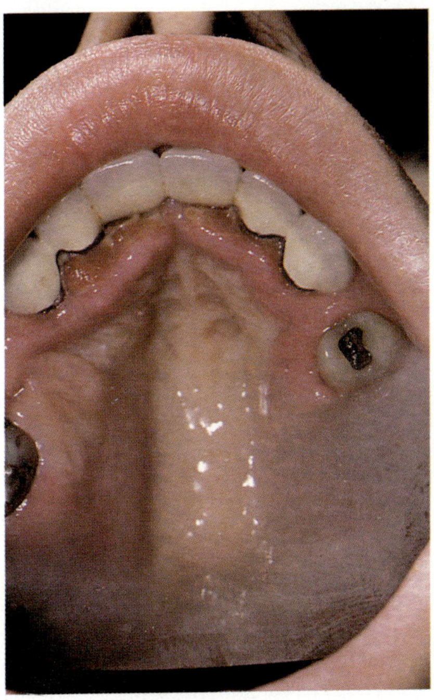

Abb. 10.65 Infiltration des Gaumens ist ein häufiger Befund bei akuter Leukämie und kann sehr ausgeprägt sein. Sekundärinfektion führt oft zur Exazerbation der Schwellung. Blutungen sind eine häufige Komplikation.

10.66

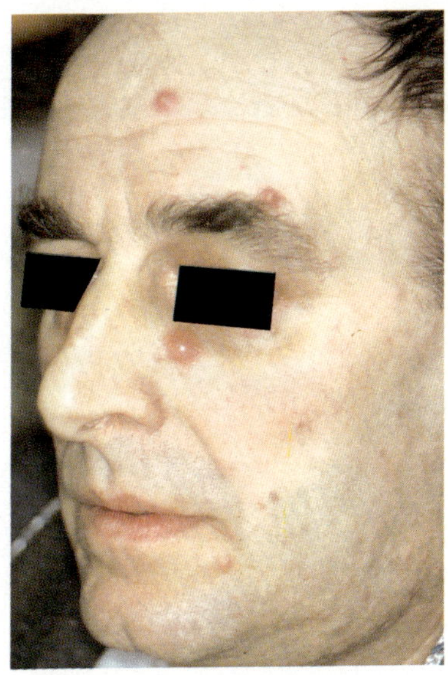

Abb. 10.66 Leukämische Hautinfiltrate bei akuter myeloblastischer Leukämie. Ähnliche Hautablagerungen können bei Lymphomen oder Karzinomen auftreten. Ablagerungen als Einzelbefund: Biopsie für Diagnose .

10.67

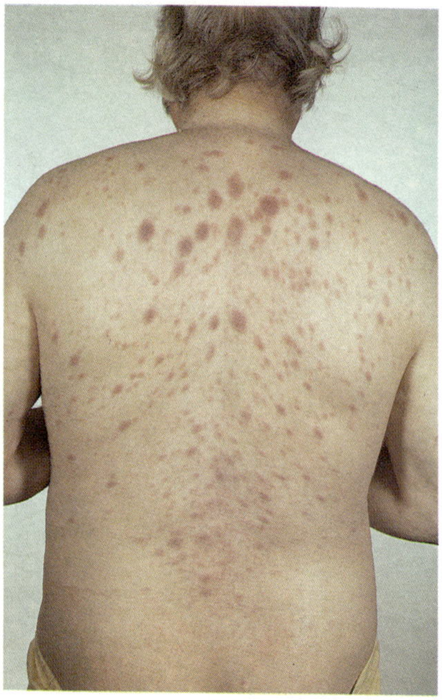

Abb. 10.67 **Ausgedehnte leukämische Hautinfiltrate** können vorkommen – meistens bei Patienten mit akuter myeloblastischer Leukämie.

10.68

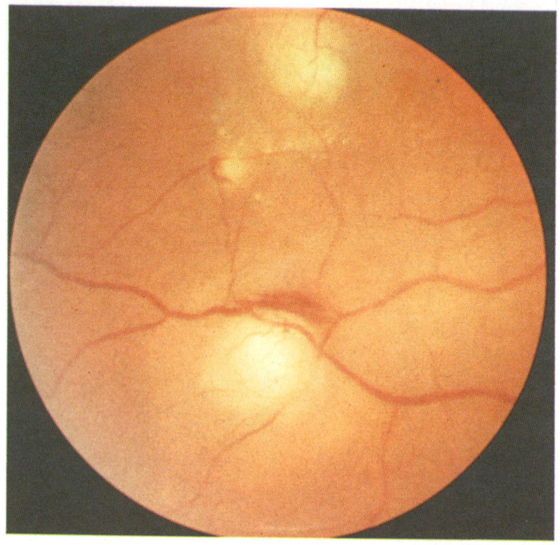

Abb. 10.68 **Leukämische Infiltrate der Retina werden häufig bei akuter Leukämie gesehen,** wie bei diesem Patienten mit akuter lymphoblastischer Leukämie. Auch Netzhautblutungen sind häufig, wahrscheinlich eher als Folge der begleitenden Thrombozytopenie als als Manifestation des leukämischen Prozesses. Ähnliche Blutungen werden bei Patienten mit thrombozytopenischer Purpura gesehen.

10.69

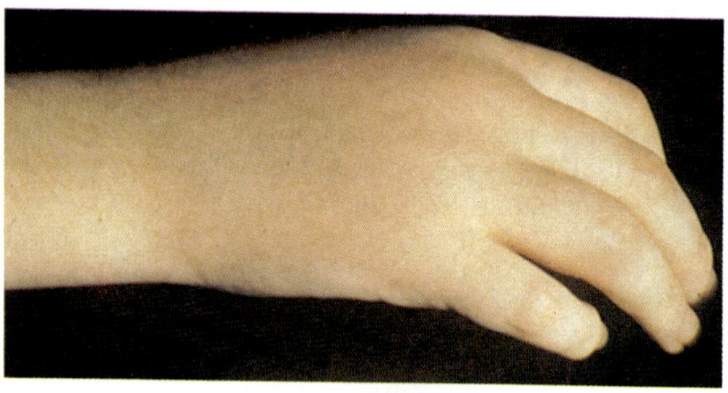

Abb. 10.69 **Akute, schmerzhafte Schwellung der Hand war das Erstsymptom einer akuten lymphoblastischen Leukämie** bei diesem 10 Jahre alten Jungen. Röntgenaufnahmen bestätigten die leukämische Infiltration der Basis der Mittelhandknochen und eine extensive Periostitis.

10.70

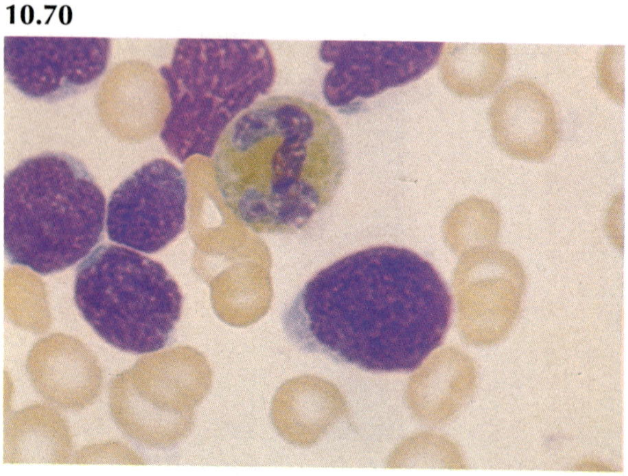

10.71

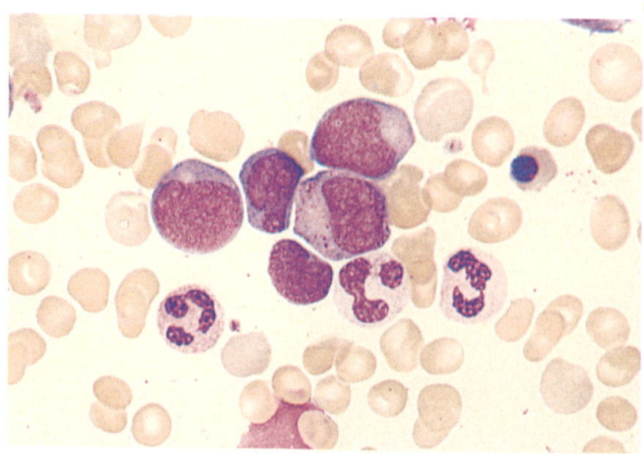

Abb. 10.70, 10.71 **Peripherer Blutausstrich liefert oft erste diagnostische Information bei akuter Leukämie. 10.70** zeigt Ausstrich mit zahlreichen Lymphoblasten, während **10.71** Ausstrich mit Myeloblasten und polymorphen Zellen zeigt. Detaillierte Typisierung der Leukämie ist abhängig von zytochemischen und Zellmarkeruntersuchungen an Blutzellen und Knochenmarkaspirat. Klassifikation der Leukämie hat wichtige therapeutische Konsequenzen. Differentialdiagnose kann nicht allein durch den Blutausstrich gestellt werden.

Chronische Leukämien

Bei chronischer Leukämie besteht Akkumulation abnormaler Leukozyten im Knochenmark mit daraus resultierender Unterbrechung der normalen Knochenmarkfunktion und progredienter Infiltration anderer Gewebe. Chronische Leukämien unterscheiden sich von akuten durch langsameren Verlauf und schleichenderen Beginn, durch reifere Zellen und weniger aggressive Therapienotwendigkeit.Die Klassifikation hängt vom betroffenen Zelltyp ab.

Chronisch lymphatische Leukämie (CLL)

CLL ist die häufigste Leukämie in Europa und den USA und macht etwa 30% der Leukämietodesfälle aus. Sie ist vornehmlich eine Erkrankung des älteren Menschen mit einem Durchschnittsalter von 60 Jahren bei Diagnosestellung. Bei der CLL handelt es sich um eine neoplastische Proliferation der mittelreifen Zellen, vor allem in Knochenmark und Blut, aber auch in den Lymphknoten, Milz und Leber. Sie entsteht als Folge einer monoklonalen Transformation, meist von B-Lymphozyten (nur 5% sind T-Zellen). Die Monoklonalität wird durch Nachweis von Oberflächen- und zytoplasmatischen (und manchmal auch Serum-) Immunglobulinen bestätigt, die auf eine Leicht- und Schwerkettenklasse beschränkt sind.

Die CLL manifestiert sich als Lymphadenopathie, oder eine Lymphozytose wird bei einem zufällig durchgeführten Blutbild entdeckt (in etwa 25% der Fälle). Gewichtsverlust, Nachtschweiß, Anorexie und Vergrößerung der oberflächlichen (**10.37, 10.72**), mediastinalen und mesenterialen Lymphknoten sind häufig. Bei der Untersuchung des Patienten findet man in der Regel eine mäßige Splenomegalie und manchmal eine Hepatomegalie. Ikterus kann als Folge einer lymphozytären Infiltration der Leber oder einer Hämolyse auftreten (**10.37**). Der weitere Verlauf der Krankheit kann durch extremen Gewichtsverlust, Druckeffekte durch die befallenen Lymphknotenpartien und Hautinfiltrationen geprägt sein, die durch lokale Infektionen mit Bakterien, Viren oder Pilzen noch aggraviert werden. Eine Gürtelrose ist häufig (*siehe* S. 30), da das Immunsystem durch eine Kombination von Hypogammaglobulinämie, Lymphozytendysfunktion und, in fortgeschritteneren Fällen, Neutropenie supprimiert ist. Die abnormalen Lymphozyten sind meist B-Zellen, obwohl auch eine T-Zell-Variante bekannt ist. Verwandte Störungen mit unterschiedlichem Phänotyp und Prognose werden beschrieben. Dazu zählen die Haarzelleukämie und die prolymphozytäre Leukämie, die beide typischerweise mit deutlicherer Splenomegalie und geringerer Lymphadenopathie als die CLL assoziiert sind.

Die Diagnose wird durch den Nachweis einer persistierenden Lymphozytose von >15 x 109/l Lymphozyten mit einer Leukozytose bis zu 200 x 109/l (85-95% der Leukozyten sind Lymphozyten; die Neutrophilen sind vermindert) gestellt. Im peripheren Blutausstrich lassen sich die typischen CLL-Lymphozyten (**10.73, 10.74**) mit der charakteristischen Färbung nachweisen. Die Anämie wird beim weiteren Fortschreiten der Krankheit immer ausgeprägter. Sie ist in der Regel normochrom und normozytär, häufig auch mit einer hämolytischen Komponente durch das Vorhandensein von Wärmeantikörpern (**10.37** und *siehe* S. 439). Knochenmarkaspiration oder Beckenkammbiopsie demonstrieren eine Reduktion der normalen Knochenmarkelemente und lymphozytäre Infiltration (**10.75**). Messung der Serumimmunglobuline und Elektrophorese zeigen eine Hypogammaglobulinämie und eine monoklonale Paraproteinbande. Lymphknotenbiopsie ergibt ein Bild ähnlich dem eines gut-differenzierten lymphozytischen Lymphoms (*siehe* S. 454). Auf der Thoraxröntgenaufnahme kann eine Verbreiterung des Mediastinums durch bilaterale Lymphadenopathie gesehen werden.

Kombinationen dieser klinischen und labortechnischen Kriterien bilden die Grundlage der verschiedenen Staging-Klassifikationen, die zur Therapieplanung und als prognostische Indikatoren dienen. Komplette Remission ist definiert als das Verschwinden der abnormalen Zellen aus Blut und Knochenmark, und Normalisierung des Blutbildes, der Immunglobuline und Leichtketten. Teilremission ist definiert als 50% Reduktion der Lymphozytose und 50% Reduktion der Adenopathie und Splenomegalie, mit einem Hämoglobin >11 g/dl und Thrombozyten >100 x 109/l.

Eine asymptomatische CLL erfordert in der Regel keine Therapie. Fortgeschrittenere Fälle mit Knochenmarkinsuffizienz, Gewebsinfiltration oder schwerer Lymphadenopathie werden mit alkylierenden Monosubstanzen (z.B. Chlorambucil oder Cyclophosphamid) oder lokaler Bestrahlung behandelt. Monochemotherapie kann eine Teilremission in 50-60% der Fälle, eine Vollremission in 10-15% bewirken. Zusätzliche Gabe von Kortikosteroiden erhöht die Zahl der Teilremissionen auf 70-80%, erhöht aber gleichzeitig auch das Risiko infektiöser Komplikationen. Bei resistenten oder fortgeschrittenen Fällen können Vincristin, Melphalan und Doxorubicin eingesetzt werden. Alle diese Substanzen können Nebenwirkungen wie Übelkeit, Erbrechen, Anorexie und Gewichtsverlust verursachen. Myelosuppression ist unumgänglich, bessert sich jedoch durch Beenden der Therapie oder Dosisreduktion. Es besteht eine signifikante Inzidenz von akuter myeloischer Leukämie (10%) nach Behandlungsdauer von 5-10 Jahren. Bei der prolymphozytären Leukämie muß die stark erhöhte Leukozytenzahl durch Leukopherese reduziert werden, damit eine Chemotherapie effektiv sein kann. Bei der Haarzelleukämie ist Alpha-Interferon hilfreich.

Patienten benötigen allgemeinunterstützende Maßnahmen: bei Anämie Blut oder Erythrozytenkonzentrat, bei Thrombozytopenie Plättchenkonzentrat und bei Infektionen Antibiotika und Gammaglobulin, zur Prophylaxe der Hyperurikämie Allopurinol und ausreichende Hydratation während der Therapie.

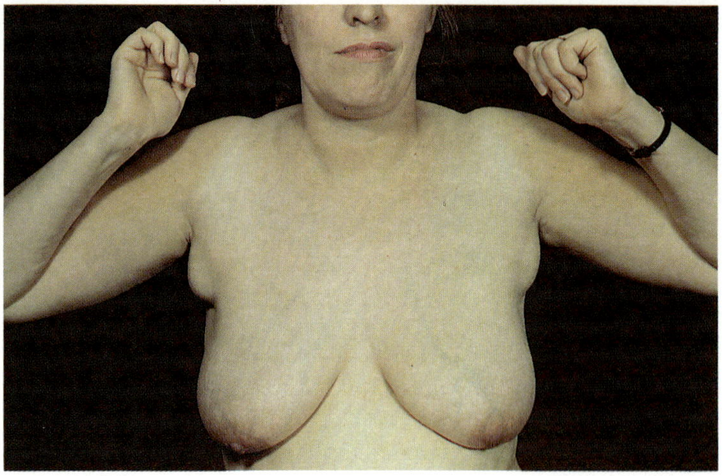

10.72

Abb. 10.72 Chronisch lymphatische Leukämie manifestiert sich häufig mit generalisierter Lymphknotenvergrößerung. Oft werden diese zuerst am Hals bemerkt (*siehe* 10.37), wohingegen bei dieser Patientin bilaterale axilläre Lymphadenopathie als Erstsymptom auftrat.

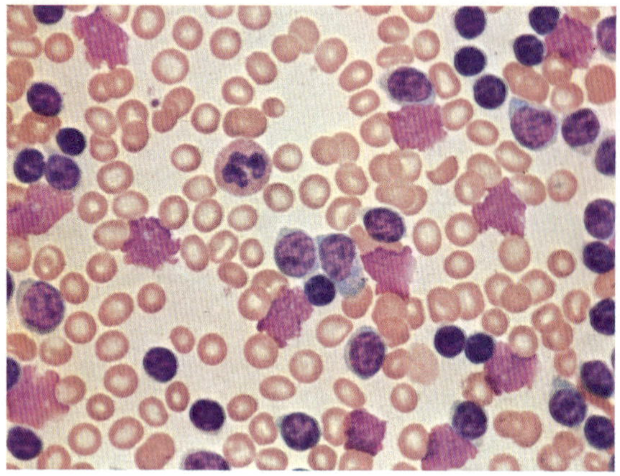

Abb. 10.73 Chronisch lymphatische Leukämie. Fast alle intakten Leukozyten im peripheren Blutausstrich sind Lymphozyten. Ein paar Vorstufen sind zu sehen und zahlreiche angefärbte zerstörte Zellen - ein typischer Befund bei dieser Erkrankung.

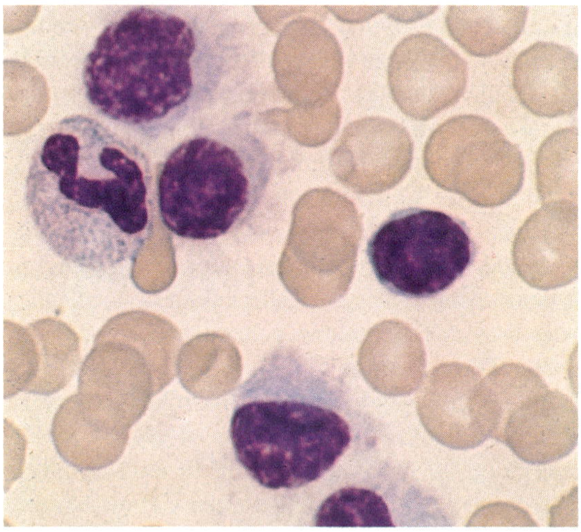

10.74

Abb. 10.74 Haarzelleukämie. Der periphere Blutausstrich zeigt Zellen mit typischem ekzentrischem Nukleus und feinen Oberflächenausziehungen oder Haaren. Die Unterscheidung zwischen Haarzelleukämie und chronisch lymphatischer Leukämie hat therapeutische Bedeutung

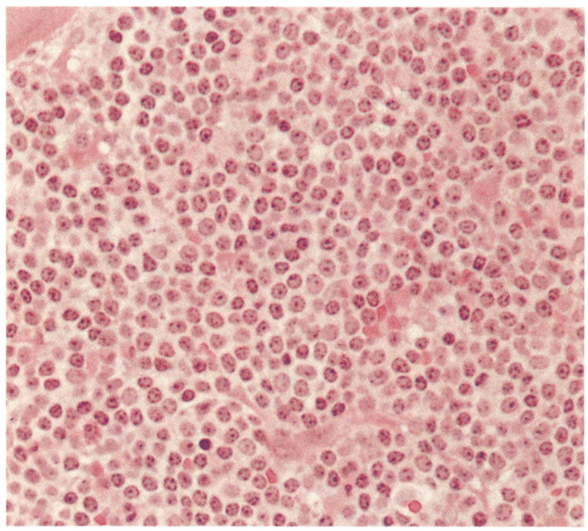

10.75

Abb. 10.75 Chronisch lymphatische Leukämie. Diese Übersichtsaufnahme einer Beckenkammbiopsie zeigt eine dominierende, diffuse, uniforme Infiltration durch Lymphozyten – ein typischer Befund in fortgeschrittenen Stadien dieser Erkrankung und meist mit deutlicher Anämie und Thrombozytopenie verbunden.

Chronisch myeloische Leukämie (CML)

CML macht etwa 15% aller Leukämien aus und tritt vor allem im mittleren Lebensalter auf (Durchschnittsalter bei Diagnosestellug ist 45 Jahre). Der maligne Klon hämatopoetischer Zellen, die ins Blut freigesetzt werden, ist in etwa 95% der Fälle durch das Vorhandensein des Philadelphia-Chromosoms gekennzeichnet. Bei der Minderheit der Fälle, bei denen dies fehlt, können der Verlauf der Krankheit und der Behandlungserfolg unterschiedlich sein. Die Granulozytopoese ist bevorzugt betroffen, selten tritt eine eosinophile, basophile oder neutrophile Leukämie auf. CML bei Kindern verursacht ein völlig anderes Krankheitsbild.

Der klinische Verlauf der CML ist schleichend mit Zellüberproduktion, besonders der myelopoetischen, aber auch der erythropoetischen und megakaryozytären Reihe. Resultat davon ist ein leukoerythroblastisches Blutbild (**10.62**), das nach mehreren Jahren als relativ therapieresistente akute Leukämie oder Myelofibrose enden kann.

Klinische Erstsymptome sind die Anämiefolgen, Gewichtsverlust, abdominelle Distension durch massive Splenomegalie (**1.188**) und Knochenschmerzen durch Periostinfiltration. Purpura und Blutungen an anderen Stellen können Folge der Thrombozytopenie sein. Hyperviskositätssyndrome können zu Netzhautblutungen, Priapismus und neurologischen Ausfallserscheinungen führen. Gichtarthropathie ist trotz Hyperurikämie selten.

Verdacht auf diese Krankheit besteht bei Nachweis einer exzessiven Leukozytose bis zu 50 x 109/l, die sich im peripheren Blutbild aus Myelozyten, Metamyelozyten und Blasten (**10.76**) zusammensetzt. In der Regel besteht eine normochrome, normozytäre Anämie mit einem Hämoglobin um 9 g/dl, außerdem eine Thrombozytose mit Riesenplättchen und Megakaryozytenfragmenten.

Knochenmarkaspirat (**10.77**) oder Beckenkammbiopsie zeigt generelle Steigerung der Zellularität und Verlust des Fettgewebes durch myeloische Hyperplasie. Alkalische Leukozoytenphosphatase ist bei CML deutlich reduziert und erlaubt die Abgrenzung zu anderen Ursachen einer Neutrophilie wie Infektion und andere myeloproliferative Störungen. Das Philadelphia-Chromosom ist von diagnostischer und prognostischer Wichtigkeit (**10.78**).

Therapie mit Busulphan oder Hydroxyurea zielt auf die Kontrolle der Hyperproliferation. Nach durchschnittlich 2-3 Jahren wird dies immer schwieriger: das Knochenmark wird zunehmend fibrotisch und/oder CML geht plötzlich in akute Leukämie über.

Bei Patienten mit Hyperviskositätssyndromen durch die massive Leukozytose kann eine Leukopherese hilfreich sein. Während der Initialbehandlung ist eine ausreichende Flüssigkeitszufuhr und Allopurinol zur Kontrolle der Hyperurikämie wichtig. Milzbestrahlung oder Splenektomie haben nur geringen Stellenwert in der modernen Therapie.

Allogene Knochenmarkstransplantation ist in der chronischen Phase bei jungen Patienten mit kompatiblem Spender von Nutzen und stellt die beste Chance für eine Heilung dar. Um die besten Resultate zu erhalten, sollte diese während des ersten Behandlungsjahres durchgeführt werden.

10.76

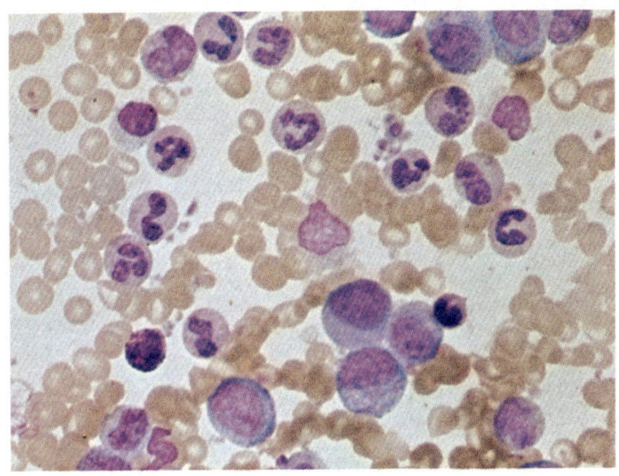

Abb. 10.76 Chronisch myeloische Leukämie. Einzelzellanalyse des peripheren Blutbildes zeigt Granulozyten in allen Reifestadien. Ein peripherer Blutausstrich mit so vielen Leukozyten unterschiedlicher Reifestadien, wie hier gezeigt, ist fast beweisend für chronisch myeloische Leukämie.

10.77

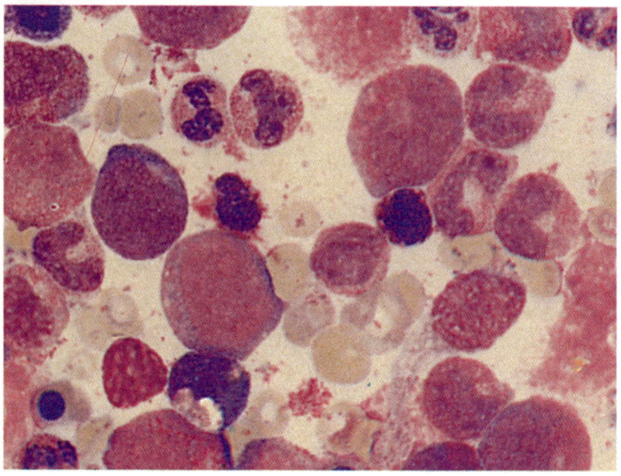

Abb. 10.77 Knochenmarkausstrich bei chronisch myeloischer Leukämie (Einzelzellanalyse). Die neutrophilen Granulozyten in allen Entwicklungsstadien überwiegen. Einige Erythroblasten und Proerythroblasten sind ebenfalls zu sehen.

10.78

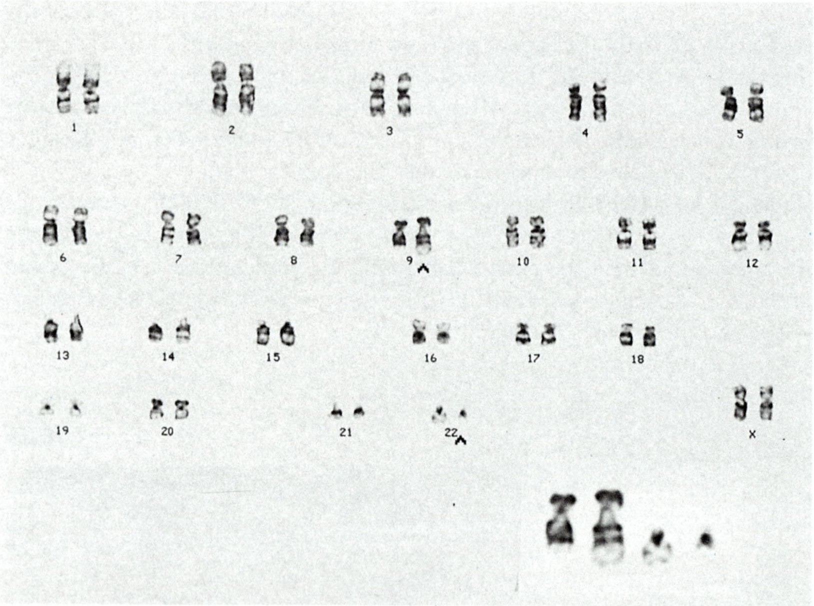

Abb. 10.78 Philadelphia-Chromosom bei chronisch myeloischer Leukämie. Das Ph ist ein Chromosom 22, bei dem der lange Arm deletiert ist (22q) und wird bei fast allen Patienten mit CML gefunden. Es ist Teil reziproker Translokation, bei der meist das Chromosom 9 (9q+) miteinbezogen ist. In diesem Karyotyp, der durch Giemsafärbung der Metaphase von Knochenmarkzellen eines Patienten mit chronisch myeloischer Leukämie entstand, weisen die Pfeile auf das verkürzte Ph Chromosom 22 und das verlängerte Chromosom 9 hin. Der Ausschnitt (unten rechts) demonstriert die betroffenen Chromosomen und ihre normalen Partner im Detail. Reziproke Translokation führt zur Bildung eines Chimärengens, gebildet aus Teilen des Chromosoms 22 und des c-abl Gens von Chromosom 9; dieses transkribiert eine neue mRNA zur Produktion eines Proteins mit verstärkter Tyrosinkinase, die als metabolische Grundlage dieser Leukämie vermutet wird.

Myelodysplastische Syndrome

Die myelodysplastischen Syndrome sind eine heterogene Gruppe von Störungen, die durch die Möglichkeit der Entwicklung einer akuten myeloischen Leukämie charakterisiert sind. Sie fallen als multiple Zytopenien bei hyperzellulärem Knochenmark auf. Die Spanne der Abnormalitäten umfaßt die refraktäre Anämie – die mit exzessivem Knochenmark oder Anulozyten im Knochenmark assoziiert sein kann – und die chronische myelomonozytäre Leukämie. Diese Störungen treten vor allem beim älteren Menschen auf. Klinisch werden sie durch Blutungen oder Infektionen als Folge der Knochenmarkinsuffizienz auffällig. Bis zu 20% haben eine Splenomegalie. Gelegentlich sind Zeichen einer chronischen myelomonozytären Leukämie vorhanden.

Die Laboruntersuchungen ergeben in der Regel den Befall der drei Zellreihen. Die Erythrozyten zeigen oft Makrozytose, Ovalozytose und Poikilozytose mit „Tränentropfen"-Form. Zirkulierende Normoblasten kommen vor. Eine Anämie ist meist vorhanden. Die Leukozyten sind oft funktionell defekt, mit Defekten der Granula und Verlust der Peroxidaseaktivität, sind gering segmentiert und zeigen nukleäre und zytoplasmatische Anomalien. Die T-Zell-Funktion kann gestört sein. Die Plättchenfunktion ist häufig abnormal, quantitativ wie qualitativ, und die Blutungszeit verlängert. Das Knochenmark ist oft hyperzellulär mit Linksverschiebung der Granulozytopoese. Die Erythopoese ist häufig megaloblastär mit abnormalen Sideroblasten. Riesenmegakaryozyten mit fragmentierten Kernen sind vorhanden.

Die Prognose ist generell schlecht wegen des Alters der Patienten, fortschreitender Anämie, Infektionen durch die Granulozytopenie und Blutungen durch Thrombozytopenie. Die mittlere Überlebenszeit liegt bei etwa 30 Monaten.

Die Behandlung besteht in supportiver Pflege, Korrektur der Anämie mit Bluttransfusionen und geeigneter Therapie der Infektionen und Blutungen.

10.6 Lymphome

Die Lymphome sind eine Gruppe von malignen Störungen, die ihren Ausgang von Lymphknoten oder anderen lymphatischen Geweben des Körpers nehmen und zur Destruktion der normalen Lymphknotenstruktur führen. Man unterscheidet den Morbus Hodgkin (bei dem die Abstammung der abnormalen Reed-Sternberg Zellen immer noch ein Diskussionsthema ist) und die Non-Hodgkin Lymphome (die von B- oder T-Zellen abstammen).

Morbus Hodgkin

Morbus Hodgkin ist die häufigste Form der Lymphome. Männer sind häufiger als Frauen betroffen. Bevorzugte Altersgruppen sind das junge Erwachsenenalter und um das 45. Lebensjahr (bimodale Verteilung). Der Tumor ist ungewöhnlich in dem Sinne, daß die vermuteten malignen Zellen (die Reed-Sternberg Zellen) nur kleinen Anteil der Tumorzellen stellen; das restliche Gewebe wird als „reaktiv" betrachtet. In 70% der Fälle beginnt die Erkrankung mit isolierter schmerzloser Schwellung der Lymphknoten in Hals, Axilla oder Leiste und breitet sich auf benachbarte Lymphknotengruppen aus (**10.7, 10.79**).

In fortgeschrittenen Fällen kann Hepatosplenomegalie hinzutreten. Hautläsionen können sich im Spätstadium entwickeln (**10.80**).

Untersuchungen ergeben eine Reihe unspezifischer Befunde wie normochrome normozytäre Anämie und BSG-Beschleunigung (besonders beim B-Grad). In etwa einem Drittel der Fälle besteht eine Lymphopenie; auch Neutrophilie, Eosinophilie und Monozytosis kommen vor. Selten besteht Autoimmun-Thrombozytopenie oder hämolytische Anämie. Diagnose wird durch Lymphknoten- oder Gewebebiopsie, die konventionell fixiert, gefärbt und immunhistochemisch untersucht werden, gestellt.

Ausdehnung der Erkrankung wird durch Staging-Verfahren (**Tabelle 10.7**) wie Knochenmarkuntersuchung, Abdomen-CT (**10.81**), Ultraschall und/oder Lymphangiographie (**10.82**) bestimmt. Knochenmark- oder Beckenkammbiopsie ergibt nur in 5% einen positiven Befall. Laparatomie mit Lymphknoten- und Leberbiopsie und Splenektomie wird heute als obsolet für die Stadieneinteilung betrachtet. Röntgenaufnahme (**10.83**) oder CT (**10.84**) des Thorax kann großen mediastinalen Tumor demonstrieren, besonders beim Vorliegen systemischer Symptome.

Allgemeinsymptome (B-Grad) wie Fieber und vermehrtes Schwitzen, besonders nachts (Pel-Ebstein-Fieber), und Gewichtsverlust sind typisch für fortgeschrittenenere Stadien.

M. Hodgkin bewirkt eine Störung der zellvermittelten Immunität: Dadurch erhöht sich das Infektionsrisiko, vor allem mit Herpes zoster (*siehe* S. 30, **10.85**).

Radiotherapie ist indiziert bei lokalisierter Erkrankung. Besonders bei Ausbreitung oberhalb des Zwerchfells können die zervikalen, axillären, mediastinalen und paraaortalen Lymphknoten gut bestrahlt werden. Heilungsaussichten liegen bei 80-90% über 5 Jahre. In fortgeschritteneren Stadien (Stadium IIIb und IV) besteht Therapie in Kombinationschemotherapie mit Mustin, Vincristin, Procarbazin und Prednisolon (MOPP), und manchmal auch Chlorambucil, Vinblastin, Adriamycin und Bleomycin. Kombinationen müssen in spezialisierten Zentren appliziert werden und führen zu einer Remissionsrate von 80%. Rückfall ist häufig. Andere Medikamente sind dann nötig, die in Kombination mit Bestrahlung gegeben werden können.

Die zytotoxische Therapie verstärkt den bestehenden Defekt der zellvermittelten Immunität und erhöht die Wahrscheinlichkeit einer Infektion, z.B. disseminierte Tuberkulose, Herpes zoster, und andere bakterielle, fungale, virale und protozoale Infektionen.

10.79

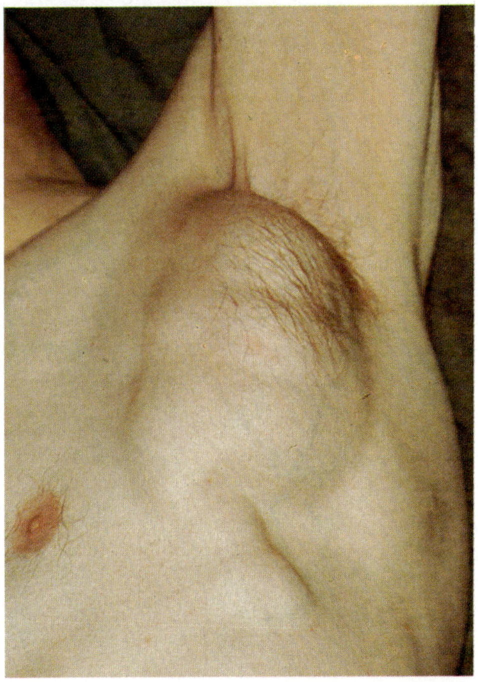

Abb. 10.79 Massive, schmerzlose, gummiartige Lymphknotenschwellung ist das häufigste Hauptsymptom bei Morbus Hodgkin. Dieser Patient hatte eine generalisierte Lymphadenopathie. Aber die linken axillären Lymphknoten waren besonders prominent.

Tabelle 10.7 Stadieneinteilung nach Ann Arbor bei Morbus Hodgkin

Stadium I	Befall einer einzigen Lymphknotenstation (I) oder Infiltration eines einzigen extralymphatischen Herdes (IE)
Stadium II	Befall von Lymphknoten in zwei verschiedenen Regionen auf einer Seite des Zwerchfells (II), mit Befall der Milz (IIs), lokalisierter extralymphatischer Befall (IIE) oder beides (IIsE)
Stadium III	Befall von Lymphknoten auf beiden Seiten des Zwerchfells (III), mit Befall der Milz (IIIs), lokalisierter extralymphatischer Befall (IIIE) oder beides (IIIsE)
Stadium IV	Diffuser oder disseminierter Befall der extralymphatischen Organe (z.B. Knochenmark, Leber und Lunge)

Zusätzlich werden die Suffixbuchstaben A und B benutzt, um das Fehlen (A) oder Vorhandensein (B) eines oder mehrerer der folgenden systemischen Symptome zu kennzeichnen: Fieber, Nachtschweiß, Verlust von 10% des Körpergewichts in den letzten 6 Monaten.

10.80

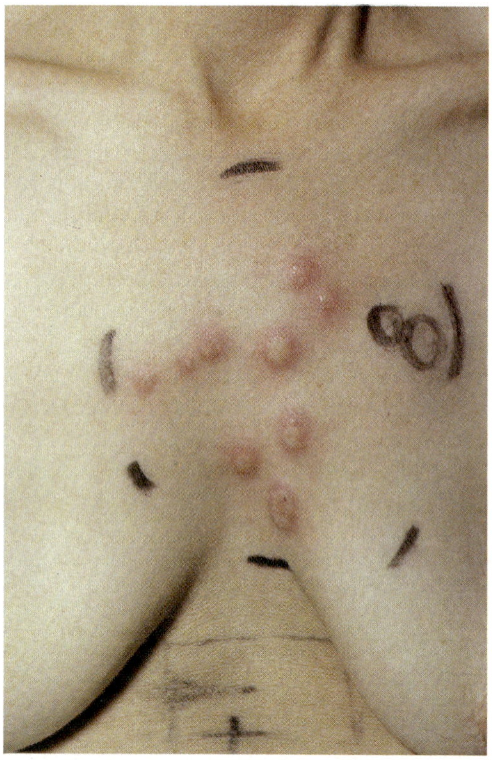

Abb. 10.80 Kutane Tumorablagerungen können bei fortgeschrittenem M. Hodgkin auftreten. Diese Patientin hatte multiple Hautknoten, deren Ätiologie durch Biopsie bestätigt wurde und stand kurz vor Beginn einer palliativen Radiotherapie.

10.81

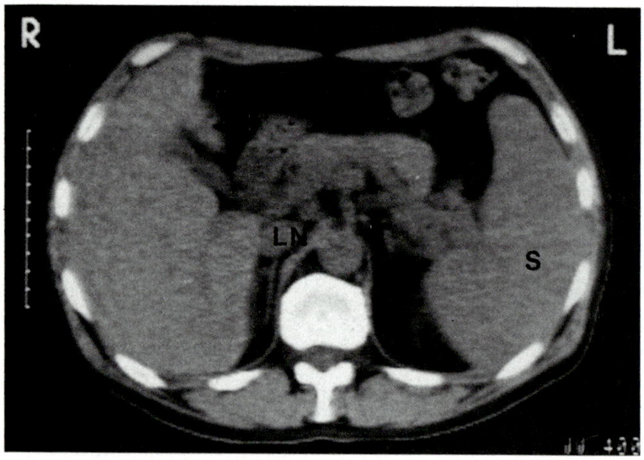

Abb. 10.81 Morbus Hodgkin. Dieses Abdomen-CT zeigt massive Splenomegalie (S) und vergrößerte paraaortale Lymphknoten (LN).

10.82

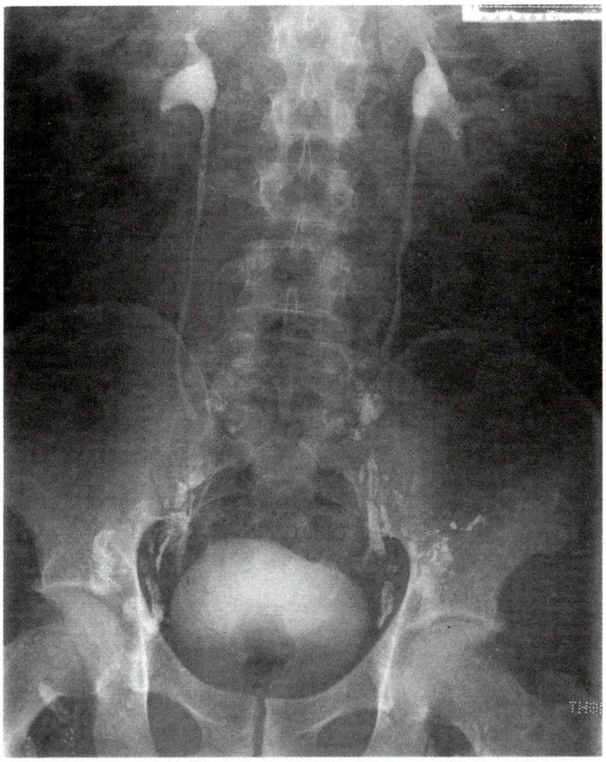

Abb. 10.82 Lymphangiogramm bei Morbus Hodgkin durch Punktion und Injektion der lymphatischen Fußgefäße. Deutlich vergrößerte Lymphknoten sind paraaortal sichtbar. Intravenöses Kontrastmittel wurde gleichzeitig zur Durchführung eines IVU injiziert, das die laterale Verdrängung der Ureteren durch die paraaortalen Knoten demonstriert.

10.83

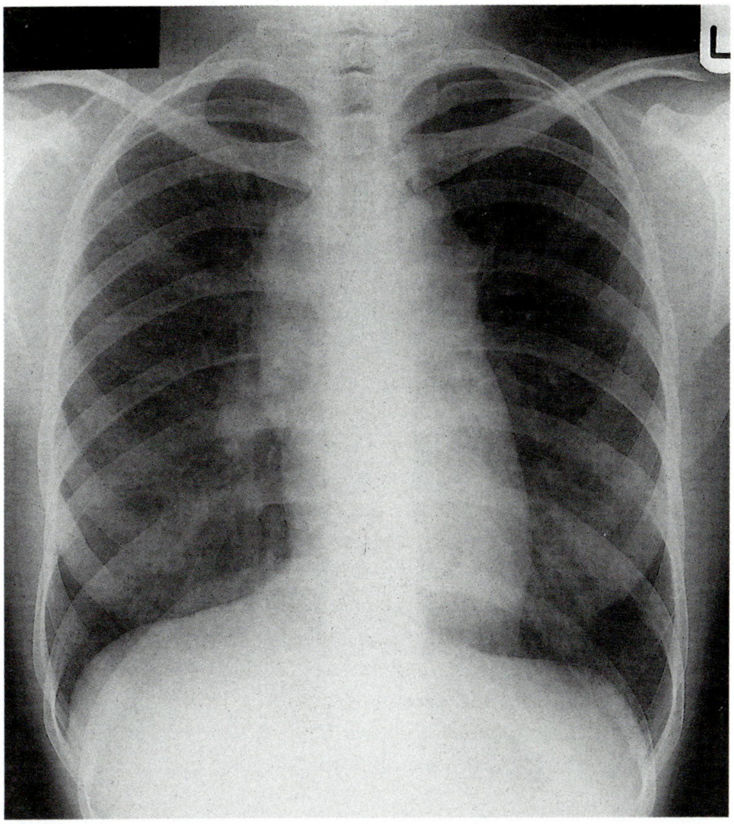

Abb. 10.83 Röntgenaufnahme des Thorax bei einem Patienten mit M. Hodgkin, die eine bilaterale Vergrößerung der mediastinalen Lymphknoten zeigt.

10.84

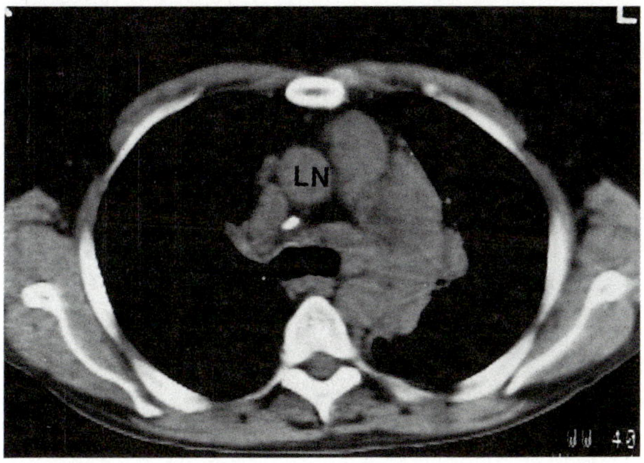

Abb. 10.84 Thorax-CT bei Morbus Hodgkin mit vergrößerten mediastinalen Lymphknoten (LN).

10.85

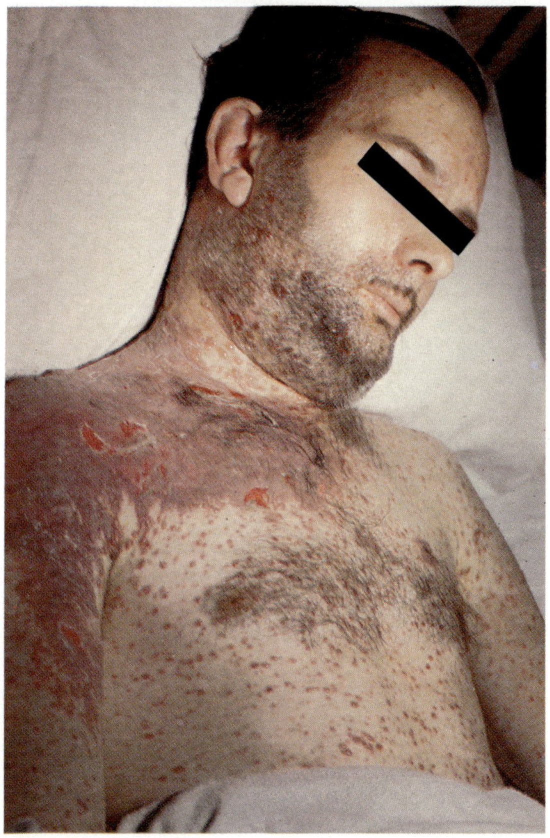

Abb. 10.85 Ausgedehnte Herpeszosterinfektion bei einem 35jährigen Mann mit fortgeschrittenem M. Hodgkin. Er hat nebenbei auch ein generalisiertes Windpockenexanthem in den nicht betroffenen Segmenten entwickelt.

Non-Hodgkin Lymphome

Non-Hodgkin Lymphome umfassen eine heterogene Gruppe von Neoplasien des Immunsystems. Vom M. Hodgkin unterscheiden sie sich in Zelltyp, Herkunft und Verlauf. Non-Hodgkin Lymphome können sich in exakt gleicher Weise wie der M. Hodgkin präsentieren; Diagnose wird durch Lymphknotenbiopsie (**1.42, 10.86**) gestellt. Andererseits ist Spannbreite der Manifestationen und Krankheitsverlauf extrem variabel, und der Befall extralymphatischen Gewebes, einschließlich Knochenmark und Organe so verschieden wie Zunge und Hoden (**10.87**), weitaus häufiger. Die histologische Klassifikation der Non-Hodgkin Lymphome war immer schwierig, wurde jedoch durch Immunphänotypisierung erleichtert. Generell gilt, Tumoren mit eher diffusem (als follikulärem) Befallsmuster und eher größeren „Blasten"-Zellen (als kleine lymphoide Zellen) haben aggressiven Verlauf und werden als high-grade im Gegensatz zu low-grade Lymphomen betrachtet. Paradoxerweise sind high-grade Lymphome, die auch das B-lymphoblastische (Burkitt´s) Lymphom (*siehe* S. 33) umfassen, in einem Teil der Fälle mit intensiver zytotoxischer Chemotherapie in Kombination mit Bestrahlung der „bulky"-Gebiete der Krankheit heilbar. Low-grade Lymphome sind, obwohl eine lange Überlebenszeit möglich ist, nicht heilbar. Sie werden durch intermittierende „sanfte" Chemotherapie mit alkylisierenden Substanzen oder durch lokale Radiotherapie unter Kontrolle gehalten. Zytostatikum der Wahl ist Chlorambucil, mit oder ohne Steroide. Bei Knochenmarkdysfunktion kann Kombinationschemotherapie indiziert sein. Hypersplenismus kann Splenektomie erfordern.

Die Mehrzahl der Non-Hodgkin Lymphome stammen von B-Zellen ab. Sie beginnen meist im mittleren Lebensalter mit Symptomen der CLL. Tumoren aus kleinen Lymphozyten oder lymphoplasmazytoiden Zellen können zur Bildung von Paraproteinen führen, und ein IgM Paraprotein kann Hyperviskositätsprobleme verursachen (Makroglobulinämie Waldenström, *siehe* S. 467).

Die selteneren T-Zell Lymphome neigen zu höherer Aggressivität. Darunter fällt die Mykosis fungoides, ein chronisches Hautlymphom, das von psoriasiformen Läsionen und kutanen Plaques (**2.107**), manchmal mit generalisierter Erythrodermie, zu mehr generalisiertem Lymphknotenbefall übergeht und zum Auftreten von typischen „convoluted" Lymphozyten (Sezary Zellen) im Blut führt. Ist Erkrankung auf die Haut beschränkt, kann sie gutartigen Verlauf nehmen und auf lokale Therapie mit Ultraviolettlicht, Radiotherapie oder lokalem Stickstoff ansprechen. Sobald der Tumor sich auf lokale Lymphknoten ausgebreitet hat, ist die Prognose schlecht. Die mittlere Überlebenszeit beträgt trotz intensiver Kombinationstherapie nur 2 Jahre.

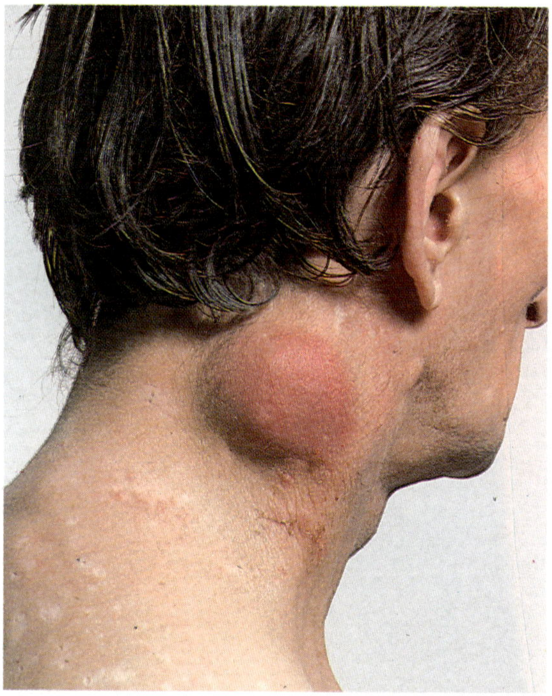

10.86

Abb. 10.86 Non-Hodgkin Lymphom kann sich ähnlich dem M. Hodgkin manifestieren, wie bei diesem Patienten, der ein Lymphom als Begleiterkrankung bei AIDS entwickelt hat (Lymphome bei AIDS sind meist Non-Hodgkin Lymphome). Trotz der Hautrötung über den vergrößerten Lymphknoten bei diesem Patienten ist die Läsion völlig schmerzlos.

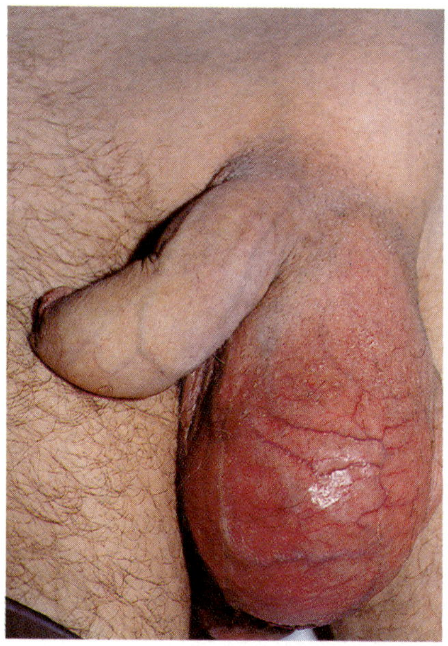

10.87

Abb. 10.87 Lymphom der Hoden ist das häufigste testikuläre Neoplasma beim älteren Mann. In der Regel präsentiert es sich mit Schwellung der Hoden und des Samenstrangs, wie hier bis zum Abdomen reichend. Meist sind auch die paraaortalen Lymphknoten vergrößert. Die Prognose ist schlecht.

10.7 Störungen der Thrombozyten

Störungen entweder der Anzahl oder der Funktion der Plättchen können zu Hämatomen nach geringem Trauma, Epistaxis und intestinalen Blutungen führen. Purpura tritt in der Regel nur dann auf, wenn die Zahl der zirkulierenden Plättchen von normal 200-300 x 109/l auf etwa 10-20 x 109/l fällt. Nach großen Operationen oder extensiven Verletzungen besteht bis zu einem Wert von 50 x 109/l erhöhte Blutungsgefahr. Ursachen für Thrombozytopenie sind zahlreich und sind in **Tabelle 10.8** zusammengefaßt.

Normalerweise besteht eine Anamnese spontaner Hämatome und Blutungen, besonders wiederholte bilaterale Nasenblutungen, Schleimhautblutungen im Mund, persistierende Menorrhagien, intestinale und artikuläre Blutungen. Wichtig ist, nach vorangegangener Medikamenteneinnahme zu fragen. Sorgfältige Untersuchung ist erforderlich, um einen zugrundeliegenden Krankheitsprozeß wie Infektion, Malignom, Lebererkrankung oder Kollagenose zu identifizieren. Das Alter der Purpuraherde kann einen Hinweis auf die Dauer der Erkrankung geben. Auf eine Splenomegalie sollte besonders geachtet werden. Untersuchungen umfassen Blutbild, Thrombozytenzahl, Gerinnungsstatus, Knochenmarkaspiration, Blutungszeit und Beurteilung der Thrombozytenüberlebenszeit.

Tabelle 10.8 Ursachen der Thrombozytopenie

Infektionen	Malaria viele andere Infektionen
Immunologisch	Akute/chronische ITP
Knochenmarkstörungen	Hypoplasie Infiltration – Leukämie, Karzinom, Myelofibrose, Myelom B_{12}-, Folsäure-, Eisenmangel
Hämolytische Anämien	Mikroangiopathisch
Hypersplenismus	Lymphom, Infektion, Stauung, Speicherkrankheit
Exzessiver Verbrauch	Massive Bluttransfusion Disseminierte intravasale Gerinnung Trauma und Verbrennung Extrakorporale Perfusion

Idiopatische thrombozytopenische Purpura (ITP)

ITP beruht auf beschleunigtem Abbau der mit Antikörper besetzten Thrombozyten durch das retikuloendotheliale System. Antikörper treten als Folge von Infektionen, Autoimmunerkrankungen oder lymphoproliferativen Störungen auf, oder sind mit Medikamenteneinnahme assoziiert. Die Wahrscheinlichkeit einer Blutung korreliert mit dem Grad der Thrombozytopenie bzw. Interaktion mit der normalen Funktion. Klinisch kann die ITP in akut und chronisch unterteilt werden.

Bei akuter ITP erscheinen Purpura (**10.8, 10.88**), Hämatome und Blutungen abrupt, vor allem bei Kindern und jungen Erwachsenen. Oft ergibt Anamnese einen Infekt der oberen Atemwege in den vorangegangenen 2 Wochen; gelegentlich handelte es sich um eindeutige virale Erkrankung wie Masern, Mumps oder infektiöse Mononukleose. Blutausstrich ist normal bis auf eventuell vorhandene atypische Lymphozyten. Die Thrombozytenzahl ist signifikant erniedrigt und einige Plättchen können größer als normal sein. Knochenmarksuntersuchungen zeigen Erhöhung der Megakaryozten (**10.89**). Die meisten Kinder erleben innerhalb einer Woche Spontanremission ohne ernsthafte Blutungen. Bei frischen Blutungen sollten Steroide als Kurzzeittherapie gegeben werden. Tritt spontan oder mit Steroiden keine Remission ein, sollte nochmals nach anderen Ursachen gesucht werden und/oder eine Splenektomie in Erwägung gezogen werden.

Chronische ITP ist eine Erkrankung des Erwachsenen, die Frauen eher als Männer betrifft. Sie manifestiert sich mit progredienter Purpura, Ekchymosen und mukokutanen Blutungen. Anamnese kann ergeben, daß schon seit Jahren multiple Episoden auftraten oder begleitende systemische Erkrankung, besonders eine Autoimmunerkrankung oder Lymphoproliferation vorliegt. Die Untersuchung zeigt Purpura und Ekchymosen, und Herde können in Mund (**10.90**) und Augen (**10.68**) gefunden werden.

Periphere Blutbild ist meist normal, außer wenn durch den Blutverlust eine Anämie entstanden ist. Die Thrombozytenzahl schwankt zwischen 10-50 x 10^9/l über die Jahre; der Spiegel korreliert mit den Blutungsepisoden. Knochenmarkaspiration zeigt normale erythropoetische und myelopoetische Zellreihen mit normalen oder erniedrigten Megakaryozyten. Plättchenassoziierte Immunglobuline mit resultierender reduzierter Plättchenüberlebenszeit können nachweisbar sein. Andere Erkrankungen sollten durch Untersuchungen ausgeschlossen werden.

Therapeutisch werden Steroide und manchmal zytotoxische immunsuppressive Medikamente eingesetzt. Splenektomie kann erforderlich sein. Hohe Dosen von IgG können gelegentlich eine temporäre Remission und damit Operationsfähigkeit bewirken.

In der Schwangerschaft besteht das Hauptrisiko für den Fötus, der als Folge der transplazentären Passage von antithrombozytärem IgG thrombozytopensich werden kann. Bei der Entbindung erhöht sich so das Risiko einer zerebralen Blutung.

10.88

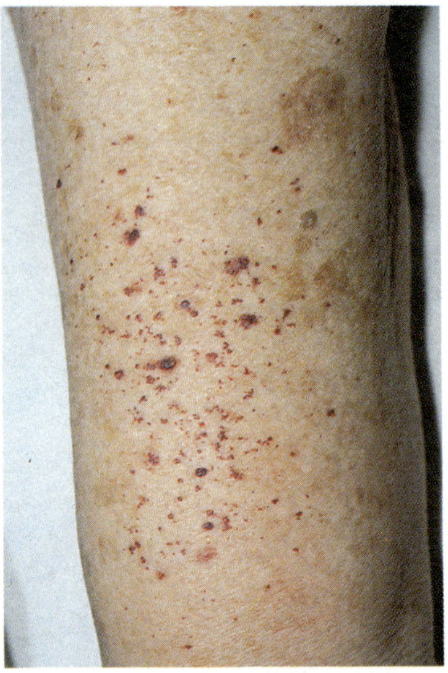

Abb. 10.88 Akute idiopathische thrombozytopenische Purpura (ITP) manifestiert sich meist mit Purpura dieser Art, obwohl sie sich bis zum Arztbesuch oft schon weiter ausgebreitet hat. Es ist wichtig, daran zu denken, daß eine Purpura identischer Erscheinung viele andere Ursachen haben kann (**Tabelle 10.5**).

10.89

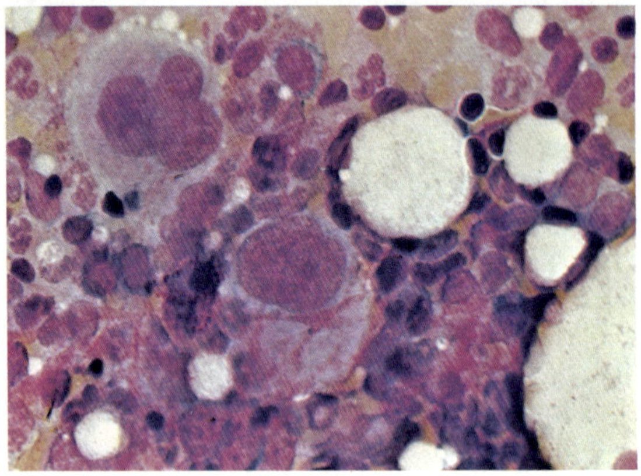

Abb. 10.89 Das Knochenmark bei idiopathischer thrombozytopenischer Purpura zeigt zahlreiche Megakaryozyten. Aber im peripheren Blutfilm können wenige oder keine Plättchen zu sehen sein.

10.90

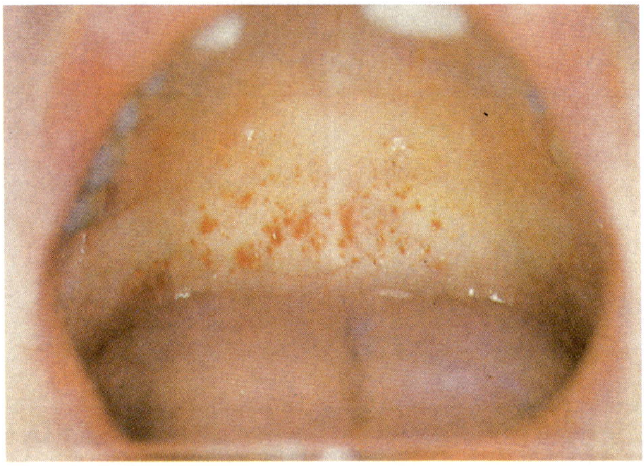

Abb. 10.90 Petechien am weichen Gaumen können ein Zeichen thrombozytopenischer Purpura sein, wie bei diesem Patienten (aber es ist wichtig, sich zu vergegenwärtigen, daß ähnliche transitorische Formen als harmlose Begleiterscheinungen von Erkältungskrankheiten oder viralen Racheninfekten auftreten können).

Medikamenteninduzierte immunologische Thrombozytopenie

Viele Medikamente können mit antikörperbedingter Thrombozytopenie einhergehen (**10.8**). Wahrscheinlich gibt es zwei prinzipielle Mechanismen:

- Das Medikament bindet sich an den Thrombozyten und produziert Neo-Antigen, das einen Autoantikörper stimuliert.
- Das Medikament bindet sich an ein Plasmaprotein, das als Antigen wirkt. Der resultierende Antikörper bildet einen Immunkomplex, der sich an den normalen Fc-Rezeptor des Thrombozyten heftet.

Medikamente, die für immunbedingte Thrombozytopenie verantwortlich gemacht wurden, sind in **Tabelle 10.9** aufgelistet. Blutungen reichen von geringfügig bis lebensgefährlich. Absetzen des Medikaments führt meist auch zur Beendigung der Symptome. Steroide können die Wiederherstellung der normalen Plättchenzahl unterstützen.

Tritt diese Komplikation bei der Gabe von Heparin auf, können die Blutungen wegen der schon bestehenden Antikoagulation des Patienten extrem schwere Ausmaße annehmen. Protaminsulphat sollte als Antidot zum Heparin zusammen mit Steroiden zur Anhebung der Plättchenzahl gegeben werden.

Tabelle 10.9 Medikamente, die eine immunbedingte Thrombozytopenie verursachen können

Thiaziddiuretika	Quinin
Goldsalze	Rifampicin
Heparin	Valproat
Carbamazepin	Sulphonamid
Phenothiazin	Penicillin

10.8 Vaskuläre und nicht-thrombozytopenische Purpura

Die Intaktheit des Endothels ist Voraussetzung dafür, daß das Blut im Gefäßsystem gehalten wird. Abnormalitäten des Endothels können primär oder sekundär sein (**Tabelle 10.10**) und abhängig von der Ätiologie, Ausdehnung und Lokalisation eine Vielzahl klinischer Syndrome verursachen.

Es ist wichtig, bei der Anamnese explizit nach schnell auftretenden Hämatomen oder Blutungen in der Familie, Epistaxis in der Kindheit oder exzessiver Blutung nach Zahnextraktionen, Operationen oder während der Menstruation zu fragen. Die Haut sollte sorgfältig nach Petechien, Purpura oder Hämatomen abgesucht werden. Untersuchung der Gefäßfunktion kann erforderlich sein und eine Biopsie die Diagnose ergeben. Oft ist die Ursache des Gefäßdefekts nicht nachweisbar.

Tabelle 10.10 Ursachen der vaskulären und nicht-thrombozytopenischen Purpura

Primär	
Senile Purpura	
Hereditäre hämorrhagische Teleangieektasie	
Kavernöses Riesenhämangiom (**10.105**)	
Kollagenosen, z.B.	
	Ehlers-Dahnlos-Syndrom (*siehe* S. 151)
	Marfan-Syndrom (*siehe* S. 318)
Sekundär	
Schönlein-Henoch-Purpura	
Metabolisch:	Skorbut
	M. Cushing und Steroideinnahme (*siehe* 7.23)
	Urämie
	Lebererkrankung
Dysproteinämie	
Purpura fulminans	
Emboli purpura	
Mechanische Purpura	

Primäre Abnormalitäten

Senile Purpura

Dies ist eine gutartige Erkrankung des älteren Menschen. Die charakteristischen Läsionen entwickeln sich an den Streckseiten der Hände (**10.91**), der Unterarme und in Gesicht und Nacken. Die Störung liegt im Verlust der Kollagenunterstützung der Hautkapillaren in Verbindung mit der Atrophie der Haut. Die weinroten Flecken behalten ihre Farbe über viele Monate bei und gehen dann in eine Braunfärbung über. Sie werden oft „Altersflecken" genannt. Klinisch haben sie keine Bedeutung, sind höchstens kosmetisch störend. Keine Therapie steht zur Verfügung.

10.91

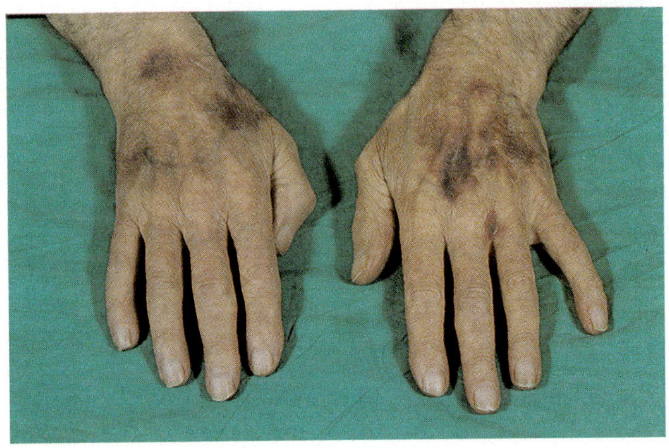

Abb. 10.91 Senile Purpura ist häufig und eine gutartige Erscheinung, die eine Folge gestörter Kollagenproduktion und Kapillarfragilität beim älteren Menschen ist. Beim Fehlen anderer Krankheitshinweise ist eine Abklärung nicht erforderlich.

Hereditäre hämorrhagische Teleangieektasie

Diese Störung (auch bekannt als Morbus Osler oder HHT) wird autosomal-dominant vererbt und befällt somit beide Geschlechter gleichmäßig. Die Läsionen bestehen aus dilatierten Arteriolen und Kapillaren, die oberflächlich liegen, leicht verletzlich sind und zur Exsudation neigen (**9.44, 10.6**). Sie verblassen bei Druck mit dem Glasspatel. Die bevorzugte Lokalisation ist die Nasenschleimhaut; Epistaxis in der Kindheit kann ein Hauptsymptom sein, obwohl die Störung meist erst im mittleren Lebensalter beginnt. Beim Erwachsenen werden Herde an Lippen, Mund, Zunge, Gesicht, Hände (**10.92**), Ösophagus, Magen und Rektum gefunden, seltener in den Augen, Bronchien und im Geschlechts- und Harntrakt. Blutungen können an jeder dieser Stellen vorkommen. Häufig manifestiert sie sich als rezidivierende Eisenmangelanämie durch okkulte intestinale Blutungen. Diese Erkrankung ist assoziiert mit arteriovenösen Lungenfisteln, Leberzirrhose, Hepato- und Splenomegalie. Eventuelle Abnormalitäten der Gerinnungsfaktoren und der Plättchenfunktion können Blutungstendenz noch verstärken.

Wegen der diffusen Ausbreitung der Krankheit ist eine Behandlung schwierig. Werden individuelle Herde als Blutungsursache ausfindig gemacht, können diese kauterisiert werden. Östrogene können zur Prophylaxe der Epistaxis hilfreich sein.

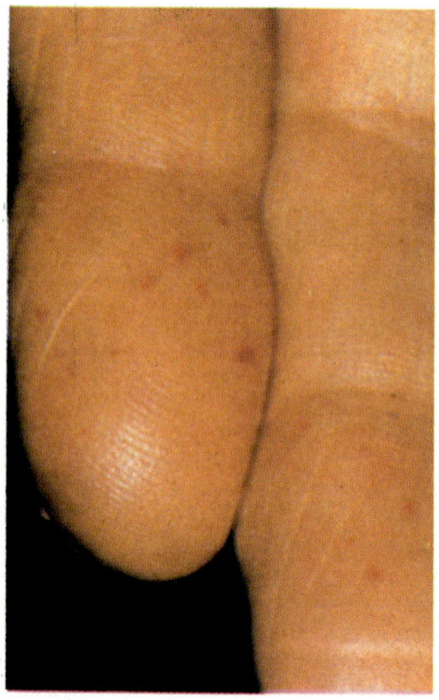

10.92

Abb. 10.92 Hereditäre hämorrhagische Teleangiektasie (HHT) präsentiert sich in der Regel mit Läsionen in oder in der Nähe von Schleimhäuten (*siehe* **9.44, 10.6**), aber auch überall sonst im Körper können Teleangiektasien auftreten, wie bei diesem Patienten an den Fingern. Die Läsionen sind dilatierte Kapillaren und verblassen auf Spateldruck.

Sekundäre Abnormalitäten

Schönlein-Henoch-Purpura

Dies ist eine immunologische Erkrankung, bei der das vaskuläre Endothel durch Ablagerung von Immunkomplexen geschädigt wird. Sie kann Folge einer Reaktion auf Medikamente, Nahrungsmittel, Insektenstiche oder viraler oder bakterieller Infektionen sein. Blutungen in Gelenke oder in den Darm können vorkommen. Oft besteht ein generalisierter Hautausschlag, der initial diffus makulär, später purpura-artig wird. Läsionen in Gehirn und Harntrakt kommen vor. Die Störung betrifft vor allem Kinder, die meist ohne Komplikationen genesen. Lediglich in einem Drittel der Fälle kommt es zu einer Glomerulonephritis (*siehe* S. 287) und gelegentlich zu Pleuritis, Perikarditis oder Pneumonie.

Skorbut

Skorbut entsteht durch Vitamin-C-Mangel (Askorbinsäure) in Nahrung, Mangel an frischem Obst/Gemüse oder zu langes Kochen. In den westlichen Ländern ist sie sehr selten, außer in Gruppen mit speziellen Problemen wie der isolierte ältere, der demente, der alkoholabhängige Mensch und der Nahrungsverweigerer. Der Mangel führt zum Unvermögen, quantitativ und qualitativ normale Kollagenfasern zu produzieren. Blutungen entstehen durch die resultierende Kapillarwandschwäche.

Bei Babies manifestiert sie sich häufig als subperiostale Blutung zusammen mit einer Anämie. Beim Erwachsenen können Zahnfleischblutungen (**8.19**), Purpura und perifollikuläre Blutungen auftreten. Schwerer Mangel kann sogar zu gastrointestinalen und zerebralen Blutungen führen. Diagnose wird klinisch gestellt und durch Verlaufsbeobachtung und Besserung nach Zugabe von Askorbinsäure bestätigt. Messung der Askorbinsäurespiegel in den Plättchen und Leukozyten ist in speziellen Labors möglich.

Morbus Cushing und Steroideinnahme (siehe auch S. 310)

Exzessive Kortikosteroiddosen bewirken dünne, fragile, leicht-hämatomisierbare Haut, die gleichzeitig Purpuraherde und Ekchymosen (**7.22, 7.23**) aufweist. Sie ist das Resultat desVerlusts von Kollagen, das die Hautkapillare unterstützt. Behandlung des M. Cushing oder Beenden der Steroidtherapie führt zur Heilung dieser Läsionen.

Mechanische und unnatürliche Purpura

Plötzliche Steigerung des Venendrucks durch Husten, Erbrechen, Asphyxie oder während eines epileptischen Anfalls können zum Blutaustritt aus normalen Kapillaren führen (**1.146, 10.93, 10.94**). Ein ähnliche Situation ergibt sich durch Hautsaugen, sozial oder professionell oder als absichtliche Irreführung des Arztes durch einen gestörten Patienten.

10.93

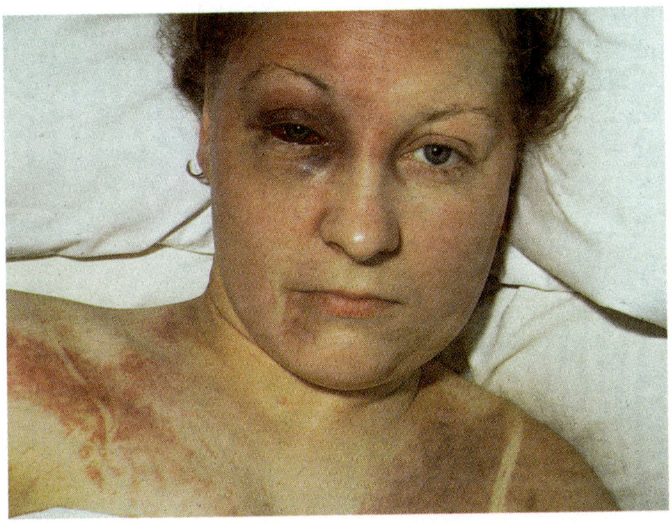

Abb. 10.93 Traumatische Asphyxie kann schwere Petechien und Blutungen verursachen. Diese Frau wurde in einer Menschenmenge eingequetscht. Bei der Aufnahme war sie als Folge zerebraler Petechien und eines Hirnödems bewußtlos. Sie wurde mit Steroiden und Sauerstoff behandelt. Zum Zeitpunkt dieses Photos litt sie jedoch immer noch an generalisierten Petechien und an einem subkonjunktivalen Hämatom rechts.

10.94

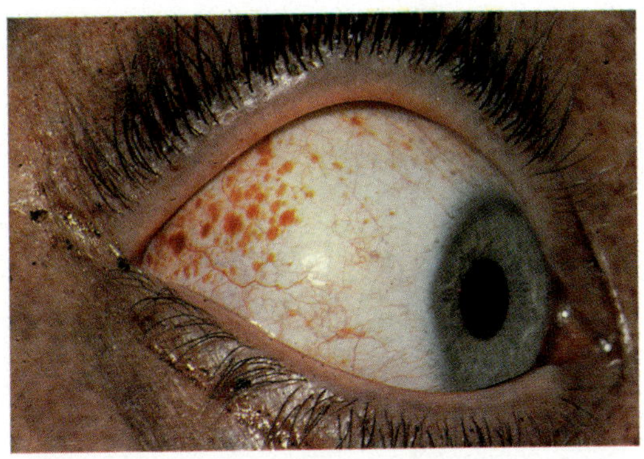

Abb. 10.94 Petechien der Sklera und Zyanose des Augenlides bei einem anderen Patienten mit traumatischer Asphyxie. Ähnliche Symptome können bei Kindern mit Keuchhusten auftreten (*siehe* **1.146**).

10.9 Defekte der Gerinnungsfaktoren

Die Blutgerinnung läuft als komplexe Reaktionskette ab (Kaskade), bei der schrittweise sonst inaktive Faktoren (Proenzyme) im Plasma aktiviert werden. Der erste und zugleich Hauptschritt der primären Hämostase ist die Bildung eines Plättchenthrombus. Dieser wird durch des Fibrinpolymer, das Endresultat der Gerinnungskaskade, stabilisiert.

Koagulopathien

Angeborene Defekte (quantitativ oder qualitativ) werden für alle bekannten Gerinnungsfaktoren beschrieben. Die klinischen Erscheinungsformen sind sich jedoch sehr ähnlich. Die häufigsten Defekte sind die **Hämophilie A und Hämophilie B** (Faktor VIII bzw. Faktor IX Mangel). Beide werde X-chromosomal rezessiv vererbt. Mit Hilfe von Genanalysen können die weiblichen Konduktorinnen identifiziert und beraten werden. Die Erkrankung tritt in sehr verschiedenen Schweregraden auf.

Überraschenderweise besteht nur geringe Blutungsneigung bei Geburt; gelegentlich kann exzessives Nabelschnurbluten auffallen. Erhöhte Blutungsneigung und interne Blutungen treten meist erst ab dem 6.-9. Lebensmonat auf, wenn das Kleinkind mit dem Laufen beginnt und oft fällt. Blutungen können in jedes Körpergewebe auftreten (**10.95-10.97**), aber Prädilektionsstelle sind die Gelenke. Eine akute Hämarthrose verursacht plötzlich einsetzende Schmerzen und Schwellung, verbunden mit Zeichen, die einer akuten Entzündung ähnlich sind – Wärme, Rötung, Schwellung und Schmerzen (**10.89**). Das Gelenk wird meist in einer rigiden semi-gebeugten Position gehalten und Bewegungen (und Untersuchung) vom Patienten verweigert. Wiederholte Blutungen führen zu chronisch degenerativer Gelenkerkrankung, die im betroffenen Gelenk chronische Schmerzen, schwere Deformität und Bewegungseinschränkung verursacht (**10.99-10.101**). Die umgebende Muskelmanschette ist oft atrophiert. Kompressionneuropathien sind häufig, wenn die Blutung in der Umgebung des Nerven stattfindet, z.B. entsteht eine Kompression des N. femoralis bei Blutung in den M. iliopsoas. Die häufigste Todesursache durch Blutung ist die zerebrale Blutung mit verschiedenen neurologischen Störungen.

Durch intrarenale Blutung kommt es zur Obstruktion des Nierenbeckens oder Ureters mit kolikartigen abdominellen Schmerzen und Hämaturie. Blutung in die Darmwand kann zu intestinaler Obstruktion führen.

Die Untersuchungen ergeben eine Verlängerung der aktivierten partiellen Thromboplastinzeit (APTT). Dieser Befund sollte durch Messung der einzelnen Faktorspiegel differenziert werden.

Therapie und Management dieser Hämostasestörungen wird am besten in spezialisierten Hämophiliezentren durchgeführt. Die fehlenden Plasmafaktoren werden intravenös infundiert und die Blutung gestoppt. Operationen und Verletzungen erfordern die adäquate Substitution mit Plasmafaktoren.

Als Folge der Kontamination dieser Spenderplasmen haben sich viele Patienten mit diesen Erkrankungen mit dem HIV-Virus infiziert und viele AIDS entwickelt. Das Krankheitsbild ähnelt dem anderer AIDS-Infizierter, nur das Kaposi-Sarkom ist bei HIV-Infektion der Hämophilen selten. Zusätzlich leiden viele unter chronisch aktiver Hepatitis als Folge der Übertragung einer viralen Hepatitis.

Beim **Willebrand-Jürgens-Syndrom** handelt es sich um eine ähnliche Gerinnungsstörung, die aber autosomal-rezessiv vererbt wird und somit beide Geschlechter betrifft. Die Schweregrade sind extremer und reichen von symptomlos bis schwer. Die Erkrankung umfaßt einen Gefäßdefekt, einen Plättchendefekt und niedrige Spiegel von Faktor VIII, der auch qualitativ abnormal sein kann. Klinisch stehen Blutungen im Vordergrund, meist von den Schleimhäuten, besonders des Genital-, Harn- und Verdauungstraktes. Schwer erkrankte Patienten können auch intern in Gelenke und Gehirn bluten, aber insgesamt sind Gelenkblutungen selten. Diagnose wird durch Nachweis einer verlängerten Gerinnungszeit, Plättchenfunktionsdefekten und eines niedrigen Faktor-VIII Spiegels gestellt.

Geringe Blutungen können durch Tranexamsäure oder Vasopressinpräparate kontrolliert werden. Gravierendere Blutungen erfordern die Therapie mit Kryopräzipitaten oder Plasma.

10.95

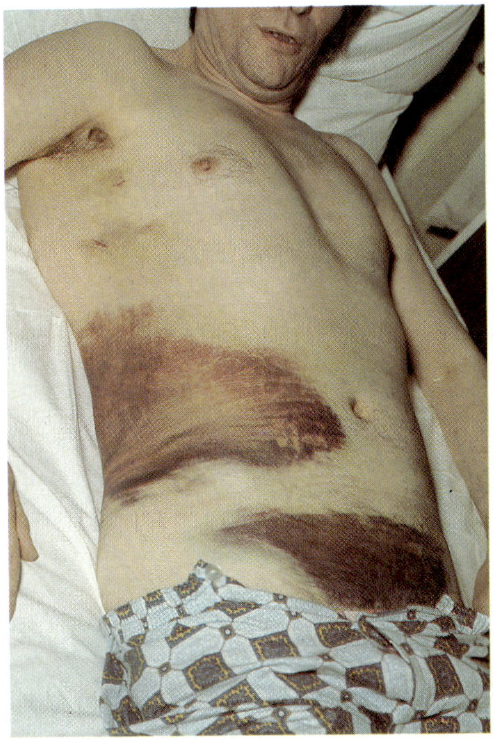

Abb. 10.95 Massive Hämatome mit Hämophilie. Hämatome dieser Größe, die ohne schweres Trauma entstanden sind, weisen auf schwere Koagulopathie hin. Mögliche Ursachen sind Hämophilie A oder B, Willebrand-Jürgens-Syndrom und unkontrollierte Antikoagulantientherapie. Da interne Blutungen häufige Begleiterscheinung sind, müssen Patienten dringend untersucht und behandelt werden.

10.96

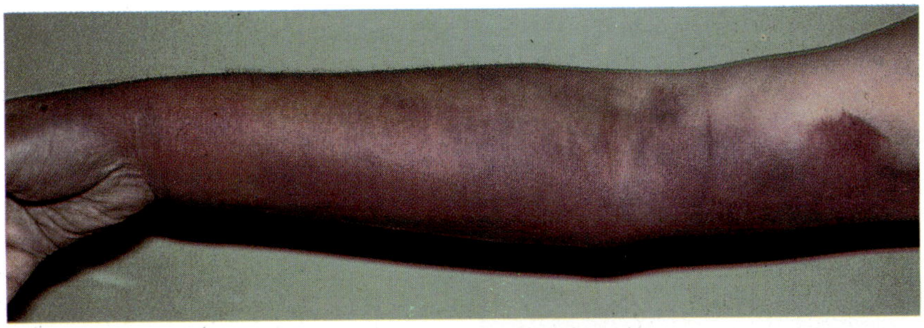

Abb. 10.96 Massives Armhämatom bei einem Patienten mit Hämophilie. Eine schwere Blutung trat als Folge eines minimalen Traumas auf. Auch hier gilt, daß andere Koagulopathien ein ähnliches Bild verursachen können.

10.97

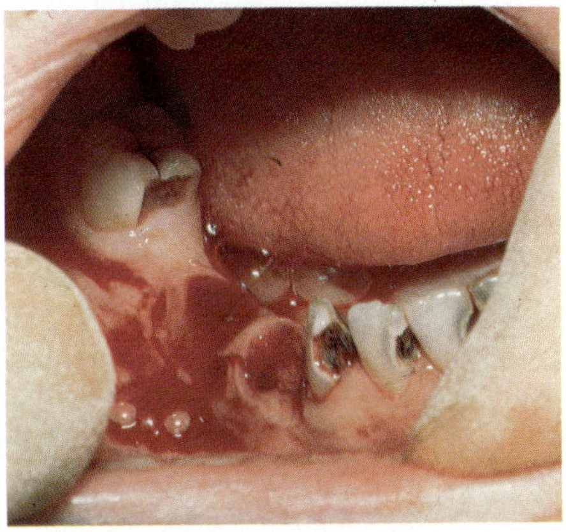

Abb. 10.97 Schwere Blutung nach Zahnextraktion ist oft der erste Hinweis auf eine geringgradige Koagulopathie und ist ein häufiges Problem bei Hämophilie A und B und beim Willebrand-Jürgens-Syndrom.

10.98

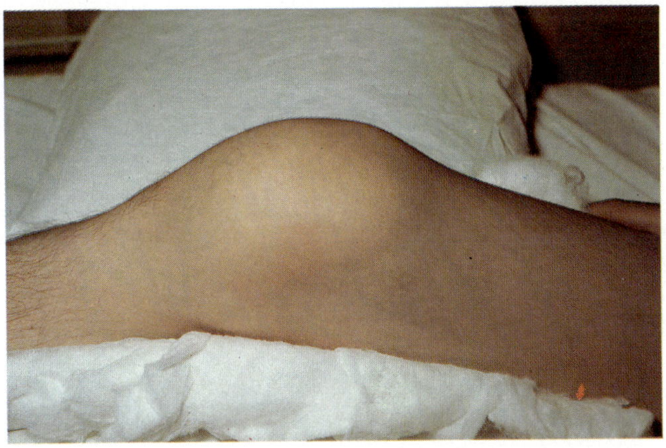

Abb. 10.98 Akute Hämarthrose des Knies ist eine häufige Komplikation der Hämophilie. Da das Knie heiß, rot, geschwollen und schmerzhaft ist, kann dies leicht mit einer akuten Infektion verwechselt werden, außer wenn die Koagulopathie des Patienten bekannt ist.

10.99

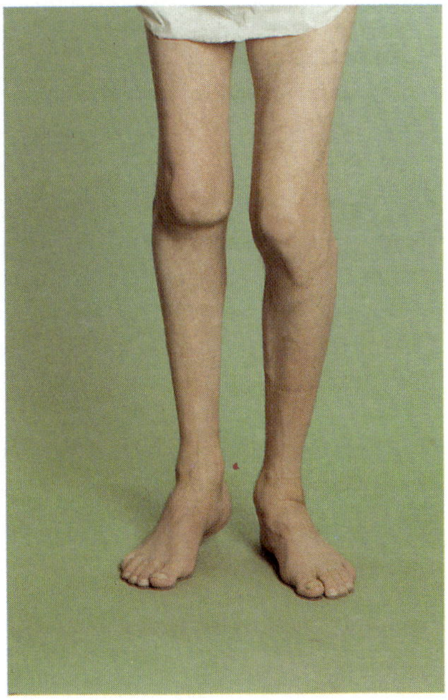

Abb. 10.99 Schwere chronische Arthritis kann bei Patienten mit Hämophilie A und B als Folge rezidivierender Gelenkblutungen auftreten. Bevorzugt ist das Knie betroffen. Bei diesem Patienten sind beide Knie schwerst deformiert, so daß er unfähig ist, mit beiden Füßen flach auf dem Boden zu stehen.

10.100

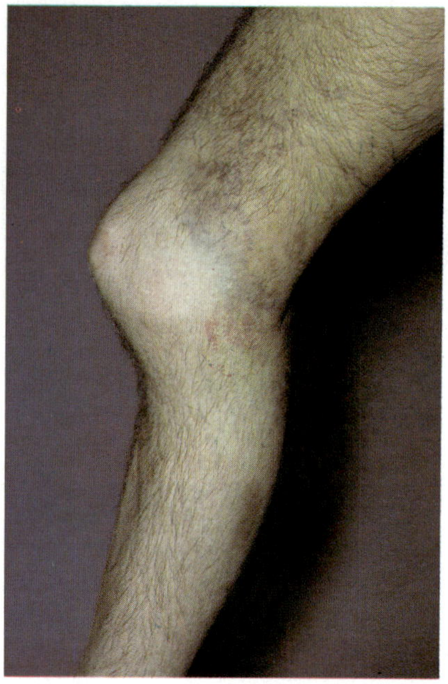

Abb. 10.100 **Genu recurvatum ist eine schwere Deformität des Knies**, die als Folge rezidivierender Gelenkblutungen entsteht. Bei diesem hämophilen Patienten findet sich gleichzeitig eine akute Hautblutung.

10.101

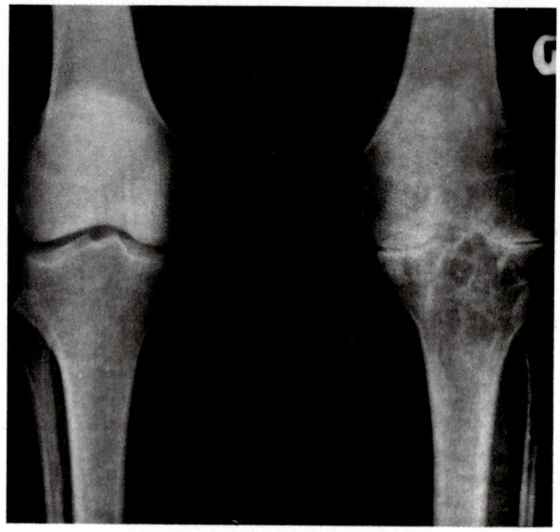

Abb. 10.101 Röntgenaufnahmen der Knie bei einem Patienten mit Hämophilie. Das rechte Knie wurde durch wiederholte Hämarthrosen schwerst deformiert. Der Gelenkraum ist verschmälert, irreguläre Erosionen und Zysten im Tibiakopf sind zu sehen.

Vitamin-K-Mangel

Mangel an Vitamin K in der Nahrung, dessen Malabsorption oder Behandlung mit Antikoagulantien der Cumaringruppe führt zu verminderter hepatischer Synthese plasmatischer Gerinnungsfaktoren Prothrombin und Faktor VII, IX und X. Vitamin K ist Kofaktor für die Carboxylierung der Glutaminsäure, die für biologische Aktivität des Moleküls Voraussetzung ist. Mangel durch jede dieser Ursachen kann zu erhöhter Blutungsneigung führen. Sie titt auf bei:

- Blutungskrankheit des Neugeborenen
- Intestinale Malabsorption, z.B. Morbus Crohn, Zöliakie
- Hepatobiliäre Erkrankungen, z.B. Leberversagen, Verschlußikterus
- Diätetischer Mangel
- Orale Antikoagulantieneinnahme

Blutungskrankheit des Neugeborenen

Beim früh- oder unreifen Kind ist die Synthese der Vitamin-K-abhängigen Faktoren, die sowieso signifikant niedriger ist als beim Erwachsenen, gestört. Blutungen treten am 3. oder 4. Lebenstag, meist in die Haut oder innere Organe auf. Normalerweise wird Vitamin K nach der Geburt prophylaktisch parenteral gegeben. Die Notwendigkeit dieser Maßnahme wird zur Zeit überprüft.

Malabsorption und diätetischer Mangel

Sie sind extrem häufig und treten als Folge einer Vielzahl von Erkrankungen des Darms (*siehe* S. 368) und Pankreas und von Gallenwegsverschlußkrankheiten auf. Sie sind meist Teil eines gemischten klinischen Bildes, bei dem andere Befunde oft dominieren. Das Problem fällt meist bei Routineuntersuchungen auf, z.B. vor einer Leberpunktion oder durch exzessives Bluten nach einem kleinen chirurgischen Eingriff. Sehr selten treten schwere Blutungen in die Haut, Schleimhäute und den Gastrointestinaltrakt auf. Dann findet sich häufig ein gleichzeitig bestehender Vitamin-C-Mangel. Injektion von Vitamin K hebt die biochemische Blockade bei Malabsorption auf, ist jedoch bei schwerer Leberzellnekrose ineffektiv.

Einnahme von Antikoagulantien

Orale Antikoagulantien (Cumarine) wie Markumar wirken als Antagonisten zum Vitamin K. Sie führen zur Produktion von defekten Faktoren II, VII, IX und X ohne Gerinnungsaktivität. Je höher die Dosis von Markumar und je länger dessen Einnahme, desto größer ist der Gerinnungsdefekt. Für normale therapeutische Zwecke ist die Kontrolle der Antikoagulation durch Untersuchung des Patientenplasmas mit modifizerter Prothrombinzeit geeignet. In der Regel soll dieser das zwei- bis dreifache über dem Normalwert liegen. Nur wenn der Wert überschritten wird, besteht Blutungsgefahr, von und in jedes Körpergewebe. Patienten, die auf Markumardosis stabil eingestellt wurden, bluten oft, weil sie andere Medikamente eingenommen haben, die mit dem Gerinnungsvorgang interferieren (z.B. Aspirin interferiert mit den Plättchen), Markumar von den Bindungsstellen am Albuminmolekül verdrängen (z.B. Mefenaminsäure) oder den Metabolismus reduzieren (z.B.Cimetidin). Blutungen treten zuerst in die Haut (**10.95, 10.96, 10.102**), den Darm- und Harntrakt auf. Die Patienten müssen angewiesen werden, sich sorgfältig zu beobachten und bei Blutungen den Arzt aufzusuchen. Bei blutenden Patienten sollte man immer an die Möglichkeit einer nicht mitgeteilten Antikoagulantientherapie denken.

10.102

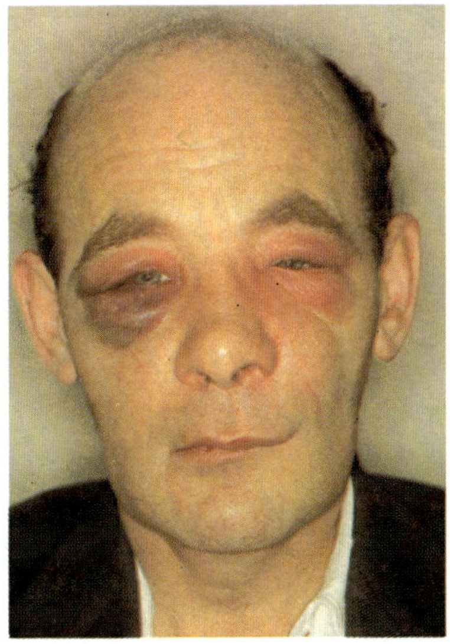

Abb. 10.102 Spontanes blaues Auge bei Patienten mit schlecht kontrollierter Antikoagulantientherapie. Er gab kein Augentrauma an. Seine Prothrombinzeit war extrem erhöht. Auch schwerere Blutungen können als Folge unkontrollierter Antikoagulantientherapie auftreten (*siehe* **10.95, 10.96**).

Leberparenchymerkrankungen

Leberzellnekrosen als Folge einer Hepatitis, Alkohol oder anderen Toxinen bedingen ein Versagen der Gerinnungsfaktorsynthese und resultierenden schweren Blutungen oder Hämatomen (**9.14**). Der Defekt ist meist komplex und kann mit Thrombozytopenie (*siehe* S. 455) und disseminierter intravasaler Gerinnung (siehe unten) kombiniert sein. In diesem Fall kann die mangelnde Synthese der Vitamin-K-abhängigen Faktoren durch Injektion von Vitamin K nicht aufgehoben werden.

Disseminierte intravasale Gerinnung (DIC)

DIC (auch bekannt als Verbrauchskoagulopathie) entsteht als Folge der Aktivierung der Gerinnungskaskade durch einen Stimulus, der zur generalisierten Ablagerung von Fibrin-Plättchen-Thromben im arteriellen und venösen Gefäßsystem führt. Das stimuliert eine sekundäre Fibrinolyse. Da beide Prozesse parallel weiterlaufen, ist Endresultat der Verbrauch der Plättchen und Gerinnungsfaktoren, Verlust der Hämostase und exzessive Blutungen. Eine große Vielzahl von Störungen kann Stimulus für Entwicklung einer akuten oder chronischen DIC sein (**10.103-10.105** und *siehe* **Tabelle 10.11**).

Akute DIC ist eine dramatische Erkrankung mit Hämorrhagien. Der Patient ist in der Regel schwer krank mit Fieber, Azidose, und Hypoxie und Hypotension durch den großen Blutverlust. Oft findet man ausgeprägte Petechien oder Blutungen in die Haut (**1.56, 1.106, 10.103**), vor allem an traumatisierten Stellen, z.B. Wunden, Venenpunktionsstellen oder unter der Blutdruckmanschette. Blutungen in die Augen (**1.105, 1.183**) und in den Verdauungs-, Respirations-, Geschlechts- oder Nierentrakt können vorkommen. Gelegentlich können Thrombosen das initiale Bild prägen. Es kommt dann zu Gangrän der Haut und Finger (**10.106**) mit Zeichen der Ischämie an Herz, Gehirn, Nieren und Lunge.

Laboruntersuchungen erfordern ein spezielles hämatologisches Labor, um nach Hinweisen auf Plättchenaktivierung, Gerinnungsfaktorenverbrauch und Fibrinolyse zu suchen. Routine-Blutausstrich kann fragmentierte Erythrozyten (ein mikroangiopathisches hämolytisches Blutbild - **10.107**) zeigen, die als Folge der Zelldestruktion durch die Fibrinstränge entstehen. Einfache Screeninguntersuchungen für DIC umfassen die Thrombozytenzahl, die erniedrigt ist, und Auftreten von Fibrinogen-Fibrin-Spaltprodukten, die durch Abbau des Fibrins entstanden sind. Ursache des Prozesses (**Tabelle 10.11**) sollte abgeklärt und immer wenn möglich behandelt werden. Andere Schwerpunkte der Therapie sind:

- Allgemeine intensive Unterstützung des Patienten
- Wiederherstellung und Erhaltung der peripheren Zirkulation
- Substitution mit Plasma und Plasmaprodukten

Kontrolle der thrombotischen Komponente mit Heparin ist oft nützlich, wird aber durch Wirkung mancher Heparine auf die Plättchen kompliziert.

Chronische DIC tritt bei manchen Patienten mit chronischer Entzündung oder Malignom auf. Sie ist charakterisiert durch Kombination von Befunden, die auf Blutung wie auch auf Thrombose zurückzuführen sind. Bei Untersuchung sind Fibrinogen, Kryofibrinogen und FDP-Spiegel sehr hoch.

10.103

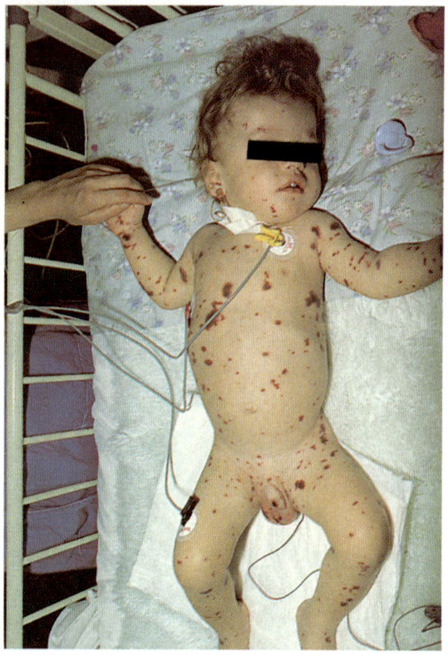

Abb. 10.103 Disseminierte intravasale Gerinnung (DIC) ist oft Folge schwerer Infektion. Bei diesem Kind war Meningokokkensepsis die zugrundeliegende Ursache. Generalisierte Hautblutungen wurden von Schleimhautblutungen begleitet. Eine so ausgeprägte DIC endet oft letal.

10.104

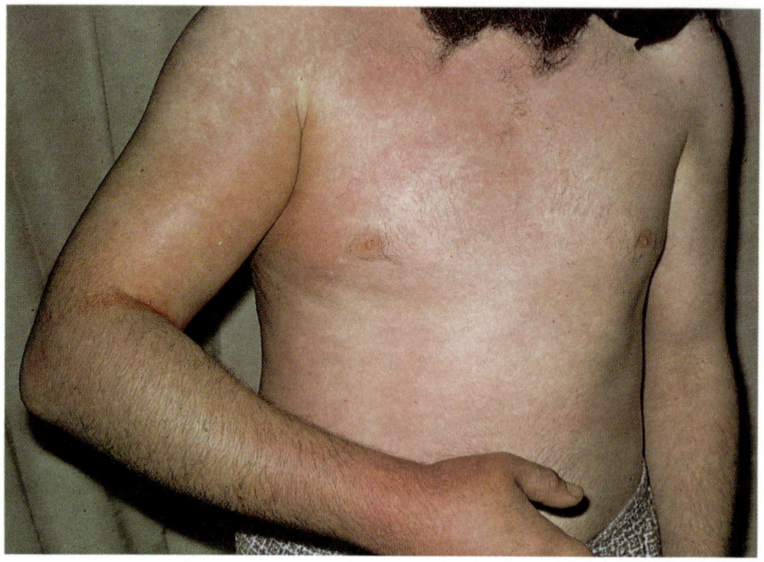

Abb. 10.104 Schlangenbisse und andere giftige Tierbisse und Stiche sind eine potente DIC-Ursache. Natterbisse verursachen selten mehr als schwere lokale Schwellungen, wie bei diesem Mann, aber Vergiftungen durch andere Schlangen oder Tiere sind eine häufige Ursache für DIC.

10.105

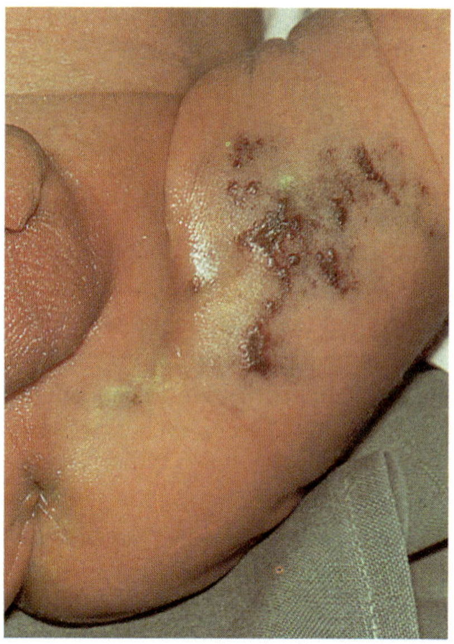

Abb. 10.105 Kavernöses Hämangion kann mit DIC assoziiert sein (Kasabach-Merritt-Syndrom). Geschädigte subendotheliale Oberfläche des Tumors führt zu exzessivem Verbrauch der zirkulierenden Plättchen und Gerinnungsfaktoren bis zum Vollbild einer DIC. Diagnostische Schwierigkeiten kann ein viszerales Hämangion mit ähnlichen Eigenschaften machen. Chirurgische Exzision oder Bestrahlung können die Läsion und die Verbrauchskoagulopathie erfogreich eliminieren.

Tabelle 10.11 Ursachen der DIC

• **Infektionen/infektiöse Erkrankungen:**	Hämorrhagisches Fieber (*siehe* S. 23, 27) Meningokokkensepsis (*siehe* S. 40) Malaria (*siehe* S.68), etc.
• **Geburtshilfliche Ursachen:**	Fruchtwasserembolie, Prä-Eklampsie, Abruptio plazentae, intrauteriner Fruchttod
• **Maligne Erkrankungen:**	besonders Lunge, Pankreas, Ovarien, Prostata, akute Leukämie
• **Schock:**	Trauma, Herzstillstand, Blutverlust, extensive Verbrennungen
• **Intravaskuläre Hämolyse/ massive Bluttransfusion**	
• **Vergiftung**	
• **Vaskulitiden:**	z.B. Hämolytisch-Urämisches-Syndrom , thrombotisch thrombozytopensiche Purpura
• **Extrakorporale Perfusion:**	z.B. kardiopulmonaler Bypass, künstliches Herz, Dialyse
• **Kavernöses Hämangiom**	

10.106

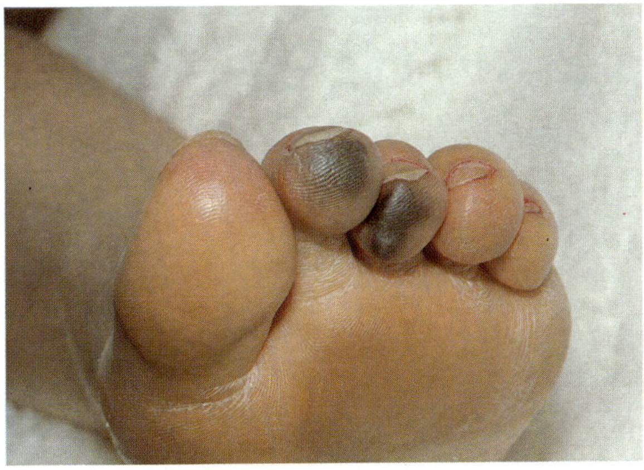

Abb. 10.106 Periphere Gangrän kann ein Befund bei DIC sein, da das Gleichgewicht zwischen Thrombose und Blutung von einem Körperteil zum anderen und von Zeit zu Zeit wechselt. Dieser Patient litt unter Meningokokkensepsis und trotz des gangränösen Zehs fanden sich Blutungen an anderen Körperstellen (*siehe* **1.105, 1.106, 10.13**).

10.107

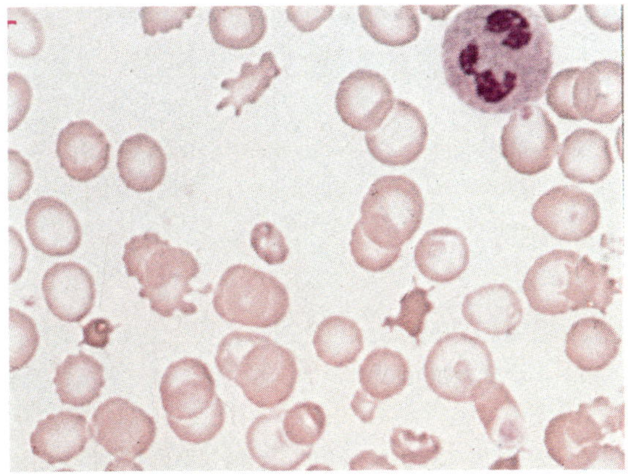

Abb. 10.107 Der periphere Blutausstrich bei DIC zeigt meist ein mikroangiopathisches hämolytisches Bild. Abnormale Erythrozyten, einschl. „burr cells", Akanthozyten mit zahlreichen scharfen Ausziehungen und Schistozyten mit irregulärer fragmentierter Form, entstehen durch physikalische Schädigung der Zellen bei der Passage zwischen den Fibrinsträngen. Die Plättchenzahl ist reduziert.

10.10 Multiples Myelom und verwandte Paraproteinämien

Die Paraproteinämien umfassen eine Gruppe von Störungen, bei denen die Proliferation von B-Zellen zur exzessiven Produktion von Immunglobulinen führt. Von den Störungen ist das Multiple Myelom am häufigsten. Es entsteht durch neoplastische Proliferation reifer und unreifer Plasmazellen. Bevorzugt betroffen sind das mittlere und höhere Lebensalter. Klinische Symptome als Folge des unkontrollierten Wachstums der Plasmazellen im Knochenmark und der Produktion von abnormalen Paraproteinämien - meist IgG, aber manchmal auch IgA oder Leichtketten und selten IgD, IgM oder andere Gruppen - umfassen:

- Osteolysen durch lokale Infiltration von Knochen, verbunden mit Hyperkalzämie (*siehe* S. 154) und schmerzhaften pathologischen Frakturen.
- Knochenmarksinsuffizienz durch Infiltration mit Anämie, Leukopenie und Thrombozytopenie als Folge.
- Suppression der normalen Immunglobulinsynthese mit resultierender Infektanfälligkeit.
- Hyperviskositätssyndrome verursacht durch die physikalischen Eigenschaften der Paraproteine (M-Protein). Treten meist bei IgG Paraprotein auf und führen durch arterielle und venöse Thromben zu Gewebeischämie, v.a. in den Augen (**10.61**), Herz, Gehirn und Nieren.
- Niereninsuffizienz ist häufig und als kritischer prognostischer Faktor zu werten (S. 293). Die Nierenschädigung erfolgt durch Hyperkalzämie, Infektion, Amyloidablagerungen, Ablagerung von Leichtketten im proximalen Tubulus und Hyperurikämie.
- ZNS-Befall als Folge der Ischämie durch die Hyperviskosität und Amyloidablagerungen.

Patienten präsentieren sich mit Infektionen (70%), Blutungsstörungen (10%) oder Nierenversagen (50%). Knochenschmerzen entwickeln sich beim Fortschreiten der Erkrankung.

Verdächtige Befunde für ein Myelom sind eine sehr hohe BSG (meist über 100 in der ersten Stunde), eine normochrome normozytäre Anämie mit Rouleaux Formation (**10.27**) und oft Neutropenie und Thrombozytopenie. Der Serumkalziumspiegel ist meist erhöht.

Die Diagnose kann gestellt werden, wenn 2 der 3 folgenden Befunde erhoben werden: Paraproteinämie, Knochenmarksplasmozytose und lytische Knochenläsionen.

- Paraproteine können im Serum oder Urin (Bence-Jones-Protein **10.108**) gefunden werden.
- Knochenmarksaspiration oder Beckenkammbiopsie zeigt massenhaft Plasmozyten (**10.109**).
- Röntgenaufnahmen des Skeletts zeigen „ausgestochene" Gebiete, besonders im Schädel (**10.110**), Rippen, Becken und Röhrenknochen (**10.111**). Pathologische Frakturen können vorliegen.

Eine Reihe anderer Untersuchungen sind zur Prognosestellung hilfreich (*siehe* **Tabelle 10.12**).

Therapie des Multiplen Myeloms ist supportiv mit Antibiotika bei Infektionen, Analgetika bei Knochenschmerzen, hohe Flüssigkeitszufuhr und effektive Behandlung der Hyperkalzämie. Hyperviskosität und Kryoglobuline können mit Plasmapherese behandelt werden, bis die Tumormasse mit Melphalan oder Cyclophosphamid oder Radiotherapie kontrolliert werden kann.

10.108

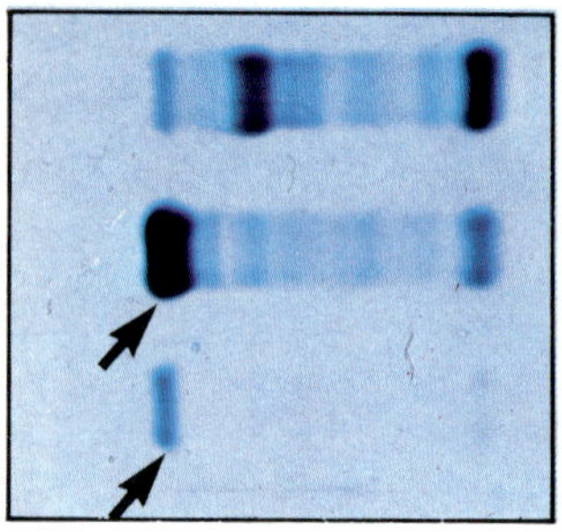

Abb. 10.108 Serum und Urinelektrophorese bei multiplem Myelom weist das Vorliegen von Paraprotein im Serum und Urin nach. Patient hatte ein IgA Myelom; die Paraproteinbande ist deutlich im Urin (Pfeil) und eine entsprechende Bande im Serum zu sehen.

10.109

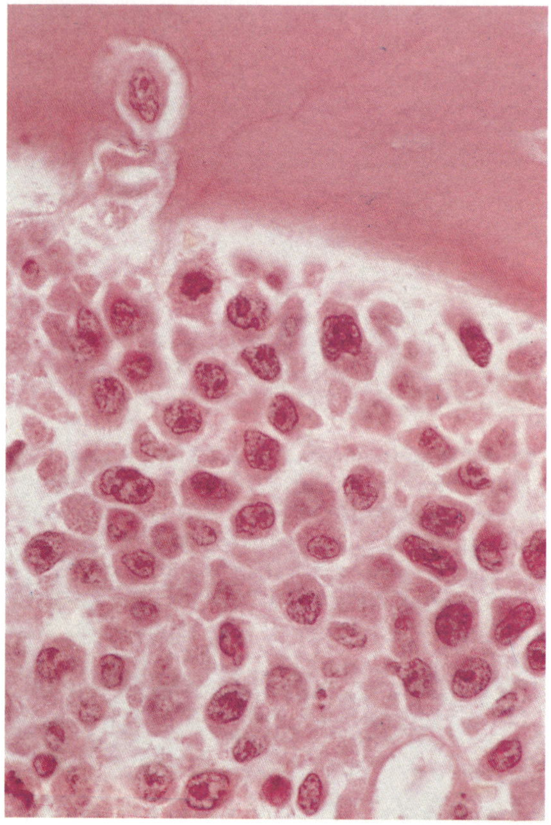

Abb. 10.109 Beckenkammbiopsie bei Myelom. Neoplastische Plasmazellen herrschen vor; typischerweise sind dies große Zellen mit einem ekzentrischen Nukleus und einem perinukleären Hof. Der trabekuläre Knochen (oben links) ist arrodiert und zellulär infiltriert.

10.110

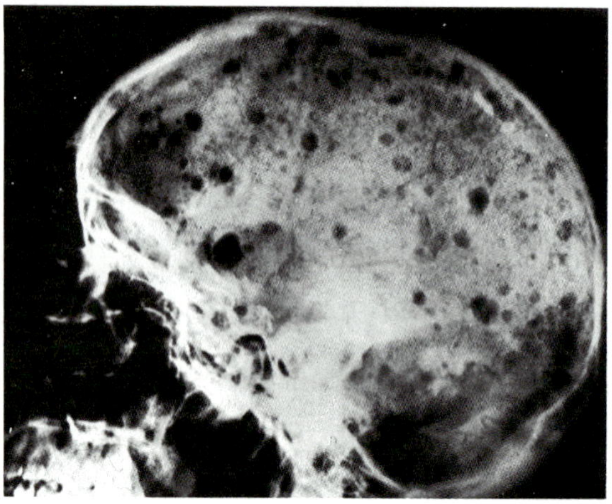

Abb. 10.110 Knochenherde bei Myelom sind typischerweise ausgestanzte Läsionen mit umgebender Sklerose. Metastasen anderer Tumoren können gelegentlich ein ähnliches Bild ergeben, aber diese Schädelröntgenaufnahme ist hochverdächtig auf ein Multiples Myelom.

10.111

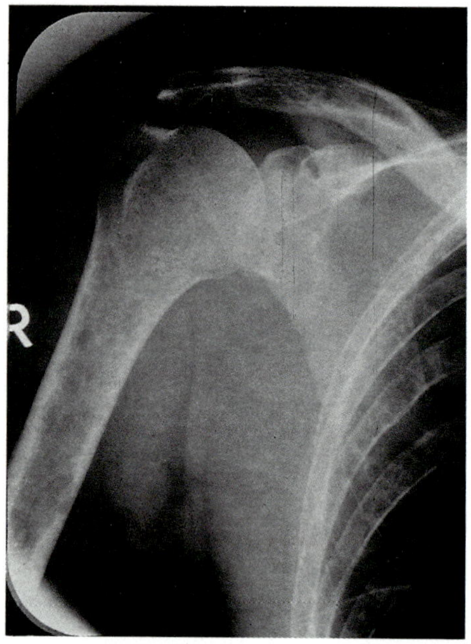

Abb. 10.111 Myelom in Humerus, Skapula, Klavikula und Rippen. Die Läsionen haben dasselbe ausgestanzte Aussehen wie die des Schädels . Myelomläsionen werden ebenfalls in den anderen langen Knochen, in Rippen und im Becken gesehen. Pathologische Frakturen können auftreten und Hyperkalzämie ist häufig.

Tabelle 10.12 Schlechte prognostische Faktoren bei Myelom

- Schwere Anämie
- Niedriges Serumalbumin
- Niereninsuffizienz
- Hoher Serumkalziumspiegel
- Hoher Leichtkettenspiegel
- Extensive Osteolysen
- Hohe monoklonale Komponente
- Hohe b_2-Makroglobuline
- Expression des T- 10 Antigen auf den Zellen
- Aktive Mitose der Plasmazellen

Isoliertes Plasmozytom

Bei einer kleinen Zahl von Paraproteinämiefällen findet sich eine lokalisierte Plasmazellproliferation. Das restliche Knochenmark ist normal. Solche lokalen Plasmozytome können in Knochen und Weichteilen wachsen und eine beträchtliche Größe annehmen, bevor sie diagnostiziert werden. Die Diagnose wird durch folgende Befunde gestellt: solitäre Osteolyse, abnormales M-Protein in der Elektrophorese, histologischer Nachweis eines Plasmazelltumors in der Biopsie und ein normales Knochenmark in entfernten Regionen. Chirurgische Entfernung oder Radiotherapie ist kurativ; die M-Proteine verschwinden rasch.

Makroglobulinämie Waldenström

Die Makroglobulinämie Waldenström ist charakterisiert durch das Auftreten monoklonaler IgM in Verbindung mit einer exzessiven Anzahl von Gewebelymphozyten und Plasmazellen (lymphozytisches Lymphom mit plasmazytoider Differenzierung).

Diese Erkrankung betrifft vor allem den älteren Menschen, dabei bevorzugt Männer im Verhältnis 2:1. Sie beginnt mit Fieber, Anämie, Gewichtsverlust, Schwäche und Müdigkeit. Blutungen können als Folge des qualitativen Plättchendefekts, meist als Epistaxis, Hautpetechien und gastrointestinale Blutungen auftreten. Hyperviskositätssymptome können das klinische Bild dominieren und Herzinfarkt, Schlaganfall, Sehverlust und Raynaud Phänomene verursachen.

Bence-Jones Protein kann im Urin nachweisbar sein und Amyloid kann sich entwickeln. Das lymphozytäre Infiltrat kann zu einer Hepato- und Splenomegalie führen, kann aber auch in jedem anderen Gewebe auftreten. Osteolysen sind selten.

Untersuchungen zeigen eine normozytäre normochrome Anämie mit Rouleaux Formation im Blutausstrich (**10.27**). Leukopenie kommt vor, häufiger jedoch findet man eine atypische Lymphozytose. Die BSG ist charakteristischerweise bis auf etwa 100 mm in der ersten Stunde erhöht. Das Knochenmark zeigt ein generalisiertes diffuses lymphoplasmazytäres Infiltrat mit einem Überschuß an Eosinophilen. In den Lymphknoten kann ein ähnliches Bild gefunden werden. Untersuchungen des Serums zeigen ein abnormales M-Protein, Kryoglobuline und Kälteagglutinine.,

Die Therapie richtet sich gegen die Hyperviskosität, die das klinische Bild bestimmt. Sie kann durch Hämodilution oder Plasmapherese beeinflußt werden. Chemotherapie mit Chlorambucil, Cyclophosphamid oder Mephalan kann hilfreich sein. Unterstützende Therapie ist bei Blutungen, Anämie, Infektionen und Kälteagglutininsyndromen erforderlich.

Benigne monoklonale Gammopathie

Ein monoklonales Paraprotein erscheint manchmal ohne nachweisbaren B-Zell Tumor. Manche Patienten bilden das Paraprotein flüchtig als Antwort auf eine Infektion, wie virale Hepatitis oder Leptospirose, bei Autoimmunkrankheiten, wie Rheumatoide Arthritis, und gelegentlich bei Non-B-Zell Tumoren. Bei anderen handelt es sich um stabile benigne Paraproteinämie, die über Jahre unverändert bleibt, außer bei wenigen Patienten, die ein malignes Plasmazell-Myelom entwickeln.

Die Untersuchungen sollten sich auf eine eventuell zugrundeliegende Ursache konzentrieren: Non-B-Zell Malignom, Infektion oder Autoimmunkrankheit. Bence-Jones Proteine und ein M-Band sind vorhanden. Ein Paraproteinspiegel unter 10g/l weist meist auf eine benigne Ursache hin. Knochenmarksinfiltration, Immunsuppression oder Osteolysen gehören nicht dazu. Patienten sollten über 10 Jahre hinweg sorgfältig überwacht werden, da etwa 10% ein Myelom entwickeln. Anfangs ist keine spezielle Therapie notwendig. Da sich herausstellte, daß der Verlauf doch nicht immer gutartig ist, wird heute die Bezeichnung monoklonale Gammopathie unklarer Signifikanz (MGUS) benutzt.

10.11 Bluttransfusion

10.112

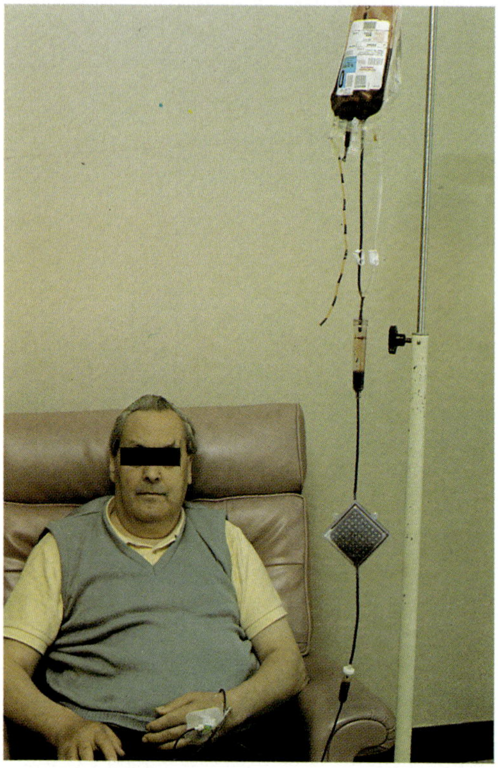

Abb. 10.112 Bluttransfusion. Dieser Patient erhält wegen refraktärer sideroblastischer Anämie reguläre monatliche Bluttransfusionen. Multiple Transfusionen können zu einer Sensibilisierung auf Leukozyten-(HLA)Antigene mit daraus resultierender fiebriger Transfusionsreaktion führen. Durch Passage des Blutes durch einen Leukozytenfilter kann dies weitgehend vermieden werden; ein Beispiel ist der hier „im System" gezeigte Sepacell Filter. Dieser Patient erhielt ebenfalls regelmäßig nächtliche subkutane Desferrioxamininfusionen zur Kontrolle der Eisenüberladung, die unvermeidlich mit chronischen Bluttransfusionen verbunden ist.

Die Verfügbarkeit von Blutkomponenten zur Transfusion unterstützt die Behandlung vieler medizinischer Notfälle wie auch die supportive Therapie, die bei Knochenmarksinsuffizienz notwendig wird.

Blutgruppenbestimmung und Kreuzprobe vor der Transfusion sind essentiell. Wahl der richtigen ABO-Blutgruppe ist Hauptanliegen, da Transfusion von ABO-unverträglichem Blut zu katastrophalen Sofortreaktionen führen kann mit intravaskulärer Hämolyse, Verbrauchskoagulopathie (DIC) und Nierenversagen. Verzögerte hämolytische Reaktionen mit extravaskulärer Hämolyse treten häufiger bei Antikörpern gegen Erythrozytenantigene, z.B. das Rhesus-Antigen auf und verursachen Ikterus und Anämie über einige Tage.

Fieber als Transfusionsreaktion ist häufig, besonders nach multiplen Transfusionen und entsteht oft im Zusammenhang mit der Entwicklung von Antikörpern gegen HLA-Antigene der weißen und roten Blutkörperchen. Dies kann durch Entfernung der Leukozyten z.B mittels eines in-line Leukozytenfilters bei der Transfusion (**10.112**) vermieden werden.

Durch Routineuntersuchungen der Spender ist heutzutage das Risiko der Übertragung eines bekannten Virus wie HIV und Hepatitis B vernachlässigbar. Andererseits ist die chronische Non-A-non-B-Hepatitis immer noch ein Risiko. Dies soll als Erinnerung dienen, daß Bluttransfusionen nur bei strenger Indikation gegeben werden sollen: Erytrozytentransfusionen bei chronischer Anämie, die – zwar langsamer – mit blutbildenden Medikamenten behandelt werden kann, sollten vermieden werden, außer wenn der Patient klinisch dekompensiert ist.

11 Erkrankungen der Nerven und Muskeln

11.1 Anamnese

Wichtige Aspekte in der Vorgeschichte eines Patienten mit neurologischen Symptomen schließen den zeitlichen Verlauf folgender Erscheinungen ein:

- Übergeordnete zerebrale Funktionsstörungen - Dementia, Stadien der Verwirrtheit und Koma sind häufige Erscheinungen und Endresultate einer großen Zahl akuter und chronischer neurologischer Erkrankungen.
- Anfälle – eine ganze Reihe epileptischer Phänomene kann von neurologischen Erkrankungen herrühren. Diese umfassen generalisierte oder partielle Anfälle, die meist von Familienangehörigen und Freunden besser beschrieben werden können als vom Patienten selbst.
- Kopfschmerzen gehören zu den häufigsten Symptomen, deren Ursachen Verspannungen, Streß, Migräne und kraniale Arteriitis des Kopfes sein können. Raumfordernde Prozesse verursachen Kopfschmerzen, die beim Aufwachen, beim Husten oder Bücken oft schlimmer werden. Sie können oftmals mit Erbrechen einhergehen. Es ist außerordentlich wichtig, den Schmerz zu lokalisieren, verschlimmernde Faktoren, Schmerzausstrahlung und -dauer auszumachen.
- Kräfteverlust resultiert sowohl aus Anomalien der ersten und zweiten Motoneurone im Gehirn oder Rückenmark, als auch aus Erkrankungen der neuromuskulären Verbindung und des Muskels. Kräfteverlust kann akut oder schleichend einsetzen. Die Läsionen im Bereich der zweiten Motoneurone ziehen eine begrenzte Muskelatrophie nach sich. Läsionen der ersten Motoneurone verursachen Krämpfigkeit, die einen typisch ruckartigen Gang auslöst.
- Schwindel ist das Gefühl, daß sich die Umgebung bewege. Er spiegelt Krankheiten des Labyrinths oder der vestibulären Verbindung wider. Schwindel ist ein häufiges Symptom - der Patient versteht darunter gewöhnlich Instabilität und eine Leere im Kopf.
- Abnormale Bewegungen – verschiedene Arten von Zitteranfällen können zu einer Diagnose führen, z.B. das typische Kopfzittern bei der Parkinson-Krankheit oder das grobe Zittern bei Leber-, Respirations- oder Nierenversagen. Im Gegensatz dazu stehen die ungeordneten Bewegungen bei Chorea, Athetose und Hemiballismus. Dies sind Resultate extrapyramidaler Erkrankungen.
- Zerebelläre Ataxien können den Verlust der Feinmotorik herbeiführen, was zu Dysmetrie, zu einem Ausfall der Koordination und zu einem breiten Gang führt mit der Tendenz, auf die jeweilige Seite des erkrankten Organs zu fallen, wenn es sich um eine einseitige Läsion handelt. Es gibt gewöhnlich noch andere Symptome und Anzeichen einer Kleinhirnläsion, darunter Diplopie, Dysarthrie und Hypotonie. Sensorische Ataxie ensteht durch Läsionen der sensiblen Bahnen der peripheren Nerven oder des Rückenmarks und hat einen Stampfgang zur Folge. Es kann zur Kompensation durch visuelle Stimuli kommen. Wenn die Augen geschlossen sind, verschlimmert sich das Problem.
- Medizinische, berufliche, soziale und familiäre Hintergründe können auf zugrundeliegende Ursachen der neurologischen Symptome hinweisen.

11.2 Körperliche Untersuchung

Eine fundierte, detaillierte Kenntnis der Anatomie und Physiologie des Gehirns, des Rückenmarks und des peripheren und autonomen Nervensystems ist vor Beginn der ZNS-Untersuchung nötig.

Adäquate Tests müssen sorgfältig geplant und ausgeführt werden, um eventuell vorhandene herdförmige Läsionen zu lokalisieren und mögliche Ursachen abzuklären.

Allgemeine Bewertung

Es ist wichtig, den Patienten und seine Bewegungsabläufe zu beobachten. Seine Haltung und sein Gang enthüllen eventuell Anomalien (**11.1-11.3**); er könnte Anzeichen einer Vernachlässigung seiner Person oder von psychiatrischen Erkrankungen zeigen; es können auch Anzeichen systemischer Erkrankungen oder lokal begrenzter Anomalien vorhanden sein.

11.1

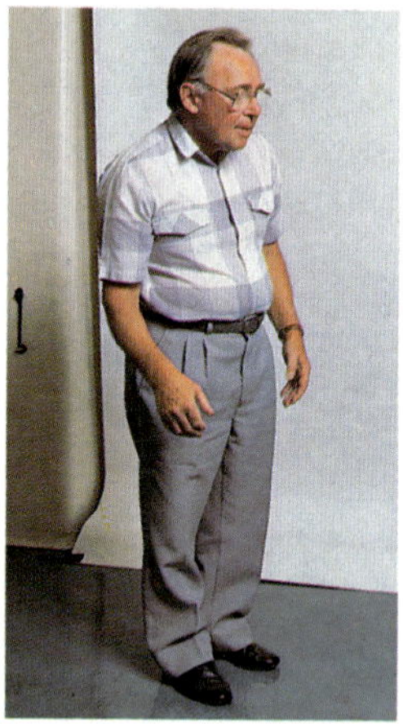

11.2

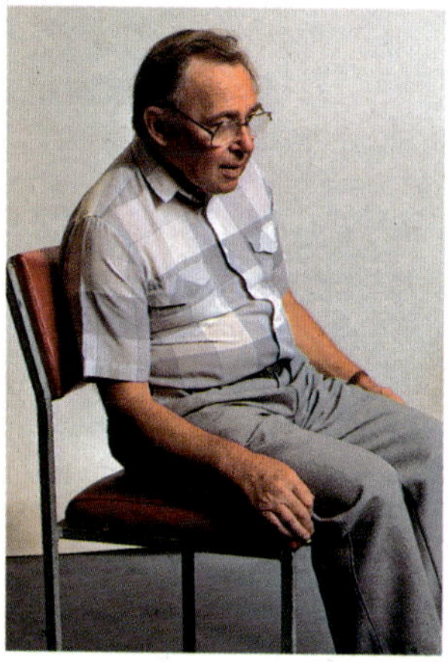

11.3

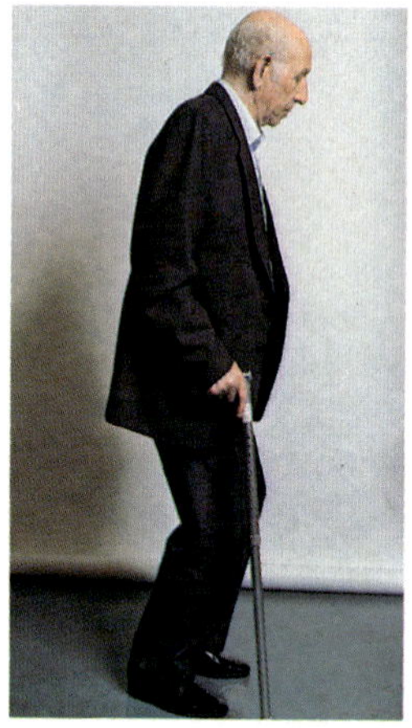

Abb. 11.1-11.3 Haltung und Gang geben wichtige Aufschlüsse im Hinblick auf neurologische Diagnose. Diebeiden Patienten leiden an Parkinson-Krankheit. Patient in **Abb. 11.1** und **11.2** zeigt Steifheit und Bewegungsarmut. Beachte gebückte Haltung und typische Haltung seiner Arme, die an Seiten leicht angewinkelt sind. Patient in **Abb. 11.3** hat den typischen Parkinson-Gang. Er hat Schwierigkeiten, Bewegungen zu beginnen, geht mit kleinen schleppenden Schritten. Um nicht vornüber zu fallen, beugt er Knie, und Vorwärtsbewegung im vorderen Fußabschnitt verursacht den charakteristischen „trippelnden" Gang.

Übergeordnete Gehirnfunktionen

Der Zustand der höheren Gehirnfunktionen wird oft aus dem Vorbericht erkennbar. Dennoch sollte eine Untersuchung, die Beobachtung bei Bewußtsein, Orientierung in Zeit und Raum, allgemeinen Intelligenzgrad, Geisteszustand sowie seine allgemeine Einstellung, Sprache und Gedächtnis einschließen. Die meisten Funktionen werden mit Hilfe von Vergleichsskalen quantifiziert. Apraxie (**11.4**) und Agnosie (**11.5**) können durch entsprechende Tests aufgedeckt werden. Kognitive Funktionen können schnell durch Kurztests zum Geisteszustand überprüft werden, bevor genauere Untersuchungen vorgenommen werden.

11.4

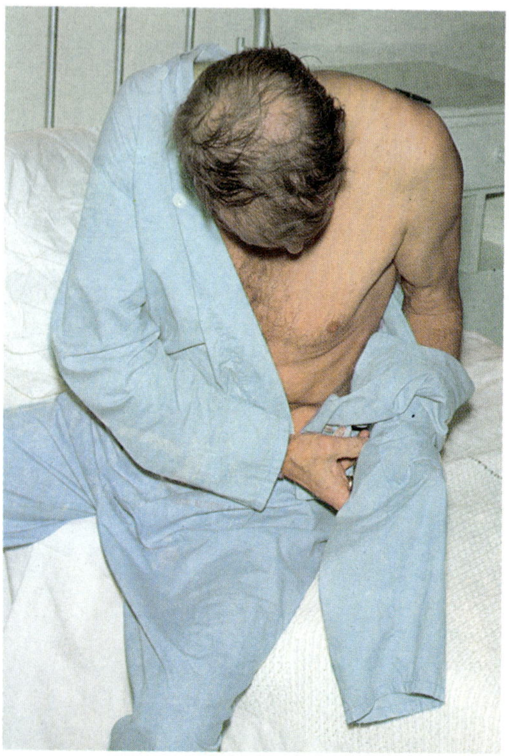

Abb. 11.4 Apraxie ist Unfähigkeit, eine bekannte Verrichtung auszuführen, ohne daß das einer körperlichen Behinderung, einem Nichtverstehen oder einer Agnosie zuzuschreiben wäre (11.5). Patient leidet an Apraxie beim Ankleiden, verbunden mit bilateralen subduralen Hämatomen. Apraxie kommt von übergeordneten zerebralen Funktionsstörungen.

Abb. 11.5 Räumlich visuelle Agnosie ist die Unfähigkeit, einen Teil der Umgebung trotz normaler Wahrnehmungsfähigkeit zu erkennen. Beim Patienten führte Verletzung im rechten (nicht-dominanten) Hinterhauptlappen zur Unfähigkeit, auf der linken Seite des Papierbogens zu schreiben. Patienten, die an schwerer Agnosie leiden, glauben nicht mehr an Existenz ihrer Gliedmaßen und ignorieren die betroffene Körperhälfte und deren Umgebung.

11.5

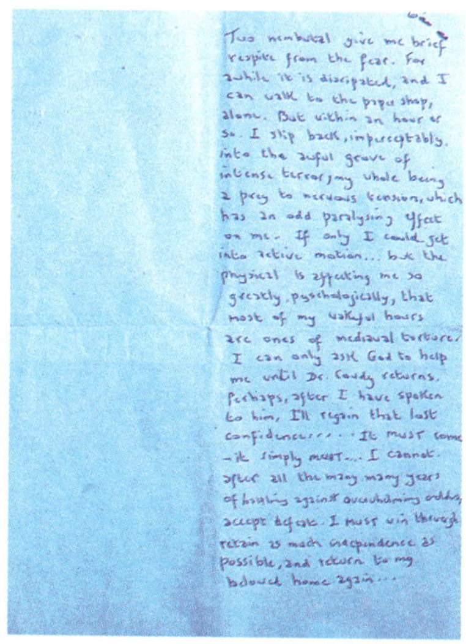

Two nembutal give me brief
respite from the fear. For
awhile it is dissipated, and I
can walk to the paper shop,
alone. But within an hour or
so. I slip back, imperceptably,
into the awful grave of
intense terror, my whole being
a prey to nervous tension, which
has an odd paralysing effect
on me. If only I could get
into active motion... but the
physical is affecting me so
greatly, psychologically, that
most of my wakeful hours
are ones of mediaval torture.
I can only ask God to help
me until Dr. Coudy returns.
Perhaps, after I have spoken
to him, I'll regain that lost
confidence... It must come
- it simply must... I cannot
after all the many many years
of battling against overwhelming odds,
accept defeat. I must win through
retain as much independence as
possible, and return to my
beloved home again...

Systematische Untersuchung

Obere und untere Gliedmaßen und Rumpf müssen systematisch untersucht werden, um Motorik, Wahrnehmung, extrapyramidale System und Kleinhirn einzustufen. Bestimmen Sie bei jeder Muskelgruppe:

- Muskelvolumen, wobei man genau auf trophische Veränderungen und ungewollte Bewegungen achten sollte.
- Tonus - spastisch (Taschenmesser) oder plastisch (Bleirohr).
- Kraft.
- Reflexe: Oberflächen- und Sehnenreflexe.
- Koordination.

Bei jeder Anomalie muß entschieden werden, ob die ersten oder zweiten Motoneurone involviert sind. Läsionen der ersten Motoneurone lösen Schwäche der Armstrecker und Beinbeuger (ein pyramidales Schema) aus. Verletzungen der zweiten Motoneurone führen zu Defizit in der Wurzel oder der Nervenverzweigung. Polyneuropathien gehen normalerweise mit distaler Schwäche einher. Abnormale Bewegungen weisen auf mögliche extrapyramidale Beteiligung hin.

Erkrankung des Kleinhirns verursacht Verlust des Tonus, der Koordination, veränderte Haltung, Sprachstörungen, Nystagmus.

Sobald Patienten über sensorische Symptome klagen, müssen folgende sensorische Funktionen sorgfältig geprüft werden:

- Tastsinn und -unterscheidung.
- Schmerz und starker Schmerz.
- Temperatur.
- Schwingungen (10.30).
- Muskelsinn.
- Zwei-Punkte-Diskrimination, Stereognosie und Graphästhesie, falls Defekte der Hirnrinde vermutet werden.

Gehirnnerven

I. Nervus olfactorius

Chemorezeptoren gibt es in der Mukosa des Nasendaches bis hin zur Siebplatte im Osethmoidale. Sie bilden Synapsen mit dem Bulbus olfactorius. Sekundäre Fasern gelangen via Tractus olfactorius in den Cortex olfactorius im antero-medialen Schläfenlappen. Geruchsverlust (Anosmie) kann durch Verletzungen an folgenden Stellen entstehen:

- Mukosa, z.B. Erkältung;
- Siebplatte, z.B. Fraktur;
- Tractus olfactorius, z.B. raumfordernde Prozesse;
- selten: Schläfenlappen, z.B. raumfordernde Prozesse, Hämatome oder Traumen.

Untersuchung des Nervs durch Geruchstests. Schädigung kann ein- oder beidseitig auftreten. Unter Parosmie versteht man veränderten Geruchssinn.

II. Nervus opticus

Von einem umgekehrten Bild auf den lichtempfindlichen Zellen der Retina gelangen die Impulse via Nervi optici zum Chiasma opticum; dort überqueren Fasern von der nasalen Seite der Retina zu der gegenüberliegenden Seite des Sehstranges. Die temporalen Netzhautfasern kreuzen sich nicht. Die Sehnerven gelangen dann in die lateralen Genicula nervi facialis, wo sie Synapsen bilden. Die Sehfasern führen posterior durch den Schläfenlappen und den Lobus parietalis in den Cortex occipitalis. Die linke Hälfte des Sehfeldes wird durch die Rinde der rechten Hemissphäre repräsentiert und umgekehrt. Einige Fasern des Sehnervs bilden keine Synapsen im äußeren Fazialisknie, sondern führen direkt ins Mesencephalon als afferente Bahnen des Pupillenreflexes.

Eine komplette Untersuchung der zweiten Nerven sollte eine Untersuchung der Augen (**11.6**), einschließlich der Retina und eine Beurteilung folgender Faktoren beinhalten:

- Sehschärfe - Sehtafeln von Jaeger oder der Fakultät für Ophthalmologie für die Nahsicht, Snellen-Test für die Weitsicht.
- Gesichtsfeld durch die orientierende Gesichtsfeldprüfung und Perimetrie (**7.1, 11.7**).
- Farbwahrnehmung: Ishihara Tafeln (für viele Berufe).
- Pupillenreflexe - auf Licht und Akkomodation.

Argyll-Robertson-Pupillen (**11.8**): pathognomonisch für Neurosyphilis; recht selten. Die Pupille ist klein, unregelmäßig und reagiert auf Akkomodation. Aufhebung der direkten und konsensuellen Lichtreaktion. Diese Anomalie tritt beidseitig auf.

Holmes-Adie-Pupille (**11.9**): verspätete oder fehlende Reaktion auf Licht und Akkomodation. Einmal verengt, erweitert sie sich nur sehr langsam. Einseitig oder zusammen mit einem auf beiden Seiten fehlenden oder verminderten Sehnenreflex .

Das **Horner Syndrom** (**4.128, 11.10**) wird durch eine Paralyse des Halsteils des Sympathikus verursacht. Die sympathische Versorgung der Pupille verläßt das ZNS auf der Höhe der letzten Hals- und ersten Brustabschnitte des Rückenmarks, tritt mit der Wurzel des ersten Brustnervs aus und verläuft entlang des Grenzstrangs und der Karotis zum Plexus cavernosus und dann via Nervus trigeminus Aufteilung zum Auge.

Jede Krankheit, die die Nervenbahnen betrifft, verursacht das Horner Syndrom, das Ptosis, Pupillenverengung (Miosis), Enophthalmus und den Verlust der Fähigkeit zu schwitzen auf einer Hälfte von Gesicht und Hals (Anmidose) hervorruft. **Tab.11.1**: häufigste Ursachen des Horner Syndroms.

11.6

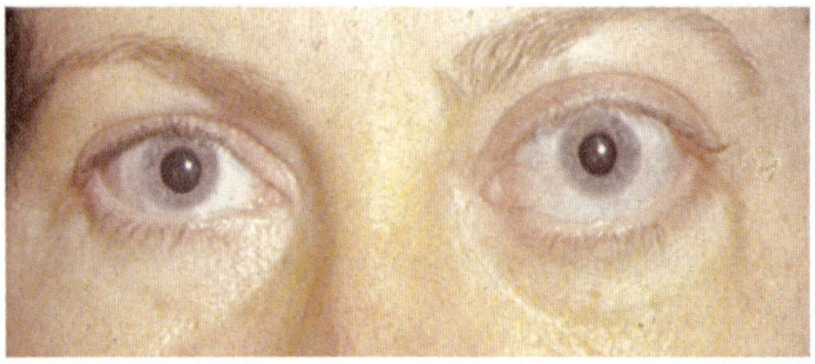

Abb.11.6 Einseitiger Exophthalmus als Folge eines Meningeoms der Nervenscheide des Nervus opticus. Ähnliches Erscheinungsbild kann sich bei der Graves Krankheit ergeben (*siehe* S. 321), wobei bei dieser Krankheit Exophthalmus bilateral vorliegt.

11.7

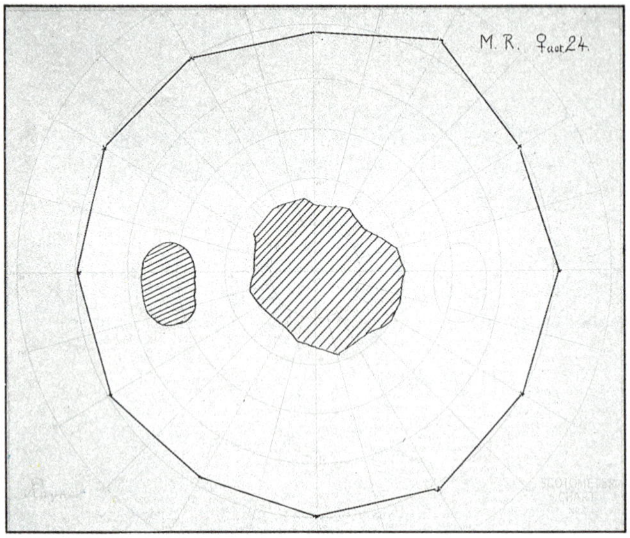

Abb. 11.7 Der Sehfeldtest enthüllte ein Zentralskotom des linken Auges einer 24jährigen Frau, das durch eine Neuritis optica ausgelöst wurde. Sie erholte sich völlig, trägt aber ein 50%iges Risiko, an anderen Formen einer multiplen Sklerose innerhalb der nächsten vier Jahre zu erkranken.

11.8

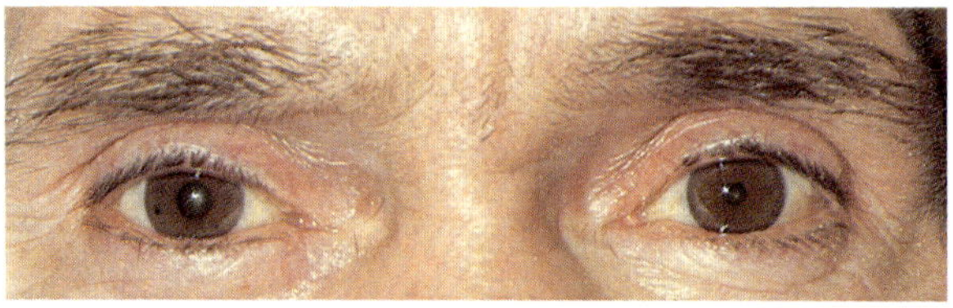

Abb. 11.8 Argyll-Robertson-Pupillen sind Merkmale einer Neurosyphilis im Tertiärstadium. Es sind normalerweise beide Augen betroffen, bei diesem Patienten war Anomalie des linken Auges ausgeprägter. Pupillen beim Argyll-Robertson-Phänomen sind klein, unregelmäßig und reagieren nicht auf Licht, zeigen aber intakte Naheinstellungsreaktion, ausreichende Sehschärfe des Patienten vorausgesetzt (d.h. sie reagieren normal bei der Akkommodation). Sie kommen auch bei Patienten mit Diabetes mellitus vor.

11.9

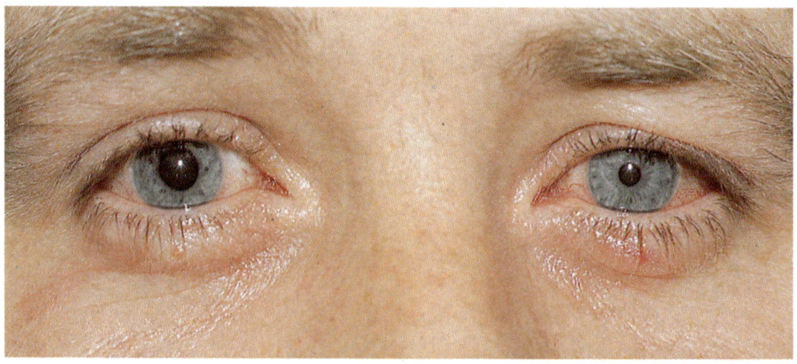

Abb. 11.9 Holmes-Adie-Syndrom im rechten Auge einer jungen Frau. Betroffene Pupille ist „tonisch", sie reagiert langsam auf Licht und Akkommodation, reagiert aber nicht beim schnellen Überprüfen. Ort der Verletzung ist normalerweise unklar, aber Zustand ist benigne. Es kann zusätzlich zu Reflexlosigkeit kommen.

11.10

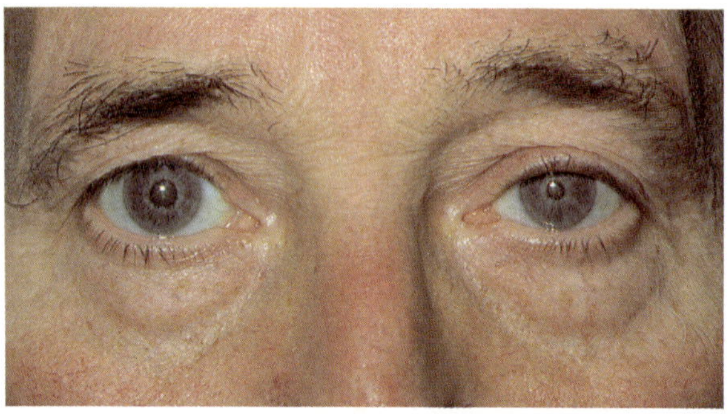

Abb. 11.10 Horner-Syndrom. Beachte charakteristische Ptosis des linken Auges, mit Verengung der Pupille (Miosis). Der Patient litt an Syringomyelie. Das Horner-Syndrom hat viele mögliche Ursachen (*siehe* **Tabelle 11.1**).

Tabelle 11.1 Erkrankungen, die das Horner-Syndrom verursachen.

Pancoast-Tumor
Halsrippe
Aneurysma der A. carotis
Karotistumor
Syringomyelie
Pons - Medulla oblongata Apoplexie oder Tumor
Trauma

III, IV und VI. Okulomotorius, Trochlearis, Abduzens

Diese drei Nerven kontrollieren zusammen die Augenmuskeln.

Schädigungen der zweiten Motoneurone können zu gestörten Bewegungen, Schielen, Diplopie und Pupillenanomalien führen:

- Schädigungen des Nervus oculomotorius – es kommt zu Ptosis, der Augapfel ist nach unten und außen rotiert, und die Pupille ist erweitert und starr (**3.77, 11.11, 11.12**). Einseitige Pupillenerweiterung kann die einzige Manifestation einer früheren Läsion sein.
- Läsionen des Nervus trochlearis verursachen eine verminderte Bewegung nach unten – Diplopie setzt beim Hinuntersehen ein (**11.13**).
- Schädigungen des Nervus abducens führen zu konvergierendem Schielen, gekoppelt mit der Unfähigkeit, das Auge nach außen zu bewegen und Diplopie beim Versuch, nach außen zu schauen (**7.6, 7.84, 11.14**).

11.11

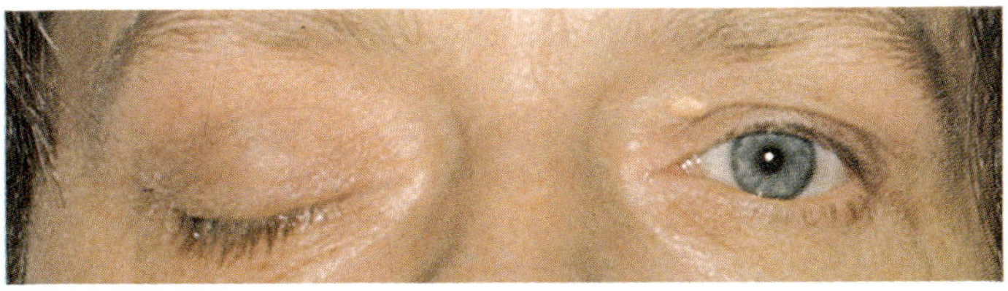

11.12

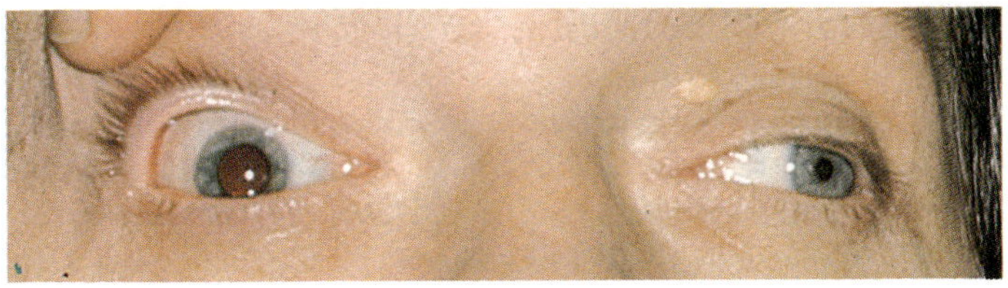

Abb. 11.11, 11.12 Lähmung des dritten Nervs. Beachte vollständige Ptosis und starre, erweiterte rechte Pupille. In Ruhestellung war rechtes Auge nach lateral und unten rotiert, in **Abb. 11.12** blickt Patient nach links und das rechte Auge hat sich zur Mitte gedreht, was auf intakten Nervus trochlearis (vierter Nerv) schließen läßt. Lähmung des dritten Nervs ist beim Patienten durch Kompression infolge Aneurysmas der hinteren kommunizierenden Arterien entstanden.

11.13

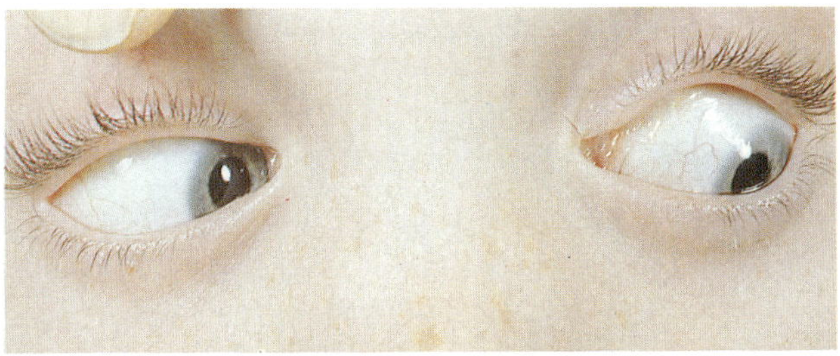

Abb. 11.13 Lähmung des vierten, rechten Gehirnnervs. Der Patient versucht nach unten und nach links zu schauen, aber seine Bewegungen im rechten Auge sind gestört. Der Patient wurde mit Diplopie, vor allem beim Lesen, und mit Schwierigkeiten beim Abwärtsgehen vorgestellt.

11.14

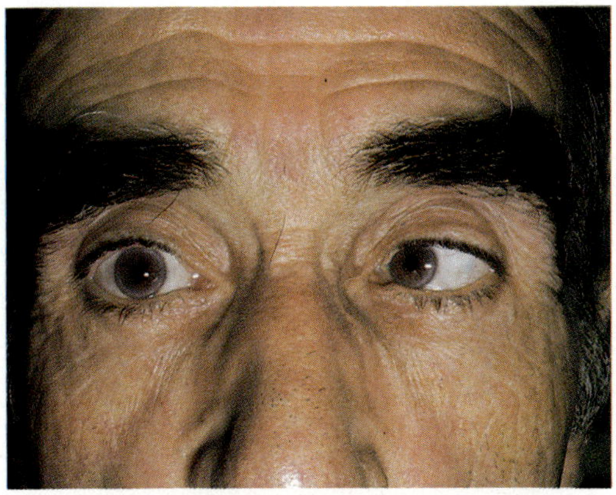

Abb. 11.14 Lähmung des sechsten, rechten Nervs. Unfähigkeit des rechten Auges, seitwärts zu blicken. Lid, Pupille und Augenbewegungen sind normal.

V. Nervus trigeminus

Schädigungen des Trigeminus führen zu Empfindungsverlusten an Gesichtshaut und Scheitel (**11.15**), an den Konjunktiven und Nasopharynx. Kieferwinkel bleibt ausgespart, da er vom zweiten Nerv versorgt wird. Es kommt zur verminderten Sekretion der Tränen- und Speicheldrüsen, was wiederum zu trockenen Augen und Mund führt. Tropische Ulzerationen können in Cornea, Nase und Mund beobachtet werden. Cornealreflex ist verloren gegangen. Der Verlauf des ersten Teils des fünften Nervs wird graphisch dargestellt bei Herpes der Augen (**1.80**).

Sind motorische Bahnen betroffen: Schwäche und Schwund der Kaumuskulatur. Bei einseitigem Vorkommen verschiebt sich Kiefer beim Öffnen des Mundes auf geschädigte Seite.

11.15

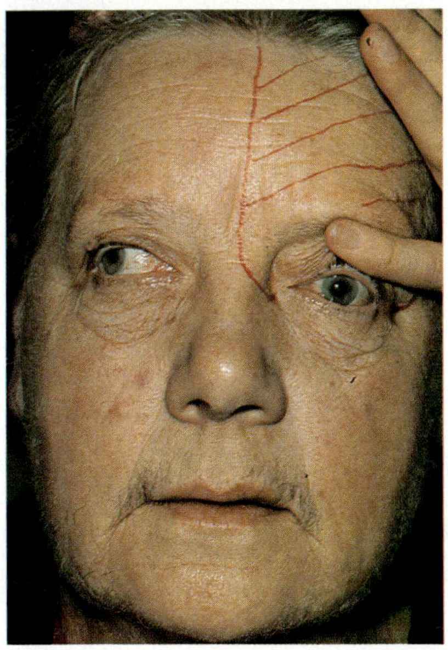

Abb. 11.15 Lähmung des Nervus trigeminus, die die Nervenaufteilung beeinträchtigt. Verteilung der sensorischen Schädigungen ist erheblich. Lähmung resultiert aus Kompression des fünften Nervs durch Aneurysma im Sinus cavernosus und geht mit Lähmung des dritten Gehirnnervs einher – Versagen der Adduktion des linken Auges - und durch Lähmung des vierten und sechsten Nervs.

VII Nervus facialis

Nervus facialis besitzt hauptsächlich motorische Funktion; er versorgt sämtliche Gesichts- und Kopfmuskeln außer dem Musculus levator palpebrae superioris. Seine Paralyse führt zu einem Verlust der Mimik und der Gesichtsbewegungen.

Bei einer **supranukleären** Paralyse ist wegen der bilateralen ersten Motoneuron-Innervation der Stirn nur die untere Gesichtshälfte betroffen. Bei **infranukleärer** Paralyse sind sowohl die oberen als auch die unteren Gesichtspartien gleichermaßen betroffen (**11.16, 11.17**).

Bell-Paralyse ist die häufigste Ursache einer infranukleären Paralyse des Nervus facialis. Nerv ist oft in der Umgebung des Foramen stylomastoideum betroffen, wobei die Symptome und Anzeichen abhängig von der betroffenen Nervenstelle sind. Der Beginn ist normalerweise akut. Einseitige Paralyse der mimischen Muskulatur kann schnell einsetzen und verursacht manchmal Schmerzen hinter dem Ohr. Tastsinn der ipsilateralen, anterioren zwei Drittel der Zunge kann verlorengehen und es kann zu einer übernormalen Hörschärfe (Hyperakusis) kommen.

Auf betroffener Seite hängen Mundwinkel herunter, begleitet von Verlust der Hautfalten und Furchen, vor allem der Nasolabialfalte und Stirnfalten; das Auge kann oftmals nicht geschlossen werden, rollt beim Schließversuch nach oben weg (Bell-Phänomen). Tränen laufen über die Wange, da das untere Augenlid herunterhängt. Wegen Paralyse der Lippenmuskulatur rinnt Speichel aus dem Mundwinkel, und Speisepartikel sammeln sich zwischen Backe und Gaumen an.

Es handelt sich möglicherweise um eine Viruserkrankung, was aber nicht gesichert ist. Diagnose wird anhand der klinischen Erscheinungen gestellt, wobei sich die Elektromyographie als hilfreich bei Suche nach Diskontinuität der Nervenfasern erweist.

Bei dieser Krankheit kommt es normalerweise zur Selbstheilung; die meisten Patienten erholen sich nach einigen Wochen. Es gibt keine spezifische Therapie. Lokale Maßnahmen sind angebracht, um eine traumatische Keratitis zu verhindern. Lokale Massagen und Schienen können hilfreich sein. Oft werden Steroidhormone verschrieben.

Andere Läsionen des Nervus facialis können ähnliche Symptome hervorrufen, z.B. Mononeuritis (**7.84**), Traumen und Kompression durch Tumore wie z.B. Akustikusneurinom.

Ramsey-Hunt-Syndrom (**1.82, 11.18**) entsteht, wenn Herpes zoster das Ganglion geniculi des siebten Gehirnnervs befällt. Patienten haben meist starke Schmerzen im Ohr und Gesichtslähmung auf der gleichen Seite. Durch Herpes verursachten Hautausschlag sieht man im Meatus acusticus externus und Pharynx.

11.16

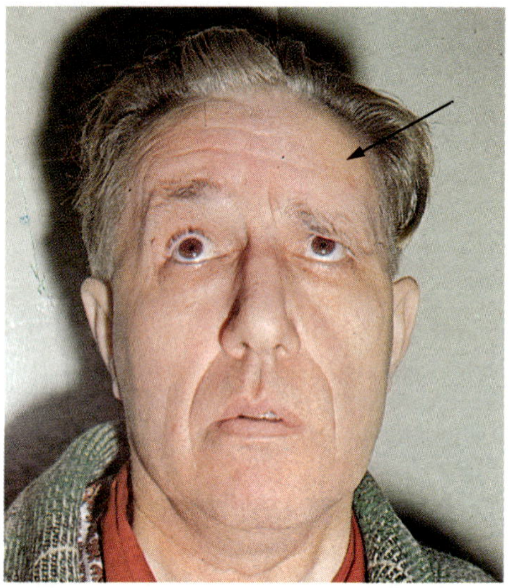

11.17

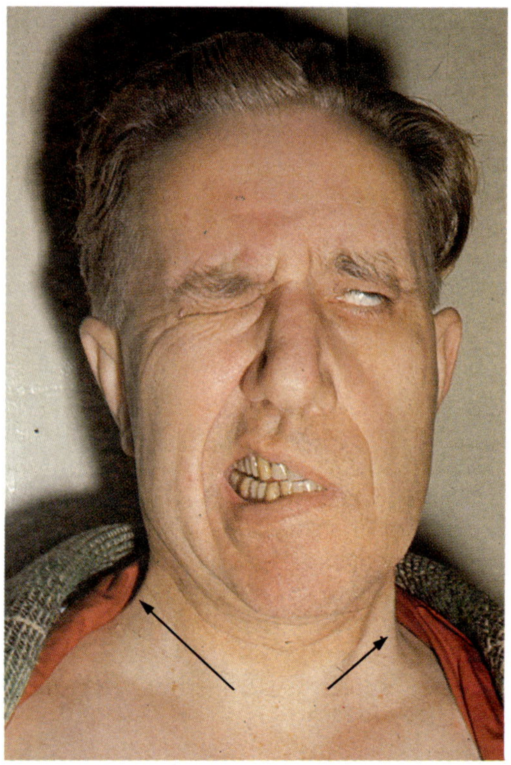

Abb. 11.16, Abb. 11.17 Eine Lähmung der zweiten Motoneurone des Nervus facialis (Bell Lähmung). In Ruheposition sieht das Gesicht annähernd normal aus, der Patient kann aber auf der betroffenen Seite seine Augenbraue nicht zusammenkneifen (11.16, Pfeil). Bittet man den Patienten, seine Augen zu schließen, seine Zähne zu zeigen und um eine Platysmakontraktion (11.17, Pfeile), so wird der Unterschied zwischen der kranken linken und der gesunden rechten Seite augenfälliger. Die linksseitige Schwäche des Fazialis ist gravierend. Bei Schädigung der ersten Motoneurone tritt die Schwäche weniger stark zutage, und die Augenbrauenmuskulatur funktioniert normal.

11.18

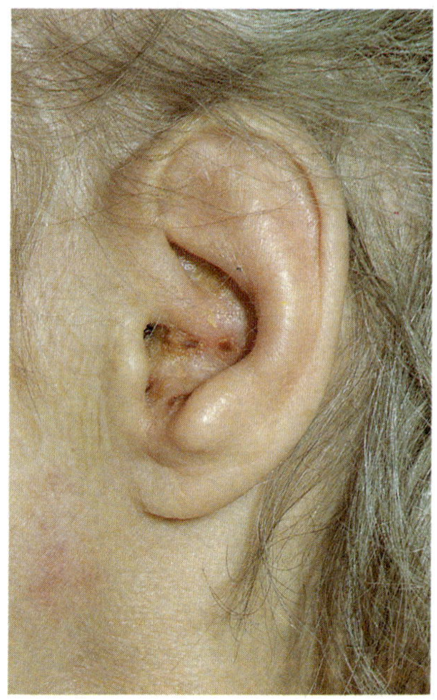

Abb. 11.18 Das Ramsey-Hunt Syndrom wird durch Herpes zoster (Gürtelrose) im Ganglion geniculi verursacht. Dieser Patient litt an einer Gesichtslähmung wie der Bell Lähmung, und der klinische Schlüssel zur Diagnose ist das Vorhandensein von Herpesbläschen im Meatus acusticus externus (wo ein kleiner sensorischer Ast des Nervus facialis endet).

VIII Nervus vestibulocochlearis/statoacusticus

Zwei Faserarten verlaufen in diesem Nerv, der die Cochlea (zum Hören), das Labyrinth und die Canales semicirculares (für das Gleichgewicht) versorgt. Schädigungen des Nervs können mit Tinnitus, übernormaler Hörschärfe, Taubheit und Schwindel einhergehen.

Neurofibrome (Neurome) des Gehörgangs können sich am Kleinhirnbrückenwinkel bilden und beginnen mit schleichender unilateraler Taubheit; Kopfschmerzen, Tinnitus, Vertigo, Ataxie, Sinnesverlust im Gesicht durch Kompression des Nervus trigeminus und Gesichtsschwäche durch Fazialiskompression. Anzeichen für einseitige Kleinhirnschädigung, einschließlich Nystagmus, treten in Erscheinung; es kann zu Druck auf Nervus opticus mit Papillenödem kommen. Bei fortgeschrittenen Fällen können Hydrozephalus, Anzeichen langer Stränge und Koma entstehen.

Röntgenaufnahmen des Schädels aus speziellen Blickwinkeln zeigen Erweiterung des Meatus acusticus internus. Trotzdem ist Diagnose am besten mit Hilfe der Computer-Tomographie oder MRI/Kernspinresonanztomographie (**11.19, 11.48, 11.114**), die genau Lokalisation und Ausmaß der Läsion zeigen, zu stellen.

11.19

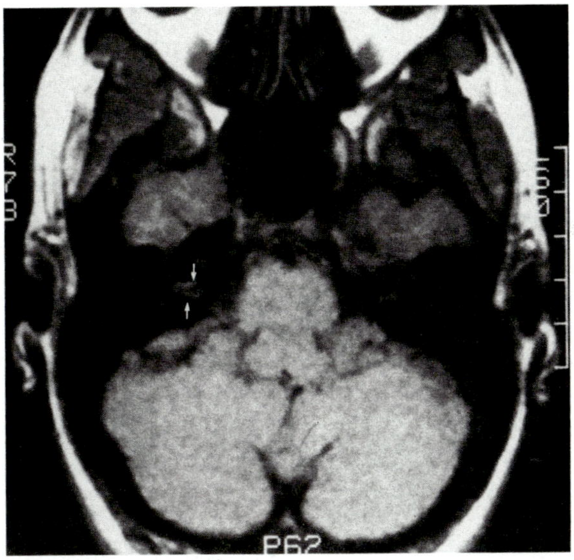

Abb. 11.19 Akustikusneurinom der rechten Seite (Pfeile), dargestellt durch eine axiale Kernspintomographie. Das Akustikusneurinom liegt intrakanalikulär.

IX, X und XI Nervus glossopharyngeus, Vagus und Akzessorius

Diese Nerven können zusammen betrachtet werden. Der Nervus glossopharyngeus (IX. Gehirnnerv) ist hauptsächlich sensorisch und versorgt das hintere Drittel der Zunge, Gaumen, Pharynx und Fauces. Motorische Versorgung der Region erfolgt durch Vagus (X. Gehirnnerv), der auch den Oesophagus versorgt. Der Nervus accessorius (XI. Gehirnnerv): rein motorischer Nerv, versorgt Larynx und den Pharynx, gibt Fasern an Musculus sternomastoideus und Trapezius ab.

Erkrankungen dieser Nerven verursachen Paralyse des weichen Gaumens, Austritt von Flüssigkeit aus Nase, Schluckbeschwerden, Veränderung der Stimme und Hustenverminderung. Lähmung des Nervus accessorius führt zu Schwierigkeiten bei der Beugung/Streckung /Flexion/Extension des Halses und beim Schulterzucken (**11.20**).

Linke Ast des Nervus laryngeus recurrens des Vagus kann ebenfalls geschädigt werden. Er verläuft um Aorta herum und eine lange Strecke zurück; gibt sensible und motorische Äste an Larynx unterhalb der Simmbandebene/Stimmbänder ab. Läsionen dieses Astes werden gefolgt von Dysphonie (**4.129**) und Husten.

11.20

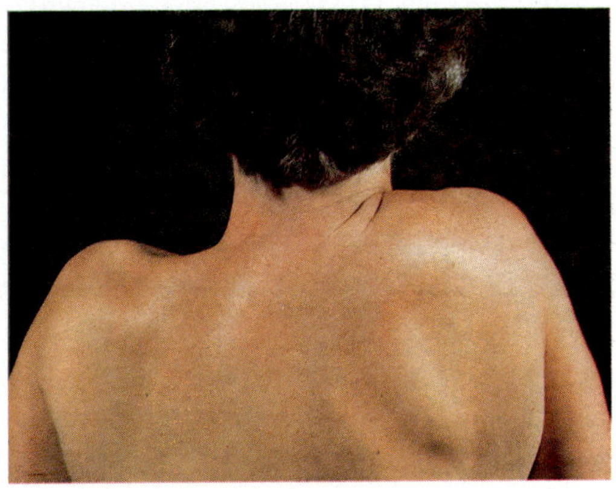

Abb. 11.20 Lähmung des Nervus accessorius. Der linke Musculus trapezius kontrahiert sich nicht, wenn die Patientin mit den Schultern zuckt. Untersuchung ergab außerdem Lähmung des linken Musculus sternkleidomastoideus. Ursache war Abriß des Nerven durch Halsverletzung bei Verkehrsunfall.

XII Nervus hypoglossus

Nervus hypoglossus ist ein rein motorischer Nerv, der Zunge und Musculus depressor des Zungenbeins versorgt. Läsionen dieses Nervs verursachen einseitige Paralyse, Schwund und Faszikulation der Zunge, die beim Herausstrecken auf gelähmte Seite gedrückt wird (**11.21**).

11.21

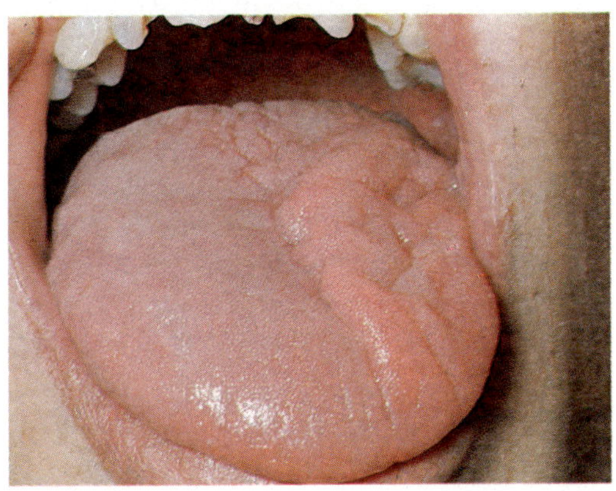

Abb. 11.21 Lähmung des Nervus hypoglossus. Patient litt an isolierter Läsion der linken zweiten Motoneurone unbekannter Genese. Es kam zur Verschiebung der Zunge auf die betroffene Seite, wenn sie herausgestreckt wurde; außerdem zu Faszikulation und Fissurenbildung, hervorgerufen durch Schwund.

11.3 Untersuchungen

Wie bei anderen Organen, beginnt man bei Anomalien im ZNS mit einfachen Untersuchungen, gefolgt von spezifischeren Tests, um die Lokalisation und die Art der Läsion und ihre Auswirkungen herauszufinden. Diese Untersuchungen sind normalerweise teurer und/oder gewebezerstörender und müssen deshalb sorgfältig ausgesucht werden.

Hämatologie

Ein einfacher Ausdruck des Profils der Absolutwerte nach der Coulter Methode läßt eventuell auf eine Polyzythämie (bei Patienten mit Schlaganfall), auf Anämie und Makrozytose (bei einem Patienten mit kombinierter subakuter Degeneration), Makrozytose und Thrombozytopenie (bei Alkoholismus) schließen. Hohe BSR-Werte oder Plasmaviskosität deuten auf eine mögliche Vaskulitis, Infektion oder Neoplasie hin.

Biochemie

Leberfunktionsstörungen lassen Alkoholabhängigkeit bei Patienten mit peripheren Neuropathien oder Koma vermuten; Metastasen oder Leberkoma, wenn die Störungen zusammen mit einem neurologischen Syndrom auftreten. Direkte Messungen des Alkohol- und Drogenspiegels sind nützlich bei Patienten, die im Koma eingeliefert werden. Störungen des Kaliumserumspiegels können vorübergehende Paralyseerscheinungen erklären; abnormale Schilddrüsenhormon- oder Parathormon-/Kalziumspiegel gehen mit Fehlfunktionen der peripheren und zentralen Neurone einher. Messungen der Kalzium- und Glukosespiegel sind wichtig bei Patienten mit epileptischen Anfällen. Messungen der Kreatinkinasewerte sind wichtig bei Verdacht auf Muskeldystrophie. Konzentration liegt normalerweise über 100 IE/l, aber schon eine geringe Anstrengung oder intramuskuläre Injektion kann den Spiegel auf 300-400 IE/l anheben.

Myoglobinmessungen im Urin sind Anhaltspunkte für Muskelnekrosen, hohe Werte lassen auf Prezipitation in den Nierentubuli und späteres Nierenversagen schließen. Unter diesen Umständen können extrem hohe Kreatinkinasespiegel beobachtet werden.

Optimale Epilepsiekontrolle erfordert Überwachung der Serumspiegel von Antikonvulsiva, um sichere und effektive therapeutische Spiegel zu erhalten.

Serologie

Der Beweis für eine Infektion ist das Vorkommen von verschiedenen Antikörpern, z.B. bei HIV-Infektion, Herpes simplex, Neurosyphilis und Neuroborreliose.

Messungen der IgG-Antikörper und cholinergen Rezeptoren im Skelettmuskel sind aufschlußreich für Diagnose bei Myasthenia gravis.

Biopsien

Eine Biopsie der peripheren Nerven kann sehr aufschlußreich sein für Diagnose und Prognose und kann Therapiehinweise geben. Die Biopsie wird am besten am Handgelenk (Nervus radialis superficialis) oder am Knöchel (distaler Teil des Nervus suralis) durchgeführt und sollte partielle Biopsie einschließen, um Verlust der Sinnesempfindung zu reduzieren.

Muskelbiopsie kann per Nadelbiopsie oder durch offene Exzision unter Lokalanästhesie vorgenommen werden. Man sollte genügend Material für die Histologie einschließlich der Elektronenmikroskopie und für die histochemische Untersuchung der Muskelenzyme entnehmen. Veränderungen von diagnostischem Wert werden bei Muskeldystrophien und entzündlichen Myopathien gefunden. Zusätzlich können Gefäßveränderungen auf Polyarteriitis nodosa hinweisen.

Gehirnbiopsien werden bei sehr sorgfältig ausgewählten Patienten durchgeführt, bei denen die Chance besteht, daß ein Therapieplan angezeigt ist, z.B. bei Verdacht auf Gehirntumore oder bei einer möglichen Herpes simplex-Enzephalitis. Sie wären nicht gerechtfertigt bei Demenz, da es hierfür derzeit noch keine geeignete Therapie gibt, aber eine Biopsie der Meningen kann eine eventuell behandelbare Angiitis aufdecken. Ist das Sehvermögen des Patienten jedoch normal,so ist anzunehmen, daß die verspätete Reaktion von einer Demyelination herrührt (**11.22**)

11.22

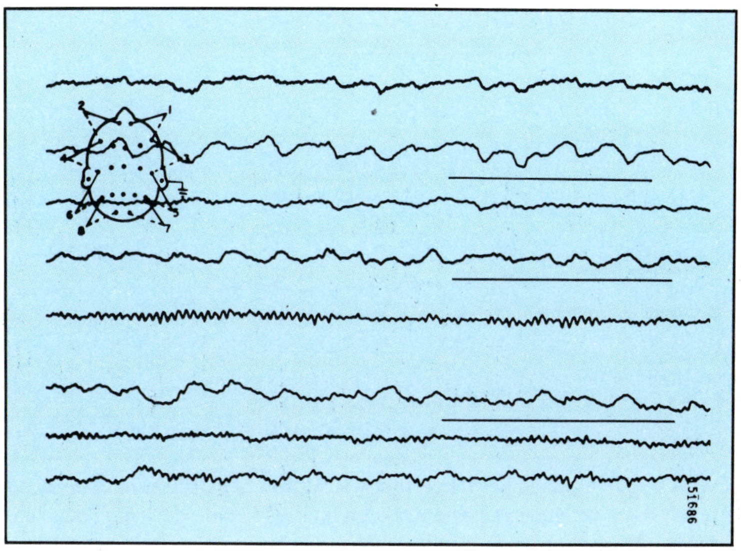

Abb. 11.22 EEG-Abweichung wegen eines Gehirntumors. Die 56jährige Frau litt an spät einsetzenden Teillähmungen. EEG zeigt eine permanente herdförmige Anomalie im linken Schläfenlappen. Röntgenaufnahmen des Schädels und Isotopenuntersuchungen waren unauffällig; Patientin wurde regelmäßig vor dem Einsatz von routinemäßigen CT oder MRI-Überprüfungen untersucht. Deshalb war das EEG von Nutzen. Es wird aber immer mehr durch bildgebende Verfahren bei der Diagnose von herdförmigen Läsionen ersetzt.

Nervenleitungsstudien

In langen Axonen können motorische und sensorische Reizleitungsbahnen gemessen werden. Es gibt Unterschiede in Reizleitungsgeschwindigkeit bei verschiedenen Nerven, die meisten Labors verwenden ihre eigenen standardisierten Werte. Demyelinisierung vermindert sehr stark Reizleitung wie beim Guillain-Barré-Syndrom, bei Nervenverstrickungen oder bei Diabetes mellitus; bei Degeneration des Axons, wie man sie bei durch Drogen ausgelösten Neuropathien findet, ist Reizleitungsgeschwindigkeit nur geringfügig vermindert.

Elektromyographie

Aktionspotentiale der Muskeln oder Nerven können per Nadel- oder Oberflächenelektroden festgehalten werden. Sie werden bei Unterscheidung von Myopathien und Prozessen neuropathischer Natur sowie beim Überwachen des Heilungsprozesses nach Nervenschädigung verwendet. Bei Myopathien kommt es bei Schädigung der motorischen Einheiten zu typischen polyphasischen Reaktionen. Die spezifische Ursache einer Myopathie kann mit dieser Methode normalerweise nicht diagnostiziert werden.

Edrophonium (Tensilon)-Test

Dieser diagnostische Test wird bei Patienten mit Verdacht auf Myasthenia gravis (*siehe* S. 520) angewendet.

Elektroenzephalogramm (EEG)

EEG erfaßt spontane elektrische Signale, die ihren Ursprung im Gehirn haben. Sie werden mit Hilfe von Oberflächenelektroden, die auf der Kopfhaut angebracht werden, aufgezeichnet. Bei ausgesuchten Patienten kann zusätzliche, wertvolle Information durch neurochirurgische Implantation von Sphenoid-, Foramen ovale- oder Rindenelektroden gewonnen werden. Ein Profil der Gehirnwellen wird durch die Elektroden erfaßt, wobei diese Wellenschemata die Summe der elektrischen Rhythmen reflektieren und mit alpha, beta, theta und delta bezeichnet werden. Basiswellenarten verändern sich beim Schließen der Augen, während des Schlafs und bei willkürlichen Bewegungen.

Das EEG ist wichtig bei der Entdeckung allgemeiner Abweichungen von physiologischen Funktionen, wie sie z.B. bei der Epilepsie, bei der Enzephalitis oder bei Enzephalopathien auftreten. Es kann bei der Lokalisation einer strukturellen Anomalie (**11.22**) von Nutzen sein, wurde aber größtenteils von der CT und Kernspintomographie verdrängt. Charakteristische Schemata bilden die Grundlage für die Klassifizierung der Epilepsie. Videotelemetrie ist manchmal brauchbar für die Diagnosestellung bei Patienten mit „komischen Bewegungen" unbekannter Genese und besonders wichtig, wenn man Anfallsherde vor einem chirurgischen Eingriff lokalisiert.

11.23

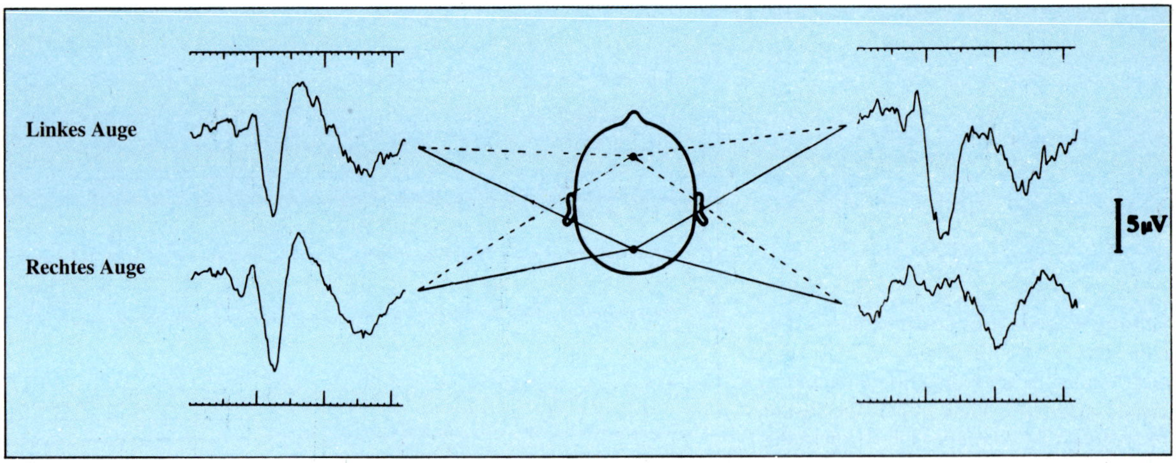

Abb. 11.23 Optisch hervorgerufene Reaktion bei Optikusneuritis des rechten Auges. Visuelle Stimulation mit kariertem Muster ruft voraussehbare Reaktion im EEG hervor, die beim Patienten verspätet einsetzt und deformiert ist (Spur rechts unten). Neuritis optica ist häufiigste Ursache dieser Anomalie. Da Schäden entdeckt werden können, die durch subklinische oder „vergessenene" Episoden verursacht wurden, ist Test aussagekräftig, wenn auch nicht spezifisch (*siehe* Text).

Provozierte Reaktionen

Empfindliche Elektroden auf der Kopfhaut ermöglichen EEG-Messungen der Reaktionen der Rinde auf kontrollierbare Stimuli, die visueller, akustischer oder somatosensorischer Art sein können. Verzögerte oder abnormale Wellenarten können eventuell Aufschluß über physiologische Fehlfunktionen geben. Visuell hervorgerufene Reaktionen werden bei der Diagnosestellung von Multipler Sklerose verwendet, aber der Test ist nicht spezifisch, und Anomalien an jeder Stelle zwischen Auge und Cortex occipitalis verlängern die Reaktionszeit. Ist die Sehschärfe des Patienten normal, so ist es jedoch wahrscheinlich, daß die verzögerte Reaktion durch Demyelination (**11.23**) verursacht wird.

Lumbalpunktion

Liquorproben werden normalerweise durch Punktion in Höhe des dritten und vierten Lendenwirbels (**11.24**) gewonnen. Wichtige klinische Indikationen hierfür sind:

- Vermutete Infektionen des ZNS, einschließlich Meningitis, Enzephalitis und Neurosyphilis.
- Mögliche subarachnoidale Blutungen.
- Mögliche Myelopathien oder Multiple Sklerose.
- Druckmessungen z.B. bei gutartiger intracranialer Hypertonie

Ausdrückliche Gegenanzeigen bei der Lumbalpunktion sind ein erhöhter intrakranialer Druck, der durch raumfordernde Prozesse hervorgerufen wird, Rückenmarkskompression, lokale Sepsis der Haut und Blutungsneigung (einschließlich Therapie mit Antikoagulantien). Durch Zugang zum subarachnoidalen Raum kann der Liquordruck gemessen werden - er reicht normalerweise von 80 bis 180 mm der Zerebrospinalflüssigkeit und schwankt mit der Atmung. Druck auf die Vena jugularis (Queckenstedt Test) resultiert in einer Erhöhung des Liquordruckes bis zu 40 mm. Wenn sich der Druck nicht erhöht, so ist eine Einengung im Spinalkanal möglich. Dies geht normalerweise mit einer dichten gelben Färbung des Liquors einher und wird durch seinen Proteingehalt verursacht (Froin Syndrom).

Liquor wird für die Zellzählung , Biochemie und Serologie gewonnen. Falls anfangs Blutspuren vorhanden sind, sollte der Liquor in drei verschiedenen Reagenzgläsern aufgefangen werden, um festzustellen, ob die letzten Proben klar sind. Proben sollten auf Eiter- (**1.21**) und Blutbeimengungen untersucht und zentrifugiert werden, um festzustellen, ob der Überstand gelbgefärbt ist (**11.25**).(*siehe* **Tabelle 11.7** zu Veränderungen bei Infektionen und **Tabelle 11.2** zu Veränderungen bei anderen Konditionen).

Hat man jederzeit Zugang zur Computertomographie (CT) oder Kernspintomographie (MRI), so ist die Lumbalpunktion manchmal unnötig (z.B. können subarachnoidale Hämorrhagien oft per CT diagnostiziert werden). Bei allen Patienten mit Bewußtseinsänderungen oder herdförmigen, neurologischen Symptomen ist vor der Durchführung einer Lumbalpunktion ein CT ratsam.

11.24

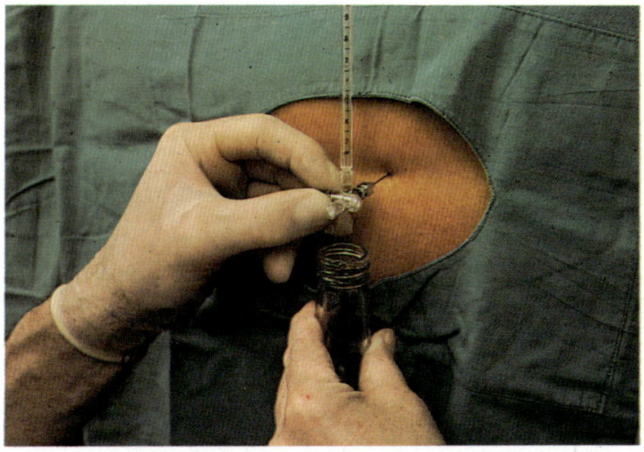

Abb. 11.24 Lumbalpunktion. Patient liegt auf der Seite (sein Kopf befindet sich links des Bilds). Nach Infiltration mit Lokalanästhetika wird die Punktionsnadel zwischen drittem und viertem Lendenwirbelzwischenraum eingeführt. Der Trokar wird zurückgezogen und ein Tropfen Liquor sollte erscheinen. Ein Manometer und eine Drei-Wege-Punktion erlauben die Liquordruckmessung und Flüssigkeitsentnahme für die Untersuchung.

11.25

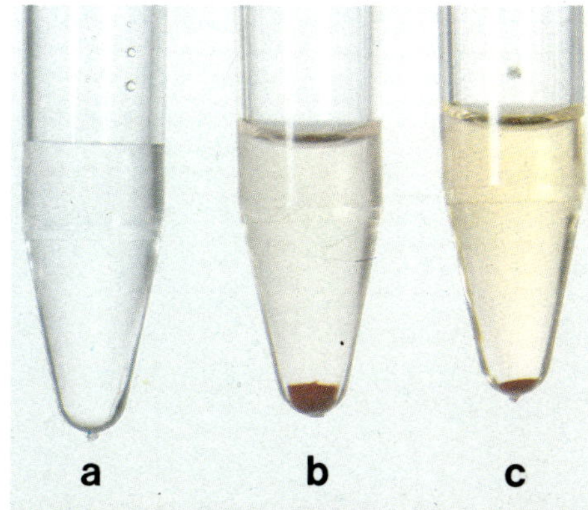

Abb 11.25 CSF Untersuchung. Die Flüssigkeit wurde sofort nach Gewinnung zentrifugiert. a) Normaler kristallklarer Liquor, b) Flüssigkeit einer blutigen Probe – am Boden des Reagenzglases befindet sich Blut, der Überstand ist klar; c) Liquor eines Patienten mit subarachnoidalen Hämorrhagien – aufgrund des Zerfalls der roten Blutkörperchen in Zerebrospinalflüssigkeit noch vor der Lumbalpunktion ist Bodensatz blutig und Überstand gelb (xanthochrom).

Tabelle 11.2 Liquorbefund bei verschiedenen Erkrankungen.

	Aussehen	*Druck* (mm CSF)	*Zellen* (per mm³)	*Protein* (mg/100ml)	*Zucker* (mmol/l)	*Sonstige*
Normal	kristallklar	80 - 180	0 - 5 Lymphos	15 - 45	3,5 - 4,5	
Punktion nach Trauma	Blutbeimengung: klart auf	normal	Erys	erhöht	normal	Überstand klar
subarachnoidale Hämorrhagien	blutig	erhöht	rote Blutkörperchen	erhöht	normal	Gelbfärbung
Multiple Sklerose	klar	normal	0 - 20 Lymphozyten	erhöht	normal	erhöhter Ig-Index
Foin Syndrom	gelb	niedrig	normal	bis zu 600 und mehr	normal	Agglutination in Ruhe
Syphilis	klar	normal	bis zu 50 Lymphozyten	bis zu 100	normal	Antikörper positiv erhöhter IgG-Index
Viral bedingte Meningitis	klar/gelb	erhöht	Lymphozyten	normal	normal	—
Bakterielle Meningitis	klar/gelb	erhöht	Polyzythämie	erhöht	erniedrigt	Gram-Färbung
TB-Meningitis	klar/gelb	erhöht	Lymphozyten	erhöht	erniedrigt	evtl. ZN-Färbung negativ

11.26

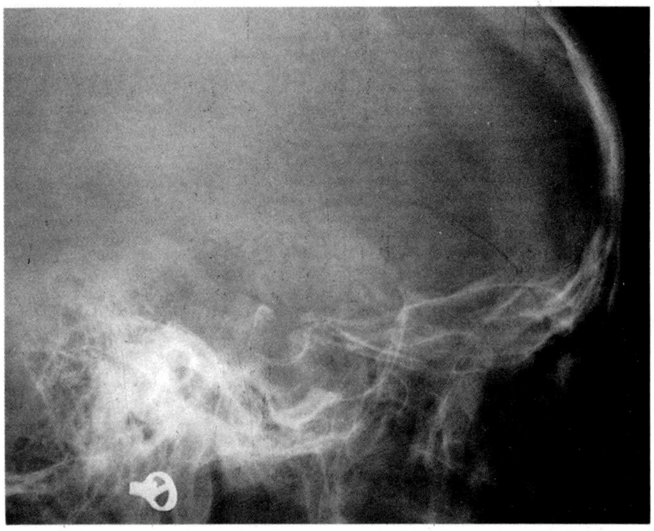

Abb. 11.26 Schädelfraktur dargestellt in einfachem Röntgenbild. Frakturlinie kreuzt die Arteria meningealis medialis, so daß bei diesem Patienten hohes Risiko besteht, ein extradurales Hämatom zu bekommen.

Einfache Röntgenaufnahmen des Schädels sind nur dann sinnvoll,wenn der Vorbericht auf ein direktes Trauma deutet, das als Fraktur (**11.26**) oder Fremdkörper erkannt werden kann, und bei Krankheiten, die mit ektopischen Verkalkungen einhergehen. Spezielle Ansichten der Fossa hypophysialis, der Orbita, des inneren Gehörganges, der Nasennebenhöhlen und der Wirbelsäule liefern wichtige Zusatzinformationen.

Mit dem **Computertomogramm (CT)** lassen sich die anatomischen Strukturen des Gehirns und Schädels abgrenzen, besonders bei der Feststellung zerebraler Hämatome, von Infarzierung, raumfordernden Prozessen (**11.27**), subduralen Hämatomen, Hydrozephalus und zerebraler Atrophie. Strukturen über Tentorium sind besser darstellbar als solche in der Fossa posterior. Wirbelkanal, Zwischenwirbelräume und Rückenmark sind gut zu sehen. Intravenöse Kontrastmittel können zur Bildverstärkung appliziert werden.

Kernspintomographie (MRI) zeigt Unterschiede zwischen der grauen und weißen Substanz besser als CT. Inhalt der Fossa posterior und kraniozervikale Region des Spinalkanals, Tumore des Gehirn und Wirbelkanals, Gefäßanomalien, Abweichungen in der Anatomie (Syringomyelie) und Erkrankungen, die mit Demyelisierung einhergehen, sind besonders deutlich zu sehen (**11.28-11.30**). Wie beim CT verdeutlicht das i.v. injizierte Kontrastmittel die Kernspintomographie.

11.27

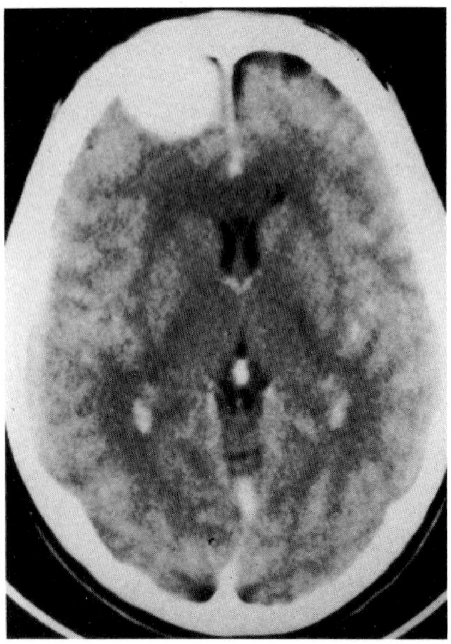

Abb. 11.27 Computertomographie: Meningeom rechts, frontal mit vaskularisierten Kapsel. Die angewandte Kontrastverstärkungsmethode zeigt klassische Erscheinungsbild eines dichten, scharf gegen die Dura abgegrenzten Tumors. Derselbe Tumor im Kernspintomographieverfahren siehe **Abb. 11.28** und **11.29**

11.28

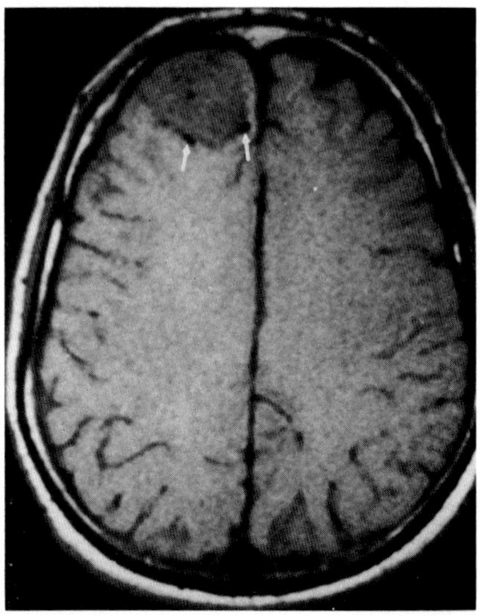

Abb. 11.28 Kernspintomographie-Bild eines Meningeoms rechts frontal (Patient wie in **Abb. 11.27**). Die Kernspintomographie zeigt die Fissuren des Gehirns deutlicher als das Computertomogramm; es veranschaulicht den Tumor und Teile seiner Gefäßversorgung, die als hyperdense Bilder erscheinen (Pfeile).

11.29

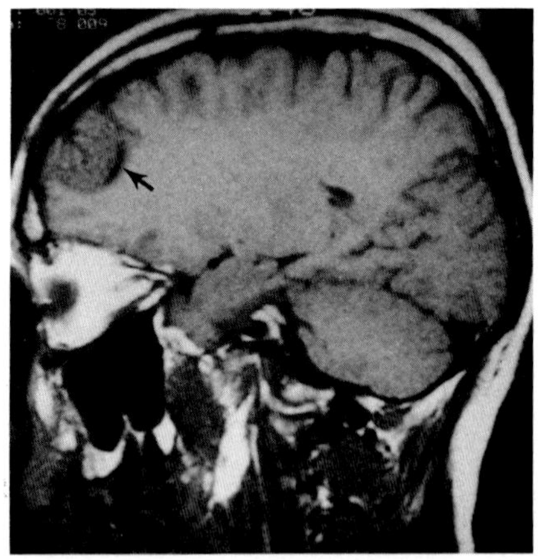

Abb. 11.29 Kernspintomogramm – sagittale Ansicht des Patienten wie in **Abb. 11.27** und **11.28**. Ansicht verdeutlicht die benachbarte Lage des Meningeoms zur Dura und zum Schädel sehr gut und zeigt die hintere Gefäßkapsel (Pfeile).

Szintigraphische Untersuchungen zur anatomischen Lokalisation wurden weitgehend durch CCT und MRT ersetzt, haben ihre Bedeutung aber immer noch bei der Beurteilung der Hirndurchblutung und in der Diagnostik großer ischämischer Infarkte, arteriovenöser Malformationen und subduraler Hämatome. Eine Weiterentwicklung dieser Technik ist die Single-Photon-Emissions-Computertomographie (SPECT). Technetium wird an ein Carriermolekül (Hexamethylpropylenaminoxim, HMPAO) gebunden, das in die Hirnzellen eindringt, d.h. dessen Präsenz reflektiert den Blutfluß und Zellmetabolismus. Sie hat einen Stellenwert in der Abklärung der Epilepsie, da mit ihr Foki lokalisiert werden können. Ein anderes Verfahren ist die Positron-Emissions-Computertomographie, bei der Sauerstoff oder Glukose als Isotope benutzt werden, die sich in Hirnzellen ansammeln und somit Informationen über die lokale zerebrale Perfusion und Funktion geben.

Ultraschall und Dopplersonographie werden heute vielseitig zur Bestimmung der Wellenform, Messung des Blutflusses und Beurteilung von Abnormalitäten in den Karotiden eingesetzt. Die Techniken sind nichtinvasiv, kostengünstig und einfach zu wiederholen. Sie haben die Abklärung transienter ischämischer Attacken verändert und erlauben eine Selektion der Patienten für die Angiographie.

Zerebrale Angiographie kann durch direkte Injektion von Kontrastmittel in die A.carotis oder vertebralis mittels eines Katheters in der A. femoralis durchgeführt werden. Mit dieser Prozedur ist eine geringe Morbidität und Mortalität verbunden. Eine Serie von Filmen wird in zwei Ebenen aufgenommen, um arterielle und venöse Obstruktionen, Aneurysmen, arterio-venöse Malformationen **(11.31)**, Tumorgefäße und Arteritiden zu entdecken. Eine alternative Technik ist die digitale Subtraktionsangiographie (DSA), bei der Kontrastmittel intravenös injiziert wird und die Bilder der Arterien durch Computersubtraktion der Aufnahmen erhalten werden **(11.32)**.

11.30

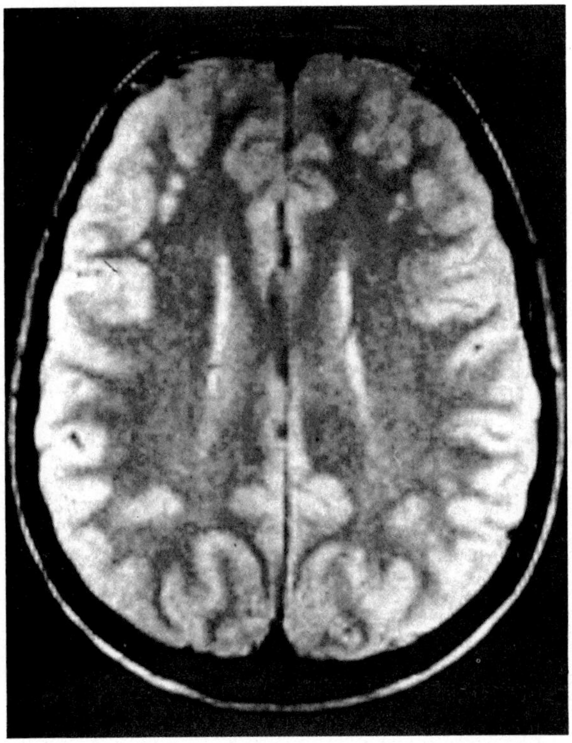

Abb.11.30 MRT ist bei vielen neurologischen Störungen nützlich. Dieser Patient leidet unter Systemischem Lupus Erythematodes. Die zahlreichen kleinen weißen Gebiete stellen vaskulitische Läsionen des Gehirns dar.

11.31

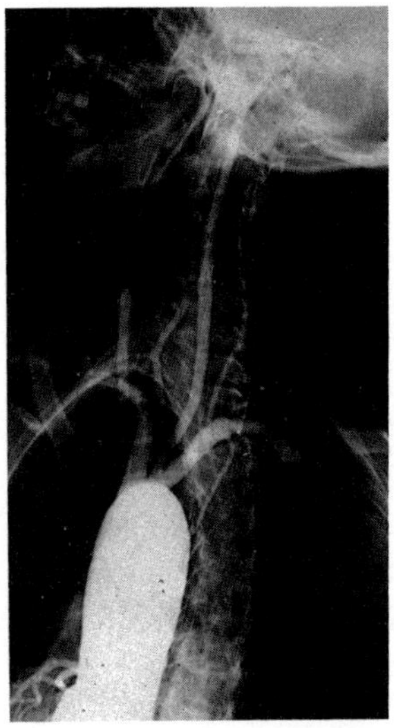

Abb. 11.31 Aortogramm bei Patienten mit unerklärter intermittierender Synkope. Die Aa.carotides sind normal, aber bei Kopfdrehung nach rechts wird der Kontrastmittelfluß durch die rechte A. vertebralis des Patienten unterbrochen. Diese Anomalie wird auch bei asymptomatischen normalen Individuen gefunden.

11.32

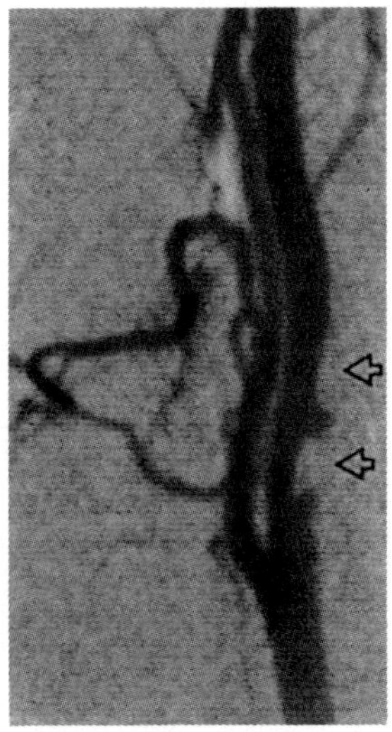

Abb 11.32 Digitale Subtraktionsangiographie der rechten A.carotis. Diese Aufnahme zeigt einen ausgeprägten atheromatösen Plaque, der zentral ulzeriert und Emboliquelle bei einem Patienten mit transienten ischämischen Attacken (TIAs) gewesen ist.

11.4 Kopfschmerzen

Die häufigsten Kopfschmerzformen sind Spannungskopfschmerzen und Migräne. Sie können meist durch die Anamnese allein differenziert werden.

Spannungskopfschmerzen

Typisch ist ein dumpfer, nagender Schmerz, frontal, occipital oder temporal lokalisiert, wie ein „Reifen um den Kopf" oder Scheiteldruck. Kalottendruckschmerz oder ein pochendes retroorbitales Gefühl können auftreten. Die Kopfschmerzen halten Stunden, Tage oder Wochen an und sind meist am Abend schlimmer. Bei vielen sind sie streßbezogen. Obwohl Spannungskopfschmerzen selten durch Refraktionsfehler oder Bluthochdruck bedingt sind, sollten diese Ursachen ausgeschlossen werden. Spannungskopfschmerzen sind gutartig und sprechen auf Beratung, Streßvermeidung und einfache Analgetika gut an. Besserung ist auch durch Antidepressiva und bei vaskulärer Komponente durch Betablocker möglich.

Migräne

Migräne ist ein episodischer schwerer Kopfschmerz, der mit Sehstörungen und gastrointestinalen Symptomen einhergeht und über Stunden anhält. Als Prodromi können Flimmerskotome (Teichopsie) oder Zick-Zack-Linien und Verschwommensehen vorausgehen. Als zusätzliche neurologische Symptome werden Photophobie, Hemianästhesie, Hemiparese, Dysphasie und Hirnnervenläsion beschrieben. Meist besteht Übelkeit und Erbrechen. Migräne tritt häufiger bei Frauen auf. Die Familienanamnese ist meist positiv. Man vermutet, daß eine Gefäßerkrankung (gestörter 5-Hydroxytryptamin-Stoffwechsel in Thrombozyten und Gefässen) oder andere abnormale Gehirnprozesse zugrundeliegen. Triggerfaktoren sind häufig Käse, Schaltiere, Schokolade, Rotwein, Kaffee, Rauchen, Menstruation, Menopause, Schwangerschaft, die Pille und geringgradige Kopftraumata. Stress und paradoxerweise Streßentlastung können Attacken provozieren. Einige Patienten klagen über Stimmungsschwankungen, Appetitstörungen und Ödeme in den Tagen vor und nach dem Einsetzen der Kopfschmerzen. Man unterscheidet:

- Einfache Migräne: Meist unilateraler, oder auch bilateraler, pulsierender Kopfschmerz mit Übelkeit, Erbrechen und Photophobie. Besserung oft durch Schlaf.
- Klassische Migräne : Den o.g. Kopfschmerzen gehen 10-30 Min. dauernde Sehstörungen in Form von Flimmerlicht, Zick-Zack-Linien, Farben und Skotomen voraus. In manchen Fällen kommt es zu sensorischer oder motorischer Hemiplegie, Parästhesien, Dysphasie oder komplexen Gleichgewichtsstörungen. Migränevarianten sind: Basilarismigräne – durch Funktionsstörungen im Hirnstamm bedingter akuter Schwindel, Doppelbilder, Paraparese, Schläfrigkeit oder Koma.; ophthalmoplegische Migräne – Stunden oder Tage anhaltende Augenmuskelparesen; hemiplegische Migräne – einen flüchtigen Schlaganfall imitierend.
- Komplizierte Migräne: Ein geringer Anteil der Migräneattacken endet in einem Schlaganfall.

Der erste Schritt der Behandlung ist die Identifikation und Elimination von Triggerfaktoren. Die Akuttherapie besteht in Bettruhe im abgedunkelten Raum, der Gabe von Ergotamin, Aspirin oder Paracetamol, oft in Kombination mit Metoclopramid oder Sumatriptan. Pizotifen, Propanolol und Amitryptilin sind als Intervalltherapie bei häufigen Anfällen indiziert.

Andere Kopfschmerzformen

Bing-Horton-Kopfschmerz (cluster headache)

Bing-Horton-Kopfschmerz ist ein heftiger, pulsierender, unilateraler Schmerz, der retroorbital, aber auch frontal lokalisiert ist und überwiegend Männer befällt. Er tritt in Attacken oder „cluster" auf, ein- oder mehrmals täglich, oft zur selben Zeit und auch nachts. Episoden halten Tage oder Wochen an, bis sie für Wochen, Monate oder Jahre verschwinden. Begleitsymptome sind Tränenfluß, Nasenlaufen und ein flüchtiges Horner-Syndrom. Übelkeit tritt nicht auf. Akut hilft Ergotamin; zur Prophylaxe können Pizotifen, Propanolol oder Lithium eingesetzt werden.

Arteriitis temporalis

Arteriitis temporalis oder cranialis tritt typischerweise bei alten Leuten mit pochenden oder dauernden Kopfschmerzen und Druckschmerz in der Schläfenregion auf. Selten besteht Hinterkopf- oder Kauschmerz. Rasche Diagnosestellung und Therapie sind wichtig.

Atypischer Gesichtsschmerz

Mit diesem Syndrom wird ein nagender, langanhaltender Schmerz in der Maxillarisgegend bezeichnet, der vorzugsweise bei depressiven Frauen im mittleren Lebensalter auftritt. Die Schmerzlokalisation entspricht selten anatomischen Gegebenheiten. Therapieversuch mit Amitryptilin.

Kopfschmerz bei erhöhtem Hirndruck

Verdacht auf erhöhten Hirndruck (*siehe* S. 488) besteht bei morgendlichem Kopfschmerz in der Okzipitalregion, der durch Husten oder Bücken verstärkt wird. Neben Übelkeit und Erbrechen können flüchtige Sehstörungen, vor allem beim Bücken, auftreten. Neurologische Begleitsymptome wie Stauungspapille, Verwirrung und zerebrale Herdsymptome sind oft vorhanden. Parese des N. abduzens kann lokalisatorisch fehlleiten.

Meningeale Schmerzen

Eine Subarachnoidealblutung verursacht plötzlich beginnenden heftigsten Kopfschmerz und Nackensteife, verbunden mit Herdsymptomen und/oder Koma (*siehe* S. 488). Auch Meningitis verursacht Kopfschmerzen und Nackensteife, jedoch zusammen mit Übelkeit, Erbrechen und Photophobie (*siehe* S. 492).

Spondylosis cervicalis

Spondylosis cervicalis verursacht okzipitale oder frontale Kopfschmerzen, die sich durch Bewegung verstärken (*siehe* S. 511).

Trigeminusneuralgie

Trigeminusneuralgie (tic douloureux) ist eine Erkrankung unbekannter Genese, an der bevorzugt ältere Frauen erkranken. Heftigste Schmerzen setzen blitzartig im Versorgungsgebiet des N. trigeminus ein. Ursachen können zerebrale Gefäßkurzschlüsse sein, bei jungen Leuten auch die Erstmanifestation der Multiplen Sklerose. Die Schmerzen treten im maxillären oder mandibulären Ast des Trigeminusnerven auf. Die kurzen, agonisierenden Attacken werden durch Berührung, Kauen oder Kälte getriggert. Therapie der Wahl ist Carbamazepin. Bei Therapieversagen kann die selektive Thermokoagulation des Trigeminusastes oder die operative Dekompression versucht werden.

Verschiedenes

Kopfschmerzen während des Geschlechtsverkehrs (koitale Cephalgien), beim Husten (Hustencephalgien) und beim Costen Syndrom – durch Kauen exazerbierte Schmerzen in der Maxillarisregion – werden beschrieben. Bei Patienten mit akuten Kopfschmerzen, Orbitaschmerzen und Sehverlust muß an ein akutes Glaukom gedacht werden.

11.5 Demenz

Demenz ist definiert als persistierende oder progrediente Störung von Intellekt, Verhalten und Persönlichkeit. Zur Diagnosestellung gehört die sorgfältige Untersuchung von Kurz- und Langzeitgedächtnis, Sprache, Rechnen, Verhalten, Stimmung und Persönlichkeit. Sehr hilfreich ist dabei Fremdanamnese durch Angehörige. Demenz ist von akuten Verwirrtheitszuständen toxischer, metabolischer oder infektiöser Genese zu differenzieren.

Alzheimersche Demenz ist häufigste Ursache einer über Jahre langsam progredienten Demenz. Neuropsychologische Aus-fälle gehen den Herdsymptomen über Jahre voraus. Fast alle Patienten sind über 60 Jahre alt, und schätzungsweise 5-10% aller über 65jährigen sind betroffen. Pathologisch-anatomisch findet man die typischen senilen Plaques und Neurofibrillenver-änderungen.

Klinisch werden die Patienten duch Verlust der Merkfähigkeit verbunden mit Veränderungen der Persönlichkeit, Apathie und antisozialem Verhalten auffällig. Später treten neurologische Symptome wie Dysphasie, Dyslexie, Dyspraxie, Agnosie und Verlust der Sphinkterkontolle hinzu. Die Mobilität ist durch Gangstörung eingeschränkt. Patienten, die zum Herumwandern, besonders nachts, neigen, sind duch Stürze gefährdet.

Neben der Alzheimerschen Erkrankung gibt es eine Vielzahl anderer Ursachen für Demenz (**Tabelle 11.3**). Da einige behandelbar sind, sollten vor allem bei jüngeren Patienten folgende Untersuchungen durchgeführt werden: CCT (**11.33-11.35**), MRT, Blutbild (einschl. Serum B12 und Folsäure), Leber-, Nieren- und Schilddrüsenwerte, Blutzucker, Syphilisserologie, Röntgen von Thorax und Schädel, EEG und Liquorpunktion.

Multiinfarktdemenz kann klinisch schwer vom M. Alzheimer abzugrenzen sein. Hinweisend ist eine plötzliche Verschlechterung der Symptome, da die Erkrankung durch multiple kleine Hirninfarkte verursacht wird, die gut im CCT erkennbar sind (**11.35**). Entsprechende neurologische Herdzeichen können bei der klinischen Untersuchung erhoben werden.

Subduralhämatom verursacht eine langsam zunehmende Störung der mentalen Funktionen über Wochen und Monate (*siehe* S. 499). Das auslösende Kopftrauma kann sehr geringfügig und nicht als solches wahrgenommen worden sein. Therapie ist die operative Druckentlastung.

Beim **Hydrocephalus aresorptivus** bedingt die Ventrikelerweiterung Kombination von Demenz mit Gang- und Blasenstörungen. Als prädisponierende Faktoren sind Meningitis, Hirnblutung und Trauma bekannt; Anamnese kann jedoch auch leer sein. Ein ventrikuloperitonealer Shunt kann den Prozess anhalten.

Alkoholismus (*siehe* S. 346) ist häufige Ursache für Demenz mit Verhaltensstörungen, oft noch aggraviert durch Vitamin B-Mangel, v.a. Thiamin. Vitamin-B_{12}-Mangel kann schwere mentale Defekte verursachen. Auch Hypothyreose führt zu mentaler Verlangsamung.

Demenz bei **AIDS** tritt zunehmend auf (*siehe* S. 16); progressive Paralyse bei Neurolues (*siehe* S. 83) ist Rarität geworden.

Ursache bei **schwerer Hirnschädigung** nach Enzephalitis, Abszess, Tumor, Hirninfarkt, Hirntrauma, schwerer Ischämie oder Hypoglykämie ist eindeutig.

Chorea Huntington, eine dominant vererbte Erkrankung, ist charakterisiert duch progressive Demenz und Chorea. Die Symptome beginnen meist allmählich im mittleren Lebensalter. Da der Verlauf der Erkrankung oft schon in der Familie miterlebt wurde, sind viele Betroffene depressiv. Demenz und choreatische Bewegungsstörungen verschlimmern sich zunehmend über einige Jahre. Die Diagnose wird durch die Klinik und Familienanamnese gestellt. Genetische Beratung sollte allen Jugendlichen angeboten werden, die in manchen Familien durch die Verfügbarkeit einer DNA-Untersuchung erleichtert wird.

Leider gibt es für die meisten Patienten mit Demenz keine spezifische Therapie. Die Betroffenen und deren Familien brauchen viel Unterstützung.

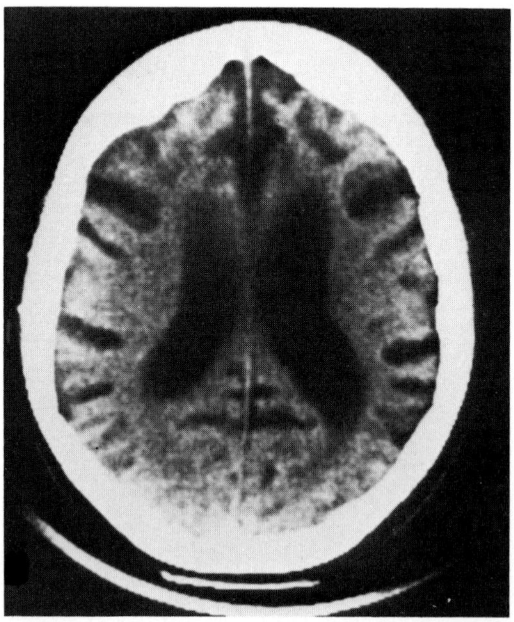

11.33

11.34

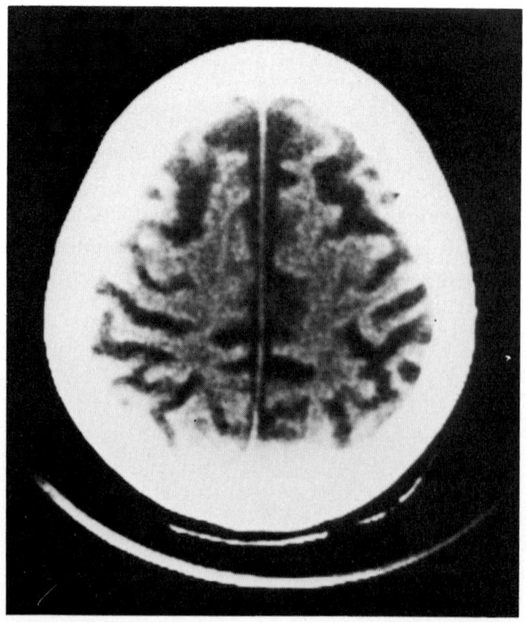

Abb. 11.33, 11.34 CCT beim M. Alzheimer auf der Ebene der Ventrikel (**11.33**) und oberen Konvexität. Typisch ist ausgeprägte Dilatation der Sulci und Fissuren, v.a. frontal, der geringe Dichteunterschied zwischen grauer und weißer Substanz, die Ventrikelerweiterung ausgeprägter auf der linken Patientenseite (rechts im Bild) und die allgemeine Hirnvolumenminderung. Diese Erscheinungen sind nicht pathognomonisch für M. Alzheimer: ähnliche Veränderungen treten bei Chorea Huntington und beim M. Pick auf.

Tabelle 11.3 Differentialdiagnose der Demenz

Unbekannt	Alzheimersche Erkrankung
	Multiple Sklerose
Vaskulär	Multiple Hirninfarkte
	Diffuse Mikroangiopathie
Metabolisch	Urämie
	Leberversagen
	Hypothyreose
	Vitamin-B12-Mangel
	Andere Vitamin-B-Mangelzustände
	Hypoparathyreoidismus
	Hypoglykämie
Mechanisch	Intrakranielle Raumforderung (Tumor, Blutung)
	Posttraumatisch, besonders Subduralhämatom
Genetisch	Chorea Huntington
Infektionen	AIDS
	Tuberkulose
	Toxoplasmose
	Syphilis
	M. Jakob-Creutzfeld
Toxisch	Vergiftung mit Quecksilber, Mangan, Kohlenmonoxid, Alkohol, Kupfer

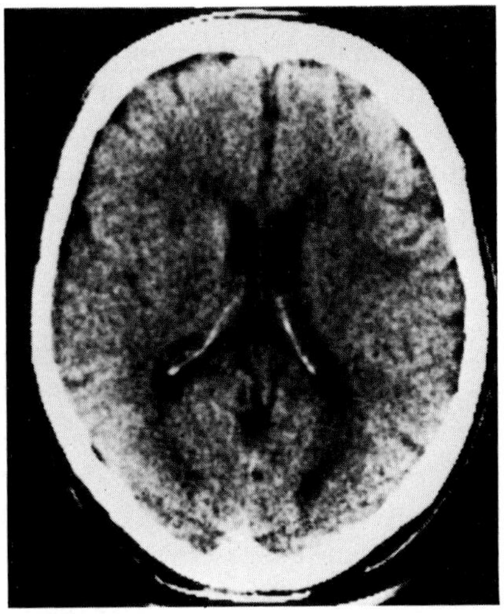

Abb. 11.35 CCT bei Multiinfarktdemenz (Schnittebene wie **11.33**). Die Ventrikel haben normale Größe. Typisch sind die fleckigen Dichteaufhellungen in der weißen Substanz. Sie entsprechen Entmarkungsherden, die durch viele kleine Hirninfarkte entstanden sind.

11.6 Epilepsie

Epileptische Anfälle sind Ausdruck abnormer synchroner Erregung von Nervenzellgruppen im Gehirn. Bei ausreichendem Stimulus (z.B. Elektroschock, Drogenentzug) ist dies selbst bei normalem Gehirn möglich. Epileptiker haben eine niedrigere Entladungsschwelle; die Anfälle geschehen ohne Provokation und reflexartig. Unterschiede in Art und Verteilung der Erregungsherde bedingen die verschiedenen Anfallstypen, die entsprechend der klinischen Manifestation und den EEG-Veränderungen klassifiziert werden (**Tabelle 11.4**).

Eine Vielzahl potentieller Mechanismen tragen zum Auftreten der Epilepsie bei, manche genetisch bedingt, andere erworben. Man unterscheidet grob in fokale und generalisierte Anfälle. Bei den meisten Patienten bestehen jedoch ätiologisch fließende Übergänge; eine mögliche Erklärung dafür, warum eine Person posttraumatisch Epilepsie entwickelt und eine andere nicht.

Der erste Anfall kann in jedem Alter auftreten. Eine unter 30 Personen erleidet einen Anfall während des Lebens; die Prävalenz aktiver Epilepsie beträgt 1 in 200. Patienten können sich im Anfall (**11.36**) ernsthaft verletzen. Sie müssen während der Bewußtlosigkeit und dem folgenden Dämmerzustand sorgfältig betreut werden (**11.37**).

Wegen potentiellen sozialen Konsequenzen und der Notwendigkeit einer Langzeittherapie muß die Diagnose Epilepsie sorgfältig geprüft werden. Typische Attacken sind einfach zu erkennen, aber die Interpretation von Ohnmachtsanfällen kann extrem schwierig sein. Die wichtigsten Differentialdiagnosen zeigt **Tabelle 11.5**. Ein Zeugenbericht des Anfalls ist sehr hilfreich. Allgemein falsch eingeschätzt wird die Wertigkeit des EEG (**11.38, 11.39**). Diagnose beruht im wesentlichen auf Anamnese, eventuell beobachteten Krämpfen, Bewußtlosigkeit, Zungenbiß (**11.40**), Inkontinenz und langsamem Erwachen; das EEG ist nur ein diagnostischer Baustein. Im Erwachsenenalter sind symptomatische partielle Anfälle am häufigsten. Da Herdzeichen selten sind, sollte beim Auftreten derselben unbedingt ein CCT durchgeführt werden. Trotz allem ist dies in der Mehrzahl der Patienten normal, und Hirntumore werden in weniger als 10% gefunden (**11.22**). Die Entscheidung, eine medikamentöse antiepileptische Therapie zu beginnen, fällt leicht bei Patienten mit häufigen Krämpfen und kurzer Anamnese, ist hingegen umstritten, wenn nur ein einziger unprovozierter Anfall bzw. wenige und seltene Krämpfe aufgetreten sind. Nach einem einzigen Anfall ist die Gefahr eines weiteren Krampfes zuerst hoch (etwa 70%) und fällt dann rapid (etwa 30% nach 2 Monaten). Wahl des Antiepileptikums hängt vom Anfallstyp ab. In etwa 80% können die Anfälle mit einer Monotherapie kontrolliert werden, sobald der richtige Wirkspiegel erreicht ist. Drugmonitoring ist wegen der Sättigungskinetik besonders beim Phenytoin wichtig. Bei anderen Medikamenten lassen sich damit gut Compliance und Nebenwirkungen überprüfen.

Alle Antiepileptika haben Nebenwirkungen und bergen Risiken für Schwangere. Besonders gut bekannte Nebenwirkung von Phenytoin ist Gingivahyperplasie (**8.20**).

Für kleine Zahl von Patienten, die medikamentös nicht eingestellt werden können, bietet sich mit guten Heilungschancen die Operation (meist die Resektion des Temporallappens) an.

Die Diagnose Epilepsie muß dem Patienten klar und detailliert erläutert werden. Vorurteile und Mißinterpretationen bleiben häufig (z.B. sie mit Geisteskrankheit gleichzusetzen). Schriftliches Informationsmaterial sollte zur Verfügung gestellt und die Familie miteinbezogen werden. Besprochen werden sollten besonders: Führerschein, Beruf, Freizeitaktivitäten, Verhalten beim Anfall, Vorsichtsmaßnahmen, Schwangerschaft, Wechselwirkung mit anderen Medikamenten und Vererbung.

Bei Patienten, die unter der Therapie anfallsfrei werden, kann man versuchen, Medikamente abzusetzen. Dies sollte nach zwei anfallsfreien Jahren erwogen werden, da danach die statistische Wahrscheinlichkeit eines weiteren Anfalls sowieso nur noch 30% beträgt.

Tabelle 1.4 Eine vereinfachte Epilepsieklassifikation

1. Partielle Anfälle (fokale Entstehung, unterschiedliche Ausbreitung)		
	A.	*Einfache partielle Anfälle* (keine Bewußtseinsstörung)
		1. mit motorischen Symptomen
		2. mit somatosensorischen oder speziellen sensiblen Symptomen
		3. mit vegetativen Symptomen
		4. mit psychologischen Symptomen (Störung höherer zerebraler Funktionen)
	B	*Komplexe partielle Anfälle* (mit Bewußtseinsstörung)
		1. einfacher Anfall mit nachfolgender Bewußtseinsstörung
		2. mit sofortiger Bewußtseinsstörung
	C	*Partielle Anfälle, die sich zu generalisierten tonisch-klonischen Anfällen ausbreiten*
2. Generalisierte Anfälle (EEG zeigt gen. bilaterale epileptische Erregung von Beginn)		
	A	1. Absencen (der Patient ist nur für Sekunden nicht ansprechbar)
		2. atypische Absencen
	B	*Myoklonische Anfälle* (kurze Zuckungen einer oder mehrer Extremitäten)
	C	*Klonische Anfälle* (wiederholte Zuckungen von Extremitäten oder Rumpf)
	D	*Tonische Anfälle* (tonische Kontraktion der Muskeln mit Beugung oder Überstreckung des Rumpfes)
	E	*Tonisch-klonische Anfälle* (grand-mal Anfälle: tonische Phasen gefolgt von klonischen, assoziiert mit Salivation, Zyanose, Zungenbiß und Inkontinenz, gefolgt von schnarchender Atmung und Schlaf)
	F	*Atonische Anfälle* (kurzer Verlust des Muskeltonus)
3. Unklassifizierte epileptische Anfälle		

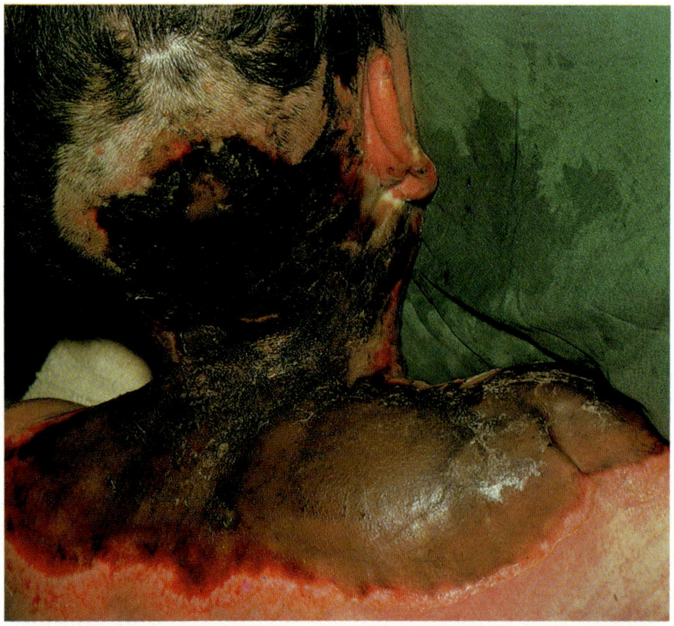

11.36

Abb. 11.36 Schwere Verletzungen können bei einem generalisierten epileptischen Anfall geschehen. Dieser Patient erlitt eine drittgradige Verbrennung, als er während eines Krampfes in ein Feuer fiel.

Tabelle 11.5 Differentialdiagnose der Epilepsie

Synkope (einschl. Konvulsionssynkope)
Pseudokrampf
Hypoglykämie
Parasomnie (Schlafwandeln, Schlafreden)
Kataplexie
Transiente ischämische Attacke
Migräne

11.37

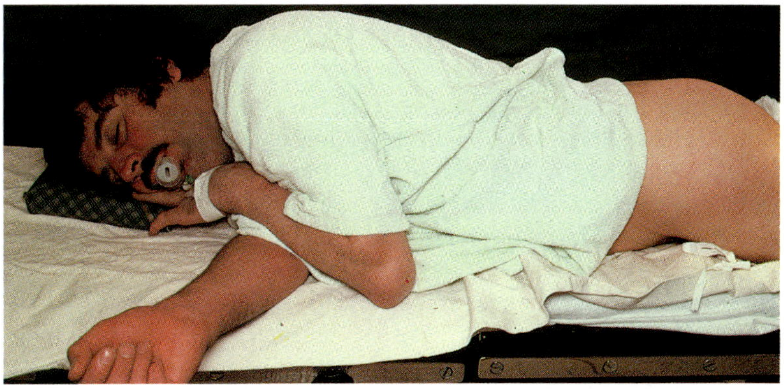

Abb. 11.37 Die richtige Lagerung eines Bewußtlosen. Nach einem Anfall bleiben viele Patienten für einige Stunden bewußtlos oder schläfrig. Wie alle Bewußtlosen, die keine intensivmedizinische Betreuung benötigen, sollte der Patient in Halbseitenposition gelagert werden und die Atemwege durch einen Tubus im Mund freigehalten werden. Vor Verletzungen sollte der Patient während eines Krampfes geschützt werden; gewaltsame Versuche, den Mund zu öffnen oder den Patienten festzuhalten, sollten unterlassen werden.

11.38

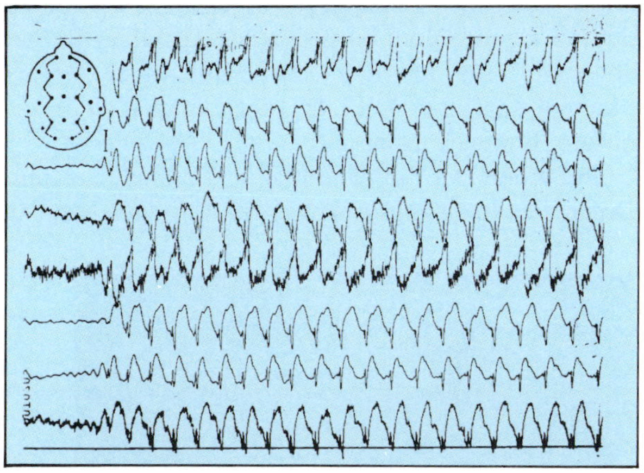

Abb. 11.38 EEG bei einem generalisierten tonisch-klonischen Anfall (grand mal) mit typischen spike-and-wave Potentialen. Während eines Anfalls können diese EEG-Veränderungen diagnostisch sein, sind jedoch ursachenunspezifisch. Im Intervall abgeleitete spike-and-wave Potentiale sind nicht beweisend, lediglich ein weiterer Baustein für die Diagnose Epilepsie. Ambulante EEG-Ableitungen sind wesentlich hilfreicher, den Zusammenhang zwischen Beschwerden und EEG-Veränderungen zu klären.

11.39

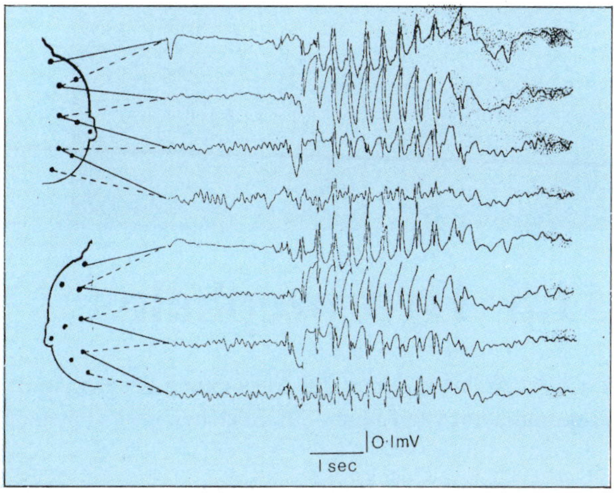

Abb. 11.39 EEG bei Absencen (petit-mal Anfälle). Charakteristische 3/s spike-and-wave Potentiale sind im Anfall immer, im Intervall meist vorhanden. Das EEG ist somit ein wertvolles Diagnostikum.

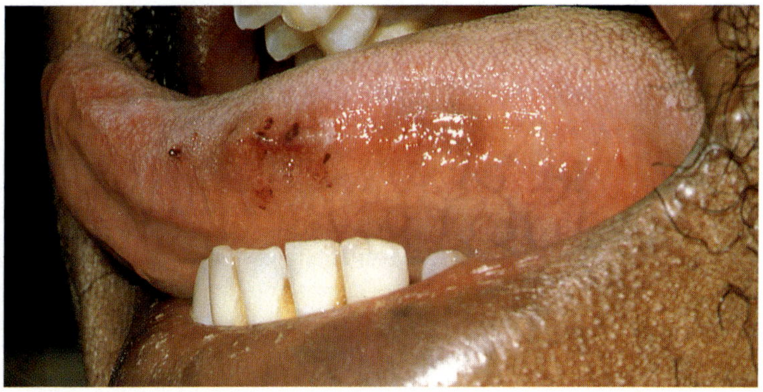

Abb. 11.40 Zungenbiss als Hinweis auf Epilepsie. Die Kombination von nächtlicher Enurese und schmerzhafter Zunge ist höchstverdächtig auf einen nächtlichen generalisierten Anfall. Der Patient sollte diagnostisch abgeklärt werden.

11.7 Erhöhter Hirndruck

Ein Liquordruck über 250 mm spricht meist für eine schwere neurologische Erkrankung, verursacht durch eine intrazerebrale Volumenzunahme, Liquorabflußstörung oder venöse Blockade.

Normalerweise erfolgt die Messung des Liquordrucks bei der Lumbalpunktion; falsch niedrige Werte erhält man jedoch z.B. bei spinalen Tumoren mit Obstruktion des Spinalkanals oder bei Hirnstammeinklemmung im Foramen magnum. Hauptursachen sind Tumore, Abszesse, Hydrozephalus, Hämatome und gutartige Hirndrucksteigerung.

Symptome des erhöhten Hirndrucks sind Kopfschmerzen, vor allem morgens, Übelkeit, Erbrechen, Gleichgewichts- und Sehstörungen. Falsch lokalisierende Ausfälle z.B. Parese des N. abducens sind möglich. Der eindeutigste Befund ist die Stauungspapille (**7.7, 11.41**), doch kann auch diese selbst bei hohem Hirndruck fehlen.

Bei drohender Einklemmung im Foramen magnum muß der Druck notfallmäßig gesenkt werden. Dazu gehört die intravenöse Gabe hoher Dosen von Dexamethason und Mannitol, die Freihaltung der Atemwege und eventuelle Hyperventilation, um den $P\ CO_2$ zu senken. Sobald der Patient stabil ist, sollte mit bildgebenden Verfahren die Diagnose gestellt und entsprechend behandelt werden.

Gutartige intrazerebrale Hirndrucksteigerung (Pseudotumor cerebri) ist eine ungeklärte Erkrankung. Sie tritt vor allem bei schwangeren oder adipösen Frauen jungen und mittleren Lebensalters auf und verursacht Kopfschmerzen und Stauungspapille (**11.41**).

Der Liquordruck bei der Lumbalpunktion ist ohne Vorliegen einer strukturellen Ursache erhöht. Erblindung durch Atrophie des N. opticus kann eine Langzeitfolge sein (**7.8**). Die Diagnose wird durch Lumbalpunktion gestellt; ein CCT dient der Ausschlußdiagnostik. Die Behandlung besteht in Gewichtsreduktion, Diuretika, gelegentlich in Shuntanlage und Dekompression des N. opticus.

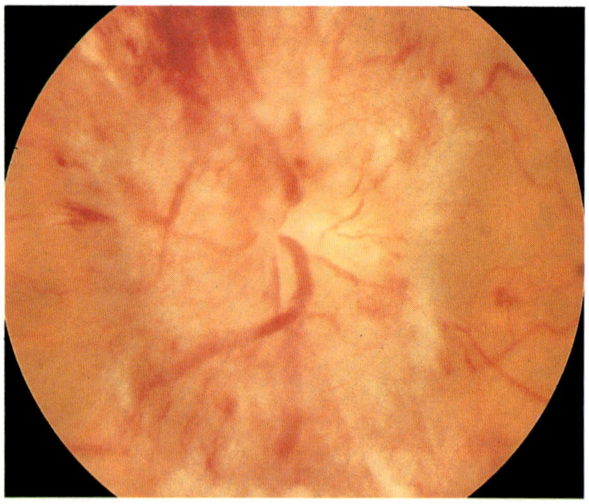

11.41

Abb 11.41 Chronische Stauungspapille des rechten Auges bei einer Frau mittleren Lebensalters mit gutartiger Hirndrucksteigerung. Der Papillenrand ist unscharf, zahlreiche Blutungen und ischämische Areale sind in der Retina zu sehen. Dieser Befund sollte mit dem weit weniger ausgeprägten bei beginnender Stauungspapille verglichen werden (**7.7**).

11.8 Hydrozephalus

Hydrozephalus bedeutet die Ausweitung der Hirnventrikel durch Akkumulation von Liquor. Als Ursachen sind zu nennen:

Kommunizierender Hydrozephalus
- Exzessive Liquorproduktion – Plexus-papillom
  Liquorresorptionsstörung – bei Meningitis
  Zerebrale Dysgenesie oder Atrophie

Nichtkommunizierender Hydrozephalus
- Liquorzirkulationsstörungen – Hirntumor, Stenose von Aquädukt oder Foramina, durch Blut bei der Subarachnoidealblutung

Klinische Symptome hängen davon ab, ob die Erkrankung akut oder chronisch verläuft und ob die Obstruktion komplett oder nur partiell ist. Bei akutem Verlauf klagen die Patienten meist über starke Kopfschmerzen, Übelkeit und Erbrechen. Außer einer Stauungspapille (**7.7, 11.41**) und eventuell einer Parese des N. abducens treten meist keine weiteren Herdbefunde auf. Die neurologische Untersuchung spricht für eine bilaterale zentrale Lähmung (d.h. gesteigerte Reflexe und positive Babinskizeichen). Als Ausdruck zunehmender Hirnleistungsstörungen treten Gedächtnisverlust, motorische Verlangsamung und Verlust der Sphinkterkontrolle auf.

CCT und MRT demonstrieren die erweiterten Ventrikel (**11.42**), eventuell auch den Ort der Blockade (**11.116**). Lumbalpunktion ist wenig hilfreich, da der Druck oft normal ist.

Ist die Primärläsion nicht behandelbar, kann der Ventrikel durch Drainage entlastet werden. Dazu wird operativ ein Ventrikelkatheter gelegt, der den Liquor in den Peritonealraum ableitet.

11.42

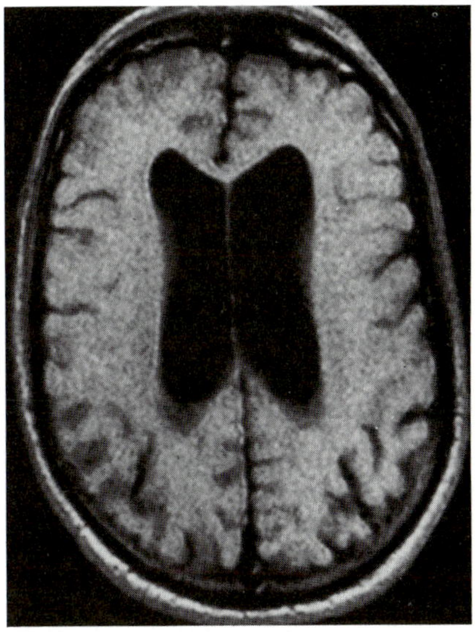

Abb. 11.42 Hydrozephalus bei einem aktiven 69jährigen Mann. Dieses axiale MRT auf der Seitenventrikelebene zeigt eine ausgeprägte Ventrikelerweiterung, aber die Hirnfurchen sind normal. Der Patient leidet unter kommunizierendem (normotensivem) Hydrozephalus mit lediglich geringen Gedächtnisstörungen. Viele Patienten entwickeln die klinische Trias: Demenz, Ataxie und Inkontinenz.

Kindlicher Hydrozephalus

Eine Vielzahl kongenitaler Abnormalitäten kann zum Hydrozephalus führen. Er kann sich vor der Geburt manifestieren (und damit Entbindungsschwierigkeiten verursachen), während der Kindheit oder im Erwachsenenalter.

Zunehmender Schädelumfang und fehlender Fontanellenschluß sind meist klar zu erkennen (**1.178, 11.43**). Die kindliche Entwicklung ist verzögert, möglicherweise bis zur geistigen Behinderung mit Epilepsie und motorischen Störungen. CCT (**11.44**) oder MRT zeigen die Erkrankung und gelegentlich die Ursache. Eine frühzeitige Shuntanlage kann den ansonsten fortschreitenden körperlichen und geistigen Abbau aufhalten.

11.43

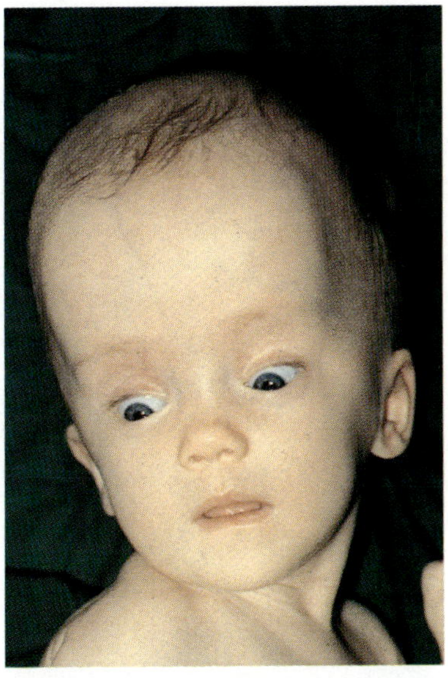

Abb. 11.43 Kindlicher Hydrozephalus. Schädel ist deutlich vergrössert, die subkutanen Schädelvenen sind sichtbar. In fortgeschrittenen Fällen ist Sklerenoberrand durch Verdrängung des Auges nach unten zu sehen (Sonnenuntergangsphänomen). Schädelnähte klaffen weit. Ursache ist entweder interner (obstruktiver) oder externer (kommunizierender) Hydrocephalus.

11.44

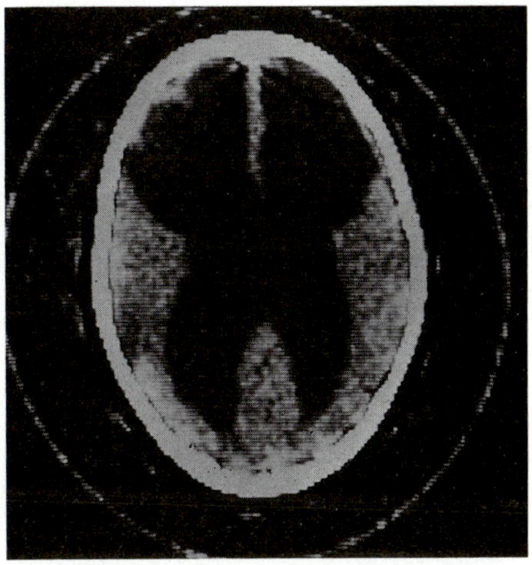

Abb. 11.44 Schwerer Hydrozephalus. Dieses CCT-Bild zeigt eine massive Ventrikeldilatation und Kompression der verbliebenen Hirnsubstanz.

11.9 Hirntumoren

Hirntumoren machen etwa 10% aller Tumoren aus. Der häufigste ist das Gliom mit 40-50%, gefolgt von Tumormetastasen (20-30%), Meningeomen (10%), Hypophysenasenomen (10%) und anderen Tumortypen (jeder etwa 1-2%).

Die üblichen klinischen Symptome sind:

- Kopfschmerzen, Erbrechen und Stauungspapille (**7.7, 11.41**), als Ausdruck des erhöhten Hirndrucks
- Epileptische Anfälle
- Fokale neurologische Ausfälle durch Druck auf Nachbarstrukturen
- Endokrine Störungen bei manchen Hypophysentumoren

Diese Symptome treten auch bei anderen raumfordernden Prozessen auf, wie z.B intrazerebrale Blutungen, Abszesse und Subduralhämatome.

Gliome

40-50% aller Hirntumoren sind Gliome. Sie sind neuroepithelialen Ursprungs und meist in den Großhirnhemisphären, selten im Kleinhirn lokalisiert. Das häufigste Gliom ist das Astrocytom. Es stammt von den Astrozyten ab und zeigt unterschiedliche Malignitätsgrade: von Grad I mit langer Überlebensdauer bis Grad IV, dem rapid invasiven Glioblastoma multiforme mit auf wenige Monate reduzierter Lebenszeit. Solche Geschwülste metastasieren selten außerhalb des ZNS. Sie infiltrieren in die Umgebung, meist derselben Hemisphäre und gelegentlich über das Corpus callosum hinaus (Schmetterlingsgliome). Bevorzugte Lokalisationen bei Kindern sind der Hypothalamus, Nervus opticus und das Kleinhirn (hier können sie zystisch und gutartig sein). Die Diagnose der raumfordernden Läsion wird im CCT (**11.45**) oder MRT (**11.46**) gestellt und durch nachfolgende stereotaktische Biopsie verifiziert. Solitäre niedrig-maligne Tumoren können operiert werden, undifferenzierte sprechen oft auf Bestrahlung an.

Von der Oligodendroglia stammen die Oligodendrogliome, die extrem langsam wachsen, ab. Im Schädelröntgenbild fallen sie manchmal durch Verkalkungen auf.

Ependymome entwickeln sich von der Zellauskleidung des vierten und des Seitenventrikel. Betroffen sind vor allem junge Menschen. Die Überlebenszeit ist kurz. Sie streuen lokal und in den Liquor. Manche sind strahlensensibel.

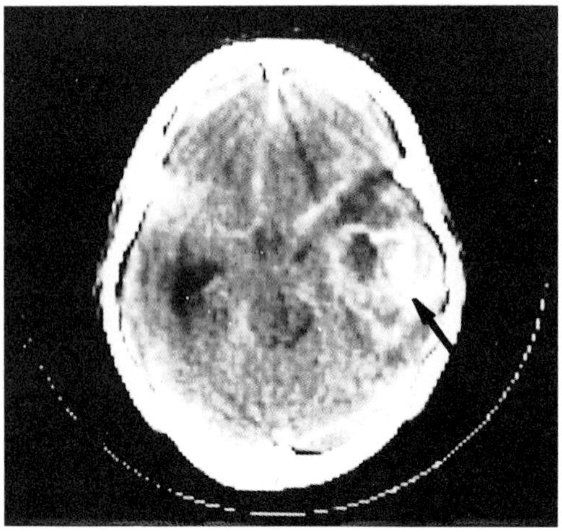

11.45

Abb 11.45 Gliom, das fast den gesamten linken Parietallappen einnimmt – rechts im CCT Bild (Pfeil). Typisch ist der zystische Aufbau. Durch Biopsie und Histologie muß die Art des Tumors bestimmt werden.

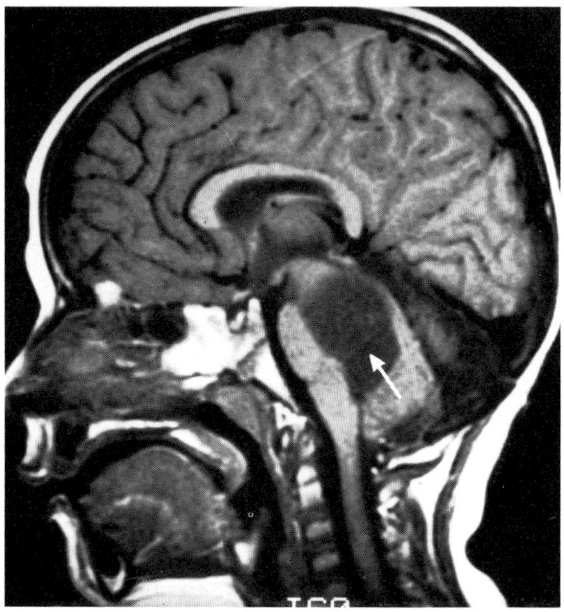

11.46

Abb. 11.46 Zystisches Glioblastom im Hirnstamm (Pfeil), deutlich im MRT dargestellt. Der Sagittalschnitt zeigt die Ausdehnung des Tumors vom hinteren Teil des Hirnstamms bis in das Kleinhirn.

Meningeom

Von der Arachnoidea gehen die langsam wachsenden gutartigen Meningeome aus, die durch Kompression von Nachbarstrukturen klinisch auffällig werden. Sie können überall entstehen, selbst im Spinalkanal, meist jedoch über den Großhirnhemisphären. Bevorzugt betroffen sind Frauen über 40 Jahre. Da der Tumor langsam wächst, kann er eine beachtliche Größe erreichen, ehe partielle Anfälle, Hirndrucksteigerung oder neurologische Ausfälle auftreten. Die Meningeome sind sehr gefäßreich, können lokal den Knochen infiltrieren und kalzifizieren. Die Diagnose wird meist durch CCT (**11.27, 11.47**) oder MRT (**11.28, 11.29, 11.114**) gestellt. Auf der Schädelröntgenaufnahme sind gelegentlich Verkalkungen zu sehen. Radikal-kurative Resektion ist im Frühstadium möglich, wird aber erschwert durch Invasion benachbarter Strukturen, z.B. die Arteria carotis und andere parahypophysäre Strukturen beim Keilbeinmeningeom. Bei inkompletter Entfernung besteht die Gefahr eines Rezidivs. Maligne Entartung ist selten. Im Spinalkanal befallen sie hauptsächlich den thorakalen Bereich und verursachen eine langsam progrediente Paraparese. Durch die frühe Manifestation ist die Operation hier sehr erfolgversprechend.

11.47

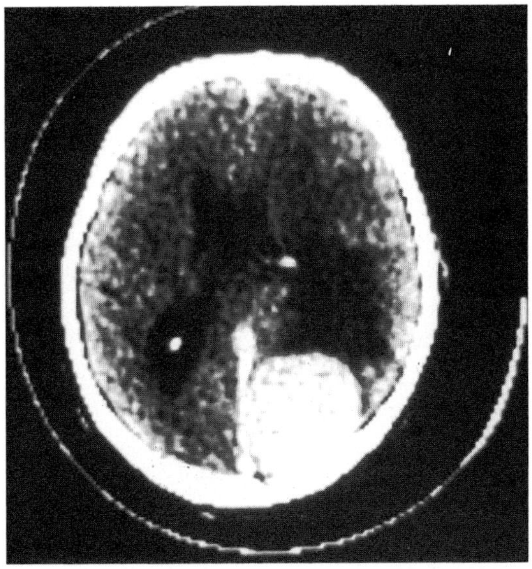

Abb. 11.47 Occipitales Meningeom, dargestellt im Kontrastmittel-CCT. Der Patient litt an kontralateraler homonymer Hemianopsie.

Hypophysentumor

Hypophysentumoren können endokrine (*siehe* auch S. 304) und/oder neurologische Symptome verursachen. Häufiges Symptom ist Kopfschmerz, der duch Expansion des Tumors mit Erosion des Prozessus clinoidalis und Diaphragma sellae entsteht. Druck auf das Chiasma opticum (**7.2-7.5, 7.21**) führt zu bitemporaler Hemianopsie (**7.1**). Paraselläres Wachstum in den Sinus cavernosus schädigt N. oculomotorius und N. trigeminus. Wichtige Differentialdiagnosen sind Meningeom und Aneurysma.

Neurinome

Neurinome sind gutartige Tumoren, die von den Schwannschen Zellen der Hirnnerven und Spinalwurzeln abstammen. Bevorzugte intrakranielle Lokalisation ist am N. akusticus im Kleinhirnbrückenwinkel. Leitsymptome sind progressive Taubheit und Tinnitus (VIII. Hirnnerv), Sensibilitätsstörungen im Gesicht (V. Hirnnerv), Schwäche der Gesichtsmuskulatur (VII. Hirnnerv) und ipsilaterale Kleinhirnzeichen. Im weiteren Verlauf erodiert der Tumor das Felsenbein und drückt auf den Hirnstamm. Folge davon sind Zeichen der Pyramidenbahnschädigung an Armen und Beinen und im Endstadium ein Hydrocephalus. Die Diagnose wird durch Röntgenaufnahmen des Schädels mit Zielaufnahmen, durch CCT (**11.48**) oder MRT (**11.19, 11.14**) gestellt. Frühzeitige Resektion mit Erhalt der VII. und VIII. Hirnnerven sollte angestrebt werden, aber oft ist leider nur die teilweise Entfernung möglich.

11.48

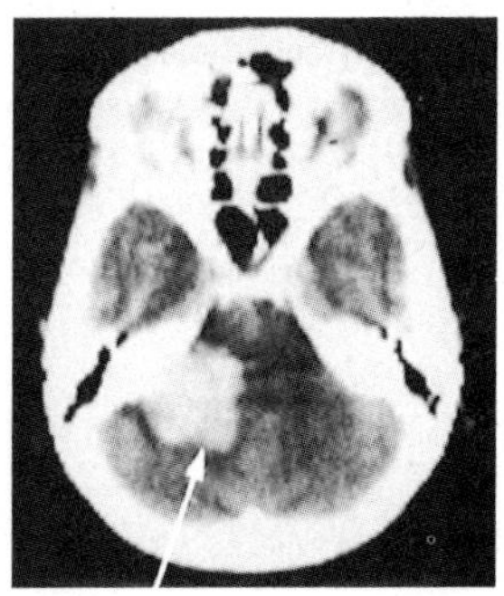

Abb. 11.48 Akustikusneurinom (Pfeil), gut im Kontrastmittel-CCT demonstriert.

Metastasen

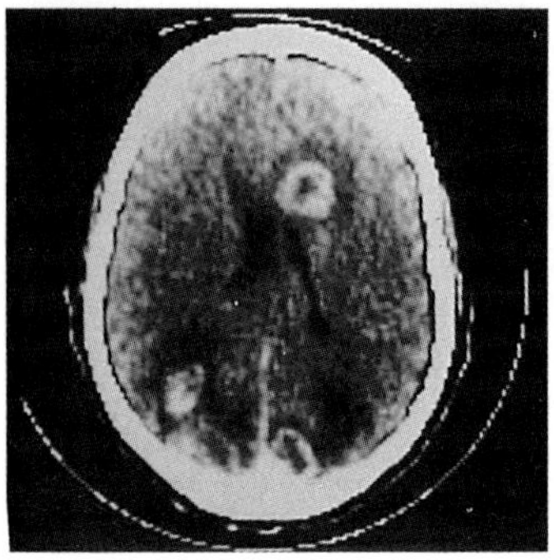

11.49

Abb. 11.49 Multiple Hirnmetastasen bei einer Patientin mit Brustkarzinom, CCT Aufnahme. Axiale Schnitte der anderen Hirnebenen zeigen weitere Läsionen.

Metastasen machen etwa ein Viertel aller Hirntumoren aus. Der Primärtumor sitzt oft in Lunge, Brust, Niere, Kolon, Haut oder retikulären System. Metastasen kommen überall, sogar im Kleinhirn vor. Sie sind meist multipel und werden häufig als Zufallsbefund bei der Obduktion entdeckt. Verdacht auf Metastasen besteht bei Patienten mit bekanntem Malignom, die neurologische Ausfälle entwickeln. Der klinische Verlauf ist unterschiedlich: bei manchen verschlimmern sich die Symptome langsam, während andere akut durch Blutung in den Tumor erkranken. CCT (**4.131, 11.49**) und MRT erleichtern die Diagnose. Einzelherde können gelegentlich mit gutem Resultat operativ entfernt werden. Kortikosteroide können durch Reduktion des Ödems den klinischen Zustand vorübergehend verbessern und den Patienten für eine Chemo- bzw. Radiotherapie zugänglich machen.

11.10 Entzündungen des Zentralen Nervensystems

Bei vielen Infektionen ist das ZNS mitbetroffen. Meningitis, Enzephalitis und Hirnabszess werden hier besprochen. In anderen Kapiteln abgehandelt werden: Poliomyelitis (*siehe* S. 21), Herpes zoster (*siehe* S. 30), Tollwut (*siehe* S. 26), Neurolues (*siehe* S. 83), AIDS (*siehe* S. 16) und Tetanus (*siehe* S. 43).

Das Guillain-Barré-Syndrom (*siehe* S. 514) ist möglicherweise entzündlich bedingt. Auch in der Pathogenese der Demenz und anderer degenerativer Erkrankungen könnte eine Entzündung eine Rolle spielen.

Meningitis

Meningitis ist eine Entzündung der Pia mater und Arachnoidea, meist bakterieller oder viraler Genese. Andere Ursachen sind Pilze, maligne Infiltration, Blut (Subarachnoidealblutung) oder Noxen (Medikamente, Kontrastmittel) (**Tabelle 11.6**).

Viren als häufigste Verursacher einer Meningitis führen zu Liquorlymphozytose und fakultativ zu begleitender Enzephalitis. Bakterien als zweithäufigste Verursacher führen eher zu einer polymorphkernigen Leukozytose des Liquor. Meningitis bei Tuberkulose verläuft chronisch. Pilzbefall ist selten, außer bei Immungeschwächten, und verläuft chronisch oder subakut.

Das Krankheitsbild setzt akut oder chronisch mit Fieber, Erbrechen, Kopfschmerzen, Lethargie, Bewußtseinstrübung (**1.104**) oder Anfällen ein. Nackensteifheit, Hirnnervenausfälle (III., IV., VI. und VII.), Hemiparese, Dysphasie, Gesichtsfeldausfälle und Stauungspapille können auftreten. Oft bestehen gleichzeitig extrazerebrale Infektionen (**1.105, 1.106**). Zwei wichtige klinische Zeichen, wobei durch Zug an den Nervenwurzeln Schmerzen an den entzündeten Hirnhäuten entstehen, sind:

- Kernigsches Zeichen – Hüfte und Knie werden im Winkel von 90° gebeugt. Schmerzen entstehen beim Versuch, das Bein zu strecken.
- Brudzinskizeichen – bei Neigung des Kopfes reagiert der Patient mit Beugung der Beine.

Begleiterkrankungen wie Mastoiditis, Lungentuberkulose oder Malignom müssen ausgeschlossen werden. Die Diagnose wird durch Lumbalpunktion gestellt. Der Liquordruck kann gesteigert, die Flüssigkeit trübe sein (**1.21**). Die Ergebnisse der mikrobiologischen, mikroskopischen und biochemischen Liquoruntersuchung erlauben die endgültige Diagnose (**Tabelle 11.7**). Bei Verdacht auf eine raumfordernde Läsion (z.B. Abszeß) sollte vor der Lumbalpuktion ein CCT durchgeführt werden.

Bakterielle Meningitis wird dem Erreger entsprechend antibiotisch behandelt. Diese Therapie muß meist schon vor Erhalt der Kulturergebnisse begonnen werden. Intrathekale Antibiotikagabe ist heute selten.

Virale Meningitis ist meist gutartig und selbstheilend.

Tabelle 11.6 Ursachen der Meningitis.

Bakterien	*Viren*	*Pilze*
St. pneumoniae	Echo	*Cryptokokken*
N. meningitidis	Coxsackie	*Histoplasma*
H. influenzae	Epstein-Barr	*Coccidiodes*
Streptokokken	Polio	*Blastomyzeten*
Staphylokokken	Mumps	
Listeria monocytogenes	Herpes	
Gramnegative Bakterien		
Leptospiren		
M. tuberkulosis		

Tabelle 11.7 Liquorbefunde bei Meningitis

	Zellen		*Biochemie*		
	Anzahl (pro mm)	Art	Protein (mg/100ml)	Glucose (mmol/l)	Andere
Normal	0 - 5	Lymphocyten	15 - 45	3.3 - 4.5	
virale M.	bis 2000	Lymphozyten	normal	normal	keine Bakterien
akute bakterielle M.	1000 – 50000	Polymorphe	erhöht	erniedrigt	Bakterien in der Gramfärbung
Tuberkulose	bis 10000	Lymphozyten	deutlich	erniedrigt erhöht	Fibrinthromben bei längerem Stehen

Enzephalitis

Enzephalitis ist eine generalisierte nichteitrige Entzündung des Gehirns, meist viraler Genese, aber auch bakteriell bedingt. Gleichzeitig können Rückenmark, Hirnnerven und Nervenwurzeln betroffen sein. In Europa sind Infektionen mit Masern, Röteln, Windpocken, Influenza, Herpes simplex und Aids-Virus häufige Ursachen für die Enzephalitis. In anderen Teilen der Welt hat die epidemische virale Enzephalitis eine hohe Morbidität und Mortalität (*siehe* S. 23).

Klinische Symptome sind Fieber, Übelkeit und Erbrechen, Kopfschmerzen, Bewußtseinstrübung (**1.57**), neurologische Herdsymptome, Meningismus und Zeichen der Hirndrucksteigerung. Nach einigen Wochen tritt meist eine vollständige Genesung ein.

EEG zeigt diffuse oder fokale Abnormalitäten. CCT und MRT sind oft pathologisch (**11.50**). Serologisch können eventuell steigende Virusantikörpertiter nachweisbar sein. Liquordruck kann erhöht sein und Liquorlymphozytose, normale Glucose und gesteigerte Proteinkonzentration aufweisen.

Die Behandlung ist rein symptomatisch. Acyclovir sollte allen Patienten mit Verdacht auf Enzephalitis gegeben werden, da eine unbehandelte Herpes-simplex-Infektion beträchtliche Auswirkungen haben kann. Immungeschwächte sind für CMV-Infektionen anfällig. Therapie der Wahl ist Gancyclovir.

Die akute demyelinisierende Enzephalomyelitis zeigt ein ähnliches klinisches Bild. Diese allergische Erkrankung kann als Impfreaktion oder auch Wochen nach Masern- oder Windpockeninfektion auftreten. Ein Teil der Patienten erkrankt später an Multipler Sklerose.

11.50

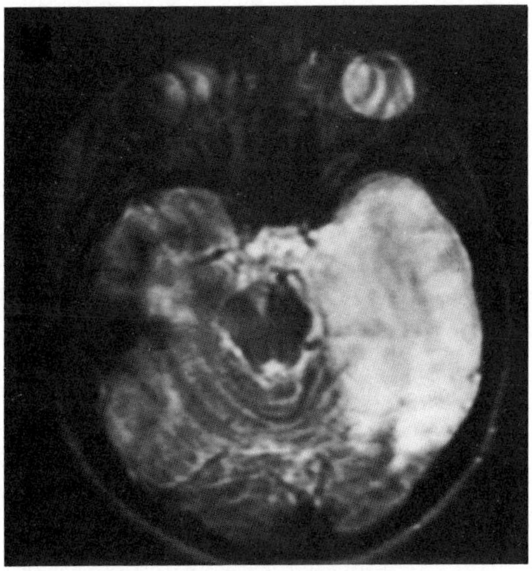

Abb. 11.50 Herpes-simplex Enzephalitis. Dieses MRT-Bild zeigt pathologisch gesteigerte Signale im linken Temporallappen (rechts im Bild). MRT und CCT Befunde variieren bei Enzephalitis; häufig sind diffuse oder verstreute Abnormalitäten zu sehen.

Hirnabszeß

Ein Hirnabszeß ist definiert als lokale Eiteransammlung im Gehirn. Er entsteht hämatogen-metastatisch, fortgeleitet von lokalen Infektionen am Kopf (Mastoiditis oder Sinusitis) oder durch offene Hirnverletzungen.

Klinisch sind Symptome einer Infektion mit denen einer raumfordernden intrazerebralen Läsion kombiniert. Meist bestehen Fieber, Kopfschmerzen, Übelkeit, Erbrechen, Bewußtseinstrübung, fokale Ausfälle und Krampfanfälle. Zusätzlich können klinische Hinweise auf den Infektionsherd, auf zunehmenden Hirndruck und eine Stauungspapille auftreten. Der Abszeß kann durch seine Lokalisation spezifische Ausfälle bewirken.

Das Blutbild zeigt gewöhnlich eine polymorphonukleäre Leukozytose, die BSG ist erhöht. Im CCT erkennt man den Abszeß als kontrastmittelanreichernde Ringstruktur (**1.33, 11.51, 11.52**). Im Zweifelsfall sollte anstatt einer Lumbalpunktion eine stereotaktische Biopsie durchgeführt werden.

Behandelt wird mit den entsprechenden Antibiotika, Steroiden zur Ödemreduktion und in Einzelfällen operativ. Falls der Primärherd bekannt ist, muß dieser auch behandelt werden.

Infektionen können sich auch im subduralen oder extraduralen Raum von Gehirn und Rückenmark ansiedeln. Spinale epidurale Abszesse verursachen schwere Rückenschmerzen und Paraparese.

11.51

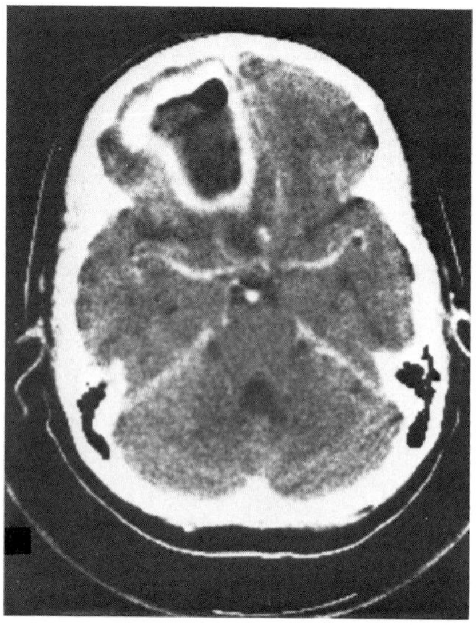

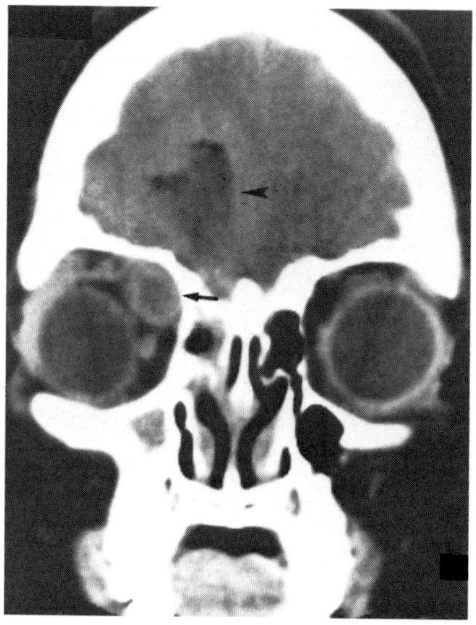

11.52

Abb. 11.51, 11.52 Hirnabszeß als Folge einer Sinusitis. 11.51 zeigt ein axiales KM-CCT. Man sieht einen Abszeß rechts frontal (links im Bild), der anterior etwas Gas enthält. Der Sagittalschnitt demonstriert den frontalen Abszeß (Pfeilkopf) und zusätzlich einen orbitalen Abszeß (Pfeil). Beide sind Folge einer Sinusitis ethmoidalis. Auffällig ist auch die Weichteildichte im betroffenen Sinus (unter dem Pfeil).

11.11 Zerebrale Gefäßerkrankungen

Schlaganfall

Zerebrale Gefäßinsulte sind definiert als vaskulär bedingte, umschriebene neurologische Ausfälle, die mehr als 24 Stunden persistieren oder zum Tode führen. Das Zeitintervall dient als Abgrenzung zur TIA. Manche Kliniker unterscheiden zusätzlich das Reversible Ischämische Neurologische Defizit (RIND), mit mehr als 24 Stunden Dauer, aber Rückbildung innerhalb von 3 Wochen. Als progredienten Insult bezeichnet man sich langsam, über Tage oder Wochen entwickelnde motorische oder sensible Ausfälle im Versorgungsgebiet der großen Hirngefäße.

Gefäßinsulte beruhen in mehr als 90% auf Thromben oder Embolien in die großen extra- und intrakraniellen Gefäße und in weniger als 10% auf einer Blutung.

Klinisch kann man selten zwischen Ischämie und Blutung unterscheiden. Beide können sich mit Hemiparese (**11.53**), Hemianästhesie oder Sehstörungen manifestieren. Sprachdefekte treten eher bei Befall der dominanten Hemisphäre, Neglekt bei Erkrankung der nichtdominanten auf. Verlauf ist meist akut mit einem Maximum der Symptome nach wenigen Stunden.

Anfangs besteht schlaffe Parese mit abgeschwächten Reflexen. Ein begleitendes Hirnödem kann Bewußtseinstrübung und eine Stauungspapille bewirken. Innerhalb der nächsten 24 Stunden entwickelt sich der klassische klinische Befund mit Tonus- und Reflexsteigerung und positiven Babinskizeichen.

Lakunäre Infarkte sind kleine Läsionen im Gebiet der Basalganglien, Thalamus und Brücke mit lokalisierten motorischen und sensiblen Störungen. Hirnstamminfarkte verursachen durch Einbeziehung der langen Bahnen, Hirnnervenkerne und Kleinhirnverbindungen komplexe neurologische Syndrome.

Diagnose eines Infarktes ist klinisch meist eindeutig. Durch sorgfältige Untersuchung sollte der genaue Ort der Schädigung und betroffene Arterie bestimmt werden. CCT ist hilfreich für die Lokalisation und die Klärung, ob Thrombus, Tumor oder Blutung vorliegen (**11.54-11.56**). Dies ist bei Erwägung einer antithrombotischen Therapie wichtig. Im CCT zeigt sich Blutung sofort, Ischämie unter Umständen erst nach 6-8 oder auch mehr Stunden.

Sofortige Untersuchung und Diagnostik sollte nach potentiell behandelbaren Ursachen fahnden, wie Arteriitis temporalis (*siehe* S. 150) oder eine operationsbedürftige Blutung (**5.66, 5.74**). Für die meisten Schlaganfallpatienten gibt es leider keine spezifische Therapie. Gute pflegerische Betreuung steht im Vordergrund, um die Entstehung von Dekubitalulzera (**11.57**) zu vermeiden und eine ausreichende Nahrungszufuhr zu garantieren.

Andauernde Behinderung bleibt meist als Residuum eines Gefäßinsultes (**11.58-11.60**). Durch sorgfältig geplante Langzeitrehabilitation mit intensiver Krankengymnastik (**11.61**), Sprach- und Beschäftigungstherapie, können etwa 25% der Betroffenen wieder ein relativ normales Leben führen. Die Letalität liegt bei 40-50% in den ersten Monaten, hauptsächlich bedingt durch Ausdehnung der Hirnschädigung, Aspirationspneumonie und Lungenembolie bei tiefer Beinvenenthrombose.

Kontrolle der kardiovaskulären Risikofaktoren (*siehe* S. 222) ist als Sekundärprophylaxe genauso wichtig wie bei der KHK; außer bei zerebraler Massenblutung ist Aspirin als Langzeittherapeutikum indiziert.

11.53

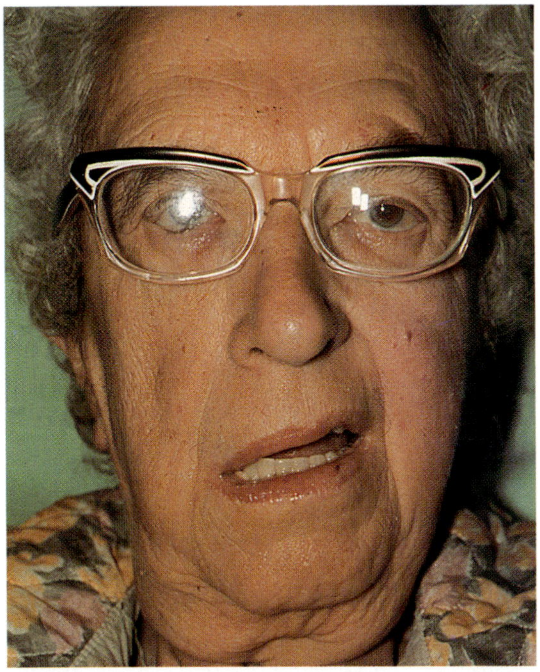

Abb. 11.53 Rechtsseitige Gesichtsparese nach einem Schlaganfall. Gleichzeitig bestanden eine rechte Hemiplegie und globale Aphasie. Der Befund entspricht dem einer akuten zentralen Lähmung. Initial sind die Extremitäten schlaff und reflexlos, werden aber nach variablem Intervall gesteigert und die Babinskireflexe werden positiv. Die Kraft im Gesicht und den anderen Gebieten kann im Laufe der Zeit langsam wieder zurückkehren.

11.54

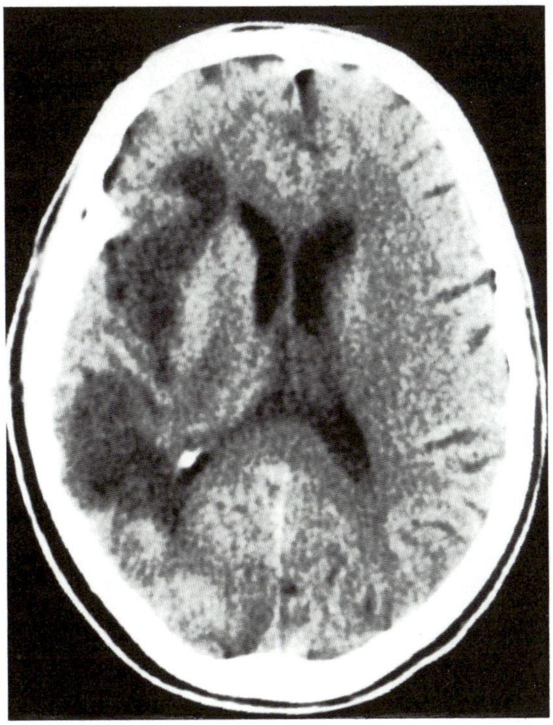

Abb. 11.54 Ausgedehnter rechtsseitiger Hirninfarkt (links im Bild) im nativen CCT, aufgenommen 4 Tage nach Akutereignis. Kein Hinweis auf Blutung (vgl. **11.55**). Gute CT Scanner ermöglichen Diagnose eines Infarktes schon nach 6-8 Stunden.

11.55

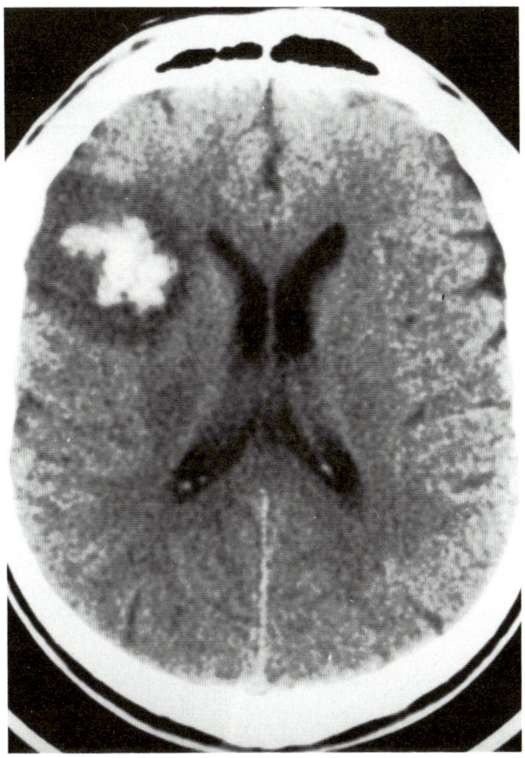

Abb. 11.55 Haemorrhagische zerebrale Infarzierung im nativen CCT, ein Tag nach Beginn des Infarktes. Typisch die hyperdense Blutung im hypodensen ödematösen Infarktareal in der rechten Hemisphäre.

11.56

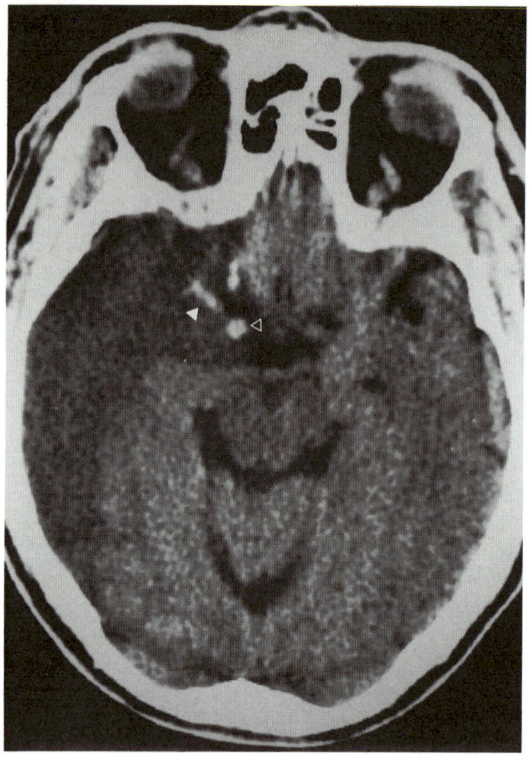

Abb. 11.56 Hirnemboli nach kardiochirurgischem Eingriff, dargestellt im Nativ-CCT. Der offene Pfeil zeigt auf einen hyperdensen Embolus in der distalen Arteria carotis interna rechts; der gefüllte Pfeil zeigt auf ähnliche Emboli in der Arteria cerebri media rechts. Das Versorgungsgebiet der A. cerebri media ist zum größten Teil hypodens als Ausdruck eines riesigen Infarktareals.

11.57

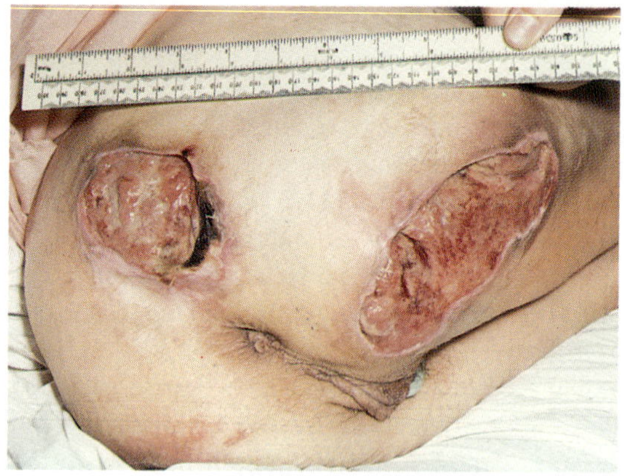

Abb. 11.57 Tiefe Steißbeindekubitalulzera – eine ernste, jedoch vorbeugbare Komplikation der Immobilität nach einem Schlaganfall.

11.58

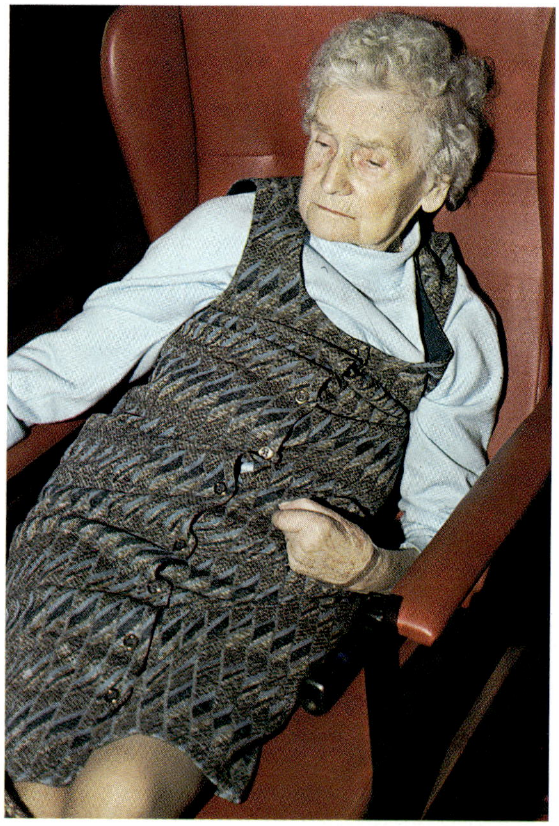

Abb. 11.58 Verlust der Körperhaltungskontrolle nach einem Hirninfarkt. Bei Befall der nichtdominanten Hemisphäre besteht meist eine Gangapraxie und Verlust der Haltungskontrolle. Der Patient ist unfähig zu sitzen und fällt immer wieder zur Seite. Kissen oder Decken bieten eine angemessene Unterstützung.

11.59

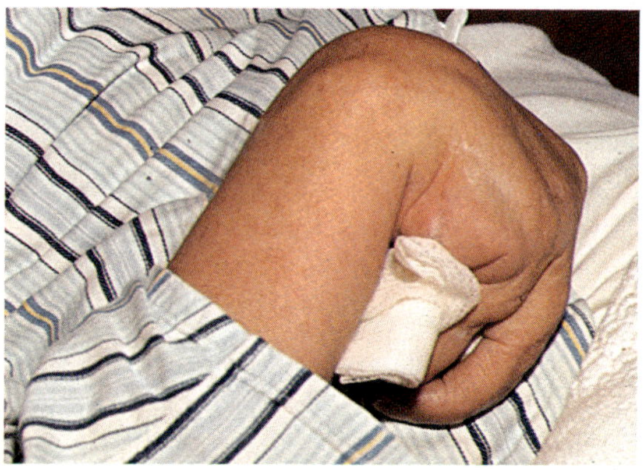

Abb. 11.59 Chronische Beugekontraktur der rechten Hand, Monate nach Beginn einer schweren Hemiplegie aufgetreten. Diese Behinderung kann durch frühzeitige und konsequente Krankengymnastik verhindert werden.

11.60

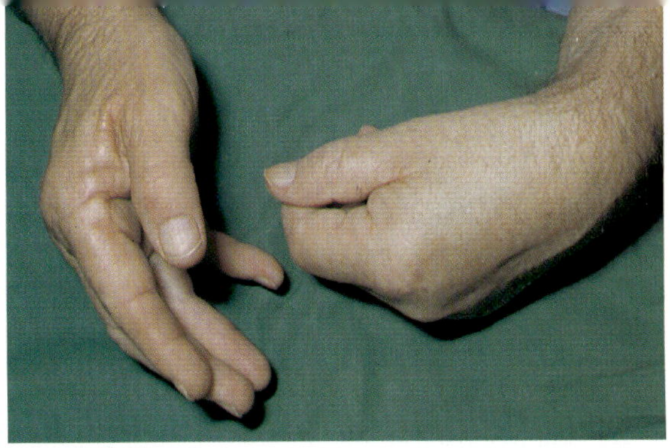

11.61

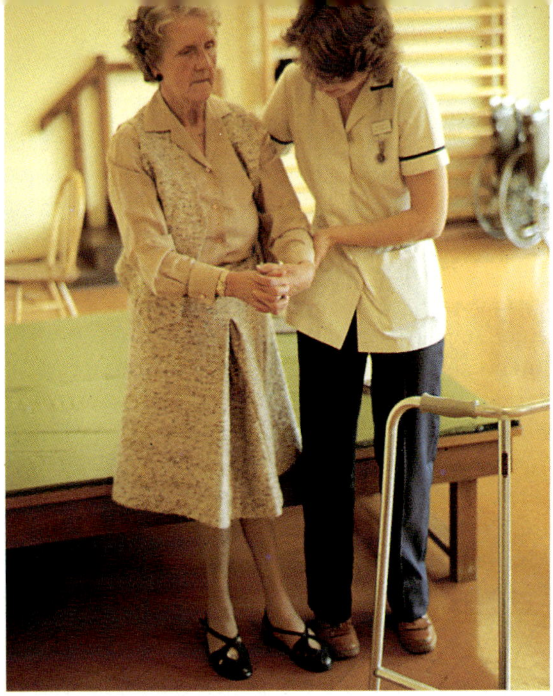

Abb. 11.60 Chronisches Ödem durch Nichtgebrauch der Hand ist eine typische Langzeitkomplikation. Bei diesem Patienten blieb die Hand Monate nach einem Schlaganfall geschwollen.

Abb. 11.61 Geschultes Personal ist wichtig für die Rehabilitation nach einem Hirninfarkt. Diese hemiplegische Patientin lernt ohne mechanische Hilfe zu gehen. Zu Rehabilitationsbeginn ist Gehstütze von Vorteil.

Transitorische ischämische Attacke (TIA)

Eine TIA ist definiert als plötzlich einsetzende fokale neurologische Funktionsstörung vaskulärer Genese, die weniger als 24 Stunden dauert und keine Residuen hinterläßt. Klinisch unterscheidet man zwischen Gefäßsyndromen im Versorgungsgebiet der Arteria carotis und der Arteria vertebralis. Die Diagnose wird klinisch gestellt; die auslösende Ursache ist meist unbekannt. Man nimmt an, daß die meisten TIAs embolisch bedingt sind. Emboliquellen sind oft ulzerierte atheromatöse Plaques, an denen sich Plättchen-Fibrinthromben bilden, die weggeschwemmt werden und multiple kleine Emboli verursachen, z.B. auch in die Retina (**11.62**). Thromben bilden sich in der A. carotis communis und interna, an den Mitral- und Aortenklappen, an der linken Ventrikelwand nach akutem Herzinfarkt (*siehe* S. 227), im dilatierten fibrillierenden Vorhof (*siehe* S. 230), besonders bei Mitralstenose, und selten beim Vorhofmyxom (*siehe* S. 246). Außerdem müssen Herzrhythmusstörungen, Hypertonie, bakterielle Endokarditis, Polyzythämie und ein Myelom als prädisponierende Erkrankungen ausgeschlossen werden.

TIAs im Gebiet der A. carotis (vorderer Kreislauf) bewirken zeitweilige monokuläre Blindheit (Amaurosis fugax), Kraft- und Sensibilitätsverlust oder Dysphasie. TIAs im Gebiet A. vertrebalis (hinterer Kreislauf) verursachen hingegen Gleichgewichtsstörungen, Gangunsicherheit und Sensibilitätsstörungen.

Zur diagnostischen Abklärung gehören: Langzeit-EKG, Echokardiographie zur Suche nach Thromben an der Wand des linken Ventrikels und Vorhofs, nach Mitralklappenfehler oder Besiedlungen, Röntgenaufnahme der Lunge, Blutbild, BSG, Blutglukose und Luesserologie. Im Ultraschall der A. carotis interna können veränderte Wellenformen als Zeichen einer Stenose vorhanden sein. Eine Angiographie kann die Carotis- oder Vertebralisstenose bestätigen (**11.31, 11.32, 11.63**). Da das Risiko eines Gefäßinsultes etwa 5% pro Jahr beträgt, sollte eine TIA behandelt werden. Nützlich sind Thrombozytenaggregationshemmer wie Aspirin und Dipyridamol, sowie Antikoagulantien. Bei Atheromen der A. carotis hat die Gefäßchirurgie einen gewissen Stellenwert, der aber noch wegen uneinheitlicher Resultate umstritten ist. Neueste multizentrische Studien haben ergeben, daß 70% einer streng selektierten Patientengruppe von Carotisoperation profitierten.

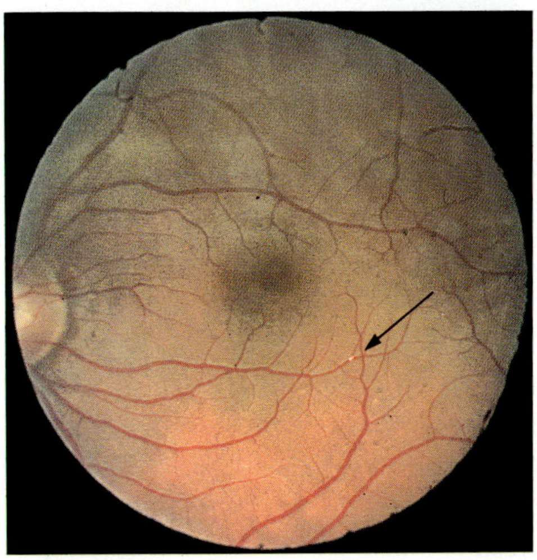

11.62

11.63

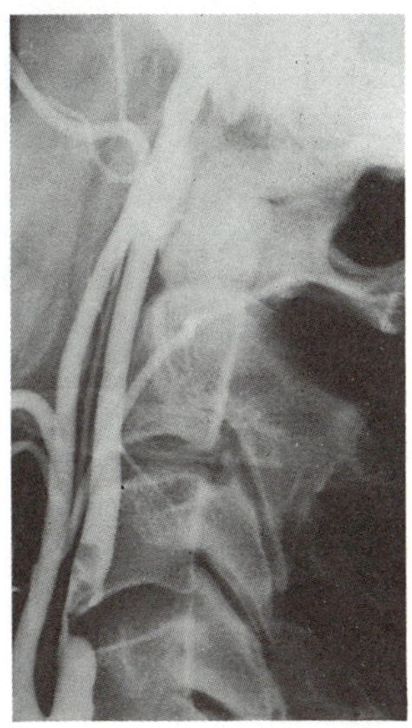

Abb. 11.62 Netzhautemboli bei einem Patienten mit transitorischer zerebraler Ischämie. Glitzernde Emboli können manchmal bei Patienten mit Verdacht auf TIA in der Retina gesehen werden. Größere Emboli aus der A. carotis können sogar eine flüchtige monokuläre Blindheit (Amaurosis fugax) verursachen.

Abb 11.63 Carotisangiogramm: Stenose der A.carotis interna mit Thrombose und Ulkus. Angiographie der A. carotis oder des Aortenbogens liefert exakte Informationen, ist aber nicht risikofrei. Sie ist deswegen nur bei eindeutigen therapeutischen Konsequenzen indiziert.

Subarachnoidealblutung

Eine Subarachnoidealblutung ist meist Folge einer Ruptur eines Arterienaneurysmas (70-80%) oder einer Sickerblutung aus einem arteriovenösen Angiom (5-10%); in 10-20% wird keine Blutungsquelle gefunden. Aneurysmen entstehen bevorzugt an den Bifurkationen der intrazerebralen Gefäße, wahrscheinlich als Folge einer angeborenen Gefäßwandschwäche. In 20% der Patienten kommen sie multipel vor. Hauptlokalisationen sind an der A. cerebri anterior/A. communicans anterior (30%), A. carotis interna und A. communicans posterior (25%), Bifurkation der A. cerebri media (13%), an Ästen der A. carotis interna (15%) und im vertebrobasilären System (5%). Da die meisten Aneurysmen im Subarachnoidealraum liegen, verursacht ihre Ruptur eine Subarachnoidealblutung. Aneurysmen der A. carotis interna, die im Sinus cavernosus lokalisiert sind, komprimieren die jeweiligen Hirnnerven.

Das klinische Bild ist meist dramatisch mit akut einsetzenden Kopfschmerzen, oft verbunden mit Übelkeit, Erbrechen und Nackenschmerzen. Der Patient kann bewußtlos werden. Herdzeichen sind meist nicht vorhanden. Manchmal wird ein Aneurysma vor der Ruptur durch Drucksymptome auf benachbarte Nerven manifest (**11.11, 11.12**). Die Untersuchung ergibt Nackensteife und ein positives Lasequezeichen. Bei der Fundoskopie können eine Stauungspapille oder gelegentlich Glaskörperblutungen (**11.64**) gesehen werden.

Zur Demonstration von Blut im Subarachnoidealraum (**11.65**) ist das CCT am geeignesten; CCT und MRT können das Aneurysma (**11.66**) darstellen. Falls kein CCT vorhanden ist, kann eine Lumbalpunktion durchgeführt werden, vorausgesetzt der Hirndruck ist nicht gesteigert. In den ersten 24 Stunden zeigt der Liquor eine gleichmäßige Rotverfärbung; später wird er durch den Hämoglobinabbau xanthochrom (**11.25**). Ist der Patient fit genug, sollte eine Angiographie ausgeführt werden, um die Blutungsquelle (**11.67**) zu identifizieren. Dies ist besonders im Hinblick auf ein Klippen des Aneurysmas wichtig, das wegen der signifikant hohen Gefahr einer Rezidivblutung idealerweise in den ersten 10 Tagen nach der Blutung durchgeführt werden sollte. Eine Rezidivblutung tritt bei etwa 5% der Patienten innerhalb der ersten 24 Stunden, bei etwa 20% in den ersten 2 Wochen und unbehandelt in 50% innerhalb der nächsten 6 Monate auf.

Die einzige alternative wirkungsvolle Therapie ist die Gabe von Calciumantagonisten, die den Gefäßspasmus in den umgebenden Arterien und somit die Ischämie in dem betroffenen Hirnareal vermindern.

Eine Blutung aus einem arteriovenösen Angiom (**11.68**) ist meist geringer und nicht so akut. Signifikant häufig traten vorher epileptische Anfälle auf (*siehe* S. 485). Solche AV-Angiome kommen auch im Rückenmark vor, deren Resektion schwierig sein kann. Therapiemöglichkeiten sind die stereotaktische und die interventionelle Radiotherapie (Embolisation). Beide sind jedoch mit dem Risiko der Hirnschädigung behaftet.

11.64

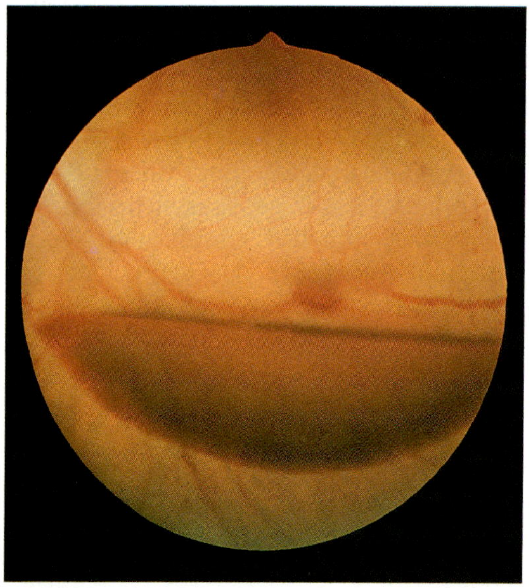

Abb. 11.64 Glaskörperblutung bei einem Patienten mit Subarachnoidealblutung. Die plötzliche Hirndrucksteigerung drückt Blut durch die Netzhaut in den Glaskörper. Das Blut fließt zusammen, gerinnt nicht, die Zellen trennen sich vom Plasma und bilden einen Flüssigkeitsspiegel.

11.65

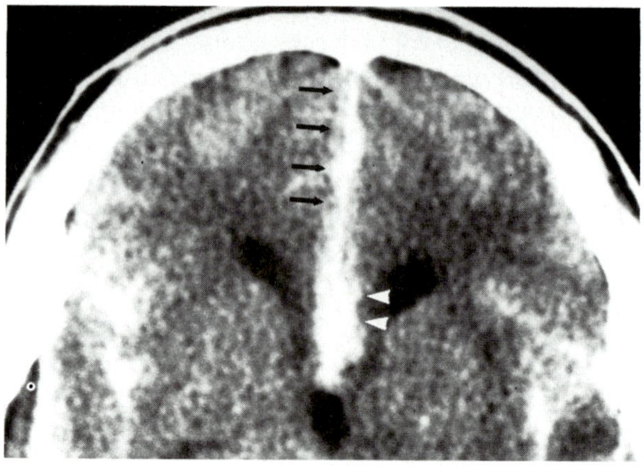

Abb. 11.65 Subarachnoidealblutung durch ein Aneurysma der A.communicans anterior. Dieses native CCT zeigt ein hyperdenses Areal, dem Blut im Interhemisphärenspalt (Pfeil) und im Septum pellucidum entspricht. Etwas Blut ist auch in der Fissura Sylvii und in den perimesenzephalen Zisternen zu sehen.

11.66

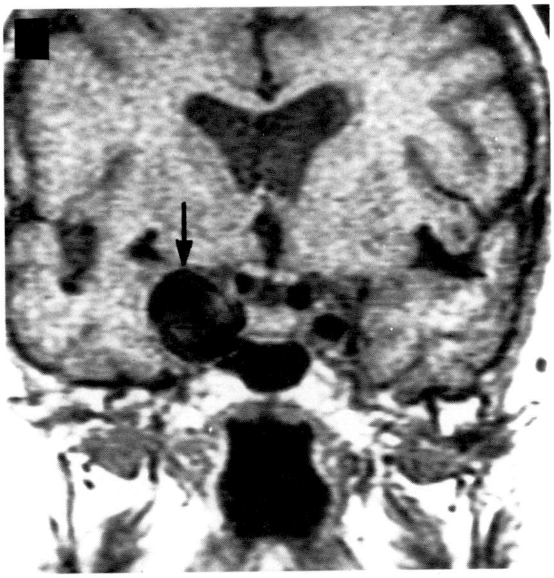

Abb 11.66 **Karotisaneurysma** (Pfeil) im rechten Sinus cavernosus, dargestellt im MRT. Der Signalarmut im Randbereich des Aneurysmas entspricht fließendes Blut. Die Verstärkung im Zentrum ist entweder ein Thrombus oder langsam fließendes Blut. MRT kann ein Aneurysma deutlich darstellen, ist aber dem CCT in der Demonstration von Blut weit unterlegen.

11.67

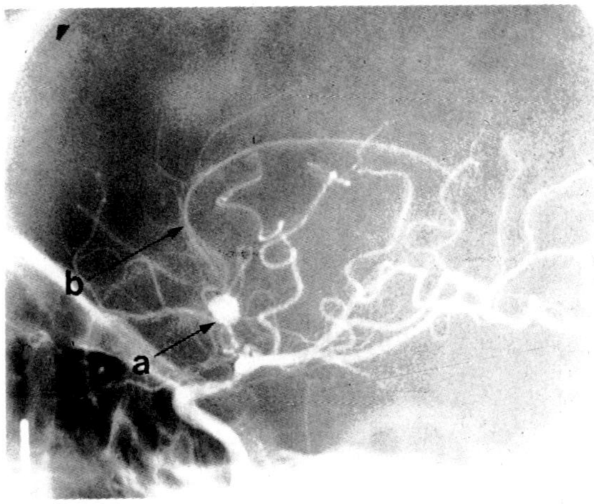

Abb. 11.67 Aneurysma der Arteria communicans anterior (a). Das Angiogramm zeigt außerdem den Spasmus der A. cerebri anterior (b).

11.68

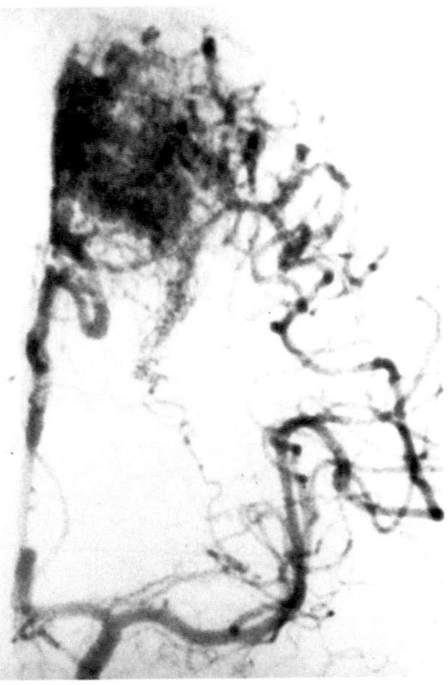

Abb. 11.68 Links-parietales arteriovenöses Angiom, in der a.-p.-Sicht eines Carotis-interna-Angiogramms. Blutungen aus AV Angiomen sind meist weniger gravierend als aneurysmale, aber durch ihre Ausdehnung können sie andere Symptome einschließlich. Epilepsie verursachen.

Subdural- und Extraduralhämatom

Subduralhämatom bedeutet eine Ansammlung von Blut im subduralen (d.h. zwischen Dura und Arachnoidea) Raum. Es ist oft die Folge eines Beschleunigungskopftraumas, z.B. bei einem Sturz oder Verkehrsunfall; manchmal, vor allem bei Älteren, tritt es spontan auf. 40% der Patienten haben gleichzeitig eine Schädelfraktur. Oft wird die Diagnose übersehen, da sich die Symptome wie Kopfschmerzen, fluktuierende Bewußtseinsgrade, Konfusion und Koma nur langsam entwickeln. Außer einer Pupillenasymmetrie gibt es meist keine Herdzeichen. CCT (11.70) und MRT (11.71) bestätigen den Verdacht. Im weiteren Verlauf können sensorische und/oder motorische Hemiparesen auftreten.

Definitionsgemäß besteht ein chronisches Subduralhämatom länger als 3 Wochen. Betroffen sind vor allem alte Leute, die sich an das meist banale Trauma nicht mehr erinnern. 20% kommen bilateral vor. Nur in etwa 5% liegt gleichzeitig eine röntgenologisch sichtbare Schädelfraktur vor. Ohne Behandlung können diese chronischen subduralen Hämatome kalzifizieren (11.72). CCT und MRT geben Hinweise auf Lokalisation, Ausdehnung und Alter der Blutung.

Ein Extraduralhämatom tritt häufig nach direktem Kopftrauma mit Schädelfraktur und Ruptur der A. meningea media auf. Das Hämatom dehnt sich zwischen Dura mater und Schädelknochen aus. Auf die unmittelbar posttraumatische Bewußtlosigkeit kann ein freies waches Intervall folgen. Anschließend kommt es rasch zur Kompression der Hemisphäre mit Koma und Tod. Der erste und einzige fokale Befund kann eine Pupillenasymmetrie sein. Die Diagnose wird durch CCT (11.73) bestätigt und das Hämatom chirurgisch abgelassen.

11.69

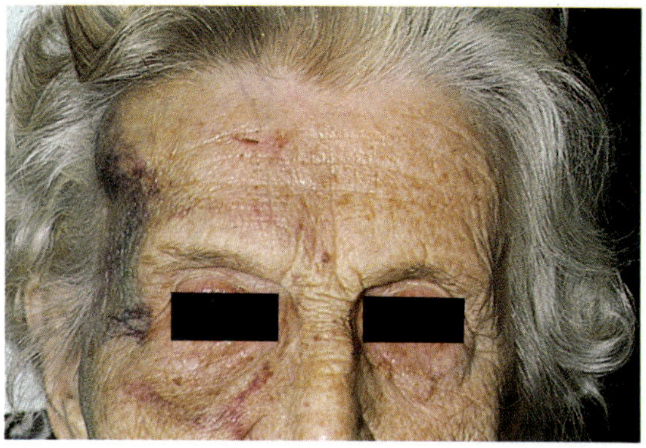

Abb. 11.69 Subduralhämatom tritt oft bei älteren Patienten nach einem Sturz auf. Diese Patientin entwickelte verdächtige Symptome wenige Tage danach, obwohl keine Schädelfraktur vorlag. Wegen langsamer Entwicklung der Symptome wird die Diagnose oft übersehen.

11.70

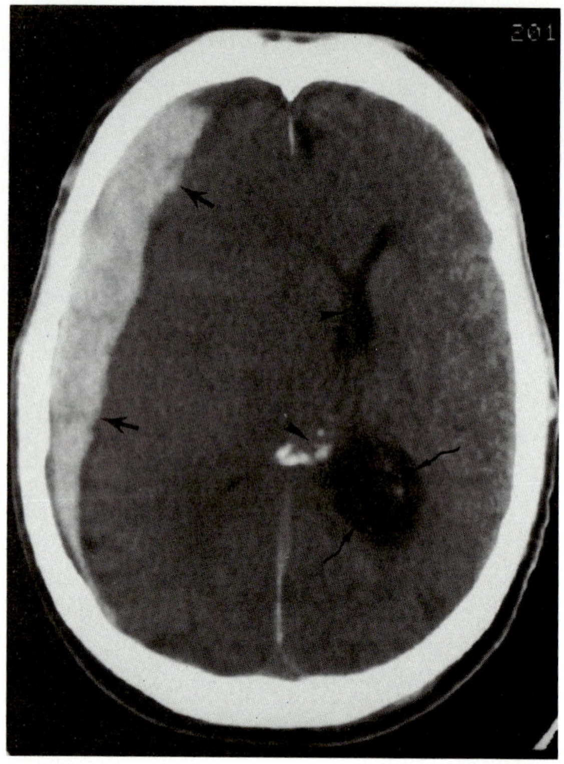

Abb. 11.70 Große akute Subduralblutung (Pfeil), dargestellt im CCT auf der Schnittebene der Seitenventrikel. Die Blutung führte zur Verlagerung der Mittellinie, mit deutlicher Kompression und Verdrängung des rechten Seitenventrikels (Pfeil). Wegen der Hirnmassenverschiebung und Liquorabflußstörung ist der linke Ventrikel dilatiert (Pfeil).

11.71

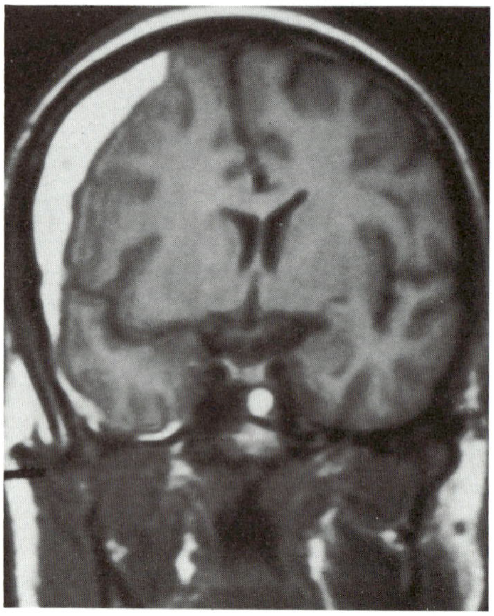

Abb. 11.71 Rechtes Subduralhämatom im MRT. Die hyperdense (weiße) Blutung hat sich unter den Temporallappen ausgedehnt und die Mittellinie nach links verlagert. Auffällig ist die Schädelfraktur über dem Hämatom.

11.72

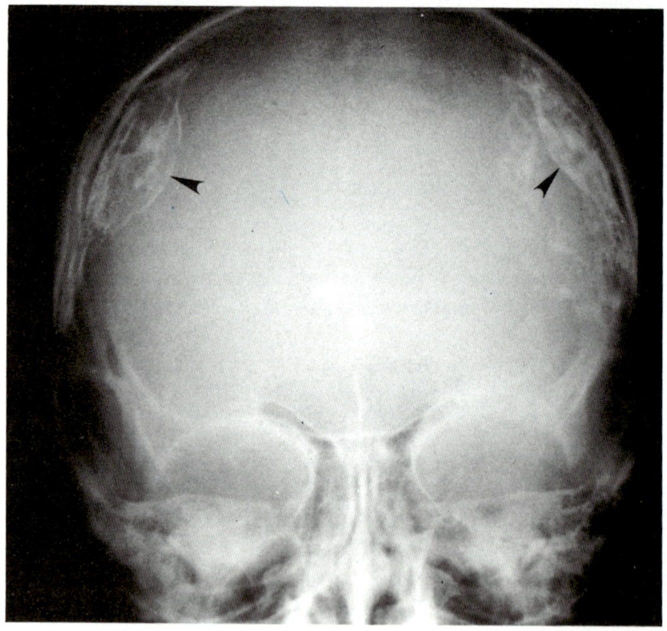

Abb. 11.72 Chronisches bilaterales Subduralhämatom. Die Schädelröntgenaufnahme zeigt Verkalkungen von Strukturen in der Nähe der inneren Anteile beider Parietalknochen. Diagnose wurde durch CCT bestätigt.

11.73

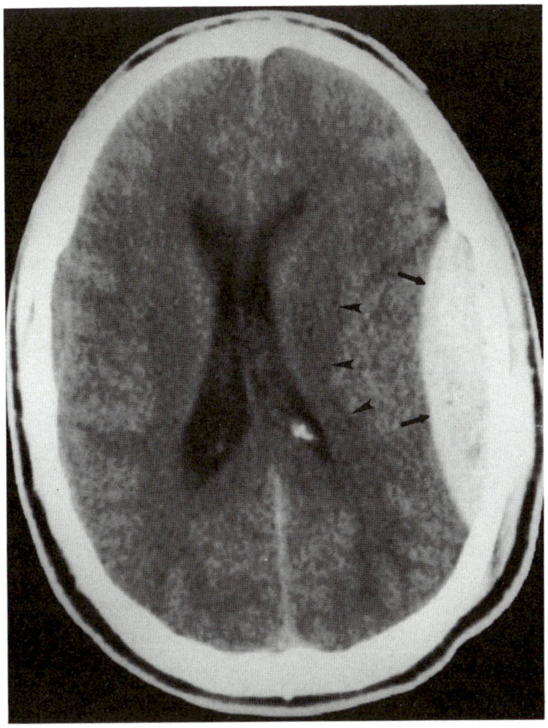

Abb. 11.73 Extraduralhämatom. Eine gut abgrenzbare, bikonvexe Blutansammlung komprimiert die linke Hirnhemisphäre (Pfeil). Die Grenze zwischen grauer und weißer Substanz (Pfeilkopf) ist nach innen, der linke Seitenventrikel leicht nach rechts verlagert.

Zerebrale Sinusthrombose

Sinusthrombose entsteht entweder durch Fortleitung einer Entzündung aus Nachbarregionen, lokaler Tumorobstruktion oder bei Gerinnungsstörungen. Betroffen sind Sinus lateralis, Sinus cavernosus und der Sinus sagittalis superior. Primäre Infektionsherde sind häufig Mittelohr, Kieferhöhle, Nase und Periorbitalregion. Sinus sagittalis superior kann durch Ausdehnung einer Thrombophlebitis anderer Duravenen oder venösen Sinus befallen werden.

Die Thrombose setzt meist akut mit Fieber, Kopfschmerzen, Koma oder Parese ein. Thrombose des Sinus cavernosus verursacht schwere Augensymptome (**11.74**) einschl. Stauungspapille mit Visusverlust. Gelegentlich sind benachbarte Hirnnerven (fünfter, sechster) mitbetroffen.

Diagnosestellung durch digitale Subtraktionsangiographie zur Lokalisation des Thrombus, durch CCT oder MRT (**11.75**).

Die Therapie besteht in der Gabe von Antibiotika. Viele Ärzte zögern wegen der Gefahr der Hirnblutung mit der Antikoagulation. Sie ist jedoch bei progredienten neurologischen Ausfällen indiziert.

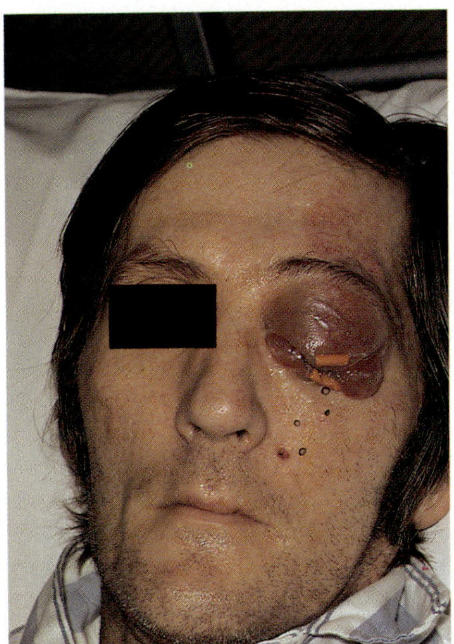

11.74

Abb. 11.74 Thrombose des Sinus cavernosus und sagittalis, die bei diesem Patienten als Komplikation einer Sinusitis aufgetreten ist. Folge war eine schwere Schädigung des linken Auges und des umgebenden Gewebes. Eine Stauungspapille lag vor und der Visus des linken Auges war deutlich reduziert.

11.75

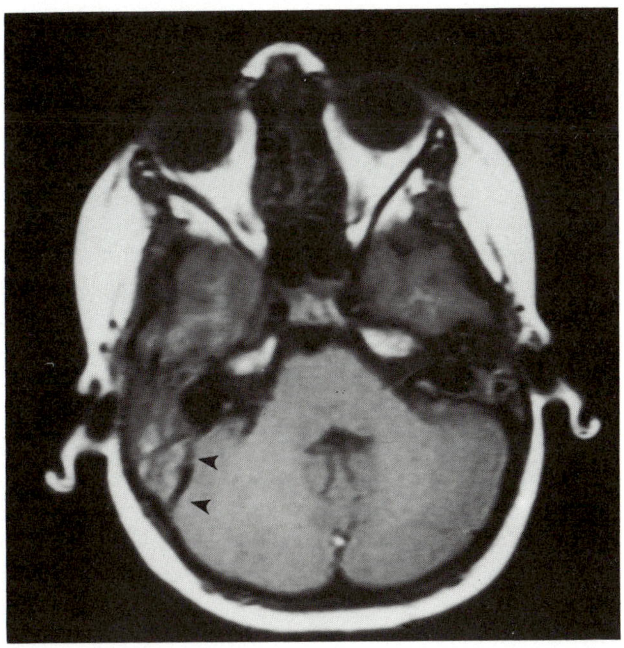

Abb. 11.75 Akute Thrombose des rechten Sinus sigmoideus (Pfeil), dargestellt im MRT.

11.12 Infantile Zerebralparese

Unter dieser Bezeichnung faßt man den Endzustand einer prä-, peri- oder postnatalen Hirnschädigung zusammen. Häufigste Ursachen sind: Hypoxie, intrazerebrale Blutung, Trauma, Kernikterus, Hypoglykämie und Hirninfarkt.

Ergebnis ist eine mentale Retardierung, motorische und sensorische Funktionsstörungen und epileptische Anfälle, die alle zusammen große psycho-soziale Probleme beim Heranwachsen des Kindes mit sich bringen. Am häufigsten sind Bewegungsstörungen in Form von spastischer Hemi- und Paraplegie, die durch Choreoathetosen und Dystonien (**11.76, 11.77**) aggraviert werden. Eine Vielzahl anderer neurologischer Störungen kommen hinzu. Diese Kinder brauchen eine sorgfältige Defektanalyse, um ihnen die Entwicklung der verbliebenen mentalen und körperlichen Fähigkeiten zu ermöglichen. Besondere Förderung ist meist erforderlich. Diese Kinder werden heutzutage ermutigt, ein unabhängiges und produktives Leben zu führen. Anfallskontrolle und operative Korrektur der Muskel- und Gelenkabnormalitäten ist deswegen sehr wichtig.

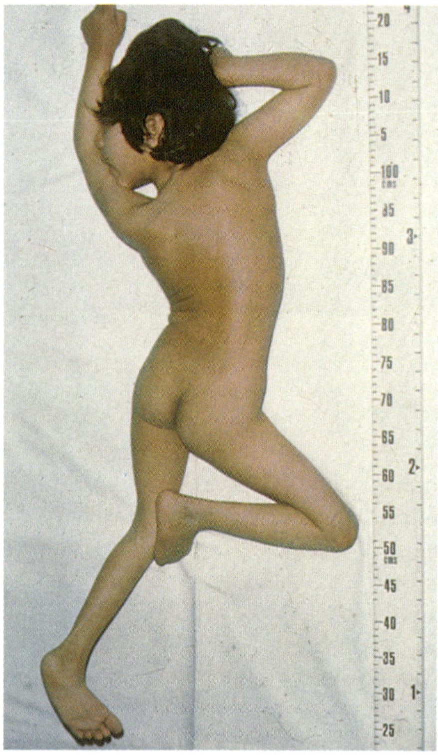

11.76

Abb. 11.76 Spastische Tetraplegie bei frühkindlicher Hirnschädigung. Typisch ist die asymmetrische Spastik mit Flexion aller Gliedmaßen, Rumpf und Hals. Beugekontrakturen entstehen häufig. Bei diesem schwer geschädigten Kind wird die Spastik durch unkontrollierbare choreoathetotische Bewegungen kompliziert.

11.77

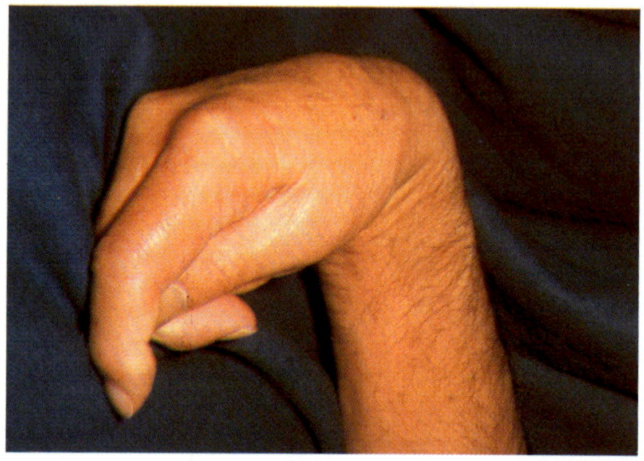

Abb. 11.77 Spastische Hand bei frühkindlicher Hirnschädigung. Diese häufige Deformität umfaßt: Pronation des Unterarms, Beugung des Handgelenkes, „Daumen in Palmarfläche"-Position und Beugung der Metacarpophalangealgelenke.

11.13 Extrapyramidale Störungen

Morbus Parkinson

M. Parkinson ist eine progrediente Erkrankung der Basalganglien. Pathologisch-anatomisch kommt es zur Degeneration der Substantia nigra mit Verlust der dopaminergen Neurone zum Nucleus caudatus und Putamen. Dieser Mangel führt zur Bradykinesie, Ruhetremor, Bewegungseinschränkung durch Muskelrigor (Zahnradphänomen) und Gangunsicherheit. Das Erkrankungsalter liegt meist jenseits des 50. Lebensjahres. Häufiges Erstsymptom ist ein langsam (3-4/s) schlagender unilateraler Handtremor (**11.78**).
Im weiteren Verlauf tritt der typische pillendrehende Tremor auf, der meist bilateral ist und sich bei Intentionsbewegungen abschwächt. Obere und untere Extremitäten und der Kiefer können betroffen sein. Oft bemerkt zuerst die Familie die motorische Verlangsamung. Die Langsamkeit wird durch die Rigidität noch verstärkt und führt zur typischen gebeugten Körperhaltung (**11.1, 11.2, 11.79**) und zu Gangabnormalitäten (schlürfender Gang – **11.3, 11.79**). Der Patient hat oft ein maskenähnliches Gesicht (**11.80**), wegen der Schluckstörungen läuft ihm Speichel aus dem Mund, und er hat bedingt durch Dysarthrie und Dysphonie eine monotone Sprache. Die Schrift ist verändert, häufig mikrographisch. M. Parkinson ist eine häufig vorkommende Behinderung. Die Letalität ist durch Aspirationspneumonie, Druckulzera und Harnwegsinfekte gesteigert.

Die Diagnose wird meist durch die typische Klinik gestellt. Eine sorgfältige Anamnese und Untersuchung ist notwendig, um spezifische Ursachen des Parkinsonismus (*siehe* **Tabelle 11.8**) auszuschließen.

Das Hauptmedikament bleibt Levodopa, das die Symptome des M. Parkinson, besonders die Akinesie drastisch verbessert, nicht jedoch die Überlebensrate. Niedrige Dosen werden heute benutzt, um die Nebenwirkungen gering zu halten, und häufig in Kombination mit Decarboxylasehemmern oder Anticholinergika gegen den Tremor eingesetzt. Nach einer jahrelangen L-Dopa Therapie kommt es zu einer Vielzahl von unerwünschten Effekten: die Wirkungsdauer läßt nach, zunehmend treten – relativ dosisunabhängig – schnelle Dykinesien oder anhaltende Dystonien auf und On-and-Off Phänomene stellen sich mehrmals täglich als unvorhersehbare Akinesien ein. Therapie dieser Komplikationen ist die mehrmalige Gabe von niedrigen Levodopadosen, Dopaminrezeptoragonisten (Bromocriptin, Lysurid) und manchmal Seleglin.

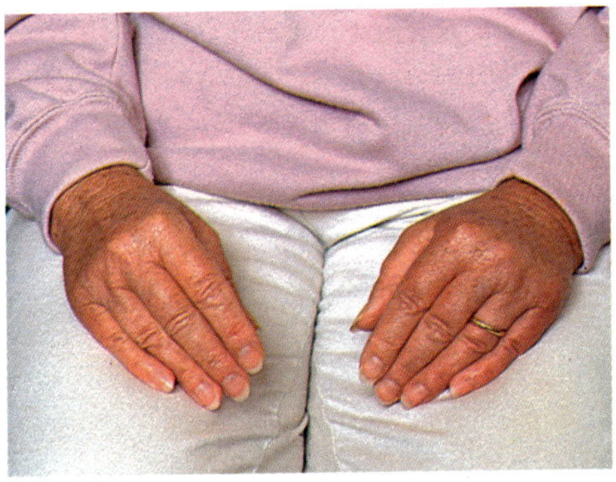

Abb. 11.78 Tremor beim M.Parkinson ist meist in Ruhe am schlimmsten und kann gut während eines Gesprächs beobachtet werden. Der Tremor wird geringer oder verschwindet völlig beim Armhalteversuch und fehlt beim Berühren der Nase. Er ist meist bilateral.

11.79

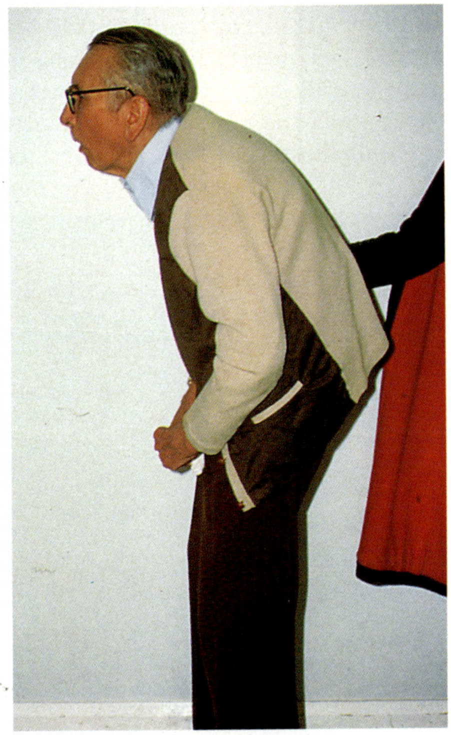

Abb. 11.79 M. Parkinson – typische Haltung und Gang (*siehe* auch **11.1-11.3**).

Tabelle 11.8 Spezifische Ursachen des Parkinsonismus

Sekundäre Ursachen:	
• Medikamente:	Phenothiazin, Reserpin, Methyldopa
• Infektionen:	postenzephalitisch
• Toxine:	Kohlenmonoxid, Mangan, MPTP (1-Methyl-4-Phenyl-1-2-3-6-Tetrahydropyridin, ein synthetisches Opiatnebenprodukt)
• Hypoparathyreoidismus	
• Vaskulär:	Zerebrovaskuläre Gefäßerkrankung
• Traumatisch:	z.B. Dementia pugilistica
Parkinsonismus in Kombination mit:	
• Progressive supranukleäre Lähmung (Steele-Richardson)	
• Alzheimersche Erkrankung	
• Shy-Drager-Syndrom (primäres Versagen des Autonomen Nervensystems)	
• Hydrocephalus aresorptivus	
• Chorea Huntington	
• Hepatolentikuläre Degeneration	
• Athetotische frühkindliche Hirnschädigung	

11.80

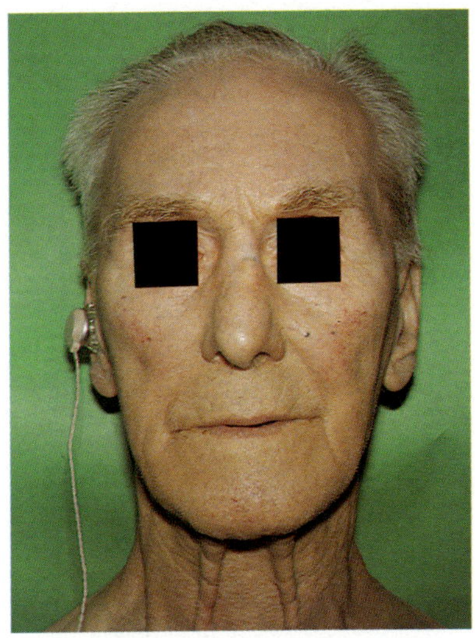

Abb. 11.80 M.Parkinson mit typischem Maskengesicht ohne affektive Regung bei Situationswechsel. Die Patienten verlieren oft Speichel und haben eine monotone Sprache.

Unwillkürliche Bewegungsstörungen

Verschiedene Bewegungsstörungen können auftreten.

Physiologischer Tremor mit einer Frequenz von 10 Hz ist normal, ist jedoch deutlich stärker bei Angst und Thyreotoxikose.

Haltetremor, etwa mit 6-7 Hz, tritt spontan als essentieller oder familiärer Tremor auf. Er wird bei ausgestreckten Händen und bei Bewegungen offensichtlich. Stress verstärkt, Alkohol vermindert ihn. Therapie der Wahl ist Gabe von Betablockern.

Chorea ist schnelle, halbwillkürliche Bewegung. Sie tritt bei der Chorea Huntington (*siehe* S. 484), bei Levodopaintoxikation (Dyskinesien) und bei anderen Störungen wie Chorea Sydenham (*siehe* S. 230), Schwangerschaftschorea, Systemischem Lupus Erythematodes und als Medikamentenfolge (**11.81**) auf.

Hemiballismus ist eine einseitige Störung mit dramatischen, wilden Schleuderbewegungen der Gliedmaßen. Ursache ist eine Läsion, meist vaskulärer Genese, im Nucleus subthalamicus.

Dystonie umfaßt Gruppe von Erkrankungen, die durch regional begrenzten Muskelspasmus gekennzeichnet ist, z.B. im Nacken (Torticollis spasticus, **11.82**), in der periorbitalen Gesichtsmuskulatur (Blepharospasmus) oder in der Hand (Schreibkrampf). Dystonien können selten, bei Befall des Rumpfes (Torsionsdystonie, **11.83**), zu starken Behinderungen führen.

Spätdyskinesien sind unwillkürliche Bewegungen von Gesicht und Zunge (oro-faziale Dyskinesien) oder der Extremitäten, die durch Phenothiazine oder Butyrophenone verursacht werden. Sie treten häufig bei Patienten mit behandelter Schizophrenie auf.

11.81

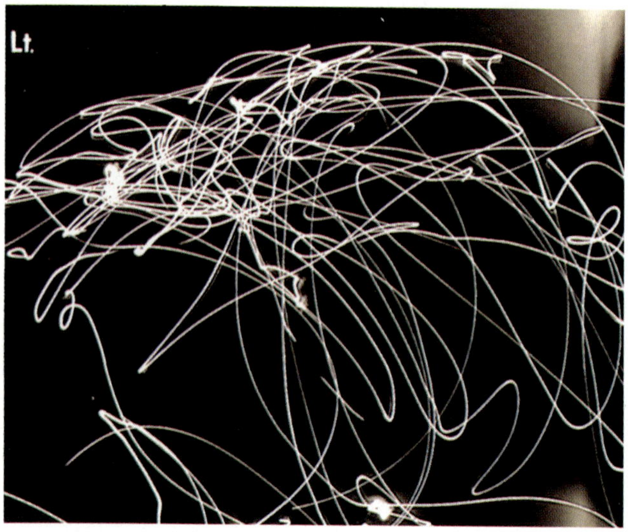

Abb. 11.81 Chorea. Diese Lichtspur wurde durch Verfolgung der Bewegung von Licht, das in beiden ausgestreckten Händen gehalten wurde, in einem dunklen Raum über 30 s aufgenommen. Beachtlich ist die große Anzahl an ziellosen Bewegungen bei dieser Erkrankung.

11.82

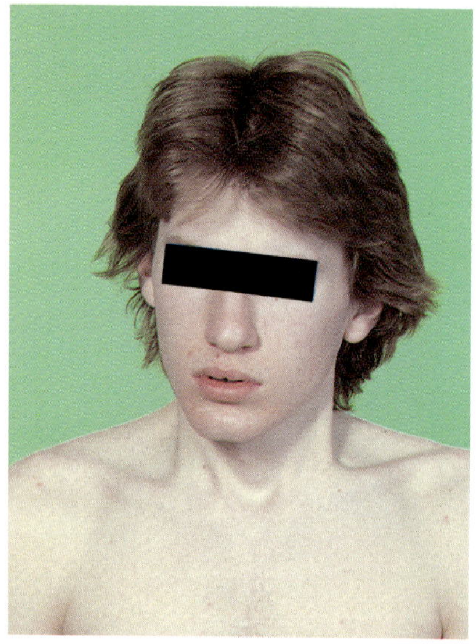

Abb. 11.82 Torticollis spasticus. Bei dieser Erkrankung dreht sich der Kopf als Folge asymmetrischer Kontraktionen der Nackenmuskulatur. Meist liegen keine weiteren Störungen vor.

11.83

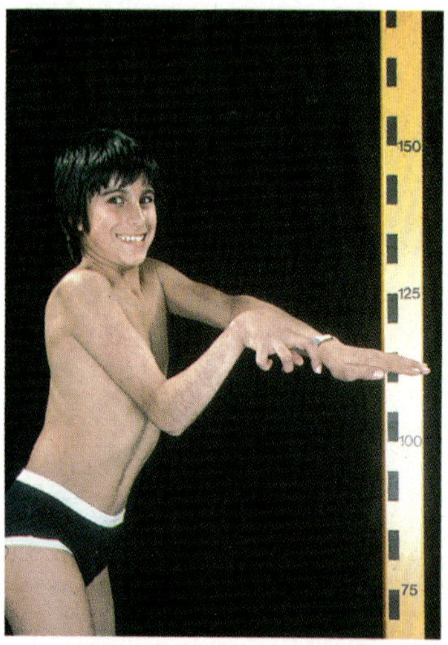

Abb. 11.83 Torsionsdystonie. Die kongenitale Erkrankung ist verbunden mit ausgeprägter Kontraktur der Hände, Arme, Nacken und Rumpf. Eine Behandlung ist schwierig oder unmöglich.

11.14 Multiple Sklerose

Multiple Sklerose ist die häufigste Entmarkungskrankheit des ZNS. Daneben gibt es zahlreiche angeborene und erworbene Leukodystrophien (**Tabelle 11.9**).

Sie ist eine Erkrankung unklarer Genese mit Demyelinisierungsherden im Gehirn und Rückenmark. Bei akuten Läsionen kommt es zur Anhäufung von Lymphozyten und Plasmazellen, vielleicht aus immunologischen Gründen. Folge der wiederholten akuten Läsionen ist chronische Erkrankung mit Schüben und Remissionen, aber insgesamt progredienten neurologischen Störungen. Es gibt eindeutige geographische Prädilektion. Am Äquator ist die Inzidenz niedrig und steigt mit zunehmender Entfernung vom Äquator. Betroffen sind vor allem junge Erwachsene. Sie ist damit die häufigste neurologische Krankheit in dieser Altersgruppe. Das klinische Bild ist vielgestaltig (**Tabelle 11.10**).

Optikusneuritis (**11.84**) ist das häufigste Frühsymptom der Multiplen Sklerose, kommt jedoch auch als eigenständige Erkrankung vor. Sie ist meist unilateral und verbunden mit Verlust von Visus und Farbensehen, manchmal auch mit Augenschmerzen. Diese Symptome können akut anfangen und rasch zum zentralen Skotom (**11.7**) fortschreiten. Die Untersuchung zeigt das Ausmaß des Visusverlustes und das Vorliegen und die Größe des Skotoms. Die Pupillenreaktion ist gestört (afferenter Pupillendefekt). Im Frühstadium kann eine Stauungspapille (Papillitis) hinzutreten. In der Regel gehen die Beschwerden schnell zurück, allerdings können Residuen in Form von Sehstörungen und sogar eine Optikusatrophie (**7.8**) zurückbleiben.

Sensibilitätsstörungen wie Taubheitsgefühl und Parästhesien sind zu Beginn häufig. Die Pyramidenbahn wird erst später befallen, dann meist bilateral. Die Patienten klagen über Funktionsstörungen der Motorik, Sensibilität und Blase. Die Reflexe sind gesteigert, die Babinskizeichen positiv.

Tabelle 11.9 Erkrankungen des Myelins im ZNS

Multiple Sklerose	Akute oder chronische perivenöse Demyelinisierung; multipler Befall
M.Schilder	Massive monophasische Demyelinisierung
Akute disseminierte Entmarkung	Akute postvirale oder postvaccinale Encephalomyelitis
M.Binswanger	Demyelinisation durch Ischämie, besonders bei Bluthochdruck
Progressive multifokale Leukoenzephalopathie	Assoziation mit Immunschwäche, Papovaviren in der Oligodendroglia
Subakute sklerosierende Panenzephalitis	Im Anschluß an Masern, langsam progredient (*siehe* S. 24)
AIDS Leukoenzephalopathie	Mit AIDS verbundene progrediente Erkrankung (*siehe* S. 19)
Zentrale pontine Malnutrition, Myelinolyse	Bei Alkoholismus und schwerer Hyponatriämie

Tabelle 11.10 Klinische Symptome der Multiplen Sklerose

Lokalisation	*Symptome*
Opticusneuritis (Retrobulbärneuritis)	Schmerzen bei Augenbewegung, Verlust des zentralen Sehens, gelegentlich Papillitis
Hirnstammläsionen III., IV., V. Hirnnerv	Doppelbilder
Kleinhirn und Kleinhirnbahnen	Ataxie, Dysarthrie, Oszillopsie
Subkortex, Hirnstamm, und Rückenmark	Parästhesien, Taubheitsgefühl, gestörte Tiefensensibilität, Trigeminus andere akute Schmerzsyndrome
Pyramidenbahn	Schwäche der Gliedmaßen oder bulbär, Spastik, Klonus, gesteigerte Reflexe, positive Babinskizeichen, Dranginkontinenz, Urinretention, Pollakisurie
Subkortikale Demyelinisation	Demenz, Euphorie, Depression

Hirnstammbefall manifestiert sich als Parese des N. abducens (**11.14**), internukleäre Ophthalmoplegie (**11.85, 11.86**) oder Nystagmus. Beteiligung des Kleinhirns resultiert in Ataxie und Dysarthrie. Subkortikaler Befall verursacht Demenz und Euphorie. Depression ist ebenfalls häufiges Symptom in allen Stadien.

Es gibt keinen beweisenden diagnostischen Test. Die Diagnose wird meist erst durch Beobachtung des Krankheitsverlaufes mit Schüben und Remissionen gestellt. Evozierte Potentiale – visuell (**11.23**), akustisch oder somatosensorisch – können die typische Verlangsamung der Nervenleitgeschwindigkeit demonstrieren. Im Liquor findet man ein erhöhtes Gesamtprotein mit selektiver Erhöhung des IgG und der oligoklonalen Banden in Elektrophorese. Die sensitivsten Untersuchungsmethoden zur Darstellung der Entmarkungsherde sind CCT (**11.87**) und MRT (**11.88**).

Es gibt keine spezifische Therapie. In der Akutphase können intravenöse Kortikosteroide helfen. Diät und hyperbarer Sauerstoff werden ohne gesicherte Wirksamkeit angewendet. Physiotherapie, Psychotherapie, Familienberatung und Unterstützung sind obligatorisch. Eine Depression sollte aktiv behandelt werden. Die Spastik kann sich durch Baclofen bessern. Schmerzen und störende Parästhesien sprechen gut auf Carbamazepin an. Urinretention und Inkontinenz werden symptomatisch therapiert. Druckulzera (**11.57**) müssen sorgfältig vermieden werden, wenn der Patient immobil wird.

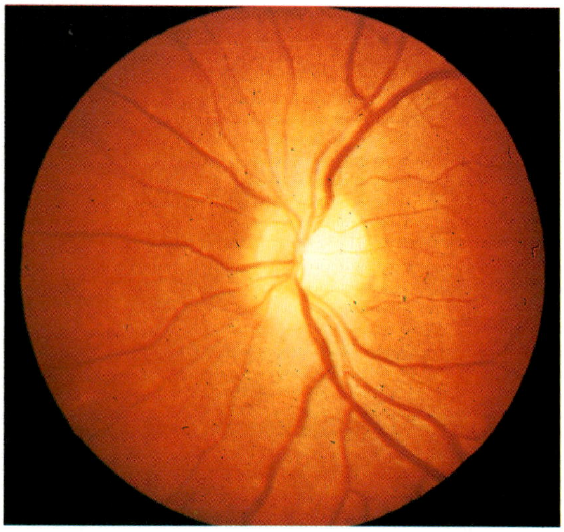

11.84

Abb. 11.84 Retrobulbärneuritis ist ein häufiges Erstsymptom der Multiplen Sklerose. Im Frühstadium ist die Papille normal. Später wird sie blass mit einem deutlichen abgrenzbaren Rand – wie hier auf der rechten Papillenseite. Im weiteren Verlauf kann die Papille als Ausdruck einer Optikusatrophie komplett verblassen oder nimmt ihre normale Farbe wieder an.

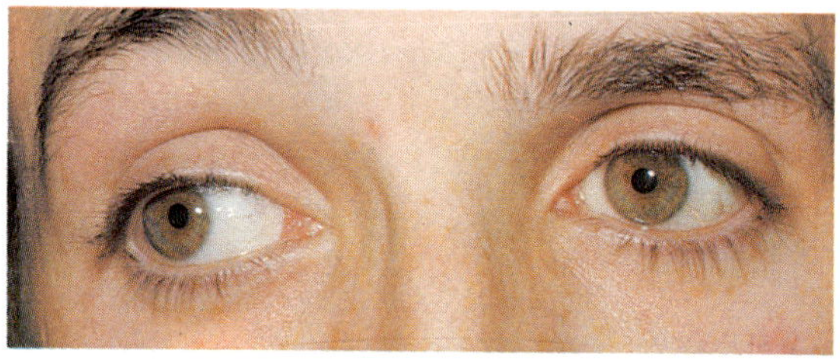

11.85

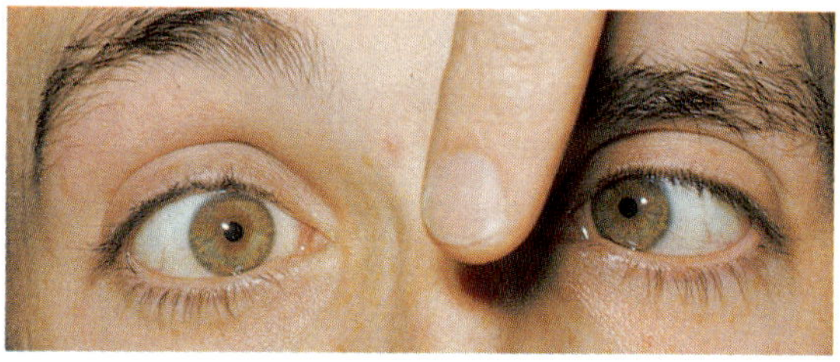

11.86

Abb. 11.85, 11.86 Internukleäre Ophthalmoplegie kann ein Hauptsymptom des Hirnstammbefalls bei Multipler Sklerose sein. Beim Seitwärtsblick nach rechts ist Adduktion des linken Auges unvollständig (**11.85**). Augen konvergieren normal (**11.86**). N. oculomotorius und M. rectalis medialis müssen intakt sein. Läsion muß im linken medialen Längsbündel liegen – zwischen Kern in Brücke und Kern des N. oculomotorius auf Gegenseite.

11.87

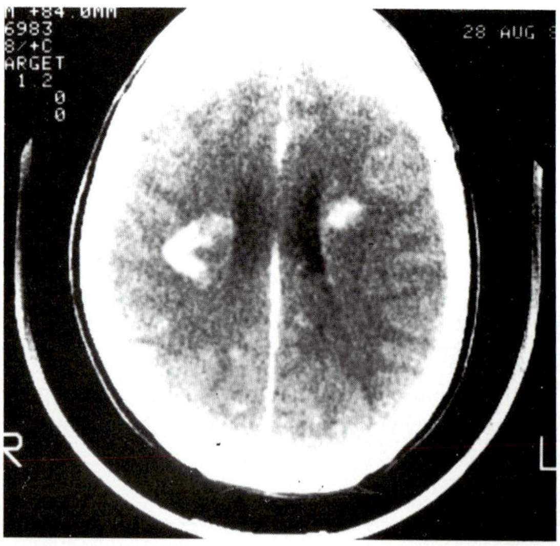

Abb. 11.87 Multiple Sklerose. KM-verstärkte CCT zeigt viele Gebiete mit abnormer Anreicherung. Jede davon repräsentiert Entmarkungsherd.

11.88

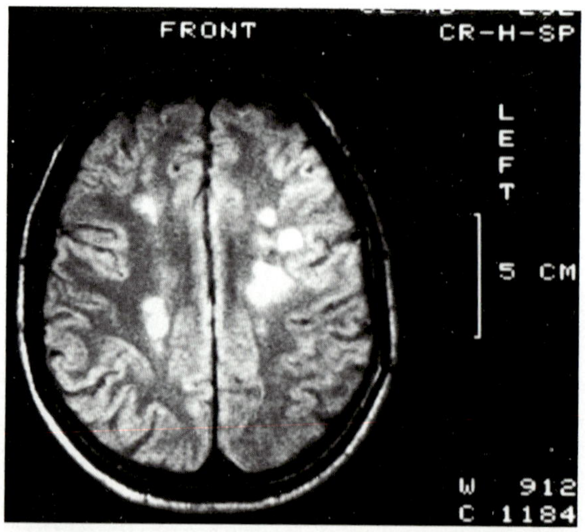

Abb. 11.88 Multiple Sklerose. MRT-Bild zeigt viele signalintensive Herde in der weißen Substanz beider Hemisphären. Auch sie entsprechen multiplen Entmarkungsherden.

11.15 Systemkrankheiten der Motoneurone

Unter dieser Bezeichnung versteht man seltene, progrediente, degenerative Erkrankungen der Motoneurone mit Befall der oberen und unteren Extremitäten, von der vor allem die ältere Generation betroffen ist. Intellekt, Sensibilität, Gleichgewicht und Funktion von Blase, Darm und Geschlechtsorganen sind nicht gestört. Frontalhirndemenz kann auftreten. Ursachen für Erkrankung sind nicht bekannt. Manchmal ist die Familienanamnese positiv. Zu unterscheiden sind 3 klinische Erscheinungsformen:

- Progressive Muskelatrophie (PMA) beginnt mit Schwund der kleinen Handmuskeln (**11.89**) und rascher Ausbreitung auf die anderen Handmuskeln bis zum Arm. Hauptklagen sind Schwäche, rasche Ermüdbarkeit, Muskelkrämpfe und mangelnde Muskelkraft. Hauptbefunde sind Muskelatrophie mit Kraftverlust und Faszikulation. Die Refexe können erloschen sein.
- Amyotrophische Lateralsklerose (ALS) ist gekennzeichnet durch Atrophie des 1.motorischen Neurons und Degeneration der Pyramidenbahn. Da meist gleichzeitig progressive Muskelatrophie besteht, ist das klinische Bild durch die Kombination von atrophischer und spastischer Lähmung bestimmt.
- Progressive Bulbärparalyse betrifft besonders Frauen. Das 1. und 2. motorische Neuron der Hirnnerven ist erkrankt. Äußerst unangenehmen Symptome sind: Dysarthrie und Dysphonie, Kau- und Schluckschwierigkeiten und Regurgitation von Nahrungsmittel durch die Nase wegen Gaumensegelparese. Die Zunge ist atrophisch (**11.90**) und faszikuliert. Durch Lähmung der Atemhilfsmukulatur ist eine Aspirationspneumonie als Komplikation häufig und kann zusammen mit Hypoventilation tödlich verlaufen.

Die Diagnose kann allein durch die Klinik gestellt werden. Das EMG kann Hinweise auf eine Denervierung geben. Der Liquor ist normal. Zervikale und lumbale Spondylosis müssen als Ursache für die Amyotrophie ausgeschlossen werden (**7.85**). Es gibt keine spezifische Behandlung, und die meisten Patienten versterben innerhalb von 3 Jahren.

11.89

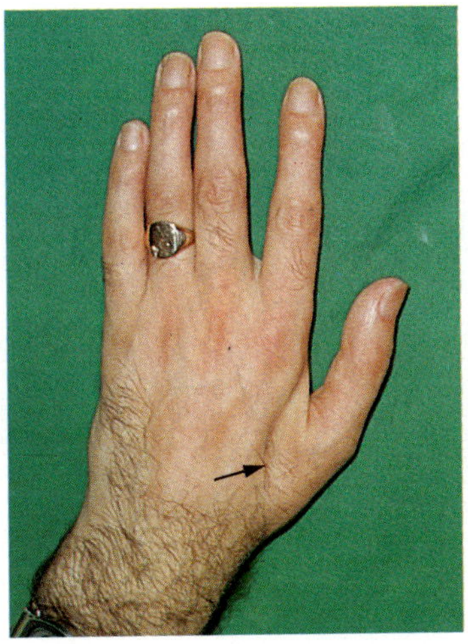

Abb. 11.89 Erkrankung des Motoneurons. Patient leidet unter progressiver muskulärer Atrophie. Die Muskeln zwischen Daumen und Zeigefinger sind dorsal (Pfeil) und palmar atrophisch und faszikulieren. Auf den Muskelschwund der linken Hand folgten ähnliche Symptome der rechten Hand, und anschließend progressive Atrophie und Faszikulation der anderen Muskeln.

11.90

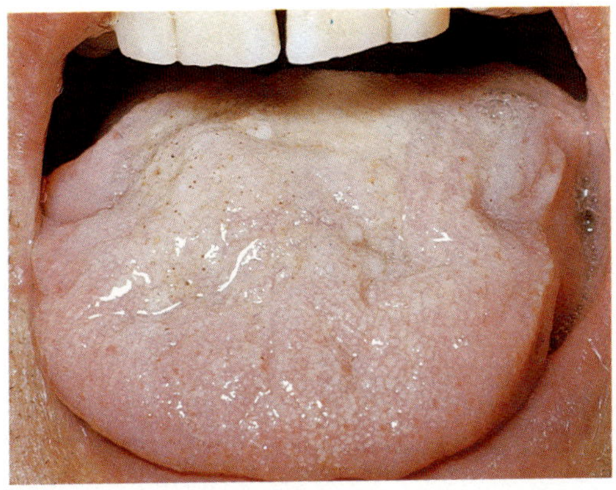

Abb. 11.90 Progressive Bulbärparalyse. Das Erstsymptom war bei diesem Patienten Faszikulation der Zunge. Im weiteren Verlauf kam es zu progredienter Atrophie und Furchung der Oberfläche. Begleitend traten zunehmende Störungen des Kauens, Schluckens und der Atmung auf.

11.16 Rückenmarkserkrankungen

Syringomyelie

Syringomyelie entsteht durch Bildung einer „Syrinx“, einer mit Liquor gefüllten Höhle im Rückenmark. Ursache ist wahrscheinlich eine Entwicklungsstörung, da gleichzeitig eine Arnold-Chiari Malformation bestehen kann. Selten tritt sie posttraumatisch auf. Die Syrinx kann sich über den gesamten zentralen Spinalkanal ausdehnen, ist jedoch meist im oberen Zervikalmark und Hirnstamm (Syringobulbie) am ausgeprägtesten. Durch die Ausdehnung der Höhle entstehen zunehmend neurologische Störungen. Zunächst werden die schmerz- und temperaturleitenden Fasern des Tractus spinothalamicus unterbrochen. Folge ist eine dissoziierte Sensibilitätsstörung an den oberen Gliedmaßen und am Rumpf, die zu schmerzlosen Ulzera der Hände durch unbemerkte Traumata und Verbrennungen (**11.91**) und später zu Charcot-Gelenken der oberen Extremitäten führt (**11.92**). Im weiteren Verlauf werden durch Befall der Vorderhornzellen die kleinen Handmuskeln atrophisch (**11.91**) und die Reflexe der Arme erlöschen. Ausdehnung auf die kortikospinalen Bahnen führt zu spastischer Paraplegie. Eine Syrinx im Hirnstamm (Syringobulbie) verursacht die Läsion der motorischen Hirnnervenkerne mit Dysphagie und Dysarthrie, Hörverlust und Sensibilitätsstörungen im N. trigeminus oder ein Horner-Syndrom (**11.10**).

Diagnose wird durch Demonstration der Erweiterung des Halsmarks in der Myelographie gestellt. Heutzutage gebräuchlicher ist die Darstellung einer Höhle im CCT oder MRT (**11.93**).

Therapie besteht in dorsaler Dekompression am Foramen magnum.

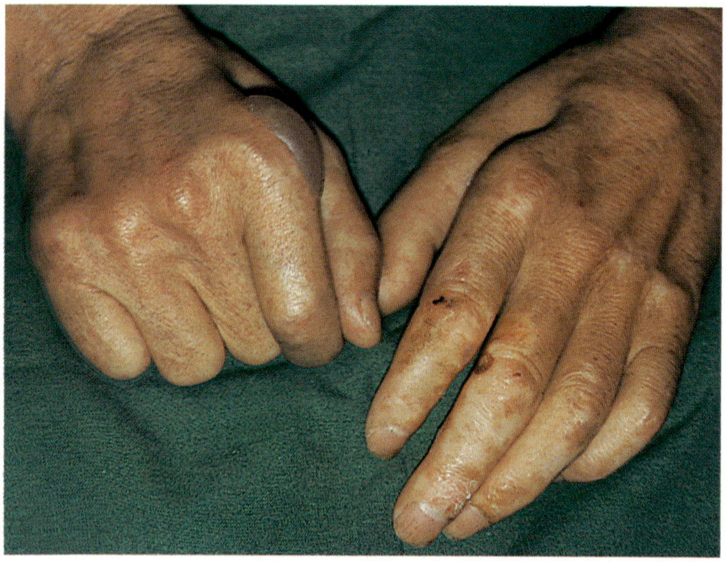

11.91

Abb. 11.91 Syringomyelie. Patient leidet unter bilateralem ausgeprägtem Schwund der kleinen Handmuskeln. Er hat außerdem eine schmerzlose Verbrennung an der Basis des rechten Zeigefingers erlitten – eine Folge der Sensibilitätsstörungen bei dieser Krankheit.

11.92

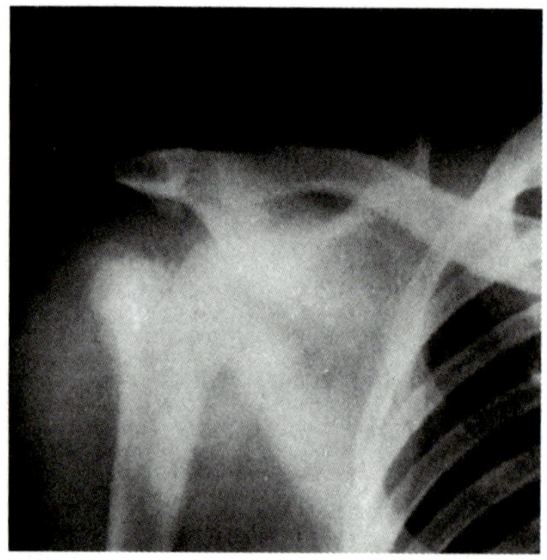

Abb. 11.92 Charcot-Gelenk bei Syringomyelie. Schultergelenk wurde zerstört. Röntgenbild ist wegen der Knochenneubildung verwirrend. Schmerzlose Gelenkdestruktion ist Folge der Sensibilitätsstörungen. Bei Syringomyelie sind diese meist auf die obere Extremität begrenzt. Ähnliche Veränderungen treten bei Diabetes, Lepra und Tabes dorsalis (*siehe* **1.236, 1.237**) an den unteren und oberen Gliedmaßen auf.

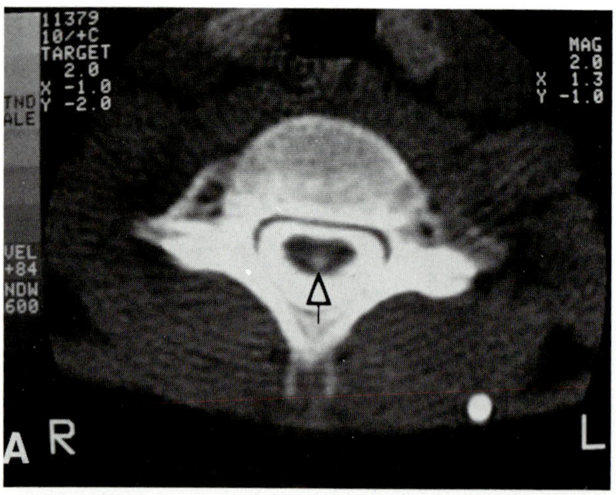

11.93

Abb. 11.93 Syringomyelie. Diese Aufnahme, eine Kombination von CT und Myelographie, zeigt abgeflachtes Rückenmark und Kontrastmittel im erweiterten Zentralkanal (Pfeil).

Friedreichsche Ataxie

Friedreichsche Ataxie ist eine autosomal vererbte (dominant und rezessiv) Form der spinozerebellären Degeneration. Die Erkrankung beginnt zwischen dem 5. und 10. Lebensjahr mit Gangungeschicklichkeit und schreitet voran mit Atrophie und Tonusverlust der unteren Extremitäten durch Verlust der Propriozeption und des Vibrationsempfindens. Reflexe erlöschen, Babinskizeichen werden positiv. Degenerativer Prozess dehnt sich mit der Zeit nach kranial aus und betrifft Sprechen und Augenbewegungen.

Zusätzlich zu den neurologischen Störungen bestehen Skelettdeformitäten, besonders Pes cavus (**11.94**), Skoliose und ein hoher gotischer Gaumen. Arrhythmien, Kardiomegalie und Herzinsuffizienz sind gleichzeitig möglich.

Seltene neurologische Begleitdefekte sind: Retinadegeneration, Taubheit, geistige Behinderung und Degeneration des 2. motorischen Neurons.

Diagnose ergibt sich aus dem klinischen Bild und der Familienanamnese. Genetische Beratung ist wichtig.

Die Behandlung ist rein symptomatisch.

11.94

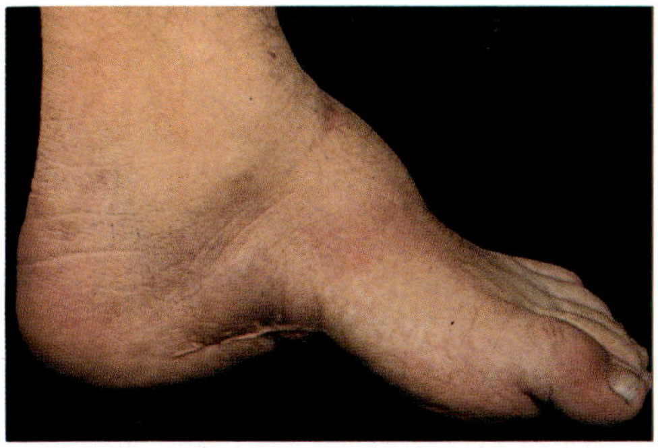

Abb. 11.94 Pes cavus ist ein charakteristischer Befund bei Friedreich-Ataxie. Beide Füße sind meist mehr oder weniger hochbogig und plump.

Spina bifida

Spina bifida ist das Ergebnis einer Malfusion der Wirbelkörper. Bevorzugt betroffen ist lumbosakrale Region. Spina bifida kann Röntgenzufallsbefund bei asymptomatischen Patienten (**11.95**) sein. Bei manchen Patienten findet sich Haarbüschel (**11.96**) oder lokale Hauteinziehung über Spaltbildung. Spina bifida ist gutartige Mißbildung, die normalerweise keine Behandlung erfordert.

In schweren Fällen kommt es zur Protusion der Meningen (Meningozele) oder sogar von Rückenmarksanteilen (Meningomyelozele) duch den Knochendefekt. Abnormalität ist oft mit Hydrozephalus (**11.97**) und daraus resultierender Funktionsstörung der Beine und Blase assoziiert. Defekt muß chirurgisch gedeckt und bei Hydrozephalus ein Shunt gelegt werden.

11.95

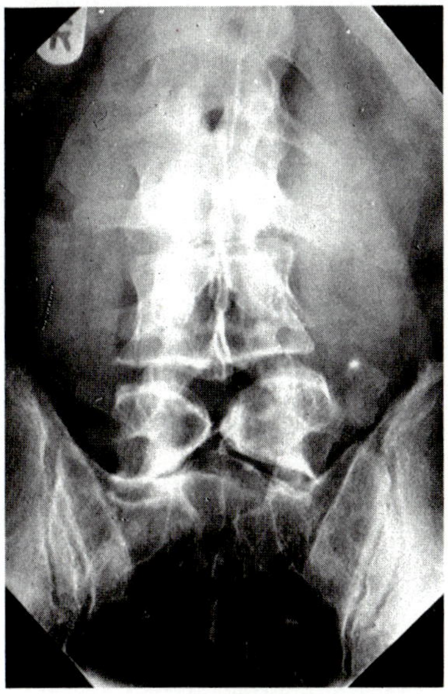

Abb. 11.95 Spina bifida occulta, ein Röntgenzufallsbefund. Der 5. lumbale und 1. sakrale Wirbel sind in der hinteren Mittellinie nicht fusioniert. Patient war symptomlos.

11.96

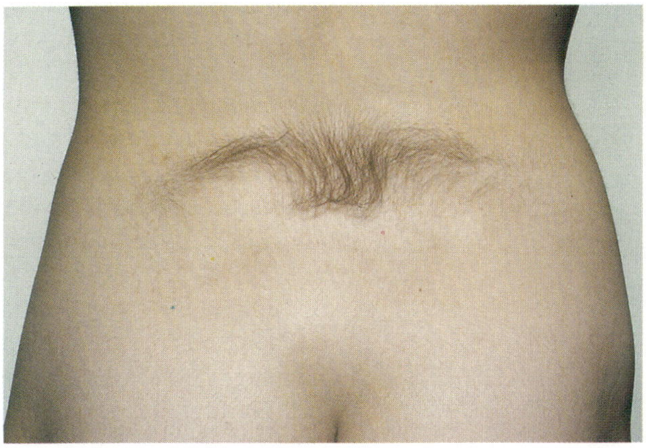

Abb. 11.96 Spina bifida occulta. Ein Haarbüschel an der Basis der Wirbelsäule, eine meist harmlose Anomalität, kann hinweisend sein.

11.97

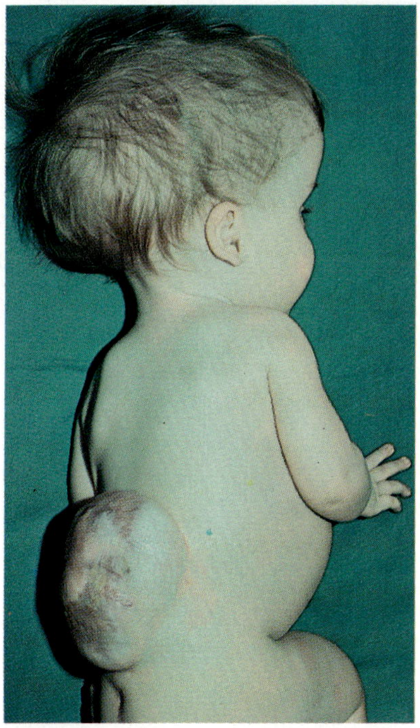

Abb. 11.97 Meningomyelozele und Hydrozephalus bei einem Neugeborenen. Bei dieser Kombination wird das Kind wahrscheinlich trotz chirurgischer Behandlung schwere neurologische Behinderungen erleiden.

Paraplegie

Paraplegie bedeutet Paralyse beider Beine. Sie tritt akut oder chronisch auf. In der Akutphase sind die Beine schlaff und werden später spastisch. Die Blasenkontrolle geht verloren. Eine große Vielzahl von Erkrankungen kann ein ähnliches klinisches Bild verursachen (**Tabelle 11.11**).

Wichtige Untersuchungen sind: Blutbild, BSG, Röntgenaufnahmen, Myelographie, CT oder MRT. Bei akutem Beginn ist eine orthopädische oder neurochirurgische Begutachtung dringend erforderlich.

Tabelle 11.11 Ursachen der Paraplegie

Skeletterkrankungen	Bandscheibenvorfall Spondylose Karzinommetastasen M.Paget Rheumatoide Arthritis
Spinale Tumore	Neurofibrom Meningeom Sekundäres Karzinom/Lymphom Ependymom
Infektionen	Abszeß (pyogen) Tuberkulose (Malum potti) Myelitis AIDS Syphilis
Demyelinisation	Multiple Sklerose
Bluterkrankungen (spinales Hämatom)	Gerinnungsstörungen Antikoagulantien
Gefäßverschluß	Embolus Thrombose
Trauma	Sturz, Verkehrsunfall
Metabolisch	Vitamin-B_{12}-Mangel

Raumfordernde spinale Läsionen

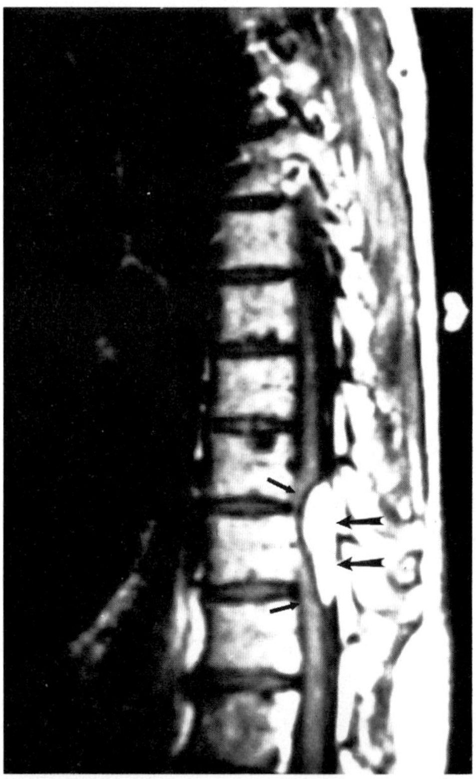

11.98

Abb. 11.98 Subdurales Lipom im MRT Sagittalschnitt. Das Lipom (dicker Pfeil) komprimiert das Rückenmark (dünner Pfeil) erheblich.

Eine primäre Neoplasie, die zu Nervenwurzel- oder Rückenmarkskompression führt, kann von jedem der in dieser Region vorkommenden Gewebe ausgehen. Auch Metastasen entfernter Organe können Rückenmark, Nervenplexus und die umgebenden Strukturen miteinbeziehen. Die Läsionen wachsen demnach entweder paravertebral, extradural, intradural oder intramedullär. Symptome entstehen durch direkte Invasion, durch Kompression oder selten durch Ischämie bei Invasion der versorgenden Gefäße. Der Verlauf ist schleichend mit Schmerzen, die im Dermatom ausstrahlen. Motorische Zeichen wie Muskelschwund (**4.127**), sensorische Zeichen und gelegentlich autonome Veränderungen (Anhidrosis, Hyperhidrosis oder Horner-Syndrom, **4.128, 11.10**) treten hinzu. Verdacht auf Rückenmarkskompression besteht bei der Kombination von peripherer Lähmung und Sensibilitätsausfällen auf der Höhe der Schädigung mit progredienter zentraler Lähmung oberhalb der Läsion. Schmerzen sind lokal oder projiziert. Dysfunktion von Blase und Darm können auffällige Erstsymptome sein. Selten beginnt die Paraplegie akut.

Die meisten Tumoren lassen sich myelographisch darstellen. Der Liquor ist durch hohen Proteingehalt xanthochrom, der Queckenstedt-Test kann positiv sein, maligne Zellen werden nur selten im Liquor gefunden. Die Diagnose kann auch durch eine Röntgenaufnahme, CT oder MRT (**11.98**) gestellt werden.

Die Therapie hängt von der Diagnose ab. Leidet der Patient an einem bekannten Malignom, besonders von Lunge, Brust oder an einem Lymphom, kann Radiotherapie oder entsprechende Chemotherapie erfolgreich sein. Eine Biopsie zur Diagnosesicherung kann ebenso wie chirurgische Resektion zur Druckentlastung von Rückenmark und Nervenwurzeln notwendig sein.

Spondylosis

Spondylosis ist die Bezeichnung für chronisch degenerative Veränderungen, die an den Bandscheiben durch den Alterungsprozess auftreten, und den damit verbundenen Veränderungen an den benachbarten Ligamenten und Wirbelkörper einschl. dem überschießenden Osteophytenwachstum. Meist werden diese Befunde bei Routineuntersuchungen asymptomatischer Patienten erhoben. Im Hals-und Lumbalbereich kann die Ausdehnung der Neubildungen jedoch zur Kompression von Nerven und Rückenmark führen. Im Gegensatz zum akuten Verlauf beim Bandscheibenvorfall verschlimmern sich diese Beschwerden meist langsam progredient. Wurzelkompression verursacht radikuläre Schmerzen, die ausstrahlen können und manchmal Muskelkrämpfe. Periphere Lähmung und Atrophie treten im entsprechenden Versorgungsgebiet auf. Die Beweglichkeit der Wirbelsäule ist meist eingeschränkt und provoziert die Schmerzen. Viele Patienten spüren ein Klicken oder Knacken bei Bewegung. Bei Kompression des Rückenmarks kann eine Myelopathie mit progredienter zentraler Lähmung der oberen und unteren Extremität, Sensibilitätsstörungen, einschl. Verlust der Propriozeption und des Vibrationsempfindens, und Störung der Sphinkter auftreten.

Die Osteophytenneubildungen können auch den Vertebraliskanal miteinbeziehen. Bei Nackenbewegungen kommt es dann zur Einengung der A. vertebrales und daraus resultierender zerebellärer Ischämie. Die Patienten klagen über Schwindel oder dropattacks („vertebrobasiläres Syndrom").

Im Röntgenbild der Halswirbelsäule sieht man die typischen Osteophytenformationen (**11.99, 11.100**). Wichtiger, vor allem bei bestehender Myelopathie, ist die Messung des Spinalkanaldurchmessers, am besten durch Myelographie oder CT (**11.101**). Im Zervikalbereich ist Verminderung auf 10 mm diagnostisch für eine Spondylosis, ein Durchmesser über 15 mm spricht eher gegen Spondylosis als Ursache der myelopathischen Symptome.

Bei zervikaler Spondylosis ist eine Spontanbesserung der Radikulopathie und der Myelopathie zu erwarten. Halskrause und Analgetika sind therapeutisch sinnvoll. Bei manchen Patienten hilft Bettruhe und milde Extension des Nackens. Ein Fortschreiten der Myelopathie erfordert die notfallmäßige chirurgische Dekompression.

11.99

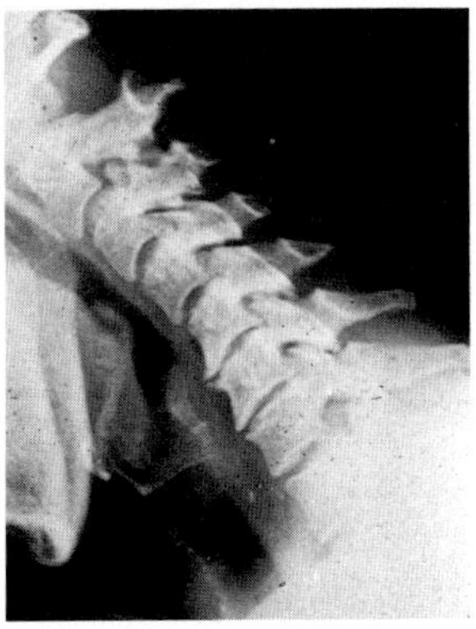

11.100

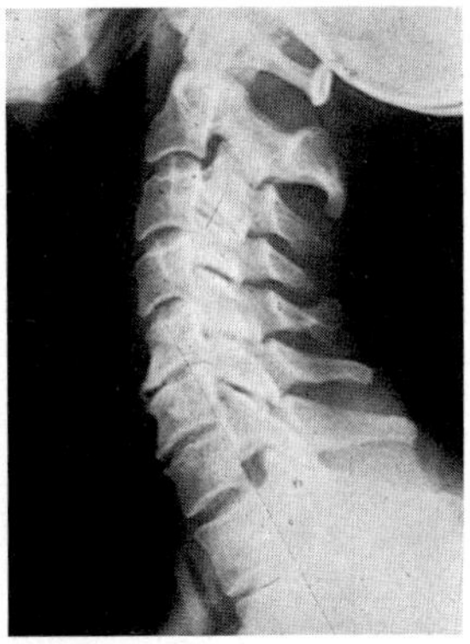

Abb. 11.99, 11.100 Zervikale Spondylosis in der häufigsten Lokalisation (C5/C6), dargestellt auf Röntgenaufnahmen in voller Flexion und Extension. Auffällig ist die Verschmälerung der Zwischenwirbelräume und die prominenten Osteophyten, die zu gut erkennbarer Wirbelkörperdeformation führen. Dieses Bild wird in der Altersgruppe über 50 Jahre sehr häufig und ist oft asymptomatisch.

11.101

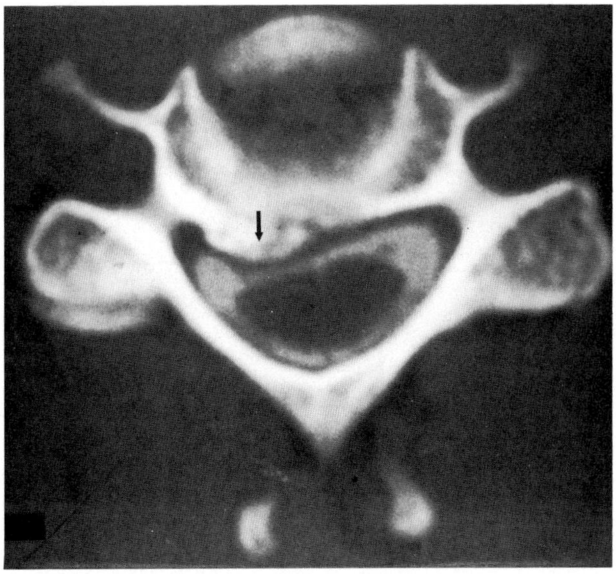

Abb. 11.101 Zervikale Spondylosis. Das CT Bild zeigt, daß die Spornformation (Pfeil) den Durasack eindellt. Das Rückenmark wird zwar verlagert, aber nicht komprimiert.

Diskusprolaps, Diskushernie

Diskusprolaps (Nucleus pulposus-Prolapsist eine der häufigsten neurologischen Störungen und durch diesen verursachte Kreuzschmerzen die häufigste alleinige Ursache für Arbeitsunfähigkeit. Eine exakte Diagnose und Behandlung hat demnach finanzielle, soziale wie auch medizinische Konsequenzen.

Der zentrale Bandscheibenkern (Nucleus pulposus) kann durch den Faserring in zwei Richtungen prolabieren: seitlich zum hinteren Längsband mit Kompression der Spinalwurzeln und nach hinten mit Kompression von Rückenmark oder Cauda equina. Der akute Vorfall kann nach einem Trauma, abnormalen Bewegungen oder Tragen schwerer Last passieren, aber auch andere Faktoren wie Bandscheibendegeneration, Spondylosis oder kongenitale Wirbelkörperabnormalitäten können relevant sein. Bevorzugte Lokalisationen sind die Hals- und Lendenwirbelsäule. Die klinischen Beschwerden hängen von der Lokalisation und Ausdehnung des Diskusprolaps ab. Eine ausgedehnte Protrusion kann mehrere benachbarte Nervenwurzeln erfassen.

Im Nacken sind vor allem die Zwischenwirbelräume C5/C6 und C6/C7, lumbal meist L4/L5 und L5/S1 betroffen. Ein thorakaler Bandscheibenprolaps ist äußerst selten.

In der Regel bestehen lokale Schmerzen, die durch Bewegung, Husten oder Niesen verstärkt werden, lokale Muskelverspannungen und Bewegungseinschränkung. Druck auf den entsprechenden Nerv führt zu Schmerzausstrahlung in dessen Versorgungsgebiet. Dehnung der Nervenwurzeln wie z.B. im Beinhalteversuch (**11.102**) provoziert die Schmerzen. Meist findet sich lokaler Druckschmerz. Die betroffene Nervenwurzel kann durch die sensiblen und motorischen Symptome identifiziert werden. Ein medialer Bandscheibenvorfall verursacht oft erstaunlich wenige Herdzeichen. Der Patient kann duch Symptome einer Rückenmarkskompression auffällig werden – Muskelschwäche, Sensibilitätsstörungen und zentrale Lähmung.

Die Diagnose wird durch die klinische Untersuchung und eine Röntgenaufnahme der Wirbelsäule gestellt. CT und MRT sind hilfreich in der Bestimmung der genauen Lokalisation und Größe des Prolaps (**11.103**). Die Myelographie hat dadurch ihren führenden Stellenwert verloren.

Die meisten Ärzte stimmen darin überein, daß Bettruhe auf einer harten Unterlage und Analgetika die Hauptelemente der Therapie sind. Wirksam sind lokale Steroidinjektionen, manuelle Therapie und Extension. Bei therapieresistenten Schmerzen oder spinaler Kompression ist als Operation Entfernung des Nucleus pulposus indiziert. Eine Alternative zur Operation ist die Injektion von proteolytischen Enzymen in den Bandscheibenraum.

11.102

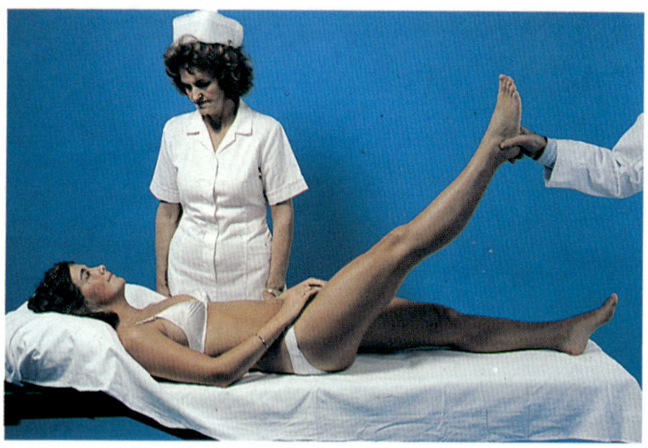

Abb. 11.102 Beinhebeversuch ist ein Test zur Dehnung der Ischiasnervenwurzel. Patient wird aufgefordert, sich zu entspannen. Der Untersucher hebt Ferse bei gestrecktem Knie so weit hoch, bis Schmerzen auftreten. Sind Schmerzen im Rücken oder Gesäß, kann ein zentraler Diskusprolaps vorliegen. Sind die Schmerzen auf Rückseite des Oberschenkels, sind wahrscheinlich nur die Extensorensehnen zu angespannt. Sind Schmerzen unterhalb des Knies, kann dies dem lumbosakralen Dermatom entsprechen und ein wichtiges lokalisatorisches Zeichen sein. Treten Schmerzen auch im anderen Bein auf, kann dies auf Abnormalitäten im Spinalkanal hinweisen. Bei normalen Wirbelsäulen- und Hüftverhältnissen ist Beinhebeversuch gewöhnlich bis zur Vertikalen ohne Schmerzen möglich.

11.103

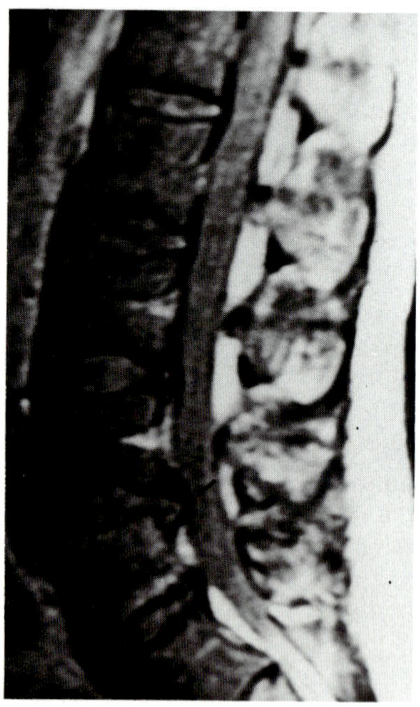

Abb. 11.103 Zentraler Diskusprolaps zwischen L4-5, dargestellt im sagittalen MRT. Die prolabierte Bandscheibe drückt auf Rückenmark und verursacht Beschwerden.

11.17 Krankheiten des peripheren Nervensystems (Neuropathien)

Viele Erkrankungen verursachen periphere Neuropathie (**Tabelle 11.12**). Meistens bestehen Symptome peripherer Lähmung und Sensibilitätsstörungen, aber auch allein oder überwiegend motorische Veränderungen. Hirnnerven können ebenso befallen werden (*siehe* S. 471). Erkrankung tritt symmetrisch, oder auf eine Seite begrenzt auf. Ausmaß der Defekte und Verteilung ist sehr variabel. Bei Befall der motorischen Fasern besteht Muskelatrophie und Kraftverlust (**7.107, 11.104, 11.105**). Sensibilitätsstörungen sind: Taubheitsgefühl, Parästhesien, Hyperästhesien, Schmerzen und gestörtes Temperaturempfinden. Hautulzerationen und Verlust der Hauthaare sind möglich. Sehnenreflexe sind erloschen

Autonome Neuropathie verursacht meist orthostatische Regulationsstörungen und begleitende Dysphagie, Magenatonie mit Erbrechen, Diarrhoe und gustatorisches Schwitzen (**7.92**). Urinretention mit Überlaufinkontinenz und Erektionsschwäche treten auf, ebenso wie Hypotonie im Stehen (postural-hypotension).

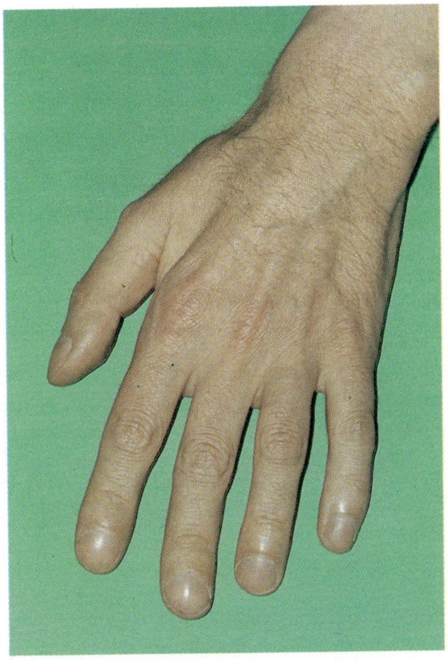

11.104

11.105

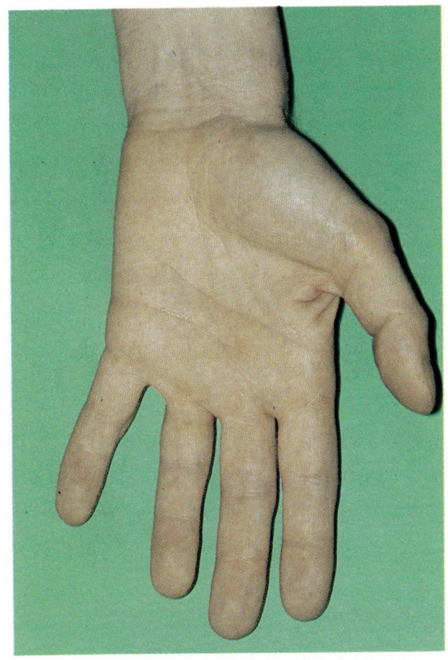

Abb. 11.104, 11.105 Muskelschwund der Hand als Folge einer Ulnarisneuropathie. Die Mm. interossei, vor allem der 1. M.interosseus dorsalis, sind atrophisch. (Uhrglasnägel). Ein Bronchialkarzinom war die zugrundeliegende Erkrankung.

Tabelle 11.12 Ursachen peripherer Polyneuropathien

Metabolisch	Endokrin - Diabetes (*siehe* auch S. 333), Schilddrüse, Akromegalie Nierenversagen Chronisches Leberversagen Vitaminmangel – B_1, B_6, Nikotinsäure, B_{12}, Vitamin E Amyloidose Akute intermittierende Porphyrie
Infektionen	Diphterie-Exotoxin Lepra Herpes zoster AIDS
Toxisch	*Alkohol* *Medikamente* z.B. Lithium, Isoniazid, Gold, Phenytoin, Vincristin, Chlorambucil, Cisplatin *Schwermetalle* – Eisen, Arsen, Thallium *Organische Lösungsmittel* – Trichlotäthylen, Äthylenoxid, Organophosphate, n-Hexane, tri-orthocresyl-Phosphate
Autoimmunerkrankungen	Systemischer Lupus Erythematodes
Neoplasie	Eine Vielzahl von Karzinomen, vor allem der Lunge und Myelom
Angeborene Störungen	Fabry-Syndrom, Refsum-Syndrom Charcot-Marie-Krankheit
Idiopathisch	Guillaim-Barré-Syndrom

Immunpolyneuropathien

Guillain-Barré-Syndrom (akute infektiöse Polyneuropathie, AIP) ist wahrscheinlich immunologisch bedingt, da es etwa 2 bis 3 Wochen nach einer viralen Infektion der oberen Atemwege oder des Gastrointestinaltraktes auftritt. Alle Altersstufen können betroffen sein, am häufigsten jedoch das mittlere Lebensalter. Prodromi wie Fieber, Kopfschmerzen, Übelkeit und Erbrechen können vorausgehen. Dann schließen sich Rücken- und Extremitätenschmerzen und eine langsam aufsteigende motorische Neuropathie an. Sie beginnt distal an den Armen und Beinen und greift dann auf die Rumpfmuskulatur, Hirnnerven und Atemhilfsmuskulatur über. Sensible Störungen können schon früh auftreten, oft als schwere Dysästhesien. Auch das autonome Nervensystem kann ergriffen werden mit Positionshypotonie und Arrhythmien als Folge. Todesfälle beruhen auf Atemlähmung oder Arrhythmien.

Diagnose wird anhand des klinischen Bildes gestellt. Im Liquor findet sich eine normale Zellzahl, ein normaler Liquordruck und eine Erhöhung des Proteins, das dem Liquor eine gelbe Farbe gibt. Die Nervenleitgeschwindigkeit kann verzögert sein.

Normalerweise verläuft Erkrankung als progrediente Neuropathie über mehrere Tage, bevor sie sich für eine gewisse Periode stabilisiert und sich dann allmählich – in der Mehrzahl der Fälle – die normalen Funktionen wieder regenerieren. Bei Befall der Atemhilfsmuskulatur kann respiratorische Unterstützung jederzeit nötig sein. Im Frühstadium der Krankheit wird mit Erfolg die Plasmapherese eingesetzt. Steroide haben einen Stellenwert bei chronisch entzündlichen demyelinisierenden Polyneuropathien.

Neuropathie durch direktes Trauma und Kompression

Akut

Akute Schädigung peripherer Nerven geschieht durch direktes penetrierendes oder nicht-penetrierendes Trauma. Jeder Nerv und Plexus kann betroffen sein. Folge ist der Verlust der motorischen und sensiblen Funktionen und Atrophie der Muskeln und Haut im entsprechenden Versorgungsgebiet. Häufigste Ursachen sind akute Dehnungen bei Verkehrsunfällen (**11.106**) und Druckschädigung im Koma nach Alkohol- und Drogenabusus, während einer Vollnarkose oder ganz einfach durch verkrampftes Sitzen oder Liegen über einen langen Zeitraum. Für penetrierende Verletzungen sind meist Schuß – oder Stichwunden und fehlplazierte intramuskuläre Injektionen verantwortlich. Am häufigsten passiert eine derartige Schädigung am N.radialis, bevorzugt im Verlauf entlang des Humerus (Samstagnachtlähmung – als Folge von Alkoholabusus – **1.107**). Andere Beispiele sind die Kompression des N.peroneus gegen das Fibulaköpfchen (**11.108**) und des N.ulnaris am Ellbogen (mit ähnlichen Befunden wie in **7.91**).

11.106

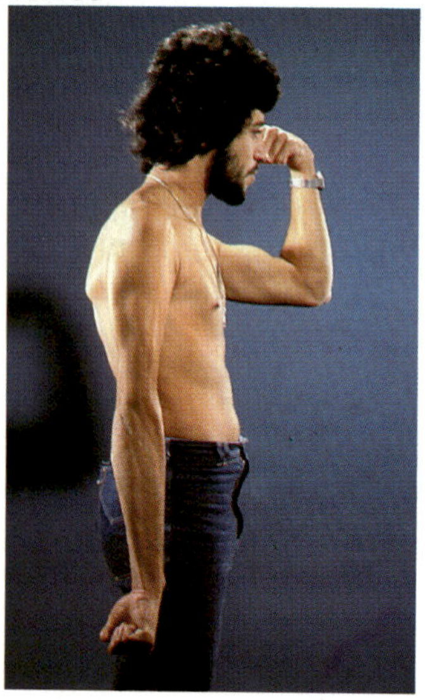

Abb. 11.106 Lähmung des rechten oberen Plexus brachialis (C5/6) nach einem Motorradunfall. Der Patient wurde aufgefordert, mit rechter Hand und Arm die gleichen Bewegungen wie mit links auszuführen, war aber dazu nicht in der Lage. Abduktion und Außenrotation der Schulter, Ellbogenbeugung und Unterarmsupination sind gelähmt. Sensible Ausfälle bestanden über der Schulter. Lähmung ist auch als Erbsche Lähmung bekannt.

11.107

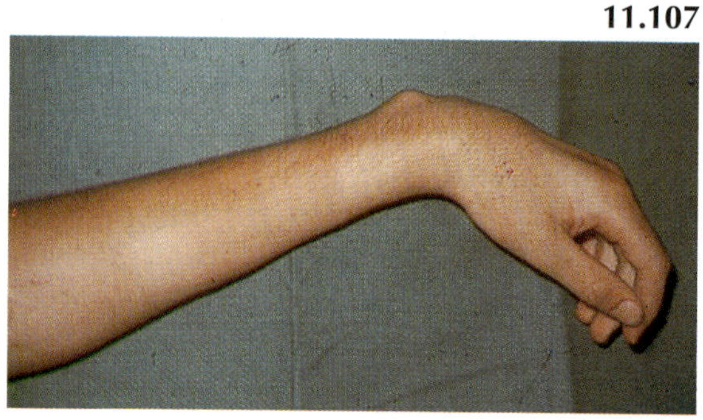

Abb. 11.107 Parese des N.radialis. Der Patient ist unfähig, das Handgelenk und die Metacarpophalangealgelenke der Finger und des Daumens zu strecken – er hat eine Fallhand. Kompression ist eine häufige Ursache dieser Verletzung, Lazeration eine weitere Möglichkeit.

11.108

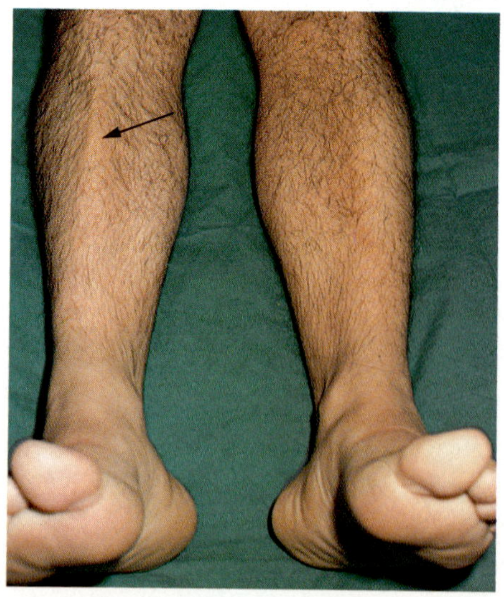

Abb. 11.108 Parese des N.peroneus. Der N.peroneus communis wurde gegen das Fibulaköpfchen gepreßt. Die prätibiale Muskulatur atrophierte und die Schienbeinkante (Pfeil) wurde sichtbar. Arbeiten in Hockstellung oder langes Sitzen mit überschlagenen Beinen provoziert diese Parese.

Chronisch

Karpaltunnelsyndrom betrifft bevorzugt Frauen in der 2. Lebenshälfte. Es entsteht durch Kompression des N.medianus im Karpaltunnel unter dem Retinaculum flexorum. Oft ist genaue Ursache nicht bekannt, manchmal lassen sich prädisponierende Faktoren (**Tabelle 11.13**) ausfindig machen. Hauptbeschwerden sind Schmerzen, Taubheitsgefühl und Parästhesien in den vom N.medianus innervierten Finger, oft am frühen Morgen am schlimmsten. Die Schmerzen können bis zum Ellbogen ausstrahlen und bessern sich durch Heben oder sachtes Schütteln der Hand (Flick-Test). Gebrauch der Hand führt zur Symptomminderung. Untersuchung zeigt Sensibilitätsausfälle im Versorgungsgebiet des N.medianus – Daumen, Zeige- und Mittelfinger und halber Ringfinger (**11.109, 11.110**). Abduktion und Adduktion des Daumens (z.B.Abduktor pollicis brevis, Flexor pollicis brevis und Opponens) sind in der Regel abgeschwächt und der Daumenballen atrophisch (**11.111**).

Zusätzliche Tests umfassen:

- Tinel Zeichen: Beklopfen des Karpaltunnels mit dem Finger werden Parästhesien in der Hand provoziert, die sich auf den Arm ausdehnen.
- Phalen Test: wie oben, aber Stimulus ist Flexion des Handgelenks für 60 Sek. Positives Ergebnis ist Auftreten von Parästhesien.
- Tourniquet Test: Sensibilitätsausfälle nach Oberarmstauung.

Prüfung der Nervenleitgeschwindigkeit gibt schon im Frühstadium wertvolle Hinweise.

Therapie hängt von der Ursache ab. Besteht diese nur temporär, kann man mit Methoden wie Diuretika oder Schienung genug Zeit gewinnen, damit sich Beschwerden nach Geburt spontan zurückbilden. Lokale Injektion von Steroiden in Karpalkanal bringt Linderung, manchmal sogar Heilung. Bei Therapieversagen muß Nerv operativ freigelegt werden; motorische Funktionen kehren danach voll, sensible oft nur teilweise zurück.

Beim Skalenussyndrom werden untere Teile des Plexus brachialis durch abnormale Halsrippe (**5.147**), fibröses Band, normale Rippe oder Muskel komprimiert. Läsion ist meist auf C8/Th1-Fasern begrenzt. Patienten klagen über Parästhesien, Schwäche, Taubheit der ulnaren Finger und Atrophie der kleinen Handmuskeln, speziell des Daumenballens. Es kann Obstruktion der Armblutgefäße bestehen (*siehe* S. 260). Symptome werden durch Abduktion der Arme verstärkt. Therapie der Wahl: chirurgische Resektion des fibrösen Bandes bzw. der Halsrippe.

Schädigung des N.ulnaris entsteht in der Regel durch chronische Traumatisierung des Nerven in der flachen Grube an der Rückseite des Condylus medialis humeri. Sie kann auch nach Kondylenfraktur und nachfolgender Heilung auftreten. Typisch ist Krallenhand und Beeinträchtigung der Feinmotorik durch Schwäche und Atrophie der M. interossei. Sensibilitätsausfälle im Kleinfinger und im ulnaren Teil des Ringfingers. Symptome können durch Druck auf Nerven am Ellbogen provoziert werden.

Der N. cutaneus femoris lateralis wird im Verlauf unter dem Ligamentum inguinale, besonders bei adipösen Menschen, die einen engen Gürtel oder Korsett tragen, komprimiert. Parästhesien treten im Versorgungsgebiet des Nerven, d.h. an der lateralen Oberfläche des Oberschenkels bis zum Knie auf. Die Symptome werden durch Haltungsänderung hervorgerufen. Linderung kann durch Gewichtsreduktion und angepaßte Kleidung, bei manchen Patienten nur operativ erreicht werden.

11.109

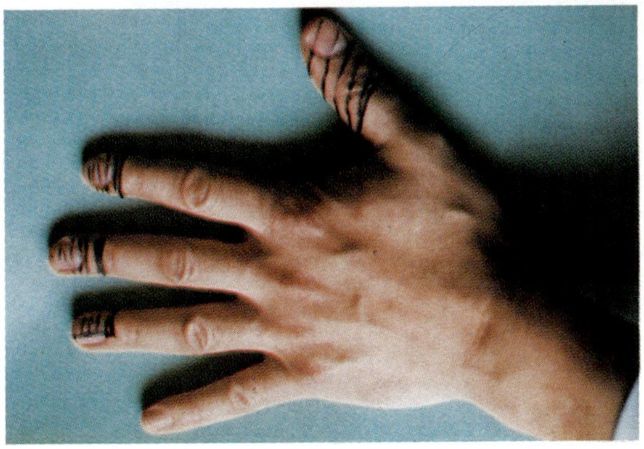

11.110

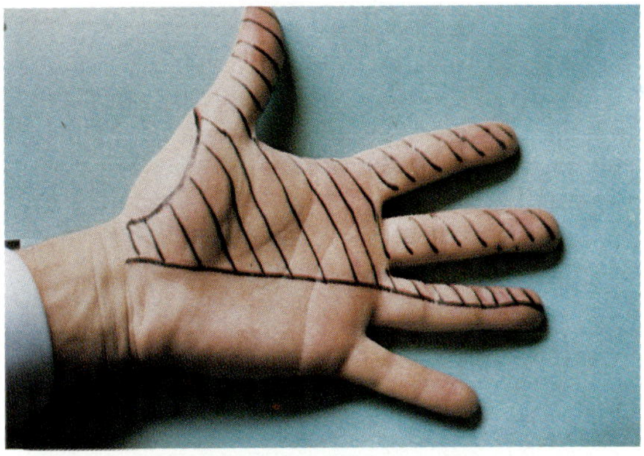

Abb. 11.109, 11.110 Karpaltunnelsyndrom. Verteilung der Sensibilitätsstörungen ist markiert: die typische Ausdehnung über die Fingerspitzen bis zur Nagelgegend hinaus und am Daumen sogar auf die Streckseite reichend.

11.111

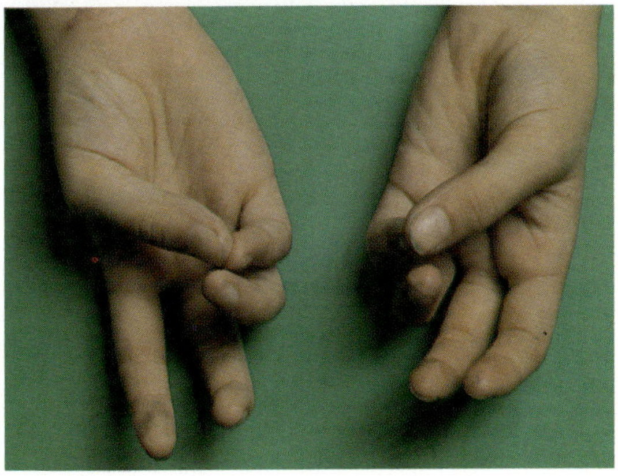

Abb. 11.111 Karpaltunnelsyndrom am rechten Handgelenk mit Atrophie des Daumenballen, verdeutlicht durch Opposition des Daumens. M. abduktor pollicis brevis ist schwach und atrophisch, speziell im Vergleich zu der normalen linken Hand. Patient hatte sich schon einer chirurgischen Dekompression auf der rechten Seite unterzogen.

Tabelle 11.13 Ursachen des Karpaltunnelsyndroms

Idiopathisch
Schwangerschaft
Hypothyreose
Diabetes Mellitus
Akromegalie
Rheumatoide Arthritis
Handgelenkstrauma

11.18 Neurokutane Syndrome

Sturge-Webersche Krankheit

Dieses angeborene Syndrom mit einem diffusen kapillären Hämangiom von Gesicht, Stirn und Vorderhaupt im Versorgungsgebiet des ophthalmischen Astes des N. trigeminus (**11.112**) tritt in Kombination mit ipsilateralen Angiomen der Pia mater und der darunterliegenden Hirnrinde auf, typischerweise in der parieto-okzipitalen Region. Gleichzeitig leiden diese Patienten unter Epilepsie (meist generalisierte Anfälle), geistiger Behinderung und/oder Hemiparese. Ein Röntgenbild des Schädels oder CCT (**11.113**) zeigt Verkalkungen in den tiefen kortikalen Schichten.

Die Therapie besteht in medikamentöser Kontrolle der Epilepsie und kosmetischer Abdeckung der Gesichtsläsionen.

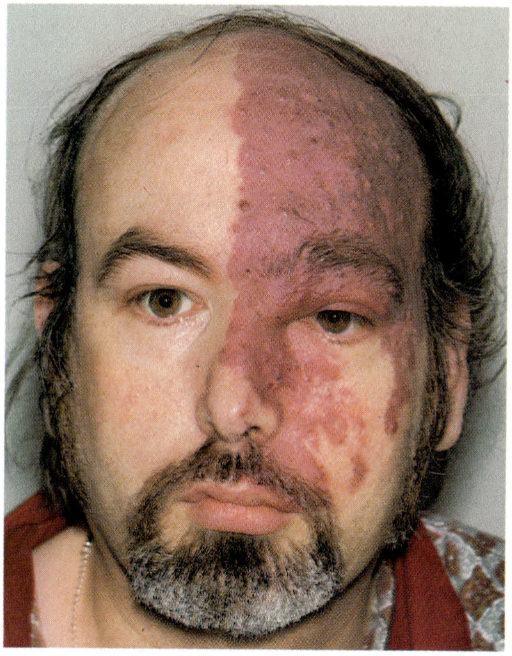

11.112

Abb. 11.112 Sturge-Webersches Syndrom. Dieser Patient hat ein klassisches diffuses kapilläres Hämangiom im Versorgungsgebiet des ophthalmischen und nasoziliaren Astes des N.trigeminus. Die Läsion dehnt sich auf die vorderen zwei Drittel des Vorderhauptes aus. Patient litt unter mentaler Entwicklungsverzögerung, Epilepsie und rechtsseitiger spastischer Hemiparese mit Hypoplasie seit Kindheit.

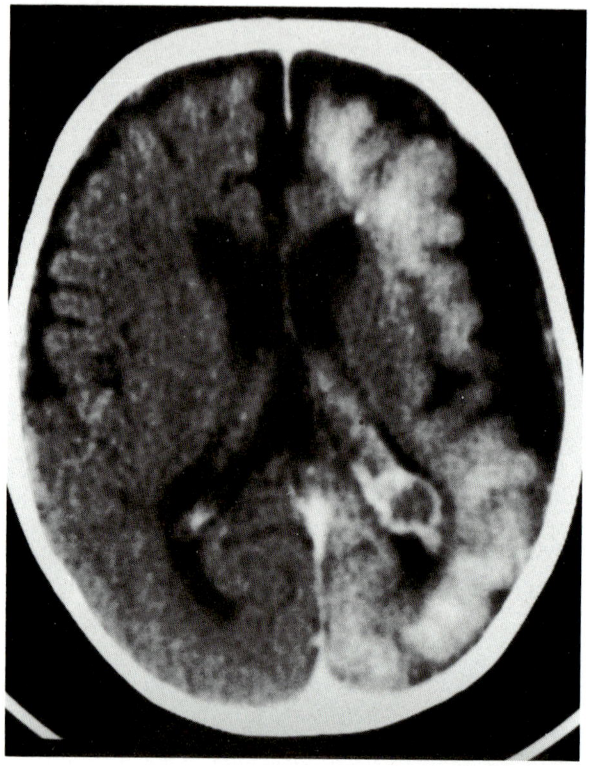

11.113

Abb. 11.113 Sturge-Webersches Syndrom. Dieses kontrastmittelverstärkte CCT-Bild zeigt Hyperdensität in der linken atrophischen Hirnhemisphäre, wahrscheinlich eine Kombination von Kalzifikation und Anreicherung des leptomeningealen Angioms. Auch der linke ventrikuläre Plexus choroideus ist angiomatös und reichert Kontrastmittel an. Der rechte Frontallappen ist ebenfalls atrophisch. Dieser Patient hat eventuell einen bilateralen Befall.

Neurofibromatose von Recklinghausen

Diese seltene Krankheit wird autosomal-dominant vererbt. Sie ist gekennzeichnet durch multiple Neurofibrome in den peripheren und kranialen Nerven und gehäuftes Auftreten von Hirntumoren (Gliome und Meningeome). Sehr selten ist sie mit einem Phäochromozytom assoziiert (*siehe* S. 315). Zwei verschiedene Typen werden heute unterschieden:

- **Typ 1** (Abnormalität auf Chromosom 17) ist in der Regel mit peripheren Läsionen assoziiert – Hautpapillome, multiple kutane Neurofibrome (**2.71**), cafe-au-lait Flecken, pigmentierte Irishamartome (Lisch Knoten), axilläre Pigmentierung, spinale und autonome Neurofibrome, Phäochromozytom und Optikusgliom.
- **Typ 2** (Abnormalität auf Chromosom 22) ist im allgemeinen mit zentralen Läsionen assoziiert – bilaterale Akustikusneurinome, multiple intrakranielle Meningeome (**11.114**), Schwannome der Hirnnerven und wenigen Hautläsionen.

Die klinische Diagnose wird durch Biopsie bestätigt. Wegen der Gefahr sarkomatöser Entartung ist die Exzision rasch wachsender peripherer Läsionen sehr wichtig. Genmarker sind für die Antenataldiagnostik sinnvoll, der sich eine genetische Beratung anschließen muß.

11.114

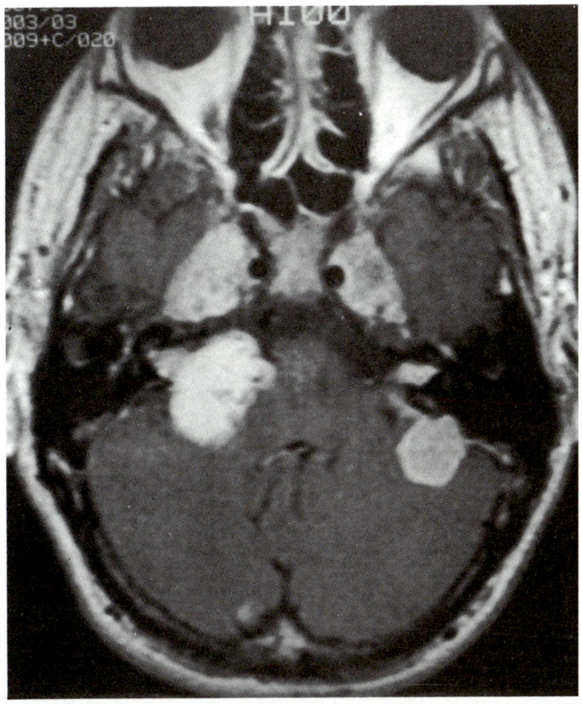

Abb. 11.114 Neurofibromatose (Typ 2). Patient hat multiple zerebrale Tumoren, wie hier im gadoliniumverstärkten MRT. Zu sehen sind bilaterale Akustikustumoren, ein Meningeom am linken Felsenbein und bilaterale paraselläre Meningeome.

Tuberöse Sklerose (Epiloia, Bourneville-Syndrom)

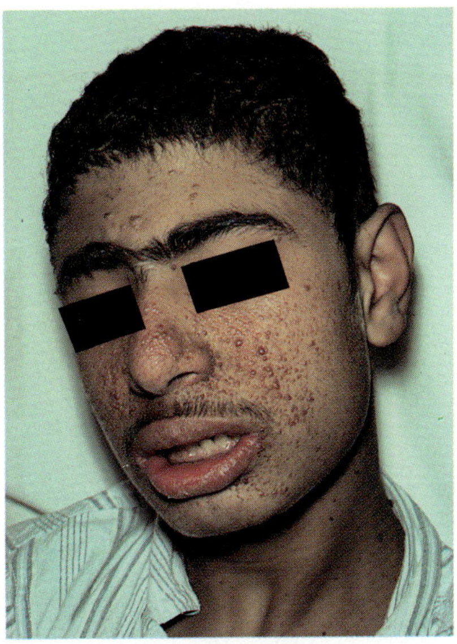

Abb. 11.115 Adenoma sebaceum im Gesicht – ein Marker der tuberösen Sklerose (Epiloia). Läsionen sind Angiofibromen und bei tuberöser Sklerose mit Oligophrenie, Epilepsie und manchmal mit anderen Hautveränderungen kombiniert.

Dies ist eine autosomal vererbte Erkrankung, die im Kindesalter durch mentale Entwicklungsverzögerung, Epilepsie und die typischen Gesichtsveränderungen (Adenoma sebaceum, **11.115**) auffällt. Diesen Läsionen entsprechen Angiofibrome. Diagnose ist meist klinisch eindeutig. Knoten in der Retina (Phakomatome) können vorkommen. Zusätzlich zu den Gesichtshautveränderungen können ovale Hypopigmentierungen am Thorax, subunguale Fibrome und Nävi an der Basis der Wirbelsäule (Shagreenflecken) auftreten. Intrakranielle Gliome und renale Hamartome sind selten. Röntgenaufnahmen des Schädels oder CCT können Verkalkungen in Wänden der Seitenventrikel (**11.116**) nachweisen.

Therapie besteht auch hier in medikamentöser Kontrolle der Epilepsie. Genetische Beratung ist wichtig.

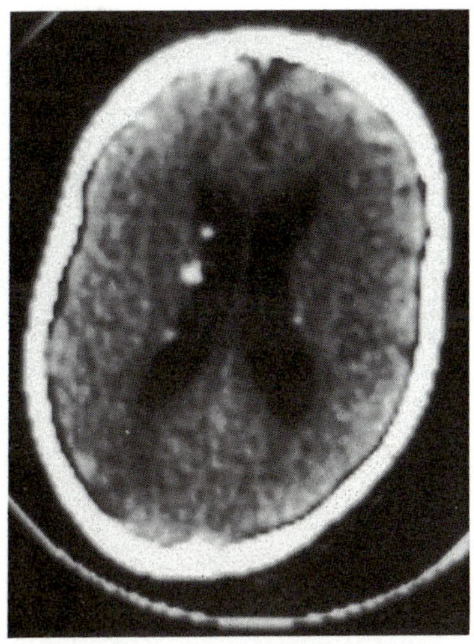

Abb. 11.116 Tuberöse Sklerose. CCT-Bild zeigt periventrikuläre Verkalkungen. Entsprechen hamartomatösen Tubera, die Neurone und Astrozyten enthalten. Aufnahme zeigt auch beidseitige Ventrikelerweiterung , die wahrscheinlich auf Liquorabflußstörungen durch Tubera in der Nähe des Foramen Munro beruhen.

11.19 Erkrankungen der Muskulatur

Muskeldystrophien

Muskeldystrophien umfassen eine Gruppe wenig verstandener genetischer Störungen, die durch progrediente Degeneration ausgewählter Muskelgruppen gekennzeichnet sind. Sie beginnen meist im Kindesalter mit fortschreitender Muskelschwäche.

Eine der häufigsten ist die **Duchenneche Dystrophie**. Sie ist eine X-chromosomal vererbte Erkrankung, an der ausschließlich Knaben erkranken. Ursache ist der Verlust des Dystrophingens auf dem X-Chromosom. Die Krankheit beginnt im 2. Lebensjahr mit Schwäche der Becken- und Schultergürtelmuskulatur. Die Kinder werden zunächst durch Gehschwierigkeiten, Gangabnormalität, häufige Stürze und Schwierigkeiten beim Treppensteigen und Aufrichten aus dem Liegen (**11.117, 11.118**) auffällig. Manche Muskelgruppen – speziell der Waden – hypertrophieren. Der Zustand verschlechtert sich unaufhaltsam, und die Jungen sind bis zur Pubertät häufig schon deformiert und an den Rollstuhl gebunden(**11.119, 11.120**). Die häufigste Todesursache ist eine hypostatische Pneumonie in Kombination mit demVersagen der Atemhilfsmuskulatur.

Diagnose ist meist durch die Klinik und Familienanmnese eindeutig. Die Serumkreatininkinase ist in der Regel stark erhöht.

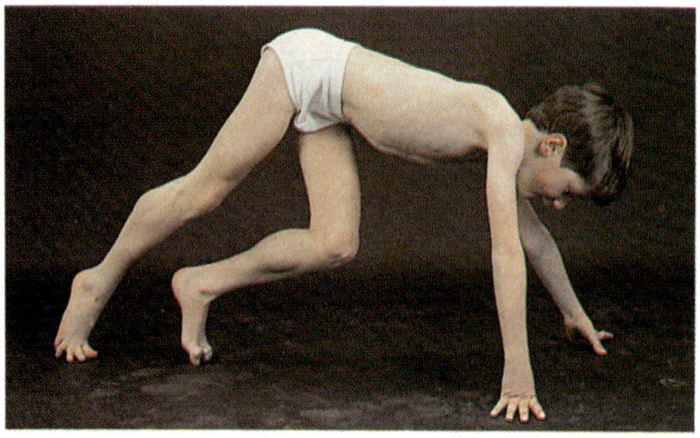

11.117

11.118

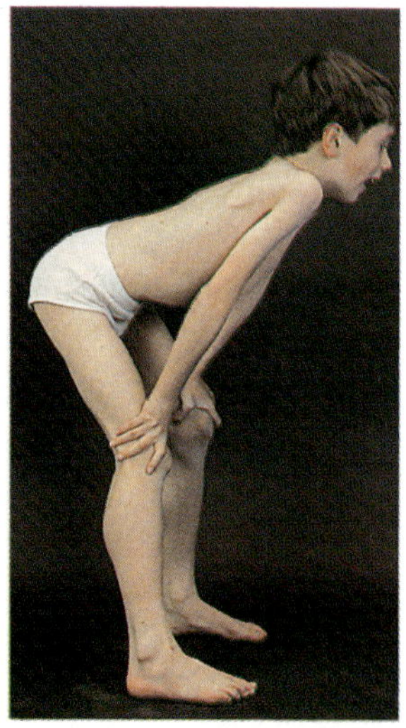

Abb. 11.117, 11.118 Muskeldystrophie Typ Duchenne führt zu großen Schwierigkeiten beim Aufrichten aus dem Liegen. Um die Position in **11.117** zu erreichen, rollte der Junge auf den Bauch und bewegte Hände und Füße aufeinander zu. Dann kletterte er mit den Händen an den Beinen empor, um in die Position **11.118** zu gelangen. In die aufrechte Position kommt er nun durch Loslassen der Knie und Schwingen der Arme und des Rumpfes seit- und aufwärts. Prozedur ist als Gowers Zeichen bekannt. Auffällig ist die Hypertrophie der Wadenmuskulatur, besonders in **11.117**. Dieser Junge ist 10 Jahre alt. Viele Patienten können sich schon in diesem Alter nicht mehr aufrichten.

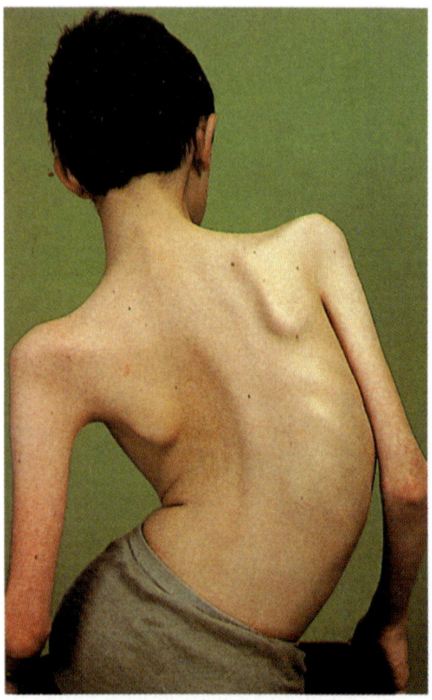

11.119

11.120

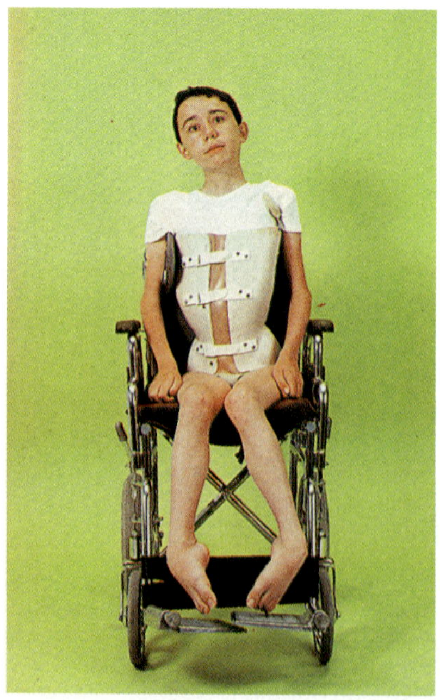

Abb. 11.119, 11.120 Muskeldystrophie Typ Duchenne. Dieser 15jährige Junge litt unter einer schweren Skoliose und an Pes equinovarus. Eine gewisse Besserung der Skoliose, die noch relativ mobil war, konnte durch ein Korsett bewirkt werden. In diesem Stadium der Krankheit sind die Patienten ausnahmslos an den Rollstuhl gebunden.

Keine Behandlung kann den Verlauf der Krankheit beeinflussen. Genetische Beratung der Familie und psychosoziale Unterstützung sind notwendig.

Seltenere Dystrophien sind:

- **Typ Becker-Kiener**, eine gutartigere X-chromosomale Erkrankung, bei der die Patienten das spätere Erwachsenenalter erreichen.
- **Gliedmaßengürtelform** ist eine autosomal rezessive Störung, die mit progredienten Symptomen die Becken- und Schultergürtel von Jungen und Mädchen betrifft.
- **Fazio-skapulo-humerale Dystrophie** ist eine autosomal-dominante Erkrankung, die die Muskeln von Gesicht, Nacken und Schultern befällt. Durch Schwund dieser Muskel entstehen die typischen Skapulae alatae und Atrophie der Mm deltoidei und pectorales majores (**11.122**). Die schwache Rumpfmuskulatur verursacht eine Skoliose. Die Beckengürtelmuskulatur kann in ähnlicher Weise betroffen sein. Der weitere Verlauf ist durch fortschreitende Muskelschwäche und Atrophie gekennzeichnet.

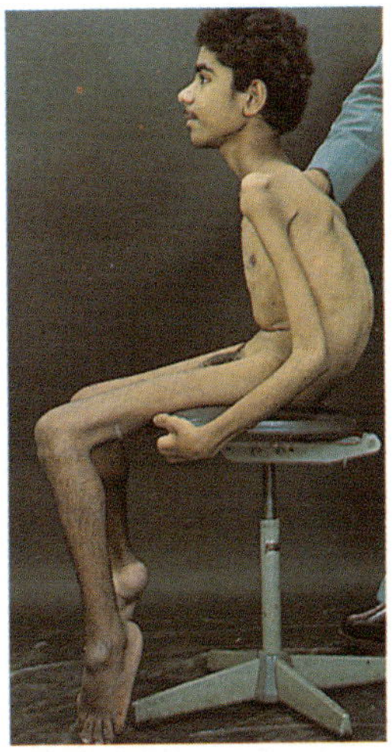

11.121

Abb. 11.121 Gliedmaßengürtelform. Der 18jährige wies schwere Symptome auf: extremer Schwund der proximalen Muskeln, Schwäche und ausgeprägte Kyphose.

11.122

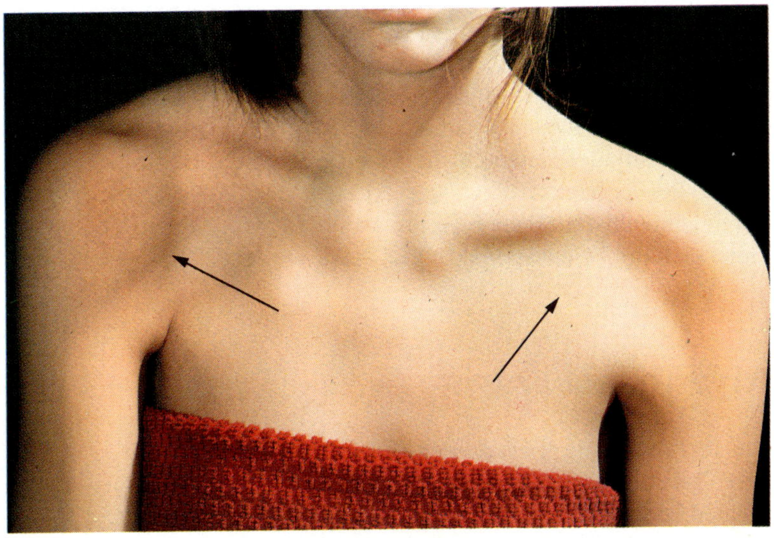

Abb. 11.122 Fazio-Skapulohumerale Dystrophie bei einem 13jährigen Mädchen. Das Bild zeigt Schwund der Delta- und Brustmuskel (siehe Pfeile). Sie litt ebenfalls unter Schwäche der Gesichtsmuskulatur, der Skapula und unter Kyphoskoliose.

Dystrophische Myotonie

Myotonie bedeutet gesteigerte Muskelkontraktion, die auf Muskelmembranabnormalitäten mit daraus resultierender verzögerter Erschlaffung beruht. Die häufigste myotone Erkrankung ist die **Dystrophische Myotonie** (Myotonia dystrophica). Sie wird autosomal-dominant vererbt und beginnt meist zwischen dem 20. und 30. Lebensjahr mit Schwäche der Extremitätenmuskulatur und Myotonie. Dies zeigt sich besonders in der Unfähigkeit, die Hand nach einem Händedruck zu entspannen. Bei Befall der kranialen Muskulatur treten Ptose, Dysarthrie und Schwierigkeiten beim Pfeifen hinzu. Die Temporalis-, Masseter- und Sternokleidomastoideusmuskeln sind dann atrophisch. Weitere charakteristische Symptome sind: Katarakt, Stirnglatze (bei Männern) und Hoden-/Ovarienatrophie. Der Gesichtsausdruck ist sehr typisch (**11.123**). Die Erkrankung kann mit Kardiomyopathie und Arrhythmien, selten auch mit geistiger Retardierung einhergehen.

Diagnose wird klinisch gestellt. Die Therapie ist generell unbefriedigend und beschränkt sich auf die Myotonie (z.B. Procainamid). Genetische Beratung ist wichtig. Die Erkrankung wird mit Amplifikation der CAG Trinukleotidsequenzen auf dem Chromosom 19 in Verbindung gebracht. Dieser abnormale Genabschnitt kann sich in den folgenden Generationen ausdehnen und einen schwereren Phänotyp verursachen (Prinzip der Antizipation). Deswegen ist für die genetische Beratung die Untersuchung der Polymerasekettenreaktion (PCR) dieses Abschnittes nützlich.

Myotonia congenita (**Myotonia Thompsen**), eine seltene myotone Erkrankung, autosomal oder rezessiv vererbt, ist gekennzeichnet durch Muskelhypertrophie und geringergradige Myotonie. Diese Symptome werden durch kaltes Wasser provoziert und durch Bewegung gebessert.

11.123

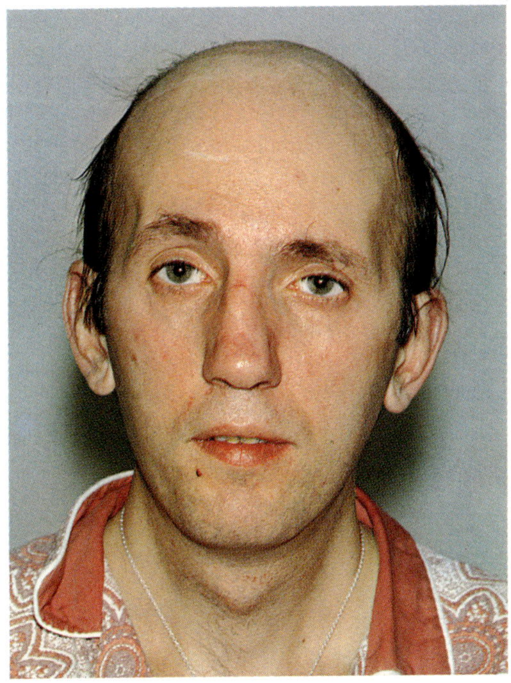

Abb. 11.123 Dystrophische Myotonie bei einem 35jährigen Mann. Typische Gesichtsausdruck mit bilateraler Ptose, Schwäche der mimischen Muskulatur, Atrophie der Mm. sternokleidomastoidei und Stirnglatze bedingt eine „mönchsartige" Erscheinung.

Myopathien

Myopathien treten bei einigen systemischen Erkrankungen wie Dermatomyositis, Polymyalgia rheumatica, und bei einigen endokrinen Störungen wie M Cushing, M.Addison , Thyreotoxikose und Hypothyreose auf. Sie können auch als Paraneoplasien bei Malignomen vorkommen. Eine Reihe seltener Formen von Myopathien sind bekannt.

Periodische Lähmung

Erkrankungen dieser Gruppe sind meist familiär gehäuft mit autosomal-dominantem Erbgang. Wiederholte Attacken generalisierter Muskelschwäche sind mit hohem oder niedrigem Serumkaliumspiegel verbunden. Symptomatik beginnt gewöhnlich in der Adoleszenz und wird oft durch harte körperliche Arbeit provoziert. Die Gliedmaßenmuskulatur ist meist betroffen. Die Schwäche kann Stunden anhalten, bevor eine spontane Besserung eintritt. Bei der hypokaliämischen Variante können Attacken auch durch kohlenhydratreiche Kost provoziert werden. Körperliche Untersuchung ist meist unauffällig, außer in der akuten Phase, wenn Myotonie und positives Chvostek Zeichen erhebbar sind.

Diagnose kann durch den Befund eines hohen Kalium- (6-7mEq/l) oder eines niedrigen Kaliumspiegels (2,5-3,5mEq/l) bestätigt werden. Thyreotoxikose und Diuretikatherapie müssen als Ursache ausgeschlossen werden. Manchmal sind die Kaliumspiegel auch normal.

Eine Spontanremission kann nach dem 30. Lebensjahr eintreten. Bei einer akuten hypokaliämischen Attacke beendet eine Kaliumchloridinfusion die Symptome; bei der hyperkaliämischen Attacke ist die intravenöse Gabe von Calciumglukonat effektiv.

Myasthenia gravis

Bei der Myasthenia gravis kommt es durch Reduktion der verfügbaren funktionellen nikotinartigen Rezeptoren an der neuromuskulären Endplatte zu gesteigerter Ermüdbarkeit und Schwäche der gestreiften Muskulatur. Sie kann in jedem Lebensalter auftreten und betrifft Frauen häufiger als Männer.

Ursache ist nicht bekannt, jedoch spricht das Auftreten von IgG Antikörpern gegen Acetylcholinrezeptorproteine bei 90% der Patienten für eine Autoimmunkrankheit.Inzidenz anderer Autoimmunkrankheiten wie Rheumatoide Arthritis, Perniziöse Anämie und Systemischer Lupus Erythematodes ist bei Patienten mit Myasthenia gravis erhöht. Manche Patienten haben Thymom.

Hauptbeschwerden sind Muskelschwäche und Ermüdbarkeit. Meist sind die Augenmuskeln betroffen, jedoch kann jede Muskelgruppe einbezogen sein. Häufige Manifestationen sind Ptose und Doppelbilder, die sich im Laufe des Tages noch verschlimmern. In ähnlicher Weise befallen sind die Kaumuskulatur, das Schlucken und das Reden. Die Muskeltrophik bleibt meist bis zum Spätstadium der Erkrankung erhalten.

Der diagnostische Test ist der Tensilon (Edrophonium)-test (**11.124, 11.125**). Elektromyographie zeigt eine signifikante Abnahme der Amplitude bei repetitiver Reizung. Zirkulierende Antikörper gegen Acetylcholinrezeptoren sind ein diagnostischer Befund, doch sind auch antikörpernegative Formen bekannt. Nach einem Thymom sollte mittels Röntgenaufnahmen (**11.126**) oder Thorax-CT gesucht werden.

Medikamentöse Therapie besteht in Gabe langwirkender Cholinesterasehemmer, die symptomatisch meist sehr wirkungsvoll sind. Thymektomie kann zur Langzeitbesserung führen, genauso wie Immunsuppression mit Prednisolon und Azathioprin. In schweren Fällen kann Plasmapheresebehandlung helfen.

Der Verlauf der Krankheit ist variabel, jedoch progredient. Der Tod kann als Folge einer Aspirationspneumonie eintreten.

11.124

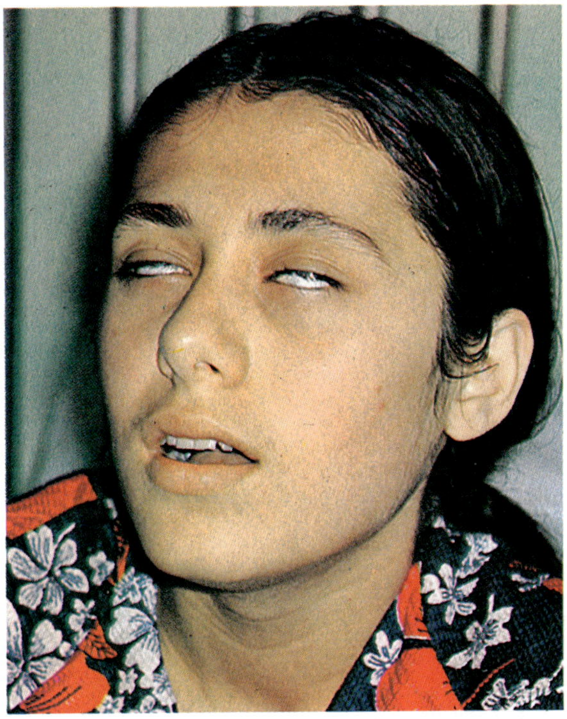

11.125

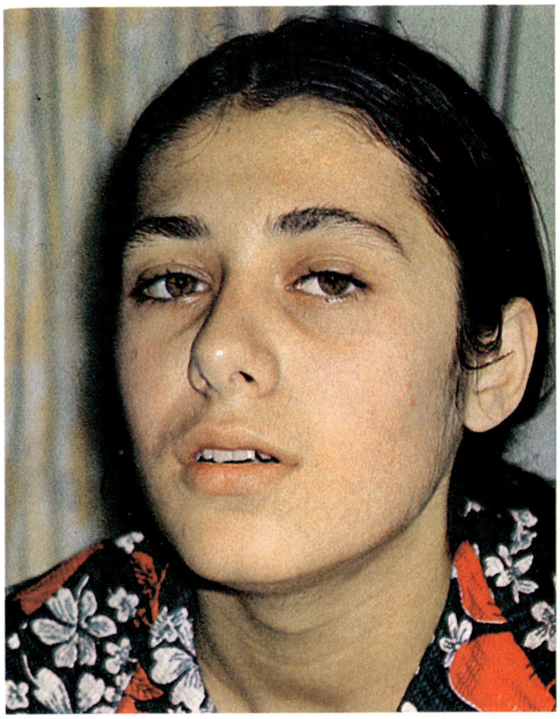

Abb. 11.124, 11.125 Myasthenia gravis. Der Edrophonium (Tensilon)-test kann zur Diagnosebestätigung benutzt werden. Wiederholte Kontraktion der Gesichtsmuskulatur führt zu deren Schwäche (**11.124**). Edrophoniumchlorid, ein kurzwirksamer Cholinesterasehemmer, wird intravenös injiziert – erst 2 mg als Testdosis, nach einer Minute 8 mg, falls keine Nebenwirkungen aufgetreten sind. Bei Myasthenia gravis wird Schwäche der mimischen Muskulatur durch den Test schnell beseitigt (**11.125**). Objektive Prüfung der Kraft anderer Muskeln wird eine ähnliche Reaktion zeigen.

11.126

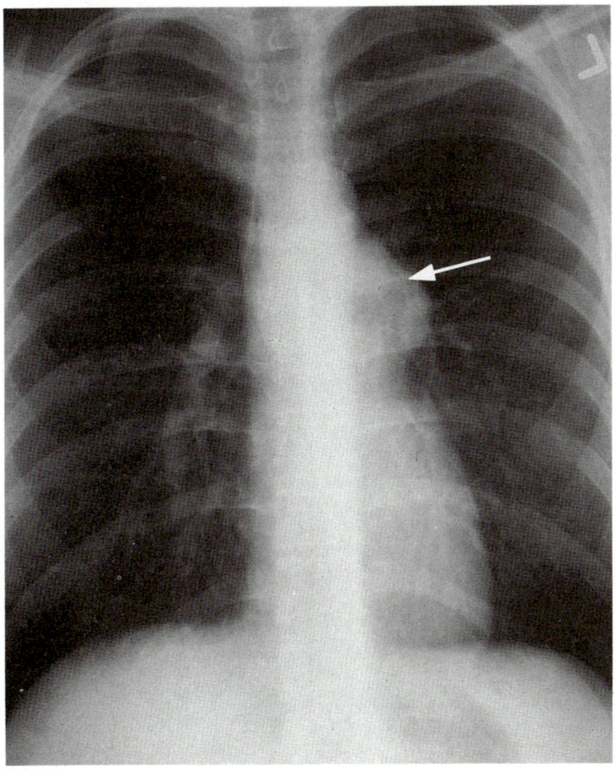

Abb. 11.126 Thymom (Pfeil) bei einem Patienten mit Myasthenia gravis. Seitenaufnahme bestätigte, daß diese Masse im vorderen Mediastinum lag. Differentialdiagnose dieser Erscheinung umfaßt eine Lymphadenopathie, retrosternale Struma oder Desmoidtumor. Beim Vorliegen einer Myasthenia gravis ist jedoch Thymom die wahrscheinlichste Diagnose. Thymektomie kann zur Heilung oder zumindest wesentlichen Besserung der Myasthenie führen.

Sachwortregister

(Normalschrift: Seitenhinweis; halbfett: Abbildungsnummer)

G

H